RASSOULI AKHAWAN PARSI

DIE ISCHÄMISCHE HERZKRANKHEIT

Die ischämische Herzkrankheit

von

Prof. Dr. med. habil. Rassouli Akhawan Parsi
Leiter der Abteilung Kardiologie II (Ischämische Herzkrankheit) der I. Medizinischen Klinik des Bereichs Medizin (Charité) der Humboldt-Universität zu Berlin

unter Mitarbeit von

Prof. Dr. sc. med. Arno Hecht
Direktor des Pathologischen Instituts des Bereichs Medizin der Karl-Marx-Universität, Leipzig

Dr. rer. nat. habil. Bernhard Kleitke †
Zentralinstitut für Herz- und Kreislauf-Regulationsforschung, Bereich für zelluläre und molekulare Kardiologie, der Akademie der Wissenschaften der DDR

Prof. Dr. sc. med. Werner Porstmann
Leiter der Abteilung für kardiovaskuläre Diagnostik des Bereichs Medizin (Charité) der Humboldt-Universität zu Berlin

Prof. Dr. sc. med. Harry Warnke
Leiter der Abteilung für Kardiochirurgie der Chirurgischen Klinik des Bereichs Medizin (Charité) der Humboldt-Universität zu Berlin

mit 173 Abbildungen, 4 Schemata und 144 Tabellen

AKADEMIE-VERLAG · BERLIN
1981

Erschienen im Akademie-Verlag, DDR-1080 Berlin, Leipziger Straße 3—4
Lektor: Karl Abel
Einband und Schutzumschlag: Annemarie Wagner

Lizenznummer: 202 · 100/552/80
Gesamtherstellung: VEB Druckhaus „Maxim Gorki", 7400 Altenburg
Bestellnummer: 761 758 5 (6053) · LSV 2115
Printed in GDR
DDR 120,— M

Vorwort

Die ischämische Herzkrankheit ist von einer im vorigen Jahrhundert seltenen Herzerkrankung zur häufigsten Todesursache in den entwickelten Ländern unserer Zeit geworden.
Die Erfassung, Bekämpfung und Verhütung der koronaren Herzkrankheit und ihrer Komplikationen wurde zur täglichen Aufgabe des Arztes.
Die Klärung der Ätiopathogenese und die Beeinflussung der Entwicklung dieser Krankheitsgruppe sind Schwerpunkte nationaler und internationaler medizinischer Forschung.
Die Beschäftigung mit dieser Problematik sprengt den Rahmen einer Fachdisziplin und erfordert enge interdisziplinäre Zusammenarbeit, ohne die weder eine optimale Betreuung der Patienten noch weitere wissenschaftliche Fortschritte möglich sind.
Das Ziel dieser Monographie besteht darin, anhand eigener und internationaler Erfahrungen eine Bestandsaufnahme über verschiedene Aspekte der koronaren Herzkrankheit zu machen, sowie auf anstehende Probleme hinzuweisen. Wenn das Buch zu einer Hilfe für die Kollegen in der Praxis wird und Anregungen für eine weitere Beschäftigung mit dieser aktuellen Problematik bietet, ist, so glaube ich, unser Anliegen erfüllt.
Es liegt in der Natur der Sache, daß ein solches Werk nicht das Resultat der Arbeit eines Einzelnen sondern nur Ergebnis einer kollektiven Arbeit über Jahre hinaus sein kann.
Es ist deshalb mein Bedürfnis, nicht nur dem Kollektiv der Autoren dieses Buches für ihren Beitrag zu danken, sondern mein Dank gilt allen Mitarbeitern unseres Arbeitsbereiches, die durch ihre Arbeit die Darstellung der in diesem Werk niedergelegten wissenschaftlichen Ergebnisse ermöglichten.
Meine tiefe Dankbarkeit möchte ich meiner Mitarbeiterin Frau Dr. med. E. Ludwig für ihren aufopferungsvollen ständigen Einsatz bei der Entstehung dieser Monographie aussprechen.
An dieser Stelle gilt auch mein Dank meiner Sekretärin Frau G. Nitzsche sowie unserer Dokumentalistin Fräulein U. Mans für ihre unermüdliche Hilfe.
Meiner Familie sei hier für das überaus große Verständnis für meine Arbeit und damit verbundene persönliche Verzichte zu danken.
Last but not least Dank dem Akademie-Verlag für das Entgegenkommen und die Unterstützung bei der Herstellung dieser Monographie.
Da die Einführung der SI-Einheiten zur Zeit des Umbruches dieses Buches erfolgte, konnten diese im Text, in den Tabellen und Abbildungen nicht mehr berücksichtigt werden. Eine Umrechnungstabelle für die Blutdruckwerte befindet sich auf der Seite 750.

R. A. Parsi

Inhaltsverzeichnis

Abkürzungsverzeichnis

A.	Arteria
ACG	Apexkardiogramm
ACTH	adrenokortikotropes Hormon
ADP	Adenosindiphosphat
AMP	Adenosinmonophosphat
ATP	Adenosintriphosphat
BW	Bildwandler
BWA	Brustwandableitungen
CCU	(coronary care unit) koronare Wachstation
CK	Kreatinphosphokinase
DNS	Desoxyribonukleinsäure
df/dt_{max}	maximale Geschwindigkeit des Kraftanstieges (im ACG)
dp/dt_{max}	maximale Druckanstiegsgeschwindigkeit in der isovolumetrischen Phase
$\frac{dt/dt_{max}}{IP}$	Verhältnis von dp/dt_{max} zum momentan entwickelten Druck
EF	Auswurffraktion
ES	Extrasystole
EMTCV	(emergency medical technician cardiovascular) Notfallmedizintechniker für Herzkreislaufkrankheiten
F	Frequenz
GP	Glukogenphosphorylase
GTT	Glukosetoleranztest
HDL	high density lipoproteine
HI (CI)	Herzindex
HKK	Herzkreislaufkrankheit
HMV	Herzminutenvolumen
IABP	intraaortale Ballonpumpe
ICR	Interkostalraum
ICT	isovolumetrische Kontraktionszeit
IHK	ischämische Herzkrankheit
J-Punkt	(junction point) Schnittpunkt der S-Zacke mit dem ST-Segment
KM	Kontrastmittel
LAH	linksanteriorer Hemiblock
LCA	linke Koronararterie
LDH	Laktatdehydrogenase
LDL	low density lipoproteine
LPH	links posteriorer Hemiblock
LVEDP	linksventrikulärer enddiastolischer Druck

LVEDV	linksventrikuläres enddiastolisches Volumen
LVEDVI	linksventrikulärer enddiastolischer Volumenindex
LVESV	linksventrikuläres endsystolisches Volumen
LVESVI	linksventrikulärer endsystolischer Volumenindex
LVET	linksventrikuläre Austreibungszeit
LVFD	linksventrikulärer Füllungsdruck
LVMDP	linksventrikulärer mittlerer diastolischer Druck
LVMSP	linksventrikulärer mittlerer systolischer Druck
LVSWI	linksventrikulärer Schlagarbeitsindex
MCCU	(mobile coronary care unit) mobile koronare Wachstation
MET	metabolisches Äquivalent
MICU	(mobile intensive care unit) mobile Intensivüberwachungseinheiten
NBT	Nitrobluetetrazolium
NYHA	New York Heart Association
p	Druck
PAEDP	enddiastolischer Druck der A.pulmonalis
PC-Druck	Pulmonalkapillardruck
dp/dV	Dehnbarkeitsindex
PEP	(pre-ejection period) Anspannungszeit
PEPI	(pre-ejection period index) Anspannungszeitindex
PG	Prostaglandin(e)
PKG	Phonokardiogramm
PTKA	perkutane transluminale Koronarangioplastik
R.	Ramus
RCA	rechte Koronararterie
REM-Phase	rapid eye movement-Phase
RIVA	R. interventricularis ant.
RNS	Ribonukleinsäure
SGOT	Serum-Glutamat-Oxalacetat-Aminotransferase
SGPT	Serum-Glutamat-Pyruvat-Aminotransferase
SV	Schlagvolumen
SWI	Schlagarbeitsindex
T.	Truncus
TM-Verfahren	Time-motion-Verfahren
TTC	2,3,5-Triphenyl-tretrazolium-chlorid
TTI	(tension-time-Index) Puls-Druck-Produkt
V.	Vena
V	Volumen
V_{CE}	Verkürzungsgeschwindigkeit des kontraktilen Elements
VKG	Vektorkardiogramm
VLDL	very low density lipoproteine
V_{max}	auf den Druck Null extrapolierter Quotient $\frac{dp/dt}{IP}$
V_{pm}	größter gemessener Wert des Quotient $\frac{dp/dt}{IP}$
WHO	Weltgesundheits-Organisation
WPW-Syndrom	WOLFF-PARKINSON-WHITE-Syndrom
ZVD	zentraler Venendruck

ALLGEMEINER TEIL

1. Einleitung

1.1. Definition der ischämischen Herzkrankheit

Die „Ischämische Herzkrankheit" wurde von einer Expertengruppe der WHO (Weltgesundheitsorganisation) im Jahre 1955 wie folgt definiert:
„Akute oder chronische kardiale Leistungsminderung, die durch Verminderung oder Unterbrechung des Blutangebotes an das Myokard im Zusammenhang mit Krankheitsprozessen des Koronararteriensystems entsteht [21, 22]. Der Begriff der „Koronaren Herzkrankheit" wird synonym verwendet [21, 22]. Diese Definition berücksichtigt nicht alle Aspekte der ischämischen Herzkrankheit, zeigt jedoch, daß das Hauptproblem bei ischämischer Herzkrankheit die morphologische Veränderung des Koronararteriensystems, die Koronaratherosklerose, ist. Manche Autoren [12] verwenden den Begriff „Koronar-Syndrom" oder „Koronarinsuffizienz" mit der Begründung, daß unter diesem Begriff alle diejenigen Situationen verstanden werden, bei denen ein Sauerstoffmangel des Myokards vorliegt, unabhängig davon, ob das Koronarsystem verändert ist oder nicht. In dieser Monographie werden folgende Definitionen verwendet, die u. E. mehr den Gegebenheiten der verschiedenen pathologischen Zustände entsprechen:

1. **Ischämische Herzkrankheit** (IHK)
   Hierunter werden alle Zustände zusammengefaßt, bei denen ein Mißverhältnis zwischen Sauerstoffangebot und Sauerstoffverbrauch des Myokards herrscht und das zu einer negativen Sauerstoffbilanz führt. Das Schema 1 verdeutlicht diese Zusammenhänge.

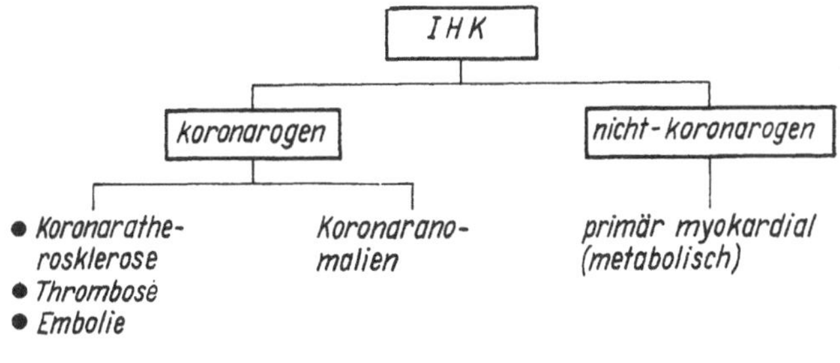

Schema 1

2. **Koronare Herzkrankheit**
   Dieser Begriff wird für die Zustände verwendet, bei denen dieses Mißverhältnis auf Grund der Veränderungen des Koronararteriensystems zustande kommt.

3. **Atherosklerotische Herzkrankheit**
   Dieser Krankheitsbegriff, der im allgemeinen synonym für die koronare oder ischämische Herzkrankheit Verwendung findet, wird hier für die Gruppe der koronaren

Herzkrankheit gebraucht, die durch atherosklerotische Veränderungen des Koronararteriensystems bedingt ist. Die atherosklerotische Herzkrankheit ist in der Tat der Hauptvertreter der ischämischen Herzkrankheit.

1.2. Häufigkeit und Bedeutung der koronaren Herzkrankheit

Die Zunahme der Morbidität und Letalität durch die IHK veranlaßte den Exekutivrat der WHO zu folgender Feststellung [17]:
„Die koronare Herzkrankheit hat ein enormes Ausmaß erreicht und betrifft mehr und mehr auch jüngere Menschen. Sie verursacht in den nächsten Jahren die größte Epidemie, die den Menschen je begegnet ist, wenn wir uns nicht in die Lage versetzen, diesen Trend durch eine konzentrierte Forschungsarbeit über die Ursachen und Vorbeugungsmaßnahmen zu ändern.“
In den USA und Europa steht sie noch an erster Stelle [12a]. Es erschienen zahlreiche Publikationen und Monographien [8], die sich mit der Sterblichkeit an ischämischer Herzkrankheit beschäftigen. Diese benutzen nationale statistische Angaben, die auf der Grundlage von Totenscheinen zusammengestellt worden sind.
Wenn über die Häufigkeit und Letalität an ischämischer Herzkrankheit gesprochen wird, muß berücksichtigt werden, daß dem einerseits nicht einheitlich verwendete Definitionen und Einteilungen zu Grunde liegen und andererseits diagnostische Probleme in Rechnung zu stellen sind. Die Pan American Health Organisation (PAHO) hat eine Todesursachenanalyse für die Jahre 1962—1964 in 10 Städten Lateinamerikas, in San Francisco und Bristol (England) vorgenommen. Diese Analyse ermöglichte den Vergleich städtischer Populationen und schaffte eine grobe Prävalenzerfassung [15].
Wenn man sich auch über die Probleme solcher Statistiken auf Grund der verschiedenen Definitionen und diagnostischen Möglichkeiten bewußt ist, kann man jedoch auf der Basis solcher Studien folgende Feststellungen treffen:

1. Kardiovaskuläre Erkrankungen, atherosklerotische und degenerative Herzkrankheiten sind die wichtigsten Todesursachen für Männer in den industrialisierten Ländern. Nach den Publikationen der WHO [20] machen diese Krankheiten im Durchschnitt 53% der Todesfälle aus, wie aus einer Zusammenstellung der Mortalität in 23 Ländern im Jahre 1964 hervorgeht.
2. Es bestehen beachtliche Unterschiede in der Letalität zwischen den verschiedenen Ländern.
3. Die höhere Letalitätsrate der Männer gegenüber jener der Frauen nimmt mit dem Alter ab. In manchen Ländern scheint diese Dominanz im allgemeinen geringer zu sein.
4. Die Zunahme der Sterblichkeit bei jüngeren Altersgruppen als Folge der atherosklerotischen und degenerativen Herzkrankheit ist in den letzten Jahren in den Ländern mit geringerer Letalität höher. In manchen Ländern, wie in den USA, ist seit 1968 eine Tendenz zur Abnahme der Morbidität und Letalität an IHK feststellbar, die vor allem durch bessere Präventionsmaßnahmen sowie durch eine effektive Gesundheitserziehung bedingt ist. 1975 betrug die Gesamtletalitätsrate bereits weniger als 9‰ [8a].
5. In den Ländern mit höherer Inzidenz an ischämischer Herzkrankheit sind die Unterschiede zwischen verschiedenen Populationsgruppen oder geographischen Gebieten

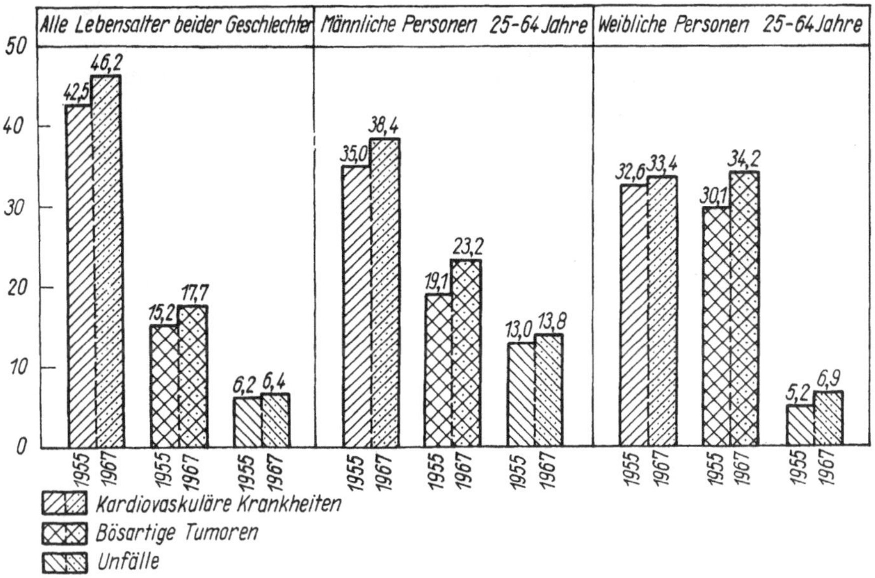

Abb. 1. Letalitätraten von kardiovaskulären Erkrankungen im Vergleich mit anderen Ursachen

Die Daten für 1967 beziehen sich auf folgende Länder: Australien, Österreich, Belgien, Bulgarien, Kanada, ČSSR, Dänemark, Portugal, Finnland, BRD, Westberlin, Griechenland, Frankreich, Ungarn, Island, Irland, Italien, Luxemburg, Malta, Niederlande, Norwegen, Polen, Rumänien, Spanien, Schweden, Schweiz, Großbritannien, Nordirland, USA, Jugoslawien, Neuseeland.
Die Daten für 1955 beziehen sich auf die obenerwähnten Länder außer Luxemburg, Bulgarien, Rumänien, für die die Informationen nicht verfügbar waren.
Nach Statistik der WHO, Genf 1958, 1959, 1960, 1970

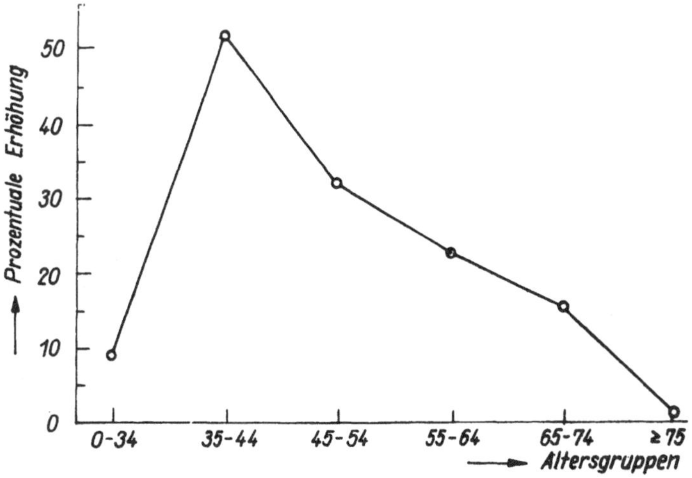

Abb. 2. Prozentuale Veränderungen der Letalität von Männern an ischämischer Herzkrankheit in 23 Ländern (Österreich, Australien, Belgien, Kanada, ČSSR, Dänemark, England und Wales, BRD, Finnland, Frankreich, Ungarn, Israel, Italien, Japan, Niederlande, Neuseeland, Nordirland, Norwegen, Schottland, Schweden, Schweiz, USA, Venezuela) in unterschiedlichen Altersgruppen in den Jahren 1955–1964 [20]

größer als die Unterschiede zwischen verschiedenen Ländern. Es scheint, daß dieser Unterschied in den Populationsgruppen mit hohem Lebensstandard geringer ist. In den Gebieten mit geringer Inzidenzrate an IHK tritt diese Erkrankung meist in den sozial besser gestellten Schichten der städtischen Bevölkerung auf.

6. In Gebieten mit höherer Inzidenzrate der IHK ist die prognostische Bedeutung der bekannten Risikofaktoren, insbesondere Hypertonie, Veränderung im Fettstoffwechsel usw., feststellbar.
7. Außer durch einige wenige Populationsstudien ist im nationalen Maßstab die Morbidität an IHK nicht bekannt. In den Gebieten, in denen die Inzidenz an akuter ischämischer Herzkrankheit hoch ist, sollte eine jährliche Inzidenz von 1% bei erwachsenen Männern in der Planung im Gesundheitswesen berücksichtigt werden.
8. Als Todesursache bei Männern im Alter zwischen 25—64 Jahren wurden in 39% Herzkrankheiten festgestellt, davon entfielen 25% auf die ischämische Herzkrankheit (Studie in 29 Ländern) [23]. Bei der Altersverteilung ist der Gipfel mehr zu den jüngeren Jahrgängen verschoben.
9. Nach von der WHO in mehreren Ländern koordinierten anatomisch-pathologischen Studien fand man, daß der Umfang der durch Koronaratherosklerose und Ischämie bedingten Läsionen im Myokard viel größer ist, als es die Prävalenz der klinisch manifesten Form der IHK zeigt [24].
10. Die Höhe der Letalität und Morbidität an IHK bestätigt sich auch in der Mortalitätsstatistik der DDR [7].

1.3. Kurze historische Bemerkungen

Die Symptomatik der Angina pectoris kann man bereits in den Werken von Hippokrates und Galenus finden. Detaillierte Beschreibungen der pathologischen Befunde bei Koronaratherosklerose hat schon im Jahre 1743 Morgagni gegeben. Obwohl bereits Galenus den Begriff „Koronararterien" benutzte, ist es doch der Verdienst von Harvey im Jahre 1645 zu zeigen, daß Kanäle in der Wand des Herzens existieren, die zu seiner Ernährung dienen. Interarterielle Anastomosen wurden durch Lower im Jahre 1791 beschrieben, der eine Flüssigkeitsinjektionstechnik versucht hatte. Vieussen [10] hat die Verbindung zwischen Koronararterien und Herzhöhle entdeckt (arterioluminale Gefäße). Thebesius [18] wies durch die Injektion von Luft in den Sinus coronarius die Verbindung zwischen Venen und Herzhöhle nach. Genauere Informationen über die Morphologie des Koronarsystems wurden durch spezielle Methoden der Präparierung und/oder die postmortale Koronarangiographie gewonnen.

Bedeutsame Beiträge für die Kenntnis des Koronarkreislaufs, besonders die Manifestation seiner Störung bei Krankheiten, wurde von englischen Ärzten des 18. Jahrhunderts, wie Hunter, Jenner, Parry, Heberden, Fothergill, Marshall, Hall und Burns, geleistet.

Diese bildeten zwei Hauptgruppen — eine um Hunter, eine andere um Heberden und Fothergill [1].

Das Verdienst Heberdens besteht darin, vor 200 Jahren ausführlich die Symptomatik beschrieben und den Begriff der „Angina pectoris" geprägt zu haben.

Das durch Heberden beschriebene klinische Bild besitzt noch heute volle Gültigkeit.

Über die Ursache dieser Schmerzen gab es, geschichtlich gesehen, unterschiedliche Interpretationen. LAENEC im vergangenen Jahrhundert spricht von einer „neuralgia cordis“ [4]. CORRIGAN [3] erschienen diese Schmerzen als Zeichen einer Entzündung der Aortenwand. Unter anderen verteidigte WENCKEBACH die Theorie der Aortalgie und meinte, daß diese Schmerzen durch Dilatation der Aortenwand als Folge eines erhöhten Blutdruckes bei körperlicher oder psychischer Belastung seien. Dagegen meinte LEYDEN [11], daß die Schmerzen durch Entzündung und Nekrose des Myokards bedingt sind. BURNS [2], TIEDEMANN [19] und POTAIN [14] betrachteten die Schmerzen als Ausdruck der Ischämie. DANIELOPOLU [5] hat pektanginöse Schmerzen mit Claudicatio intermittens verglichen und auf eine nicht ausreichende Durchblutung zurückgeführt, die durch den Spasmus der Gefäße bedingt sein sollte.
Im Jahre 1809 wurde, wie bereits erwähnt, von BURNS die Vermutung geäußert, daß eine Ischämie den Schmerzen der Angina pectoris zugrunde liegt [2], obwohl auch viele andere Hypothesen aufgestellt wurden [4]. FOTHERGILL [6], PARRY [13] und JENNER [9] haben die Beziehung zwischen Angina pectoris und den Stenosen sowie Verkalkungen der Koronararterien festgestellt.
Im Jahre 1867 hat BRANTON Inhalationen von Nitroverbindungen gegen anginöse Beschwerden verwendet. Zwölf Jahre später beschrieb MURREL die therapeutische Wirkung von Nitroglyzerin bei Angina pectoris-Anfällen. Die Einführung der Elektrokardiographie und der Serumenzymbestimmungen hat einen entscheidenden Beitrag geleistet, die verschiedenen Formen der ischämischen Herzkrankheit zu differenzieren.
In den letzten Jahren haben die in vivo anwendbaren Untersuchungsmethoden, wie die Koronarangiographie und Ventrikulographie, wesentlich zum Verständnis der ischämischen Herzkrankheit beigetragen [16].
Die Sondierung des Sinus coronarius, sowie die Bestimmung des Koronardurchflusses trugen zum Studium des Koronarkreislaufes bei.
(Detaillierte Angaben über geschichtliche Aspekte der ischämischen Herzkrankheit siehe u. a. bei BING [1].)

1.4. Literatur

[1] BING, R. J.: Coronary Circulation and Cardiac metabolism. In: FISHMAN, A. P.: DICKINSON, W. R.: Circulation of the Blood. Men and Ideas, Oxford Univ. Press. New York 1964, S. 218

[2] BURNS: Observations on some of the most frequent and important disease of the heart. Edinburgh (1809). Zit. ABC Angina pectoris 1965

[3] CORRIGAN, D.: Dublin J. Med. Sci. **12** (1837/38) 243. Zit. ABC Angina pectoris 1965

[4] Das ABC der Angina pectoris. Byk-Gulden-Lomberg Gmbh, Konstanz 1965

[5] DANIELOPOLU, C.: L'angine de poitrine et l'angine abdominale, Vol. 1, Paris 1926

[6] FOTHERGILL, J.: London Medical Observations and Inquiries **5** (1776) 254. Zit. ABC Angina pectoris 1965

[7] HEINE, H.; ANDERS, G.; SCHMIDT, H.: Analyse des Standes der Bekämpfung der Herz-Kreislauf-Krankheiten. Dt. Ges.wesen **26** (1971) 2297

[8] International Work in Cardiovascular Diseases (1959–1969), WHO, Geneva 1969

[8a] Introduction to risk factors in coronary artery disease. Heart & Lung **7** (1978) 126

[9] JENNER, E.: Untersuchungen der Symptome und Ursachen der Syncope angiosa gewöhnlich Angina pectoris genannt. Aus dem Engl. übersetzt von GRIESE, Breslau 1801. 3. Index Catalogue of the Library of the cf. Universal-Lexicon der prakt. Medizin und Chirurgie, Bd. II, Leipzig 1836. Zit. ABC Angina pectoris 1965

[10] KELLET, C. E.: The life and work of Raymond de Vieussens. Ann. Med. Hist. 3rd Ser. 4 (1942) 31

[11] LEYDEN, E. v.: Über die Sklerose der Kranzarterien und die davon abhängigen Krankheitszustände. Z. klin. Med. 7 (1884) 459

[12] LIPTAK, O.: Koronarny Syndrom. (Ischemicka choroba Srdca) Obzor, Bratislava, 1968

[12a] OLSON, R. E.: In: HURST, J. W. R. B. LOGUE: The Heart. 2nd. Edition, McGraw Hill, New York 1970, 906

[13] PARRY, C. H.: An inquiry into symptoms and causes of the syncope angiosa. London (1799/1800). Zit. ABC Angina pectoris, 1965

[14] POTAIN, P. Ch. Ed.: Des differents formes de l'angine de poitrine. Gaz. hop., Paris (1880) 96. Zit. ABC Angina pectoris, 1965

[15] PUFFER, R. R.; GRIFFITH, G. W.: Patterns of urban mortality, Washington, Pan American Health Organization (Scientific Publication No. 151)

[16] SONES, F. M.; SHIREY, E. K.: Cine coronary arteriography. Mod. Conc. Cardiovasc. Dis. **31** (1962) 735

[17] STAMLER, J.: High Blood Pressure in the United States — An Overview of the Problem and the Challenge National Conference on High Blood Pressure Education — Report of Proceedings, U.S. Department of Health, Education and Welfare, Public Health Service, National Institutes of Health, DHEW Publication No. (NIH) 73—486 (1973) 11

[18] THEBESIUS, A. Ch.: Dissertatio de circulo sanguinis in corde. Lugd. Batav. 1708

[19] TIEDEMANN, F.: Von der Verengung und Verschließung der Pulsadern in Krankheiten. Leipzig und Heidelberg 1843. Zit. ABC Angina pectoris 1965

[20] WHO: Epidem. vital Statist. Rep. 1967, 20 S. 539

[21] WHO: WHO Study Group on the Classification of Atherosclerotic Lesion (1958) Report, Geneva Wld. Hlth. Org. techn. Rep. No. 143

[22] WHO: WHO Study Group on Atherosclerosis and Ischaemic Heart Disease (1957) Report Geneva Wld. Hlth. Org. techn. Rep. No. 117

[23] WHO: World Health Statistics Annuals, 1967 WHO, Geneva 1970

[24] WHO International Work in Cardivascular Diseases 1959—1969 WHO, Geneva 1969

2. Anatomie des Koronarsystems

Bislang waren fast ausschließlich pathologisch-anatomische Studien die Grundlage des Wissens der Kliniker über die Anatomie der Koronararterien und ihre Variationen.
In letzter Zeit haben koronarangiographische Untersuchungen wesentlich zum Verständnis der Anatomie des Koronararteriensystems in vivo beigetragen [55, 57, 64, 68, 87, 102, 115].
Um ein besseres Verständnis für die klinischen Bilder zu erreichen, werden im folgenden anatomisch-topographische Veränderungen anhand der selektiven Koronarangiographie dargelegt.

2.1. Anatomie der Koronararterien

Im allgemeinen werden die Ventrikel von drei Gefäßen kranzförmig umfaßt, wovon sich der Name „Kranzarterien" ableitet.

2.1.1. Linke Koronararterie (A. coronaria sinistra)

Die A. coronaria sin. entspringt aus dem linken Sinus Valsalvae und hat meist einen kurzen Hauptstamm. Danach teilt sie sich direkt unter dem Hauptstamm der A. pulmonalis, in den R. interventricularis ant. und den R. circumflexus.
Der R. interventricularis ant. verläuft im Sulc. interventricularis ant. nach unten auf die Herzspitze zu, zieht um diese herum und endet im unteren Drittel des Sulc. interventricularis post.
Folgende Äste werden aus dem R. interventricularis ant. abgegeben:

1. Mehrere septale Äste, die innerhalb der rechten Hälfte des interventrikulären Septums verlaufen und zum Sulc. interventricularis post. ziehen. Einer dieser Äste, üblicherweise der erste, ist relativ groß und wird als Hauptseptalast bezeichnet.

2. Zwei oder mehr Äste ziehen über die freie Wand des linken Ventrikels hinweg und werden deshalb als Diagonaläste bezeichnet.

Der R. interventricularis ant. verläuft gelegentlich im Bereich seines zweiten Drittels intramural. Dadurch kommt es in der Systole zur Verengung dieses Teils der Arterie, die angiographisch atherosklerotischen Stenosierungen ähnelt; in der Diastole sind diese „Stenosierungen" nicht nachweisbar (s. auch S. 20).

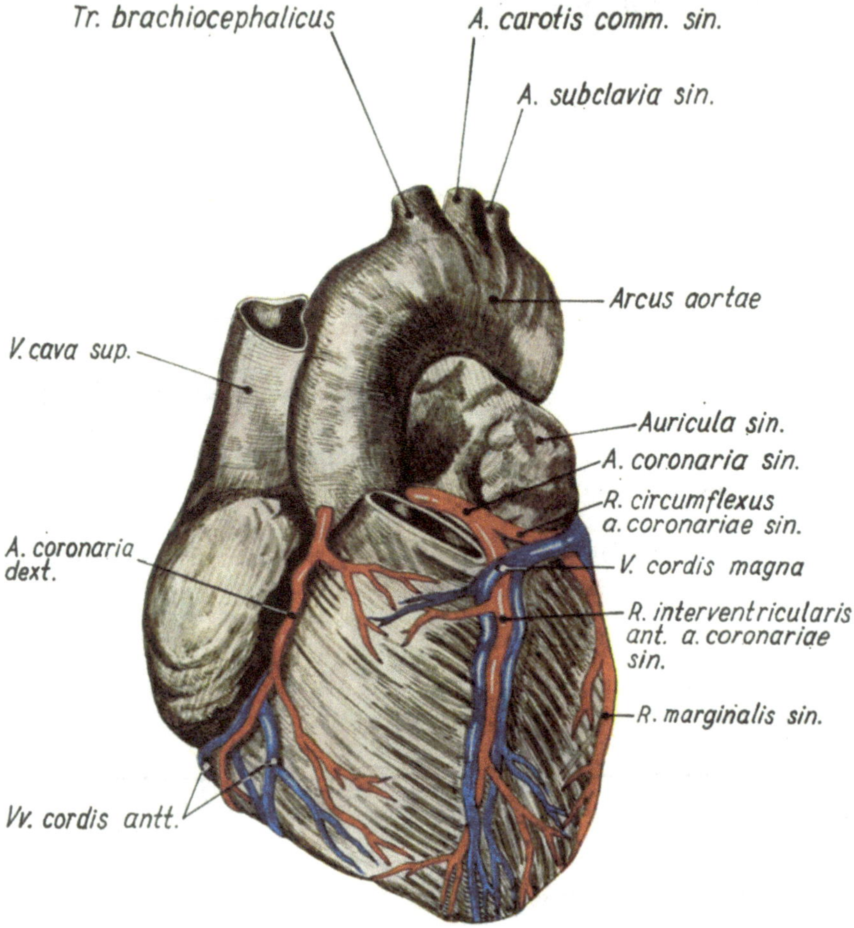
Tr. brachiocephalicus
A. carotis comm. sin.
A. subclavia sin.
Arcus aortae
V. cava sup.
Auricula sin.
A. coronaria sin.
R. circumflexus a. coronariae sin.
A. coronaria dext.
V. cordis magna
R. interventricularis ant. a. coronariae sin.
R. marginalis sin.
Vv. cordis antt.

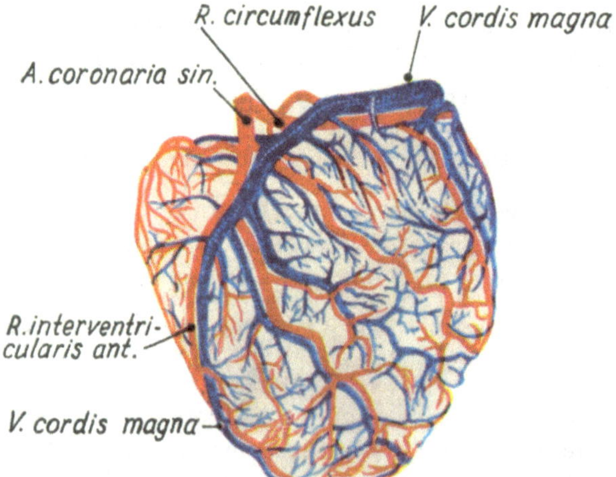
R. circumflexus
V. cordis magna
A. coronaria sin.
R. interventricularis ant.
V. cordis magna

Abb. 3a.

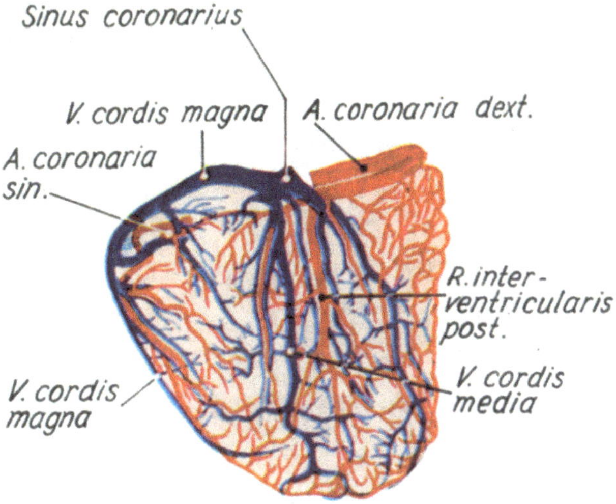

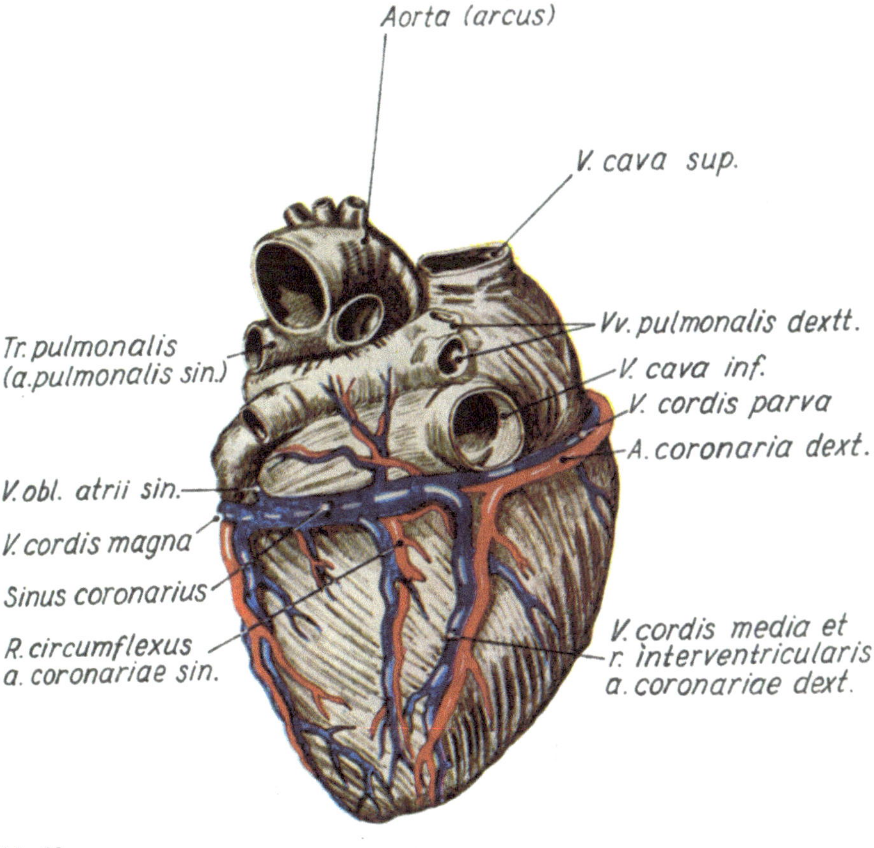

Abb. 3b.

Abb. 3a. — Verlauf der Koronararterien auf der Vorderfläche des Herzens; 3b — Verlauf der Koronararterien auf der Hinterfläche des Herzens (Aus: Kiss, F., Szentagothai, J.: Anatomischer Atlas des menschlichen Körpers, Bd. II, Georg Thieme Leipzig 1965)

Der R. circumflexus verläuft entlang dem linken anterioren und danach entlang dem linken posterioren Sulc. atrioventricularis in Richtung der Crux cordis; er erreicht sie jedoch nur in 15% der Fälle [57].

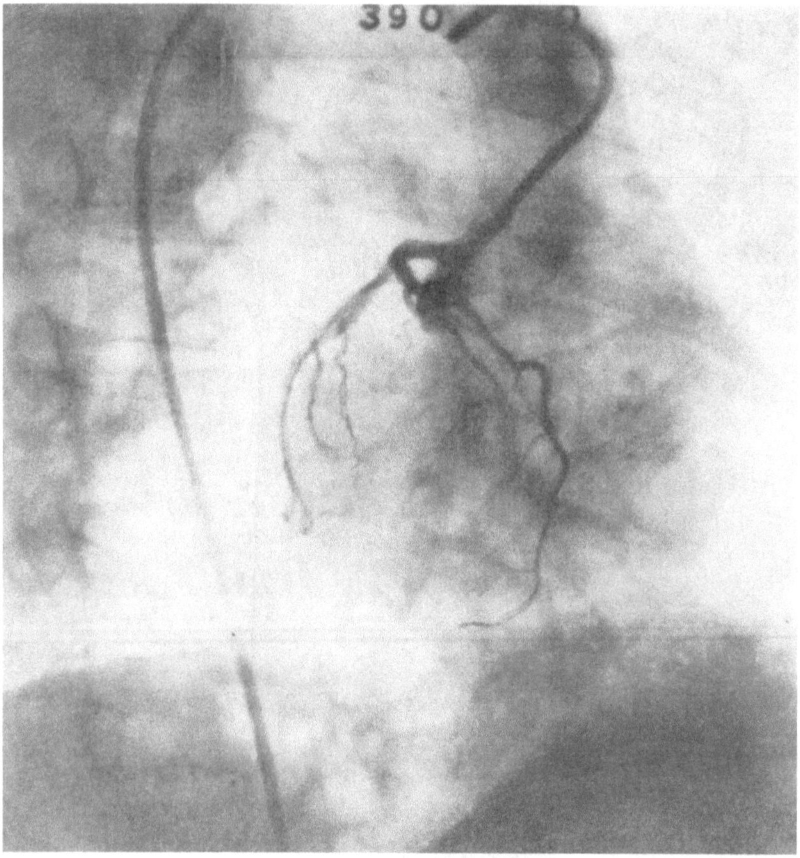

a

Abb. 4. a — Normale linke Koronararterie im Koronarangiogramm; 4 b — normale rechte Koronararterie im Koronarangiogramm

Der R. circumflexus gibt folgende Äste ab:

1. Äste zum linken Ventrikel, die lateral und anterior gerichtet sind. Der stärkste dieser Äste ist der R. marginalis.
2. Einen oder mehrere Äste, die sich mehr in den posterioren Abschnitt des linken Ventrikels verteilen, werden als posterolaterale Äste bezeichnet.
3. Den R. interventricularis post. in 18% der Fälle
4. Vorhofäste
5. Einen Ast zum Sinusknoten in etwa 40% der Fälle
6. Einen Ast zum AV-Knoten in 12% der Fälle

2.1.2. Rechte Koronararterie (A. coronaria dextra)

Die rechte Koronararterie nimmt ihren Ursprung im rechten Sinus Valsalvae und verläuft danach bogenförmig im Sulc. atrioventricularis erst nach anterior dann nach posterior in Richtung auf die diaphragmale Fläche des Herzens.

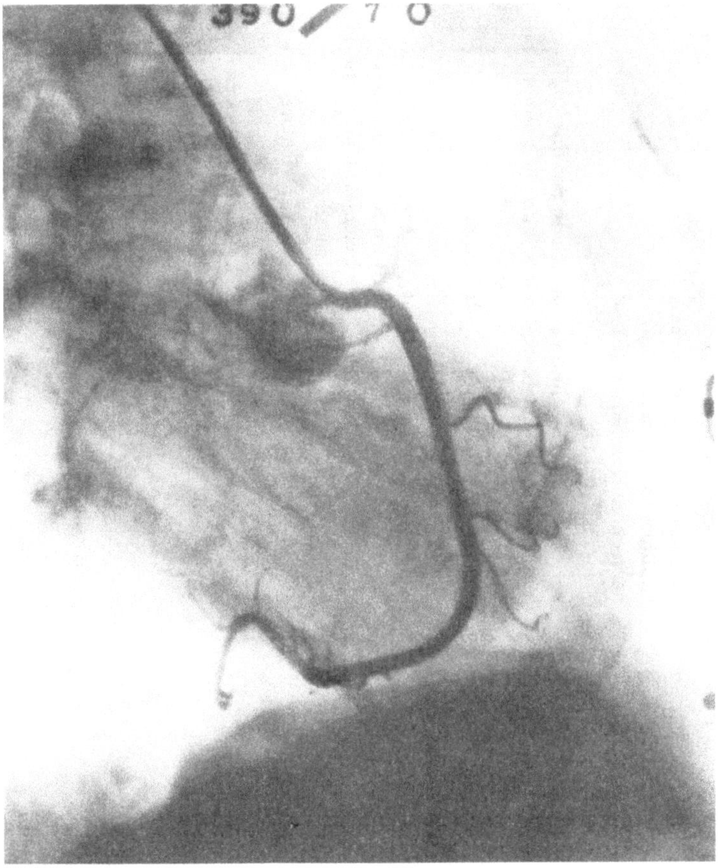

b

Die Stelle, an der die posterioren Abschnitte des Vorhof- und Kammerseptums die Atrioventrikularebene kreuzen, wird Crux cordis genannt. Die rechte Koronararterie gibt auf dieser Ebene gewöhnlich den R. interventricularis post. in etwa 80% der Fälle ab, kreuzt dann selbst die Crux cordis und endet kurz danach in einigen Vorhof- und Ventrikelästen.

In etwa 13% der Fälle ist die rechte Koronararterie ein kleineres Gefäß, das in oder vor der Crux endet und keinen R. interventricularis post. abgibt [57].

Mehrere Äste der rechten Koronararterie sind nach vorn gerichtet und durchbluten die Ventrikel und Vorhöfe.

Die nach vorn gerichteten Äste der rechten Koronararterie sind folgende:

1. Ein Konusast, der in 40% der Fälle ein getrenntes Ostium im rechten Sinus Valsalvae hat.

Tabelle 1 Arteria coronaria sinistra und ihre Äste (modifiziert nach KELLY und Mitarbeiter [57])

Internationale anatomische Klassifikation	Zahl der Gefäße	Häufigkeit der Abgänge aus der Arteria coronaria sinistra	Andere Ursprungsorte (%)	Durchblutungsgebiet	Ursprungsort und Verlauf	Rolle in der Kollateralzirkulation
1. A. coronaria sin.	nicht vorhanden, wenn R. circumflexus u. R. interventricularis ant. separates Ostium haben	97,6%	in 2% nicht vorhanden, in 0,1% von A. coronaria dext.	gesamter li. Ventrikel, li. Vorhof, außer dem post. Anteil des interventrikulären Septums u. umgebendem Gebiet, falls der R. interventr. post. ein Ast der rechten Koronarterie ist	linker Sinus Valsalvae verläuft hinter der A. pulmonalis	keine
2. R. interventricularis ant. (Pars prox.)	1 selten 2	98%	linker Sinus valsalvae gesondertes Ostium in 2%	vordere 2/3 des Septums, interventrikulärer vorderer Teil des linken Ventrikel und gesamte Spitze	unterhalb des linken Herzohres und A. pulmonalis, zieht entlang dem Sulc. interventricularis	verbindet sich mit dem R. interventricularis zu postterminalen Ästen
3. R. diagonalis	1	100%	keine	hohe laterale Wand des linken Ventrikels	R. interventr. ant., verläuft im hohen lat. Bereich der freien Wand des linken Ventrikels	verbindet sich mit dem seitlichen Ast des R. circumflexus
4. R. septalis ant. (prox.)	1	99,8%	rechte Koronararterie in 0,2%	oberer und vorderer Teil des Septum interventriculare	R. interventricularis ant., läuft in einem Winkel von 90° in Richtung der anterioren und superioren Hälfte des Sept. interventriculare	verbindet sich mit posterioren Septumästen
5. Rr. septales ant. (dist.)	verschieden	100%	keine	unteres und vorderes Drittel des Septums interventriculare	R. interventricularis ant., läuft in einem Winkel von 90° in Richtung der anterioren und inferioren Hälfte des Sept. interventricul.	verbindet sich mit posterioren Septumästen

Tabelle 1 (Fortsetzung)

Internationale anatomische Klassifikation	Zahl der Gefäße	Häufigkeit der Abgänge aus der Arteria coronaria sinistra	Andere Ursprungsorte (%)	Durchblutungsgebiet	Ursprungsort und Verlauf	Rolle in der Kollateralzirkulation
6. R. interventricularis ant. (pars dist.)	1	100%	keine	vorderer Teil der Spitze	Fortsetzung des Verlaufes des R. interventricularis ant., untere interventrikuläre Grube und Spitze	verbindet sich mit dem R. interventricularis post. und lateralen Ast des R. circumflexus
7. R. diagonalis (dist.)	1–3	100%		unterer seitlicher Teil der freien Wand des linken Ventrikels	distale 2/3 des Verlaufes des R. interventricularis ant. diagonal entlang der freien Wand des linken Ventrikels	verbindet sich mit dem lateralen Ast des R. circumflexus
8. R. circumflexus	1	97%	rechte Koronararterie, rechter Sinus Valsalvae in 1%, linker Sinus Valsalvae, getrenntes Ostium in 2%	Margo obtusus cordis (Facies pulmon. cord.) und die gesamte posteriore Wand des li. Ventrikels, Sept. interventr. post., falls der R. interventricularis post. ein Ast des R. circumflexus ist, linker Vorhof	Hauptstamm der linken Koronararterie in der Ebene des Sulc. interventricul. ant. unterhalb des linken Herzohres, läuft entlang des Sulc. interventr. sin. unterhalb des Herzohres und unter der linken Pulmonalvene	verbindet sich mit dem R. interventricul. ant. und/oder der rechten Koronararterie durch seinen Terminalast
9. R. marginalis sin.	1–2	97%	rechte Koronararterie in 3%	Margo obtusus cordis und angrenzende posteriore Wand des linken Ventrikels	innerhalb der ersten 5 cm Verlauf des R. circumflex. lateral und posterior entlang des Margo obtus. cord.	kann sich mit Diagonalästen, R. interventricul. ant., Rr. posterolat. sin. und R. interventricul. post. verbinden

Tabelle 1 (Fortsetzung)

Internationale anatomische Klassifikation	Zahl der Gefäße	Häufigkeit der Abgänge aus der Arteria coronaria sinistra	Andere Ursprungsorte (%)	Durchblutungsgebiet	Ursprungsort und Verlauf	Rolle in der Kollateralzirkulation
10. R. nodi sinoatrialis sin.	0—1	in 39% aus R. circumfl.	rechte Koronararterie in 59%, rechte Koronararterie und R. circumfl. in 2%	Sinusknoten, rechter und linker Vorhof	Initialteil des R. circumflex. einige mm jenseits seines Ursprungs, verläuft kranial, dorsal und rechts	verbindet Vorhofäste mit dem prox. Abschnitt der rechten Koronararterie
11. R. atrialis sin.	1	98%	rechte Koronararterie in 2%,	Wand des linken Vorhofes	erste 4 cm des R. circumflexus, läuft entlang der posterioren linken AV-Grube	verbindet sich mit dem Endabschnitt der rechten Koronararterie und des R. circumflex.
12. Rr. posterolateralis sin.	1—2	80%	rechte Koronararterie in 20%	post. und diaphragmale Wand des linken Ventrikels	terminaler Abschnitt des R. circumflexus, posteriorer Abschnitt der linken AV-Grube, verläuft kaudal und links an der posterioren Wand des linken Ventrikels	verbindet sich mit den terminalen Ästen der rechten Koronararterie, mit dem lateralen Ast des R. circumflex.
13. R. interventricularis post.	1	14%	rechte Koronararterie in 82%, rechte Koronararterie und R. circumflexus in 4%	Septum interventr. post. diaphragmaler Teil des linken Ventrikels	terminaler Abschnitt des R. circumflexus, zur linken Seite der Crux cordis	verbindet septale und terminale Äste des R. circumflexus
14. R. nodi atrioventricularis	1	11,9%	rechte Koronararterie in 87,9%, rechte Koronararterie und R. circumfl. in 0,2%	A-V-Knoten, hinterer Teil des Septums interatriale	in der Ebene der „U-Kurve“ in der Crux cordis, verläuft kranial und in Richtung des Herzzentrums	verbindet sich mit septalen Ästen des R. interventricul. ant.

Tabelle 2
Arteria coronaria dextra und ihre Äste (modifiziert nach KELLY und Mitarbeiter [57])

Internationale anatomische Klassifikation	Zahl der Gefäße	Häufigkeit der Abgänge aus der Arteria coronaria dextra	Andere Ursprungsorte (%)	Durchblutungsgebiet	Ursprungsort und Verlauf	Rolle in der Kollateralzirkulation
1. A. coronaria dext.	1		linker Sinus Valsalvae in 0,13%	rechter und li. Teil des li. Vorhofes, posterior superioren Teil des Septum interventr., Sinusknoten, AV-Knoten	rechter Sinus Valsalvae; nach vorn und unten entlang des Sulc. atrioventr. dext.	siehe unten
2. R. coni arteriosi	1	60%	als getrenntes Gefäß (1 mm vom Ostium der re. Koronararterie) in 40%	Ausflußbahn des rechten Ventrikels	innerhalb der ersten 2 cm der A. coronaria dextr. zieht zentral nach links zur Pulmonalklappe	falls der R. interventr. ant. oder die rechte Koronararterie verschlossen ist, wirkt er als anastomotischer Ring (VIEUSSENS)
3. R. nodi sinatrialis dext.	1	59%	von R. circumflexus in 39%, R. circumflexus und re. Koronararterie in 2%	rechter und linker Vorhof, Sinusknoten	innerhalb der ersten 3 cm (gelegentlich von der Mitte, seltener vom distalen Teil) der rechten Koronararterie), zieht kranial, dorsal entgegengesetzt zum R. coni arteriosi)	Vorhofäste verbinden sich mit distalem Teil der rechten Koronararterie oder R. circumflexus

Tabelle 2 (Fortsetzung)

Internationale anatomische Klassifikation	Zahl der Gefäße	Häufigkeit der Abgänge aus der Arteria coronaria dextra	Andere Ursprungsorte (%)	Durchblutungsgebiet	Ursprungsort und Verlauf	Rolle in der Kollateralzirkulation
4. R. ventricularis dext. ant.	1 großer und 1 kleiner Ast	100%	zusätzliche rechtsventrikuläre Äste des R. interventricularis ant. (nicht häufig)	rechter Ventrikel	Mittlerer anteriorer Teil der re. Koronararterie, über die vordere Fläche des re. Ventrikels verlaufend	verbindet sich mit Ästen des R. interventr. ant., kann sich mit den kleineren mehr distalen rechten Ventrikelästen oder mit den Ästen des R. margin. dext. verbinden
5. R. atrialis	1	100%	keine	rechter Vorhof	über oder in der Ebene des R. marg. dext., nach kranial, posterior und rechts gerichtet	kann sich mit Ästen der Sinusknotenarterie verbinden
6. R. marginalis dext.	1	100%	keine	inferiorer und diaphragmaler Teil des rechten Ventrikels gelegentlich posteroapikaler Teil des Sept. interventriculare	in oder um den Margin. acut. entlang oder in der Nähe des R. margin. dext., in Richtung Apex	Verbindungen mit dem R. interventr. post. und ant.
7. R. nodi atrioventr.	1	87,9%	vom R. circumflex. 11,9%, re. Koronararterie und R. circumflex. in 0,2%	AV-Knoten, unterer Teil des Septum intraatriale	entsteht proximal oder an dem Gipfel der U-Kurve im Crux cordis Verlauf kranial und in Richtung des Herzzentrums	kann sich an die Septumäste des R. interventricularis ant. anschließen

Tabelle 2 (Fortsetzung)

Internationale anatomische Klassifikation	Zahl der Gefäße	Häufigkeit der Abgänge aus der Arteria coronaria dextra	Andere Ursprungsorte (%)	Durchblutungsgebiet	Ursprungsort und Verlauf	Rolle in der Kollateralzirkulation
8. R. interventricularis post.	1 od. 2	82%	vom R. circumflexus in 14%, re. Koronararterie und R. circumflexus zu 4%	posteriore und diaphragmale Teile des Septums	wenn vorhanden, wichtiger Endteil der A. coron. dext., Ebene der Crux cordis, Sulc. interventricul. post.	verbindet septale und terminale Äste des R. interventricularis ant.
9. Rr. posterolaterales dext. (prox.)	2—3	80%	vom R. circumflexus in 20%	diaphragmaler Anteil des linken Ventrikels	jenseits der Crux cordis, läuft zentral in einem Winkel, der aus der links posterioren AV-Grube und dem Sulc. interventr. post. sin. gebildet wird. Falls linksventr. Äste zahlreich und groß sind, distale posterolaterale Äste des R. circumflexus möglicherweise nicht vorhanden	verbindet sich mit den Ästen des R. circumflexus besonders dem R. atrial. sin. und den Rr. posterolaterales sin.
10. Rr. posterolaterales dext. (dist.)	1—2	20%	vom R. circumflexus in 80%	posteriore und diaphragmale Wand des linken Ventrikels	der am weitesten terminal gelegene Ast der rechten Koronararterie, falls vorhanden (siehe unter linksventrikuläre Äste)	(siehe unter linksventrikuläre Äste)

2. Zwei oder mehr rechtsventrikuläre Äste, der unterste von ihnen läuft entlang der Margina acuta und ist als R. marginalis bekannt.
3. Der R. interventricularis post in 86% der Fälle. Bedeutsame Varianten in bezug auf den Ursprung, Verlauf und Verteilung dieses Gefäßes wurden bei 23% von 200 Patienten gefunden [63].
4. Einen oder mehrere Äste zum linken Ventrikel bei etwa 80% beobachtet [57].

Die wichtigsten nach posterior und superior gerichteten Äste sind:

1. Ein Ast zum Sinusknoten, der etwa in 59% der Fälle von der rechten Koronararterie und in 39% vom R. circumflexus sowie in 2% von beiden abstammt.
2. Eine intermediäre Vorhofarterie,
3. Eine AV-Knotenarterie. Diese Arterie kommt in etwa 12% der Fälle von den terminalen Abschnitten des R. circumflexus.

2.1.3. Intramuraler Verlauf der Koronararterien

Die Koronararterien und ihre Äste verlaufen in der Regel auf der epikardialen Fläche des Herzens. In manchen Fällen können Abschnitte der Koronararterien, am häufigsten jedoch Abschnitte des R. interventricularis ant., intramural verlaufen, d. h. sie versinken in einem „Myokardtunnel" und erreichen danach wieder ihren epikardialen Verlauf.

Diese Verlaufsform zeigt sich angiokardiographisch einerseits durch wesentliche Kaliberschwankungen während der Systole im Vergleich zur Diastole (systolische Abschnürung, „milking effect") und andererseits durch Winkel- und Kurvenbildungen im Bereich des Einganges bzw. Ausganges dieses Tunnels. In seltenen Fällen kann dies zu einer Angina pectoris führen [124]. Es wurde über einen Patienten berichtet, der nach der Exzision dieser muskulären Brücke seine Thoraxschmerzen verlor [10] (s. auch S. 9).

2.1.4. Versorgungstypen oder Varianten des Koronararteriensystems

Der Begriff des Rechts- bzw. Linksversorgungstyps („rechts oder links dominant") wird je nachdem verwendet, welche Arterie den posterior-diaphragmalen Abschnitt des Septum interventriculare und die diaphragmale Fläche des linken Ventrikels versorgt [64]. Diese Definition wurde zum ersten Mal von SCHLESINGER geprägt [97].

Auf Grund der nicht einheitlich gehandhabten Nomenklatur kommt es bei den verschiedenen Autoren zur Angabe unterschiedlicher Häufigkeiten, was besonders augenfällig beim Rechtstyp ist [28a].

1. 10–90% der Menschen haben eine dominante rechte Koronararterie [6, 52, 125, 127]; der R. circumflexus ist klein und erreicht die Crux cordis nicht. Diese Verhältnisse entsprechen dem Rechtsversorgungstyp.
2. Ein kleinerer Teil der Menschen hat eine Dominanz der linken Koronararterie (10 bis 20%). Bei ihnen ist die rechte Koronararterie klein und erreicht die Crux nicht. Der R. circumflexus sin. ist bedeutend breiter und umzieht vollständig den Sulc. atrioventricularis sin. Diese Verhältnisse entsprechen dem Linksversorgungstyp.

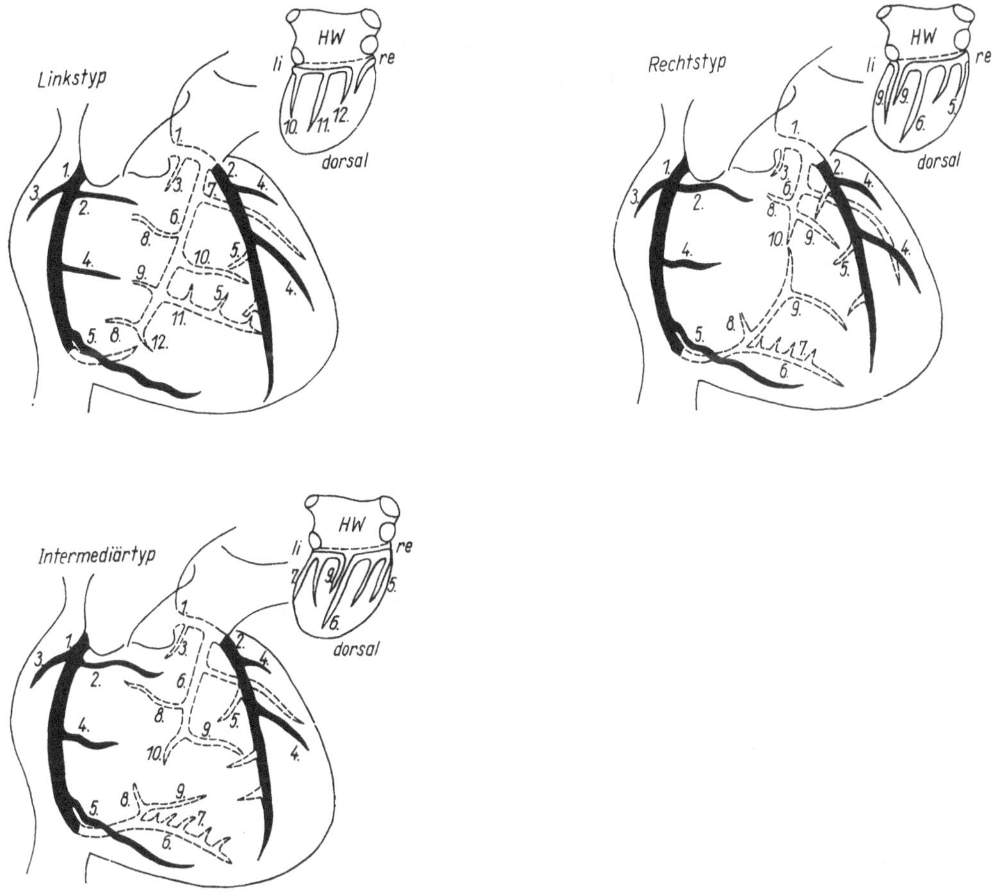

Abb. 5. Schematische Darstellung der Anatomie der großen Koronararterien unter Berücksichtigung der 3 Hauptversorgungstypen (ausgezogene Gefäßabschnitte: an der Vorderfläche des Herzens).
(Anatomische Bezeichnungen nach Nomina Anatomica, Leningrad, 1970).

Rechte Koronararterie

1. A. coronaria dextr.
2. R. coni arter.
3. R. nodi sinuatrial.
4. R. ventricularis ant.
5. R. marginalis
6. R. interventricularis post.
7. R. septalis
8. R. nodi atrioventr.
9. R. posterolateralis

Linke Koronararterie

1. A. coronaria sin.
2. R. interventricularis ant.
3. R. coni arter.
4. R. diagonalis.
5. R. septalis
6. R. circumflexus
7. R. marginalis
8. R. atrialis
9. R. nodi atrioventr.
10. R. ventricularis post.
11. R. interventricularis post.
12. R. posterolateralis

3. Beim Intermediärtyp oder Normaltyp dominiert weder die rechte noch die linke Koronararterie. Die rechte Koronararterie erreicht den Bereich der Crux cordis; von dort verläuft sie in Richtung der Herzspitze als R. interventricularis post. Er überschreitet nicht die Crux cordis und gibt keine posterioren linksventrikulären Äste ab. Diese Äste gehen vom distalen Abschnitt des R. circumflexus sin. ab. Dieser Versorgungstyp kommt zu 30—82% vor [125, 127].

Tabelle 3

Häufigkeit und Merkmale der Versorgungstypen des Myokards

Typ	Häufigkeit (%)	dominierende Koronararterie	Merkmale
Rechtsversorgungstyp	10—90	A. coronaria dext.	R. circumflexus klein
Linksversorgungstyp	10—20	A. coronaria sin.	• A. coronaria dext. klein; • R. circumflexus kräftig • posteriore linksventrikuläre Äste • wird zum R. interventricularis post.
Intermediärtyp	30—82	keine der beiden	• A. coron. dext. setzt sich als R. interventricularis post. fort; • R. circumflexus sin. gibt posterior linksventrikuläre Äste ab

Kalbfleisch und Mitarbeiter [128] untersuchten mit Hilfe postmortaler Röntgenogramme von 171 Verstorbenen die relative Menge des Myokards, die durch die drei Hauptkoronararterien versorgt wurde. Sie konnten feststellen, daß, bis auf geringe Abweichungen, durchschnittlich 41,5% des gesamten Ventrikelmyokards durch den R. interventricularis ant. versorgt wurde. Beide Äste der linken Koronararterie durchbluteten 63,8% und die rechte Koronararterie 36,2% des Myokards. Die Größe des Versorgungsareals, insbesondere das Gebiet der rechten Koronararterie und des R. circumflexus, ist in erster Linie vom Versorgungstyp abhängig; sie wurde weniger durch die Hypertrophie als durch den Versorgungstyp der Koronararterien beeinflußt. Nur bei 5,3% der untersuchten Herzen war der Anteil der rechten Koronararterie an der Myokardversorgung größer als der der linken.

2.1.5. Segmenteinteilung der Koronararterien

Zur Vereinheitlichung der Einteilung der Koronararterien wurde eine Unterteilung in 15 Segmente vorgenommen. Die Segmente 1—4 betreffen die rechte Koronararterie, Segment 5 ist der Hauptstamm der linken Koronararterie, die Segmente 6—10 beziehen sich auf den R. interventricularis ant. und die Segmente 11—15 auf den R. circumflexus sin. [5a].

2.1.6. Lumen der Koronararterien des Menschen

Die meisten Messungen zur Größe der Koronararterienlumina sind anatomisch-pathologisch vorgenommen worden [32, 51, 118]. Die Bestimmung des Lumens der Koronararterien durch angiographische Methoden in vivo ist bis jetzt relativ selten [6, 34, 65, 68, 89, 90]. Die Tabelle 4 gibt eine Zusammenstellung der Durchmesser der Koronararterien.

Tabelle 4

Durchmesser der großen Koronararterien (Mittelwert ± Standardabweichung in mm) nach MacAlpin und Mitarbeiter [68]

	Hauptstamm der A. coronaria sin.	R. interventricularis ant.	R. circumflexus sin.	proximale A. coronaria dext.	distale A. coronaria dext.
Gesunde Männer n = 19	4,3±0,6 (3,4–5,5)	3,5±0,5 (2,9–4,7)	3,1±0,7 (1,7–4,1)	3,4±0,7 (2,3–4,5)	2,9±0,7 (2,0–3,9)
Gesunde Frauen n = 7	3,5±0,7 (2,6–4,5)	2,9±0,4 (2,4–3,5)	2,6±0,6 (1,8–3,4)	3,0±0,5 (2,5–3,8)	2,5±0,6 (1,7–3,4)
Gesamt n = 26	4,0±0,7	3,4±0,5	3,0±0,7	3,2±0,6	2,7±0,7

Obwohl diese Messungen wegen der schnellen und deutlichen Veränderungen der Koronararterien durch Spasmen sowie Bewegungen der Gefäße angiokardiographisch nicht unproblematisch sind, sind die Durchschnittswerte der Durchmesser der Hauptstämme und Äste bei Normalpersonen dennoch mit denen, die post mortem festgestellt wurden, fast identisch [68].

Die Determinanten der Koronararteriendurchmesser sind nicht vollständig geklärt. Genetische Faktoren spielen zweifelsohne eine große Rolle [83]. Es wurde festgestellt, daß sich der Durchmesser der Koronararterien im allgemeinen entlang ihres Verlaufes bis auf Verzweigungen nicht ändert. Anhand dieser Studien kommen MacAlpin und Mitarbeiter [68] zu der Schlußfolgerung, daß hauptsächlich die linke Koronararterie die Durchblutung des linken Ventrikels bei fast allen Menschen gewährleistet, auch bei denen mit sogenanntem Rechtsversorgungstyp.

Diese Feststellung befindet sich in Übereinstimmung mit den Ergebnissen postmortaler Studien zu Koronarperfusionsrate [114], zum Koronararteriendurchmesser [6, 32, 89] sowie zu angiographischen Studien bei Patienten in vivo [90]. Zwischen der Größe des Versorgungsareals und dem Lumen der entsprechenden Koronararterie konnte eine enge Beziehung festgestellt werden [128].

Von allen Arterien des linken Ventrikels ist der R. interventricularis ant. quantitativ die wichtigste Arterie [32]. Aus diesem Grunde ist die schlechte Prognose beim Verschluß des R. interventricularis ant. verständlich. Sie wurde deshalb auch „Arterie des plötzlichen Todes" genannt. MacAlpin und Mitarbeiter [68] meinen deshalb, daß der Begriff „Rechtsversorgungstyp" irreführend ist und nicht verwendet werden sollte.

Die Tatsache, daß es zur Vergrößerung des Kalibers bei Hypertrophie kommt, wurde auch in dieser Studie bestätigt. Das Alter des Patienten hatte bei diesen Normalpersonen keinen Einfluß auf den Durchmesser der Koronararterien. Das Alter der Untersuchten lag zwischen 27 und 63 Jahren.

Ob eine leichte Tendenz der Vergrößerung des Durchmessers bei Erwachsenen mit zunehmendem Alter besteht, ist in postmortalen Studien nicht einheitlich beurteilt [89, 118].

Große epikardiale Koronararterien geben nach der Verteilung an der Oberfläche und dem Erreichen eines Durchmessers von 1–3 mm senkrecht Äste ins Myokard ab. Diese Äste haben eine Breite von 400–1500 μm und teilen sich anschließend in zwei Arten (A- und B-Gefäße) auf.

A-Gefäße bilden schnell ein feines Gefäßnetz, im äußeren Dreiviertel bis Vierfünftel des Myokards. B-Gefäße sind nicht sehr zahlreich und verzweigen sich nicht so häufig. Sie erreichen die inneren Schichten des Myokards in der Regel ohne Verjüngung ihres Durchmessers. Am oder in der Nähe des Subendokards verzweigen sie sich und bilden in diesem Bereich arkadenförmige Anastomosen. Sowohl die B-Gefäße als auch die subendokardialen Plexus haben eine Größe von 50—500 µm; gelegentlich können die Arkaden bis 1000 µm erreichen [125].

2.1.7. Arteriolen und Kapillaren des Myokards

Nach dem Eintritt der auf der Oberfläche verlaufenden Arterien in das Myokard teilen sie sich proportioniert in zwei oder drei Gefäßäste auf. Das Muttergefäß verjüngt sich allmählich, während der Durchmesser der Tochtergefäße schnell abnimmt und im Kapillarnetz endet [92, 93], das ca. 6% des gesamten Gewebevolumens ausmacht [124].
Eine Gruppe von ein oder mehr, üblicherweise drei, Herzmuskelzellen bilden in dem proximalen Ende der Kapillaren einen Sphinkter, der als Präkapillare bezeichnet wird. Wenn Arteriolen sich verjüngen, wird ihre Muskulatur diskontinuierlich, und die Muskelzellen sind quantitativ reduziert. Je weiter der Abstand zur Arteriole wird, um so weniger Muskelzellen sind vorhanden, bis sie in die Kapillaren auslaufen, die ohne Muskelzellen sind. Die Übergangszone von der Arteriole zu Kapillare wird als Metaarteriole bezeichnet.
Die Untersuchungen von Provenza und Mitarbeitern [92, 93] weisen darauf hin, daß die Myokardkapillaren nicht alle und nicht immer funktionell tätig sind, wie man früher glaubte.
Die Kapillardichte variiert von 2000 Kapillaren/mm^2 beim Menschen und Meerschweinchen bis 3500 Kapillaren/mm^2 bei Ratten [93a]. Bei Erwachsenen wird das Verhältnis von Kapillaren zu Herzmuskelfasern mit 1:1 erreicht [3, 116]. Die Kapillaren haben eine wesentliche Funktion im Myokardstoffwechsel.

2.1.8. Kollateralkreislauf der Koronararterien

Die Anatomie und Funktion des koronaren Kreislaufsystems hat in den letzten Jahren große Aufmerksamkeit gefunden und mehrere Arbeiten beschäftigten sich mit diesem Gebiet [7, 12, 16, 18, 31, 33, 37, 40, 43, 44, 45, 52, 55, 59, 61, 66, 76, 78, 95, 96, 104].

2.1.8.1. Definition und Einteilung

Die Verbindungen zwischen Ästen zweier Koronararterien, die breiter sind als Kapillaren, werden als Anastomosen oder Kollateralen bezeichnet [96].
Spalteholz [107] definiert Kollateralen als Verbindungen zwischen zwei Ästen derselben Arterie; während er als Anastomosen Verbindungen zwischen zwei unabhängigen Arterien bezeichnet, z. B. zwischen der rechten und linken Koronararterie.
Andere deutsche Autoren wie Schoenmaker [99] und Meesman [74] benutzen dieselbe Definition. In der angelsächsichen Literatur werden hingegen „Anastomosen" und „Kollateralen" synonym verwendet. Baroldi [7] verwendet diese Begriffe ebenfalls synonym.
Schaper [96] konnte keine großen anatomischen, histologischen funktionellen oder

ultrastrukturelle Differenzen zwischen Anastomosen und Kollateralen finden. Er verwendet deshalb beide Begriffe ohne Unterschied.
Bei gesunden menschlichen Herzen wurden Verbindungen von 50 µm zwischen verschiedenen Ästen der Koronararterien festgestellt [52], die auch durch spezielle Methoden am Leichnam nachgewiesen werden konnten [7].
Wenn der Durchmesser dieser Kollateralen 100 µm oder mehr beträgt, können sie auch angiokardiographisch nachgewiesen werden [33]. Dieses Kollateralsystem bekommt funktionelle Bedeutung, wenn die Verengungen in der Hauptkoronararterie 75% ihren Durchmessers übersteigen [66]. Die Verengungen verursachen einen Druckgradienten zwischen distalen und proximalen Abschnitten eines Gefäßes und/oder zwischen einer anderen und dem distalen Segment der verengten Arterie. Es scheint, daß dieser Druckgradient eine Strömung in den bereits vorhandenen Kanälen bewirkt [33, 52, 59].
Wenn auch die Technik der Angiokardiographie in vivo nicht der postmortalen Darstellung der Kollateralen entspricht und bei nicht-koronarkranken Personen dieses Kollateralsystem nie oder selten [16] dadurch dargestellt wird, sind diese interarteriellen Kommunikationen bei 60—80% der Patienten mit schweren Verengungen (mehr als 75% des Lumens) vorhanden [33, 40, 104].
An gesunden menschlichen Herzen können folgende anastomotische Strukturen differenziert werden [4]:

— Intrakardiale Anastomosen
— Extrakardiale Anastomosen

— Intrakardiale Anastomosen

- Homokoronare Anastomosen — Verbindungen innerhalb einer Koronararterie.
- Interkoronare Anastomosen — zwei oder drei Koronararterienäste sind miteinander verbunden.

Diese Anastomosen sind zahlreich, und ihre genaue Zahl ist nicht bestimmbar [7]. Es besteht ein weitverzweigtes anastomotisches Netz in jedem intramyokardialen Bereich außer in der direkt epikardialen Region [7]. Die Durchmesser reichen von weniger als 20 µm bis 350 µm. Den größten Durchmesser haben interkoronare Anastomosen. Beim Hund ist der epikardiale Bereich im Gegensatz zum Menschen anastomosenreich [37].

— Extrakardiale Anastomosen

- Verbindungen der Vasa vasorum der Aorta und A. pulmonalis mit den Koronararterien,
  Sogenannte arterio-sinusoidale und arterio-luminale Gefäße, die die Koronararterien mit den Herzhöhlen verbinden.

Auf der Basis dieser Befunde kommt man zur Schlußfolgerung, daß die Koronararterien, zumindest vom anatomischen Gesichtspunkt aus, keine Endarterien sind [7, 37]. Im Gegenteil, sie zeigen ein breit angelegtes Verbindungssystem unabhängig von Alter und Geschlecht [7]. Extrakardiale Anastomosen haben im Vergleich zu intrakardialen geringere Bedeutung. Ihre Beteiligung am Kollateralsystem ist nicht groß, sie kann jedoch nicht außer acht gelassen werden.
Harris und Mitarbeiter [40] bezeichnen als Kollateralgefäß interkoronare Anastomosen, die nach Injektion von Kontrastmittel in ein anderes großes Koronargefäß retrograd ein

anderes auffüllen. Unter diesen strengen Kriterien ist die Häufigkeit der Kollateralgefäße bei Patienten mit Koronararterienerkrankung geringer (21,5%). Überbrückungen werden von diesen Autoren nicht als Kollateralen bezeichnet.
Andere Untersucher teilen die großen Kollateralverbindungen in drei Gruppen ein [21]:

— Interkoronare Anastomosen
— Intrakoronare Kollateralen (Brücken)
— Reduplikationen

— Interkoronare Anastomosen

Interkoronare Anastomosen sind breite Verbindungen (mehrere 100 µm im Durchmesser), die das rechte und linke Koronargefäßbett verbinden. Sie sind ein direktes Ergebnis einer bedeutsamen proximalen Gefäßverengung [20].

— Intrakoronare Kollateralen (Brücken)

Intrakoronare Brücken gehen häufig durch das Koronarbett und wurden von Roberts und Mitarbeitern [94] als „multi channel cuffs" beschrieben.

— Reduplikation

Hierbei handelt es sich um eine Vermehrung und Vergrößerung einzelner Gefäße (akzessorischer Gefäße) bei rechts- oder linksventrikulärer bzw. Doppelhypertrophie. Diese akzessorischen Gefäße, wovon möglicherweise viel intrakoronare Kollateralkanäle sind, können visuell den Eindruck einer Gefäßverdopplung geben.
Cosby und Mitarbeiter [21] teilen die Kollateralen nach anatomischen und funktionellen Gesichtspunkten ein.

Tabelle 5

Einteilung der großen Koronararterien nach funktionellen und anatomischen Gesichtspunkten (nach Cosby und Mitarbeiter [21])

Funktionell	Anatomisch
• Interkoronare Filamente	• Intrakardial
• Intrakoronare Brücken	1. ventrikulär
• Verdopplung bei Hypertrophie	2. atrial
	3. septal
	4. endokardial
	• Extrakardial
	1. perikardial
	2. diaphragmal

Die rechte Koronararterie scheint am häufigsten „Geber" und „Nehmer" von Kollateralen zu sein.
Der R. interventricularis ant. ist der zweithäufigste Nehmer der Kollateralen, aber am wenigsten Geber [33, 40]. Beim Menschen kann diese koronare Kollateralzirkulation zurückgehen, je nachdem welches Verhältnis der myokardialen Durchblutung und welcher Druckgradient besteht.
Bourassa und Mitarbeiter [12] konnten bei ihren Untersuchungen an 103 offenen aorto-

koronaren Venenbypass nach 1 Jahr zeigen, daß die koronare Kollateralzirkulation in 51 Gefäßen vor der Operation bis auf 3 Gefäße bei schlecht funktionierendem Bypass zurückging, was auch experimentell nachgewiesen werden konnte [18].

2.1.8.2. Funktionelle Bedeutung des koronaren Kollateralsystems

Die funktionelle Bedeutung des koronaren Kollateralsystems wird nicht einheitlich beurteilt.

Einige Untersucher schlußfolgern, daß interkoronare Kollateralgefäße keine protektive Bedeutung und auch keinen bedeutsamen Einfluß auf die Inzidenz von Angina pectoris, Myokardinfarkt sowie hämodynamische oder ventrikulographische pathologische Veränderungen haben [40, 44, 45, 104].

Es wird angenommen, daß der Nachweis von Kollateralen ein Zeichen einer schweren koronaren Erkrankung ist.

Ein normales Elektrokardiogramm bei Patienten mit koronarer Herzkrankheit kann durch Kollateralen bedingt sein [33]. Levin und Mitarbeiter [63] sowie Hecht und Mitarbeiter [42] konnten dagegen zeigen, daß die regionale Kontraktilität des linken Ventrikels bei Koronarverschlüssen von der An- oder Abwesenheit eines Kollateralgefäßsystems abhängig ist. Außerdem wird darauf hingewiesen [61], daß Kollateralen im allgemeinen die myokardiale Durchflußreserve nicht beeinflussen; intrakoronare Anastomosen (Brücken) jedoch haben gegenüber interkoronaren einen statistisch gesicherten Einfluß.

Es ist anzunehmen, daß zur Entstehung eines Kollateralkreislaufes mehr Zeit notwendig ist als sie beim akuten Verschluß der Koronararterien zur Verfügung steht, so daß es ein ungelöstes Problem bleibt, inwieweit eine sofortige Kompensationsfunktion durch normale Kollateralen im Falle des akuten Verschlusses möglich ist [8].

Bei akutem Verschluß besteht in den meisten Fällen ein Mißverhältnis zwischen den folgenden drei Faktoren [95]:

1. Geschwindigkeit der Koronarokklusion (Thrombusbildung)
2. Ischämietoleranz des Herzmuskels (etwa 15 $\pm$ 5 min)
3. Geschwindigkeit der Kollateralerweiterung

Nach der Untersuchung des Mechanismus der Kollateralerweiterung sowie der Geschwindigkeit und dem Ausmaß der Kollateralentstehung kommt Schaper [95] zu der Schlußfolgerung, daß der Kollateralkreislauf nur dort voll wirksam werden kann, wo die Koronararterien zwar schnell, aber nur partiell verschlossen werden oder wo der Prozeß der Stenosierung a priori langsam erfolgt.

Bei seinem Studium der Druck-Fluß-Beziehungen bei völlig erschlossener Koronarreserve kommt er zur Differenzierung von vier deutlich voneinander getrennten Perfusionskompartimenten. Die Rangordnung von niedrigem zu hohem Widerstand war wie folgt:

A — subendokardialer Muskel normal versorgt

B — subepikardialer Muskel normal versorgt

C — subepikardialer Muskel Kollateral-versorgt

D — subendokardialer Muskel Kollateral-versorgt

Diese Kompartimentierung bleibt länger als sechs Monate nach dem akuten Verschluß bestehen, obwohl eine weitgehende Normalisierung der koronarabhängigen Koronarreserve stattgefunden hat.
Die Ursache für diese Inhomogenität der Durchblutung bei maximaler Dilatation ist die übernormale Zunahme der Dilatationsreserve im normal versorgten Gebiet [95]. Eine Erklärung für diese Befunde liegt bis jetzt noch nicht vor. Die endgültigen Ursachen einer Kollateralentwicklung sind noch nicht geklärt.
Nur eine Tatsache ist relativ gut belegt: die Beobachtung, daß Kollateralen sich bevorzugt im Randgebiet zwischen ischämischen und normal durchblutetem Muskel ausbilden und daß eine lokale Ischämie besteht oder bestanden haben muß [95]. Da die Ischämie ein sehr komplexer Vorgang ist, ist es auch begreiflich, daß bisher kein intermediäres Stoffwechselprodukt bekannt geworden ist, das selektiv die Gefäßproliferation stimuliert [95].

2.1.9. Vasa vasorum

Die Vasa vasorum der Koronararterien kommen von den Ästen der benachbarten Koronararterien. In der Adventitia verteilen sie sich und treten in die Media ein. Hingegen bekommt die Intima ihre Ernährung direkt aus dem Koronarblutstrom. Auch bei Koronaratherosklerose reichen die Vasa vasorum bis zur Intima, in der unregelmäßige Kapillargebilde mit fragilen Wänden gebildet werden.

2.2. Anatomie des Koronarvenensystems

Es gibt im Herzen doppelt so viele venöse wie arterielle Kanäle; sie sind häufiger im linken als im rechten Ventrikel vorhanden [54].
Der venöse Kreislauf teilt sich in ein oberflächliches und ein tiefes System auf [38, 110, 111].
Das linksventrikuläre oberflächliche venöse System geht mit den arteriellen Ästen parallel und verläuft in Richtung der Herzbasis, um in die V. magna cordis zu münden. Diese setzt sich fort und zieht um den Sulc. atrioventricularis sin. nach hinten in den Sinus coronarius.
Die Einmündung des Sinus coronarius in den rechten Vorhof liegt posterior-inferior im Vorhofseptum zwischen dem medialen Ende der V. cava inf. und der Atrioventrikularebene [46]. Die Länge des Sinus coronarius variiert zwischen 14 und 58 mm, durchschnittlich 35—45 mm. Er ist 5—15 mm breit, durchschnittlich 6—8 mm [94a].
Die anterioren Herzvenen (Vv. cordis parvae, Vv. cordis minimae) nehmen das venöse Blut der Muskulatur des rechten Ventrikels auf. Sie sind kleiner, haben häufig solitäre Stämme, die individuell in dem rechten Vorhof oberhalb der AV-Klappe enden [38].
Das tiefe venöse Koronarsystem hat durch die Thebesien und sinusoidale Kanäle mit beiden Vorhöfen und Ventrikeln Verbindung [38].
Myokardiale Sinusoide sind besonders in den Ventrikelwänden reich vorhanden und halten Verbindungen mit Arteriolen, Kapillaren, Venolen und den Herzhöhlen [17, 38, 53, 54, 110, 111]. Diese Sinusoide sind durch eine einzige Schicht von Endothel verbunden, und ihre Größe beträgt im septalen Myokard beim Hund 40—75 μm und 60—90 μm bei Menschen im Neugeborenenalter.

Der Koronarsinusausfluß enthält nur zu 1—3% das Blut der rechten Koronararterie, 97—99% hingegen stammen aus dem linksventrikulären Myokard. Die Ursache dafür liegt im venösen Abflußsystem des rechten Ventrikels, dessen Blut vorwiegend über die Vv. ant. cord. abfließt [126].

2.3. Lymphatisches System des Herzens

Die myokardiale Lymphe entsteht in der Peripherie der Kapillaren und mündet in den oberflächlichen und tiefen lymphatischen Plexus. Der oberflächliche Plexus liegt dementsprechend am Epikard und der tiefe am Endokard.
Der tiefe Plexus verläuft in Richtung der Oberfläche und ist an der Entstehung des T. lymphaticus beteiligt. Diese lymphatischen Gefäße verlaufen dann im anterioren und posterioren Longitudinalsulcus und bilden den T. comm. sin. und dext. Der T. comm. sin. verläuft zwischen der Pulmonalarterie und dem linken Vorhof, der T. comm. dext. hinter der Pulmonalarterie. Beide Trunci enden in den Herzlymphknoten.
Die Lymphkapillaren entspringen in der Nähe der Muskelbündel und begleiten die Blutgefäße. Ihre kleinsten Durchmesser sind dreimal größer als die der Blutkapillaren.
Die Drainage der lymphatischen Kapillare im Myokard wird durch die Herzkontraktion hervorgerufen, die einen hohen Gewebsdruck aufrecht erhält. Der Abfluß der Lymphe in die Gegenrichtung wird durch eine Serie von Klappen in den Lymphgefäßen verhindert.
Das Vorhandensein epikardialer Lymphgefäße kann durch Injektionen von Evans blue sichtbar gemacht werden. Diese Gefäße füllen sich innerhalb von 3 Sekunden von der Spitze zur Basis des Herzens. Ein Lymphgefäß verläuft auf der Oberfläche der A. pulmonalis. Die Ruhedurchflußrate beträgt 0,01 ml/min und ist damit viel höher als in anderen Organen, was ebenfalls durch die Herzkontraktion bedingt ist [125].

2.4. Autonome Innervation des Herzens

Das Herz wird wie andere viszerale Organe durch das sympathische und parasympathische Nervensystem innerviert. Die efferenten Nervenfasern des sympathischen Systems entstehen in den oberen thorakalen ventralen Wurzeln und verlaufen zu den paravertebralen sympathischen Ganglien. Die Nervenfasern, die aus diesen Ganglien heraustreten (postganglionäre Fasern) verlaufen entlang der Adventitia der großen Gefäße zum Herzen.
Herzefferente Fasern des parasympathischen Systems entstehen im motorischen Kern des N. vagus. Die präganglionären Fasern vom linken und rechten N. vagus treten auf der Vorhofebene in das Herz ein.
Die Äste dieser beiden Nervensysteme sind im Herzbereich fast undifferenzierbar vernetzt und bilden den Plexus cardiacus superficial. und den Plexus cardiacus profund. Aus diesem Plex. cardiacus geht der Plex. coronarius für die Koronararterien ab [58].
Die autonome Kontrolle der Herzfunktion kann durch das sympathische (adrenergische) oder parasympathische (cholinergische) Nervensystem erfolgen.
Die Ventrikel- und Vorhofkontraktilität kann durch sympathische Stimulation ge-

steigert werden. Ein erhöhter Sympathikotonus erhöht das Schlagvolumen bei gleichbleibendem Füllungsdruck des Ventrikels und erhöht gleichfalls die Auswurffraktion, d. h. das endsystolische Volumen wird reduziert. Ein erhöhter Sympathikotonus ist eine wichtige Kompensationsreaktion auf Lageveränderungen, Blutdrucksenkung, Stress-Situationen usw.
Ein erhöhter Parasympathikotonus reduziert die Vorhofkontraktilität; der negativ inotrope Effekt auf den Ventrikel jedoch ist klein [47].

• Der Einfluß des Nervensystems auf die Koronararterien

Die genaue Analyse der adrenergischen Kontrolle des koronaren Kreislaufes ist durch gleichzeitig bestehende Veränderungen der Inotropie des Myokards erschwert.
Eine sympathische Stimulation ist mit einer koronaren Vasodilatation verbunden, da eine Erhöhung der Kontraktilität zu einer Steigerung des Sauerstoffverbrauches und damit zur sogenannten „metabolischen Vasodilatation" kommt. Die Bedeutung der Kontrolle der Koronargefäße durch das autonome Nervensystem ist trotz verschiedener Studien nicht endgültig geklärt [131].
Wenn man die Kontraktilitätssteigerung durch selektive β-adrenergische Blockade mit Practolol verhindert, führt die sympathische Stimulation zu einer koronaren Vasokonstriktion bei intaktem Kaninchenherzen [73]. Weil auch die Herzfrequenz und die Inotropie indirekt die Koronarzirkulation beeinflussen, ist die Wirkung der parasympathischen Stimulation ebenfalls schwer erfaßbar. Wenn diese indirekten Wirkungen der vagalen Stimulation kontrolliert sind, scheint eine cholinergische Stimulation eine koronare Vasodilatation zu bewirken [47].
Zusammenfassend werden zwei Kontrollsysteme für das Herz angenommen:

1. Das Intrinsic-System, das für die Impulsbildung und -leitung, Regulierung der Herzfunktion nach hämodynamischen Parametern, wie dem Füllungsdruck, und Veränderungen des koronaren Widerstandes nach dem Sauerstoffangebot und -verbrauchsänderungen verantwortlich ist

und

2. Ein Extrinsic-System, das aus neuralen und humuralen Anteilen besteht und einen tiefgreifenden Einfluß auf die Mehrzahl der Funktionsaspekte ausübt.

Die Ausschaltung des neuralen Kontrollsystems durch Pharmaka, Krankheit oder operative Eingriffe läßt das Herz primär vom Intrinsic-System und im geringeren Maße vom hormonalen System für die Regulation der Herzfunktion abhängig werden [58].

2.5. Anomalien der Koronararterien

Es gibt große Variationen in bezug auf den Ursprung, Verlauf, Zahl und Morphologie der Koronararterien, die früher wenig beachtet wurden, da sie nur post mortem nachgewiesen werden konnten.
Die Häufigkeit der Koronararterienanomalie wird mit 0,6—0,9% angegeben [65a, 89a, 123, 129].
Bei dem heutigen Stand der Entwicklung der Diagnostik und der Herz- und Koronarchirurgie ist die Kenntnis dieser Varianten für die richtige Interpretation angiogra-

phischer Bilder und das operative Vorgehen notwendig. OGDEN und Mitarbeiter [87] teilen diese Anomalien in drei Gruppen ein:

1. Primäre unbedeutsame Anomalien (minor variations)
   Hierhin gehört die Abweichung des Ursprungs von der Aorta, wobei die Hauptelemente des distalen Verlaufs normal sind.
2. Primäre bedeutsame Anomalien (major variations)
   Hier liegt entweder eine abnorme Kommunikation (arteriovenöse Fistel) zwischen der Koronararterie und der Herzhöhle vor, oder eine Koronararterie entspringt anstatt aus der Aorta aus der A. pulmonalis.
3. Sekundäre Veränderungen
   Sie sind wahrscheinlich Ausdruck primärer intrakardialer pathologischer Veränderungen.

2.5.1. Primäre unbedeutsame Anomalien

Hierbei finden sich selten pathophysiologische Störungen und man findet deshalb auch kein spezifisches klinisches Bild. Die Entdeckung ist zufällig und die Frage nach der Häufigkeit ist schwer zu beantworten. ZUMBO und Mitarbeiter [122] fanden bei mehr als 2000 Autopsien in 10% der Fälle einen separaten Ursprung der rechten Conusarterie und einen getrennten Ursprung des R. circumflexus und des R. interventricularis ant. bei 1%.
VLODAVER und Mitarbeiter [115] beschrieben sechs Typen in bezug auf den Ursprung der Koronararterien zum Sinus Valsalvae.
Multiple Koronarostien sind wahrscheinlich die häufigste Anomalie des Koronararteriensystems [122].
SCHLESINGER und Mitarbeiter [98] fanden einen separaten Ursprung der Conusarterie als dritte Arterie bei 50% ihrer Patienten. Die Erkennung der Conusarterie ist für die Interpretation der Angiokardiogramme sehr wichtig, weil sie eine bedeutsame Quelle des Kollateraldurchflusses sein kann, wenn ein Verschluß des proximalen Abschnittes der rechten Koronararterie oder des R. interventricularis ant. vorliegt.
Seltener stammen der R. interventricularis ant. und der R. circumflexus direkt vom linken Sinus Valsalvae ab. Der Ursprung des R. circumflexus oder des R. interventricularis ant. von der rechten Koronararterie oder direkt vom rechten Koronarsinus kann bei Patienten mit kongenitalen Herzfehlern, wie FALLOTscher Tetralogie, Transposition der großen Gefäße oder auch bei normalem Herzen vorkommen.
Eine weitere Anomalie ist die nicht zu seltene Einzel-Koronararterie. Beide Koronararterien können gleichermaßen betroffen sein. Verschiedene Verteilungsmuster dieser Einzel-Arterie (single artery) sind vorhanden, die von OGDEN und Mitarbeiter [86] ausführlich beschrieben wurden.
Die Häufigkeit dieser Einzel-Arterie wird mit 0,36‰ angegeben [1]. Wenn sie nicht mit anderen kardiovaskulären Anomalien verbunden ist, kann sie ohne große funktionelle Bedeutung bleiben und es ist deshalb berechtigt, wenn sie in den Rahmen der minor-Abweichungen eingeordnet wird [87]. Allerdings bekommt dieses Problem eine größere Bedeutung, wenn die Einzel-Arterie atherosklerotisch verändert ist, was nicht selten vorkommt. Menschen mit einer Einzel-Koronararterie haben ein deutlich größeres Risiko, eine proximale Arterienobstruktion zu entwickeln, als die mit zwei Koronararterien [108].

2.5.2. Primäre bedeutsame Anomalien

Diese Anomalien haben im Gegensatz zur ersten Gruppe klinisch-pathologische Bedeutung, weil sie mit Stauungsherzinsuffizienz und Myokardinfarkt sowie möglicherweise mit Herzhypertrophie, Klappenfehler und Papillarmuskelnekrose einhergehen können [87].
Die hämodynamisch bedeutsamen Anomalien sind durch die sich daraus ergebenden Abnormitäten der Myokarddurchblutung gekennzeichnet. Es werden 4 Typen dieser Anomalien unterschieden:

1. Koronarfistel
2. Ursprung der Koronararterie aus der A. pulmonalis
3. Angeborene Koronarstenose oder -atresie
4. Ursprung der linken Koronararterie aus dem rechten Sinus Valsalvae

2.5.2.1. Koronarfistel

Die Koronarfistel ist eine Verbindung zwischen Koronararterien und intrakardialen Strukturen, die Ogden und Mitarbeiter [87], je nachdem, ob der arterielle oder venöse Abschnitt des zentralen Kreislaufs beteiligt ist, in zwei Gruppen einteilen.
Bei der Beteiligung der rechten Seite des zentralen Kreislaufs besteht die Verbindung zwischen Koronararterie und einem Abschnitt des rechten Herzens (V. cava sup., Koronarsinus, rechter Vorhof, rechter Ventrikel, A. pulmonalis), die einen Links-Rechts-Shunt verursacht, der durch die Herzkatheterisierung und die Koronarangiographie zu diagnostizieren ist.
Bei dem anderen Typ tritt die Verbindung zwischen der Koronararterie und Abschnitten des linken Herzens auf, (Vv. pulmonales, linker Vorhof, linker Ventrikel), und verursacht damit einen Links-Links-Shunt, der durch eine einfache Herzkatheterisierung nicht nachweisbar ist, den man aber durch die Darstellung mit Kontrastmitteln verifizieren kann. Obwohl auch diese Einteilung willkürlich ist, und die Tatsache berücksichtigt werden muß, daß die Fistel, die zwischen der Koronararterie und der A. pulmonalis bzw. dem linken Vorhof besteht einen Links-Links-Shunt hervorruft, verhält sie sich vom physiologischen Standpunkt aus wie ein Links-Rechts-Shunt. Das Blut fließt dadurch in eine Richtung, d. h. von den Koronararterien mit hohem Druck in Herzabschnitte mit niedrigem Druck. Eine Fistel im linken Ventrikel hingegen weist einen bidirektionalen Durchfluß auf und unterscheidet sich somit vom bereits beschriebenen Typ [87].
Folgen und Komplikationen solcher arterio-venöser Fisteln sind:

1. Volumenbelastung des Herzabschnittes im Mündungsgebiet der Fistel
2. Coronary-steal-Syndrom [120]
3. Subakute bakterielle Endokarditis [83, 121]

Im allgemeinen sind die Patienten ohne subjektive Beschwerden; lediglich ist das kontinuierliche systo-diastolische Geräusch präkordial bei der klinischen Untersuchung auffallend. Die Röntgen-Aufnahme des Thorax zeigt verschiedene Stadien einer Herzvergrößerung.

Über solche Kommunikationen wurde bereits mehrfach berichtet [28, 50, 79, 80, 83, 85, 87, 88]. Die Entwicklung der Fisteln geht dahin, daß meistens die betroffene Koronararterie dilatiert und elongiert ist, und der entsprechende Herzabschnitt, in den sie mündet, wird durch diese Volumenbelastung vergrößert [25]. Die hämodynamische Wirkung dieser Fisteln ist von der Größe des Shunts und von der Einmündung ins linke oder

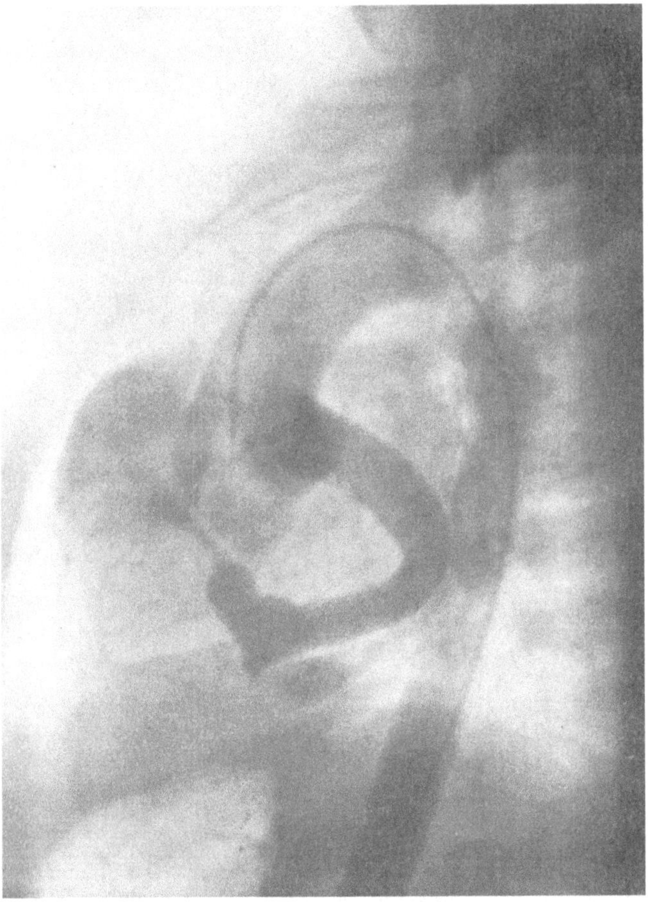

Abb. 6. Selektive Kontrastmittelinjektion in die linke Koronararterie. Ein Ast des R. interventricularis ant. mündet nach geschlängeltem Verlauf in die A. pulmonalis und färbt diese flau an

rechte Herz abhängig. Wenn die Fistel ins linke Herz einmündet (weniger als 10% der Fälle [25]) ist eine isolierte Volumenbelastung des linken Ventrikels vorhanden. Meist münden jedoch diese Fisteln in die rechte Seite des Herzens und führen zu einem Links-Rechts-Shunt, der eine Volumenbelastung des entsprechenden Abschnitts des rechten Herzens, des kleinen Kreislaufs und des linken Herzens bewirkt. Eine leichte pulmonale Hypertonie kann vorhanden sein, ohne daß eine starke Erhöhung des pulmonalen Gefäßwiderstandes besteht [72]. Ein Shuntvolumen von 700—1800 ml/min konnte intraoperativ festgestellt werden [25, 49]. Bei unbehandelten Patienten ist eine Stauungsherzinsuffizienz die Ursache des Todes [22, 83]. Eine Herzinsuffizienz kann im Kin-

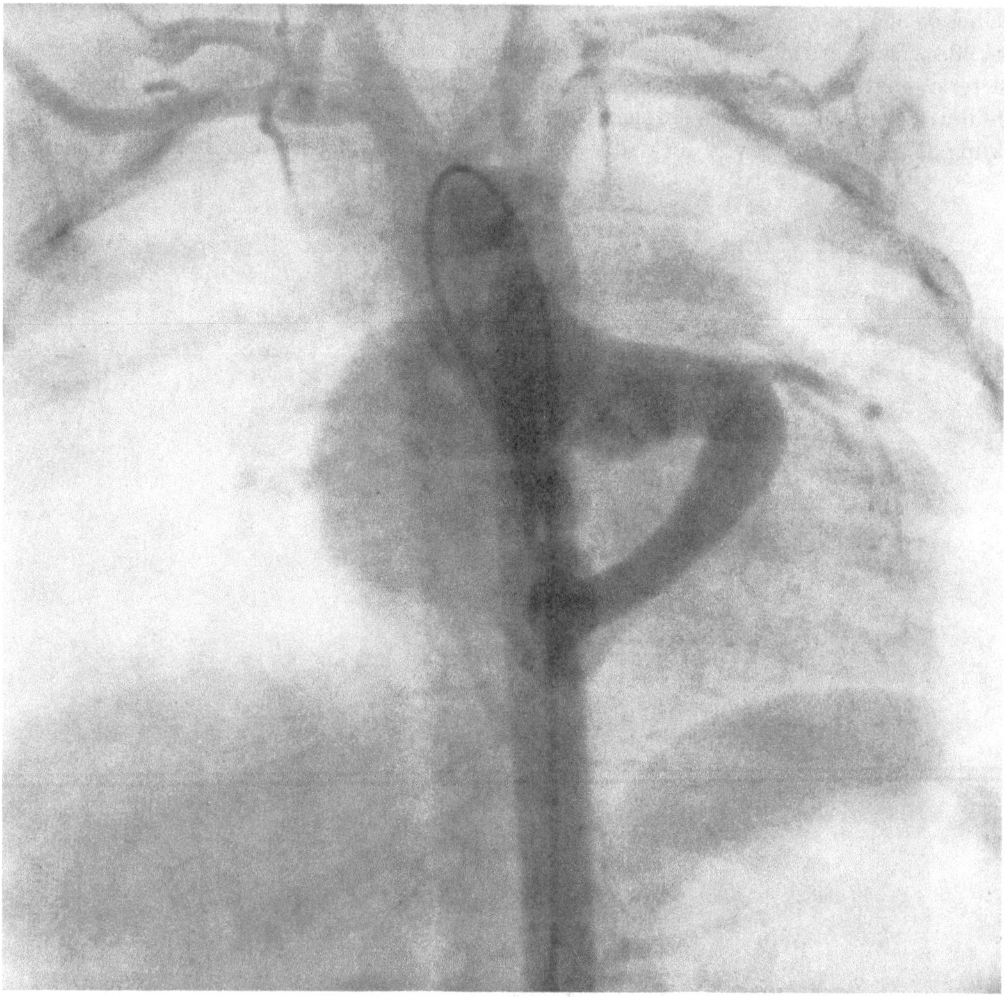

a

Abb. 7a, b. Koronarvenöse Fistel. Kontrastmittelinjektion in die Aorta ascendens. Der Stamm der A. coronaria sin. sowie der R. circumflexus sind stark erweitert, letzterer gewinnt Anschluß an das Venensystem (Kontrastmittelanfärbung des rechten Vorhofes)

desalter oder auch in den vierziger Jahren häufig beobachtet werden [22, 72]. Der Effekt des Coronary-steal-Syndroms scheint jedoch nicht so häufig zu sein, wie man es hämodynamisch erwartet.

In einer Übersicht von 150 Patienten mit einer isolierten Koronararterienfistel fanden DANIEL und Mitarbeiter [22] nur bei vier Patienten, die jünger als 40 Jahre waren, eine Angina pectoris.

Die Inzidenz einer bakteriellen subakuten Endokarditis als eine Komplikation der Koronararterienfistel wurde bei 8% von 259 Fällen beschrieben [83].

Die Diagnose der Fistel ist klinisch besonders dann schwierig, wenn die Koronararterie

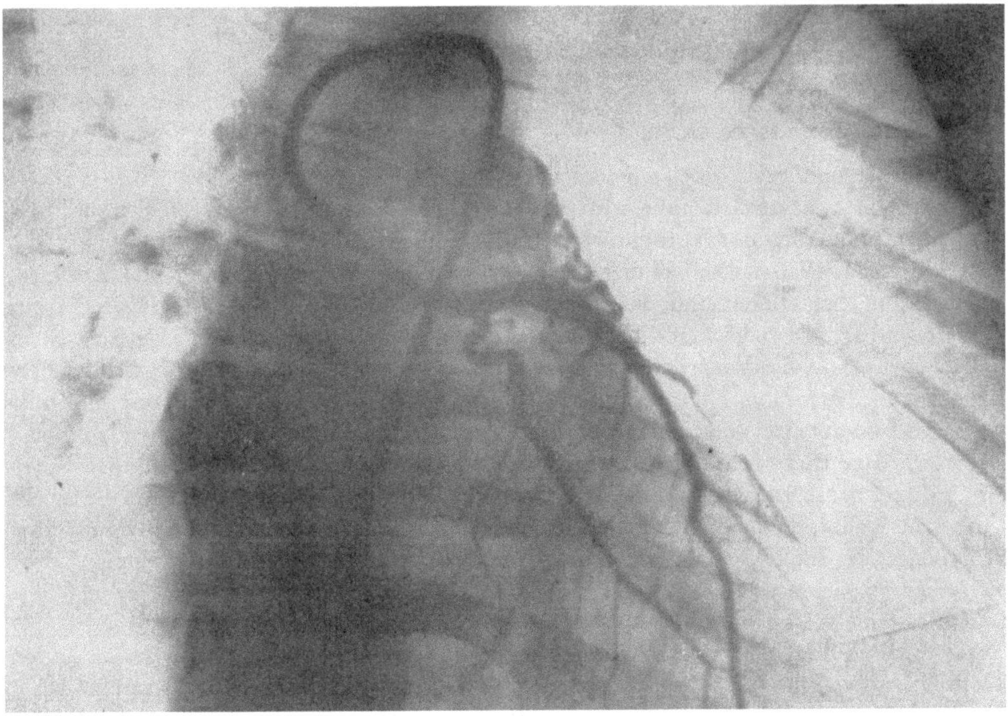

b

in die A. pulmonalis einmündet [28]. Die wichtigste diagnostische Methode ist die Kontrastdarstellung der Fistel. In jedem Fall sollten beide Koronararterien dargestellt werden. Die Behandlung besteht in einer chirurgischen Korrektur.

2.5.2.2. Ursprung der Koronararterie aus der A. pulmonalis

Die zweitwichtigste Gruppe dieser Anomalien ist der Ursprung der Koronararterien aus der A. pulmonalis.
Vier Varianten können dabei unterschieden werden [87, 106]:

1. Ursprung der linken Koronararterie aus der A. pulmonalis
2. Ursprung der rechten Koronararterie aus der A. pulmonalis
3. Ursprung beider Koronararterien aus der A. pulmonalis
4. Ursprung einer zusätzlichen Koronararterie aus der A. pulmonalis

Die häufigste Form ist der Ursprung der linken Koronararterie aus der A. pulmonalis. Obwohl bereits diese Anomalien bekannt waren, studierten BLAND, WHITE und GARLAND [11] erst 1933 das klinische Bild dieser Anomalie und brachten sie mit pathologisch-anatomischen Befunden in Zusammenhang. Diese Anomalie ist als BLAND-WHITE-GARLAND-Syndrom bekannt geworden.
Der Abgang der rechten Koronararterie aus der A. pulmonalis ist selten [30, 109]. Diese Anomalie ist mit dem Leben vereinbar und deshalb meist ein autoptischer

Befund [30]. Gouley [39], Augustson und Mitarbeiter [5] haben diese Anomalie wegen unterschiedlicher klinischer Bilder in zwei Typen eingeteilt:

— infantiler (häufigerer)

— erwachsener (seltenerer) Typ

Zwischen beiden Typen gibt es jedoch verschiedene Übergangsformen.
Die Häufigkeit dieser Anomalie wird auf 0,5% aller kongenitalen Herzfehler [56] und 10% aller Anomalien der Koronararterien [81a] geschätzt.
Durch die speziellen Untersuchungsmethoden, wie Herzkatheterisierung und Koronarangiographie, ist zunehmend darüber berichtet worden [9, 77, 81, 91, 112]. Bis zur Geburt sind Druck und Sauerstoffsättigung der beiden Koronararterien identisch. Nach der Geburt erhält die Ventrikelvorderwand nur noch venöses Blut unter geringem Perfusionsdruck. Aus diesem Grund bildet sich erst in den ersten Lebensmonaten eine ausgeprägte Ischämie im Versorgungsbereich der aus der A. pulmonalis stammenden Koronararterie aus. Diese führt oft zum Infarkt und zum Tod im ersten Lebensjahr.
Nach dieser schicksalsentscheidenden Phase führt die Ischämie zur raschen Entwicklung von Kollateralen zwischen der rechten und linken Koronararterie. Durch diese Kompensation der Myokardversorgung tritt keine manifeste Herzinsuffizienz auf.
Elektrokardiographisch finden sich Zeichen einer Ischämie oder u. U. eines Vorderwandinfarktes (eigene Beobachtung).
Diese Entwicklung geht soweit, daß die Versorgung des Einmündungsgebietes der linken Koronararterie durch die vergrößerte rechte Koronararterie mit übernommen wird. Die linke Koronararterie führt nun das Blut zum Herzen zurück. Sie wird dünnwandig und gleicht strukturell einer Vene. Die Ursache der unterschiedlich starken Kollateralbildung ist nicht geklärt. Die Kollateralen können sich im Laufe der Jahre so stark entwickeln, daß ein Links-Rechts-Shunt mit einem Volumen von 1,6 $l/m^2/min$ entstehen kann [5, 41].
Bei einem Patienten war das Volumen im kleinen sogar dreimal größer als im großen Kreislauf [108a]. Durch diesen Mechanismus entsteht ein Coronary-steal-Syndrom [120], das neben der Volumenbelastung des Herzens infolge der Vergrößerung des Gefäßquerschnitts zu einer wesentlichen Herabsetzung des Perfusionsdruckes führt. Diese Gefäße drainieren somit ihr Einflußgebiet und ernähren es nur noch ungenügend [120].
Diese ungünstige Situation führt schließlich zur klinischen Manifestation, die bei Anstrengungen zum Myokardinfarkt und plötzlichen Tod führen kann.
Die klinischen Zeichen des infantilen Typs sind nicht spezifisch. Man findet Symptome wie Dyspnoe, Zyanose, Tachykardie, Tachypnoe, Blässe und profuses Schwitzen vor allem nach dem Essen [5].
Elektrokardiographisch sind auch hier Zeichen einer Ischämie oder eines anterioren Infarktes vorhanden.
Schulz und Mitarbeiter [132] berichteten über einen Soldaten, der kurz vor dem Ende eines 20-km-Marsches plötzlich verstarb. Die Obduktion ergab einen anomalen Abgang der linken Koronararterie aus dem Sinus Valsalvae der A. pulmonalis. Bis dahin war bei ihm diese Anomalie unbekannt.
Auskultatorisch kann ein holosystolisches Geräusch mit Ausstrahlung in die Axilla wahrnehmbar sein, das auf eine Mitralinsuffizienz hinweist. Diese Mitralinsuffizienz ist häufig Folge einer Papillarmuskelnekrose [82], einer linksventrikulären Dilatation (Miteinbeziehung des Anulus) oder einer schwachen Kontraktion des ischämischen Papillar-

muskels besonders des posterioren [87, eigene Beobachtung]. Röntgenologisch ist dann eine Vergrößerung des linken Ventrikels auffällig.
Das klinisch breite Spektrum der Übergangsformen zeigt natürlich eine mehr oder weniger starke Mischung der infantilen Symptome mit denen des Erwachsenentyps [9].
Die chirurgische Therapie ist mit einer hohen Letalität belastet. MENKE und Mitarbeiter [77] fanden anhand hämodynamischer Untersuchungen an 10 Patienten mit BLAND-WHITE-GARLAND-Syndrom, daß sechs, die postoperativ starben, eine Auswurffraktion von weniger als 36% hatten, während die vier Überlebenden eine Auswurffraktion von mehr als 55% aufwiesen. Daraus schlußfolgern sie, daß die Bestimmung der Auswurffraktion für die Auswahl der Patienten zur Operation und zur Verlaufskontrolle geeignet ist.
1968 berichteten EFFLER und Mitarbeiter [28a] über acht Fälle, und GOBEL und Mitarbeiter [38a] beschrieben 1970 sieben Fälle, bei denen eine Verbindung zwischen einer Koronararterie und der A. pulmonalis mit einem Rechts-Links-Shunt bestand.
LEE und Mitarbeiter [129] berichteten über einen 57jährigen Patienten mit einem atypischen Angina pectoris-Syndrom, bei dem ein Shunt zwischen der Koronararterie und der A. pulmonalis bei Koronaratherosklerose bestand. Diese Verbindung wurde ligiert und wegen der Koronararterienstenosen ein Doppelvenenbypass angelegt.
Auskultatorisch findet man bei den Patienten mit einer Verbindung zwischen einer Koronararterie und der A. pulmonalis ein kontinuierliches oder ein systolisches Geräusch links parasternal.

2.5.2.3. Angeborene Koronarstenose oder -atresie

Die Stenose oder Atresie der Koronararterien kann als isolierte Anomalie [30a, 80a] oder häufiger in Verbindung mit anderen Anomalien wie der kalzifizierten Koronarsklerose, der supravalvulären Aortenstenose, der Homozystinurie, der FRIEDREICHschen Ataxie oder der Progerie auftreten [130].
Die kalzifizierte Koronarsklerose ist eine in ihrer Ätiologie unbekannte Erkrankung, bei der die Kalzifizierung der Intima, der inneren Teile der Media und der inneren elastischen Membranen der Koronararterien bei Kindern vorliegt. Der Lumenverschluß resultiert aus einer fibroblastischen Intimaproliferation. In den meisten Fällen sind auch die Arterien anderer Organe wie Lungen, Milz, Nieren und Nebennieren beteiligt.
Die supravalvuläre Aortenstenose ist häufig mit einem Ostiumverschluß einer Koronararterie verbunden.
Arterienläsionen bei Homozystinurie sind charakteristiert durch eine extensive Intimaproliferation und Hyperplasie. Komplikationen können hierbei durch eine Ablagerung eines Plättchenthrombus eintreten. Es sind gewöhnlich die koronaren und zerebralen Arterien beteiligt.
Bei 1 Patienten mit FRIEDREICHscher Ataxie wurde autoptisch eine bedeutsame Mediahypertrophie, Intimaverdickung sowie unterschiedliche Obstruktionsgrade und eine diffuse Fibrosierung des linken Ventrikels angetroffen [80b].

3.5.2.4. Ursprung der linken Koronararterie aus dem rechten Sinus Valsalva

Bei dieser Anomalie entspringt die linke Koronararterie aus dem rechten Sinus Valsalvae oder der rechten Koronararterie selbst und verläuft dann zwischen der Aorta und dem rechtsventrikulären Infundibulum. Nach dieser Passage teilt sich die linke Koronararterie in den R. inverventricularis ant. und den R. circumflexus. CHEITLIN und Mitarbeiter [15a] beschrieben autoptische Befunde bei 33 solcher Fälle und fanden den plötzlichen Tod in früheren Lebensjahren bei 9 Patienten. 7 dieser 9 Fälle traten bei normaler Belastung auf.

Es wird angenommen, daß der plötzliche Tod durch den akuten Verschluß der aberranten linken Koronararterie bedingt ist. Die Prädilektionsstellen dieses akuten Verschlusses sind die scharfe Abbiegung des Gefäßes sofort nach seinem Ursprung vom rechten Sinus Valsalvae nach links oder im Verlauf zwischen Aorta und Infundibulum des rechten Ventrikels.

2.5.3. Sekundäre Veränderungen der Koronararterien

Sekundäre Veränderungen sind Anomalien, die im Rahmen anderer kongenitaler Herzmißbildungen zu finden sind. Sie stellen eine Art kompensatorischer Reaktion des Koronarsystems auf diese Mißbildungen dar. Die Transposition der großen Gefäße ist häufig mit einer Anomalie des Koronararteriensystems verbunden [29, 103].

Diese Abweichungen können den Ursprung der Arterien oder ihren distalen Verlauf betreffen. Häufig ist der Ursprung des R. circumflexus und des R. interventricularis ant. aus der rechten Koronararterie. Es ist nicht selten, daß eine Einzel-Koronararterie oder multiple Ostien nachweisbar sind [87]. Diese Anomalien wurden röntgenologisch von GRAINGER [36] dargestellt.

Verbindungen zwischen den Koronararterien und den Herzhöhlen sind in einer frühen embryonalen Entwicklungsphase vorhanden. Normalerweise bilden sie sich mit der Entwicklung des Myokards zurück. In den Fällen, bei denen eine Mißbildung mit einem hohen Druck in einer Herzhöhle vorhanden ist, können diese Verbindungen offen bleiben und sich sogar erweitern. Sie werden als sekundäre Koronararterienfisteln herausgebildet [87].

Außer bei der Transposition sind diese Koronaranomalien beim Truncus arteriosus und dem aorto-pulmonalem Fenster beschrieben. Bei einigen Fällen von FALLOTscher Tetralogie kommt der R. interventricularis ant. aus der rechten Koronararterie und zieht über die Ausflußbahn des rechten Ventrikels hinweg [67]. Bei solchen Anomalien ist die Darstellung der Koronararterien für das chirurgische Vorgehen von entscheidender Bedeutung.

Der Ursprung des R. interventricularis ant. aus der rechten Koronararterie sowie eine Einzelkoronararterie sind die zwei häufigsten Koronaranomalien, die im Rahmen der FALLOTschen Tetralogie vorkommen [117]. Die Häufigkeit der Koronaranomalien bei FALLOTscher Tetralogie wird mit 4—9% angegeben [48, 60, 67, 75, 101]. Über Anomalien bei supravalvulärer Aortenstenose wurde ebenfalls berichtet [2].

2.5.4. Aneurysma der Koronararterien

Die Aneurysmen der Koronararterien sind ein relativ seltener Befund und bis 1966 wurde nur über 100 Fälle berichtet [69].

Die Häufigkeit des Koronararterienaneurysmas wird bis 1,1% angegeben und ist bei Männern dreimal häufiger als bei Frauen [66a].

Marfan-Syndrom [71], Atherosklerose [119] — 52% [23], Sklerodermie [15], Traumen [62], kongenitale Anomalien der Gefäßwand — 17% [23], mykotischen Embolien — 11%

[23], Lues – 4% [23], Dissektion – 11% [23], nekrotische Angiitis, Periarteriitis nodosa, rheumatisches Fieber, Lupus erythematodes [19, 113] und Entbindungen wurden als ätiologische Faktoren in Erwägung gezogen.
Atherosklerotische Aneurysmen treten in 2 Formen auf:

- fusiform und
- sackförmig

Die fusiformen treten häufiger als die sackförmigen auf; letztere neigen jedoch häufiger zur Ruptur und Thrombosierung [3a].

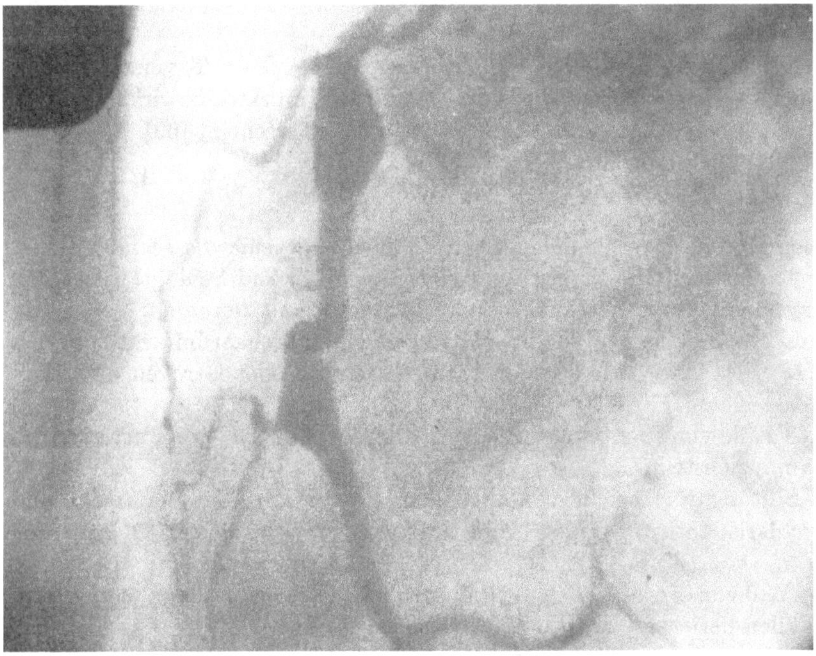

Abb. 8. Multiple Aneurysmen an der rechten Koronararterie

Der Grund für diese Aneurysmabildung wird in einer Schwäche der Gefäßwandstruktur gesehen.
Diese Aneurysmen können in allen Lebensaltern beobachtet werden – von der Kindheit bis ins Greisenalter. Sie sind praktisch symptomlos, wenn keine Komplikationen wie Myokardinfarkt als Folge der Thrombosierung oder die Ruptur des Aneurysmas mit Herztamponade hinzukommen.
Die Diagnose wird angiographisch oder postmortal gestellt.
Kongenitale Aneurysmen der Koronararterien machten 15% von 89 Fällen von Koronaraneurysmen aus, die von Daoud und Mitarbeiter [23] zusammengestellt wurden.
Scott [100] meint, daß alle diffusen Aneurysmen der Koronararterien kongenital zu sein scheinen. Er fand weiterhin, daß lokalisierte Einzelaneurysmen mehr im Bereich der linken Koronararterie vorkommen. Diffuse Aneurysmen hingegen betreffen mehr die rechte Koronararterie. Die häufigste Todesursache ist die Koronarthrombose mit Myokardinfarkt.

Kongenitale Aneurysmen können folgende Symptome zeigen, die zur Diagnose führen können:

- Akuter Myokardinfarkt oder Angina pectoris bei jungen, noch im geschlechtsreifen Alter befindlichen Frauen.
- Röntgenologische Vergrößerung des Herzschattens oder Kalknachweis im Aneurysmabereich [24, 35, 69].

Hinzuzufügen wäre, daß auch bei Männern unter 30 Jahren mit Myokardinfarkt an das Vorhandensein eines Koronararterienaneurysmas gedacht werden sollte (eigene Beobachtung).

In letzter Zeit wurden Koronararterienaneurysmen mittels aorto-koronarem Venenbypass erfolgreich behandelt [24, 27, 35, 69].

Bypass-Anastomosen können durch retrograde Thrombosierung des z. T. verschlossenen Koronaraneurysmas die Gefahr der Embolisierung und des Infarktes bewirken, so daß die Ligatur des Aneurysmas während der Operation indiziert erscheint [69].

2.5.5. Aneurysma dissecans der Koronararterien

Unter den primären Koronararterienaneurysmen ist das Anenrysma dissecans seltener. Es ist durch eine hämorrhagische Dissektion der Mediagefäßwand bedingt. Diese dissezierenden Aneurysmen verursachen intramurale Hämatome und führen zur Verengung oder zum Verschluß des Gefäßes und bedingen dadurch einen Myokardinfarkt oder den plötzlichen Tod [13, 14]. Diese Aneurysmen können spontan oder iatrogen entstehen [105].

Bis 1973 wurden 43 Fälle von spontanem Aneurysma dissecans der Koronararterien aus der Literatur zusammengestellt.

Die dissezierende Blutung war bei 37 von 43 Fällen in einer Einzelkoronararterie und der R. interventricularis ant. der linken Koronararterie war bei 30 von 37 Patienten betroffen [105].

Bemerkenswert ist, daß von diesen 43 Fällen 10 Frauen 1—11 Wochen post partum waren. Außer diesen 43 Fällen berichtete Malloch [70] von einem Fall.

Über das iatrogene Aneurysma dissecans der Koronararterien wurde als Komplikation bei Herzoperationen [2] und Koronarangiographie berichtet [39a, eigene Beobachtung].

2.6. Literatur

[1] Alexander, R. W.; Griffith, G. C.: Anomalies of the coronary arteries and their clinical significance. Circulation **14** (1956) 800

[2] Allen, H. D.; Moller, J. H.; Formanek, A.; Nicoloff, D.: Atresia of the proximal left coronary artery associated with supravalvular aortic stenosis. J. Thorac. and Cardiovasc. Surg. **67** (1974) 266

[3] Altman, P. L.: Handbook of Circulation. Natl. Acad. Sci. — Natl, Research Council. Philadelphia Saunders, 1959

[3a] Anabtawi, I. N.; de Leon, J. A.: Arteriosclerotic aneurysms of the coronary arteries. J. Thorac and Cardiovasc. Surg. **68** (1974) 226

[4] Anitschkow, N. N.; Wolkoff, K. G.; Kikaion, E. E.; Pozharisski, K. M.: Compensatory adjustments in the structure of coronary arteries of the heart with stenotic atherosclerosis. Circulation **29** (1964) 447

[5] Augustsson, M. H.; Gasul, B. M.; Fell, E. H.; Graettinger, J. S.; Bicoff, J. P.: Wa-

TERMAN, D. F.: Anomalous origin of left coronary artery from the pulmonary artery. Diagnosis and treatment of infantile and adult types. J. Amer. Med. Ass. **180** (1962) 15

[5a] AUSTEN, W. G.; EDWARDS, J. E.; FRYE, R. L., et al.: A reporting system on patients evaluated for coronary artery disease — Report of the ad hoc committee for grading of coronary artery disease, Council on Cardiovascular Surgery, American Heart Association. Circulation **51** (1975) 5

[6] BAROLDI, G.; SCOMAZZONI, G.: Coronary circulation in the normal and the pathologic heart. Office of Surgeon General, Washington, D. C., 1967

[7] BAROLDI, G.: Functional morphology of the anastomotic circulation in human cardiac pathology. Meth. Archiev. m. exp. Path. **5** (1971) 438

[8] BAROLDI, G.: The coronary dilemma in the ischaemic heart. Cardiology **56** (1972) 325

[9] BAUR, M. R.; JORNOD, J. C.: Abgang der linken Koronararterie von der Arteria pulmonalis (BLAND-WHITE-GARLAND-Syndrom). Schweiz. Med. Wschr. **102** (1972) 578

[10] BINET, J.-P.; PIOT, CL.; PLANCHE, CL.; LERICHE, H.; RAZA, A.; BOURDIL, M.; KONE, A.: „Pont myocardique" comprimant l'artere interventriculaire anterieure. Arch. Mal. Coeur **68** (1975) 87

[11] BLAND, E. F.; WHITE, P. D.; GARLAND, J.: Congenital anomalies of coronary arteries: Report of unusual case associated with cardiac hypertrophy. Amer. Heart J. **8** (1933) 787

[12] BOURASSA, M. G.; SOLINAC, A.; GOULST, C.; LESPERANCE, J.: Regression and apparance of coronary collaterals in human during life. Circulation **50**/2 (1974) II 127

[13] BULKLEY, B. H.; ROBERTS, W. C.: Dissecting aneurysm (hematoma) limited to coronary artery. A clinico-pathologic study of six patients. Amer. J. Med. **55** (1973) 747

[14] BULKLEY, B. H.; ROBERTS, W. C.: Isolated coronary arterial dissection. J. Thorac. Cardiovasc. Surg. **67** (1974) 148

[15] CHAITHIRAPHAN, S.; GOLDBERG, E.; O'REILLY, M.; JOOTAR, P.: Multiple aneurysms of coronary artery in sclerodermal heart disease. Angiology **24** (1973) 86

[15a] CHEITLIN, M. D., DECASTRO, C. M.; MCALLISTER, H. A.: Sudden death as a complication of anomalous left coronary artery origin from the anterior sinus of Valsalva. A not-so-minor congenital anomaly. Circulation **50** (1974) 780

[16] CHENG, T. O.: Arteriographic demonstration of intercoronary arterial anastomosis in a living man without coronary artery disease. Angiology **23** (1972) 76

[17] CHRISTENSEN, G. C.; CAMPETI, F. D.: Anatomic and functional studies of the circulation in the dog and pig. Amer. J. Vet. Research **20** (1959) 18

[18] CIBULSKI, A. A.; LEHAN, P. H.; TIMMIS, H. H.; HELLEMS, H. K.: Regression of intercoronary collateral vessels in mongrel dogs after coronary bypass grafting. Amer. J. Cardiol. **31** (1973) 480

[19] CLAUDON, D. G.; CLAUDON, D. B.; EDWARDS, J. E.: Primary dissecting aneurysm of coronary artery. Circulation **45** (1972) 259

[20] COSBY, R. S.; GIDDINGS, J. A.; SEE, J. R.; MAYO, M.: Clinicoarteriographic correlations in angina pectoris with and without myocardial infarction. Amer. J. Cardiol. **30** (1972) 472

[21] COSBY, R. S.; GIDDINGS, J. A.; SEE, J. R.: Coronary collateral circulation. Chest **66** (1974) 27

[22] DANIEL, T. M.; GRAHAM, T. P.; SABISTON, D. C. jr.: Coronary artery — right ventricular fistula with congestive heart failure: Surgical correction in the neonatal period. Surgery **67** (1970) 985

[23] DAOUD, A. S.; PANKIN, D.; TULGAN, H.; FLORENTIN, R. A.: Aneurysms of the coronary artery. Report of ten cases and review of literature. Amer. J. Cardiol. **11** (1963) 228

[24] DAWSON, J. E.; ELLISON, R. G.: Isolated aneurysm of the anterior descending coronary artery. Amer. J. Cardiol. **29** (1972) 868

[25] DEDICHEN, H.; SKALLEBERG, L.; CAPPELEN, C. jr.: Congenital coronary artery fistula. Thorax **21** (1966) 121

[26] Demany, M. A.; Tambe, A.; Zimmerman, H. A.: Correlation between coronary arteriography an the postexercise electrocardiogram. Amer. J. Cardiol. **19** (1967) 526

[27] Ebert, P. A.; Peter, R. H.; Caulie, J.; Sabiston, D. C. jr.: Resecting and grafting of coronary artery aneurysms. Circulation **43** (1971) 593

[28] Edis, A. J.; Schattenberg, Th. T.; Feldt, R. H.; Danielson, G. K.: Congenital coronary artery fistula: Surgical considerations and results of operation. Mayo Clin. Proc. **47** (1972) 567

[28a] Effler, D. B.; Sheldon, W. C.; Turner, J. J.; Groves, L. K.: Coronary arteriovenous fistulas: Diagnosis and surgical management: Report of fifteen cases. Surgery **61** (1967) 41

[29] Elliott, L. P.; Amplatz, K.; Edwards, J. E.: Coronary arterial patterns in transposition complexes. Amer. J. Cardiol. **17** (1966) 362

[30] Eugster, G. S.; Oliva, P. B.: Anomalous origin of the right coronary artery from the pulmonary artery. Chest **63** (1973) 294

[30a] Fortuin, N. J.; Roberts, W. C.: Congenital atresia of the left main coronary artery. Am. J. Med. **50** (1971) 385

[31] Franklin, M.; O'Reilly, M. V.; Krauthamer, M. J.: The bearing of collaterals on prognosis in ischaemic heart disease. J. of the Irish Colleges of Physic. and Surgeons **2** (1972) 15

[32] Fultin, W. F. M.: The coronary arteries. Springfield, III., Charles C. Thomas, 1965, S. 49

[33] Gensini, G. G.; DaCosta, B. C.: The coronary collateral circulation in living man. Amer. J. Cardiol. **24** (1969) 394

[34] Gensini, G. G.; Kelly, A. E.; DaCosta, B. C. B.; Huntington, P. P.: Quantitative angiography: The measurement of coronary vasomobility in the intact animal and man. Chest **60** (1971) 522

[35] Ghahramani, A.; Iyengar, R.; Cunha, D.; Jude, J.; Sommer, L.: Myocardial infarction due to coronary arterial aneurysms with successful saphenous vein bypass graft. Amer. J. Cardiol. **29** (1972) 863

[36] Grainger, G. S.: Transposition of great arteries and of pulmonary veins. Clin. Radiol. **21** (1970) 335

[37] Grayson, J.: Problems of the myocardial microcirculation. Acta Cardiologica Suppl. **19** (1974) 109

[38] Gregg, D. E.: The coronary circulation in health and disease. Philadelphia: Lea & Febiger, 1950

[38a] Gobel, F. L.; Anderson, C. F.; Baltaxe, A. H.; Amplatz, K.; Wang, Y.: Shunts between the coronary and pulmonary arteries with normal origin of the coronary arteries. Amer. J. Cardiol. **25** (1970) 655

[39] Gouley, B. A.: Anomalous left coronary artery arising from the pulmonary artery (adult type) Amer. Heart J. **40** (1950) 630

[39a] Haas, J.; Peterson, C.; Jones, R.: Sub-intimal dissection of the coronary arteries. A complication of selective coronary arteriography and the transfemoral percutaneous approach. Circulation **38** (1968) 678

[40] Harris, C. N.; Kaplan, M. A.; Parker, D. P.; Aronow, W. S.; Ellestad, M. H.: Anatomic and functional correlates of intercoronary collateral vessels. Amer. J. Cardiol. **30** (1972) 611

[41] Harthorne, J. W.; Scannell, J. G.; Dinsmore, R. E.: Anomalous origin of the left coronary artery: Remediable cause of sudden death in adults. New Engl. J. Med. **275** (1966) 660

[42] Hecht, H. S.; Arvesty, J. M.; Laraia, P. J.; Morkin, E.; Paulin, S.: Role of coronary collateral circulation in the preservation of left ventricular function. (Abstr.) Circulation **47/48** (Suppl. IV) (1973)

[43] Heinle, R. A.; Levy, R. I.; Gorlin, R.: Effects of factors predisposing to atherosclerosis on formation fo coronary collateral vessels. Amer. J. Cardiol. **33** (1974) 12

[44] Helfant, R. H.; Kemp, H. G.; Gorlin, R.: Coronary atherosclerosis, coronary collaterals' and their relations to cardiac failure. Ann. Intern Med. **73** (1970) 189

[45] Helfant, R. H.; Vokonas, P. S.; Gorlin, R.: Functional importance of the human coronary collateral circulation. New Engl. J. Med. **284** (1971) 1277

[46] Hellerstein, H. K.; Orbison, J. L.: Anatomic variations of the orifice of the human coronary sinus. Circulation **3** (1951) 514

[47] Higgins, C. B.; Vatner, S. F.; Braunwald, E.: Parasympathetic control of the heart. Pharmacol. Rev. **25** (1973) 119

[48] Howe, A.; Rastelli, G. C.; Ritter, D. G.; DuShane, J. W.: Management of right ventricular outflow tract in severe tetralogy of Fallot. J. Thoracic and Cardiovasc. Surg. **60** (1970) 131

[49] Hudspeth, A. S.; Linder, J. H.: Congenital coronary arteriovenous fistula. Arch. Surg. **96** (1968) 832

[50] Jaffe, R. B.; Glancy, D. L.; Epstein, St. E.; Brown, B. G.; Morrow, A. G.: Coronary arterial — right heart fistulae. Long-term observations in seven patients. Circulation **47** (1973) 133

[51] James, T. N.: Coronary circulation in acute myocardial infarction. Brit. Heart J. **33** (1971) 138

[52] James, T. N.: Anatomy of the coronary arteries. Paul B. Hoeber, Inc., New York, 1961 S. 145

[53] James, T. M.; Burch, G. E.: Blood supply of the human interventricular septum. Circulation **17** (1958) 391

[54] James, T. N.: The arteries of the free ventricular walls in man. Anat. Record. **136** (1960) 371

[55] Jochem, W.; Soto, B.; Karp, R. B.; Russell, R. O. jr.; Holt, J. H.; Barcia, A.: Radiographic anatomy of the coronary collateral circulation. Amer. J. Roentgenol. **116** (1972) 50

[56] Keith, J. E.: The anomalous origin of the left coronary artery from the pulmonary artery. Brit. Heart J. **21** (1959) 149

[57] Kelly, A. N.; Gensini, G. G.: Coronary arteriography and left-heart studies. Heart & Lung **4** (1975) 85

[58] Kent, K. M.; Cooper, Th.: The denervated heart. A model for studying autonomic control of the heart. New Engl. J. Med. **291** (1974) 1017

[59] Khouri, E. M.; Gregg, D. E.; McGranahan, G. M.: Regression and reappearance of coronary collaterals. Amer. J. Physiol. **220** (1971) 655

[60] Kirklin, J. W.; Ellis, F. H. jr.; McGoon, D. C.; DuShane, J. W.; Swan, H. J.: Surgical treatment for tetralogy of Fallot by open intracardiac repair. J. Thoracic and Cardiovasc. Surg. **37** (1959) 22

[61] Knoebel, S. B.; McHenry, P. L.; Phillips, J. F.; Pauletto, F. J.: Coronary collateral circulation and myocardial blood flow reserve. Circulation **36** (1972) 84

[62] Konecke, L. L.; Spitzer, S.; Mason, D.; Kasparian, H.; James, P. M.: Traumatic aneurysm of the left coronary artery. Amer. J. Cardiol. **27** (1971) 221

[63] Levin, D. C.; Sos, T. A.; Lee, J. G.; Baltaxe, H. A.: Coronary collateral circulation and distal coronary runoff: The key factors in preserving myocardial contractility in patients with coonary artery disease. Amer. J. Roentgenol. **119** (1973) 474

[64] Levin, D. C.: Angiographic demonstration of important anatomic variations of the posterior descending coronary artery. Amer. J. Roentgenol. Radium Nuclear. **116** (1972) 41

[65] Lewis, C. M.; Dagenais, G. R.; Friesinger, G. C.; Ross, R. S.: Coronary arteriographic appearances in patients with left bundle-branch block. Circulation **41** (1970) 299

[65a] Liberthson, R. R.; Dinsmore, R. E.; Bharati, S.; Rubenstein, J. J.; Caulfield, J.; Wheeler, E. O.; Harthorne, J. W.; Leo, M.: Aberrand coronary artery origin from the aorta. Diagnosis and clinical significance. Circulation **50** (1974) 774

[66] Linhart, J. W.; Segal, B. L.: Collateral circulation of coronary vessels. Chest **64** (1973) 549

[66a] LIPTON, M. J.; PFEIFER, J. F.; LOPES, M. G.; HULTGREN, H. N.: Aneurysm of the coronary arteries in the adults. Radiology **117** (1975) 11

[67] LONGENECKER, C. G.; REEMTSMA, K.; CREECH, O. jr.: Anomalous coronary artery distribution associated with tetralogy of Fallot: hazard in open cardiac repair. J. Thoracic and Cardiovasc. Surg. **42** (1961) 258

[68] MACALPIN, R. N.; ABBASI, A. S.; GROLLMAN, J. H.; EBER, L.: Human coronary artery size during life. A Cinearteriographic Study. Radiology **108** (1973) 567

[69] MATTERN, A. L.; BAKER, W. P.; MCHALE, J. J.; LEE, D. E.: Congenital coronary aneurysms with angina pectoris and myocardial infarction treated with saphenous vein bypass graft. Amer. J. Cardiol. **30** (1972) 906

[70] MALLOCH, J. A.: Dissecting aneurysm of coronary artery. NZ Med. J. 79 (1974) 914

[71] MCKEOWN, F.: Dissecting aneurysm of the coronary artery in arachnodactyly. Brit. Heart J. **22** (1960) 434

[72] MCNAMARA, J. J.; GROSS, R. E.: Congenital coronary artery fistula. Surgery **65** (1969) 59

[73] MCRAVEN, D. R.; MARK, A. L.; ABBOUD, F. M.; MAYER, H. E.: Responses of coronary vessels to adrenergic stimuli. J. Clin. Invest. **50** (1971) 773

[74] MEESMANN, W.: Untersuchungen zur Funktion der intraarteriellen Koronaranastomosen beim Herzinfarkt. Z. Kreislaufforschung **48** (1959) 193

[75] MENG, C. C.; ECKNER, F. A.; LEV, M.: Coronary artery distribution in tetralogy of Fallot. Arch. Surg. **90** (1965) 363

[76] MENICK, F. J.; WHITE, F. C.; BLOOR, C. M.: Coronary collateral circulation: Determination of an anatomical anastomotic index of functional collateral flow capacity. Amer. Heart J. **82** (1971) 503

[77] MENKE, J. A.; SHAHER, R. M.; WOLFF, G. S.: Ejection fraction in anomalous origin of the left coronary artery from the pulmonary artery. Amer. Heart J. **84** (1972) 325

[78] MILLER, R. R.; ZELIS, R.; MASON, D. T.: Relation of coronary collateral vessels to ventricular function in patients with equal extent of coronary artery disease. (Abstr.) Circulation **44** (1971) II–202

[79] MIYAHARA, M.; KIKUIRI, T.; AGATA, K.; HAMAGAMI, Y.; TOGASHI, M.: A case of right coronary artery fistula into left ventricle. Japan. Circul. J. **35** (1971) 1411

[80] MORGAN, J. R.; FORKER, A. D.; O'SULLIVAN, M. J.; FOSBURG, R. G.: Coronary arterial fistulas. Amer. J. Cardiol. **30** (1972) 432

[80a] MULLINS, C. E.; EL-SAID, G.; MCNAMARA, D. G.; COOLEY, D. A.; TREISTMAN, B.; GRACIA, E.: Atresia of the left coronary artery ostium. Repair by saphenous vein graft. Circulation **46** (1972) 989

[80b] NADAS, A. S.; ALIMURUNG, M. M.; SIERACKI, L. A.: Cardiac manifestations of Friedreich's ataxia N. Engl. J. Med. 244 (1951) 239

[81] NECHES, W. H.: Anomalous origin of the left coronary artery from the pulmonary artery. Circulation **50** (1974) 582

[81a] NEUFELD, H. N.; LESTER, R. G.; ADAMS, P.; ANDERSON, R. C.; LILLEHEI, C. W.; EDWARDS, J. E.: Congenital comunication of a coronary artery with a cardiac chamners of the pulmonary trunk ("coronary artery fistula"). Circulation **24** (1961) 171

[82] NOREN, G. R.; RAGHIB, G.; MOLLER, J. H.; AMPLATZ, K.; ADAMS, P. jr.; EDWARDS, J. E.: Anomalous origin of the left coronary artery from the pulmonary trunk with special reference to the occurrence of mitral insufficiency. Circulation **30** (1964) 171

[83] OGDEN, J. A.: Congenital variations of the coronary arteries. Thesis, Yale University School of Med., New Haven, Conn, 1968

[84] OGDEN, J. A.; GOODYER, A. V.: Patterns of distribution of single coronary artery. Yale J. Biol. and Med. **43** (1970) 11

[85] OGDEN, J. A.; STANSEL, H. C.: Coronary arterial fistulas terminating in the coronary venous system. J. Thoracic and Cardiovasc. Surg. **63** (1972) 172

[86] Ogden, J. A.: Congenital anomalies of the coronary arteries. Amer. J. Cardiol. **25** (1970) 474

[87] Ogden, J. A.; Stansel, H. C.: Roentgenographic manifestations of congenital coronary artery disease. Amer. J. Roentgenol. **113** (1971) 538

[88] Okuda, Y.; Tsuneda, T.; Morishima, A.; Matsumoto, S.: Ito, Y.; Tsuzuki, M.: Right coronary artery to left ventricle fistula. The sixth case in the literature and discussion. Japan. Heart J. **14** (1973) 184

[89] Orlandini, G. E.: Prime osservazioni sulla circonferenza delle arterie coronarie. Boll. Soc. Biol. Sper. **44** (1968) 103

[89a] Page, H. L. jr.; Engel, H. J.; Campell, W. B.; Thomas, C. S.; Anomalous origin of the left circumflex coronary artery Recognition, angiographic demonstration and clinical significance. Circulation **50** (1974) 768

[90] Paulin, S.: Coronary angiography: a technical anatomic and clinical study. Acta Radiol. **233** Suppl. (1964) 1

[91] Pinsky, W. W.; Fagan, L. R.; Kraeger, R. R.; Mudd, J. F. G.; Willman, V. L.: Anomalous left coronary artery. J. Thoracic and Cardiovasc. Surg. **65** (1973) 810

[92] Provenza, D. V.; Scherlis, S.: Demonstration of muscle sphincters as a capillary component in the human heart. Circulation **20** (1959) 35

[93] Provenza, D. V.; Scherlis, S.: Coronary circulation in dog's heart: demonstration of muscle sphincters in capillaries. Circulation Res. **7** (1959) 318

[93a] Rakuson, K.: Quantitative morphology of capillaries of the heart. In: Bajusz, E.; Jasin, G.: Methodological achievements in experimentel pathology. Karger, Basel **5** (1971) 272

[94] Roberts, W. C.; Buja, L. M.: The frequency and significance of coronary arterial thrombi and other observations in acute myocardial infarction. Amer. J. Med. **52** (1972) 425

[94a] Samoilowa, S. W.: Anatomija krowenosnych sosudow serza. Medizina, Leningrad 1970

[95] Schaper, W.: Creation of collateral circulation for coronary artery occlusion. Dt. Med. Wschr. **99** (1974) 2299

[96] Schaper, W.: The collateral circulation of the heart. North-Holland Publishing Company-Amsterdam, London, American Elsevier Publishing Co., Inc.-New York, 1971

[97] Schlesinger, M. J.: Relation of anatomic pattern to pathologic conditions of coronary arteries. Arch. Path. **30** (1940) 403

[98] Schlesinger, M. J.; Zoll, P. M.; Wessler, S.: The conus artery: A third coronary artery. Amer. Heart J. **38** (1949) 823

[99] Schoenmackers, J.: Zur Anatomie und Pathologie der Coronargefäße. Bad Oeynhausener Gespräche II, S. (1958) 133

[100] Scott, D. H.: Aneurysm of coronary arteries. Amer. Heart J. **36** (1948) 403

[101] Senning, A.: Surgical treatment of right ventricular outflow tract stenosis combined with ventricular septal defect and right-left shunt ("Fallot's tetralogy"). Acta Chir. Scand. **117** (1959) 73

[102] Sewell, W. H.: Roentgenographic anatomy of human coronary arteries. Amer. J. Roentgenol. Rad. Therapy & Nuclear Med. **97** (1966) 359

[103] Shaher, R. M.; Puddu, G. C.: Coronary arterial anatomy in complete transposition of great vessels. Amer. J. Cardiol. **17** (1966) 355

[104] Sheldon, W. C.: On the significance of coronary collaterals. Amer. J. Cardiol. **24** (1969) 303

[105] Smith, J. Ch.: Dissecting aneurysms of coronary arteries. Arch. Pathol. **99** (1975) 117

[106] Soloff, L. A.: Anomalous coronary arteries arising from the pulmonary artery. Amer. Heart J. **24** (1942) 118

[107] Spalteholz, W.: Die Arterien der Herzwand. Hirzel, Leipzig 1924

[108] Spring, D. A.; Thomsen, J. H.: Severe atherosclerosis in the "single coronary artery". Amer. J. Cardiol. **31** (1973) 662

[108a] Summer, G. L.; Hendrix, G. H.: Surgical ligation of an anomalous left coronary artery arising from the pulmonary artery in an adult. Amer. Heart J. **76** (1968) 812

[109] TINGELSTAD, J. B.; LOWER, R. R.; ELDREDGE, W. J.: Anomalous origin of the right coronary artery from the main pulmonary artery. Amer. J. Cardiol. **30** (1972) 670

[110] TRUEX, R. C.; SCHWARTZ, M. J.: Venous system of the myocardium eith special reference to the conduction system. Circulation **4** (1951) 881

[111] TRUEX, R. C.; ANGELO, A. W.: Comparative study of the arterial and venous system of the ventricular myocardium with special reference to the coronary sinus. Anat. Record. **113** (1952) 467

[112] TYRRELL, M. J.; BHARADWAJ, B.: Anomalous origin of the left coronary artery: The effects of aortocoronary vein bypass on left ventricular function. C. M. A. Journal **107** (1972) 118

[113] VAN DEN BROEK, H.; SEGAL, B. L.: Coronary aneurysms in a young woman: Angiographic documentation of the natural course. Chest **64** (1973) 132

[114] VASCO, J. S.; GUTELIUS, J.; SABISTON, D. C.: A study of predominance of human coronary arteries determined by arteriographic and perfusion technics. Amer. J. Cardiol. **8** (1961) 379

[115] VLODAVER, Z.; NEUFELD, H. N.; EDWARDS, J. E.: Pathology of coronary disease. Seminars in Roentgenol. **7** (1972) 376

[116] WEARN, J. T.: Morphological and functional alterations of the coronary circulation. Harvey Lectures. 1939–40, S. 243

[117] WHITE, R. I. jr.; FRECH, R. S.; CASTANEDA, A.; AMPLATZ, K.: The nature and significance of anomalous coronary arteries in tetralogy of FALLOT. Amer. J. Roentgenol. **64** (1972) 350

[118] WILENS, S. L.; PLAIR, C. M.; HENDERSON, D.: Size of the major epicardial coronary arteries at necropsy: relation to age, heart weight, and myocardial infarction. Jama **198** (1966) 1325

[119] WILSON, CH. S.; WEAVER, W. F.; FORKER, A. D.: Bilateral arteriosclerotic coronary arterial aneurysms successfully treated with saphenous vein bypass grafting. Amer. J. Cardiol. **35** (1975) 315

[120] WRIGHT, N. L.; BAUE, A. E.; BAUM, S.; BLAKEMORE, W. S.; ZINSSER, H. F.: Coronary artery steal due to an anomalous left artery originating from the pulmonary artery. J. Thoracic and Cardiovasc. Surg. **59** (1970) 461

[121] YOKOYNIA, M.; NOGI, M.; KURASHIGE, K.; TAKAO, A.; TAKARADA, M.: A case report of coronary arteriovenous fistula with endocarditis. Jap. J. Thorac. Surg. **19** (1966) 285

[122] ZUMBO, O.; FANI, K.; JARMOLYCH, J.; DAOUD, A.: Coronary atherosclerosis and myocardial infarction in hearts with anomalous coronary arteries. Lab. Invest. **14** (1965) 571

[123] BALTAXE, H. A.; WIXSON, D.: The incidence of congenital anomalies of the coronary arteries in the adult population. Radiology **122** (1977) 47

[124] BINET, J. P.; GIRAUDON, G.; LANGLOIS, J.; VACHON, J.; GROSGOGEAT, Y.: Angine de poitrine et ponts musculaire sur l'artère interventriculaire anterièure: a propos de trois case opérés. Coeur **9** (1978) 403

[125] DOBBS, W.; POVALSKI, H. J.: Coronary circulation, angina pectoris and antianginal agents. In: ANTONACCIO, M.: Cardiovascular Pharmacology Raven Press, New York 1977, S. 461

[126] HEISS, W.: Coronarkreislauf. In: REINDELL, H.; ROSKAMM, H.: Herzkrankheiten. Pathophysiologie, Diagnostik, Therapie. Springer-Verlag, Berlin—Heidelberg—New York 1977

[127] KALBFLEISCH, H.; HORT, W.: Die Verteilungsmuster der Koronararterien (Versorgungstypen) des menschlichen Herzens. Postmortale Untersuchungen. Dt. med. Wschr. **101** (1976) 1092

[128] KALBFLEISCH, H.; HORT, W.: Quantitative study on the size of coronary artery supplying areas postmortem. Amer. Heart J. **94** (1977) 183

[129] LEE, H. J.; BERMAN, G. M.; BASSETT, J.: Atypical progressive angina pectoris caused by a congenital coronary-pulmonary shunt and coronary atherosclerosis. Angiology **28** (1977) 15

[130] LEVIN, D. C.; FELLOWS, K. E.; ABRAMS, H. L.: Hemodynamically significant primary anomalies of the coronary arteries. Circulation **58** (1978) 25

[131] ROSS, G.: Adrenergic response of coronary vessels. Circul. Res. **39** (1976) 461

[132] SCHULZ, F.; HILDEBRAND, E.: Plötzlicher Todesfall eines 20jährigen Soldaten mit Bland White-Garland-Syndrom. Herz/Kreisl. **8** (1976) 258

3. Bemerkungen zur Physiologie und Pathophysiologie des Koronararteriensystems

3.1. Blutversorgung des Herzens bei Gesunden und unter Bedingungen der Ischämie

Die Anatomie und Funktion des Herzens hat spezielle Aspekte, die bei der Betrachtung des Koronarkreislaufes zu beachten sind. Das vaskuläre System des Herzens besteht aus zwei Anteilen dem

- extramuralen und dem
- intramuralen.

Durch die Kontraktion des Herzens wird der Durchmesser der Koronararterien verändert. Dadurch ist der Durchfluß in der Systole und Diastole unterschiedlich. Die Abbildung 9 zeigt den Einfluß von Systole und Diastole auf den Koronarein- und -ausstrom.

Die Koronardurchblutung, der Sauerstoffverbrauch sowie die Metabolitaufnahme des Myokards und die CO_2-Abgabe erfolgen rhythmisch aber nicht phasengleich [124]. Die maximale Durchblutung des Koronarsystems findet in der Diastole statt. Experimentell wurde nachgewiesen, daß die systolische Komponente 30% und die diastolische 70% des Koronardurchflusses ausmacht [53]. Bei einer leichten Belastung wird der systolische Durchfluß nicht wesentlich erhöht, aber nach Koronarverschluß, bei Aufregung und chronischer Stimulation des Herzsympathikus steigt das systolische parallel dem diastolischen Durchflußvolumen auf 300—400%, so daß das Verhältnis der beiden zueinander etwa gleich bleibt [48, 75, 114].

Im irreversiblen hämorrhagischen Schock hingegen kann der systolische dem diastolischen Durchfluß zeitäquivalent sein und eventuell der größte koronare Durchfluß während der Systole erfolgen [52].

Es gibt noch andere pathologische Situationen, bei denen der koronare Durchfluß hauptsächlich in der Systole erfolgt, wie bei schwerer Aorteninsuffizienz [49, 71, 101, 123, 133] und Koronarinsuffizienz [59]. Daneben scheint bei ventrikulären Extrasystolen der systolische Durchfluß relativ erhöht zu sein [98].

Die Meinungen über die Gesamtwirkung der Herzmechanik auf die Koronardurchblutung gehen allerdings auseinander. Während Wiggers [134] im Endeffekt durch die rhythmische Tätigkeit des Herzens einen fördernden Effekt für die koronare Durchblutung sieht, kommen Osher [109], und Sabiston und Mitarbeiter [121] zu dem Ergebnis, daß der gegenteilige Effekt erreicht wird.

Nach Bretschneider [25], Scholtholt und Mitarbeitern [125] hat der Kontraktionsablauf innerhalb eines physiologischen Frequenzbereiches keinen Einfluß auf den Strömungswiderstand. Bei höheren Herzfrequenzen ist mit einer Drosselung der koronaren Durchblutung zu rechnen.

Dem Herzmuskel stehen zwei Mechanismen zur Kompensation der erhöhten Anforderungen zur Verfügung:

1. Steigerung des koronaren Blutdurchflusses durch Herabsetzung des koronaren Gefäßwiderstandes bzw. durch Erhöhung des Perfusionsdruckes.
2. Steigerung der Sauerstoff-Utilisation (im Vergleich zur Skelettmuskulatur in wesentlich geringerem Umfang).

Von diesem global aufgeführten Kompensationsmechanismen steht der erhöhte Blutdurchfluß durch Herabsetzung des koronaren Widerstandes (Gefäß- und myokardiale

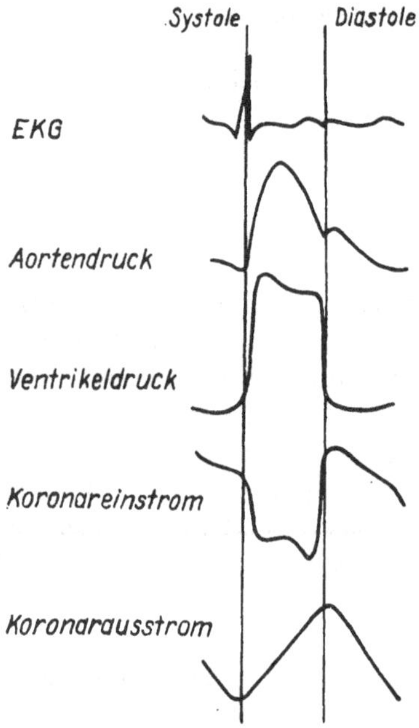

Abb. 9. Einfluß von Systole und Diastole auf den Koronarein- und -ausstrom. Schematisch nach GREGG und Mitarbeiter [53]. In der Diastole wird der Einstrom gefördert und der Ausstrom gehemmt

Komponente) im Vordergrund. Diesem Mechanismus werden jedoch in seiner Wirksamkeit Grenzen gesetzt durch:

1. Veränderungen der Gefäßwandrigidität
2. Einengung des Gefäßvolumens von unterschiedlichem Ausmaß (von geringfügigen Plaques bis zum kompletten Verschluß)
3. Erhöhung des extrakoronaren Widerstandes
4. Verkürzung der für den koronaren Blutdurchfluß wichtigen Diastolendauer
5. Verlängerung der Systole
6. Herabsetzung des Perfusionsdruckes

Neben diesen Kompensationsmechanismen hat der Organismus die Möglichkeit, über eine Verbesserung der Kollateralzirkulation das hämodynamische Defizit auszugleichen. Reichen diese Kompensationsmechanismen nicht mehr aus, um den funktionellen Gleichgewichtszustand zwischen Sauerstoffbedarf und -angebot aufrechtzuerhalten, dann kommt es bei erhöhtem Sauerstoffbedarf (z. B. Belastung) oder bereits unter Ruhe-

bedingungen zu einer myokardialen Ischämie mit indirekt meßbaren Parametern, die klinische und paraklinische Größen betreffen.
Aus allen bisher erwähnten Tatsachen geht hervor, daß die Aufrechterhaltung der Durchblutung von einer ausreichenden Herzfrequenz abhängig ist [21]. Dabei ist zu beachten, daß der koronare Durchfluß dem HAGEN-POISEUILLEschen Strömungsgesetz folgt [22, 105]. Im Nenner der HAGEN-POISEUILLEschen Gleichung erscheint der Radius eines Rohres (gleichgesetzt dem Koronarlumen) in der 4. Potenz; dies bedeutet auf das Koronarsystem übertragen, daß bereits geringfügige Änderungen des Koronarlumens beträchtlichen Einfluß auf den Gefäßwiderstand haben. Bei der Beurteilung der Funktion des Koronarsystems soll allerdings darauf geachtet werden, daß die Ruhewerte der Koronardurchblutung von geringem Wert für die Einschätzung der IHK sind, weil bei der Mehrzahl der Patienten mit Koronaratherosklerose der Koronardurchfluß in Ruhe im Normbereich liegt [66, 80, 119]. Experimentell konnte gezeigt werden, daß der Koronardurchfluß in Ruhe und die regionale Verteilung bis zu einer 85%igen Verengung des arteriellen Lumens unverändert blieben. Allerdings waren der maximale Koronardurchfluß und die Koronarreserve bei Stenosen, die den Ruhewert nicht beeinflussen, wesentlich reduziert [47].

Tabelle 6
Normalwerte der Myokarddurchblutung, gemessen mit ^{133}Xenon
(nach HEEGER und Mitarbeiter [58])

HEEGER und Mitarbeiter	LCA	72,5 ± 3,5 ml/min/100 g
	RCA	52,7 ± 3,8 ml/min/100 g
PITT und Mitarbeiter	LCA	78 ml/min/100 g
	RCA	48 ml/min/100 g
RUDOLPH und Mitarbeiter	LCA	78 ml/min/100 g
	RCA	58 ml/min/100 g
LICHTLEN	LCA	59,7 ± 13,2 ml/min/100 g
	RCA	44,1 ± 9,57 ml/min/100 g

In der Tabelle 6 sind Normalwerte der Myokarddurchblutung gemessen mit ^{133}Xenon für die linke und rechte Koronararterie angegeben.
Die Berechnung der Durchflußrate wurde nach folgender Formel vorgenommen:

$$F = \frac{k\lambda w}{p}.$$

Dabei bedeuten

k = Eliminationskonstante $\frac{\ln 2}{\mathrm{T}\ 1/2\ (\text{in min})}$

λ = Partitionskoeffizient von Xenon zwischen Myokard und Blut 0,72 nach CONN [32]

w = Konventionell angenommenes Herzgewicht von 100 g

p = spezifisches Gewicht des Myokards von 1,05 [116].

Das Sauerstoffangebot an das Myokard entspricht dem Produkt aus koronar-arteriovenöser Sauerstoffdifferenz und Koronardurchblutung. Das maximale Sauerstoffangebot errechnet sich aus dem Produkt von maximaler koronararterio-venöser Sauerstoffdifferenz und Koronardurchblutung bei maximaler Koronardilatation.

Bei einem normalen arteriellen Sauerstoffangebot und einer Sauerstoffausschöpfung im Myokard von 75% werden aus 100 ml arteriellen Blut 15 ml O_2 extrahiert.
So gesehen muß eine Koronardurchblutung von 200 ml/min · 100 g ausreichen, um den Sauerstoffbedarf des Herzens sogar bei maximaler Belastung zu decken. Das bedeutet, daß die normale Koronarreserve etwa nur zur Hälfte ausgenutzt wäre.
Aus dem Ruhewert des Sauerstoffverbrauches von 9—10 ml/min · 100 g und der oberen Grenze der Sauerstoffaufnahme des Myokards von etwa 30 ml/min · 100g kann die maximale Steigerung des myokardialen Sauerstoffverbrauches errechnet werden. Diese Spanne wird in Analogie zur Koronarreserve als oxydative oder metabolische Reserve des Myokards bezeichnet [131].
Ein Vergleich mit der Koronarreserve zeigt, daß die metabolische Reserve mit 300% des Ausgangswertes viel niedriger liegt als die Koronarreserve, die beim gesunden Herzen 500% beträgt. Dieser Unterschied wird bei der Betrachtung der additiven Reserve (Basiswert + Steigerungsmöglichkeit) noch deutlicher. Das bedeutet, daß das Herz zu seinem Basissauerstoffverbrauch von 100% noch eine metabolische Reserve von +200% hat; dem steht eine additive Koronarreserve von +400% gegenüber [131].
Daraus ergibt sich, daß bei gesundem Herzen mit intakten Koronargefäßen und normalem arteriellem Sauerstoffgehalt der Myokardstoffwechsel nicht durch eine zu geringe Koronardurchblutung „in Not" gerät.
Der kritische Sauerstoffdruck in der Zelle beträgt etwa 5 Torr, an den Mitochondrien 1—2 Torr [81a]. Sinkt der Druck weiter ab, so ist eine Hypoxydose die Folge. Hierunter verstehen wir die Summe aller Stoffwechselabweichungen, die sich im Ergebnis eines Sauerstoffmangels herausbilden.
Bei direkter Messung am offenen Thorax an Hunden beläuft sich der Einstrom in die linke auf 85% und in die rechte Koronararterie auf etwa 15% [51].
Die koronare Durchblutung in Ruhe beträgt beim Gesunden etwa 80—100 ml/min · 100 g [16, 23, 67]. Auf das gesamte Herz übertragen bedeutet das ein Koronardurchflußvolumen von etwa 240—300 ml/min. Damit beträgt der Anteil des Koronardurchflusses etwa 5% des Herzminutenvolumens [55].
Bei der Verwendung eines Bubble-Flowmeters [37] wurde im Tierexperiment an offenem und geschlossenen Thorax ein durchschnittlicher Einstrom in die linke Koronararterie von 65 ml/100 g/min festgestellt. Ein signifikanter Unterschied zwischen den Messungen am offenen und geschlossenen Thorax konnte nicht festgestellt werden.
Der R. circumflexus sin. versorgte im Durchschnitt 40% und der R. interventricularis ant. etwa 26% der Masse des linken Ventrikels. Ähnliche Werte wurden durch Rotameter und bei nicht anästhesierten Hunden mit einem elektromagnetischen Flowmeter ermittelt [53]. Mittels radioaktiver Substanzen wurde festgestellt, daß die myokardiale Verteilung nicht einheitlich sondern heterogen ist [9, 88], so daß alle Abschnitte des linken Ventrikels, inclusive Basis, Apex, Septum und freie Wände eine 50—100% höhere Aufnahme- und Abbaurate haben als der rechte Ventrikel und die Vorhöfe. In absteigender Form werden rechter Ventrikel, linker und rechter Vorhof, Hissches Bündel, Sinusknoten und AV-Knoten durchblutet.
Die Durchflußmenge ist bei verschiedenen Spezies unterschiedlich, z. B. bei Ratten wurden 4fach größere Werte als beim Mensch und Hund gefunden [60]. Außer den erwähnten regionalen Differenzen besteht ein Unterschied zwischen endokardialen und epikardialen Flächen, indem die endokardiale Fläche eine höhere Aufnahme- und Abbaurate hat [92].

3.1.1. Perfusionsdruck der Koronararterien

Der Perfusionsdruck der Koronararterien ergibt sich aus dem Druckgradienten zwischen mittlerem diastolischen Aortendruck und dem Druck im Koronarsinus bzw. im rechten Vorhof.

Da sich die Koronardurchblutung mit den Phasen des Herzzyklus ändert und hauptsächlich in der Diastole stattfindet, ist der effektive Perfusionsdruck der Koronararterien die Differenz aus mittlerem diastolischen Aortendruck und mittlerem diastolischen Ventrikeldruck. Dieser mittlere diastolische Ventrikeldruck beträgt bei Gesunden sowie auch bei einer Gruppe von Herzkranken 5—10 Torr [147]. Alle Zustände, die zu einem erhöhten enddiastolischen Druck im linken Ventrikel führen (z. B. Herzinsuffizienz, Aortenklappenfehler, obstruktive Kardiomyopathie), erhöhen auch den mittleren diastolischen Ventrikeldruck, so daß es bei konstantem mittleren diastolischen Aortendruck zu einer Senkung des Koronararterienperfusionsdruckes kommt. Unter Berücksichtigung dieser Tatsachen kann der mittlere rechtsatriale diastolische Druck vernachlässigt werden. Man betrachtet den Perfusionsdruck und die Viskosität als die wichtigsten Faktoren des Koronardurchflusses [14, 15]. Die Beziehung zwischen dem Perfusionsdruck und der Organdurchblutung in vivo ist abhängig von den elastischen Eigenschaften der Gefäße, der Reaktion der Gefäßmuskulatur auf Druckänderungen und komplexen nervalen Regulationsvorgängen. Nur wenn diese Faktoren durch eine maximale Koronardilatation ausgeschaltet werden, läßt sich eine lineare Beziehung zwischen dem mittleren diastolischen Aortendruck, also dem Perfusionsdruck, und der Koronardurchblutung nachweisen [25]. Ein Absinken des arteriellen Blutdruckes auf 40 mm Hg ist mit einer ungestörten Funktion des Herzens nicht mehr vereinbar. Bei bestehender Koronaratherosklerose liegt der kritische arterielle Druck bereits systolisch bei 70 mm Hg. Ein Absinken des arteriellen Blutdrucks und damit auch des Perfusionsdruckes in den Koronararterien spielt bei den verschiedenen Schockformen eine bedeutsame Rolle.

Eine Koronararterienstenose von 80% wird bei einem Aortenmitteldruck von 80 bis 100 mm Hg hämodynamisch wirksam. Darüber hinaus fanden Dietze und Mitarbeiter [143], daß der „kritische Stenosegrad" vom Aortendruck abhängig ist. Je niedriger der Aortendruck ist, um so früher tritt eine bedeutsame Verminderung der Koronardurchblutung und des poststenotischen Koronararteriendruckes ein.

Erhöht man im Tierexperiment ohne vorangehende Koronardilatation den Druck in der linken Koronararterie unter Konstanthaltung der Auswurfleistung des Herzens, der Herzfrequenz und des Aortendrucks, so läßt sich eine Zunahme des koronaren Widerstandes im Sinne einer unvollständigen Autoregulation nachweisen [14, 15, 34, 117].

Eine Autoregulation ist dann erkennbar, wenn ein konstanter Koronarfluß bei Änderungen des arteriellen Koronardruckes eingehalten wird und es nur zur vorübergehenden mit dem Druck gleichgerichteten Durchblutungsänderung kommt [124]. Der Mechanismus, der den koronaren Durchfluß konstant hält, ist innerhalb des koronaren Gefäßbettes selbst zu suchen.

Das Phänomen der koronaren Autoregulation ist so ausgeprägt, daß alle anderen Mechanismen der koronaren Durchflußregulation in den Hintergrund treten. Diese Tatsache führte zu der Feststellung, daß die Rate des Myokardmetabolismus die wichtigste Determinante des Koronardurchflusses ist. Nervale und neurohumorale Faktoren dagegen spielen eine untergeordnete Rolle [144]. Diese Autoregulation wird wahrscheinlich durch die Veränderung des Arteriolenwiderstandes verursacht, deren Folge eine veränderte Arteriolendehnbarkeit ist.

Verschiedene Mechanismen werden diesem Phänomen zugrunde gelegt. Dieses sind unter anderem der myogene Mechanismus, der darauf basiert, daß die glatten Muskelzellen in der Arteriolenwand auf eine Druckentwicklung innerhalb der Wand empfindlich reagieren [70a].

Eine andere Erklärung ist durch den sogenannten chemischen Mechanismus gegeben, der besagt, daß die glatte Muskulatur der Arteriolenwand direkt auf die Änderung der Gewebs-Sauerstoff-Konzentration reagiert [115a].

Ein dritter Mechanismus erklärt dieses Phänomen durch die Reaktion der glatten Muskulatur durch die Veränderung des Adenosingehalts im Interstitium [144]. Bei gleichzeitiger Erhöhung von Aorten- und Koronardruck läßt sich die Autoregulation nicht nachweisen [34]. Inwieweit diese experimentellen Ergebnisse auf den Menschen übertragbar sind, ist noch ungeklärt.

3.1.2. Koronarwiderstand

Der Koronarwiderstand besteht aus einer vasalen und einer myokardialen Komponente. Die myokardiale Komponente spielt beim gesunden Herzen keine wesentliche Rolle [111], da sich die Hemmung und Förderung der intramuralen Koronardurchblutung während der Systole und Diastole die Waage halten [16, 23, 81].

Der koronare Widerstand beträgt in Ruhe etwa 1,00 mm Hg/ml/min · 100 g und fällt bei maximaler Weitstellung der Koronargefäße auf 0,20 mm Hg/ml/min · 100 g ab [131]. Nach BRETSCHNEIDER und Mitarbeitern [25] besteht im Koronarsystem eine lineare Beziehung zwischen dem mittleren diastolischen Druck in der Aorta und der Koronardurchblutung. Der Koronarwiderstand kann nach folgender Formel bestimmt werden [131]:

$$W_{\text{cor}} = \frac{P_A(\text{diast}) - \text{C. C. P.}}{V_{\text{cor}}} \left(\frac{\text{mm Hg}}{\text{ml/min} \cdot 100\ \text{g}}\right)$$

W_{cor} = Koronarwiderstand
$P_{A(\text{diast})}$ = mittlerer diastolischer Aortendruck (mm Hg)
C. C. P. = "critical closing pressure" (mm Hg)
V_{cor} = Koronardurchfluß (ml/min · 100 g)

Für den kritischen Verschlußdruck der Koronargefäße (C. C. P.) wurde 7 mm Hg angesetzt, sofern der linksventrikuläre enddiastolische Druck im Normbereich lag. War dieser jedoch erhöht, wurde der diastolische Mitteldruck des linken Ventrikels als C. C. P. eingesetzt [131].

Das Koronarbett hat einen variablen Widerstand für den Durchfluß. Der relative Beitrag des intravaskulären und extravaskulären Widerstandes an der Erhöhung des Koronardurchflusses wurde unter verschiedenen Bedingungen (erhöhte Frequenz, herabgesetzte Sauerstoffsättigung des arteriellen Blutes, Aortenkonstriktion, Transfusion und Pharmaka) untersucht. In allen Fällen ist der größte Beitrag zur Erhöhung

des Durchflusses durch die aktive Dilatation des Gefäßes und nicht durch den herabgesetzten extravaskulären Widerstand erreicht worden [53].
Die *Koronarreserve* ist das Verhältnis von koronarem Widerstand in Ruhe zum Koronarwiderstand bei maximaler Koronardilatation, die durch folgende Formel ausgedrückt wird:

$$CR = \frac{Wcor_{AB} \cdot 100}{Wcor_{MD}}$$

CR = Koronarreserve
$Wcor_{AB}$ = koronarer Gefäßwiderstand (Ausgangswert)
$Wcor_{MD}$ = koronarer Gefäßwiderstand (maximale Dilatation)

Die Koronarreserve beträgt bei intaktem Koronargefäßsystem etwa 400% [25]. Da nach BRETSCHNEIDER [25] der Sauerstoffverbrauch nur um das Dreifache des Ruhewertes ansteigen kann, steht immer noch eine Reserve zur Deckung der Sauerstoffschuld zur Verfügung. Daher ist verständlich, daß bei normalem Koronarsystem die Kompensationsmöglichkeit einer Hypoxie gegeben ist.
Von größter Bedeutung für die koronare Durchblutung sind jedoch die Arbeit und Arbeitsform des Herzens. Vergleicht man z. B. die Druck- und Volumenbelastung des Herzens, so ist nachweisbar, daß bei gleicher mechanischer Wirksamkeit die Druckarbeit zu einer höheren Koronardurchblutung führt.

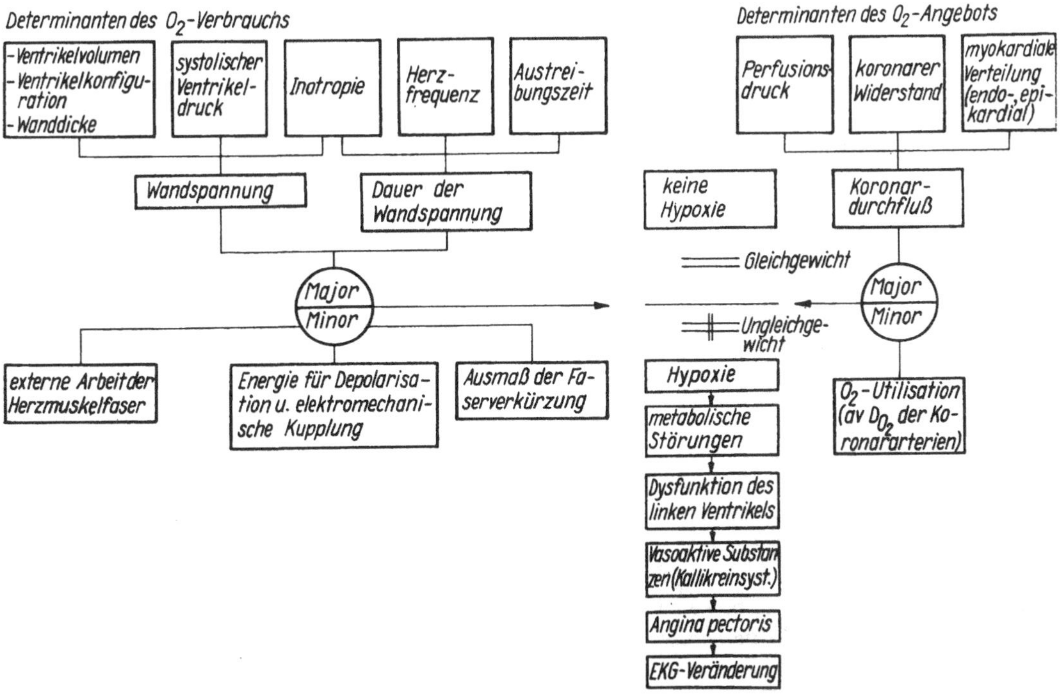

Abb. 10. Determinanten des Sauerstoffverbrauches und -angebotes

Vergegenwärtigt man sich die Tatsache, daß solche Determinanten wie • Herzfrequenz, • Nachlast (arterieller Blutdruck), • Vorlast (LVEDP, LVEDV), • Ventrikelmasse und •Kontraktilität den Sauerstoffverbrauch des Herzens bestimmen, ist es verständlich, daß zwischen beiden Formen der Herzarbeit und dem Sauerstoffverbrauch eine enge Beziehung besteht. Daher ist anzunehmen, daß die der Durchblutungssteigerung zugrunde liegende Koronarerweiterung eher von metabolischen Erfordernissen als von mechanischen Faktoren bestimmt wird [95, 118].
Die verschiedenen Faktoren, die die koronare Durchblutung beeinflussen, sind in der Tabelle 7 zusammengefaßt. Die Analyse der die Myokarddurchblutung beeinflussenden Faktoren zeigt, daß dem Sauerstoffverbrauch des Herzens eine große Bedeutung für die Regulierung der Koronardurchblutung zukommt. Somit ist erklärlich, daß alle Faktoren nervale (Sympathikus — Vagus) und neurohumorale (Katecholamine usw.), die den Sauerstoffverbrauch beeinflussen, auch eine regulierende Wirkung auf die Koronardurchblutung haben.

Tabelle 7

Einige Faktoren, die den Koronardurchfluß verändern

Erhöhung des Koronardurchflusses	Verringerung des Koronardurchflusses
körperliche Belastung	Vasopressin
Tachykardie	reflektorischer Einfluß
Azidose-Alkalose	(interkoronarer Reflex)
Metaboliten (Adenosin u. a.)	
Hyperkalzämie	
Noradrenalin	
Isoproterenol	
Adrenalin	
Azetylcholin (bei konstantem arteriellen Druck)	
Thyroxin	

3.1.3. Koronararteriendruck

Die Mechanismen, die für die Veränderung des Koronardurchflusses infolge der Erhöhung oder Herabsetzung des zentralen Koronararteriendruckes verantwortlich sind, konnten bisher nur teilweise geklärt werden [51]. Der koronare Einstrom ist dem Perfusionsdruck direkt proportional. Dieser Effekt wurde an allen Präparaten, die bis jetzt untersucht wurden, nachgewiesen [53]. Allerdings besteht weder im rechten und noch im linken Herzen eine verbindliche Beziehung zwischen Koronardurchfluß und zentralem Perfusionsdruck der Koronararterien. Die Beeinflussung des Durchflusses bei einem gegebenen Druck kann von Null bis Maximum variieren [53]. Grad und Dauer der Veränderung sind vom Umfang der aktiven und passiven Veränderungen des intramyokardialen Widerstandes in Verbindung mit Veränderungen des Perfusionsdruckes abhängig [53]. So kann in verschiedenen pathologischen Situationen ein unterschiedliches Verhältnis zwischen Druck und Durchfluß existieren. Dabei nimmt der Sauerstoffverbrauch des linken Ventrikels mit Erhöhung des koronaren Perfusionsdruckes zu; er sinkt hingegen bei herabgesetztem koronaren Perfusionsdruck. Es konnte festgestellt werden, daß bei einer Erhöhung der Herzarbeit durch die Druckbelastung der Sauerstoffverbrauch und der Koronardurchfluß höher liegen als bei Volumenbelastung [72].

In den Koronararterien können zwei unterschiedliche Druckkurven registriert werden: eine dem Aortendruck ähnliche, die ihm auch in Höhe des systolischen und diastolischen Druckes entspricht, und eine dem Ventrikeldruck ähnliche, die jedoch diastolisch höher als der Kammerdruck und niedriger als der Aortendruck liegt. Diese Druckkurven sind durch die Lage der Katheterspitze und die Strömungsdynamik in den Koronararterien bedingt. Ein Zusammenhang zwischen der Morphologie der Koronararterien und den unterschiedlichen Druckkurvenformen wurde nicht gefunden, was durch die Tatsache erklärt werden kann, daß der myokardiale extravasale Gefäßwiderstand unabhängig von pathologisch-anatomischen Veränderungen der Koronararterien ist [140].

3.1.4. Koronarvenendruck

Der venöse Druck in der V. magna cordis ist beim anästhesierten Hund mit offenem oder geschlossenen Thorax annähernd (10—15)/(0—5) mm Hg [51]. Die Werte für den Koronarsinus und die V. cordis ant. sind wesentlich niedriger, und der Druck im rechten Vorhof, in den schließlich das Koronarblut einmündet, beträgt etwa 0 bis 3 mm Hg [53].

Die Kreislaufzeit von einer zentralen Koronararterie bis zum Sinus coronarius beträgt zwischen 6,5—11 s [144].

Durch verschiedene Experimente konnte gezeigt werden, daß die Erhöhung des Druckes im rechten Vorhof bei normalen Herzen keinen wesentlichen Einfluß auf den koronaren Einstrom hat.

3.1.5. Einige den Koronardurchfluß beeinflussende Faktoren

3.1.5.1. Körperliche Belastung

Der starke Anstieg der Koronardurchblutung bei körperlicher Arbeit wurde von Khouri und Mitarbeitern [76] am wachen Hund nach Implantation von Mikromeßköpfen gezeigt. Es kommt hierbei zusammen mit einem Frequenzanstieg und einer Erhöhung der Auswurfleistung des Herzens auch zu einem Anstieg der Koronardurchblutung, die jedoch insgesamt pro Herzschlag im Vergleich zum Ausgangspunkt vermindert wird.

An Schlittenhunden fand man, daß unter maximaler körperlicher Belastung die Koronardurchblutung, die über chronisch implantierte Ultraschallmeßköpfe bestimmt wurde, das Sechsfache des Ruhewertes nicht übersteigt [30a]. Es wird als unwahrscheinlich angenommen, daß eine Steigerung der maximalen Durchblutung über diesen Wert hinaus durch Training erreicht werden kann [147]. Holmberg und Mitarbeiter [166] fanden bei Patienten ohne ischämische Herzkrankheit unter submaximaler Belastung Maximalwerte um 260 ml/min · 100 g; die Ergebnisse von Heiss [147] lagen bei nicht trainierten Probanden um 300 ml/min · 100 g.

Der Nachweis, daß eine isolierte Drucksteigerung im rechten oder linken Ventrikel wie bei Aortenstenose oder Pulmonalklappenstenose bei konstantem Aortendruck den Koronardurchfluß ansteigen läßt, schließt einen einfachen druckpassiven Einfluß für die Durchblutungssteigerung aus [53, 117].

3.1.5.2. Herzfrequenz

Eine elektrisch induzierte Vorhoftachykardie führt im allgemeinen zu folgenden hämodynamischen Veränderungen [85]:

— Erhöhung des Aortendruckes, des Herzminutenvolumens und der Herzarbeit.
— Senkung des Schlagvolumens und der Schlagarbeit.

Gleichzeitig sind der Koronardurchfluß/min und der Sauerstoffverbrauch erhöht. Der Koronarwiderstand ist hingegen gesenkt, die Sauerstoffausschöpfung unverändert, aber der koronare Durchfluß und Sauerstoffverbrauch pro Herzschlag sind reduziert [10]. Vergleichbare Resultate wurden an gesunden Menschen mit durch Atropin induzierter Herzfrequenzsteigerung erreicht [46]. Weil bei der Tachykardie die relative systolische Zeit pro Minute im Vergleich zur Diastolenzeit pro Minute länger ist, könnte man annehmen, daß der koronare Durchfluß durch die Tachykardie abnimmt. Da jedoch das Gegenteil der Fall ist, muß der erhöhte Durchfluß durch eine Arteriolendilatation bedingt sein, die als Folge erhöhter metabolischer Aktivität zustande kommt [53]. Es konnte gezeigt werden, daß bei Erhöhung der Herzfrequenz der extravaskuläre Widerstand der Koronararterien ansteigt. Gleichzeitig sinkt der intravaskuläre Widerstand im größeren Umfang ab, so daß der Koronargesamtwiderstand reduziert wird [89]. Diese hämodynamischen Veränderungen konnten auch bei Belastung mit Hilfe der Vorhofstimulation beim Menschen nachgewiesen werden. Wird jedoch bei konstanter Frequenz die Dauer der Systole auf Kosten der Diastole verlängert, so macht sich die mechanische Drosselung der Koronardurchblutung durch ein Ansteigen des Koronarwiderstandes bemerkbar. Eine Verlängerung der koronarwirksamen Systolendauer um 25% steigert den koronaren Widerstand um 50% [25]. In der Klinik ist dies bei Schenkelblockbildern, Herzinsuffizienz und Tachykardien nachweisbar.

3.1.5.3. Sauerstoffmangel und erhöhter CO_2-Druck

Brettschneider [21] und Eberlein [36] konnten zeigen, daß ein Anstieg des arteriellen CO_2-Druckes um 45 mm Hg die Koronardurchblutung um 275% steigert. Die Latenzzeit von 2 Minuten, mit der diese Reaktion einsetzt, läßt auf eine intramyokardiale Angriffsstelle der Kohlensäure schließen. Der genaue Mechanismus dieses Vorganges ist jedoch noch nicht geklärt.

Bereits die Beobachtung, daß die Koronardilatation nach akuter Hypoxie mit einer zeitlichen Verzögerung einsetzt, legt die Vermutung nahe, daß nicht die arterielle Hypoxie direkt die Gefäßerweiterung hervorruft [21]. Erreicht man durch einen erhöhten arteriellen Perfusionsdruck eine über den Bedarf hinausgehende Durchblutung, so wird die myokardiale arterio-venöse Sauerstoffdifferenz kleiner. Senkt man nun den arteriellen Sauerstoffgehalt, so kommt es zur vermehrten Sauerstoffausschöpfung des Koronarblutes mit Vergrößerung der arterio-venösen Sauerstoffdifferenz und mit Absinken des venösen Sauerstoffgehaltes, jedoch noch nicht zu einer Steigerung der Koronardurchblutung [14, 15]. Erst wenn der Sauerstoffgehalt im Koronarvenenblut unter

55 Vol.-% absinkt, steigt die Durchblutung unabhängig vom arteriellen Sauerstoffgehalt an [13, 22]. Die Abhängigkeit der Koronardurchblutung von der Höhe des myokardialen Sauerstoffverbrauches ist am isolierten sowie auch am Herzen in situ nachgewiesen worden [1, 2, 38].

Im Vergleich zu anderen Organen, die Skelettmuskulatur eingeschlossen, ist die Sauerstoffausschöpfung des Herzmuskels schon in Ruhe mit etwa 60—70% außerordentlich hoch [22, 55]. Unter extremen Belastungsbedingungen kann zwar die Sauerstoffausschöpfung noch auf maximal 85% gesteigert werden, jedoch diese relativ kleine Zuwachsrate kann nicht den hohen Sauerstoffbedarf als Kompensationsmechanismus decken, so daß hier der entscheidende Mechanismus die Steigerung des Koronardurchflusses, die Ausnutzung der Koronarreserve ist.

Durch die Sondierung des Koronarsinus kann man die koronar-arterio-venöse Sauerstoffdifferenz bestimmen, von der auch indirekt auf die Größe des Koronardurchflusses geschlossen werden kann. Dabei verhält sich die eine Größe reziprok zur anderen. Bei Gesunden liegt die koronar-arterio-venöse Sauerstoffdifferenz zwischen 10 und 12,4 Vol.-% [55].

Wenn der Sauerstoffgehalt des vollständig gesättigten arteriellen Blutes mit normalem Hämatokritwert durch die Exposition zu einem Sauerstoff-Stickstoff-Gemisch mit einer kontinuierlichen Reduktion des Sauerstoffes von 100% auf 50% sinkt, steigert diese Hypoxie den Koronardurchfluß auf 200—300%, ohne daß dabei der Sauerstoffverbrauch verändert wird. Dieses ist beim fibrillierenden Herzen, beim isolierten Herzen, beim Lungen-Herz-Präparat und anästhesierten Hund nachweisbar [13, 41, 50, 54].

Wenn ein hoher koronarer Perfusionsdruck besteht, erhöht eine Herabsetzung des arteriellen Sauerstoffgehaltes (auf 10 Vol.-%) nicht den Koronardurchfluß. Ein erhöhter Durchfluß resultiert nur dann, wenn der Sauerstoffgehalt des Sinus coronarius-Blutes weniger als 5,5 Vol.-% beträgt [53].

Dies weist darauf hin, daß der arterielle Sauerstoffgehalt kein kritischer Faktor in der Regulation des koronaren Durchflusses ist. Das Auftreten einer koronaren Vasodilatation bei Hypoxämie ist jedoch mit einer myokardialen Hypoxie (reduzierter myokardialer Sauerstoffgehalt) verbunden [53].

3.1.5.4. Azidose—Alkalose

Trotz Herabsetzung der Frequenz, des Herzvolumens, des arteriellen Blutdruckes und der Kontraktionskraft des Myokards [102], dilatiert die durch Kohlendioxid oder durch Milchsäure bedingte Azidose am isolierten Herzen und beim Herz-Lungen-Präparat die Koronargefäße und erhöht möglicherweise den Koronardurchfluß [61].

Am isolierten, nicht arbeitenden Herz steigert die durch verschiedene Substanzen ($NaHCO_3$ in verschiedenen Konzentrationen oder CO_2) hervorgerufene Alkalose den Koronardurchfluß, die Inotropie und Chronotropie werden herabgesetzt. Diese Veränderungen treten nur dann in Erscheinung, wenn der pH-Wert des Perfusates verändert ist [100]. Degenring [142] untersuchte die Wirkung einer Azidose und Alkalose auf den Koronardurchfluß mit 95%- und 20%-O_2-äquilibrierten Infusionen an 50 Meerschweinchenherzen. Er fand einen deutlichen Anstieg des Koronardurchflusses bei pH 7,0 und einen deutlichen Abfall bei pH 7,8. Trat eine Hypoxie hinzu, steigerte sich der Koronardurchfluß weiter, eine Alkalose hingegen verhinderte den hypoxiebedingten Anstieg.

Der genaue Mechanismus ist bislang noch nicht vollständig geklärt und man weiß nicht, ob diese Steigerung des Koronardurchflusses durch die Alkalose oder Azidose auf die koronare Zirkulation beim Hund durch Veränderung des pCO_2, HCO_3 oder von der resultierenden Veränderung des pH-Wertes entsteht, da in keinem Falle der pH-Wert getrennt kontrolliert wurde [53].

3.1.5.5. Metaboliten

Die Erythrozyten enthalten eine wirksame vasodilatatorische Substanz (ATP). Blut enthält daneben auch wirksame vasokonstriktorische Stoffe [53]. Es wurde gezeigt, daß diese Substanzen durch Hämolyse aktiviert werden [29].

Auch bei der Hypoxie werden Metaboliten freigesetzt, die zu einer Erweiterung der Koronararterien und zur Erhöhung des Durchflusses führen, wenn auch der Mechanismus und die Struktur der Metaboliten nicht genau bekannt ist. Auch ist nicht bekannt, ob im Koronarsinusblut koronardilatatorische Substanzen in genügender Menge vorhanden sind, um den koronaren Durchfluß zu ändern [53].

Der Koronardurchfluß wird durch eine intrakoronare Injektion von Metaboliten wie Adenosin, Adenylsäure und Abbauprodukte von Nukleinsäuren und Histamin erhöht. Dies konnte beim perfundierten Herz, menschlichen Herz-Lungen-Präparat und Herz in situ gezeigt werden [3, 108].

ATP und ADP haben annähernd eine viermal größere vasodilatatorische Wirkung als AMP, Adenosin und Uridintriphosphat [137, 139]. Außer den vasodilatatorischen Eigenschaften haben manche Purine und Pyrimidinderivate eine positiv inotrope Wirkung am gesunden und insuffizienten Herzen [26]. Obwohl es nicht nachgewiesen ist, daß die im Sinus coronarius Blut vorhandenen Substanzen vasoaktive, chronotrope oder ionotrope Eigenschaften haben, schließt dieses jedoch nicht unbedingt aus, daß die Metaboliten eine aktive Rolle bei der Regulierung des koronaren Durchflusses haben [53].

Berne [12] weist darauf hin, daß, obwohl Adenosin und Adeninnukleotide nicht im Sinus coronarius-Blut nachweisbar waren, Derivate des Adenosins und Hypoxanthins während der Ischämie des Myokards im Sinus coronarius-Blut gefunden wurden. Wenn die vasoaktive Konzentration des Adenosins im Koronararterienblut erhöht wird, kann es im Koronarsinusblut als Inosin und Hypoxanthin gefunden werden [12]. So gesehen soll die Möglichkeit in Rechnung gestellt werden, daß bei Hypoxie Adenosin aus den myokardialen Nukleotiden entsteht, das aus den Myokardzellen kommt und eine Vasodilatation hervorruft, aber bereits wieder abgebaut wird bevor es im Blut nachgewiesen werden kann [53].

Bloor und Mitarbeiter [20] infundierten bei nicht narkotisierten Hunden Prostaglandin A_1 und Prostaglandin E_1 in Dosen von 0,1 μg/kg/min direkt in den R. circumflexus. Der Koronardurchfluß, der mittels eines elektromagnetischen Flowmeters bestimmt wurde, zeigte eine dreifache Steigerung in der Systole und Diastole. Dies war mit einer Herabsetzung des mittleren und späten Koronarwiderstandes verbunden. Dieser Effekt war bei PG E_1 deutlicher als bei PG A_1.

Anhand dieser und weiterer Untersuchungen (s. [149]) kann geschlußfolgert werden, daß bestimmte Prostaglandine und prostaglandin-ähnliche Substanzen in niedrigen Konzentrationen aktive Dilatatoren der Koronararteriolen sind. Sie werden unter den Bedingungen der Ischämie frei gesetzt. Der Mechanismus der Vasodilatation wird durch eine direkte Wirkung auf die glatte Gefäßmuskulatur mittels Rezeptoren angenommen [148].

Daneben haben die Prostaglandine einen Einfluß auf die Autoregulation des Koronardurchflusses [151].
Weitere interessante Untersuchungen sind von der Gruppe um FÖRSTER [145, 151] zur Rolle der Prostaglandine als beeinflussende Faktoren der Autoregulation und ihrem Verhältnis zu anderen Koronardilatatoren durchgeführt.

3.1.5.6. Kalium und Kalzium

Die Rolle der Elektrolyte bei der Koronarzirkulation ist nicht vollständig geklärt.
Beim Herz-Lungen-Präparat (LANGENDORFF-Präparat), beim Hund mit offenem Thorax, isolierten Herzen oder Herz in situ reduzieren hohe Kalium-Konzentrationen, die einen Herzstillstand hervorrufen können, den koronaren Durchfluß.
Beim Hund mit offenem Thorax bewirkt die Zugabe von Kalziumglukonat eine Erhöhung des Durchflusses, des Sauerstoffverbrauches und eine Reduzierung der Sauerstoffausschöpfung ohne große Änderungen des Blutdruckes und der Herzfrequenz [40].
Das gleiche Verhalten des Koronardurchflusses fand DEGENRING [141] bei Hyperkaliämie und -kalzämie sowie Hypokaliämie und -kalzämie an normalen und hypertrophierten Meerschweinchenherzen.
Diese Studien, die die Wirkung von Kalium und Kalzium auf den koronaren Durchfluß prüften, haben lediglich den totalen Koronardurchfluß berücksichtigt. Sie gaben jedoch keine Information darüber, welche Veränderungen sich im Kapillarbereich des Herzens vollzogen.
In letzter Zeit wurden diffusionsfähige Radioisotopen wie ^{86}Rubidium, ^{42}Kalium zur Bestimmung des sogenannten „Ernährungsblutstromes" verwendet [83, 135]. Der Ernährungsblutstrom repräsentiert den Teil des Kapillarblutstroms, durch den die Diffusion von Nährstoffen, Sauerstoff und Elektrolyte stattfindet [69, 138].
LADDU und Mitarbeiter [83] untersuchten die Wirkung einer konstanten intrakoronaren Infusion von Kaliumchlorid und Kalziumchlorid auf die Myokardhämodynamik und studierten die ^{86}Rubidium-Clearence am isoliert unterstützten Hundeherz-Präparat, insbesondere im Zusammenhang mit der Wirkung der β-Rezeptoren. Sie kommen zu der Schlußfolgerung, daß Kalziumchlorid in kleinen Dosen keine Wirkung auf die Myokardhämodynamik, die ^{86}Rubidium-Clearence oder den Kapillarentransportkoeffizienten hat. In höheren Dosen (4 mg/min) steigen jedoch die Kontraktilität des Herzens, der linksventrikuläre spitzensystolische Druck, der myokardiale Sauerstoffverbrauch, die ^{86}Rubidium-Clearence und der kapillare Transportkoeffizient hingegen werden reduziert.
Eine Vorbehandlung dieses isoliert unterstützten Hundeherzpräparates mit β_1-Rezeptorenblocker (Practolol) ändert die Wirkung des Kalziumchlorids auf die Myokardhämodynamik, die ^{86}Rubidium-Clearence oder den Kapillartransportkoeffizienten nicht. Sie kommen deshalb zu der Schlußfolgerung, daß die Wirkung von Kalziumchlorid direkt und unabhängig von einer β-Rezeptorenvermittlung ist.
Kaliumchlorid (4 mg/min) hatte keine signifikante Wirkung auf die myokardiale Hämodynamik, ^{86}Rubidium-Clearence und Kapillartransportkoeffizient. Die Wirkung dieser Substanzen auf den totalen Koronardurchfluß spiegelt nicht ihren Effekt auf den Kapillardurchfluß wider.
Noradrenalin, Isoproterenol und Kalziumchlorid ähneln sich in dem Sinne, daß sie eine Erhöhung des koronaren Durchflusses, des linksventrikulären systolischen Druckes,

des myokardialen Sauerstoffverbrauches und eine Herabsetzung der ^{86}Rubidium-Clearence und des Kapillartransportkoeffizienten verursachen. Nur die Wirkung von Isoproterenol und Noradrenalin wird durch β-Rezeptorenblocker gehemmt [83, 129].
Es wurde auch die Wirkung der Kalzium-Antagonisten (Verapamil) auf den Koronarkreislauf untersucht [149]. Die Untersucher fanden in Ruhe einen Abfall des Koronararteriolenwiderstandes um 13% und eine Reduktion der koronararterio-venösen Sauerstoffdifferenz um 5%. Eine bedeutende Wirkung auf den Myokarddurchfluß konnte nicht festgestellt werden.

3.1.5.7. Katecholamine

Die Wirkung der Katecholamine auf die Koronarzirkulation hat wiederholt Interesse gefunden. MARCHETTI und Mitarbeiter [97] fanden bei nichtanästhesierten Hunden mit Hilfe permanent implantierter elektromagnetischer Flowmeter an den Koronararterien bei intravenöser Infusion von Adrenalin (0,5—1,0—2,0 µg/kg/min) einen erhöhten Koronardurchfluß, arteriellen Druck, myokardialen Sauerstoffverbrauch und eine herabgesetzte Herzfrequenz und Koronarwiderstand.
Die intravenöse Infusion von Noradrenalin (0,5—1,0—2,0 µg/kg/min) erhöhte den arteriellen Druck, den Koronarwiderstand und -durchfluß, wobei die Erhöhung des koronaren Durchflusses nur bei einer Dosis von 2,0 µg/kg/min nachweisbar war und die Herzfrequenz wurde herabgesetzt.
Der Sauerstoffverbrauch des Myokards war nur dann erhöht, wenn der Koronardurchfluß erhöht war. Isoproterenol (0,5—1,0—2,0 µg/kg/min), ebenfalls intravenös infundiert, erhöhte den koronaren Durchfluß, die Herzfrequenz und den Sauerstoffverbrauch des Myokards; es setzte den Aortendruck und den koronaren Widerstand herab. Dahingegen besteht die Beobachtung, daß bei anästhesierten Hunden mit offenem Thorax durch die intravenöse Gabe von Katecholaminen der Koronardurchfluß erhöht wird [11, 41, 45, 96], während die intrakoronare Verabreichung von Katecholaminen normalerweise den koronaren Durchfluß reduziert [62, 73, 99]. Allerdings fanden GAAL und Mitarbeiter [42] sowie HIRCHE [62] manchmal auch einen vasodilatatorischen Effekt. PITT und Mitarbeiter [110] konnten feststellen, daß bei intrakoronarer Verabreichung von Adrenalin und Isoproterenol eine Erhöhung des Koronardurchflusses und eine Verminderung des koronaren diastolischen Widerstandes erreicht wurde, während Noradrenalin unterschiedliche Wirkung hervorrief. Vergleiche dieser bis jetzt erwähnten Befunde zeigen, daß die Ergebnisse, die an nicht anästhesierten Hunden erzielt wurden, sich wesentlich von denen anästhesierter Hunde unterscheiden.
Bei anästhesierten Hunden erhöhten alle drei Katecholamine den koronaren Durchfluß und setzten den Koronarwiderstand herab. Die größte Differenz zwischen wachen und anästhesierten Hunden wurde bei Noradrenalin beobachtet. Nach MARCHETTI und Mitarbeitern [97] scheinen die durch die Katecholamine beim nicht-anäthesierten Hund verursachten Veränderungen des koronaren Widerstandes mit dem Beginn des Karotis-Sinus-Reflex zu korrelieren. Dieser Reflex tritt stärker bei Noradrenalin hervor, das die größte Erhöhung des Koronarwiderstandes und die stärkste Senkung der Herzfrequenz verursacht. Beim Isoproterenol ist das Gegenteil der Fall.
Bei wachen Hunden wurde die Aktivität beider adrenerger Rezeptoren (α-Rezeptoren = Vasokonstriktion, β-Rezeptoren = Vasodilatation) in den koronaren Gefäßen unabhängig von solchen Rezeptoren im Myokard festgestellt [110]. Im Gegensatz zu den Be-

funden von MARCHETTI und Mitarbeitern [97], fanden DOUTHAIL und Mitarbeiter [35a] auch eine α-Rezeptorenaktivität im koronaren Gefäßbereich nach der Gabe von β-Rezeptorenblockern. Nach Meinung von HIRCHE [62] ist jedoch die Zahl dieser α-Rezeptoren zu gering, um eine Vasokonstriktion nach β-Rezeptorenblockade zu erreichen. ARNULF [3a] vertritt die Ansicht, daß das Adrenalin ein Vasodilatator der Koronararterien und ein Vasokonstriktor der viszeralen und Extremitätenarterien ist. Die genaue Erklärung dieser unterschiedlichen Wirkungen ist noch offen.

3.1.5.8. Azetylcholin

Im Experiment am Hund mit offenem Thorax senkt eine intravenöse Injektion von Azetylcholin den Aortendruck und den Koronardurchfluß und erhöht die Herzfrequenz infolge des herabgesetzten Widerstandes im großen Kreislauf [126]. Die intrakoronare Injektion einer effektiven Menge von Azetylcholin sowie auch die intravenöse Injektion (vorausgesetzt, daß der Blutdruck durch eine aortale Abklemmung kompensiert wird und das Herz nach chirurgisch hervorgerufenem AV-Block elektrisch stimuliert wird) erhöhen wesentlich den Einstrom in die linke Koronararterie und den Koronarsinusdurchfluß, und die linksventrikuläre Funktionskurve wird herabgesetzt [37, 126, 136]. Der erhöhte koronare Durchfluß kann vollständig durch Atropin beseitigt werden [136]. Die Erhöhung des Koronardurchflusses wird als echter Effekt der Koronardilatation betrachtet [53].

3.1.5.9. Thyroxin

Der erhöhte Metabolismus des Myokards bei Thyreotoxikose ist mit einem erhöhtem Koronardurchfluß und einer Herabsetzung des Koronargefäßwiderstandes und einer Erhöhung des Sauerstoffverbrauchs verbunden [53].
Der Hypothyreoidismus beim Menschen geht dagegen mit einer Herabsetzung der Herzfrequenz, des Herzminutenvolumens, des arteriellen Blutdrucks und des Sauerstoffverbrauchs des Körpers einher. Außerdem sind der Sinus coronarius-Durchfluß und der linksventrikuläre Sauerstoffverbrauch reduziert. Atropin normalisiert jeden dieser Parameter.

3.1.5.10. Rhythmusstörungen

Die phasische und koronare Durchflußgeschwindigkeit wurde mit Hilfe eines Doppler-Tip-Flowmeter-Katheters bei 15 Patienten mit passagerer ventrikulärer Tachykardie gemessen [6]. Es wurde festgestellt, daß die ventrikuläre Tachykardie eine wesentliche Reduktion der koronaren Durchflußgeschwindigkeit und der Perfusion bewirkt. Die Autoren kommen zu der Folgerung, daß die Häufigkeit des plötzlichen Todes bei Patienten mit akutem Myokardinfarkt möglicherweise durch arrhythmiebedingten Koronardurchflußgeschwindigkeitsdefizit begründet ist.
HOTTENROTT und Mitarbeiter [68] schlußfolgern nach experimentellen Untersuchungen am Hund mit Kammerflimmern, daß die Wechselwirkung verschiedener Kräfte einen adäquaten Durchfluß zum Subendokard während des Kammerflimmerns hemmt, wobei nachstehende Einflüsse wirksam sind:

1. Kompressive Kräfte, die auf den subendokardialen Muskel bei Kammerflimmern wirken.

2. Kompressive Kräfte, die durch einen erhöhten intrakavitären Druck bei Einengung oder Dysfunktion des ventrikulären Ausflußtraktes entstehen.
3. Die Entwicklung des myokardialen Ödems infolge der verlängerten myokardialen Ischämie.

Diese Kompressionskräfte werden stärker bei hypertrophierten Herzen, bei denen die vermehrte Wanddicke sowie das reduzierte Ventrikelvolumen die subendokardialen Gefäße stärker beeinträchtigen.
Der Koronardurchfluß wird bei diesem elektrisch unterhaltenen Flimmern regional zu Ungunsten des subendokardialen Muskels verteilt [68, 69].

3.1.5.11. Reflektorische Einflüsse

Ob der koronare Durchfluß durch reflektorische Impulse, die durch den Verschluß der anderen Koronararterie hervorgerufen werden, beeinflußt wird, ist nicht geklärt. Verschiedene Beobachtungen zeigen jedoch, daß solche interkoronaren Reflexe entstehen können. Die Unterbindung einer Koronararterie kann reflektorisch eine Vasokonstriktion der anderen Koronararterie mit fatalem Kammerflimmern hervorrufen [87]. Der Infarkt nach der Ligatur der Koronararterie wird durch vagale Stimulation vergrößert und mit Lokalanästhesie der Gefäßwand auf der Ligaturseite verhindert [82].
Außer diesen interkoronaren Reflexen wird der Koronardurchfluß durch eine Reihe extrakardialer Stimuli beeinflußt, die für die Klinik große Bedeutung haben. Möglicherweise können sie zur Klärung des Mechanismus zwischen Angina pectoris und verschiedenen auslösenden Faktoren, wie Essen, Kälte, Valsalva-Versuch und körperlicher Belastung, beitragen.
Durch die Stimulation vieler afferenter Nerven, z. B. bei Magenblähung, Gallenblasen- und Ösophaguserkrankungen sowie Hautschmerzen, wird angenommen, daß hierdurch der Koronardurchfluß beim anästhesierten Hund gesteigert wird, während ein erhöhter intrazerebraler Druck und der Karotissinus-Druck den Koronardurchfluß beim innervierten Herz-Lungen-Präparat reduzieren. (Blutdruck und Herzfrequenz sind dabei konstant gehalten) [51].
Auf die Beeinflußbarkeit des Koronardurchflusses und -kreislaufes bei verschiedenen Herzkrankheiten und verschiedenen Pharmaka wird hier nicht eingegangen.

3.2. Methoden zur Bestimmung des Koronardurchflusses

Die Beschäftigung mit dem koronaren Durchfluß und Versuche zur Bestimmung dieser Größe als wichtigem Kompensationsfaktor stehen in den letzten 30 Jahren im Mittelpunkt des Interesses.
Viele Versuche wurden unternommen, im Tierexperiment den Koronardurchfluß unter verschiedenen Bedingungen zu bestimmen. Allerdings konnten diese Methoden bei Menschen nicht verwendet werden, wenn es sich nicht gerade um Patienten mit offenem Thorax handelte.
Für den Einsatz am Menschen sind diejenigen Methoden relevant, die ohne Thorakotomie und mit entsprechender Genauigkeit Meßbereiche von ca. 50—400 ml/min · 100 g erfassen können.

Im folgenden werden die Methoden der Koronardurchflußmessung, die beim Menschen angewendet werden, zusammenfassend dargestellt:

globale Methoden

- Methoden, bei denen diffusionsfähige Gase verwendet werden.
- Methoden, bei denen aktiv in die Zelle eindringende diffusionsfähige Substanzen eingesetzt werden.
- Dilutionsverfahren (Thermodilution, Farbstoffdilution und Cinedensitometrie).
- Methoden zur Messung des phasischen Koronardurchflusses (mit Hilfe des Ultraschall-Doppler-Flowmeters).

regionale Methoden

- Messung des Durchflusses der einzelnen Koronararterien mit Hilfe der Röntgen-Densitometrie oder Anger-Kamera, wobei diese Techniken sich noch mehr im experimentellen Stadium befinden.

3.2.1. Diffusionsfähige Gase

3.2.1.1. Entsättigungsverfahren, Aufsättigungsverfahren

Diffusionsfähige Elemente oder Gase können für die Berechnung des totalen Durchflusses nach dem FICKschen Prinzip herangezogen werden. Es ist das Verdienst von BING und Mitarbeitern [19], die KETY-SCHMIDT-Technik, die anfangs zur Bestimmung der zerebralen Durchblutung mit N_2O als Indikator verwendet wurde [74] für die Bestimmung des Koronardurchflusses beim Menschen eingeführt zu haben.

Dazu wurden mehrere arterielle und organvenöse Blutproben nach einem bestimmten Zeitplan simultan entnommen. Die tierexperimentellen Arbeiten zur Bestimmung der Myokarddurchblutung wurden von ECKENHOFF [37, 38] und GOODALE und Mitarbeiter [45a] durchgeführt. 1953 wandten zuerst GOODALE und Mitarbeiter [45b] das Entsättigungsverfahren mit N_2O an. Dabei wurde das Gas 15 Minuten lang kontinuierlich eingeatmet, dann folgte die plötzliche Unterbrechung und anschließend die Beatmung mit Raumluft. Für die Bestimmung des totalen Koronardurchflusses wurden ebenfalls ^{131}Jod, Antipyrin [122], ^{75} Krypton, ^{85}Krypton [59, 116], Xenon [63, 64, 65, 66, 90] und Argon [113] herangezogen.

Diese Substanzen messen den gesamten Durchfluß. Eine der größten Schwierigkeiten für die Messung des Koronardurchflusses mit Hilfe diffusionsfähiger Gase ist der Einfluß der heterogenen Perfusion des Herzmuskels. In einem solchen Falle erreicht die arterielle und Koronarsinus-Konzentration im Verlauf der Meßzeit (5—6 min) kein Gleichgewicht.

Die N_2O-Methode ist bis heute in verschiedenen Varianten bei klinischen Untersuchungen eine der häufig verwendeten Meßverfahren geblieben. Bei Messungen höherer Durchflußgeschwindigkeiten wird die N_2O-Methode zunehmend ungenau [131]. Für die Bestimmung der Koronarreserve ist sie ungeeignet [112]. Diese Ungenauigkeit gilt auch für verschiedene Isotopenmethoden, von denen besonders die ^{85}Kryptonmethode und die ^{133}Xenon-Clearence breitere klinische Anwendungen gefunden haben.

BING und Mitarbeiter [18] bezeichnen selbst die praktischen Nachteile der N_2O-Methode in zweierlei Hinsicht:

1. Schnelle Änderungen des koronaren Durchflusses können nicht erfaßt werden. Deshalb können von Patienten, die sich nicht im steady-state befinden, keine zu-

verlässigen Meßdaten gewonnen werden. Die Messungen müssen mindestens solange durchgeführt werden, bis sich ein Gleichgewicht zwischen Herzmuskel und N_2O eingestellt hat.

2. Sie ist mit einer Katheterisierung des Sinus coronarius verbunden, die nicht immer unproblematisch ist.

Im Hinblick auf die Verbesserung der Meßgenauigkeit bei der Bestimmung der höheren Organdurchflüsse wurde von Brettschneider und Mitarbeitern [24] die Argon-Methode entwickelt (Aufsättigungsverfahren).
Über 5 Minuten atmet der Patient ein Argon-O_2-Gemisch ein, dabei wird gleichzeitig arterielles und koronarvenöses Blut entnommen. Argon wird dann in einer Vakuumkammer [130a] aus dem Blut extrahiert und gaschromatographisch bestimmt. Es zeigte sich dabei, daß die Methode den beim Menschen zu erwartenden maximalen Koronardurchfluß sicher erfaßt [131]. Der für Indikator- und Fremdgasverfahren typische Nachteil eines auf mehrere Minuten zeitlich begrenzten Auflösungsvermögens trifft auch für die Argon-Methode zu, fällt aber bei der pharmakologisch erschließbaren Koronarreserve nicht ins Gewicht, wenn eine maximale Koronardilatation über mehrere Minuten aufrecht erhalten wird. Dies ist durch eine kontinuierliche oder fraktionierte Gabe der Medikamente möglich [131]. Auch hier ist eine arterielle Punktion sowie die Sondierung des Koronarsinus erforderlich.

3.2.1.2. Auswaschverfahren

^{85}Krypton [59] und ^{133}Xenon [116] werden hierbei als Indikator direkt in eine Koronararterie injiziert. Seinen Konzentrationsabfall mißt man mit präkordial angesetzten Meßköpfen.
Der für diese Methode geeignete Indikator muß folgende Eigenschaften besitzen:

- rasche und vollständige Mischung mit dem Blut
- schnelle Gewebsdiffusion
- keine Rezirkulation

Aus der mittleren Kreislaufzeit des Indikators wird dann die Myokarddurchblutung berechnet.

3.2.2. Diffusionsfähige Substanzen

Unter diesen Substanzen sind ^{86}Rubidium, ^{84}Rubidium, ^{42}Kalium und ^{24}Natrium zu erwähnen.
Diese Isotope der Alkalimetalle werden in den Zellstoffwechsel eingeschleust und somit aus dem Blutstrom eliminiert. Der Übertritt in die Zelle wird durch die Membranpumpen realisiert. Die Clearence dieser Substanzen mißt nur den Ernährungsdurchfluß (Clearenceverfahren). Allerdings können diese Elemente auch für die Messung des totalen Durchflusses verwendet werden, wenn nach dem Fickschen Prinzip berechnet wird. Faktoren die den Austausch dieser Substanzen zwischen Blut und Gewebe beeinflussen, sind folgende [43, 84, 115]:

— Kapillardurchflußrate
— Kapillarflächengröße
— Permeabilität der Kapillaren und Zellmembran

Tabelle 8

Methoden der Myokarddurchblutungsmessung

Autoren	Jahr	Indikator	Applikation	Messung
Eckenhoff und Mitarbeiter [37]	1948	N_2O, ^{133}Xe	Inhalation	koronar-arterio-venöse Differenz
Bing und Mitarbeiter [19]	1949			
Ekström-Jodol und Mitarbeiter [39]	1972			
Krassnow und Mitarbeiter [79]	1963	^{131}J-Antipyrin	zentrale oder periphere	koronar-arterio-venöse Differenz
Cohen und Mitarbeiter [31]	1964	^{85}Kr, ^{133}Xe, H_2, Ar	Injektion	
Holmberg und Mitarbeiter [64]	1967			
Klocke und Mitarbeiter [77]	1968			
Rau [112]	1969			
Tauchert und Mitarbeiter [131a]	1971			
Sevelius und Mitarbeiter [127]	1953	^{131}J, ^{131}J-Human-albumin	intravenöse Injektion	präkordiale Aktivitätsmessung
Henley und Mitarbeiter [56]	1954	^{86}Rb		
Donato und Mitarbeiter [35]	1957	^{42}K, ^{24}Na		
Love und Mitarbeiter [94]	1959			
Waser und Mitarbeiter [132]	1953			
Bennish und Mitarbeiter [8]	1962	^{84}Rb	intravenöse Injektion	Koinzidenzmeßapparatur
Knoebel und Mitarbeiter [78]	1967			
Ross und Mitarbeiter [116]	1964	^{85}Kr, ^{133}Xe	intrakoronare Injektion	präkordiale Aktivitätsmessung
Nakamura und Mitarbeiter [107]	1968	Cardiogreen	intrakoronare Injektion	Indikatorverdünnung
Benchimol und Mitarbeiter [7]	1969			
Rutishauser und Mitarbeiter [120]	1971	Kontrastmittel	intrakoronare Injektion	Kinedensitometrie
Ganz und Mitarbeiter [44]	1968	kalte NaCl-Lösung	Sinus coronarius	Thermodilution
Benchimol und Mitarbeiter [4]	1971	—	A. coronaria	Doppler-Ultraschall-Flowmeter
Stein und Mitarbeiter [130]	1969	—	A. coronaria	Elektromagnetisches Flowmeter

Wenn die Blut-Gewebe-Permeabilität im Vergleich zum Blutdurchfluß groß ist, stellt der Austausch zwischen Blut und Gewebe hauptsächlich einen durch den Durchfluß begrenzten Prozeß dar und kann zur Einschätzung der lokalen Ernährungszirkulation verwendet werden [84, 93, 115].

Diese Substanzen sind lipidunlöslich. Es ist möglich, daß bei höheren Durchflußraten ihre Diffusion eingeschränkt ist und sie können deshalb den lokalen Gewebedurchfluß unter bestimmten Bedingungen nicht wiedergeben [86, 93].

Bei Verwendung von ^{42}Kalium und ^{84}Rubidium ist es wichtig darauf zu achten, daß die Flußänderungen des Kaliums nicht die Aufnahme beeinflussen. Andere Faktoren, die die Validität dieser Methoden stören, sind Zellschädigungen, die die zelluläre Permeabilität ändern und die allmähliche Sättigung des Gewebes bei längerer Gabe der Substanz einschränken. Es wurde gezeigt, daß eine längere Exposition zu ^{84}Rubidium mit einer Erhöhung des Gewebespiegels in einer allmählichen Verminderung der Extraktionsrate mit der Zeit einhergeht [17]. Diese Erscheinung ist bei Infusionen zu beachten, nicht aber, wenn eine Injektion mit einer kurzen Expositionszeit gegeben wird. Aus diesem Grunde ist der mittels Rubidium-Clearence gemessene Durchfluß nur die Widerspiegelung des Anteils des totalen Durchflusses, der effektiv am Blut-Gewebe-Austausch des Rubidiums teilnimmt. Weil Rubidium nur in den Kapillaren ausgetauscht wird, wird der Durchfluß, der durch nicht-nutritionelle Kanäle läuft, nicht gemessen.

Bing und Mitarbeiter [17] haben ein "*coincidence counting technique*" für die externe Messung der myokardialen Aufnahme mit ^{84}Rubidium eingeführt. Eine extensive Kollimation ist bei dieser Methode nicht notwendig [86], und zur Bestimmung des nutritionalen Durchflusses reichen eine arterielle und eine venöse Punktion allein aus. Für die Bestimmung des totalen Durchflusses muß der Sinus coronarius sondiert werden. Das ursprüngliche Instrument ist so vereinfacht worden, daß seine bed-side-Anwendung möglich wurde [18]. Eine Sondierung der Koronararterien und des Koronarsinus wird dadurch umgangen. ^{84}Rubidium wird, um die arterielle Konzentration auf gleichem Niveau zu halten, mit konstanter Geschwindigkeit intravenös infundiert. Aus einer peripheren Arterie werden die notwendigen Blutproben entnommen.

Im Myokard prallen Positronen des ^{84}Rubidium auf Elektronen. Dadurch entstehen Gammastrahlen, die in einem Winkel von 180° auseinanderstreben. Durch externe Detektoren an Rücken und Brust werden nur die gleichzeitig einfallenden Strahlen aufgenommen (daher der Name Koinzidenztechnik). Die aus anderen Geweben stammende Strahlungsintensität wird durch ein an der rechten Thoraxseite angebrachtes gleichartiges Meßsystem erfaßt. Auch diese Methode kann, kritisch betrachtet, zur Erfassung höherer Koronardurchflüsse als nicht geeignet angesehen werden, da ihre wichtigste Voraussetzung, nämlich ein flußunabhängiger Austausch des Indiktors zwischen Myokard und Blut, mindestens bei hohen Durchflüssen, nicht gegeben ist [91, 102].

Daneben gibt es die Möglichkeit, den myokardialen Durchfluß beim Menschen durch die Messung der präkordialen Radioaktivität durch die Injektion radioaktiver Gaslösungen direkt in die Koronararterien zu bestimmen.

Die direkte Injektion in die Koronararterie ist notwendig, weil sonst nicht die Differenzierung der Aktivität des Herzens von den umgebenden Strukturen möglich ist [18]. Der Vorteil der Methode besteht darin, daß man den Durchfluß der linken und rechten

Koronararterie getrennt messen kann. Gase, die dafür benutzt werden, sind ^{133}Xenon und ^{85}Krypton. Am verbreitetsten ist die Xenon-Methode. Es handelt sich auch hier um eine globale Durchflußbestimmung.

3.2.3. Dilutionsverfahren

Die Farbstoff- oder Thermodilutionstechnik wurde von verschiedenen Untersuchern zur Bestimmung des Koronarsinus-Durchflusses angewendet [41a, 44, 44a, 107]. Bei Verwendung der *Farbstoffdilutionstechnik* kommen die Autoren zu der Schlußfolgerung, daß trotz der Lageveränderung des Sinus coronarius-Katheters die Ergebnisse reproduzierbar sind. Es wird bei dieser Technik ein Katheter in den Sinus coronarius eingeführt. In diesem Katheter wird ein Polyäthylenschlauch soweit vorgeschoben, daß seine Spitze im Sinus coronarius liegt. Ein Indikator (Indozyanin grün-Cardiogreen), wird durch den Polyäthylen-Katheter mit konstanter Geschwindigkeit gespritzt. Das Koronarsinusblut wird über den Sinus coronarius-Katheter abgezogen und die Farbstoffkonzentration gemessen, woraus dann der Koronarsinusdurchfluß berechnet wird. GANZ und Mitarbeiter [44] haben ähnliche Prinzipien verwendet, jedoch an Stelle der Farbstoffdilution die *Thermodilution* eingesetzt, wofür ein spezieller Katheter mit Thermistoren gebaut wurde. Eine Pumpe mit großer Volumenkapazität kam für die Injektion des Indikators zum Einsatz, damit die Kältelösung in hohem Fluß in den Koronarsinus eingebracht wird. Die Größe der Durchblutung errechnet sich aus der Bluttemperatur, der Temperatur der Kältelösung und der Mischung aus beiden sowie ihrer Dichte und ihrem spezifischen Gewicht. Die Normalwerte liegen zwischen 83 und 158 ml/min · 100 g (im Mittel 123 ml/min · 100 g). Der mittlere Koronarsinusdurchfluß beträgt 70 ± 14 ml/min · 100 g. Die Einschränkung der Methode, die in der Durchmischung liegt, kann durch eine relativ schnelle Injektionsrate des Indikators behoben werden. Der Koronardurchfluß wird nach folgender Formel bestimmt:

$$F_B = F_I \cdot 1{,}19 \frac{T_B - T_I}{T_B - T_M} - 1$$

F_B = Koronardurchfluß
F_I = Injektionsvolumen/min
1,19 = Konstante für Dichte und spezifische Wärme von 0,9% NaCl-Lösung und Blut
T_B = Körpertemperatur
T_I = Injektionstemperatur
T_M = Mischungstemperatur

Wir benutzen ebenfalls diese Methode zur Bestimmung des Koronardurchflusses und der Koronarreserve. Eine Weiterentwicklung dieses Prinzips ist das *cinedensitometrische Verfahren*, bei dem eine Unabhängigkeit von der Indikatormenge besteht [119a]. Während der Koronarangiographie wird die Passage des Kontrastmittels gefilmt. Anschließend wird durch Densitometer eine Zeit-Konzentrationskurve des Kontrastmittels während der Passage durch eine markierte, unverzweigte Gefäßstrecke aufgezeichnet. Der Einfluß des Kontrastmittels auf das umgebende Myokard wird berücksichtigt. Die Größe des Myokarddurchflusses ergibt sich als rechnerische Größe aus dem Gefäßradius, der mittleren Laufzeit des Kontrastmittels und der zurückgelegten Gefäßstrecke.

3.2.4. Ultraschall-Doppler-Methode

Diese Messungen werden durch ein Doppler-Flowmeter-Katheter nach der Technik von Benchimol und Mitarbeiter [5] durchgeführt. Durch diese Methode wird nicht das Durchflußvolumen sondern die Durchflußgeschwindigkeit gemessen. Benchimol und Mitarbeiter [4] konnten damit die phasische koronare Blutgeschwindigkeit registrieren. Auch bei Patienten mit Arrhythmien wurde dieses gemessen [6]. Die Autoren [4] stellten anhand ihrer Untersuchungen zu Koronardurchflußgeschwindigkeitsbestimmungen fest, daß die Erhöhung der Blutgeschwindigkeit in der Systole einen wichtigen Kompensationsmechanismus bei Patienten mit schweren Perfusionsstörungen infolge der koronaren Herzkrankheit darstellt. Sie zeigten auch, daß Nitroglyzerin die Koronardurchflußgeschwindigkeit bei Gesunden sowie Patienten mit koronarer Herzkrankheit erhöht. Der Nachteil der Methode besteht darin, daß der Katheter exakt über dem Ostium der Koronararterie lokalisiert sein muß. Adäquate Geschwindigkeitssignale können nur bei 70% der Patienten erreicht werden. Weiterhin konnten keine direkten Durchflußbestimmungen gemacht werden, und schließlich ist es auch eine invasive Methode. Der größte Vorteil besteht allerdings in der phasischen Bestimmung der Koronardurchflußgeschwindigkeit beim Menschen.

Trotz vieler Versuche und bereits erwähnter Methoden steht noch kein Verfahren zur Verfügung, das allen theoretischen und praktischen Anforderungen genügen kann. Gerade die wichtige Frage der Bestimmung der regionalen Blutverteilung bei Patienten mit koronarer Herzkrankheit kann mit den bisherigen globalen Methoden nicht gelöst werden.

3.2.5. Myokardszintigraphie

In ersten experimentellen Arbeiten von Cannon und Mitarbeitern [28] und Christensen und Mitarbeitern [30] unter Verwendung einer Gamma-Kamera und radioaktiver Indikatoren wurde versucht, regionale Durchblutungsunterschiede an Hunden zu erfassen. Diese Technik wurde später auch beim Menschen angewendet [128].
Die vorliegenden Ergebnisse zeigen, daß bei Verwendung der Gamma-Kamera zur Erfassung der regionalen Myokarddurchblutung durch Anwendung von ^{133}Xenon schon bei Patienten mit angiokardiographisch normalen Koronararterien deutliche Unterschiede in der regionalen Durchblutung erfaßbar sind. Die Mehrzahl der Patienten hatten Kardiomyopathien, bei denen diese Unterschiede der Auswaschraten durch Fibrosierungen und schlecht durchblutete Narben erklärt werden konnten. Auch die Verfälschung der Ergebnisse durch epikardiales Fettgewebe oder fettige Degeneration des Myokards ist zu erwarten, da Xenon eine hohe Affinität zu Fett aufweist [112]. Außerdem müssen auch Änderungen des Verteilungskoeffizienten des Xenons in pathologisch veränderten Herzmuskelbezirken in Betracht gezogen werden. Auch Cannon und Mitarbeiter [27] konnten durch die Verwendung einer Vielkristallszintillationskamera die regionale Myokarddurchblutung beim Menschen messen. Auch sie stellten bei den Patienten ohne nachweisbare Koronaratherosklerose regionale Durchblutungsdifferenzen fest.
Conti und Mitarbeiter [33] konnten bei der Messung der globalen Myokarddurchblutung bei Patienten, bei denen durch schnelle Vorhofstimulation ein Angina-pectoris-Anfall ausgelöst wurde, eine höhere Myokarddurchblutung feststellen, als bei denen, die bei

gleicher Frequenz keine Angina pectoris zeigten, so daß der globale Durchfluß nichts über die wichtige Frage der regionalen Blutverteilung bei koronarer Herzkrankheit aussagen kann.
Szintigraphische Verfahren geben Aufschluß über die regionale Durchblutung in bestimmten Myokardbezirken. Deshalb wird selektiv in die rechte oder linke Koronararterie eine ^{131}Jod markierte Substanz mit einer Teilchengröße von 5—10 μm injiziert (invasive selektive Methode). Durch diese Teilchen werden zu einem bestimmten Prozentsatz die terminalen Koronargefäße verschlossen. Ihre Anreicherung wird entsprechend der Gewebsstruktur (z. B. Anreicherungsverminderung bei Herzinfarktnarben) verändert sein (Perfusionsausfall oder Unterperfusion). Dadurch werden Informationen über die Perfusionsverteilung auf präkapillarer bzw. kapillarer Ebene gewonnen [146].
Sollen jedoch die Versorgungsgebiete beider Koronararterien gleichzeitig bestimmt werden (globale nicht-invasive Methode), so wird ^{99m}Technetium [3b] sowie Nitrogen-13 markiertes Ammonium [150] intravenös injiziert.

3.3. Venöser Koronarkreislauf

Die Untersuchungen, mit deren Hilfe der koronare Ein- und Ausstrom simultan mit dem Rotameter in den oberflächlichen Koronararterien am offenen Hundethorax gemessen wurde, brachten folgende Ergebnisse:

1. Der Koronardurchfluß wird unterbrochen, wenn die rechte und linke Koronararterie am schlagenden Herzen in situ unterbunden werden.
2. 80—85% des Blutes der linken Koronararterie gelangen in den Koronarsinus, während ein Restteil in die anterioren Herzvenen einmündet.
3. 90% oder mehr des rechten Koronararterienblutes werden über die anterioren Herzvenen abgeleitet.
4. Es gibt keinen Beweis, daß eine bedeutsame Drainage der rechten Koronararterie über das Thebesiensystem stattfindet [51].

Bei der Beurteilung dieser Angaben sind die methodischen Schwierigkeiten nicht zu vernachlässigen. Ein Teil des Blutes der linken Koronararterie, d. h. ein Teil der linken Vorhofarterie mündet in den linken Vorhof ein, und die meisten Septalarterien und einige Äste des R. interventricularis ant., die das Septum versorgen, münden in den rechten Ventrikel ein [103, 104], so daß trotz aller Probleme und Einschränkungen in der Regel das Koronarsinusblut als repräsentatives Blut der linken Koronararterie betrachtet wird. Der venöse Ausstrom wird selbst durch eine starke Drucksteigerung im rechten Vorhof und im Koronarsinus nicht wesentlich gehemmt. Ein Verschluß des Koronarsinus führt sofort zum Blutstau im Bereich des linken Kammermyokards; der arterielle Einstrom in die Koronararterie wird jedoch nur um 8—10% gedrosselt [51]. Der venöse Ausstrom erfolgt dann direkt in den rechten Vorhof.
Die Kontraktion des linken Ventrikels reduziert den Koronardurchfluß durch die linke Koronararterie und erhöht den Ausstrom aus dem Koronarsinus. Die Erhöhung des Koronarsinusstromes in der Systole deutet daraufhin, daß die Ventrikelkontraktion den Koronardurchfluß so beeinflußt, daß er durch die „Massage" der Arterienwände

gefördert wird. Die Herabsetzung des koronaren Einstromes weist darauf hin, daß der Koronardurchfluß gedrosselt wird [53]. Die Größe des mechanischen Drosselungseffektes des Koronarflusses während der Systole variiert zwischen 100 und 300% (50%) [53].

3.4. Literatur

[1] ALLELA, A.: Steuerung der Coronardurchblutung. In: Probleme der Coronardurchblutung. Bad Oeynhausener Gespräche II; von W. LOCHNER; E. WITZLEB. Berlin—Göttingen—Heidelberg 1958

[2] ALLELA, A.; WILLIAMS, F. L.; BOLENE-WILLIAMS, C.; KATZ, L. N.: Interrelation between cardiac oxygen consumption and coronary blood flow. Amer. J. Physiol. **183** (1955) 570

[3] ANREP, G. V.: Studies in cardiovascular regulation. Lane Medical Lectures. Med. Sci. **3** (1936) 199

[3a] ARNULF, G.; MARTIN, C.: Fibrillation ventriculaire au cours du retablissement circulatoire dans les arteres coronaires (Fibrillation de declampage). Arch. Mal. Coeur **66** (1973) 869

[3b] ASHBURN, W. L.; BRAUNWALD, E.; SIMO, A. L.; GAULT, H. J.: Myocardial perfusion imaging in man using ^{99m}Tc-MAA. 8. Jahrestagung Ges. Nuklearmed., Hannover in: PABST, H. W. (Hrsg.), Nuklearmedizin. Schattauer Verlag, Stuttgart—New York 1972

[4] BENCHIMOL, A.; STEGALL, H. F.; GARTLAN, J. L.: New method to measure phasic coronary blood velocity in man. Amer. Heart J. **81** (1971) 93

[5] BENCHIMOL, A.; STEGALL, H. F.; MAROKO, P. R., GARTLAN, J. L.; BREUER, L.: Aortic flow velocity in man during cardiac arrhythmias measured with the Doppler-catheter flowmeter system. Amer. Heart J. **78** (1969) 649

[6] BENCHIMOL, A.; MATSUO, S.; WANG, T. F.; GARTLAN, J. L. jr.: Phasic coronary arterial flow velocity during arrhythmias in man. Amer. J. Cardiol. **29** (1972) 604

[7] BENCHIMOL, A.; MAIA, I. G.; MAROKO, P. R.: Selective coronary dye dilution curves in normal subjects and in patients with coronary disease. Amer. J. Cardiol. **22** (1969) 844

[8] BENNISH, A.; BING, R. J.: The determination of myocardial blood flow using Rubidium-84 and a coincidence counting technique. J. Lab. Clin. Med. **60** (1962) 859

[9] BERCU, B. A.; DANFORTH, W. H.; PUND, E. E. jr.; DIETTERT, G. A.: Radioactive sodium for the measurement of myocardial blood flow. J. Clin. Invest. **37** (1958) 877

[10] BERGLUND, E.; BORST, H. G.; DUFF, F.; SCHREINER, G. L.: Effects of heart rate on cardiac work, myocardial oxygen consumption and coronary blood flow in the dog. Acta Physiol. Scand. **42** (1958) 185

[11] BERNE, R. M.: Effect of epinephrine and norepinephrine on coronary circulation. Circul. Res. **6** (1958) 644

[12] BERNE, R. M.: Release of adenine nucleotide derivates from the hypoxic heart: possible role in regulation of coronary blood flow. Amer. J. Physiol. **204** (1963) 317

[13] BERNE, R. M.; BLACKMON, J. R.; GARDNER, T. H.: Hypoxemia and coronary blood flow. J. Clin. Invest. **36** (1957) 1101

[14] BERNE, R. M.: Regulation of coronary blood flow. Physiol. Rev. **44** (1964) 1

[15] BERNE, R. M.: Metabolic regulation of blood flow. Circul. Res. **14/15** (Suppl. **I**) (1964) 261

[16] BERNSMEIER, A.: Neue Ergebnisse über den Coronarkreislauf des Menschen. Verh. Dt. Ges. inn. Med. **68** (1963) 536

[17] BING, R. J.; BENNISH, A.; BLÜMCHEN, G.; COHEN, A.; GALLAGHER, J. P.; ZALENSKI, E. J.: The determination of coronary flow equivalent with coincidence counting technic. Circulation **29** (1964) 833

[18] BING, R. J.; RICKART, A.; HELLBERG, K.: Techniques to measure coronary blood flow in man. Amer. J. Cardiol. **29** (1972) 75

[19] BING, R. J.; HAMMOND, M. M.; HANDELSMAN, J. C.; POWERS, S. M.; SPENCER, F. C.; ECKENHOFF, J. E.; GOODALE, W. T.; HAFKENSCHIEL, J. H.; KETY, S. S.: The measurement

of coronary blood flow, oxygen consumption and efficiency o the left ventricle in man. Amer. Heart J. **38** (1949) 1

[20] Bloor, C. M.; White, F. C.; Sobel, B. E.: Coronary and systemic hemodynamic effects of prostaglandins in the unanaesthetized dog. Cardiovasc. Res. **7** (1973) 156

[21] Bretschneider, H. J.: Physiologie des Koronarkreislaufes. Nauh. Fortbildg.-Lehrgang **27** (1961) 34

[22] Bretschneider, H. J.; Kanzow, E.; Frank, A.; Bernard, U.: Über den kritischen Wert und die physiologische Abhängigkeit der O_2-Sättigung des venösen Koronarblutes. Pflügers Arch. ges. Physiol. **264** (1957) 399

[23] Bretschneider, H. J.: Aktuelle Probleme der Koronardurchblutung und des Myokardstoffwechsels. Regensburger ärztl. Fortbildg. **15** (1967) 1

[24] Bretschneider, H. J.; Cott, L.; Hilgert, G.; Probst, R.; Rau, G.: Gaschromatographische Trennung und Analyse von Argon als Basis einer neuen Fremdgasmethode zur Durchblutungsmessung von Organen. Verh. Dt. Ges. Kreislaufforschg. **32** (1966) 267

[25] Bretschneider, H. J.; Standfuss, K.: Die mechanische Wirkung der Herzkontraktion auf die Koronardurchblutung. Dt. Med. Forschg. **1** (1963) 41

[26] Buckley, N. M.; Tsuboi, K. K.; Zeig, N. J.: Inotropic effects of purines and pyrimidines on the isolated heart. Circul. Res. **9** (1961) 242

[27] Cannon, P. J.; Dell, R. B.; Dwyer, E. M. jr.: Regional myocardial perfusion rates in patients with coronary artery disease. J. Clin. Invest. **51** (1972) 978

[28] Cannon, P. J.; Haft, J. I.; Johnson, P. M.: Visual assessment of regional myocardial perfusion utilizing radioactive xenon and scintillation photography. Circulation **40** (1969) 277

[29] Chambliss, J. R.; Deming, J.; Wells, K.; Cline, W. W.; Eckstein, R. W.: Effects of hemolyzed blood on coronary blood flow. Amer. J. Physiol. **163** (1950) 545

[30] Christensen, E. E.; Bonte, F. J.: Radionuclide coronary angiography and myocardial blood flow. Radiology **95** (1970) 497

[30a] Cittes van, R. L.; Franklin, D.: Cardiovascular performance of Alaska sled dogs during exercise. Circulation Res. **24** (1969) 33

[31] Cohen, L. S.; Elliott, W. C.; Gorlin, R.: Measurement of myocardial blood flow using krypton 85. Amer. J. Physiol. **206** (1964) 997

[32] Conn, H. L.: Equilibrium distribution of radioxenon in tissue: Xenon-hemoglobin association curve. J. Appl. Physiol. **16** (1961) 1065

[33] Conti, R. C.; Pitt, B.; Gundel, W. D.; Friesinger, G. C.; Ross, R. S.: Myocardial blood flow in pacing-induced angina. Circulation **42** (1970) 815

[34] Cross, C. E.: Influence of coronary arterial pressure on coronary vasometer tonus. Circul. Res. **14/15** (Suppl. **I**) (1964) 1

[35] Donato, L.; Bartolomei, G.; Giordani, R.: Evaluation of myocardial blood perfusion in man with radioactive potassium or rubidium and precordial connting. Circulation **29** (1969) 195

[35a] Doutheil, U.; Ten Bruggencate, H. G.; Kramer, K.: Coronarvasomotorik unter l-Noradrenalin und Isopropylnoradrenaline nach Blockierung der adrenergischen β-Rezeptoren durch Nethalide. Pflügers Arch. ges. Physiol. **281** (1964) 181

[36] Eberlein, H. J.: Koronardurchblutung und Sauerstoffversorgung des Herzens unter verschiedenen CO_2-Spannungen und Anästhetika. Arch. Kreislaufforschg. **50** (1966) 18

[37] Eckenhoff, J. E.; Hafkenschiel, J. H.; Landmesser, C. M.: The coronary circulation in the dog. Amer. J. Physiol. **148** (1947) 582

[38] Eckenhoff, J. E.; Hafkenschiel, J. H.; Harmel, M. H.; Goodale, W. T.; Lubin, M.; Bing, R. J.; Kety, S. S.: Measurement of coronary blood flow by the nitrous oxide method. Amer. J. Physiol. **152** (1948) 356

[39] Ekström-Jodal, B.; Häggendal, E.; Malmberg, R.; Svedmyr, N.: The effect of adrenergic β-receptor blockade on coronary circulation in man during work. Acta Med. Scand. **191** (1972) 245

[40] Feinberg, H.; Boyd, E.; Katz, L. N.: Calcium effect on performance of the heart. Amer. J. Physiol. **202** (1962) 643

[41] Feinberg, H.; Katz, L. N.: Effect of catecholamines, l-epinephrine and l-norepinephrine on coronary flow and oxygen metabolism of the myocardium. Amer. J. Physiol. **193** (1958) 151

[41a] Fronèk, A.; Ganz, W.: Measurement of flow in single blood vessels including cardiac output by local thermodilution. Circulation Res. **8** (1960) 175

[42] Gaal, P. G.; Kattus, A. A.; Kolin, A.; Ross, G.: Effects of adrenaline and noradrenaline on coronary blood flow before and after beta-adrenergic blockade. Brit. J. Pharmacol. **26** (1966) 713

[43] Gabel, L. P.; Winbury, M. M.; Rowe, H.; Grandy, R. P.: The effect of several pharmacological agents upon ^{86}Rb uptake by the perfused dog hindlimb. J. Pharmacol. Exp. Ther. **146** (1964) 117

[44] Ganz, V.; Tamura, K.; Wallace, J. C.: Measurement of great cardiac vein and coronary sinus flow in man by continous local thermodilution. Circulation **37** (Suppl. **6**) (1968) 6

[44a] Ganz, W.; Tamura, K.; Marcus, H. S.; Donoso, R.; Joshida, S.; Swan, H. J. C.: Measurement of coronary sinus blood flow by continous thermodilution in man. Circulation **44** (1971) 181

[45] Gerola, A.; Feinberg, H.; Katz, L. N.: Role of catecholamines on energetics of the heart and its blood supply. Amer. J. Physiol. **196** (1959) 394

[45a] Goodale, W. T.; Lubin, M.; Eckenhoff, J. B.; Hafkenschiel, J. H.; Baufield, W. G., jun.: Coronary sinus catheterization for studying coronary blood flow and myocardial metabolism. Amer. J. Physiol. **152** (1948) 340

[45b] Goodale, W. T.; Hackel, D. B.: Measurements of coronary blood flow in dogs and man from rate of myocardial nitrous oxide desaturation. Circulation Res. **1** (1953) 509

[46] Gorlin, R.: Studies on the regulation of the coronary circulation in man. I. Atropine-induced changes in cardiac rate. Amer. J. Med. **25** (1958) 37

[47] Gould, K. L.; Lipscomb, K.: Effects of coronary stenoses on coronary flow reserve and resistance. Amer. J. Cardiol. **34** (1974) 48

[48] Granata, L.; Huvos, A.; Gregg, D. E.: Hemodynamic changes in coronary and mesenteric arterial beds following sympathetic nerve stimulation. Physiologist **4** (1961) 42

[49] Green, H. D.; Gregg, D. E.: Changes in the coronary circulation following increased aortic pressure, augmented cardiac output, ischemia and valve lesions. Amer. J. Physiol. **130** (1940) 126

[50] Green, H. D.; Wegria, R.: Effects of asphyxia, anoxia and myocardial ischemia on the coronary blood flow. Amer. J. Physiol. **135** (1942) 271

[51] Gregg, D. E.: The coronary circulation in Health and Disease. Philadelphia: Lea & Febiger, 1950

[52] Gregg, D. E.: Hemodynamic factors in shock. Proc. Intern. Symp. Shock, Sweden: Saltjobaden, 1961

[53] Gregg, S. E.; Fischer, L. C.: Blood supply to the heart. In: Handbook of Physiology, Amer. Soc. Baltimore 1963. Circulation **2** (1963) 1517

[54] Hackel, D. B.; Clowes, G. H. jr.: Coronary blood flow and myocardial metabolism during hypoxia in adrenalectomized-sympathectomized dogs. Amer. J. Physiol. **186** (1956) 111

[55] Heinrich, K.; Steim, H.: Koronardurchblutung und Hämodynamik des Herzens bei Angina pectoris. Med. Klin. **69** (1974) 1956

[56] Henley, W. S.; Creech, O.; Contes, C. M.; Morgan, M. C.; Chapman, D. W.; Allen, H. C. jr.: Determination of myocardial blood flow utilizing iodinated (I 131) human serum albumin. Surg. Forum 8 (1957) 237

[57] Hepps, S. A.; Roe, B. B.; Rutkin, B. B.: Coronary blood flow in the intact conscious dog: Studies with miniature electromagnetic flow transducers. J. Thorac. Cardiovasc. Surg. **46** (1963) 783

[58] HEEGER, H.; KAHN, P.; ALDOR, E.: Messung der Myokarddurchblutung mit ^{133}Xenon-Beziehungen zu Koronarogramm und Belastbarkeit. Wiener Klin. Wschr. **84** (1972) 781

[59] HERD, J. A.; HOLLENBERG, M.; THORNBURN, G. D.; KOPALD, H. H.; BARGER, A. C.: Myocardial blood determined with ^{85}krypton in unanesthetized dogs. Amer. J. Physiol. **203** (1962) 122

[60] HERSHGOLD, E. J.; STEINER, S. H.; SAPIRSTEIN, L. A.: Distribution of myocardial blood flow in rat. Circulation Res. **7** (1959) 551

[61] HILTON, R.; EICHOLTZ, F.: The influence of chemical factors on coronary circulation. J. Physiol., London **59** (1925) 413

[62] HIRCHE, H.: Die Wirkung von Isoproterenol, Adrenalin und Adenosin auf die Durchblutung und den O_2-Verbrauch des Herzmuskels vor und nach der Blockierung der β-Rezeptoren. Pflügers Arch. ges. Physiol. **288** (1966) 162

[63] HOLMBERG, S.: Coronary blood flow in man during exercise. Symposium "Myocardial Blood Flow in Man", der WHO, Pisa, 10.–12. 6. 1971

[64] HOLMBERG, S.; PAULIN, S.; PREROVSKY, I.; VARNAUSKAS, E.: Coronary blood flow in man and its relation to the coronary arteriogram. Amer. J. Cardiol. **19** (1967) 486

[65] HOLMBERG, S.; VARNAUSKAS, E.: Coronary circulation during pacing-induced tachycardia. Acta Med. Scand. **190** (1971) 481

[66] HOLMBERG, S.; SERZYSKO, W.; VARNAUSKAS, E.: Coronary circulation during heavy exercise in control subjects and patients with coronary heart disease. Acta Med. Scand. **190** (1971) 465

[67] HORNBOSTEL, H.; KAUFMANN, W.; SIEGENTHALER, W.: Innere Medizin in Praxis und Klinik, Bd. 1, Thieme, Stuttgart 1973

[68] HOTTENROTT, CH.; MALONEY, J. V.; BUCKBERG, G.: Studies of the effects of ventricular fibrillation on the adequacy of regional myocardial flow. I. Electrical vs. spontaneous fibrillation. J. Thoracic and Cardiovasc. Surg. **68** (1974) 615

[69] HOTTENROTT, CH.; BUCKBERG, G.: Studies of the effects of ventricular fibrillation on the adequacy of regional myocardial flow. II. Effects of ventricular distention. J. Thoracic and Cardiovasc. Surg. **68** (1974) 626

[70] HYMAN, C.; ROSELL, S.; ROSEN, A.; SONNENSCHEIN, R. R.; UVNÄS, B.: Effects of alterations of total muscular blood flow on local tissue clearence of radio-iodide in the cat. Acta Physiol. Scand. *46* (1959) 358

[70a] JOHNSON, P. C.: Review of previous studies and current theories of autoregulation. In: Autoregulation of blood flow. Amer. Heart Assoc., New York 1964

[71] KARP, R. B.; ROE, B. B.: Effect of aortic insufficiency on phasic flow patterns in the coronary artery. Annals Surg. **164** (1966) 959

[72] KATZ, L. N.; FEINBERG, H.: The relation of cardiac effort to myocardial oxygen consumption and coronary flow. Circul. Res. **6** (1958) 656

[73] KAVERINA, N. V.: Pharmacology of coronary circulation. Pergamon Press, London 1965

[74] KETY, S. S.; SCHMIDT, C. F.: Nitrous oxide method for quantitative determination of cerebral blood flow in man: theory, procedure and normal values. J. Clin. Invest. **27** (1948) 476

[75] KHOURI, E. M.; GREGG, D. E.; HALL, R. J.; RAYFORD, C. R.: Regulation of coronary flow during treadmill exercise in the dog. Physiologist **3** (1960) 93

[76] KHOURI, E. M.; GREGG, D. E.; RAYFORD, C. R.: Effect of exercise on cardiac output, left coronary flow and myocardial metabolism in the unaesthetized dog. Circul. Res. **17** (1965) 427

[77] KLOCKE, F. J.; KOBERSTEIN, R. C.; PITTMANN, D. E.; BUNNELL, I. L.; GREENE, D. G.; ROSING, D. R.: Effects of heterogeneous myocardial perfusion on coronary H_2 desaturation curves and calculations of coronary flow. J. Clin. Invest. **47** (1968) 2711

[78] KNOEBEL, S. B.; MCHENRY, P. L.; STEIN, L.; SONEL, A.: Myocardial blood flow in man as measured by a coincidence counting system and a single bolus of 84-RbCl. Circulation **36** (1967) 187

[79] Krasnow, M.; Levine, H. J.; Wagman, R. J.; Gorlin, R.: Coronary blood flow measured by I^{131} iodo-antipyrine. Circul. Res. **12** (1963) 58

[80] Kriener, J.; Meister, W.; Krötz, J.; Hegemann, M.; Rudolph, W.: Myokarddurchblutung bei Patienten mit koronarer Herzerkrankung und deren Beeinflußbarkeit durch ein koronarwirksames Pharmakon. Verh. Dt. Ges. inn. Med. **77** (1971) 956

[81] Kübler, W.: Hämodynamische und metabolische Veränderungen beim Angina-pectoris-Anfall. Z. Kreislauf.-Forschg. **61** (1972) 769

[81a] Kübler, W.: Tierexperimentelle Untersuchungen zum Myokardstoffwechsel im Angina-pectoris-Anfall und beim Herzinfarkt. Biblio. Cardiol. **22** Karger Verlag, Basel—New York 1969

[82] Kuzmina-Prigradova, A. V.: Collateral circulation after ligation of the anterior descending coronary artery, and effect of vagal stimulation. Experiments on dogs. Bull. Exptl. Biol. Med. U.S.S.R. English Transl. **42** (1956) 67

[83] Laddu, A. R.; Somani, P.; Hardman, H. F.: Nutritional circulation in the heart. IV. Effect of calcium chloride and potassium chloride on myocardial hemodynamic and clearance of 86 rubidium. Japan. Heart J. **14** (1973) 126

[84] Landis, E. M.; Pappenheimer, J. R.: Exchange of substance through the capillary walls. In: Hamilton, W. F. ed. Handbook of Physiology, Section 2, Circulation, Vol. 2. Baltimore, Williams & Wilkins, 1963, S. 961

[85] Laurent, D.; Bolene-Williams, C.; Williams, F. L.; Katz, L. N.: Effect of heart rate on coronary flow and cardiac oxygen consumption. Amer. J. Physiol. **185** (1956) 355

[86] Leb, G.; Derntl, F.; Goldschlager, N.; Cowan, C.; Bing, R. J.: Determination of effective and total coronary blood flow using 86 Rb. Amer. J. Med. Sci. **257** (1969) 203

[87] LeRoy, G. V.; Fenn, G. K.; Gilbert, N. C.: The influence of xanthine drugs and atropine on the mortality rate after experimental occlusion of a coronary artery. Amer. Heart J. **23** (1942) 637

[88] Levy, M. N.; DeOliveira, J. M.: Regional distribution of myocardial blood flow in the dog as determined by Rb 86. Circul. Res. **9** (1961) 96

[89] Lewis, F. B.; Coffman, J. D.; Gregg, E. D.: Effect of heart rate and intracoronary isoproterenol, levarterenol and epinephrine on coronary flow and resistance. Circul. Res. **9** (1961) 89

[90] Lichtlen, P.; Albert, H.: Zur Wirkung der Beta-Rezeptoren-Blockade bei Koronarinsuffizienz. I. Koronare Dynamik unter Propanolol. Messung der Myokarddurchblutung mit Xenon 133. Z. Kreislaufforschg. **59** (1970) 193

[91] Love, W. D.; Burch, G. E.: Influence of the rate of coronary plasma flow on the extraction of Rb 86 from coronary blood. Circul. Res. **7** (1959) 24

[92] Love, W. D.; Burch, G. E.: Differences in the rate of ^{86}Rb uptake by several regions of the myocardium of control dogs and dogs receiving l-norepinephrine or Pitressin. J. Clin. Invest. **36** (1957) 479

[93] Love, W. D.: Isotope clearance and myocardial blood flow. Amer. Heart J. **67** (1964) 579

[94] Love, W. D.; Romney, R. B.; Burch, G. E.: A comparison of the distribution of potassium and exchangeable rubidium on the organs of the dog using rubidium-86. Circ. Res. **2** (1954) 112

[95] Marchetti, G.; Merlo, L.: Modifications of the coronary blood flow, oxygen consumption of the myocardium and cardiac efficiency as related to variations of dog heart work. Cardiologia **44** (1964) 366

[96] Marchetti, G.; Maccari, M.; Merlo, L.: Recherches experimentales sur les effets de la l-adrenaline sur la circulation coronarienne. Cardiologia **42** (1963) 1

[97] Marchetti, G.; Merlo, L.; Noseda, V.: Effects of catecholamines on the coronary circulation in the unanesthetized dog. Int. Symp. on the Coronary Circulation and Energetics of the Myocardium Milan, 1966, Karger, Basel/New York 1967, S. 127

[98] Marston, E. L.; Barefoot, C. A.; Spencer, M. D.: Non-cannulating measurement of coronary flow. Surgical Forum **10** (1959) 636

[99] Masuda, K.: Experimental study of coronary circulation by coronary artery catheterization (direct effects of various drugs on coronary circulation and electrocardiographic changes) I. Introduction and control experiment. Japan. Circul. J. **24** (1960) 413

[100] McElroy, Wm., T. jr.; Gerdes, A. J.; Brown, E. B. jr.: Effects of CO_2, bicarbonate and pH on the performance of isolated guinea pig hearts. Amer. J. Physiol. **195** (1958) 412

[101] Menno, A. D.; Schenk, W. G.: Dynamics of coronary arterial flow: Flow alterations resulting from certain procedures and drugs surgical importance. Surgery **50** (1961) 82

[102] Moir, T. W.: Measurement of coronary blood flow in dogs with normal and abnormal myocardial oxygenation and function. Circul. Res. **19** (1966) 695

[103] Moir, T. W.; Eckstein, R. W.; Driscol, T. E.: Phasic and mean blood flow in the canine septal artery and an estimate of systolic resistance in deep myocardial vessels. Circul. Res. **12** (1963) 203

[104] Moir, T. W.; Eckstein, R. W.; Driscol, T. E.: Thebesian drainage of the septal artery. Circul. Res. **12** (1963) 212

[105] Müller-Mohnsson, H.: Pathogenese der Koronarsklerose und Strömungsmechanik. Münch. Med. Wschr. **113** (1971) 604

[106] Nahas, G. C.; Cavert, M.: Cardiac depressant effect of CO_2 and its reversal. Amer. J. Physiol. **190** (1957) 483

[107] Nakamura, T.; Katori, R.; Miyazawa, K. et al.: Studies on dye-dilution method (16th report): New method for measurement of coronary sinus blood flow in man. Japan. Circul. J. **32** (1968) 1845

[108] Okinaka, S.; Ikeda, M.; Hashiba, K.; Murata, K.; Kanedo, J.; Ozawa, T.; Nitani, H.; Ishimi, Z.; Fijii, J.; Takeda, Y.; Kuramoto, K.; Tsuji, M.; Terasawa, F.: Studies on the control of coronary circulation, Part I. The effect of the stimulation of the nerves on the coronary circulation. Part II. The humoral effect on the coronary circulation. Amer. Heart J. **56** (1958) 319

[109] Osher, W. J.: Pressure-flow relationship of the coronary system. Amer. J. Physiol. **172** (1953) 403

[110] Pitt, B.; Elliot, E. C.; Gregg, D. E.: Hemodynamic effects of catecholamines on the coronary circulation in the unanesthetized dog. Fed. Proc. **25** (1966) 401

[111] Raff, W. K.; Kosche, F.; Lochner, W.: Herzfrequenz und extravasale Komponenten des Coronarwiderstandes. Pflügers Arch. ges. Physiol. **323** (1971) 241

[112] Rau, V. G.: Messung der Koronardurchblutung mit der Argon-Fremdgasmethode, Tierexperimente und Untersuchungen an Patienten bei niedriger und hoher Durchblutung. Arch. Kreislaufforschg. **58** (1969) 322

[113] Rau, G.; Tacuhert, M.; Brückner, J. B.; Eberlein, H. J.; Bretschneider, H. J.: Messung der Koronardurchblutung mit der Argon-Fremdgasmethode am Patienten. Verh. Dt. Ges. Kreislaufforschg. **34** (1968) 385

[114] Rayford, C. R.; Huvos, A.; Khouri, E. M.; Gregg, D. E.: Some determinants of coronary flow in intact dogs. Physiologist **4** (1961) 92

[115] Renkin, E. M.: Transport of ^{42}potassium from blood to tissue in isolated mammalian skeletal muscle. Amer. J. Physiol. **197** (1959) 1205

[115a] Ross, J. M.: Autoregulation of blood flow by oxygen lack. Amer. J. Physiol. **202** (1962) 21

[116] Ross, R. S.; Ueda, K.; Lichtlen, P. R.; Rees, J. R.: The measurement of myocardial blood flow in animals and man by selective injection of radioactive inert gas into the coronary arteries. Circul. Res. **15** (1964) 28

[117] Ross, J.; Mosher, P. W.; Shaw, R. F.: Autoregulation of coronary blood flow. Circulation **24** (1961) 1025

[118] ROTHSCHUH, K. E.: Meilensteine in der Erforschung von Herz und Kreislauf. In: BARGMANN, W. und W. DOERR: Das Herz des Menschen. Bd. I; S. 1; Thieme, Stuttgart 1963
[119] ROWE, G. G.; THONSEN, H. H.: A study of hemodynamics and coronary blood flow in man with coronary artery disease. Circulation **39** (1969) 139
[119a] RUTISHAUSER, W., STUCKY, J.; SCHAD, N.; WÖRZ, P.: Kreislaufmessungen mittels Röntgencinedensitometrie. Verh. Dtsch. Ges. Kreisl.-Forsch. **32** (1966) 252
[120] RUTISHAUSER, W.; NOSEDA, G.; BUSSMAN, W.; PRETER, B.; MEIER, W.: Coronary flow measurement by roentgen-densitometry. In: M. KALTENBACH und P. LICHTLEN: Coronary heart disease, Stuttgart 1971, S. 129
[121] SABISTON, D. C.; GREGG, D. E.: Effect of cardiac contraction on coronary blood flow. Circulation **15** (1957) 14
[122] SAPIRSTEIN, L. A.; MELETTE, H.: Use of antipyrine in regional blood flow measurements in the dog. Fed. Proc. **14** (1955) 129
[123] SCHENK, W. G.; MENNO, A. D.; MARTIN, J. W.: Hemodynamic of chronic experimental aortic insufficiency. Annals Surgery **154** (1961) 295
[124] SCHOLLMEYER, P.: Determinanten der Koronardurchblutung und der Sauerstoffversorgung des Herzens. Med. Welt **18** (1967) 1291
[125] SCHOLTHOLT, J.; LOCHNER, W.: Systolischer und diastolischer Anteil am Coronarsinusausfluß in Abhängigkeit von der Größe des mittleren Ausflusses. Pflügers Arch. ges. Physiol. **290** (1966) 349
[126] SCHREINER, G. L.; BERGLUND, E.; BORST, H. G.; MONROE, G.: Effects of vagus stimulation and of acetylcholine on myocardial contractility, oxygen consumption and coronary flow in dogs. Circul. Res. **5** (1957) 562
[127] SEBELIUS, G.; JOHNSON, P. C.: Myocardial blood flow determined by surface counting and ratio formula. J. Lab. Clin. Med. **54** (1959) 669
[128] SLANY, J.; MÖSSLACHER, H.; DORAU, F.; IMHOF, H.; UMEK, H.: Messung der regionalen Myokarddurchblutung beim Menschen. Z. Kardiologie **62** (1973) 989
[129] SOMANI, P.; LADDU, A. R.; HARDMAN, H. F.: Nutritional circulation in the heart. III. Effect of isoproterenol and beta adrenergic blockade on myocardial haemodynamics an Rubidium-86 extraction in the isolated supported heart preparation. J. Pharmacol. Exp. Ther. **175** (1970) 577
[130] STEIN, P. D.; BAADER, H. S.; SCHNETTE, W. H.; GLASER, J. F.: Pulsatite aspects of coronary sinus blood glow in closed — chert dogs. Amer. Heart J. **78** (1969) 331
[130a] TAUCHERT, M.; HEISS, H. W.; PROBST, R.; BRETTSCHNEIDER, H. J.: Extraktionskammer mit Dosierhahn für die gaschromatographische Bestimmung des Gasgehaltes von Blut und wäßrigen Lösungen. Z. Kreisl.-Forsch. **60** (1971) 836
[131] TAUCHERT, M.: Koronarreserve und maximaler Sauerstoffverbrauch des menschlichen Herzens. Basic Res. Cardiol. **68** (1973) 183
[131a] TAUCHERT, M.; KOCHSIEK, K.; HEISS, H. W.; RAU, G.; BRETTSCHNEIDER, H. J.: Technik der Organdurchblutungsmessungen mit der Argon-Methode. Z. Kardiol. **60** (1971) 871
[132] WASER, P.; HUNZINGER, W.: Radiocirculographische Untersuchung des Coronarkreislaufes mit Na 24 Cl. Cardiologia **22** (1953) 65
[133] WEGRIA, R.; MUELHEIMS, G.; GOLUB, J. R.; JREISSATY, R.; NAKANO, J.: Effect of aortic insufficiency on aterial blood pressure, coronary blood flow and cardiac oxygen consumption. J. Clin. Invest. **37** (1958) 471
[134] WIGGERS, C. J.: The interplay of coronary vascular resistance and myocardial compression in regulating coronary flow. Circul. Res. **2** (1954) 271
[135] WINBURY, M. M.: Role of myocardial nutritional circulation in evaluation of antianginal agents. In: Hrsg. M. W. WINBURY, Problems in laboratory evaluation of antianginal agents, North Holland Publishing Company, Amsterdam 1967, S. 26

[136] WINBURY, M. M.; GREEN, D. M.: Studies on the nervous and humoral control of coronary circulation. Amer. J. Physiol. **170** (1952) 555

[137] WINBURY, M. M.; PAPIERSKI, D. H.; HEMMER, M. L.; HAMBOURGER, W. E.: Coronary dilator action of the adenine-ATP series. J. Pharmacol. Exp. Ther. **109** (1953) 255

[138] WINBURY, M. M.; HOWE, B. B.; HEFNER, M. A.: Effects of nitrates and other coronary dilators on large and small coronary vessels: An hypothesis for the mechanism of action of nitrates. J. Pharmacol. Exp. Med. **168** (1969) 70

[139] WOLF, M. W.; BERNE, R. M.: Coronary vasodilator properties of purine and pyrimidine derivates. Circul. Res. **4** (1956) 343

[140] ALDOR, E.: Druckverhalten im Bereich der Herzkranzgefäße. Z. Kardiol. **67** (1978) 559

[141] DEGENRING, F. H.: Cardiac nucleotides and coronary flow during changes of cardiac inotrop. Basic Res. Cardiol. **71** (1976) 291

[142] DEGENRING, F. H.: The effects of acidosis and alkalosis on coronary flow and cardiac nucleotides metabolism. Basic Res. Cardiol. **71** (1976) 287

[143] DIETZE, W., MITTMANN, U.; SCHMIER, J.; WIRTH, R. H.: Einfluß von Koronarstenose und Aortendruck auf Koronarfluß, Koronardruck und reaktive Hyperämie. Basic Res. Cardiol. **71** (1976) 309

[144] DOBBS, W.; POVALSKI, H. J.: Coronary circulation, angina pectoris and antianginal agents. In: ANTONACCIO, M.: Cardiovascular Pharmacology. Raven Press, New York 1977

[145] FÖRSTER, W.; MENTZ, P.; PÖNICKE, K.; ZEHL, U.: Einfluß von Koronardilatatoren auf die Prostaglandine E, F_2, I_2 und den Adenosinstoffwechsel. Acta. biol. med. germ. **37** (1978) 755

[146] HEEGER, H.; KAHN, P.: Myokardszintigraphie. Wien. klin. Wschr. **90** (1978) 149

[147] HEISS, H. W.: Die Coronarreserve des menschlichen Herzens. In: REINDELL, H.; ROSKAMM, H.: Herzkrankheiten Pathophysiologie, Diagnostik, Therapie. Springer-Verlag, Berlin—Heidelberg—New York 1977

[148] PARRATT, J. R.; MARSHALL, R. J.: Are prostaglandins involved in the regulation of coronary blood flow? A review of evidence. Acta biol. med. germ. **37** (1978) 747

[149] SIMONSEN, S.: Effect of verapamil on coronary hemodynamics in patients with coronary artery disease. Europ. J. Cardiol. **8/1** (1978) 9

[150] WALSH, W. F.; HARPER, P. V.; RESNEKOV, L.; FILL, H.: Noninvasive evaluation of regional myocardial perfusion in 112 patients using a mobile scintillation camera and intravenous nitrogen-13 labeled ammonia. Circulation **54** (1976) 266

[151] ZEHL, U.; WEISS, M.; BLASS, K.-E.; FÖRSTER, W.: Wirkung von koronaraktiven Substanzen auf die Prostaglandin- und Adenosinfreisetzung und die Autoregulation des Koronarkreislaufes. Acta biol. med. germ. **37** (1978) 769

4. Pathogenetische und morphologische Grundlagen der ischämischen Herzkrankheit

(von Arno Hecht)

4.1. Pathogenese

Funktion und Struktur des Myokards sind in besonderem Maße von einer ungestörten Durchblutung abhängig; denn ein veränderter Sauerstoffbedarf im Sinne einer Steigerung kann im wesentlichen nur durch eine erhöhte Durchblutung gedeckt werden [88, 161], wobei der örtliche Myokardstoffwechsel das Ausmaß der Durchblutung bestimmt [67, 88, 160]. Eine höhere Sauerstoffausnutzung des Blutes ist nur in engen Grenzen möglich, da bereits unter Normalbedingungen die Sauerstoffutilisation des arteriellen Blutes und damit die arterio-venöse Sauerstoffdifferenz maximal sind. Haddy [72a] betrachtet deshalb das Herz als ein im Vergleich zu seinem Sauerstoffverbrauch unterperfundiertes Organ.

Die Folgen einer gestörten O_2-Versorgung werden einmal von der Toleranz des betroffenen Gewebes und zum anderen von der Dauer sowie der Intensität des Sauerstoffmangels bestimmt. Die Empfindlichkeit beruht auf dem Charakter des Hauptstoffwechselweges (aerob oder anaerob), der Höhe des oxydativen Stoffwechsels (der u. a. wiederum vom Aktivitätszustand der Zelle abhängt) und der örtlichen Beziehung der Muskelzelle zur versorgenden Kapillare. Bei einem Sauerstoffmangel sind vor allem die peripher vom venösen Kapillarschenkel gelegenen Zellen gefährdet, da hier bereits normalerweise der Sauerstoffdruck niedriger ist als z. B. in enger Nachbarschaft des arteriellen Kapillarschenkels. Als besonders empfindlich gegenüber einer Ischämie erweisen sich die inneren Wandschichten der linken Herzkammer. Wie die Ergebnisse zahlreicher Untersucher zeigen, bestehen unter Normalbedingungen zwar keine Unterschiede in der O_2-Versorgung der verschiedenen Wandschichten, eine Unterperfusion der inneren Muskelschale tritt aber bei einer Koronaratherosklerose ein [6, 30, 118, 155]. Wie im Experiment zu zeigen ist, wird diese Minderdurchblutung der inneren Muskelschale von einem Abfall des Adenosintriphosphats begleitet [13, 68].

Dauer und Intensität bestimmen die Folgen eines Sauerstoffmangels insofern, als die Zunahme eines oder beider Faktoren rascher zu einer Sauerstoffmangelsituation in der Muskelzelle führt. Die Muskelzellen sind gegenüber einem Sauerstoffmangel besonders empfindlich, weil die Sauerstoffreserve im Muskel (physikalisch gelöster und an Myoglobin gebundener Sauerstoff) außerordentlich gering ist und bei völlig aufgehobenem Sauerstoffangebot nur für 6—8 Kontraktionen ausreicht. Die anaerobe Glykolyse ist nicht in der Lage, ATP in ausreichendem Maß zur Verfügung zu stellen [22, 101a].

Schließlich werden die Folgen eines Sauerstoffmangels von den Adaptationsvorgängen beeinflußt (Tab. 9). Die Auswirkungen einer Ischämie sind wegen des gestörten bzw. aufgehobenen „Spüleffekts“ schwerwiegender als die eines reinen O_2-Mangels. Die Anpassung der Durchblutung an einen O_2-Mangel wird von der Koronarreserve bestimmt, die sehr wesentlich von der Wandbeschaffenheit der Koronararterien abhängt. Sie kann aber selbst bei Intaktheit letzterer nicht ausreichen, wenn entweder ein vermehrter Sauerstoffbedarf durch maximale Erweiterung der Gefäße der terminalen Strombahn nicht mehr befriedigt werden kann oder auf der anderen Seite selbst bei höchstgradiger Dilatation der Herzkranzarterien ein vermindertes Sauerstoffangebot nicht ausgeglichen werden kann. In diesem Fall spricht BÜCHNER (s. [80]) auch von einer paradoxen arteriellen Myokardischämie.

Tabelle 9
Faktoren, die die Folge einer Ischämie bestimmen

Faktoren	Qualität
Ischämie	Dauer absolute Ischämie relative Ischämie Mikrozirkulation Spüleffekt
Empfindlichkeit des Gewebes	Hauptstoffwechselweg { aerob / anaerob Aktivitätszustand zum Zeitpunkt der Schädigung
Adaptationsvorgänge	Entwicklung von Kollateralen und Anastomosen Zelluläre Anpassungserscheinungen

Wir müssen in der Ätiologie der ischämischen Herzkrankheit koronarogene und nichtkoronarogene Faktoren [125] berücksichtigen. Wir sprechen eher von den primär koronarogenen und den sekundären koronarogenen Faktoren, denn eine chronischischämische Herzkrankheit ohne direkte oder indirekte Beteiligung der Herzkranzarterien gibt es nicht. Meist handelt es sich um eine Wechselwirkung beider Faktorengruppen (Tab. 10).

4.1.1. Primäre koronarogene Faktoren

Die koronarogenen Faktoren muß man in der Pathogenese der ischämischen Herzkrankheit, wenn auch nicht als die ausschließlichen, so doch als die wesentlichen betrachten. Sie bestimmen entscheidend das morphologische und klinische Erscheinungsbild der ischämischen Herzkrankheit. An erster Stelle ist die Koronaratherosklerose zu nennen. Ihre Bedeutung liegt darin, daß sie als der entscheidende disponierende und lokalisierende Faktor bei der Entstehung des Herzinfarktes als der wichtigsten Erscheinungsform der chronisch-ischämischen Herzkrankheit anzusehen ist. Den disponierenden Faktor stellt sie deshalb dar, weil im Versorgungsbereich einer atherosklerotisch veränderten Koronararterie bei Beeinträchtigung der Sauerstoffversorgung des Herzens der Sauerstoffdruck im Gewebe unter den kritischen Wert absinkt, während das in den übrigen Gewebsabschnitten noch nicht der Fall ist. Als lokalisierender Faktor ist die Koronaratherosklerose deshalb anzusehen, weil sich der ischämische Schaden nur im

Tabelle 10

Ursachen einer gestörten Blut- und Sauerstoffversorgung

Primär koronarogene Faktoren	Gefäßveränderungen (O_2-Angebot)	Koronarathero-sklerose	Intimaödem Intimariß Intimablutung
			Thrombose
		entzündliche Gefäßveränderungen	Endangiitis obliterans
Sekundär koronarogene Faktoren	Blut (O_2-Angebot verringert)	O_2-Kapazität	Kohlenmonoxidhämoglobin Anämie
		O_2-Effektivität	2,3-DPG Strukturanomalien des Hämoglobins
	Myokardzelle (O_2-Bedarf erhöht)	mechanische Mehrbelastung stoffwechselaktivierende Wirkung von Katecholaminen und Thyroxin	
	verminderter Perfusionsdruck (O_2-Angebot)	verschiedene Schockformen Aortenklappenfehler	
	Störung der Relation Muskelmasse/Koronargefäße (O_2-Angebot; O_2-Bedarf)	kompensatorische Hypertrophie des Myokards	

Versorgungsgebiet des veränderten Gefäßastes und nicht in dem der anderen Gefäße ausbildet. Trotz dieser dominierenden Rolle der Koronarartherosklerose ist der allbekannte, letztlich von PERLOFF [133] wiederholte Hinweis wichtig, daß nicht in jedem Fall die ischämische Schädigung des Herzens auf eine Koronarartherosklerose zurückzuführen ist, sondern z. B. auch entzündliche Erkrankungen der Herzkranzgefäße zu beachten sind.

4.1.1.1. Koronaratherosklerose

— Morphologie der Koronaratherosklerose

Die Koronaratherosklerose entspricht in ihrem morphologischem Aufbau und Bild den Veränderungen, wie sie von der Atherosklerose seit langem bekannt sind.

Es handelt sich um eine Erkrankung der Intima, deren Veränderungen vom einfachen akuten Ödem der Intima, über die hyaline Verquellung und das Lipoidbeet schließlich bis zum Atherom mit sekundärer Geschwürsbildung mit oder ohne Verkalkung reichen [162, 163]. Die Atherosklerose befällt die Herzkranzarterien nicht insgesamt und im gesamten Verlauf (Prädilektionsstellen). Sie bevorzugt den R. interventricularis ant. der linken Herzkranzarterie und betrifft hier vorzugsweise den Wandabschnitt, der 2—3 cm unterhalb der Abgangsstelle von der Aorta liegt. Entsprechend der Häufigkeit des Befalls folgen die rechte Herzkranzarterie und der R. circumflexus der linken [1, 185, 186, 187].

Nach Wegener [185] hat jede Koronararterie ihr charakteristisches Verteilungsprofil der atherosklerotischen Veränderungen, das zudem noch gewisse Unterschiede bei Mann und Frau aufweist. Die koronaratherosklerotischen Veränderungen sind vor allem in den gewundenen Abschnitten der Herzkranzgefäße zu finden [123, 181]. Nach Polacek [138] sollen die sogenannten Muskelbrücken das örtliche Auftreten atherosklerotischer Veränderungen begünstigen. Diese betreffen intra- und extramurale Gefäßabschnitte sowie die Arteriolen nicht in gleicher Weise. Während Lee und Mitarbeiter [104] darauf hinweisen, daß die intramural verlaufenden Gefäßanteile gegenüber einer Atherosklerose geschützt sind, konnten Edwards und Mitarbeiter [46] sowie Ratcliffe und Mitarbeiter [145] keine wesentlichen Unterschiede zwischen der Verhaltensweise intra- und extramuraler Koronararterienäste feststellen. Die periphere Koronaratherosklerose mit Befall auch der intramuralen Äste ist für eine hypertonische Genese charakteristisch [107, 108]. Die Koronarartherosklerose ist in ihrem Verlauf nicht gleichmäßig progredient. Nach Rebel und Mitarbeiter [146] zeigt sie zwischen dem 15. und 30. Lebensjahr eine nur geringe Ausprägung, ist durch einen Anstieg zwischen dem 31. und 40. Lebensjahr charakterisiert, dann ist ein Plateau zu verzeichnen und zwischen dem 51. und 60. Lebensjahr ist ein starkes Fortschreiten der Veränderungen nachweisbar. Zwischen dem 31. und 50. Lebensjahr ist nach Angaben der Autoren sogar eine rückläufige Tendenz charakteristisch.

Die Folgen einer Koronaratherosklerose werden mit vom Versorgungstyp des Koronararteriensystems (Links-, Rechts- oder Intermediärtyp) bestimmt und sind somit davon abhängig, ob das veränderte Gefäß die Hauptlast der Blutversorgung trägt oder nicht.

Hinsichtlich besonderer Aspekte bei der Genese der Koronaratherosklerose ist auf die Vorstellung von Hauss [74, 75] zu verweisen, der die Atherosklerose im allgemeinen und die Koronaratherosklerose im besonderen als das Ergebnis einer unspezifischen Mesenchymreaktion auffaßt. Bredt [21] und Doerr [41] haben die entzündliche Komponente bei der Koronaratherosklerose hervorgehoben, die nach Bredt [21] vor allem für die sogenannte juvenile Koronaratherosklerose charakteristisch ist. Der letztgenannte Autor betont hier die kausale Bedeutung der Endangiitis obliterans. Aus den obengemachten Ausführungen geht hervor, daß die Koronaratherosklerose zwar schon bei jungen Menschen in nicht unbeträchtlichem Umfang auftritt, aber mit steigendem Alter an Häufigkeit und Schwere der Befunde zunimmt.

Trotzdem ist sie nicht etwa eine Alterserkrankung oder vielleicht sogar als Alternsveränderung aufzufassen. Die Alternsveränderungen der Herzkranzgefäße sind durch eine Zunahme der Dicke der Intima gekennzeichnet, die elastischen Lamellen der Media sind etwas vermehrt, aber durch degenerative Veränderungen gekennzeichnet. Es erfolgt eine Atrophie der glatten Muskulatur bei Vermehrung der kollagenen Fasern und der Grundsubstanz. Im Vergleich zur Intima ist die Dicke der Media verringert. Auffällig ist die Weite des Gefäßlumens im Sinne einer Ektasie, so daß man bei gleichzeitig vorhandenen atherosklerotischen Befunden auch von einer ektatischen Koronaratherosklerose spricht.

Die unbestrittene Bedeutung der Koronaratherosklerose als disponierender Faktor im Krankheitsgefüge der ischämischen Herzkrankheit fordert aber die Beachtung weiterer Faktoren, die Voraussetzung für die Auslösung des klinischen und morphologischen Bildes dieser Erkrankung sind. Das Vorliegen einer Koronaratherosklerose charakterisiert nur die Möglichkeit der Entwicklung einer ischämischen Herzkrankheit, die sich erst unter besonderen Bedingungen realisiert. Zu diesen besonderen Bedingungen können einmal Veränderungen der atherosklerotischen Wand selbst gehören, wie der Intimariß, die Intimablutung und die Intimaquellung.

Um mit letzterer zu beginnen, so wird von MÜLLER [120, 121] das akute Intimaödem vor allem bei jungen Männern als die Ursache einer Koronararterieneinengung oder sogar eines Lumenverschlusses diskutiert. Über atheromatös veränderten Beeten erfolgt häufig ein Einriß der Deckplatte mit Geschwürsbildung. Dieser Intimariß stellt einen häufigen Ausgangspunkt für die sich entwickelnde Koronararterienthrombose dar [31, 36, 59]. Dieser Einriß der Deckplatte ist häufig mit einer Intimablutung vergesellschaftet

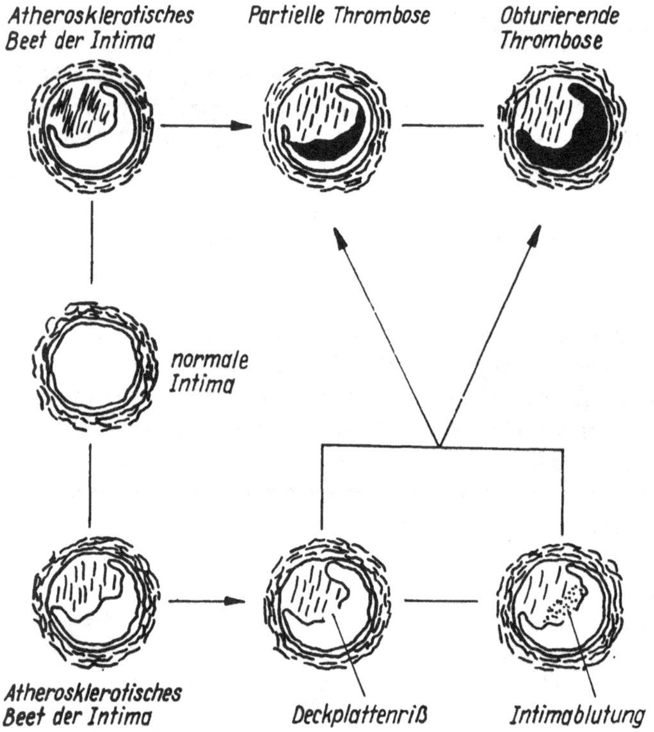

Abb. 11. Schematische Darstellung der wichtigsten morphologischen Veränderungen bei Koronaratherosklerose

[59]. Die Blutung selbst ist nach DRURY [45] allerdings nur selten die Ursache eines Gefäßverschlusses; dieser erfolgt in der Regel dann über eine Koronararterienthrombose 45, 90, 92, 128, 134, 135]. Während die Ursache der Blutung früher mit einer Kapillar- [ruptur im Bereich eines atheromatösen Geschwürs gedeutet wurde [128, 135], wird heute der auslösende Mechanismus in einem Einriß der Deckplatte mit Eindringen des Blutes vom Lumen her gesehen [167, 185]. Nach SINAPIUS [167] führt eine Blutung zu einer Verstärkung der Stenose, aber ohne Thrombose nicht zu einer akuten Koronarinsuffizienz (Abb. 11).

4.1.1.2. Koronararterienthrombose

Wie aus dem vorher Gesagten bereits hervorgeht, stellt die Koronararterienthrombose eine wichtige Komplikation der Koronaratherosklerose dar, die vor allem hinsichtlich ihrer Bedeutung bei der Auslösung eines Herzinfarktes in der Vergangenheit überschätzt wurde. Früher bestand an dem kausalen Zusammenhang zwischen Infarkt und Koronararterienthrombose kein Zweifel. Dieser Kausalzusammenhang ist heutzutage in dieser Ausschließlichkeit nicht mehr aufrecht zu erhalten. Es existieren zahlreiche experimentelle Befunde [80], aber auch solche beim Menschen, die fordern, auch andere Gesichtspunkte in die pathogenetische Deutung des Herzinfarktes miteinzubeziehen.

Das Auftreten einer Thrombose steht im engen Zusammenhang mit einer Koronarathero-sklerose [16, 37, 116]. Je schwerer eine Koronaratherosklerose ist, um so häufiger ist sie mit einer Thrombose vergesellschaftet. Die Prädilektionsstellen der Thrombose entsprechen nach MEESSEN [116] denen der Koronaratherosklerose; bei der mehr herdförmigen Koronaratherosklerose sind Thromben selten [37]. Bei den verschließenden Koronararterienthromben handelt es sich nach SINAPIUS [170] meist um Gerinnungs-, weniger um Abscheidungsthromben. Sie entstehen meist auf dem Boden eines Wandschadens (s. o.). Zu der oben bereits erwähnten Frage des kausalen Zusammenhangs zwischen Thrombose und Herzinfarkt gibt es unterschiedliche Auffassungen. So lassen z. B. HARLAND und Mitarbeiter [73], THOMAS und Mitarbeiter [179] sowie CHAPMAN [32] keinen Zweifel an ihrem Standpunkt, daß die Thrombose der entscheidende Faktor bei der Herzinfarktentstehung ist. Doch während HARLAND und Mitarbeiter [73] sowie CHAPMAN [32] eine thrombotische Genese in 90% der Infarkte für gegeben halten, führen THOMAS und Mitarbeiter [179] an, daß in 39% ihrer Fälle ein thrombotischer Verschluß nicht nachweisbar war. Auch DOTZAUER und Mitarbeiter [43, 44] glauben die Zunahme der Herzinfarkte auf einen Anstieg der Häufigkeit der Koronararterienthrombose zurückführen zu können. Das andere Extrem vertritt BAROLDI [9], der eine Thrombose als Infarktursache völlig ablehnt und sogar soweit geht, die Bezeichnung Infarkt für unkorrekt zu halten. ZSCHOCH und Mitarbeiter [188] geben an, daß Thromben bei tödlichem Infarktereignis häufiger sind als in den Fällen, in denen der Infarkt einen Nebenbefund darstellt. Einen vermittelnden Standpunkt nehmen z. B. SPAIN und Mitarbeiter [172], POPPER und Mitarbeiter [140], EHRLICH und Mitarbeiter [48], SINAPIUS [166] sowie EMMRICH [51, 52] ein. Diese Autoren lehnen eine thrombotische Genese des Infarktes nicht ab, sind aber der Ansicht, daß in vielen Fällen der Thrombus nicht Ursache des Infarktes ist, sondern eine Folge desselben darstellt. Diese Meinung mag im ersten Augenblick überraschen, da eine unmittelbare Wirkung der Infarktnekrose auf das versorgende Gefäß kaum möglich ist, weil sie ja distal vom Verschluß gelegen ist. Man darf jedoch nicht verkennen, daß es bei Vorliegen eines nicht verschlußbedingten Infarktes auch zu Durchströmungsänderungen und -störungen der terminalen Strombahn kommt, die sich auch auf die vorgeschalteten Gefäßabschnitte auswirken und durchaus zu einer sekundären Thrombose führen können.

Von versicherungsrechtlicher Bedeutung ist die Beantwortung der Frage nach dem kausalen Zusammenhang zwischen Thrombose und einem Unfallereignis im Sinne eines mechanischen Traumas oder einer schweren physischen Belastung. Kausistische Mitteilungen sprechen für die Möglichkeiten eines solchen Zusammenhanges [4, 15, 40, 113, 150, 151, 176, 182]. Allerdings muß man ein vorgeschädigtes Herz voraussetzen [174]. MEESSEN [115] weist in diesem Zusammenhang besonders auf die Koronaratherosklerose und die daraus erwachsende Beziehung zwischen Trauma, Deckplattenriß, Thrombose und Infarkt hin. Nach TILLMANN [180] spielen Thrombose und Trauma eine nur unbedeutende Rolle, und DOTZAUER [42] fordert die Anlegung strenger Maßstäbe bei der Beurteilung eines möglichen Zusammenhanges zwischen Trauma und Koronararterienthrombose (s. auch S. 536).

4.1.1.3. Koronararterienspasmus

Die Bedeutung eines Koronararterienspasmus als Ursache einer Ischämie mit der Konsequenz einer irreversiblen Myokardschädigung ist umstritten. Wenn auch die Möglichkeit eines Spasmus nicht grundsätzlich auszuschließen ist — selbst bei Vorliegen einer Koronaratherosklerose wäre ein solcher im Bereich unveränderter Wandabschnitte vorstellbar — so müßte er aber über einen sehr langen Zeitraum bestehen, um zu einer irreversiblen Schädigung des Herzmuskels zu führen. So steht MÜLLER [122] der Bedeutung des Spasmus kritisch gegenüber, während SEWELL [165] einen solchen mit den entsprechenden Folgen durchaus für möglich hält.

4.1.2. Sekundäre koronarogene Faktoren

Neben den primären Wandveränderungen, wie sie vorstehend als bedeutsamer pathogenetischer Faktor geschildert wurden, müssen weitere Möglichkeiten in Betracht gezogen werden; dies vor allem im Zusammenhang mit der Beantwortung der Frage, wie bei einer Koronaratherosklerose ohne einen komplizierenden Thrombus ein Infarktereignis eintreten kann.
Hier hilft uns das Tierexperiment, das es uns z. B. ermöglicht, trotz morphologisch und funktionell intakter Koronararterien durch Überforderung der Koronarreserve Herzmuskelnekrosen hervorzurufen, die in ihrer Entstehung in letzter Konsequenz auch als ischämisch zu deuten sind (S. [80]). Diese treten dann auf, wenn die Koronarreserve nicht ausreicht, um die Koronararteriendurchblutung dem veränderten, gesteigerten Sauerstoffbedarf anzupassen. Als derartige sekundär koronarogene Störungen sind eine veränderte Sauerstoffkapazität und -effektivität, ein Absinken des Koronararterienperfusionsdruckes oder ein gesteigerter Sauerstoffbedarf der Myokardzelle anzusehen. Mechanische sekundär koronarogene Faktoren sind die Ostiumstenose und die Koronararterienembolie.

4.1.2.1. Ostienstenose der Koronararterien und Koronararterienembolie

Die Stenose der Koronarostien ist charakteristisch für die Aortitis productiva syphilitica. Bei oft hochgradiger Einengung der Koronarabgänge an der Aorta sind die Koronargefäße selbst zart und unverändert. Trotzdem bietet sich klinisch das Bild der Angina pectoris als Ausdruck einer Koronarinsuffizienz mit dem entsprechenden morphologischen Befund, weil der Bluteinstrom in die Koronararterien durch die stenosierten Ostien stark beschränkt ist.
Die Koronararterienembolie ist ein seltener Befund und tritt vor allem als Komplikation einer Endokarditis valvularis mit thrombotischen Auflagerungen in Erscheinung, die als Embolien ihren Weg u. a. auch in die Koronararterien nehmen können. Die Folge ist ein Gefäßverschluß mit Infarkt. Neben der Blutpfropfembolie kann es auch zu einer Fett- oder Luftembolie der Koronararterien kommen, Ereignisse, die sehr selten und mit Embolien anderer Organe vergesellschaftet sind.

4.1.2.2. Veränderungen des Perfusionsdruckes der Koronararterien

Viele Autoren sehen die Ursache des Todes beim Schock in einem Herzversagen. Bekannt ist der Herzinfarkt beim blutenden Magenulkus.
Auch bei einer Aortenklappeninsuffizienz oder einer Aortenklappenstenose finden sich

Perfusionsstörungen. Diese beruhen darauf, daß eine ungenügende Durchströmung der Koronararterien erfolgt, weil im ersten Fall das Blut in der Diastole in den Ventrikel zurückströmt und im zweiten das Blut aus der stenotischen Klappenöffnung gleichsam wie aus einer Düse herausgespritzt wird. Damit ist eine kontinuierliche Durchströmung der Herzkranzgefäße nicht gewährleistet.

4.1.3. Myokardiale Faktoren

Als Ursache einer ischämischen Schädigung werden in den letzten Jahren in zunehmendem Maße Änderungen des Myokardstoffwechsels selbst diskutiert.

Von einer besonderen Bedeutung ist der gesteigerte Sauerstoffbedarf, wie er z. B. als Folge der Einwirkung von Thyroxin oder Katecholaminen zu verzeichnen ist. Insbesondere die Katecholamine erfahren ein reges Interesse, da sie unter den verschiedensten Bedingungen wie Stressituationen, physischer und psychischer Belastung sowie der Einwirkung von Nikotin erhöht sind. Der so stimulierte Sauerstoffbedarf des Herzens wird dann pathogenetisch bedeutsam, wenn er infolge einer gleichzeitig bestehenden Koronaratherosklerose das Sauerstoffangebot überschreitet. In dieser Kombination kann man erwarten, daß auch beim Menschen ein Anstieg der Katecholamine zu einem nicht kompensierbaren Mißverhältnis zwischen Sauerstoffangebot und Sauerstoffbedarf führt. Als besonders gefährdet ist die infolge Sauerstoffmangels in ihrem Elektrolythaushalt (Na^+, K^+) beeinträchtigte Muskelzelle anzusehen. So finden sich Hinweise, daß die therapeutische Anwendung von Katecholaminen zu Myokardnekrosen führen kann [56, 61, 178]. Auch beim Phäochromozytom sind Muskelfasernekrosen im Herzen nachweisbar [95, 127, 183], obwohl nicht sicher zu differenzieren ist, ob es sich um die Folgen der Katecholamine selbst oder des krisenhaften Hochdrucks handelt. Auch die bei zerebralen Insulten zu beobachtenden Herzmuskelfasernekrosen [34, 35, 126] werden auf eine zentral bedingte Mobilisation von Katecholaminen zurückgeführt. Besonders Raab [140a] hat sich in einer Vielzahl von Publikationen sehr nachhaltig für die Bedeutung der Katecholamine in der Pathogenese der ischämischen Herzkrankheit eingesetzt.

Im Experiment kann der Sauerstoffbedarf auch durch physische Belastung in einer Weise gesteigert werden, daß Myokardnekrosen die Folge sind [164]. Wenn das beim Menschen auch nicht zu erwarten ist, so kennen wir doch vergleichbare Zustände, die zu einer hämodynamischen Überlastung des Herzens führen. Dies ist z. T. bei der Überlastung des rechten Kammermyokards durch eine Lungenembolie der Fall. Im Ergebnis eines solchen Geschehens lassen sich in der Muskulatur des rechten Ventrikels Nekrosen nachweisen [53, 58, 89, 105].

4.2. Anpassungserscheinungen des Herzens bei chronischer Ischämie

Eine der zu Recht geübten Kritiken an der experimentellen Herzinfarktforschung richtet sich dagegen, daß die Mehrzahl der tierexperimentellen Infarktmodelle unter wesentlichen Aspekten nicht der Situation des Menschen entspricht. Im Tierexperiment trifft der akute ischämische Schaden ein bis zum Zeitpunkt des Eingriffs völlig gesundes Herz. Die ischämische Herzkrankheit des Menschen ist demgegenüber durch die Chronizität des Prozesses gekennzeichnet und nicht nur unter dem Gesichtspunkt der akuten

Stoffwechselstörung zu betrachten. Bevor es zu der bedeutsamsten Erscheinungsform der chronisch-ischämischen Herzkrankheit, dem Herzinfarkt, kommt, ist das Myokard im Bereich der atherosklerotisch veränderten Arterie bereits über einen unbestimmten Zeitraum einer chronischen Sauerstoffmangelsituation ausgesetzt gewesen. Dabei handelt es sich vermutlich nicht um eine permanente chronische Ischämie, sondern um eine intermittierende, bei der zunächst unter Ruhe und Normbedingungen die Sauerstoffversorgung noch ausreicht, und erst mit fortschreitender Koronaratherosklerose bereits bei geringeren Belastungsformen ein Sauerstoffmangelschaden einsetzt. Diese

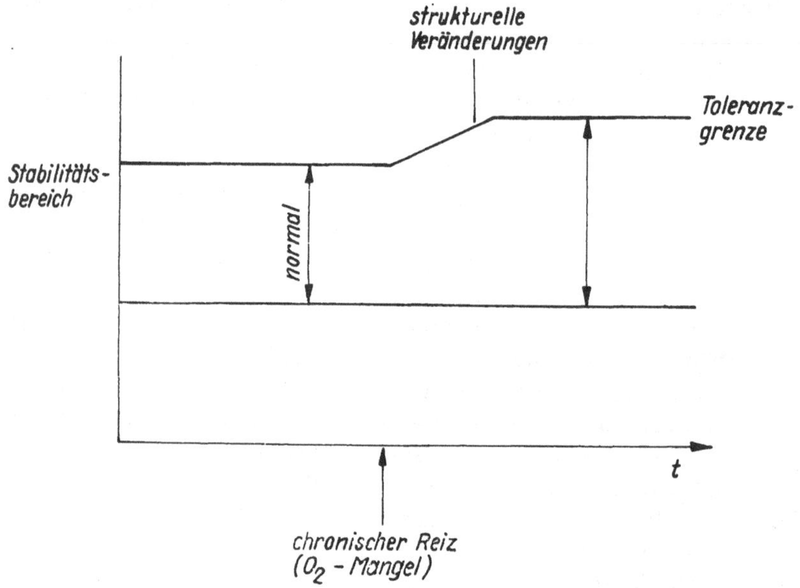

Abb. 12. Schematische Darstellung der wesentlichen Grundlagen bei Adaptation gegenüber chronischem Sauerstoffmangel

chronische Sauerstoffmangelsituation führt zu einem irreversiblen Stoffwechselschaden erst dann, wenn der Sauerstoffdruck im Gewebe, wenn auch nur vorübergehend, unter 5 Torr absinkt. Doch besteht bereits oberhalb dieses Wertes eine Spanne, deren Begrenzung uns noch unbekannt ist, in der es zu einer Reaktion des Herzens kommt, die einmal das Gefäßsystem und zum anderen die Myokardzelle selbst betrifft, und unter dem Begriff der Adaptation zusammengefaßt wird (Abb. 12). Unter Adaptation verstehen wir die strukturelle Anpassung eines biologischen Systems an einen chronischen Reiz mit Erweiterung seines Stabilitätsbereiches.

4.2.1. Kollateralen und Anastomosen

(Ausführungen dazu s. S. 24)

4.2.2. Zelluläre Adaptation

Bisher wenig beachtet wird die Möglichkeit einer zellulären Adaptation an einen chronischen Sauerstoffmangel bei Ischämie, obwohl wir aus der Sportmedizin und auch von Untersuchungen zu den Folgen einer chronischen Höhenhypoxie wissen, daß sich entsprechende Adaptationsvorgänge an Herz- und Skelettmuskelzellen abspielen [7, 83, 95]. Diese metabolisch, funktionell wie morphologisch nachweisbaren Adaptationsvorgänge bestehen u. a. in einem Anstieg der Anzahl der Mitochondrien und auch ihrer Vergrößerung, einer Zunahme der Anzahl ihrer Cristae, einer Vermehrung des Myoglobins und Glykogens und metabolisch einer Erweiterung der oxydativen Kapazität der Zelle wie auch einer gewissen Steigerung der Fähigkeit zur anaeroben Glykolyse (Abb. 13). Das Ergebnis dieser adaptiven Vorgänge, bei denen es sich um echte strukturelle Veränderungen handelt, besteht in einer Verbesserung der Sauerstoffausnutzung (Erhöhung der Sauerstoffeffektivität). Bisher kennen wir noch keine Untersuchungen, die sich mit dieser Fragestellung bei der Ischämie befassen. Es existieren aber einzelne

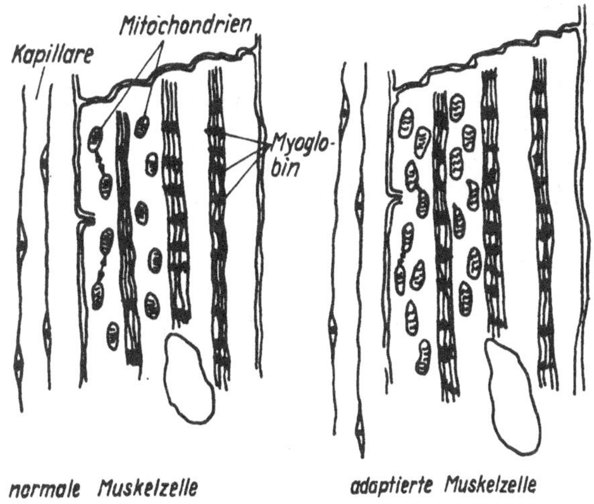

Abb. 13. Schematische Darstellung einiger struktureller Grundlagen der zellulären Adaptation bei chronischem Sauerstoffmangel (= Zunahme der Anzahl der Mitochondrien, Zunahme der Anzahl großer Mitochondrien, Vermehrung der Anzahl der Cristae = Verkürzung der Sauerstofftransportstrecke und Verbesserung der O_2-Ausnutzung); Vermehrung des Myoglobins

experimentelle Befunde, die eine solche Annahme zulassen [84]. Zum anderen läßt der viel diskutierte Befund der Herzmuskelhypertrophie bei ischämischer Herzkrankheit an derartige adaptive Mechanismen denken.

Während MURATA und Mitarbeiter [124] die Myokardhypertrophie als Folge der Einschränkung der Koronardurchblutung ablehnen, sind z. B. CONOLLY und Mitarbeiter [33], ELLIS und Mitarbeiter [49], MAZZOLENI und Mitarbeiter [112], HOTES und Mitarbeiter [94] sowie BADEER [5] der Meinung, daß eine Koronaratherosklerose mit Ischäme auch ohne das Vorliegen einer Hypertonie zu einer Massenzunahme des Herzens führt. Diese Form der Hypertrophie ist natürlich von der kompensatorischen bei dem Bestehen von Infarktnarben abzugrenzen [94]. Die Hypertrophie des Herzens bei ischämischer Herzkrankheit und die damit einhergehenden zellulären Veränderungen wären als adaptiver Mechanismus aufzufassen, der die Empfindlichkeit der Herzmuskelzelle gegenüber einem akuten Sauerstoffmangel herabsetzt. Die Bedeutung eines chronischen Sauerstoffmangels für eine gesteigerte Eiweißsynthese, die ja Voraussetzung für eine solche Massenzunahme ist, läßt sich auch an der Gewebekultur der Herzmuskelzelle nachweisen [93]. Die Untersuchungen zu dieser Fragestellung stehen erst am Anfang, die Klärung ihrer Grundlagen und Gesetzmäßigkeiten ist wesentliche Voraussetzung für eine erfolgreiche klinische Prävention der ischämischen Herzkrankheit. Über diesen Mechanismus wäre auch zu klären, weshalb wir so häufig bei plötzlichen Todesfällen eine alle Äste betreffende, schwere stenosierende Koronaratherosklerose mit einer

Hypertrophie des Myokards finden, ohne daß wir ältere oder frischere morphologische Ausfallserscheinungen sehen. Unter Beachtung solcher Vorstellungen könnte man die morphologischen Folgen der ischämischen Herzkrankheit als das negative Ergebnis eines Wettlaufes zwischen Adaptationsvorgängen und den eine akute Durchblutungsstörung auslösenden Risikofaktoren auffassen.
Unter Berücksichtigung der bisherigen Ausführungen unterscheiden wir zwei Etappen der ischämischen Herzkrankheit. Die erste, die chronische, ist durch die sich langzeitig herausbildende Koronaratherosklerose mit den durch den chronischen O_2-Mangel ausgelösten Kompensations-(Adaptations-)mechanismen gekennzeichnet.

4.3. Morphologische Veränderungen des Myokards bei ischämischer Herzkrankheit

Die Folgen der ischämischen Herzkrankheit treten uns einmal als disseminierte Herzmuskelnekrosen und zum anderen als die beiden Grundformen des Herzinfarktes (subtotaler und transmuraler) entgegen. Schwierigkeiten bereitet die Definition des Infarktes vor allem, wenn man versucht, ihn auf Grund der Ausdehnung der Nekrose zu kennzeichnen.
Wir sprechen dann von einem Infarkt, wenn die Nekrose Muskel- wie auch Bindegewebszellen betrifft. Das scheint uns zweckmäßig insofern, als mit einer solchen Festlegung qualitative und nicht quantitative Aspekte in den Vordergrund gestellt werden.

4.3.1. Disseminierte Nekrosen

Eine häufige Erscheinungsform der ischämischen Herzkrankheit sind disseminierte Muskelnekrosen, die nach Pauli [136] dem klinischen Bild der Angina pectoris entsprechen. Sie sind Folge einer relativen Koronarinsuffizienz, d. h. das Ergebnis eines Mißverhältnisses zwischen Sauerstoffangebot und -bedarf, das unter den Bedingungen, einer Belastung in Erscheinung tritt. Sehr eingehend hat sich Büchner [23, 24, 25, 26, 27, 28] mit dieser Problematik auseinandergesetzt. Eine relative Koronarinsuffizienz entwickelt sich beim Vorliegen einer Koronaratherosklerose, wenn sich diese mit den genannten sekundär koronarogenen Faktoren (s. d.) vergesellschaftet. Die Koronaratherosklerose wird als lokalisierender und disponierender Faktor bedeutsam, indem die sekundär koronarogenen Faktoren besonders im Versorgungsbereich derartig veränderter Koronararterien wirksam werden. Aber auch die alleinige Einwirkung sekundär koronarogener Faktoren führt zu einer relativen Koronarinsuffizienz, wenn sie nämlich eine Überforderung der Koronarreserve zur Folge hat. Ganz besonders gefährdet sind Herzen mit einer kompensatorischen Herzmuskelhypertrophie, z. B. bei Herzklappenfehlern oder einer Hypertonie, da hier u. a. als weiterer komplizierender Faktor hinzukommt, daß das Gefäßwachstum mit der Massenzunahme des Herzmuskels nicht Schritt hält.
Morphologisch sind die Folgen einer relativen Koronarinsuffizienz durch den Untergang von Muskelzellen charakterisiert, während die Bindegewebszellen erhalten bleiben [12]. Die Muskelfaseruntergänge treten vor allem in der inneren Muskelschale des linken Ventrikels und in den Papillarmuskeln auf. Dies erfolgt auf Grund von Besonderheiten der Durchblutung dieser Muskelschicht, die auf dem intramyokardialen Druck und den sich daraus ableitenden unterschiedlichen Durchblutungsverhältnissen in Systole und

Diastole beruhen. Weiter bilden sich die Nekrosen in erster Linie im Bereich der venösen Kapillarschenkel, d. h. in den peripher von ihnen gelegenen Muskelzellen aus (s. S. 78). Das Ausmaß dieser disseminierten Muskelnekrosen wird von der Dauer und der Intensität des mit ihr verknüpften Sauerstoffmangels bestimmt. Die nekrotischen Muskelzellen werden mit dem Ergebnis kleiner disseminierter Narben durch Granulationsgewebe ersetzt. Bei Einzelzellnekrosen ist auch eine Restitutio ad integrum möglich.

4.3.2. Myokardinfarkt

Beim Herzinfarkt handelt es sich im allgemeinen um einen anämischen Infarkt. In besonderen Fällen (s. S. 93) findet sich auch ein hämorrhagischer Infarkt. Unabhängig von dieser morphologischen Einteilung können wir den subtotalen bzw. subendokardialen vom transmuralen Herzinfarkt abgrenzen. Letztere Einteilung spiegelt unterschiedliche Mechanismen der Pathogenese des Herzinfarktes wider.

4.3.2.1. Subtotaler (nicht-transmuraler) Myokardinfarkt

Der subtotale Infarkt, der vor allem in der inneren Hälfte bzw. im inneren Drittel der linken Ventrikelwand lokalisiert und definitionsgemäß durch einen Untergang der Muskel- und Bindegewebszellen gekennzeichnet ist, steht in seiner Entstehungsweise den oben besprochenen disseminierten Muskelnekrosen nahe. Der subtotale Infarkt entsteht nicht auf dem Boden einer Koronararterienthrombose. Er entwickelt sich, wenn Intensität und Dauer der Ischämie nicht nur zu einem Untergang der Muskelzellen führen, sondern dieser von der Nekrose der Bindegewebszellen gefolgt wird. Den Ablauf der Veränderungen muß man sich so vorstellen, daß kleine Muskelnekrosen zu größeren Nekroseherden zusammenfließen, in denen die Bindegewebszellen erst erhalten bleiben, später aber auch zugrunde gehen. Diese herdförmigen Nekrosen fließen bei Fortbestehen der Durchblutungsstörungen zu großen, flächenhaften Nekrosebezirken zusammen. Diese flächenhaften Nekrosen bleiben aber im wesentlichen auf die innere Muskelschale beschränkt. Einem solchen Ablauf des krankhaften Geschehens entspricht auch der morphologische Befund, daß der Herzinfarkt in der Mehrzahl der Fälle nicht ein einheitliches Bild bietet, sondern einen vielgestaltigen Charakter zeigt. Neben frischen Nekrosen finden sich ältere und auch solche, die bereits durch eine beginnende bindegewebige Organisation gekennzeichnet sind. Die Entstehung des Infarktes verläuft

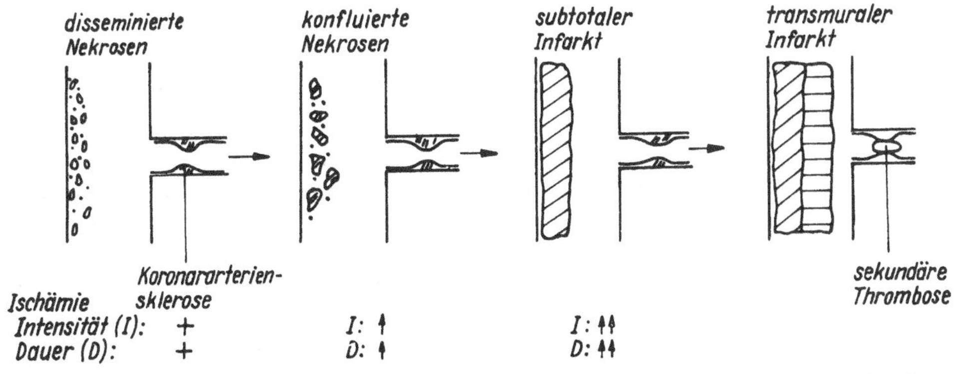

Abb. 14. Schematische Darstellung des Ablaufs der morphologischen Veränderungen bei den nicht primär thrombotisch ausgelösten Erscheinungsformen der ischämischen Herzkrankheit

also in diesem Falle nicht unizentrisch, sondern entsprechend dem geschilderten Ablauf multizentrisch.
Es ist vorstellbar, daß aus dem sich multizentrisch entwickelnden subtotalen Infarkt über eine komplizierende Koronararterienthrombose sich ein transmuraler Infarkt (s. u.) herausbildet (Abb. 14). Der subtotale Infarkt entsteht also zeitlich wie örtlich nicht einheitlich, sondern es handelt sich bei ihm um ein fortschreitendes Geschehen. Da bei dieser Infarktform eine auslösende Thrombose nicht vorliegt und der primäre Stoffwechselschaden der Muskelzelle im Vordergrund steht, spricht man manchmal auch von metabolisch ausgelösten Infarkten.

4.3.2.2. Transmuraler Myokardinfarkt

Der transmurale Infarkt entspricht in seiner Pathogenese und seinem morphologischen Erscheinungsbild der klassischen Vorstellung vom Myokardinfarkt. Es ist das Resultat einer totalen Ischämie, die sich im Gefolge einer obturierenden Thrombose eines Herzkranzarterienastes entwickelt. Die Nekrose tritt auch hier entsprechend dem Versorgungsgebiet des verschlossenen Gefäßes ein. Der transmurale Infarkt zeichnet sich dadurch aus, daß er unizentrisch entsteht und daß von Anfang an Muskel- und Bindegewebszellen zugrunde gehen. In seiner Ausdehnung umfaßt er die Muskulatur vom Endokard bis zum Epikard. Erhalten bleibt ein schmaler subendokardialer Muskelstreifen, der eine transendokardiale Sauerstoffversorgung vom Herzlumen her erfährt. Auch subepikardial bleibt stets ein breiterer Muskelabschnitt erhalten, weil dieser über perikardiale Gefäße versorgt wird. Außerdem kann man beobachten, daß im engsten Umkreis von erhalten gebliebenen arteriellen Gefäßen in transmuralen Infarkten ein kleiner Muskelstreifen bestehen bleibt, weil auch hier die Sauerstoffversorgung gesichert ist. Der transmurale Infarkt entspricht dem vielfach untersuchten Ligaturmodell im Tierexperiment. Klinisch tritt hier das klassische Infarktbild in Erscheinung, das meist auch durch typische EKG-Veränderungen und einen Anstieg der Aminotransferasen gekennzeichnet ist.

4.3.2.3. Frühinfarkt

Der Frühinfarkt ist von besonderer Problematik auf Grund der Tatsache, daß er nicht selten die Ursache von Diskrepanzen zwischen klinischer und pathologisch-anatomischer Diagnose ist. Derartige Differenzen beruhen darauf, daß die Infarktdiagnose für den Pathomorphologen natürlich das Bestehen eines morphologischen Befundes voraussetzt. Dieser bedarf aber einer gewissen Manifestationszeit, ehe er sich mit den klassischen morphologischen Untersuchungsmethoden erkennen läßt. Klinisch können in der Frühphase der Schädigung u. U. bereits Störungen erfaßt werden, die z. T. noch reversiblen Charakter tragen, bzw. sie entsprechen dem bereits eingetretenen Tod der Muskelzelle, der sich morphologisch noch nicht manifestiert hat. Es bereitet morphologisch große Schwierigkeiten, den Zelltod zu erfassen bevor sich die Nekrose, in unserem Fall der Infarkt, herausgebildet hat [77]. Dies gilt vor allem für den Menschen. Unsere Kenntnisse über die morphologischen Veränderungen im pränekrotischen Stadium beruhen deshalb in erster Linie auf den Erfahrungen des Tierexperiments. Hier bietet sich die auch vielfach genutzte Möglichkeit, mit Hilfe der Elektronenmikroskopie und Histochemie, speziell der Enzymhistochemie, die frühen Veränderungen bei und nach einer Myokardischämie zu untersuchen.

Im Elektronenmikroskop sind die frühesten Veränderungen vor allem an den Mitochondrien zu beobachten. Dieselben sind als Folge einer Flüssigkeitsaufnahme vergrößert mit dem Bild der sphärischen Transformation. Frühzeitig tritt eine Erweiterung des sarkoplasmatischen Retikulums auf. Als Ausdruck der Faserdilatation rücken die Z-Streifen auseinander, die Verbindungen der Z-Streifen zum Sarkolemm lösen sich, und es bildet sich ein Kernödem aus. Schließlich erfolgt ein Zerfall der Zellmembran, und makromolekulare Bestandteile treten in das Interstitium über. Frühzeitig bildet sich ein interzelluläres und intrazelluläres Ödem mit einem Auseinanderweichen der Myofibrillen aus. Die Myofilamente zerfallen, wobei die dicken wesentlich widerstandsfähiger sind als die dünnen [29, 38, 39]. Diese Befunde sind aber zur Erkennung des Zelltodes in der Humanpathologie nicht verwendbar. Sie gleichen denen bei postmortaler Autolyse, die ebenfalls durch einen Sauerstoffmangel gekennzeichnet ist [78, 79]. Das gleiche gilt auch für enzymhistochemische Veränderungen, wie dem bereits nach einigen Minuten einsetzenden Verlust der histochemisch nachweisbaren Phosphorylase-Aktivität. Dieser Verlust tritt, wenn auch zeitlich verzögert, in gleicher Weise bei der postmortalen Autolyse auf (s. Lit. [78, 79, 80, 81]). Kössling und Mitarbeiter [99] stellen zu recht generell die Möglichkeit der enzymhistochemischen Charakterisierung des Herzinfarktes in Frage.

Als brauchbare Methode zur Erkennung ischämischer Frühschäden hat sich die Fluoreszenzmikroskopie erwiesen [101]. Mit ihrer Hilfe gelingt es bereits 1—2 Stunden nach Einsetzen eines ischämischen Schadens, denselben durch Grünfluoreszenz der toten Muskelzelle zu erfassen. Weiter hat sich die Anwendung der PTAH- (phophotunstic acid hematoxylin)-Frischschnittmethode als sehr brauchbar erwiesen [14]. Weitere Möglichkeiten werden in der Anwendung makroskopisch-histochemischer Methoden an Herzscheiben mit Hilfe von TTC oder NBT [96, 100, 129, 144] oder in dem Nachweis der Fuchsinophilie toter Muskelfasern [106, 139] gesehen. Sajkiewicz und Mitarbeiter [154] empfehlen die kombinierte Anwendung verschiedener Methoden.

Mit den üblichen lichtmikroskopischen Verfahren gelingt es erst nach 8—10 Stunden, die Infarktnekrose zur Darstellung zu bringen.

4.3.2.4. Myokardinfarktnekrose

Nach Ausbildung der eigentlichen Infarktnekrose ist die Struktur der Muskelzellen im Elektronenmikroskop weitgehend aufgehoben. Dabei fällt auf, daß neben völlig nekrotischen Muskelzellen solche liegen, die relativ geringgradig verändert sind. Worauf das zurückzuführen ist, muß vorerst offen bleiben. Es wird diskutiert, daß die Ischämie die Muskelzellen in einem unterschiedlichen Aktivitätszustand trifft. Histochemisch ist ein Aktivitätsverlust der meisten untersuchten Enzyme auffällig und fluoreszenzmikroskopisch ist bei der Verwendung von Akridinorange als Fluorochrom die Infarktnekrose durch eine Grünfluoreszenz gekennzeichnet. Lichtmikroskopisch sind die Veränderungen im Zentrum der Nekrose verhältnismäßig gering. Sie entsprechen denen bei Autolyse. Die deutlichsten Veränderungen sitzen im Infarktrandgebiet. Sie bestehen in einem Leukozytenwall, einer Verfettung von Leukozyten und geschädigten Muskelzellen sowie einem hämorrhagisch-hyperämischen Randbezirk, der auf dilatierte Kapillaren sowie auf Kapillarwandrupturen mit kleinen Hämorrhagien zurückzuführen ist. Infolge heterolytischer Einwirkungen entwickelt sich das morphologische Bild der Nekrose in der Randzone rascher als im Zentrum des Infarktes.

Auf Grund seiner Besonderheiten im Stoffwechsel (größere Fähigkeit zur anaeroben Glykolyse) erweist sich das Reizleitungssystem gegenüber der ischämischen Schädigung widerstandsfähiger als die Arbeitsmuskulatur [64, 66, 72].

4.3.2.5. Pathomechanismus des Zelltodes und der Nekroseentstehung bei Myokardischämie

Unter dem Gesichtspunkt einer Verhinderung des Herzinfarktes bzw. der Folgen der ischämischen Herzkrankheit und ihrer erfolgreichen Bekämpfung ist die Klärung des Pathomechanismus des Eintritts des Zelltodes unter diesen Bedingungen von besonderer Wichtigkeit. Es besteht kein Zweifel daran, daß ursächlich der Mangel an energiereichem Phosphat von entscheidender Bedeutung ist (ausführlicher s. S. 109). Dieser ist das Ergebnis des Sauerstoffmangels und des daraus resultierenden Unvermögens der oxydativen Phosphorylierung. Offen bleibt zuerst die Frage, welche Funktion der Zelle auf Grund des ATP-Mangels als erste irreversibel geschädigt wird und somit den qualitativen Sprung von „noch lebend" zu „schon tot" bedeutet. Folgende Möglichkeiten sind denkbar:

- Schädigung der Mitochondrien und der in ihnen lokalisierten entscheidenden Mechanismen des oxydativen Stoffwechsels.
- Beeinträchtigung der Membranfunktion der Muskelzelle und damit Aufhebung des Ungleichgewichts zwischen Zellinnerem und Zelläußerem.
- Aufhebung der Funktion der K/Na-Pumpe und damit der Erregbarkeit der Muskelzelle.
- Störung der elektromechanischen Kopplung mit Aufhebung des Ca-Transportmechanismus als wesentliche Voraussetzung für die Muskelkontraktion

oder

- Beeinträchtigung der Kernfunktion in Beziehung zu ihrer zentralen Stellung bei der Regulation der eiweißsynthetisierenden Prozesse in der Zelle [19, 83, 97] (Abb. 15).

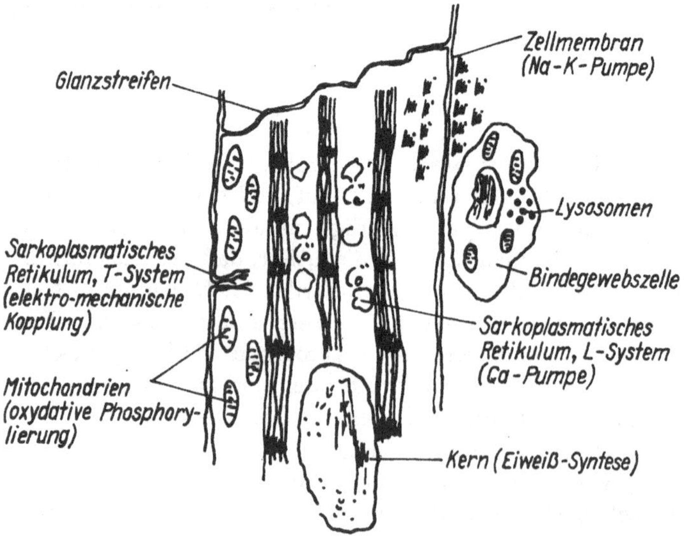

Abb. 15. Schematische Darstellung der Elementarfunktionen der Herzmuskelzelle als möglichem Angriffspunkt für die Irreversibilität des ischämischen Herzschadens

Möglicherweise läßt sich die Frage nach dem primum movens gegenwärtig noch gar nicht beantworten, da die Elementarfunktionen der Zelle so miteinander vermascht sind, daß die Beeinträchtigung der einen unmittelbar die Schädigung der anderen nach sich zieht. Wohl abzulehnen ist die Auffassung von M. v. ARDENNE [2, 3], daß der zu beobachtende Abfall des pH-Wertes infolge der anaeroben Glykolyse mit Aktivierung lysosomaler Enzyme den Tod der Muskelzellen hervorruft (lysosomale Zytolyse-Kettenreaktion). HIBBS und Mitarbeiter [86] sowie RICCIUTTI [147, 148] betonen auf Grund ihrer experimentellen Befunde die Möglichkeit der Bedeutung der Lysosomen für den Eintritt des Zelltodes. Alle bisherigen Ergebnisse sprechen u. E. aber gegen die auslösende Wirkung einer solchen lysosomalen Zytolyse-Kettenreaktion für den Eintritt des Zelltodes. Vielmehr überwiegt die begründete Vorstellung, daß die Lysosomen und ihre Enzyme nur eine Rolle bei der Herausbildung der Nekrose und nicht als Ursache des Eintritts des Zelltodes spielen [20].

4.3.2.6. Ausheilungsphase

Das Myokard ist nur zu geringen regeneratorischen Leistungen befähigt. Das bedeutet, daß ein Infarkt unter keinen Umständen mit einer Restitutio ad integrum ausheilen kann. In jedem Fall ist der Endzustand einer irreversiblen ischämischen Schädigung eine Defektheilung. Der Prozeß beginnt mit einer Wucherung von Fibroblasten, Aussprossung von Kapillaren und der Bildung kollagener Fasern, so daß über ein zell- und gefäßreiches aber faserarmes Gewebe, dann zell- und gefäß- sowie aber faserreiches Granulationsgewebe sich schließlich die kollagenfaserreiche Narbe ausbildet [18, 85, 110, 171]. Die Granulationsgewebsbildung nimmt ihren Ausgangspunkt von erhaltenen Bindegewebsarealen. Das sind beim transmuralen Infarkt vor allem die subendokardialen und subepikardialen Abschnitte und das in der Nekrose perivasal gelegene Bindegewebe [3a]. Außerdem beginnen die Organisationsvorgänge von den Randgebieten des Infarktes [110]. Es fällt auf, daß die Granulationsgewebsbildung der subepikardialen Abschnitte ein stärkeres Ausmaß erreicht als die der subendokardialen. Dies hängt möglicherweise mit der bereits erwähnten unterschiedlichen Durchblutung zusammen (s. S. 78). Wie gezeigt wurde (s. S. 88) ist der Anteil des erhaltenen Bindegewebes beim subtotalen Infarkt auf Grund seiner Entstehungsweise größer als beim transmuralen Infarkt. Dies führt zu einem raschen Ablauf der Vernarbungsvorgänge. Beim transmuralen Infarkt gehen demgegenüber im Nekrosegebiet alle Bindegewebszellen zugrunde, was sich auf die Geschwindigkeit des Vernarbungsprozesses im negativen Sinne auswirken muß. Beim transmuralen Infarkt kann man damit rechnen, daß die Granulationsgewebsbildung nach 6 Wochen abgeschlossen ist [110]. Nach SAVELEV [158] spielt auch eine Rolle, inwieweit das Lymphgefäßsystem erhalten ist. Bei seiner Intaktheit laufen die Resorptions- und damit Ausheilungsvorgänge schneller ab. Neben der Vernarbung des eigentlichen Infarktgebietes erfolgt bei der ischämischen Herzkrankheit auch eine Zunahme des bindegewebigen Stromas im Gesamtmyokard [17, 171], die als Ergebnis der chronisch bestehenden Koronarinsuffizienz aufgefaßt wird.

4.3.2.7. Hämorrhagischer Myokardinfarkt

Wie bereits erwähnt, handelt es sich beim Herzinfarkt in der Regel um einen anämischen Infarkt; jedoch können auch hämorrhagische Infarkte vorkommen. Dieser wurde vor allem in letzter Zeit beschrieben. Es wird angenommen, daß bei seiner Entstehung die moderne thrombolytische Therapie mit Streptokinase eine Rolle spielt [159]. Außerdem wird das Bild eines hämorrhagischen Herzinfarktes beim Menschen wie im Tierexperiment als Folge der seltenen Thrombose der Koronarvenen beschrieben [103, 153].

4.3.3. Plötzlicher Herztod bei ischämischer Herzkrankheit

Eine wichtige Komplikation der ischämischen Herzkrankheit ist das akute Herzversagen, das klinisch häufig als Herzinfarkt diagnostiziert wird.
Auffällig ist der verhältnismäßig geringe Anteil von Koronararterienthromben bei akutem Herztod [119]. Nach SPAIN und Mitarbeiter [173] soll der akute Herztod vorallem dann eintreten, wenn die vorhandenen Anastomosen nicht größer als 40 μm im

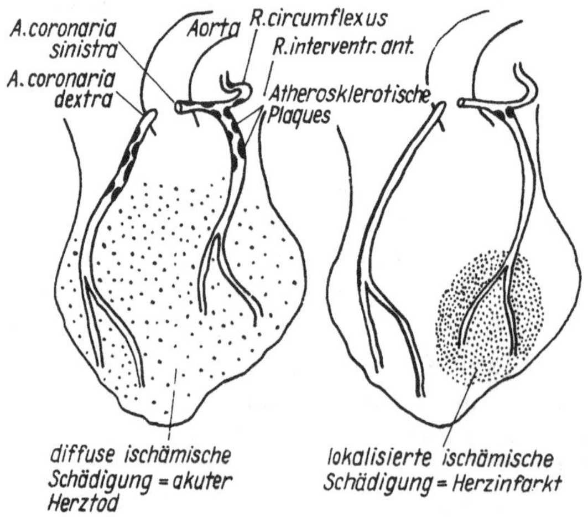

Abb. 16. Schematische Darstellung der pathogenetischen Beziehungen und Grundlagen des akuten Herztodes und des nicht thrombotisch bedingten Herzinfarktes

Durchmesser sind. Auf die Bedeutung des akuten Intimaödems und der fibrinoiden Verquellung beim akuten Herztod verweist MEESSEN [114]. Wie eigene Erfahrungen zeigen, besteht in den meisten Fällen eine hochgradige Einengung aller Koronararterienäste. Auf Grund letzterer Beobachtung und einer gleichzeitig bestehenden Herzmuskelhypertrophie (s. S. 88) wird auf die Bemerkungen zur Adaptation verwiesen. Es ist auffällig, daß in der Mehrzahl der akuten Herztodesfälle bei ischämischer Herzkrankheit keine Hinweise für einen alten oder frischen Myokardinfarkt bestehen, vorausgesetzt, daß die Abgrenzung gegenüber dem akuten Herztod bei Herzinfarkt korrekt vorgenommen wird.
Das akute Herzversagen ist so zu verstehen, daß die eine akute Ischämie auslösenden Risikofaktoren auf einen Herzmuskel treffen, bei dem die Koronarreserve aller Herzkranzarterienäste infolge einer Koronaratherosklerose eingeschränkt ist. Damit wirkt sich der metabolische Schaden nicht nur an einem umschriebenen Abschnitt des Myokards aus, sondern er manifestiert sich am Myokard insgesamt (Abb. 16). Ein solcher Zustand ist mit der Herzfunktion nicht vereinbar und das Organ versagt plötzlich. Bei diesem akuten Herztod mit einer ischämischen Störung des gesamten Myokards reichen die wenigen Sekunden oder Minuten des Überlebens nicht aus, um zu morphologisch erkennbaren Veränderungen zu führen. Auch Zeichen früherer ischämischer Krisen sind infolge der abgelaufenen adaptativen Prozesse an der Muskelzelle (s. S. 85) häufig nicht nachweisbar.

4.3.4. Komplikationen und Ausgang des Myokardinfarktes

Unter den Folgen des Herzinfarktes (Tab. 11) müssen jene herausgehoben werden, die unmittelbar mit dem akuten Infarktgeschehen im Zusammenhang stehen.

Tabelle 11

Folgen und Komplikationen des Herzinfarktes

Akuter Herztod in der Frühphase der ischämischen Schädigung		Kardiogener Schock Dyssynergie
Akuter Herztod nach Manifestation des Herzinfarktes	Myomalazie	Wandruptur — Herzbeuteltamponade Abriß eines Papillarmuskels akuter Ventrikelseptumdefekt
	wandständige Thrombose des Endokards	Embolie einer Koronararterie oder anderer Organarterien
Chronisches Herzwandaneurysma	wandständige Thrombose des Endokards	Embolie einer Koronararterie oder anderer Organarterien
Infarktrezidiv		Progredienz der ischämischen Herzerkrankung

4.3.5. Kardiogener Schock

Der kardiogene Schock ist die schwerwiegendste Folge des Infarktes, an der die meisten Patienten in der Frühphase des Infarktes versterben (s. S. 629). Dieser kardiogene Schock steht nicht in Beziehung zur Größe des Infarktes [102], wobei allerdings PAGE und Mitarbeiter [130] eine gegenteilige Meinung vertreten. Neben den insgesamt für den kardiogenen Schock charakteristischen Veränderungen (s. S. 633) kommt es auch am Myokard zu morphologischen Befunden [156]. Diese Veränderungen am Myokard sind auf ein Absinken des Perfusionsdruckes zurückzuführen [130].

4.3.6. Herzruptur

In verhältnismäßig wenigen Fällen kommt es zur Herzruptur. Die Häufigkeit dieses Ereignisses beträgt 5—9% [175]. Die Ruptur kann das Ventrikelseptum, einen Papillarmuskel oder die Herzkammerwand (meist die Vorderwand des linken Ventrikels) betreffen, was das häufigste ist. Im ersteren Fall entsteht ein akuter Ventrikelsemptumdefekt. Dieser führt zu einem akuten Herzversagen als Ergebnis der Überlastung des rechten Ventrikels infolge des plötzlich auftretenden Links-Rechts-Shunts. Auch die Ruptur eines Papillarmuskels hat die gleiche Folge, da eine akute und deshalb nicht kompensierbare Insuffizienz des Klappenapparates eintritt. Die Herzwandruptur bewirkt eine Herzbeuteltamponade, d. h. den plötzlichen Austritt von Blut in den Herzbeutel. Infolge der Unfähigkeit des Herzbeutels sich auszudehnen, erfolgt ein Druckanstieg mit Abklemmung der großen in den Herzbeutel eintretenden Venen. Der Ruptur liegt eine Kolliquationsnekrose zugrunde im Gegensatz zu der sonst am Herzen üblichen Koagulationsnekrose. Sie erfolgt meist innerhalb der ersten Woche nach dem Infarktereignis. Weiteres über die Herzwandruptur s. S. 677.

4.3.7. Endokarditis und Perikarditis epistenocardica

Endokarditis und Perikarditis epistenocardica sind eine häufige Begleiterscheinung besonders des transmuralen Herzinfarktes (s. auch S. 654). Die Perikarditis, meist von fibrinösem oder fibrinös-hämorrhagischem Charakter, heilt entweder völlig aus, oder sie kann zu einem sogenannten Sehnenfleck (narbige Verdickung des Epikards) oder zu einer narbigen Obliteration des Herzbeutels führen. Die Endokarditis parietalis, die sich am Endokard über dem Infarkt ausbildet, ist für sich genommen bedeutungslos. Jedoch kann sie die Basis für wandständige Thromben auf dem Endokard darstellen, die ihrerseits Ausgangspunkt für Embolien sein können.

4.3.8. Chronisches Herzwandaneurysma

Bei einem ausgedehnten transmuralen Infarkt bildet sich im Verlauf der bindegewebigen Organisation unter dem Einfluß des intrakardialen Drucks nicht selten ein chronisches Herzwandaneurysma aus.

Das chronische Aneurysma wird häufig durch wandständige Thromben auf dem Endokard kompliziert. Ähnlich wie bei der Endokarditis epistenocardica können sie eine wichtige Komplikation darstellen, als von ihnen ausgehend sich Emboli lösen können, die zu einem Verschluß wichtiger Körperarterien führen wie einer A. mesenterialis, femoralis, coronaria oder einer Hirnbasisarterie. Letzteres Ereignis imponiert klinisch als Apoplexie, hinter der sich somit nicht selten ein nicht erkannter früher Herzinfarkt verbirgt.

4.4. Morphologisches Erscheinungsbild und Pathogenese der ischämischen Herzkrankheit

Aus den Ausführungen zur Pathogenese und den geschilderten morphologischen Erscheinungsformen der ischämischen Herzkrankheit geht hervor, daß es sich bei ihnen um ein nosologisch einheitliches Krankheitsbild handelt (Abb. 17).

Die zahlreichen Untersuchungen bestätigen die bereits von Saphir und Mitarbeitern [157] getroffene Aussage, daß Infarkte auch ohne Kranzarterienverschluß entstehen können, eine Differenzierung, die klinisch damals wie heute noch nicht zu treffen ist [82, 157]. Auch Autoren wie Friedberg und Mitarbeiter [57], Horn und Mitarbeiter [91], Liebow und Mitarbeiter [109] sowie Hackel und Mitarbeiter [71] betonen, daß allein das Vorhandensein einer stenosierenden Koronaratherosklerose ausreicht, um zu einem Infarkt zu führen. Dem entspricht der Befund, daß nur in etwa 50% der Infarktfälle eine Thrombose nachweisbar ist [50]. Aus zahlreichen Ergebnissen geht hervor, daß der transmurale Infarkt an das Vorhandensein einer Koronararterienthrombose gebunden ist, während der subtotale Infarkt überwiegend nicht thrombotischer Genese ist [8, 47, 63, 87, 111, 117, 131, 132, 149, 168, 177, 184]. Die unterschiedlichen und sich widersprechenden Angaben über die Thrombosehäufigkeit beim Infarkt sind darauf zurückzuführen, daß von der Mehrzahl der Autoren eine Trennung der verschiedenen Formen der ischämischen Herzkrankheit nicht vorgenommen wurde. Die Ergebnisse von Hort und Mitarbeiter [70], Haarhoff [69] sowie Sinapius [169], zeigen, daß die Thrombosehäufigkeit bei transmuralem Infarkt nahezu 100% beträgt, während sie beim subtotalen Infarkt wesentlich geringer ist. Aber die Thrombose muß nicht in jedem

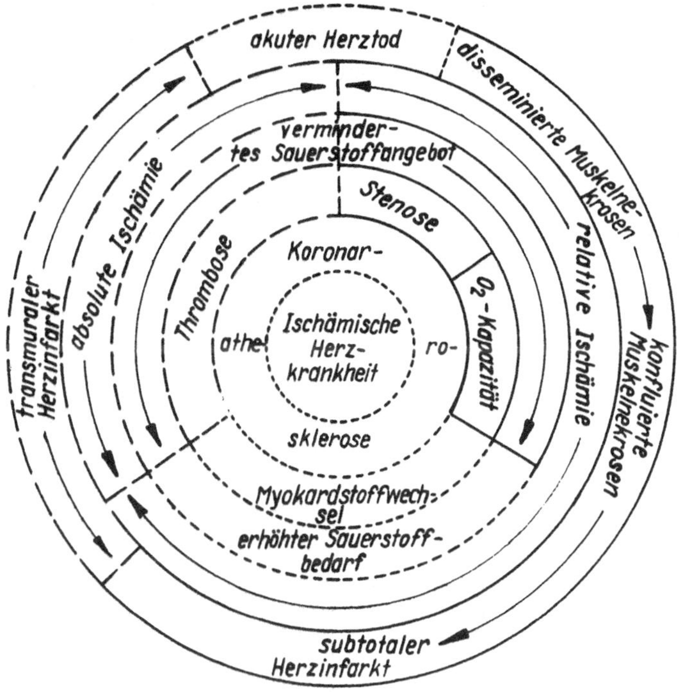

Abb. 17. Verlaufsformen der ischämischen Herzkrankheit

Fall als das primäre Ereignis angesehen werden, denn es ist vorstellbar, daß sich aus dem subtotalen Infarkt erst sekundär über die Thrombose ein transmuraler Infarkt ausbildet [82]. Die Entstehung eines subtotalen Infarktes ist nur an das Vorhandensein einer Koronaratherosklerose gebunden, wobei die Einwirkung von Risokofaktoren, die entweder den Sauerstoffbedarf erhöhen, das Sauerstoffangebot senken oder zu einer anderweitigen Störung des Myokardstoffwechsels führen, die latente Koronarinsuffizienz in eine manifeste übergehen läßt [54, 65, 76, 82, 98, 125, 137, 141, 143]. Der Ansicht von Baroldi [10], der sogar die Bedeutung der Koronaratherosklerose für die Entstehung eines Herzinfarktes anzweifelt, kann man sich nicht anschließen. Inwieweit Störungen der Mikrozirkulation bei der Entstehung eines Infarktes bedeutsam sind, ist vorerst noch ein offenes Problem [11, 55]; als komplizierenden Faktor wird man ihnen sicher mehr Aufmerksamkeit als bisher schenken müssen.

4.5. Zusammenfassung

Ausgehend von der Definition der ischämischen Herzkrankheit als der metabolischen, strukturellen und funktionellen Folge einer verminderten Durchblutung des Myokards wird diese als eine nosologische Einheit angesehen, die uns in verschiedenen Erscheinungsformen entgegentritt. Bei diesem handelt es sich unter der Beachtung morphologischer Gesichtspunkte um disseminierte Herzmuskelnekrosen, den subtotalen und transmuralen Herzinfarkt sowie den akuten Herztod bei ischämischer Herzkrankheit (Abb. 18). Als wesentlicher Faktor für die Entstehung der ischämischen Herzkrankheit wird die Bedeutung der Koronaratherosklerose hervorgehoben. Diese muß jedoch nicht in jedem Fall zum klinischen und morphologischen Bild der ischämischen Herzkrankheit führen, ist aber die Grundvoraussetzung für ihre Entstehung. Sie stellt den disponierenden und lokalisierenden Faktor dar. Bei der Auslösung der unterschiedlichen Erscheinungsformen der ischämischen Herzkrankheit sind die verschiedenen koronarogenen Komplikationen als primäre koronarogene Ursachen wie das Intimaödem, der Intimariß, die Intimablutung und vor allem die Koronararterienthrombose, von den sekundär koronarogenen Ursachen wie Veränderungen des Perfusionsdruckes oder der Sauerstoffkapazität und -effektivität sowie myokardialen Stoffwechselstörungen abzugrenzen. Die disseminierten Muskelnekrosen sind das Ergebnis einer relativen Koronarinsuffizienz mit

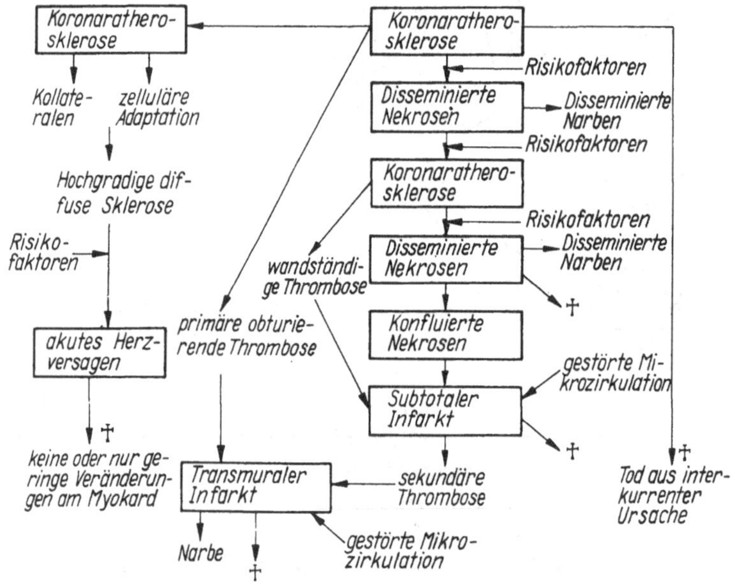

Abb. 18. Die ischämische Herzkrankheit als nosologische Einheit mit ihren verschiedenen morphologischen Erscheinungsformen

Untergang der Muskelzellen. Bei entsprechender Intensität und Dauer des ischämieauslösenden Reizes erfolgt der schrittweise Übergang zum subtotalen Infarkt, der definitionsgemäß durch eine zusätzliche Nekrose der Bindegewebszellen gekennzeichnet ist. Vom subtotalen Infarkt ist der transmurale abzugrenzen, der thrombotischer Genese ist. Der akute Herztod bei ischämischer Herzkrankheit wird als das negative Ergebnis einer Konkurrenz zwischen adaptiven Mechanismen und den die akute Ischämie auslösenden Risikofaktoren angesehen. Bei den Komplikationen des Herzinfarktes wird zwischen denen der akuten Phase unterschieden, die den akuten Herztod bei Herzinfarkt infolge kardiogenen Schocks betreffen und denen, die die späteren Phasen betreffen, wobei Herzruptur, chronisches Herzwandaneurysma und das Rezidiv als die wichtigsten zu nennen sind. Abschließend erfolgt eine Gegenüberstellung der wesentlichen morphologischen Erscheinungsformen und ihrer pathogenetischen Mechanismen.

4.6. Literatur

[1] Amon, H.: Untersuchungen an 100 Coronarsklerotikerherzen über Lokalisation und Ausprägung der sklerotischen Arterienveränderungen. Verh. dt. Ges. Path. **41** (1957) 131

[2] Ardenne, M. v.; Kern, B.: Der Herzinfarkt als Folge der lysosomalen Zytolyse-Kettenreaktion. Dt. Ges.wesen **26** (1971) 1769

[3] Ardenne, M. v.; Reitnauer, P. G.; Rohde, K.: Zum pH-Verhalten des Myokards und seiner Bedeutung für Herzinfarkt und Krebs-Mehrschritt-Therapie. Wien. klin. Wschr. **84** (1972) 47

[3a] Arutjunov, V. D. i A. V. Smol'jannikov: K voprosu o vaskuljarizacii infarktov i rubcov miokarda. Zur Frage der Vaskularisation von Infarkten und Narben des Myokard. Arch. pat. (Moskau) **23** H. 7 (1961) 20

[4] Aufdermaur, M.: Coronarthrombose bei Kranzarterienrissen durch physische und psychische Belastung. Schweiz. Med. Wschr. **82** (1952) 1086

[5] Badeer, H. S.: Pathogenesis of cardiac hypertrophy in coronary atherosclerosis and myocardial infarction. Amer. Heart J. **84** (1972) 256

[6] Baird, R. J.; Manktelow, R. T.; Shah, P. A.; Ameli, F. M.: Intramyocardial pressure. J. Thorac. cardiovasc. Surg. **59** (1970) 810

[7] Barbasova, Z. I.: Dinamiką povysenija rezistentnosti organizma i adaptivnych reakcij na kletocnom urovne v processe adaptacii k gipoksii. Die Dynamik der Erhöhung der Resistenz des Organismus und der adaptiven Reaktionen auf zellulärer Ebene im Prozeß der Adaptation an eine Hypoxie. Uspech. Fiz. nauk. **1/3** (1970) 70

[8] Barmeyer, I.; Reindell, H.: Untersuchungen über die Kausalität der Koronarthrombose beim Herzinfarkt. Z. Kreisl.forschg. **59** (1970) 219

[9] Baroldi, G.: Lack of correlation between coronary thrombosis and myocardial infarction or sudden "Coronary" heart death. Ann. N. Y. Acad. Sci. **156** (1969) 504

[10] Baroldi, G.: Human myocardial infarction: Coronarogenic or noncoronarogenic coagulation necrosis? In Myocardiology ed. by E. Bajusz and G. Rona München/Berlin/Wien 1972, S. 399–413

[11] Baroldi, G.; Manion, W. C.: Microcirculatory disturbances and human myocardial infarction. Amer. Heart J. **74** (1967) 173

[12] Barrie, H. J.; Urback, P. G.: The cellular changes in myocardial infarction. Canad. med. Assoc. J. **77** (1957) 100

[13] Bassenge, E.; Schott, A.; Walter, P.; Doutheil, U.: Energiereiche Phosphate in verschiedenen Schichten des Myokards bei Unterperfusion des Coronarsystems. Pflügers Arch. **300** (1968) R 54

[14] Bausdorf, B.; Sajkiewicz, K.: Methoden zur Erfassung frischer Myokardnekrosen am Gewebsschnitt 4. Tagung der Gesellschaft für Pathologie der DDR in Potsdam vom 1. bis 3. 12. 1972

[15] Bayer, O.: Kranzaderverschluß nach Unfall. Z. Kreisl.forschg. **35** (1943) 12

[16] Beadenkopf, W. G.; Daoud, A.; Marks, R. U.; Kinch, S. H.: Epidemiology and pathology of coronary artery disease: I. Method of study. J. Chron. Dis. **12** (1960) 504

[17] Bergmann, W.: Der Bindegewebsgehalt im Herzmuskel des Menschen bei akutem und chronischem Myokardinfarkt. Arch. Kreisl.forschg. **56** (1968) 106

[18] Bing, R. J.: Reparative precesses in heart muscle following myocardial infarction. Cardiology **56** (1971/72) 324

[19] Brachfeld, N.: The pathogenesis of myocardial cell death. In Myocardiology ed. by E. Bajusz and G. Rona, Urban & Schwarzenberg, München/Berlin/Wien 1972, S. 59–70

[20] Braselmann, H.; Hecht, A.; David, H.: pH und Lysosomen im ischämischen Myokard (Ein Diskussionsbeitrag zur Infarkthypothese von M. v. Ardenne) Dt. Ges.wesen **28** (1973) 1942

[21] Bredt, H.: Über die Sonderstellung der tödlichen jugendlichen Coronarsklerose und die gewebliche Grundlage der akuten Coronarinsuffizienz. Beitr. Path. **110** (1949) 295
[22] Bretschneider, H. J.: Aktuelle Probleme der Koronardurchblutung und des Myokardstoffwechsels. Regensburger ärztl. Fortbildg. **15** (1967) 1
[23] Büchner, F.: Die Rolle des Herzmuskels bei der Angina pectoris. Beitr. path. Anat. **89** (1932) 644
[24] Büchner, F.: Die Koronarinsuffizienz. Theodor Steinkopff-Verlag, Dresden und Leipzig 1939
[25] Büchner, F.: Die Koronarinsuffizienz. Hippokrates **37** (1966) 709
[26] Büchner, F.: Die Koronarinsuffizienz in alter und neuer Sicht. In forum cardiologicum, Mannheim 1970
[27] Büchner, F.; Weber, A.; Haager, B.: Koronarinfarkt und Koronarinsuffizienz. Georg Thieme Verlag, Leipzig 1935
[28] Büchner, F.; Reindell, H.; Klepzig, H.; Weyland, R.: Vergleichende elektrokardiographische und morphologische Untersuchungen unter besonderer Berücksichtigung der Brustwandableitungen. Verh. dt. Ges. Kreisl.forschg. **18** (1952) 141
[29] Büchner, F.; Onishi, S.: Der Herzmuskel bei akuter Koronarinsuffizienz im elektronenmikroskopischen Bild. Urban & Schwarzenberg, München/Berlin/Wien 1968
[30] Cannon, P. J.; Dell, R. B.; Dwyer, E. M.: Regional myocardial perfusion rates in patients with coronary artery disease. J. Clin. Invest. **51** (1972) 978
[31] Chapman, I.: Morphogenesis of occluding coronary artery thrombosis. Arch. Path. **80** (1965) 265
[32] Chapman, I.: Coronary artery thrombosis as the cause of myocardial infarction. Geriatrics **25** (1970) 88
[33] Connoly, E. P.; Littmann, D.: Coronary arteriosclerosis and myocardial hypertrophy. New Engl. J. Med. **245** (1951) 753
[34] Connor, R. C. R.: Myocardial damage secondary to brain lesions. Amer. Heart J. **78** (1969) 145
[35] Connor, R. C. R.: Fuchsinophilic degeneration of myocardium in patients with intracardial lesions. Brit. Heart J. **32** (1970) 81
[36] Constantinides, P.: Plaque fissures in human coronary thrombosis. Fed. Proc. **23** (1964) 443
[37] Daoud, A. S.; Florentin, R. A.; Goodale, F.: Diffuse coronary arteriosclerosis versus isolated plaques in the etiology of myocardial infarction. **14** (1964) 69
[38] deGasperis, C.; Miani, A.; Donatelli, R.: Ultrastructural changes in human myocardium associated with ischemic arrest. J. Molec. Cell. Cardiol. **1** (1970) 169
[39] de la Iglesia, F. A.; Lumb, G.: Ultrastructural and circulatory alterations of the myocardium in experimental coronary artery narrowing. Lab. Invest. **27** (1972) 17
[40] di Biasi, W.: Unfall und Coronarthrombose. Zbl. Path. **100** (1959/60) 279
[41] Doerr, W.: Pathologie der Koronargefäße. Wiener klin. Wschr. **84** (1972) 513
[42] Dotzauer, G.: Die Bedeutung des Herzinfarktes in der Unfallversicherung. Hefte Unfallhlkd. **75** (1963) 23
[43] Dotzauer, G.; Naeve, W.: Statistische Erhebungen über den Panoramawandel des akuten Herztodes. Dt. Z. gerichtl. Med. **45** (1956) 30
[44] Dotzauer, G.; Naeve, G.: Weitere signifikante Zunahme der Koronarthrombose. Untersuchungen an Männern und Frauen nach plötzlichen unerwarteten Todesfällen. Dt. med. Wschr. **84** (1959) 1237, 1948
[45] Drury, R. A. B.: The roll of intimal haemorrhage in coronary occlusion. J. Path. Bact. **67** (1954) 207
[46] Edwards, J. C.; Burnsides, C.; Swarm, R. L.; Lansing, A. I.: Arteriosclerosis in the intramural and extramural portions of coronary arteries in the human heart. Circulation **13** (1956) 235

[47] EDWARDS, J. E.: Correlations in coronary arterial disease. Bull. N. Y. Acad. Med. **33** (1957) 199

[48] EHRLICH, J. C.; SHINOHARA, Y.: Low incidence of coronary thrombosis im myocardial infarction. Arch. Path. **78** (1964) 432

[49] ELLIS, L. B.; ALLISON, R. B.; RODRIGUEZ, F. L.; ROBBINS, S. L.: Relation of the degree of coronary artery disease and of myocardial infarctions to cardiac hypertrophy and chronic congestive heart failure. New Engl. J. Med. **266** (1962) 525

[50] EMMRICH, P.: Koronarthrombosen beim Myokardinfarkt und bei der akuten Koronarinsuffizienz. Münch. Med. Wschr. **107** (1965) 2532

[51] EMMRICH, P.: Untersuchungen über den zeitlichen Zusammenhang zwischen Koronarthrombose und Myokardinfarkt. Z. ges. Inn. Med. **25** (1970) 10

[52] EMMRICH, P.: Pathologisch-anatomische Beobachtungen zum Zusammenhang zwischen Myokardinfarkt, Koronarthrombose und akutem Herztod. Z. ges. Inn. Med. **25** (1970) 251

[53] EPPING, H.: Untersuchungen über Herzmuskelveränderungen bei chronischer und akuter Überlastung des rechten Ventrikels. Arch. Kreisl.forschg. **6** (1940) 109

[54] FLECKENSTEIN, A.: Pathophysiologische Kausalfaktoren bei Myokardnekrose und Infarkt. Wien. Z. Inn. Med. **52** (1971) 133

[55] FLOHR, H.; FELIX, R.; HAHN, N.: Myocardial microcirculation in experimental infarction. Proc. of the 6th European Conference on microcirculation, Aalberg 1970. Editors: J. DITZEL (Aalborg); D. H. LEWIS (Gothenburg), 1971, S. 277–281

[56] FRANZ, G.: Eine seltene Form von toxischer Myokardschädigung. Virchows Arch. path. Anat. **298** (1937) 743

[57] FRIEDBERG, CH. K.; HORN, H.: Acute myocardial infarction not due to coronary artery occlusion J. Amer. med. Assoc. **112** (1939) 1675

[58] FRIEDBERG, J.: Anatomische Untersuchungen des Herzmuskels bei Fettembolie. Dt. Z. Chir. **255** (1942) 239

[59] FRIEDMAN, M.; VAN DEN BOVENKAMP, G.: The pathogenesis of coronary intramural haemorrhages. Brit. J. exp. Path. **47** (1966) 347

[60] FRIEDMAN, M.; VAN DEN BOVENKAMP, G. J.: The pathogenesis of a coronary thrombus. Amer. J. Path. **48** (1966) 19

[61] FROBOESE, C.: „Erschöpfungsnekrosen" des Herzmuskels. Beitr. path. Anat. **95** (1935) 496

[62] FULTON, M.; JULIAN, D. G.; OLIVER, M. F.: Sudden death and myocardial infarction. Circulation **40** (Suppl. **IV**.) (1969) 182

[63] FULTON, W. F. M.: Chronic generalized myocardial ischemia with advanced coronary artery disease. Brit. Heart J. **18** (1956) 341

[64] GOLUBEVA, E. L.: Izmenenija provodjascej sistemy serca pri koronarogennych i nekoronarogennych porazenijach miokarda. Veränderungen am Reizleitungssystem des Herzens bei koronarogener und nicht koronarogener Schädigung des Myokards. Arch. path. (Moskau) **31** H. 11 (1969) 45

[65] GORISONTOV, P. D.: Novye aspekty patogeneza i etologii infarktov ili nekrozov miokarda. Neue Gesichtspunkte der Pathogenese und Ätiologie von Infarkten und Myokardnekrosen. Arch. pat. (Moskau) **23** H. 8 (1961) 3

[66] GORNAK, A. K.: Histochemische Untersuchungen am Reizleitungssystem des Herzens unter normalen und verschiedenen pathologischen Bedingungen. Exp. Path. **4** (1970) 155

[67] GREGG, D. E.: Relationship between coronary flow and metabolic changes. Cardiology **56** (1971/72) 291

[68] GRIGGS, D. M.; TSCHOKOEV, V. V.; CHEN, C. C.: Transmural differences in ventricular substrate levels due to coronary constriction. Amer. J. Physiol. **222** (1972) 705

[69] HAARHOFF, K.: Koronarsklerose, Hypertonie, Myokardinfarkt (Statistische Untersuchungen der Jahre 1953 und 1964). Beitr. path. Anat. **139** (1969) 170

[70] HORT, W.; JUST, H.; FISCHER, K.; LÜTH, G.: Infarktmuster in menschlichen Herzen. Virchows Arch. Path. Anat. **345** (1968) 45

[71] HACKEL, D. B.; ESTES, E. H.; WALSTON, A.; KOFF, S.; DAY, E.: Some problems concerning coronary artery occlusion and acute myocardial infarction. Circulation **40** (Suppl. IV) (1969) 31

[72] HACKEL, D. B.; WAGNER, G.; RARLIFF, N. B.; CIES, A.; ESTES, E. H.: Anatomic studies of the cardiac conduction system in acute myocardial infarction. Amer. Heart J. **83** (1972) 77

[72a] HADDY, F. J.: Physiology and pharmacology of the coronary circulation and myocardium, particulary in relation to coronary artery disease. Amer. J. Med. **47** (1969) S. 274–286

[73] HARLAND, W. A.; HOLBURN, A. M.: Coronary thrombosis and myocardial infarction. Lancet **II** (1966) 1158

[74] HAUSS, W. H.: Pathogenese der Coronarsklerose und des Herzinfarktes. Verh. dt. Ges. Inn. Med. **59** (1963) 554

[75] HAUSS, W. H.; GERLACH, U.; JUNGE-HÜLSING, G.; THEMANN, H.; WIRTH, W.: Studies on the "nonspecific mesenchymal reaction" and the "transit zone" in myocardial lesions and atherosclerosis. Ann. N. Y. Acad. Sci. **156** (1969) 207

[76] HECHT, A.: Zur Pathogenese des Herzinfarktes. Z. ges. Inn. Med. **22** (1967) 353

[77] HECHT, A.: Zur Pathohistochemie enzymatischer Befunde als Ausdruck reversibler und irreversibler Störungen des Zellmetabolismus und über ihre Beziehungen zum örtlichen Gewebstod. Dt. Ges.wesen **23** (1968) 77

[78] HECHT, A.: Fermenthistochemische Frühveränderungen und ihr Aussagewert beim Herzinfarkt. Dt. Ges.wesen **24** (1969) 1514

[79] HECHT, A.: Zur Spezifität fermenthistochemischer und elektronenmikroskopischer Reaktionen des Herzmuskels als Antwort auf pathogene Reize. Z. ges. Inn. Med. **24** (1969)/97

[80] HECHT, A.: Einführung in experimentelle Grundlagen moderner Herzmuskelpathologie. VEB Gustav Fischer Verlag, Jena 1970

[81] HECHT, A.: Enzyme histochemistry of heart muscle in normal and pathologic conditions. Meth. Achievm. exp. Path. **5** (1971) 384

[82] HECHT, A.: Moderne Aspekte der Pathogenese der ischämischen Herzerkrankung unter besonderer Berücksichtigung der Infarktdefinition und -theorie. Dt. Ges.wesen **27** (1972) 1302

[83] HECHT, A.: Zur Adaptation der Muskelzelle an einen Belastungsreiz und den Möglichkeiten ihrer Trainierbarkeit. Med. u. Sport **12** (1972) 358

[84] HECHT, A.; GUSKI, H.; KUNDE, D.; WILFERT, K.; TONTSCHEV, G.: Morphologische Befunde an Koronararterien und Myokard des Kaninchens bei experimenteller Fütterungsatheromatose. Exp. Path. **7** (1972) 29

[85] HEGGTVEIT, H. A.: Morphologic alterations in the ischemic heart. Cardiology **56** (1971/72) 284

[86] HIBBS, R. G.; FERRANS, V. J.; WALSH, J. J.; BURCH, G. E.: Electron microscopic observations on lysosomes and related cytoplasmic components of normal and pathological cardiac muscle Anat. Rec. **153** (1965) 173

[87] HOLYOKE, J. B.: Coronary arteriosclerosis and myocardial infarction as studied by an injection technic. Arch. Path. **39** (1945) 268

[88] HOOD, W. B.: Pathophysiology of ischemic heart disease. Progı. Cardiovasc. Dis. **14** (1971) 297

[89] HORN, H.; DACK, S.; FRIEDBERG, CH. K.: Cardiac sequale of embolism of the pulmonary artery. Arch. Int. Med. **64** (1939) 296

[90] HORN, H.; FINKELSTEIN, L. E.: Arteriosclerosis of the coronary arteries and the mechanism of their occlusion. Amer. Heart J. **19** (1940) 655

[91] HORN, H.; FIELD, L. E.; DACK, S.; MASTER, A. M.: Acute coronary insufficiency: Pathological and physiological aspects. Amer. Heart J. **40** (1950) 63

[92] HORN, R. C.; FINE, G.: Types of coronary obstruction and their morphological characteristics in: The etiology of myoacrdial infarction. Little, Brown and Company, Boston, Mass. 1963, S. 229

[93] HOLLENBERG, M.: Effect of oxygen on growth of cultured myocardial cells. Circulation Res. **28** (1971) 148

[94] HOTES, C.; HORT, W.: Herzgewichte bei frischen und vernarbten Infarkten, bei Herzruptur und Herzwandaneurysma. Z. Kreisl.forschg. **57** (1968) 1040

[95] JAKOWLEW, N. N.: Die Bedeutung einer Störung der Homöostase für die Effektivität des Trainingsprozesses. Med. u. Sport **12** (1972) 367

[95a] JEPSON, R. P.; A. H. SLAVOTINEK a. J. E. GILLIGAN: Myocarditis and phaeochromocytoma. Austr. N. Z. J. Surg. **38** (1969) 324–328

[96] JESTÄDT, R.; SANDRITTER, W.: Erfahrungen mit TTC (Triphenyltetrazoliumchlorid) Reaktion bei der pathologisch-anatomischen Diagnose des frischen Herzinfarktes. Z. Kreislauf.-forschg. **48** (1959) 802

[97] KATZ, A. M.; HECHT, H. H.: The early „pump" failure of the ischemic heart. Amer. J. Med. **47** (1969) 497

[98] KIPSIDZE, N. N.: K voprosu o patogenesa infarkta miokarda. Zu Fragen der Pathogenese des Myokardinfarktes. Terap. Arch. (Moskau) **29** H. 7 (1957) 40

[99] KÖSSLING, F. K.; STELZIG, H. H.; WALTHER, G.: Frühdiagnose des Myokardinfarktes: Untersuchungen zur Autolyseresistenz histochemischer Nachweismethoden. Zbl. Path. **116** (1972) 155

[100] KOLIN, A.: Contribution to the problem of morphological evidence of hypoxic changes in the myocardium. Cardiologia **39** (1961) 114

[101] KORB, G.; KNORR, G.: Vergleichende licht- und fluorescencmikroskopische Untersuchungen frischer Herzmuskelschäden beim Menschen. Virchows Arch. path. Anat. **335** (1962) 159

[101a] KÜBLER, W.: Tierexperimentelle Untersuchungen zum Myokardstoffwechsel im Angina-pectoris-Anfall und beim Herzinfarkt. Biblio. Cardiol. 22 (1969)

[102] KURLAND, G. S.; WEINGARTEN, C.; PITT, B.: The relation between the location of coronary occlusions and the occurence of shock in acute myocardial infarction. Circulation **31** (1965) 646

[103] LAKE, B.: Cardiac vein thrombosis with myocardial hemorrhage. Amer. Heart J. **55** (1958) 157

[104] LEE, S. S.; WU, T. L.: The role of the mural coronary artery in prevention of coronary atherosclerosis. Arch. Path. **93** (1972) 32

[105] LEINASSAR, M.; NILES, N. R.: Massive occlusion of the main pulmonary artery and primary branches. Circulation **17** (1958) 60

[106] LIE, J. T.: Detection of early myocardial infarction by the acid fuchsin staining technic. Amer. J. clin. Path. **50** (1968) 317

[107] LIEBEGOTT, G.: Zur Morphologie der coronaren Durchblutungsstörungen. Verh. dt. Ges. inn. Med. **69** (1963) 651

[108] LIEBEGOTT, G.: Aktuelle morphologische Probleme bei Hypertonie. Therap. Berichte **36** (1964) 5

[109] LIEBOW, I. M.; BARTSCH, G. E.; INSULL, W.: Relationship of gross myocardial infarction to severity of coronary atherosclerosis in the young male. Amer. Heart J. **70** (1965) 54

[110] MALLORY, G. K.; WHITE, P. D.; SALCEDO-SALGAR, J.: The speed of healing of myocardial infarction. Amer. Heart J. **18** (1939) 647

[111] MASTER, A. M.; GUBNER, R.; DACK, S.; JAFFE, H. L.: Differentiation of acute coronary insufficiency with myocardial infarction from coronary occlusion. Arch. Int. Med. **67** (1941) 647

[112] MAZZOLENI, A.; REINER, L.; RODRIGUEZ, F. L.; FREUDENTHAL, R. R.: The weight of the heart. III. Ischemic heart disease. Arch. Path. **77** (1964) 205

[113] MEESSEN, H.: Coronarthrombose nach Unfall. Beitr. path. Anat. **54** (1940) 307

[114] MEESSEN, H.: Über den plötzlichen Herztod bei Frühsklerose und Frühthrombose der Koronararterien bei Männern unter 45 Jahren. Z. Kreisl.forschg. **36** (1944) 185

[115] Meessen, H.: Pathologisch-anatomische Befunde bei Herztrauma Langenbecks Arch. klin. Chir. **282** (1955) 288
[116] Meessen, H.: Zur Pathogenese der Koronarthrombose. Wien. Z. Inn. Med. **39** (1958) 41
[117] Mitchell, J. R. A.; Schwartz, C. J.: The relation between myocardial lesions and coronary artery disease. II. A selected group of patients with massive cardiac necrosis or scarring. Brit. Heart J. **25** (1963) 1
[118] Moir, T. W.: Coronary vascular adjustments to acute myocardial ischemia. Arch. int. Med. **129** (1972) 799
[119] Moritz, A. R.; Zamchek, N.: Sudden and unexpected death of young soldiers. Arch. Path. **42** (1946) 459
[120] Müller, E.: Die tödliche Coronarsklerose bei jüngeren Männern. Beitr. path. Anat. **110** (1949) 103
[121] Müller, E.: Pathologische Anatomie der Koronarthrombose unter besonderer Berücksichtigung der Koronarsklerose und Atheromatose. Verh. dt. Ges. Kreisl.forschg. **21** (1955) 3
[122] Müller, E.: Pathologisch-anatomische Voraussetzungen des Herzinfarktes. Hefte Unfallhlkd. **75** (1963) 6
[123] Müller-Mohnssen, H.: Pathogenese der Koronarsklerose und Strömungsmechanik. Münch. Med. Wschr. **113** (1971) 604
[124] Murata, K.; Terasawa, F.; Kuramochi, M.; Ikeda, M.; Seki, M.: The relation of blood pressure and degree of coronary atherosclerosis to myocardial lesions and cardiac hypertrophy. Jap. Heart J. **13** (1972) 34
[125] Myasnikov, A. L.: Myocardial necrosis of coronary and noncoronary genesis Amer. J. Cardiol. **13** (1964) 435
[126] Naddacina, T. A.: O nejrogennom kardial'nom nekroze. Über neurogene Herznekrosen. Arch. pat. (Moskau) **26** H. 5 (1964) 47
[127] Nahas, G.-G.; Manion, W. C.; Brunson, J. C.: Lesions cardiaques par exces de norepinephrine. Presse Med. **67** (1959) 1079
[128] Nelson, M. G.: Intimal coronary artery hemorrhage as a factor in the causation of coronary occlusion. J. Path. Bact. **53** (1941) 105
[129] Neoral, L.: Koronarangiographie und makroskopisch enzymatische Reaktion in der Diagnostik des Frühstadiums tödlicher Myokardhypoxie. Verh. Ges. exp. Med. 8 (1966) 97
[130] Page, D. L.; Caulfield, J. A.; Kastor, J. A.; DeSanctis, R. W.; Sanders, C. A.; Myocardial changes associated with cardiogenic shock. New Engl. J. Med. **285** (1971) 133
[131] Pajkova, L. V.; Pakjov, N. G.: K morfologii i patogenezu krupnych rubcov miokarda pri koronarnom ateroskleroze. Zur Morphologie und Pathogenese großer Narben des Myokards bei der Koronararteriensklerose. Vest. Akad. Med. Nauk. SSSR **16** (1961) 13 H. 3
[132] Pazderka, V.: Zakiporka koronarnoj arterii i infarkt miokarda. Verschluß der Koronararterie und Herzinfarkt. Arch. pat. (Moskau) **25** (1963) 29 H. 1
[133] Perloff, J. K.: Coronary artery disease — antidote to a stereotype. Amer. J. Cardiol. **30** (1972) 437
[134] Paterson, J. C.: Vascularization and hemorrhage of the intima of arterioclerotic coronary arteries. Arch. Path. **22** (1936) 313
[135] Paterson, J. C.: Capillary rupture with intimal hemorrhage as a causative factor in coronary thrombosis. Arch. Path. **25** (1938) 474
[136] Pauli, E.: Beiträge zur anatomischen Grundlage der Angina pectoris Z. Kreisl.forschg. **19** (1927) 169
[137] Pletscher, A.: Metabolische Ursachen der Myokardischaemie. Cardiologie **40** (1962) 97
[138] Polacek, P.: Relation of myocardial bridges and loops on the coronary arteries to coronary occlusion. Amer. Heart J. **61** (1961) 44
[139] Poley, R. W.; Fobes, C. D.; Hall, M. J.: Fuchsinophilia in early myocardial infarction. Arch. Path. **77** (1964) 325

[140] POPPER, L.; FEIKS, F. K.: Herzinfarkt und Koronarthrombose. Wien. klin. Wschr. **73** (1961) 421

[140a] RAAB, W.: Neurogenic multifocal destruction of myocardial tissue. Rev. Canad. Biol. **22** (1963) 217–239

[141] RAAB, W.: Myocardial metabolic vulnerability key problem in pluricausal "cornary" heart disease. Cardiologia **52** (1968) 305

[142] RAAB, W.: Pluricausal pathogenesis and preventability of ischemic heart disease. Dis. of Chest **53** (1968) 629

[143] RAAB, W.: Myocardial electrolyte derangement: Crucial feature of pluricausal, so called coronary, heart disease. Ann. N. Y. Acad. Sci. **147** (1969) 629

[144] RAMKISSON, R. A.: Macroscopic identification of early myocardial infarction by dehydrogenase alterations. J. Clin. Path. **19** (1966) 479

[145] RATCLIFFE, A. L.; REDFIELD, E.: Atherosclerotic stenosis of the extramural and intramural coronary arteries of man. Related lesions. Virchows Arch. Abt. A Path. Anat. **357** (1972) 1

[146] REBEL, W.; HÖER, P. W.; LANGHOFF, J.; LOEWE, K. R.: Planimetrische Untersuchung über die Ausbreitung der Atherosklerose. Z. Kreisl.forschg. **61** (1972) 516

[147] RICCIUTTI, M. A.: Myocardial lysosome stability in the early stages of acute ischemic injury. Amer. J. Cardiol. **30** (1972) 492

[148] RICCIUTTI, M. A.: Lysosomes and myocardial cellular injury. Amer. J. Cardiol. **30** (1972) 498

[149] ROBERTS, W. C.; BUJA, L. M.: The frequency and significance of coronary arterial thrombi and other observations in fatal acute myocardial infarction. A study of 107 necropsy patients. Amer. J. Med. **52** (1972) 425

[150] ROSENKRANZ, K. A.: Die traumatische Herzschädigung (I) Experimentelle Untersuchungen. Herz/Kreisl. **4** (1972) 245

[151] ROSENKRANZ, K. A.; FRITZE, E.: Herzinfarkt und Brustwandtrauma. Hefte Unfallhlkd. **75** (1963) 29

[152] ROTTER, W.: Das morphologische Substrat des Schocks. Med. Welt **22** (1971) 1175

[153] RYWLIN, A. M.; GREENBERG, J. J.; GORDON, H. W.; PICCININI, J. C.; LEHR, D.: Hemorrhagic myocardial infarction due to cardiac vein thrombosis. Report of two cases. Amer. J. Cardiol. **21** (1968) 269

[154] SAJKIEWICZ, K.; VOLLMAR, F.; BAUSDORF, B.: Kombination morphologischer Untersuchungsmethoden des Herzens II. Mitteilung: Die Untersuchung des Myokards. Beitr. Path. **144** (1971) 299

[155] SALISBURY, P. F.; CROSS, C. E.; RIEBEN, P. A.: Acute ischemia of inner layers of ventricular wall. Amer. Heart J. **66** (1963) 650

[156] SANDRITTER, W.; LASCH, H. G.: Pathologic aspecte of shock. Meth. Achievm. exp. Path. **3** (1967) 86

[157] SAPHIR, O.; PRIEST, W. S.; HAMBURGER, W. W.; KATZ, L. N.: Coronary arteriosclerosis, coronary thrombosis, and the resulting myocardial changes. Amer. Heart J. **10** (1935) 567 u. 762

[158] SAVEL'EV, G. V.: Limfaticeskie sosudy serdca pri infarkte miokarda. Die Lymphgefäße des Herzens beim Myokardinfarkt. Arch. path. (Moskau) **28** (1966) 41 H. 3

[159] SCHACHEMAYR, W.; HAFERKAMP, O.: Der hämorrhagische Herzinfarkt. Dt. Med. Wschr. **97** (1972) 1172

[160] SCHAPER, W.: Pathophysiology of coronary circulation. Progr. Cardiovasc. Dis. **14** (1971) 275

[161] SCHEUER, J.: Pathogenetic significance of disproportion between myocardial oxygen supply and consumption. In: Myocardiology ed. by E. BAJUSZ a. G. RONA, Urban & Schwarzenberg, München/Berlin/Wien 1972, S. 721

[162] SCHOENMACKERS, J.: Koronararterien — Herzinfarkt. In: W. BARGMANN u. W. DOERR: Das Herz des Menschen. Bd. II, Georg Thieme Verlag Stuttgart, 1963, S. 735

[163] SCHOENMACKERS, J.: Die Blutversorgung des Herzmuskels und ihre Störungen. In: M. STAEM-

LER: Lehrbuch der Speziellen Pathologischen Anatomie, Ergänzungsband I, Walter de Gruyter & Co., Berlin 1967, S. 59

[164] SCHUMANN, H.-J.: Beziehungen zwischen Muskelarbeit und Überlastungsnekrosen sowie Elektrolytenveränderungen des Herz- und Skelettmuskels. Habil.-Schrift, Uchtspringe 1969

[165] SEWELL, W. H.: Coronary spasm as a primary cause of myocardial infarction. Angiology **17** (1966) 1

[166] SINAPIUS, D.: Häufigkeit und Morphologie der Coronarthrombose und ihre Beziehungen zur antithrombotischen und fibrinolytischen Behandlung. Klin. Wschr. **43** (1965) 37

[167] SINAPIUS, D.: Über das dissezierende Intimahämatom bei Coronarsklerose. Verh. dt. Ges. Path. **49** (1965) 215

[168] SINAPIUS, D.: Morphologische Probleme der Koronarthrombose. Dt. Med. Wschr. **90** (1965) 776

[169] SINAPIUS, D.: Beziehungen zwischen Koronarthrombosen und Myokardinfarkten. Dt. Med. Wschr. **97** (1972) 443

[170] SINAPIUS, D.: Zur Morphologie verschließender Koronarthromben. Dt. Med. Wschr. **97** (1972) 544

[171] SMOL'JANNIKOV, A. V.; NADDACINA, T. A.: Formirovanie i organizacija infarkta miokarda. Bildung und Organisation des Herzinfarktes. Arch. pat. (Moskau) **27** (1965) 14

[172] SPAIN, D. M.; BRADESS, V. A.: The relationship of coronary thrombosis to coronary atherosclerosis and ischemic heart disease. Amer. J. med. Sci. **240** (1960) 701

[173] SPAIN, D. M.; BRADESS, V. A.; IRAL, P.; CRUZ, A.: Intercoronary anastomotic channels and sudden unexpected death from advanced coronary atherosclerosis. Circulation **27** (1963) 12

[174] SPIEGELHOFF, W.; WATRIN, H.: Aktuelles zur Beurteilung des traumatischen Herzschadens. Monatsschr. Unfallhlkd. **58** (1955) 193

[175] STAEMMLER, M.: Die Kreislauforgane. In: M. STAEMMLER: Lehrbuch der Speziellen Pathologie, Bd. I/1, Walter de Gruyter & Co., Berlin 1955, S. 1

[176] STAEMMLER, M.: Die Coronarthrombose in der Versicherungsmedizin. Dt. Z. gerichtl. Med. **44** (1956) 754

[177] SUGIURA, M.; OKADA, R.; ILZUKA, H.: A clinicopathological study on the subendocardial infarction in the aged. Jap. Heart J. **10** (1969) 203

[178] SZAKACS, J.; CANNON, A.: l-Norepinephrine myocarditis. Amer. J. Clin. Path. **30** (1958) 425

[179] THOMAS, W. A.; TAIK LEE, K.; GOODALE, F.; SCOTT, R. F.; DAOUD, A. S.: Thrombogenesis, thrombolysis, myocardial necrosis and their relationship to dietary manipulations. In: The etiology of myocardial infarction, Little Brown and Company, Boston, Mass. 1963, S. 153

[180] TILLMANN, A.: Autopsiebefunde nach stumpfen Herztraumen. Schweiz. Med. Wschr. **86** (1956) 648

[181] TJÒTTA, E.: The distribution of atheromatosis in the coronary arteries. J. atheroscl. Res. **3** (1963) 253

[182] VEITH, G.: Anatomische Befunde bei Herzschädigungen durch stumpfe Gewalt (Commotio cordis.) Beitr. path. Anat. **108** (1943) 315

[183] VLIET, P. D. VAN; BURCHELL, H. B.; TITUS, J. L.: Focal myocarditis associated with pheochromocytoma. New Engl. J. Med. **274** (1966) 1102

[184] WARTMAN, W. B.: Definition of myocardial infarction. In: The etiology of myocardial infarction, Little, Brown and Company, Boston, Mass. 1963, S. 115

[185] WEGENER, K.: Koronarverschluß. Histogenese der sklerotischen Plaques und regressive Veränderungen. Arch. Kreisl.forschg. **58** (1969) 102

[186] WHITE, N. K.; EDWARDS, J. E.; DRY, T. J.: The relationship of the degree of coronary atherosclerosis with age in man. Circulation **1** (1950) 645

[187] WOLKOFF, KAPITOLINE: Über die Atherosklerose der Coronararterien des Herzens. Beitr. path. Anat. **82** (1929) 555

[188] ZSCHOCH, H.; SCHÖNFELDER, M.: Häufigkeit und Form der Koronarsklerose, Koronarthrombose und Myokardinfarkte. Z. ges. Inn. Med. **22** (1967) 65

5. Stoffwechselprobleme im ischämischen Herzmuskel

(von B. Kleitke†)

5.1. Einführung

Der Herzmuskel ist zur Aufrechterhaltung seiner Funktion so gut wie ausschließlich auf die aerobe Energiegewinnung und damit auf die kontinuierliche und ausreichende Zufuhr von Sauerstoff angewiesen. Mehr als 90% des für die Kontraktion benötigten Adenosintriphosphates (ATP) werden in den Mitochondrien über die dort ablaufenden Prozesse der oxydativen Phosphorylierung unter Verbrauch von Sauerstoff synthetisiert. Wird das Myokard oder ein Teil desselben plötzlich derart von der arteriellen Blutversorgung abgeschnitten, z. B. durch Koronararterienverschluß, daß die zur Aufrechterhaltung der intrazellulären Atmung notwendige Sauerstoffspannung unterschritten wird, stellt der betroffene ischämische Herzmuskelbezirk relativ rasch seine Kontraktionstätigkeit ein [19]. Für isolierte Mitochondrien beträgt die kritische Sauerstoffspannung etwa 1 mm Hg und erst unterhalb dieses niedrigen Wertes wird die Funktion der Mitochondrien beeinträchtigt durch zunehmende Inaktivierung der Cytochromoxydase [28]. Die Abbildung 19, die einer Arbeit von Kübler [20] entstammt, zeigt aber, daß im intakten Herzmuskel bereits bei Unterschreitung des Sauerstoffdruckes von 5 mm Hg

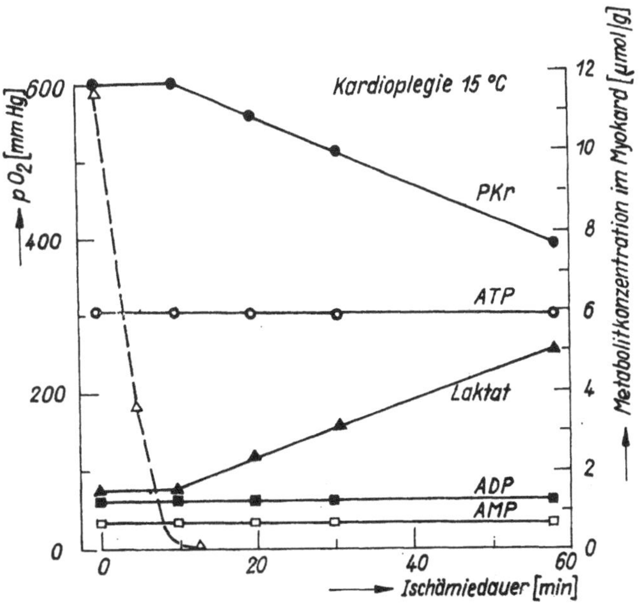

Abb. 19. Veränderungen des Sauerstoffpartialdruckes und des Gehaltes an Adeninnukleotiden, Phosphokreatin und Laktat im ischämischen Hundeherzmuskel. Kardioplegie, 15°C; nach Kübler [20]

hypoxische Verhältnisse eintreten müssen, denn als erstes Anzeichen eines sich entwickelnden Energiedefizits als Folge unzureichender aerober Energiebereitstellung beginnt ab diesem Wert der Gehalt an Phosphokreatin (PKr) abzusinken, während der Laktatspiegel anzusteigen beginnt, was auf eine Aktivierung der anaerob verlaufenden Glykolyse hindeutet. Allerdings wurde in diesem Fall die Ischämie am nicht schlagenden und auf 15 °C abgekühlten Hundeherzen erzeugt, um auf diese Weise die im ischämischen Herzmuskel rasch einsetzenden Stoffwechselveränderungen zu verlangsamen und damit besser erfassen und mit dem absinkenden intrazellulären Sauerstoffdruck korrelieren zu können. Im schlagenden, 37 °C warmen Herzen vollziehen sich die metabolischen Veränderungen nach Unterbrechung der Blutzufuhr sehr viel schneller als im stillgelegten und unterkühlten ischämischen Myokard. Aus den in Abbildung 20 dargestellten Befunden von KRAUSE und Mitarbeiter [21] läßt sich schlußfolgern, daß bereits in den ersten Sekunden einer Myokardischämie der intrazelluläre Sauerstoffdruck unter den für die Aufrechterhaltung der Zellatmung kritischen Wert abgesunken sein muß, denn die Gehaltswerte an Orthophosphat, Laktat und Glyzerin-1-phosphat beginnen im Herzmuskel nach Durchtrennung der Aorta als Ausdruck einer verstärkten Glykogenolyse-Glykolyseaktivität praktisch ohne meßbare Verzögerung anzusteigen, während der Phosphokreatingehalt absinkt.

Der Basalstoffwechsel des Herzens ist relativ hoch, da das Organ zur Aufrechterhaltung einer Vielzahl von Körperfunktionen selbst bei körperlicher Inaktivität permanent arbeiten muß. Für den Herzmuskel ist es daher nicht möglich, länger anhaltende Hypoxie oder Anoxie durch Herabsetzung seiner Arbeitsleistung und damit seines Energie-

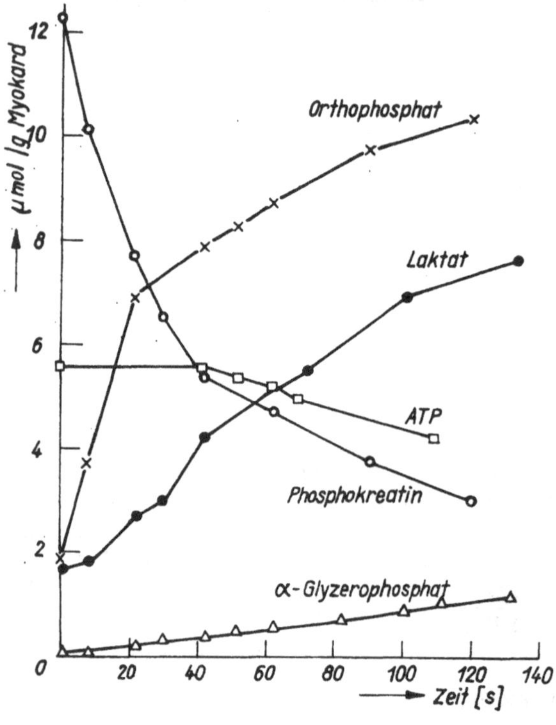

Abb. 20. Veränderungen des Gehaltes an Adenosintriphosphat, Kreatinphosphat, Laktat und Glyzerin-1-phosphat sowie Orthophosphat im ischämischen Hundeherzmuskel bei 37 °C; nach KRAUSE und Mitarbeiter [21]

verbrauchs längere Zeit zu überdauern, da andere wichtige Körperfunktionen (Gehirntätigkeit) irreversibel beeinträchtigt werden können. Das bedeutet, daß selbst bei Eintritt anoxischer Myokardischämie die hohe Arbeitsleistung des Herzmuskels voll bestehen bleibt, allerdings nur für die Zeitdauer einiger Kontraktionen, da dann in den Herzmuskelzellen die für die Aufrechterhaltung des Kontraktionsablaufes notwendigen ATP-Mengen nicht mehr bereitgestellt werden können. Der von der Blutversorgung abgeschnittene Herzmuskelbezirk stirbt ab, wenn nicht rechtzeitig die Versorgung mit ausreichenden Sauerstoff- und Substratmengen wiederhergestellt wird. Über die kritische Zeitspanne, in der das erfolgen muß, wird im Abschnitt 2. dieses Kapitels ausführlich eingegangen. Die Sequenz der pathobiochemischen, metabolischen und epigenetischen Veränderungen, die sich möglicherweise im ischämischen Herzmuskel als Folge des Sauerstoff- und dadurch verursachten Energiemangels vollziehen und letztlich dazu führen, daß die ischämischen Herzmuskelzellen auch nach Wiederherstellung einer normalen Sauerstoff- und Substratversorgung absterben und das Infarktgeschehen einleiten, ist nicht bekannt. Ihre Kenntnis ist aber eine wesentliche Voraussetzung, um gezielt in den Ablauf dieser Prozesse eingreifen, d. h. wirkungsvolle therapeutische oder prophylaktische Maßnahmen gegen ischämiebedingte Herzschädigungen entwickeln zu können. Da menschliche Herzen in der Frühphase der Entstehung eines Herzinfarktes, d. h. unmittelbar nach Einsetzen einer Myokardischämie bis einige Stunden nach Eintritt dieses Ereignisses für systematische Untersuchungen nicht zur Verfügung stehen, können nur aus tierexperimentellen Untersuchungen entsprechende Informationen zur dargestellten Problematik erhalten werden. Ob der ischämiegeschädigte Herzmuskel eine Überlebenschance hat, hängt sicher weitgehend von der Erhaltung der Fähigkeit, genügende Mengen an ATP zu synthetisieren, ab. Von Bedeutung ist aber auch, daß im ischämischen Herzmuskel die Prozesse zur Synthese von Makromolekülen als Voraussetzung zur Reparatur oder Neubildung geschädigter Organellen, Proteine und Enzyme unversehrt bleiben.

Es soll hier kurz dargelegt werden, welchen Einfluß die Myokardischämie auf den Energiestoffwechsel sowie auf die Nukleinsäure- und Eiweißsynthese im Herzmuskel innerhalb der ersten Stunde nach Unterbrechung der Blutzufuhr ausübt.

5.2. Reversibilität und Irreversibilität ischämischer Herzmuskelschädigungen

5.2.1. Zeitpunkt des Eintritts irreversibler Schädigungen in ischämischen Herzmuskelzellen

Die normale Herzfunktion kann bei Abwesenheit von Sauerstoff nur noch für kurze Zeit aufrechterhalten werden. Trotz sehr rasch erfolgender Umschaltung von aerober auf anaerobe (glykolytische) Energiebereitstellung hört der total ischämische Herzmuskel 30—60 Sekunden nach Unterbrechung seiner Blutversorgung auf zu kontrahieren. Zu diesem Zeitpunkt verfügt der Herzmuskel aber noch über beträchtliche intrazelluläre Energiereserven in Form von Glykogen und energiereichen Phosphaten. Untersuchungen von GUDBJARNASON [13] am Hundemyokard ergaben, daß beim normal mit Sauerstoff versorgten Herzmuskel der ATP-Spiegel schon abzusinken beginnt, wenn der Gehalt an Phosphokreatin einen Wert von etwa 7 μMole pro Gramm unterschreitet. Der Herzmuskel arbeitet aber weiter, solange der ATP-Spiegel nicht unter 1,5—2,0 μMole pro Gramm Gewebe absinkt. Der Phosphokreatingehalt beträgt dann noch ca. 2,5—4,0 μMole pro Gramm Herzmuskel. Im ischämischen Hundeherzmuskel dagegen fällt der Phosphokreatingehalt sehr rasch ab, ohne daß zunächst auch die ATP-Konzentration verringert wird. Das beginnt etwa zu dem Zeitpunkt, wenn der Phosphokreatingehalt auf etwa 2,5 μMole pro Gramm Muskel abgefallen ist, und der Herzmuskel hört auf zu kontrahieren, wenn sein ATP-Gehalt mit 4,5—5,0 μMole pro Gramm einen Wert erreicht hat, der nur etwa 20% unterhalb des Kontrollwertes liegt. Für den ischämischen Herzmuskel sind diese Verhältnisse in Abbildung 21, die einer Arbeit von GUDBJARNASON [13] entnommen wurde, wiedergegeben. Es kann also nicht schlechthin ATP-Mangel die Ursache

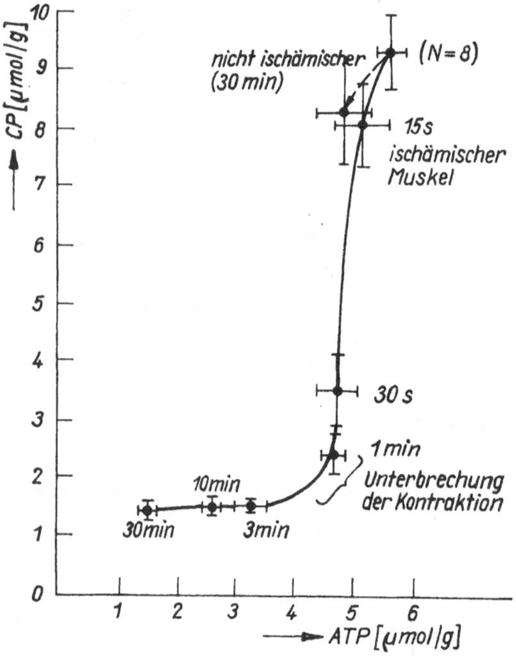

Abb. 21. Beziehungen zwischen den Gewebsgehalten an Kreatinphosphat (CP) und Adenosintriphosphat (ATP) im ischämischen Hundeherzmuskel nach akutem Koronararterienverschluß; nach GUDBJARNASON [13]

für die rasche Einstellung der Kontraktionstätigkeit des ischämischen Herzmuskels sein. Möglicherweise wird im ischämischen Herzmuskel sehr rasch der Transportmechanismus zur Ausschleusung von ATP aus den Mitochondrien gehemmt, so daß die in den Organellen noch vorhandenen ATP-Mengen nicht mehr genutzt werden können (GUDBJARNASON [13]). Die über die Glykolyse synthetisierten ATP-Mengen reichen jedoch nicht aus, um die Kontraktionstätigkeit des ischämischen Herzmuskels aufrechtzuerhalten.

Wie aus Abbildung 22, in der Resultate verschiedener Autoren [13, 15, 18] zusammengefaßt wurden, hervorgeht, hält im ischämischen Herzmuskel auch nach Blockierung der Kontraktionstätigkeit die Verminderung der intrazellulären Energiereserven (ATP, Phosphokreatin und Glykogen) unvermindert an. Laktat wird akkumuliert, und parallel verschiebt sich der intrazelluläre pH-Wert ins Saure. Auch die Summe der Gehaltswerte aller Adeninnukleotide sinkt ab, was darauf hindeutet, daß in zunehmendem Maße Adenosinmonophosphat dephosphoryliert und abgebaut wird. Da nicht nur die Prozesse der Muskelkontraktion, sondern auch der Ionentransport und die Synthese und Erhaltung zellulärer Bestandteile Energie in Form von ATP benötigen, ist leicht einzusehen, daß die ischämischen Herzmuskelzellen mit der fortschreitenden Verarmung an ATP zunehmend funktionell und dann auch strukturell geschädigt werden. Die Zellen sterben ab, werden autolysiert und durch Bindegewebszellen ersetzt. Es bildet sich der Infarkt. Es ist von außerordentlicher Bedeutung zu erfahren, wie lange Herzmuskelzellen bei physiologischer Körpertemperatur den Zustand ischämischer Anoxie tolerieren, ohne irreversibel geschädigt zu werden, d. h. zu welchem Zeitpunkt nach Unterbrechung der myokardialen Blutversorgung der ischämische Herzmuskelbezirk spätestens wieder mit

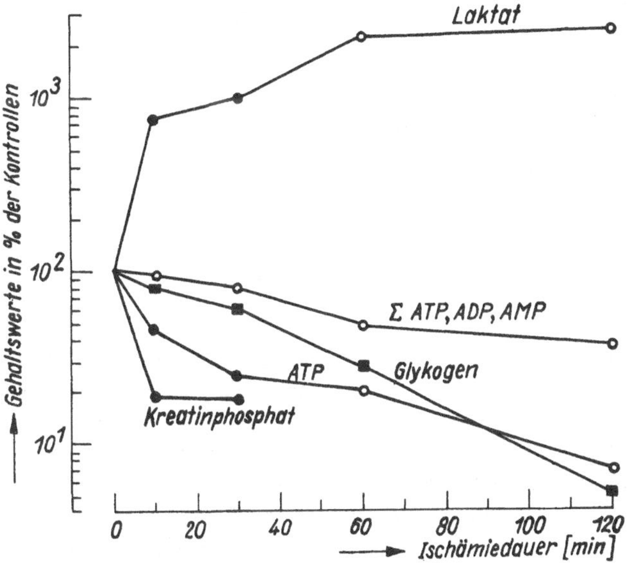

Abb. 22. Veränderungen von Metabolitkonzentrationen im ischämischen Herzmuskel.
• ——— • ischämischer Hundeherzmuskel nach GUDBJARNASON [13];
∅ ——— ∅ ischämisches Kaninchenherz; nach GERCKEN [15];
■ ——— ■ ischämischer Hundeherzmuskel; nach JENNINGS [18]

Sauerstoff versorgt werden muß, damit sich die Muskelzellen wieder erholen und ihre normale Tätigkeit ausüben können. Dieser für den Herzmuskel kritische Zeitpunkt wird nach BRACHFELD [6] innerhalb der ersten Stunde nach Ischämiebeginn erreicht. Eine scharfe zeitliche Grenze zwischen reversibler und irreversibler ischämiebedingter Herzmuskelschädigung läßt sich aber nicht ziehen. Nach JENNINGS [18] überstehen Muskelzellen des Hundemyokards 20 Minuten anhaltende ischämische Anoxie ohne Schaden, d. h., daß sich diese Zellen nach Wiederherstellung der normalen myokardialen Blutversorgung innerhalb von Minuten restaurieren und dann morphologisch und funktionell nicht mehr von Muskelzellen des nicht ischämischen Kontrollgewebes unterscheiden lassen. Länger als 20 Minuten andauernde Myokardischämie dagegen verursacht zunächst in einigen, dann aber in Abhängigkeit von der Ischämiedauer in zunehmend mehr Muskelzellen irreversible Schädigungen. Diese geschädigten Zellen sterben ab, auch wenn die Blutversorgung wiederhergestellt wird. Tabelle 12, die einer Arbeit von JENNINGS [18] entstammt, zeigt das Schicksal ischämischer Herzmuskelzellen in Abhängigkeit von der Dauer der Ischämie. Demzufolge überstehen nur wenige der Muskelzellen 60 Minuten andauernde totale Ischämie.

Tabelle 12

Reversibilität und Irreversibilität ischämischer Herzmuskelschädigungen (nach JENNINGS [18])

Dauer der Ischämie	Schicksal der Muskelzellen	Art der Zellschädigungen
bis zu 19 Minuten	Zellen überleben	reversible Schädigungen
20 bis 30 Minuten	die ersten Zellen sterben ab	irreversible Schädigungen
31 bis 60 Minuten	die meisten Zellen sterben ab	
61 Minuten bis 12 Stunden	alle Zellen sterben nach 1 bis 2 Stunden ab	
12 bis 24 Stunden	Nekrosen werden histologisch sichtbar und Infiltration von Bindegewebszellen beginnt	Herzinfarkt
1 Tag bis 6 Wochen	Phagozytose und Heilung	

5.2.2. *Mögliche Ursachen für die Irreversibilität ischämieinduzierter Myokardschädigungen*

Es ist ziemlich gewiß, daß primär der Mangel an Sauerstoff im ischämischen Herzmuskel die Entwicklung irreparabler Myokardschädigungen auslöst. Aber weder der Sauerstoffmangel selbst, noch die in den ersten Sekunden und Minuten nach Unterbrechung der myokardialen Blutversorgung in den ischämischen Herzmuskelzellen ablaufenden Stoffwechselveränderungen können direkt für den später eintretenden Tod der betroffenen Zellen verantwortlich sein, da sie diesen Zustand für etwa 20 Minuten überstehen können, ohne irreversibel geschädigt zu werden. Offensichtlich sterben die Zellen dann ab, wenn das intrazelluläre Energiepotential einen für die Aufrechterhaltung bestimmter zellulärer Funktionen kritischen Wert unterschreitet. Nach KÜBLER [20] tritt dieser Zustand ein, wenn der ATP-Gehalt im ischämischen Herzmuskel auf weniger als 50% des Kontrollwertes absinkt. Welcher der energieabhängigen Prozesse als erster irreversibel geschädigt wird und damit das Absterben der ischämischen Herzzellen einleitet, ist bisher nicht bekannt. Es wäre jedoch von großer Bedeutung, das herauszufinden, um Maßnahmen entwickeln zu können mit dem Ziel, den Eintritt der Schädigung dieses Prozesses in den ischämischen Herzmuskelzellen zu verhindern oder doch zeitlich zu verzögern.

5.2.2.1. Verhalten der Mitochondrien in ischämischen Herzmuskelzellen

Über die Ursachen des Übergangs von reversibler in irreversible Schädigung des ischämischen Herzmuskels gibt es bislang nur spekulative Vorstellungen. Möglicherweise werden in ischämischen Herzmuskelzellen die Mitochondrien, die aerob arbeitenden „Kraftwerke“ dieser Zellen, durch Sauerstoffmangel und dadurch verursachten Mangel an ATP frühzeitig und irreparabel funktionell geschädigt, so daß nach Wiederherstellung aerober Bedingungen die Organellen nicht mehr in der Lage sind, ATP zu synthetisieren. Die Synthese ausreichender ATP-Mengen wäre aber die unumgängliche Voraussetzung für die Wiederherstellung des normalen intrazellulären Ionenmilieus und die Wiederingangsetzung aller energieverbrauchender Reaktionen und Prozesse einschließlich der Muskelkontraktion. Es ist bekannt, daß Mitochondrien gegenüber Sauerstoffmangel

sehr empfindlich sind. So verursacht Hypoxie die Schwellung der Organellen und, in Abhängigkeit von der Schwere und Dauer des hypoxischen Zustandes, kommt es allmählich zur Zerstörung und Auflösung der stark gefalteten Innenmembran der Organellen. An dieser Membran sind aber in geordneter Weise die Enzyme des Zitratzyklus, der Atmungskette und der oxydativen Phosphorylierung lokalisiert, so daß ein Eingriff in dieses organisierte Multienzymgefüge zwangsläufig zur Beeinträchtigung und Schädigung der Mitochondrienfunktion, d. h. zur Herabsetzung oder Blockierung der ATP-Synthese führt. Nach JENNINGS [18] wird im ischämischen Herzmuskel in der Phase der Herausbildung irreversibler Myokardschäden der Zitratzyklus in den Muskelmitochondrien durch Blockierung der Umwandlung von Pyruvat in Zitrat praktisch inaktiviert und die oxydative Phosphorylierung entkoppelt.
Der Autor hält es daher für möglich, daß die offensichtlich irreparablen Schädigungen der Mitochondrienfunktion eine der entscheidenden Ursachen dafür sind, daß der Herzmuskel bestimmte Zeit nach Unterbrechung der Blutversorgung die Fähigkeit verliert, sich bei wiederhergestellter normaler Sauerstoff- und Substratversorgung strukturell und funktionell zu erholen.

5.2.2.2. Ribonukleinsäure- und Eiweißsyntheseprozesse im ischämischen Herzmuskel

Hypoxie und Azidose führen im ischämischen Herzmuskel mit Sicherheit zu Schädigungen der verschiedenartigen intrazellulären Membransysteme, wodurch u. a. Enzyme und Kofaktoren aus den Organellen ins Hyaloplasma und aus diesem auch in den Extrazellularraum hinausdiffundieren. Die Beseitigung dieser Schäden ist an die Intaktheit der Prozesse der Transkription und Translation gebunden. Eine schematische Darstellung der Prozesse der Synthese von Ribonukleinsäuren (RNS) und Eiweißen ist in Abbildung 23 enthalten. Eine im Herzmuskel durch Ischämie bewirkte Inaktivierung dieser Prozesse könnte daher ebenfalls mit die Ursache für die Irreversibilität ischämiebedingter Myokardschädigungen sein. Kürzlich mitgeteilte Befunde detaillierter Unter-

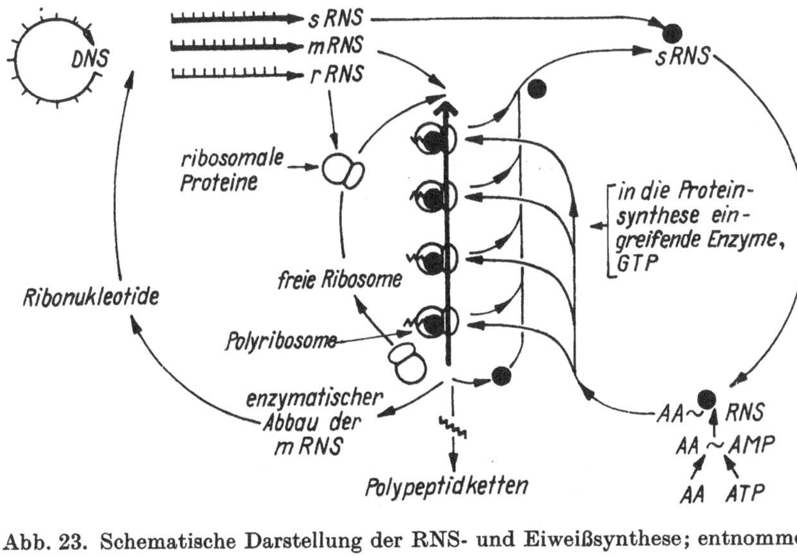

Abb. 23. Schematische Darstellung der RNS- und Eiweißsynthese; entnommen aus WATSON [46]

suchungen des Einflusses von Myokardischämie auf die Prozesse der Ribonukleinsäure- und Eiweißsynthese im Herzmuskel deuten darauf hin, daß es wenig wahrscheinlich ist, daß die Makromoleküle synthetisierenden Zellstrukturen (Kerne, Ribosomen, Mitochondrien) durch Myokardischämie in der genannten kritischen Zeitspanne von etwa einer Stunde ernsthaft geschädigt werden [27]. In Abbildung 24 sind die in dieser Arbeit diskutierten Befunde graphisch wiedergegeben. Es handelt sich bei den Werten um die relativen Geschwindigkeiten der Synthese von Ribonukleinsäuren oder Eiweiß der aus

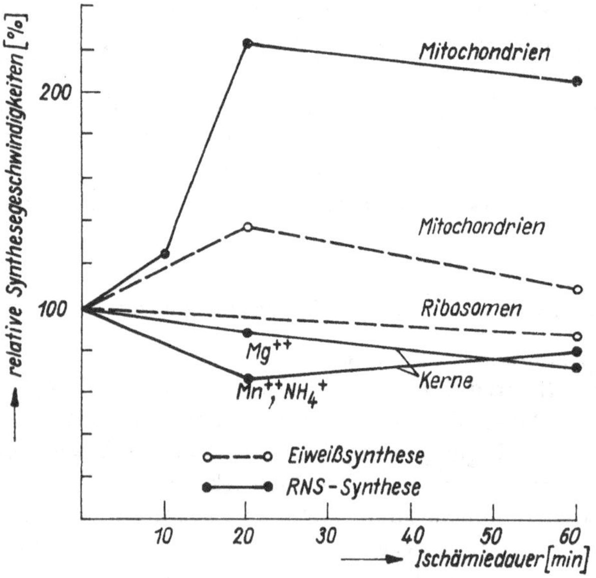

Abb. 24. Ribonukleinsäure- und Eiweißsynthese in isolierten Zellbestandteilen ischämischer Rattenherzen; Kontrollaktivitäten = 100%, gemessen wurden die Einbauraten ^{14}C-markierter Bausteine in RNS (^{14}C-Uridintriphosphat für Kerne und ^{14}C-Uridin für Mitochondrien) und Eiweiß ^{14}C-Phenylalanin für Zytoribosomen und ^{14}C-Leuzin für Mitochondrien) der isolierten Organellen

ischämischen Rattenherzen zu verschiedenen Zeiten nach Unterbrechung der Blutzufuhr isolierten Kerne, Zytoribosomen und Mitochondrien, die im folgenden näher besprochen werden sollen.

— Zellfreie nukleare Ribonukleinsäuresynthese im ischämischen Herzmuskel

Aus den Daten der Abbildung 24 geht hervor, daß die Synthese ribosomaler RNS, sowie Boten- und Kern-DNS ähnlicher RNS (gekennzeichnet durch Mg^{++} bzw. $Mn^{++}NH_4$)[1]) durch 60 Minuten anhaltende Myokardischämie nur wenig gehemmt wird. Dieser Befund war insofern etwas unerwartet, weil sich das Kernchromatin in ischämischen Herzmuskelzellen relativ rasch zusammenballt [8, 16]. Ähnliche Veränderungen der RNS-Polymeraseaktivitäten, wie in Kernen ischämischer Herzen, wurden auch in Kernen ischämischer Nieren beobachtet [29]. Es wurde diskutiert, daß die verminderte Aktivität der RNS-Polymerasen und die dadurch eventuell herabgesetzte RNS-Syntheseleistung in vivo möglicherweise die Ursache dafür ist, daß die Nervenzellen nach länger an-

---

1) Es wird angenommen, daß Mg^{++}-Ionen in Gegenwart niedriger Ionenstärke die für die Synthese ribosomaler RNS verantwortliche nukleolare RNS-Polymerase und Mn^{++}-Ionen in Gegenwart hoher Ionenstärke, z. B. $(NH_4)_2SO_4$, die für die Synthese DNS-ähnlicher RNS, u. a. auch Boten-RNS, verantwortliche nukleoplasmatische RNS-Polymerase stimulieren [34, 36].

dauernder Ischämie die Fähigkeit verlieren, sich zu restaurieren. Da aber hypoxische Zellen im Verlauf andauernder Ischämie in zunehmendem Maße absterben [18], könnte die Verminderung der Fähigkeit zur Transkription genetischer Informationen auch die Folge einer Inaktivierung dieses Prozesses in den absterbenden Zellen sein.

— Zellfreie zytoribosomale Eiweißsynthese im ischämischen Herzmuskel

Zytoribosomen ischämischer Herzmuskelzellen werden durch länger andauernde Hypoxie nur wenig in ihrer Funktion, Polypeptide zu synthetisieren, beeinträchtigt. In Abbildung 24 wird gezeigt, daß die Aktivität der zellfreien ribosomalen Eiweißsynthese im Herzmuskel 60 Minuten nach Unterbrechung der myokardialen Blutversorgung nur um wenige Prozent gegenüber entsprechenden Kontrollwerten vermindert ist. Erst wesentliche längere Ischämiedauern führen dann zu einer deutlichen Inaktivierung des Prozesses. Im wesentlichen beruht diese Hemmung auf dem durch Hypoxie verursachten Zerfall von Polyribosomen in Monoribosomen, ein Vorgang, der nicht nur im ischämischen Herzmuskel [23, 27], sondern auch in anderen ischämischen Geweben beobachtet wurde [12, 37].

In der Leber ist die durch Ischämie bewirkte Hemmung der zellfreien ribosomalen Eiweißsynthese und der Zerfall der Polyribosomen in kleinere Untereinheiten vollkommen reversibel, sofern die Blutversorgung für nicht länger als eine Stunde unterbrochen wird [9]. Es ist durchaus denkbar, daß das auch für den ischämischen Herzmuskel zutrifft, denn der Mechanismus des ischämiebedingten Zerfalls der Polysomen scheint in beiden Geweben identisch zu sein und in einer Hemmung des Starts der Polypeptidsynthese an den Polysomen zu bestehen [9, 17].

— Ribonukleinsäure- und Eiweißsynthese in Mitochondrien des ischämischen Herzmuskels

Mitochondrien sind zu einem gewissen Grade autonome Organzellen, die über Desoxyribonukleinsäure und die notwendige Ausstattung zur Synthese von Ribonukleinsäuren und einiger Eiweiße der Innenmembran verfügen [38, 40]. Für die Synthese und Erhaltung funktionstüchtiger Mitochondrien ist die Intaktheit der mitochondrialen Transkriptions- und Translationsprozesse eine ebenso notwendige Voraussetzung, wie die Unversehrtheit dieser Prozesse in den Zellkernen und an den Zytoribosomen [10, 38]. Das läßt sich sehr eindrucksvoll am Beispiel der Synthese von Zytochromoxydase belegen, denn von den Untereinheiten dieses Atmungskettenfermentes wird zumindest eine in den Mitochondrien selbst kodiert und synthetisiert [44]. Aus diesen kurzen Ausführungen geht die Bedeutung der mitochondrialen RNS- und Eiweißsynthese für den normalen turnover der Organellen, der im Herzmuskel mit einer Halbwertszeit von 5 bis 6 Tagen relativ schnell [1] und für die Reparatur geschädigter Mitochondrien verantwortlich ist, hervor. Der turnover von Mitochondrien, der u. a. von der Synthesegeschwindigkeit der an den Zytoribosomen[1]) und an den Mitoribosomen[1]) synthetisierten mitochondrialen Proteine abhängt, ist aber keine statische, sondern eine den jeweiligen intrazellulären Gegebenheiten angepaßte schnell veränderbare Größe. Herzmitochondrien beispielsweise sind recht labile Organellen, die auf bestimmte äußere Reize, wie gesteigerte metabolische Beanspruchung im akut überlasteten Herzmuskel [7, 22] oder akute Hypoxie [2] mit ultrastrukturellen Veränderungen bis hin zur Desintegration der Innenmembran reagieren. Diese strukturellen Schädigungen sind aber

---

[1]) Ribosomen im Zytosol = Zytoribosomen; Ribosomen in den Mitochondrien = Mitoribosomen.

vollkommen reversibel; denn 24 Stunden nach Wiederherstellung normaler Verhältnisse sehen die Herzmuskelmitochondrien wieder vollkommen intakt aus. Möglicherweise erfolgt diese Restaurierung durch die stressbedingte rasche Aktivierung von Reparaturprozessen. Wenn ischämiegeschädigte Herzmuskelzellen nach Wiederherstellung einer optimalen Sauerstoff- und Substratversorgung eine Überlebenschance haben sollen, müssen die in diesen Zellen durch Hypoxie und Azidose aufgetretenen Mitochondrienschädigungen reparabel sein. Eine Voraussetzung dafür ist, daß die Organellen dieser Zellen noch über eine ausreichende Ribonukleinsäure- und Eiweißsyntheseleistung verfügen. Tatsächlich sind die Prozesse der mitochondrialen Ribonukleinsäure- und Eiweiß-

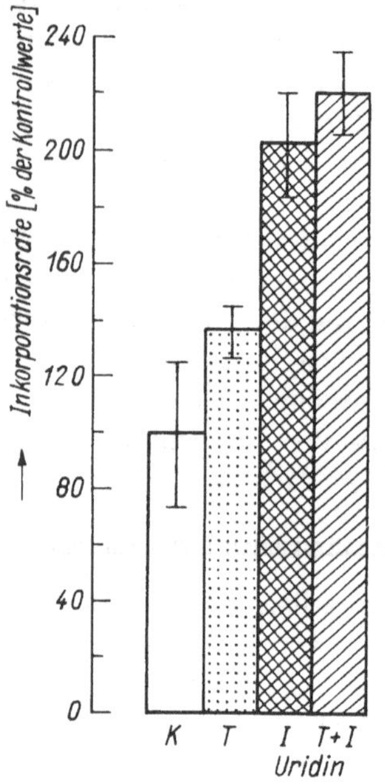

Abb. 25. Einfluß der Theophyllinbehandlung der Ratten auf die RNS-Synthese isolierter Herzmitochondrien; Verabreichung von 70 mg Aminophyllin/kg i. p. 30 min vor dem Töten; C = Kontrollen, T = Theophyllinratten, I = ischämische Lagerung der Herzen für 20 min bei 37 °C; nach WOLLENBERGER und Mitarbeiter [50]

synthese im Herzmuskel gegenüber langandauernder totaler Ischämie erstaunlich resistent, wie aus den Daten der Abbildung 24 hervorgeht. Selbst 150 Minuten andauernde totale Myokardischämie bewirkt noch keine Hemmung dieser Prozesse in den Muskelmitochondrien [27]. Es scheint, daß beide Prozesse, zumindest aber der der RNS-Synthese, in den Mitochondrien der hypoxischen Herzmuskelzellen in der Anfangsphase der Myokardischämie sogar stimuliert werden, wobei das Maximum dieser Stimulierung nach etwa 20 Minuten Ischämiedauer erreicht wird. Es wäre denkbar, daß die erhöhte RNS- und Eiweißsynthesegeschwindigkeit in Mitochondrien ischämischer Herzmuskelzellen Ausdruck der zu Beginn dieses Abschnittes erwähnten Aktivierung von Prozessen zur beschleunigten Reparatur der hypoxiegeschädigten Organelle ist. Einige von anderen Autoren publizierte Befunde sprechen ebenfalls dafür, daß Hypoxie im Herzmuskel ein Anreiz zur Ankurbelung von Syntheseprozessen für die Bildung mitochondrialer Eiweiße ist [2, 30, 39].

Zum Mechanismus der Stimulierung der RNS-Synthese in Mitochondrien ischämischer Herzen gibt es nur spekulative Vorstellungen. Es konnte gezeigt werden, daß die RNS-

Synthese isolierter Rattenherzmitochondrien durch Adenosin-3',5'-monophosphat (cyclo-AMP) in einem Konzentrationsbereich von 10^{-8} bis 10^{-6} molar geringfügig stimuliert wird [23, 50]. In Bakterien, die mit Mitochondrien hinsichtlich der Mechanismen zur Synthese von Nukleinsäuren und Eiweißen viel Gemeinsames haben [3], reguliert cyclo-AMP in Verbindung mit einem Rezeptorprotein die RNS-Synthese [32], und es gibt bereits Hinweise, daß cyclo-AMP möglicherweise auch eine Rolle bei der Regulation der RNS-Synthese in Zellkernen [45] und in Mitochondrien [4, 31] spielt. Da der Gehalt an cyclo-AMP im ischämischen Herzmuskel ansteigt [51], und unter der Voraussetzung, daß diesem zyklischen Nukleotid eine regulatorische Funktion bei der Synthese mitochondrialer RNS zukommt, wäre es denkbar, daß die erhöhte RNS-Syntheseleistung in den Mitochondrien der ischämischen Herzen durch den Anstieg des cyclo-AMP-Spiegels im Muskelgewebe hervorgerufen wird. Der cyclo-AMP-Gehalt kann im Herzmuskel auch durch in vivo-Verabfolgung von Theophyllin, das die hydrolytische Aufspaltung des zyklischen Nukleotids in Adenosinmonophosphat hemmt, angehoben werden [12a]. Wie aus Abbildung 25 entnommen werden kann, wird durch Vorbehandlung von Ratten mit Theophyllin der Ischämieeffekt auf die RNS-Synthese in Herzmuskelmitochondrien zumindest teilweise simuliert [50], was als weiterer Hinweis für die Beteiligung des zyklischen Nukleotids am Mechanismus der Stimulierung der mitochondrialen RNS-Synthese gewertet werden kann.

5.3. Energiestoffwechsel des ischämischen Herzmuskels

5.3.1. Energiestoffwechsel des aerob arbeitenden Herzmuskels

Die zur Aufrechterhaltung der Herzfunktionen benötigten Mengen an ATP werden so gut wie ausschließlich über die Prozesse der oxydativen Phosphorylierung in den Herzmuskelmitochondrien synthetisiert. Sichtbarer Ausdruck dieser einseitigen Anpassung des Herzmuskels an die aerobe Energiegewinnung ist der im Vergleich zur weißen Skelettmuskulatur außerordentliche Mitochondrienreichtum pro Muskelzelle. Aus elektronenmikroskopischen Untersuchungen geht z. B. hervor, daß mehr als 35% des Herzmuskelzellumens durch Mitochondrien ausgefüllt sein können, und auch in Abbildung 26a, wo für einige Tierarten die mitochondrialen Eiweißgehalte pro Gramm Herz mit denen pro Gramm weißer Skelettmuskel verglichen wurden, läßt sich das entnehmen. Als Maß für die mögliche aerobe Stoffwechselleistung eines Gewebes kann auch sein Gehalt an Cytochromen, den Atmungskettenenzymen der Mitochondrien, angesehen werden. Die Abbildung 26b gibt die Cytochrom ($c + c_1$)-Gehaltswerte des Herzmuskels und zum Vergleich die anderer Muskeltypen verschiedener Tierarten wieder, aus denen ebenfalls hervorgeht, daß der Herzmuskel über eine wesentlich höhere Potenz zur aeroben Stoffwechselleistung verfügt als der rote und vor allem der weiße Skelettmuskel. Wesentlich eindrucksvoller als aus den Daten von a und b in der Abbildung 26 wird aus den Werten von c in der gleichen Abbildung ersichtlich, wie sehr der Herzmuskel mit seiner Enzymausstattung auf die aerobe Energiebereitstellung programmiert, und wie gering im Vergleich dazu seine Potenz zur Glykolyse entwickelt ist. In qualitativer Hinsicht unterscheidet sich der Herzmuskel in der Ausstattung mit Enzymen für die verschiedenen Systeme des Energiestoffwechsels nicht von anderen Muskelarten oder anderen Geweben. Vergleicht man aber die aus den Aktivitäten der für die einzelnen Systeme repräsentativen Enzyme (Enzyme aus den sogenannten proportionskonstanten Enzymgruppen der Stoffwechselsysteme nach Pette [33]) ermittelten Systemkorrelationen (Quotienten aus den Aktivitäten der ausgewählten Bezugsenzyme), so erhält man wichtige Aussagen zur Spezifität der verschiedenen Gewebe. In Abbildung 26c wurden anhand der Aktivitäten der Glyzerinaldehydphosphatdehydrogenase (Bezugsenzym der Glykolyse) und des kondensierenden Enzyms (Bezugsenzym des Zitratzyklus) die Systemkorrelation Glykolyse zu Zitratzyklus (anaerobe zu aerober Energiegewinnung) für den weißen und

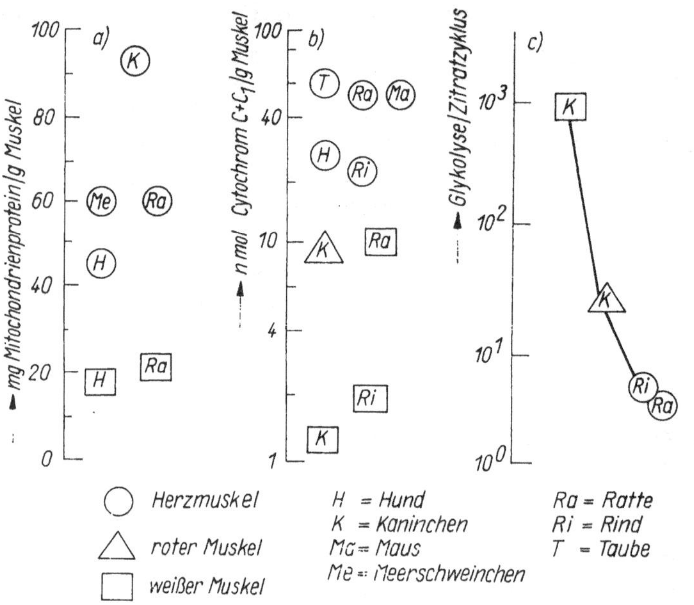

Abb. 26. a — mitochondrialer Eiweißgehalt im Herz- und Skelettmuskel verschiedener Säugerarten; nach Kleitke und Mitarbeiter [24]. b — Cytochrom c + c_1-Gehaltswerte von Muskeln verschiedener Säugerarten; nach Schollmeyer [41]. c — Proportionen von Bezugsenzymen der Glykolyse und des Zitratzyklus in Muskeln unterschiedlicher Funktion; nach Schollmeyer [41]

roten Skelettmuskel und den Herzmuskel errechnet und graphisch aufgetragen. Diese Art der Darstellung läßt sehr deutlich erkennen, daß die Funktion von Muskeln mit überwiegend kontinuierlicher Leistung, wie der Herzmuskel und auch der rote Skelettmuskel, durch Zellatmung und oxydativen Energiestoffwechsel, die Funktion von Muskeln mit tetanischer Leistung, wie der weiße Skelettmuskel, vor allem durch den glykolytischen Energiestoffwechsel ermöglicht wird. Abbildung 27 vermittelt eine Übersicht darüber, wie der Herzmuskel unter aeroben Bedingungen Substrate vollständig oxydiert und die dabei freiwerdende Energie in Form von ATP gewinnt. In der Spalte „Energiebilanz nach vollständiger Oxydation zu CO_2 und Wasser" wurde die bei der Oxydation von einem Mol Glukose oder Fettsäure zu erwartende ATP-Ausbeute angegeben. Demzufolge sind Fettsäuren gegenüber Kohlenhydraten wesentlich effektivere ATP-Lieferanten. Tatsächlich bevorzugt das Herz Fettsäuren als Substrate für die aerobe Energiegewinnung, wie aus Tabelle 13, die einer Arbeit von Bing [5] entnommen wurde, hervorgeht.

Tabelle 13

Anteil der Kohlenhydrate und Nichtkohlenhydrate am Sauerstoffverbrauch des Herzens. Das Herz bevorzugt Nicht-Kohlenhydrate gegenüber jedem anderen Substrat (nach BING [5])

Kohlenhydrate	(%)	Nicht-Kohlenhydrate	(%)
Glukose	17,90	Fettsäuren	67,0
Pyruvate	0,54	Aminosäuren	5,6
Laktate	16,46	Ketone	4,3
Gesamt	34,90		76,9

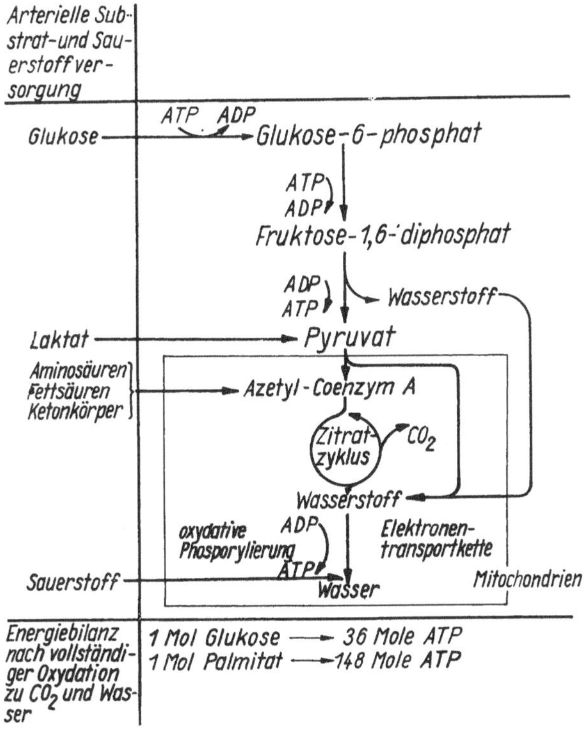

Abb. 27. Schematische Darstellung des aeroben Energiestoffwechsels des Herzmuskels

5.3.2. *Energiegewinnung im ischämischen Herzmuskel*

Der Herzmuskel verfügt neben den Prozessen zur aeroben Energiegewinnung auch über einen in Abwesenheit von Sauerstoff funktionierenden Mechanismus zur Synthese von ATP. Er kann daher Notsituationen, wie akute Anoxie oder Ischämie, zumindest für kurze Zeit überbrücken, ohne aufzuhören zu kontrahieren. Es handelt sich dabei um den Abbau von Glykogen und Glukose zu Laktat und Glyzerin-1-phosphat. In Abbildung 28 sind die verschiedenen enzymatischen Zwischenreaktionen dieses Abbauweges unter Angabe der Orte des ATP-Verbrauchs und der ATP-Synthese angegeben. Hinsichtlich des Energiegewinns ist der anaerobe Mechanismus zur ATP-Synthese wesentlich weniger effektiv als der aerobe. Das geht recht deutlich aus einem Vergleich der in den Abbildungen 27 und 29 wiedergegebenen stark vereinfachten Darstellungen des Energiestoffwechsels im normalen und ischämischen Herzmuskel hervor. Für den akut ischämischen Herzmuskel ergibt sich somit die Notwendigkeit, den Glykogenabbau rasch zu mobilisieren, um zumindest für eine gewisse Zeitspanne den für die Kontraktionstätigkeit benötigten Energiebedarf decken zu können.

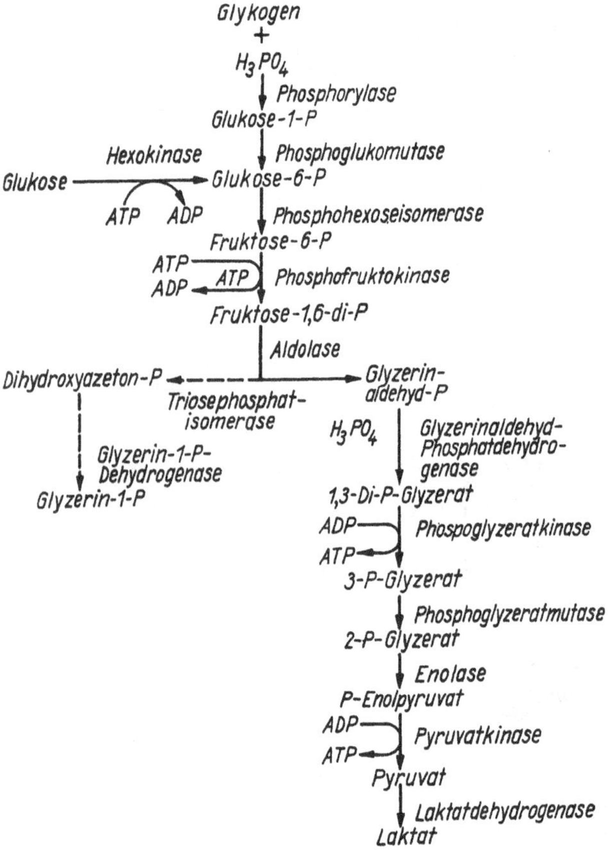

Abb. 28. Enzymatische Zwischenreaktionen der Glykolyse und Glykogenolyse. Der Einfachheit halber wurden die reversiblen Reaktionen nur in Richtung des Kohlehydratabbaus dargestellt

Tatsächlich wird die Glykolyserate im Herzmuskel nach Unterbrechung der myokardialen Blutversorgung innerhalb von Sekunden auf ein Vielfaches der Norm gesteigert. Das geht z. B. aus dem raschen Ansteigen der Gewebsgehalte an Laktat und Glyzerin-1-phosphat, den Endprodukten des anaerob verlaufenden Kohlenhydratabbaus, im ischämischen Herzmuskel hervor (Abb. 20), wesentlich deutlicher aber aus den in Abbildung 30 enthaltenen Daten, die zeigen, daß praktisch unmittelbar nach Unterbrechung der myokardialen Blutversorgung die Glykolyserate (Laktatbildung pro Zeit) im ischämischen Hundemyokard steil ansteigt und nach wenigen Sekunden ein Vielfaches der Norm erreicht. Der Herzmuskel verfügt demnach über Mechanismen zur raschen Aktivierung des anaeroben Kohlenhydratabbaus. Bedingt durch den Anstau der Endprodukte der Glykolyse im ischämischen Herzmuskel und die damit verbundene zunehmende Ansäuerung des intrazellulären Milieus wird die Glykolyse jedoch sehr

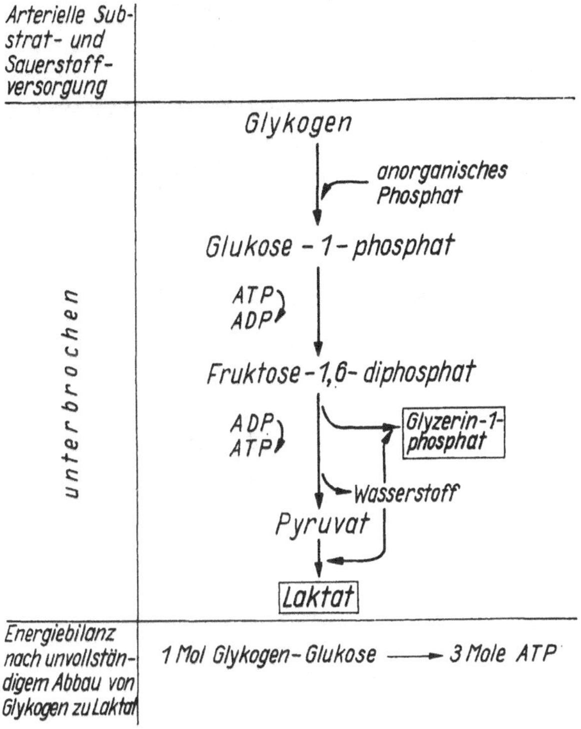

Abb. 29. Schematische Darstellung des Energiestoffwechsels im ischämischen Herzmuskel

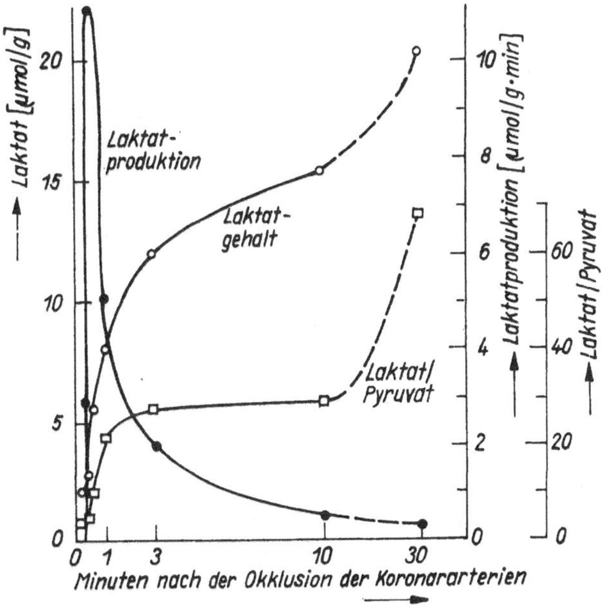

Abb. 30. Veränderungen des Laktatgehaltes, der Rate der Laktatproduktion (= Aktivität der Glykolyse) und des Laktat/Pyruvat-Quotienten im akut ischämischen Hundeherzmuskel; nach GUDBJARNASON [13]

rasch wieder inaktiviert. Der von der Blutversorgung abgeschnittene Herzmuskel wird demnach nur zu Beginn der Ischämie für relativ kurze Zeit über den aktivierten Kohlenhydratabbau vermehrt mit ATP versorgt und kann daher auch nur für eine kurze Frist die Kontraktionstätigkeit aufrechterhalten. Der Mechanismus zur schnellen Aktivierung der anaeroben Energieproduktion hat für den Herzmuskel daher nur die Bedeutung, akute Sauerstoffmangelsituationen kurzzeitig zu überbrücken. Zu einem gewissen Grad ist aber die Geschwindigkeit und das Ausmaß der Aktivierung mitentscheidend dafür, welche Überlebenschance der ischämische Herzmuskelbezirk hat.

5.3.2.1. Regulation des Energiestoffwechsels im ischämischen Herzmuskel

Die Geschwindigkeit des Kohlenhydratabbaus wird im Säugerherzmuskel einmal durch allosterische Effektoren, im wesentlichen durch die dephosphorylierten Abbauprodukte des ATP und anorganisches Phosphat, aber auch durch hormongesteuerte Mechanismen kontrolliert. Das letztgenannte Regulationsprinzip scheint jedoch kein obligatorischer Bestandteil in der Kontrolle des Glykogenabbaus zu sein, denn im Herzmuskel einiger Säuger, wie z. B. beim Meerschweinchen, wird es so gut wie nicht wirksam [49].

— Metabolische Regulation des anaeroben Kohlenhydratabbaus im ischämischen Herzmuskel

Der erste Schritt des Abbaus von Glykogen besteht in der phosphorolytischen Aufspaltung des Polysaccharids zu Glukose-1-phosphat (s. Abb. 28). Das Enzym, das diese Reaktion katalysiert, die Phosphorylase, kommt im Herzmuskel in zwei ineinander umwandelbaren Formen vor, der inaktiven Phosphorylase b und der aktiven Phosphorylase a:

$$\text{2 Phosphorylase b} + 4\,\text{ATP} \xrightarrow[\text{Mg}^{++}]{\text{Phosphorylase b kinase}} \text{Phosphorylase a} + 4\ \text{Adenosindiphosphat (ADP)}$$

$$\text{Phosphorylase a} + 4\,\text{H}_2\text{O} \xrightarrow{\text{Phosphorylase-phosphatase}} \text{2 Phosphorylase b} + \text{H}_3\text{PO}_4$$

Normalerweise liegt im Herzmuskel die Phosphorylase so gut wie ausschließlich in der inaktiven b-Form vor. Phosphorylase b wird durch hohe Konzentrationen an Adenosinmonophosphat (AMP) aktiviert. Die Affinität der Phosphorylase b für dieses Nukleotid kann durch Orthophosphat bis zu zwei Größenordnungen erhöht werden, d. h., daß in Gegenwart hoher Konzentrationen an anorganischem Phosphat die Phosphorylase b die Aufspaltung von Glykogen in Glukose-1-phosphat bereits bei recht geringen Adenosinmonophosphatgehaltswerten katalysiert. Da aber im aerob arbeitenden Herzmuskel die für die Aktivierung der Phosphorylase b benötigten Konzentrationen an Adenosinmonophosphat und Orthophosphat nicht vorliegen, ist das Phosphorylasesystem unter diesen Bedingungen weitestgehend inaktiv, und eine Glykogenolyse findet in nennenswertem Umfang nicht statt.

Die Glykolyse wird vor allem durch die Aktivität der Phosphofruktokinase, die die Umwandlung von Fruktose-6-phosphat in Fruktose-1,6-diphosphat katalysiert (s. Abb. 28), kontrolliert, da im Herzmuskel dieses Enzym in Menge und Aktivität so bemessen ist, daß es für die Laktatbildung mit geschwindigkeitsbestimmend ist. ATP hemmt die Phosphofruktokinase, während Adenosindi- und -monophosphat sowie Orthophosphat das Enzym aktivieren. Das bedeutet, daß die Flußrate der Glykolyse im Herzmuskel u. a. vom jeweiligen Energiestatus in den Muskelzellen und somit indirekt von der Aktivität der Muskelmitochondrien bestimmt wird. Im ischämischen Herzmuskel ist die mitochondriale ATP-Synthese gehemmt, der ATP-Spiegel nimmt ab und Adenosindi- und -monophosphat und Orthophosphat akkumulieren und werden so zu „intrazellulären Signalen“ für die Auslösung eines beschleunigten Glykogenabbaus, indem die Phosphorylase b[1]) und die Phosphofruktokinase durch diese Metabolite aktiviert werden. Da sich aber im ischämischen Herzmuskel die zur Aktivierung notwendigen Metabolitkonzentrationen erst einstellen müssen, würde vom Zeitpunkt der Unterbrechung der myokardialen Blutversorgung bis zur Aktivierung der anaeroben Energiegewinnung eine gewisse Zeitspanne vergehen. In den meisten untersuchten ischämischen Säugerherzen geht daher dieser sich selbst regulierenden Aktivierung des Glykogenabbaus durch die Produkte der ATP-Spaltung eine durch herzeigene Katechinamine ausgelöste Stimulierung der Glykogenolyse voraus.

— Hormonale Regulation des anaeroben Kohlenhydratabbaus im ischämischen Herzmuskel

Die Unterbrechung der koronaren Blutversorgung des Herzmuskels bewirkt im betroffenen ischämischen Muskelbezirk eine rasche Umwandlung der Phosphorylase b in die aktive a-Form des Enzyms, wodurch Adenosinmonophosphat-unabhängig der Glykogenabbau eingeleitet wird. Aus den Daten der Abbildung 31 geht hervor, daß beispiels-

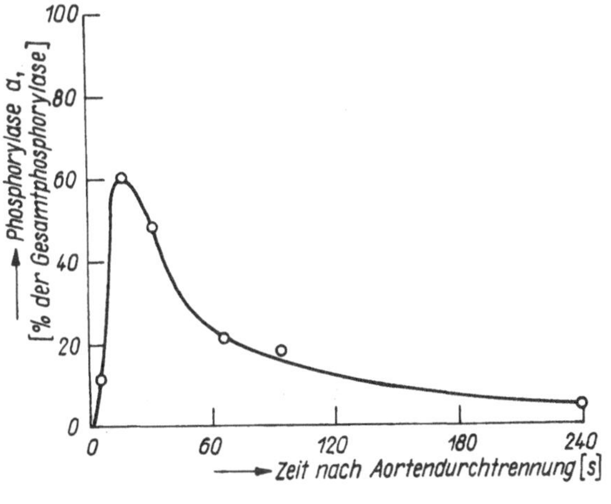

Abb. 31. Geschwindigkeit der Umwandlung von Phosphorylase b in Phosphorylase a im ischämischen Hundeherzen; nach KRAUSE und Mitarbeiter [21]

weise im Hundeherzmuskel innerhalb von 17 Sekunden nach Aortendurchtrennung der prozentuale Anteil der Phosphorylase a an der Gesamtphosphorylase von 0 auf 60 ansteigt. Mit zunehmender Ischämiedauer wird durch Aktivierung der Phosphorylasephosphatase (s. Reaktionsgleichung Seite 122) verstärkt Phosphorylase a wieder in die b-Form überführt. Für die Umwandlung der Phosphorylase b in Phosphorylase a im ischämischen Herzmuskel ist nicht der Sauerstoffmangel selbst verantwortlich. Ausgelöst wird sie durch die anoxieinduzierte Freisetzung von herzeigenen Katechinaminen, überwiegend Noradrenalin (dem hauptsächlichen neurohumoralen Überträgerstoff

[1]) Der Herzmuskel enthält 3 Isoenzyme der Phosphorylase b, nämlich Isophosphorylase I, II und III, wobei die Isophosphorylase III und die Skelettmuskelphosphorylase identisch sind. Das Isoenzym I ist herzspezifisch und zeigt gegenüber dem Isoenzym III eine höhere Affinität für AMP, was von Bedeutung für die Regulation der Glykogenolyse im ischämischen Herzmuskel sein kann [47].

im Säugerherzen), die einen kompliziert funktionierenden Regulationsmechanismus zur Aktivierung der Phosphorylase b-kinase in Gang setzen. Phosphorylase b-kinase katalysiert die Umwandlung von Phosphorylase b in Phosphorylase a (s. Reaktionsgleichung Seite 122). In Abbildung 32 sind die an diesem Mechanismus beteiligten Reaktionen in einer schematischen Darstellung, die einer Arbeit von FISHER und Mitarbeiter [11] entstammt, wiedergegeben. Das Prinzip dieses in der Biologie weitverbreiteten Regulationsmechanismus besteht darin, daß durch ein schwaches Ausgangssignal im ischämischen

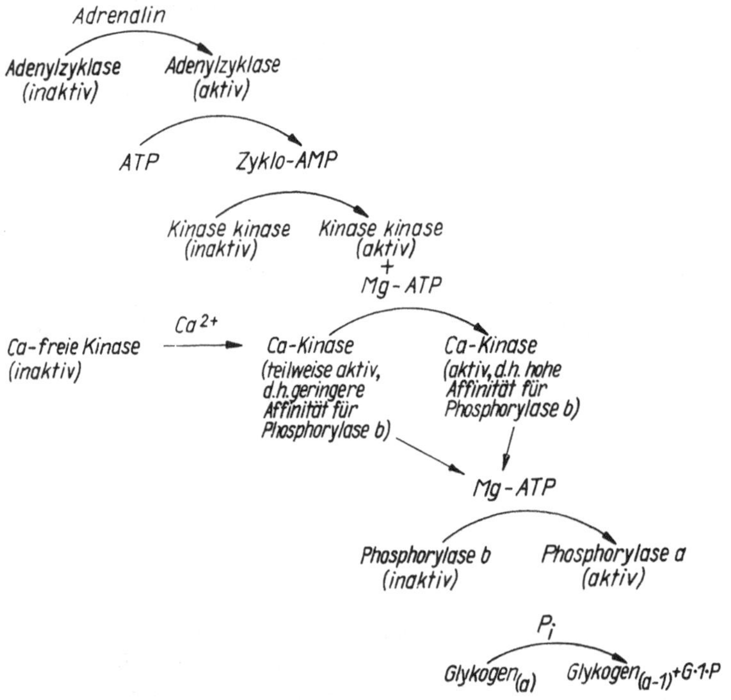

Abb. 32. Schematische Darstellung der Aktivierung der Phosphorylase im Kaninchenherzmuskel. Zur Vereinfachung wurden die reversiblen Prozesse nur in Richtung der Aktivierung des Glykogenabbaus dargestellt; aus FISCHER und Mitarbeiter [11] entnommen

Herzmuskel das freigesetzte Noradrenalin zunächst die Adenylzyklase aktiviert und dadurch vermehrt Adenosin-3',5'-monophosphat (cyclo-AMP) synthetisiert wird. Durch dieses zyklische Nukleotid wird eine Folge von Reaktionen in Gang gesetzt, wodurch das schwache Ausgangssignal soweit verstärkt wird, daß eine bestimmte Zielreaktion, im ischämischen Herzmuskel der verstärkte Glykogenabbau, ausgelöst wird.

Hinweise für die unmittelbar nach Unterbrechung der myokardialen Blutversorgung im ischämischen Herzmuskel einsetzende katechinamingesteuerte Aktivierung der Glykogenolyse ergaben sich bei der Verfolgung der Geschwindigkeiten, mit denen im Herzmuskel normaler und pronethalolbehandelter Hunde nach Aortendurchtrennung die Gehaltswerte an cyclo-AMP und Laktat und die Aktivitäten der Enzyme Phosphorylase b-kinase und Phosphorylase a anstiegen. Pronethalol ist ein Hemmstoff der β-adrenergen Rezeptoren und verhindert die Freisetzung von Katechinaminen. Aus den in Abbildung 33 wiedergegebenen Daten geht hervor, daß im ischämischen Herzmuskel noch vor der Aktivierung der Phosphorylase b-kinase und der Phosphorylase der Gehalt an cyclo-AMP stark ansteigt, während der Laktatgehalt als Zeichen eines stimulierten Glykogenabbaus erst nach der Phosphorylaseaktivierung angehoben wird [52]. Pronethalol unterdrückt oder verzögert im ischämischen Herzmuskel weitgehend sowohl den Anstieg von cyclo-AMP [35, 52] als auch die in der Reaktionskaskade (Abb. 32) nachgestellten Aktivierungen der Phosphorylase b-kinase und Phosphorylase [21, 52],

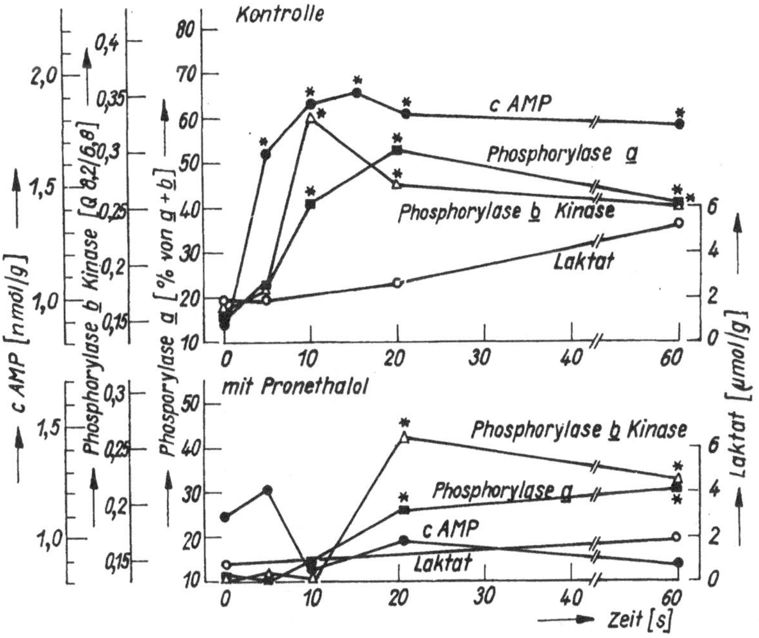

Abb. 33. Einfluß von Ischämie auf den Gewebsgehalt an Adenosin-3′,5′-monophosphat (cAMP) und Laktat sowie die Aktivität der Phosphorylase-b-kinase und Phosphorylase a normaler und pronethalolbehandelter Hunde; die mit einem Sternchen versehenen Werte sind gegenüber den 0-Minuten Werten statistisch signifikant erhöht; nach WOLLENBERGER und Mitarbeiter [52]

und den Anstieg des Laktatgehaltes. Daß zumindest innerhalb der ersten Minute nach Unterbindung der myokardialen Blutversorgung im ischämischen Herzmuskel die Geschwindigkeit des aeroben Kohlehydratabbaus hauptsächlich durch die hormongesteuerte Phosphorylaseaktivierung bestimmt wird und nicht durch die Metabolitaktivierung von Phosphorylase b und Phosphofruktokinase, geht auch aus den Werten der Tabelle 14 hervor, in der gezeigt wird, daß durch Pronethalol die Bildungsgeschwindigkeit der Endprodukte des anaeroben Kohlehydratabbaus, Laktat und Glyzerin-1-phosphat, etwa in dem gleichen Ausmaß gehemmt wird wie die Umwandlung von Phosphorylase b in Phosphorylase a. Daß im Herzmuskel unmittelbar nach Einsetzen anoxischer Bedingungen Noradrenalin freigesetzt wird, konnte recht eindrucksvoll am anoxisch perfundierten Säugerherzen [42] und ischämischen Herzmuskel in vivo [43] nachgewiesen werden.

Tabelle 14

„Integrierte" Phosphorylase a-Aktivität und der Anstau von Laktat und Glyzerin-1-phosphat in Herzmuskel von Kontroll- und pronethalolbehandelten Hunden während der 1. Minute nach Unterbrechung der Blutzufuhr (nach KRAUSE und Mitarbeiter [21])

Behandlung	Phosphoryalse a*) (%)	Laktat (%)	Glyzerin-1-phosphat (%)
Kontrollen	100	100	100
7 mg Pronethalol pro kg Körpergewicht intravenös	37	37	56

*) erhalten durch Ausplanimetrieren der entsprechenden Flächen unter den Phosphorylase a-Kurven (entsprechend Abb. 31).

Die humorale Steuerung der anaeroben Energiegewinnung im Herzmuskel, die der metabolischen zeitlich vorausgeht, ist verantwortlich für die unmittelbar erfolgende Umstellung von aerober auf anaerobe Energiegewinnung, wenn der partielle Sauerstoffdruck in den Herzmuskelzellen einen bestimmten kritischen Wert unterschreitet. Sie ist jedoch nur während der ersten Minute der Myokardischämie von Bedeutung. Es ist sicher müßig, Überlegungen anzustellen, ob der hormonalen oder metabolischen Regulation der Glykogenolyse/Glykolyse für die Adaptation des Herzmuskels an akute Mangeldurchblutung und Hypoxie die größere Bedeutung zukommt. Die Tatsache, daß in den meisten untersuchten Säugerherzen nach Sauerstoffentzug die katechinamininduzierte Stimulierung der anaeroben Energiegewinnung nur für eine kurz bemessene Zeitspanne wirksam bleibt und im Meerschweinchenherzen im Prinzip gar nicht wirksam wird, zeigt, daß die nichthumoralen, autoregulatorisch wirkenden Mechanismen zur Steuerung des anaeroben Kohlenhydratabbaus eine mindestens ebenso große Rolle spielen.

5.4. Literatur

[1] ASCHENBRENNER, V.; DRUYAN, R.; ALBIN, R.; RABINOWITZ, M.: Heme a, cytochrome c and total protein turn over in mitochondria from rat heart and liver. Biochem. J. **119** (1970) 157

[2] ASCHENBRENNER, V.; ALBIN, R.; ZAK, R.; NAIR, K. G.; RABINOWITZ, M.: Increased turnover of mitochondrial constituents. In: E. BAJUSZ und G. RONA (Hrsg.), Myocardiology, recent advances in studies on cardiac structure and metabolism, University Park Press, Baltimore, 1972 Band 1, S. 178

[3] ASHWELL, M.; WORK, T. S.: The biogenesis of mitochondria. Annual Review of Biochemistry **39** (1970) 251

[4] BOSMANN, B.: The effect of adenosine 3′, 5′ monophosphate, dibutyryl cyclic 3′, 5′-AMP, and 5′-AMP on the synthesis of macromolecules by isolated mitochondria. Cytobios **4** (1971) 121

[5] BING, R.: Neuere Erkenntnisse auf dem Gebiete des Herzmuskelstoffwechsels. In: W. H. HAUSS und H. LOSSE (Hrsg.) Struktur und Stoffwechsel des Herzmuskels, Georg Thieme Verlag, Stuttgart, 1959 S. 31

[6] BRACHFELD, N.: Maintenance of cell viability. Circulation **39/40**, Suppl. IV (1969) 202

[7] BANNISTER, E. W.; TOMANEK, R. J.; CVORKOV, N.: Ultrastructural modifications in rat heart. Response to exercise and training. Am. J. Physiol. **220** (1971) 1935

[8] CAULFIELD, J.; KLIONSKY, B.: Myocardial ischemia and early infarction. An electron microscopic study. Am. J. Pathol. **35** (1959) 489

[9] CAJONE, F.; RAGNOTTI, G.; BERNELLI-ZAZZERA, A.; BASSI, M.: State and function of liver polysomes during recovery from ischemia. Exptl. molec. Pathol. **14** (1971) 392

[10] COOTE, J. L.; WORK, TH. S.: Proteins coded by mitochondrial DNA of mammalian cells. Europ. J. Biochem. **23** (1971) 564

[11] FISCHER, E. H.; POCKER, A.; SAARI, J. C.: The structure, function, and control of glycogen phosphorylase. In: P. N. CAMPBELL und F. DICKENS (Hrsg.), Essays in Biochemistry, The Biochemical Society by Academic Press, London und New York, 1970 Band 6, S. 23

[12] FRALEY, E. E.; MALT, R. A.: Intracellular defect produced by renal ischemia. Surgery **62** (1967) 221

[12a] GENZ, S.: Verhalten von zyklischem 3'5'Adenosinmonophosphat im normalen und akut ischämischen Rattenherzen nach physiologischer und pathologischer Belastung der Tiere. Dissertation, Humboldt-Universität, Berlin 1974

[13] GUDBJARNASON, S.: Acute alteration in energetics of ischemic heart muscle. Cardiology **56** (1971/72) 232

[14] GUDBJARNASON, S.; BRAASCH, W.; BING, R. J.: Protein synthesis in cardiac hypertrophy and heart failure. In: H. REINDELL, J. KEUL und E. DOLL (Hrsg.) Herzinsuffizienz. Georg Thieme Verlag, Stuttgart 1968 S. 184

[15] GERCKEN, G.: Störungen des Herzstoffwechsels durch Anoxie, Substratmangel und Hemmstoffe. Forum Cardiologicum **13** (1970) 9

[16] HERDSON, P. B.; KALTENBACH, J. P.; JENNINGS, R. B.: Fine structural and biochemical changes in dog myocardium during autolysis. Am. J. Pathol. **157** (1969) 539

[17] HINTERBERGER, U.: Einfluß totaler Ischämie auf Ribosomen und Zytosol-Faktoren des Rattenmyokards. Acta biol. med. germ. **32** (1974) 181

[18] JENNINGS, R. B:. Early phase of myocardial ischemic injury and infarction. Am. J. Cardiol. **24** (1969) 753

[19] JENNINGS, R. B.: Myocardial ischemia. Observations, definitions and speculations. J. molec. cell cardiology **1** (1970) 345

[20] KÜBLER, W.: Zur Wechselwirkung zwischen Herzstoffwechsel und Koronardurchblutung im Angina-pectoris-Anfall und beim Herzinfarkt. Forum Cardiologicum **13** (1970) 96

[21] KRAUSE, E.-G.; WOLLENBERGER, A.: Über die Aktivierung der Phosphorylase und die Glykolyserate im akut anoxischen Hundeherzen. Biochem. Z. **342** (1965) 171

[22] KING, D. W.; GOLLNICK, P. D.: Ultrastructure of rat heart and liver after exhaustive exercise. Am. J. Physiol. **218** (1970) 1150

[23] KLEITKE, B.; WOLLENBERGER, A.: Ribonucleic and protein synthesis in mitochondria of heavily loaded and ischemic rat myocardium. In: P. Y. HATT (Hrsg.) Heart overloading, Colloque Inserm, Paris 1972 S. 307

[24] KLEITKE, B.; WOLLENBERGER, A.; HEIER, G.; SYDOW, H.: Einfluß von Schilddrüsenhormonen auf die Aktivität der mitochondrialen Glyzerin-3-phosphatoxydase: vergleichende Untersuchungen an Geweben verschiedener Säugerarten; pränatale Veränderungen der Oxydaseaktivität in Rattenlebermitochondrien und Abhängigkeit des Glyzerophosphat/Dioxyazetonphosphat-Gewebsquotienten von der Aktivität der Oxydase. Acta biol. med. germ. **22** (1969) 7

[25] KLEITKE, B.; HINTERBERGER, U.; RABITZSCH, G.; ONNEN, K.; WOLLENBERGER, A.: Ribonukleinsäure- und Eiweißsynthese in zellfreien Systemen und Schnitten des ischämischen Rattenherzens. Acta biol. med. germ. **27** (1971) K 19

[26] KLEITKE, B.; WOLLENBERGER, A.: Molekularbiologische Aspekte der Hypertrophie. In: L. A. KETTLER (Hrsg.) Pathologie der Herz- und Kreislauferkrankungen unter besonderer Berücksichtigung der Hypertonie. VEB Verlag Volk und Gesundheit Berlin, Band 16, 1974 S. 39

[27] KLEITKE, B.; HINTERBERGER, U.; ONNEN, K.; RABITZSCH, G.; WOLLENBERGER, A.: Einfluß totaler Ischämie auf die Ribonukleinsäure- und Eiweißsynthese im Herzmuskel der Ratte, untersucht an Schnitten und zellfreien Systemen. Acta biol. med. germ. **30** (1973) 33

[28] LÜBBERS, D. W.: Die Bedeutung des Sauerstoffdruckes für die O_2-Versorgung des normalen und insuffizienten Herzens. In H. REINDELL, J. KEUL u. E. DOLL (Hrsg.) Herzinsuffizienz Georg Thieme Verlag, Stuttgart, 1968 S. 287

[29] LAZARUS, H. M.: Ischemic effects on kidney nuclear RNA synthesis. Life Sciences **9** (1970) 721

[30] MEERSON, F. Z.: Mechanism of hypertrophy of the heart and experimental prevention of acute cardiac insufficiency. Brit. Heart J., Suppl. **33** (1971) 100

[31] NUSSDORFER, G. G.; NAZZOCHI, G.: Effect of 3', 5'-cyclic AMP on nuclear and mitochondrial RNA synthesis of rat adrenocertical cells. Acta Endocrinologica **70** (1972) 81

[32] PASTAN, J.; PERLMAN, R. L.: Cyclic AMP in metabolism. Nature, New Biology **229** (1971) 5

[33] PETTE, D.: Plan und Muster im zellulären Stoffwechsel. Naturwissenschaften **52** (1965) 597

[34] POGO, A. O.; LITTAU, U. C.; ALLFREY, U. G.; MIRSKI, A. E.: Modification of ribonucleic acid synthesis in nuclei isolated from normal and regenerating liver: some effects of salt and specific divalent cations. Proc. Natl. Acad. Sci (USA), **57** (1967) 743

[35] ROBISON, G. A.; BUTCHER, R. W.; ØYE, I.; MORGAN, H. E.; SUTHERLAND, E. W.: The effect of epinephrine on adenosine 3', 5'-monophosphate levels in the isolated perfused rat heart. Molec. Pharmacol. **1** (1965) 168

[36] ROEDER, R. G.; RUTTER, W. J.: Specific nucleolar and nucleoplasmic RNA polymerases. Proc. Natl. Acad. Sci. (USA) **65** (1970) 675

[37] RAGNOTTI, G.; CAJONE, G. F.; BERNELLI-ZAZZERA, A.: Structural and functional changes in polysomes from ischemic livers. Exptl. molec. Pathol. **13** (1971) 295

[38] RABINOWITZ, M.; SWIFT, H.: Mitochondrial nucleic acids and their relation to the biogenesis of mitochondria. Physiol. Rev. **50** (1970) 376

[39] RABINOWITZ, M.: Control of metabolism and synthesis of macromolecules in normal and ischemic heart. J. molec. cell. Cardiol., **2** (1972) 277

[40] ROODYN, D. B.; WILKIE, D.: Biogenesis of mitochondria, London, Methuen, 1968

[41] SCHOLLMEYER, P.: Das spezifische Enzymaktivitätsmuster des Herzmuskels. In: H. REINDELL, J. KEUL u. E. DOLL (Hrsg.), Herzinsuffizienz, Georg Thieme Verlag, Stuttgart 1968 S. 198

[42] SHAHAB, L.; WOLLENBERGER, A.: Freisetzung von Noradrenalin aus dem isolierten durchströmten Herzen bei akuter Anoxie und nach Gabe von Stoffwechselgiften. Acta biol. med. germ. **19** (1967) 939

[43] SHAHAB, L., WOLLENBERGER, A.; HAASE, M.; SCHILLER, U.: Noradrenalinabgabe aus dem Hundeherzen nach vorübergehender Okklusion einer Koronararterie. Acta biol. med. germ. **22** (1969) 135

[44] TZAGOLOFF, A.; RUBIN, M. S.; SIERRA, M. F.: Biosynthesis of mitochondrial enzymes. Biochim. Biophys. Acta **301** (1973) 71

[45] VARRONE, S.; AMBESI-IMPLOMBATO, E. S.; MACCHIA, V.: Stimulation by cyclic 3', 5'-adenosine monophosphate of RNA synthesis on a mammalian cell-free system. FEBS-Letters **21** (1972) 99

[46] WATSON, J. D.: Molecular biology of the gene. W. A. Benjamin, Inc., New York, Amsterdam, 1965

[47] WILL, H.; KRAUSE, E.-G.: Isolierung und kinetische Charakterisierung der Isozyme der Glykogenphosphorylase b aus Herz- und Skelettmuskulatur des Schweins. Acta biol. med. germ. **28** (1972) 919

[48] WOLLENBERGER, A.; KRAUSE, E. G.; SHAHAB, L.: Über die Umstellung des Herzmuskels auf die anaerobe Energiegewinnung bei Eintritt von Myokardischämie. Forum Cardiologicum **13** (1970) 69

[49] WOLLENBERGER, A.; KRAUSE, E. G.; SHAHAB, L.: Humorale und nichthumorale Regulation des Kohlehydratabbaus im akut hypoxischen Myokard. In: P. G. LINKE (Hrsg.), Pathologie, Beiträge zu Problemen der Hypoxie und mathematischen Modellierung, Wisssenschaftliche Beiträge der Martin-Luther-Universität, 1970 S. 9

[50] WOLLENBERGER, A.; KLEITKE, B.: Metabolic aspects of cardiac hypertrophy. I. Ribonucleic acid and protein synthesis in rat heart mitochondria isolated after aortic constriction, strenuous physical exercise, and acute ischemia. In: N. S. DHALLA (Hrsg.), Myocardiology, recent advances in cardiac structure and function, University Park Press, Baltimore 1973 Band 3

[51] WOLLENBERGER, A.; HEIER, G.; KRAUSE, E. G.: Cyclic AMP levels in the acutely ischemic myocardium of the dog ang guinea pig. In: E. BAJUSZ u. G. RONA (Hrsg.), Myocardiology, recent advances in studies on cardiac structure and metabolism, University Park Press, Baltimore, London, Tokyo, 1972 Band 1, S. 27

[52] WOLLENBERGER, A.; KRAUSE, E.-G.: Cyclic nucleotides and the regulation of the heart beat. In: S. KARGER (Hrsg.), Pharmacology and the future of man. Proc. 57th Int. Congr. Pharmacol., San Francisco 1972, Band 5, S. 170, Karger, Basel, 1973

SPEZIELLER TEIL

1. Einteilung der ischämischen Herzkrankheit

Es wurden viele Versuche unternommen, die koronare Herzkrankheit unter Berücksichtigung verschiedener Gesichtspunkte zu unterteilen. Für epidemiologische Studien wurde von einem WHO-Expertenkomitee [230] folgende Einteilung empfohlen:

1. Angina pectoris
2. Myokardinfarkt (definitiv und wahrscheinlich)
3. Plötzlicher Tod
4. Herzinsuffizienz

Eine weitere klinische Einteilung wurde von einer Expertengruppe der WHO im Jahre 1961 vorgeschlagen [228]. Nach dieser Klassifizierung umfaßt die „Ischämische Herzkrankheit" folgende Erscheinungsformen:

1. Belastungsangina
2. Myokardinfarkt (akut oder chronisch)
3. Ischämische Herzkrankheit ohne Schmerzen

In der Revision der „Klassifikation der Krankheiten" im Jahre 1975 [227] wurde die ischämische Herzkrankheit mit folgenden Diagnosenummern berücksichtigt:

1. akuter Myokardinfarkt (410)
2. sonstige akute und subakute Formen der ischämischen Herzkrankheit (411)
3. alter Myokardinfarkt (412)
4. Angina pectoris (413)
5. sonstige Formen der chronischen ischämischen Herzkrankheit (414).

Diese Gruppe umfaßt die Patienten mit elektrokardiographischen Veränderungen, chronischer Herzinsuffizienz oder Rhythmusstörungen, deren Entstehung auf koronaratherosklerotischer Basis angenommen werden können.
Wir teilen die *klinischen Manifestationsformen* der ischämischen Herzkrankheit als eine nosologische Einheit folgendermaßen ein:

1. Angina pectoris
2. akuter Myokardinfarkt
3. Postinfarktzustände
4. Rhythmusstörungen
5. plötzlicher Tod
6. Herzinsuffizienz

In dieser Monographie werden im Prinzip entsprechend dieser Einteilung die verschiedenen Aspekte behandelt.

2. Risikofaktoren für die koronare Herzkrankheit

Risikofaktoren sind genetisch, endogen, exogen oder funktionell bedingte Eigenschaften oder Zustände, die für die erhöhte Erkrankungswahrscheinlichkeit an koronaren Herzkrankheiten der Merkmalsträger verantwortlich sind [171].

Der Begriff „Risikofaktor" wird verwendet, um primär bei Personen, die frei von Krankheiten sind, Abnormitäten und Lebensgewohnheiten zu bestimmen, die dafür bekannt sind, statistisch mit der Entwicklung der IHK im Zusammenhang zu stehen [68].

Folgende Risikofaktoren fanden besondere Beachtung im Zusammenhang mit koronarer Herzkrankheit:

1. Hypercholesterinämie, Hyperlipidämie
2. arterielle Hypertonie
3. Zigarettenrauchen
4. Stress
5. körperliche Inaktivität
6. Diabetes mellitus und andere Störungen des Kohlenhydrat-Stoffwechsels
7. Hyperurikämie
8. Adipositas
9. positive Familienanamnese
10. Spurenelemente
11. EKG-Veränderung ohne klinische Symptomatik
12. Neigung zur Hyperkoagulabilität als Folge gestörter Gerinnungsvorgänge
13. Menopause

Nach prospektiven Untersuchungen [37, 99] gehören ein erhöhter Serumcholesterinspiegel und die Hypertonie zu den gesicherten Risikofaktoren. Diese beiden Faktoren und das Zigarettenrauchen stellen die sogenannten „major risk-factors" dar. Epstein [61] zählt noch weitere Einflüsse zu den disponierenden Faktoren. Er stellte fest, daß mindestens die Hälfte der Bevölkerung einen der obengenannten Faktoren aufweist. Das Risiko zu erkranken ist doppelt so hoch, wenn ein bestimmter Schwellenwert überschritten wird. Nur ein kleiner Teil der Bevölkerung (höchstens 10—15%) ist als „immun" zu betrachten. Die Kombination verschiedener Faktoren macht das Auftreten der Erkrankung wahrscheinlicher.

Die Framingham-Studie [101] stellt fest, daß Männer zwischen 40 und 50 Jahren, die keinen der „major risk-factors" aufwiesen, eine 6 Jahres-Inzidenz (1955—1961) an IHK von 35,8% hatten, während sie bei Vorhandensein der drei Faktoren (Hypercholesterinämie, Hypertonie, EKG-Veränderungen) auf fast 500% anstieg. Schär [171]

gibt an, daß die Unterschiede in der Inzidenz an IHK bei Personen mit 4 oder mehr Risikofaktoren Werte bis zu 15:1 gegenüber gleichaltrigen Personen gleichen Geschlechts ohne Risikofaktoren erreichen.
Eine Kombination von Hypertonie, Adipositas und Diabetes mellitus erhöht das Infarktrisiko nach SCHETTLER [172] auf das 9—11fache.
Die Gefahr des Auftretens eines Myokardinfarktes oder der Angina pectoris steigt mit der Zahl der Risikofaktoren an. Das gilt sowohl für Männer als auch für Frauen [14, 210]. Die Kombination von Hypertonie, Hypercholesterinämie und Zigarettenrauchen wird bei Männern als besonders bedeutsam betrachtet [57, 98, 210, 215]. Die multifaktorielle Ätiologie der Atherosklerose weist auf die simultane Kontrolle der scheinbar wichtigsten Risikofaktoren erhöhte Serumlipide, arterielle Hypertonie und Rauchen hin [57]. Interessant ist weiterhin die Verteilung der Risikofaktoren und die Manifestationsform der IHK in bezug auf die Geschlechtsverteilung und Altersgruppen.
Die koronare Herzkrankheit manifestiert sich klinisch bei Männern häufiger als Herzinfarkt; bei Frauen dagegen häufiger als Angina pectoris [18, 103].
ANDERSON [3] zeigte, daß in der Altersgruppe von 45—64 Jahre die ischämische Herzkrankheit bei Männern 5mal häufiger die Todesursache war als bei Frauen (Beobachtungsjahr 1968). Zwischen 70 und 75 Jahren geht dieser Unterschied auf 2:1 zurück.
Während das Risiko zu erkranken bei Männern stärker durch exogene Einflüsse wie Zigarettenrauchen, Serumcholesterol und chronischen Stress bedingt ist, findet man bei den Frauen häufiger endogene Faktoren wie Hypertonie und Diabetes mellitus [100, 204].
Als eine Wirkung endogener Faktoren konnte gezeigt werden, daß Herzinfarkte bei jüngeren Frauen nach einer operativ herbeigeführten Menopause auftreten [44].
Von 328 Frauen mit Herzinfarkt fand sich anamnestisch bei 13,1% eine Ovarektomie; in einer Kontrollgruppe ohne Infarkt jedoch nur in 4,9%.
Die IHK-Rate steigt bei beiden Geschlechtern mit zunehmendem Alter an, im Alter von 70 Jahren etwa nähert sich die Infarktrate der Frauen der der Männer [3, 81, 204].
Weitere Unterschiede im Erkrankungsrisiko wurden in geografischer Hinsicht festgestellt. So fand man eine unterschiedliche Ausprägung der Risikofaktoren, z. B. Erhöhung des Serumcholesterolspiegels, körperliche Inaktivität und Zigarettenrauchen [106, 123].
In Untersuchungen von ENOS und Mitarbeitern [54, 55] wurde gezeigt, daß gefallene 20jährige Amerikaner in über 40% sichtbare Fettablagerungen an den Koronararterien hatten, während gleichaltrige Koreaner oder Japaner diese Veränderungen selten aufwiesen. Im Jahre 1959 wurde berichtet, daß bei einer Gruppe von untersuchten Herzpatienten in Shanghai nur 7% an der atherosklerotischen Herzkrankheit erkrankt waren, während diese Krankheit in derselben Stadt bei den aus dem Kaukasus stammenden Herzpatienten 54% ausmachte [224]. In der gleichen Zeit zeigten die Untersuchungen einer anderen Gruppe in Peking bei 15% der Patienten eine atherosklerotische Herzkrankheit. Dabei wurde gleichfalls gezeigt, daß die Patienten mit der koronaren Herzkrankheit einen Cholesterolserumspiegel von 190 mg/100 ml hatten. Der Durchschnittswert bei Patienten ohne koronare Herzkrankheit lag bei 136 mg/100 ml [33]. Es wurde festgestellt, daß damals der durchschnittliche Kalorienverbrauch bei 2626 kal/d lag und 15,7% davon durch Fett gedeckt wurden. 85% dieses Fettes waren pflanzlichen Ursprunges. Eine zunehmende Tendenz der koronaren Herzkrankheit auch in China wird vorausgesagt [34].

Die Wirkung eines Merkmals als Risikofaktor wurde hauptsächlich in Längsschnittstudien nachgewiesen. Mit einer retrospektiven Studie konnte jedoch FRIEDMANN [69] zeigen, daß die Risikofaktoren mit Ausnahme des Cholesterins auch schon in den Erstuntersuchungen, das bedeutete bereits in der Initialquerschnittsstudie, der Framingham-Studie, als solche erkennbar waren.
Im folgenden soll auf die Risikofaktoren und ihre Bedeutung näher eingegangen werden.

2.1. Hyperlipidämie, Hypercholesterinämie

Auf eine positive Korrelation zwischen erhöhtem Blutlipidspiegel, Atherosklerose und ischämischer Herzkrankheit weisen experimentelle, klinische und epidemiologische Studien sowie Sektionsbefunde hin [28, 41, 61, 62, 99, 100, 199].
Der Cholesterinspiegel wurde als Hauptparameter in den meisten dieser Studien betrachtet. Serumtriglyzeride und Phospholipide sowie Lipoproteinfraktionen wurden nur in einigen Studien berücksichtigt. Nach Untersuchungen von OLSON [140] wirken die Triglyzeride als ein unabhängiger Risikofaktor für die koronare Herzkrankheit. Die Hypercholesterinämie in Kombination mit Hypertriglyzeridämie wird als wichtigste Form der Hyperlipidämie vom klinischen Standpunkt aus betrachtet. Diese Tendenz war auch in unserem Krankengut nachweisbar (Abb. 34, 35). In den Populationen mit IHK steigt die Häufigkeit der Erkrankung in den meisten Fällen mit Zunahme des Cholesterolserumspiegels. Die Werte von 200 mg/100 ml und 250 mg/100 ml wurden als obere Normgrenze angesehen. Inzidenzdaten von 13 Studien in 7 Ländern [115] ergeben zusammen betrachtet eine lineare Beziehung zwischen dem Cholesterolspiegel und dem Auftreten einer koronaren Herzkrankheit. Bisherige Untersuchungen zeigen,

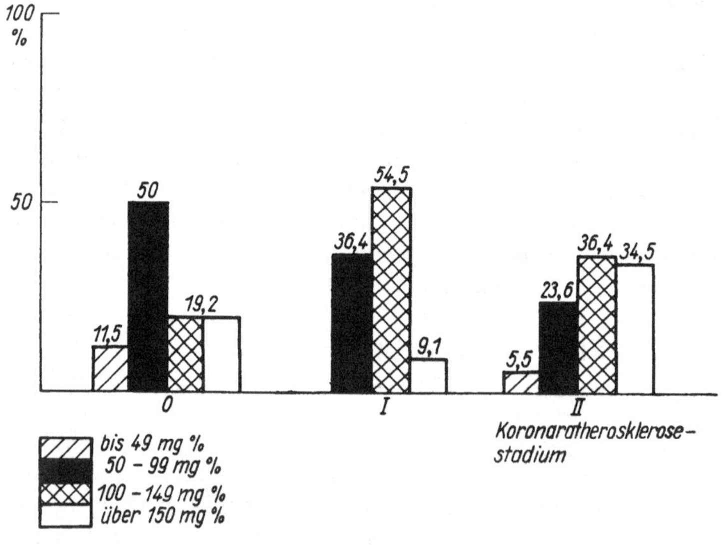

Abb. 34. Prozentuale Verteilung der Triglyzeridwerte bei den verschiedenen Schweregraden der Koronaratherosklerose im eigenen Krankengut

das in der Rangordnung der Risikofaktoren für die ischämische Herzkrankheit das erhöhte Serumcholesterin an der Spitze steht.
Diese Tatsache wurde auch in der Framingham-Studie sowie in sämtlichen, in der post-Framingham-Ära (seit 1970) entstandenen Studien, bestätigt.
Das Cooperative Pooling-Project, in das eine HO-Jahres-Beobachtung von 7342 amerikanischen Männern einging, zeigte, daß bis zu einem Cholesterin-Wert von 225 mg-%

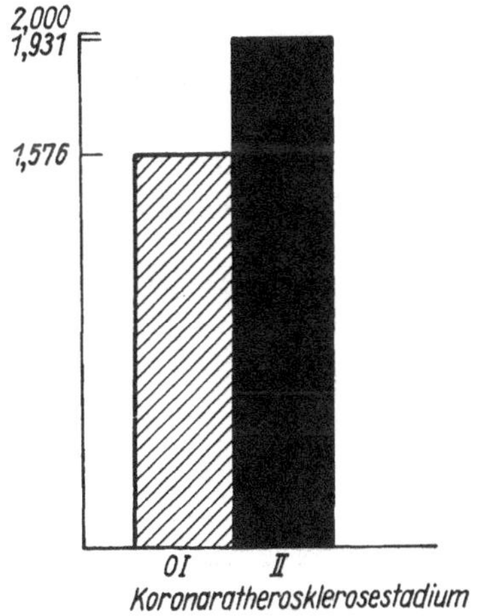

Abb. 35. Risikofaktor „Hypertriglyzeridämie" und sein Verhältnis zum Schweregrad der Koronaratherosklerose im eigenen Krankengut

kaum ein Anstieg der Inzidenz feststellbar war. Aber bereits zwischen 225 und 249 mg-% ist eine Risikoerhöhung nachweisbar. Ab 250 mg-% verdoppelt sich die Inzidenz gegenüber dem Cholesterinwert unter 225 mg-% [195]. Bei dieser Studie galten die 1960 erstmalig festgestellten Cholesterinspiegel als Basiswerte. Eine ähnliche über 10 Jahre gehende Studie liegt aus Oslo vor [219]. 3676 Männer im Alter von 40 bis 45 Jahren wurden zwischen 1958 und 1960 u. a. auf ihren Blutcholesterolgehalt untersucht. Entsprechend

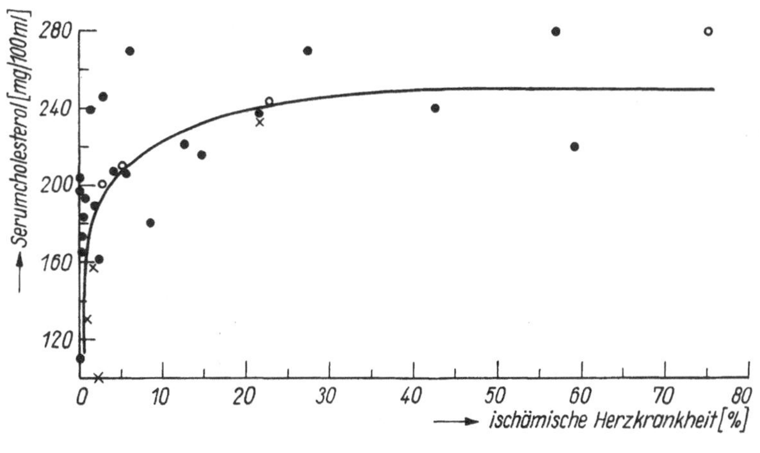

Abb. 36. Die koronare Herzkrankheit als eine Funktion des Serumcholesterinspiegels [66].
• Klinische Erscheinungen; ∘ Krankenhaustodesfälle; × Autoptisch gesichert

dieser Studie war die Häufigkeit des Herzinfarktes um ein Drittel geringer, wenn es gelang, den durchschnittlichen Serumcholesterinwert im 40. Lebensjahr auf 220 mg-% zu halten, statt diesen sich auf 270 mg-% erhöhen zu lassen.
Der Vergleich dieser zwei Studien zeigte, daß trotz geringfügiger quantitativer Unterschiede die Männer mit einem Serumcholesterinspiegel von über 250 mg-% unbedingt einer diätetischen Behandlung unterzogen werden müssen [86]. Der Idealwert des Serumcholesterins liegt offensichtlich unter 200 mg-%. Als Normalwert werden 220 mg-% für Erwachsene aller Altersstufen angesehen [86].
Empfehlungen der Arbeitsgemeinschaft für klinische Lipidforschung in der BRD [97] sind: Patienten mit einem Cholesterinspiegel ab 250 mg-% und einem Triglyzeridspiegel ab 180 mg-% müssen auf eine mögliche Gefährdung aufmerksam gemacht und kontrolliert werden. Hier wird eine diätetische Therapie bereits empfohlen. Überschreitet der Cholesterinspiegel 300 mg-% und der Triglyzeridspiegel 250 mg-%, muß eine energische Behandlung eingeleitet werden.
Die Tabelle 15 zeigt eine Zusammenstellung der Werte mehrerer Serum-Lipid-Fraktionen bei gesunden Personen [97].

Tabelle 15
Normalwerte der Serum-Lipidfraktionen bei Gesunden
nach Kaffarnik und Mitarbeiter [97]

	19—30 Jahre n = 80	31—45 Jahre n = 41	19—45 Jahre n = 121
Triglyzeride	110,8 ± 22,7	114,8 ± 24,8	112,2 ± 23,4
Phosphatide	223,2 ± 37,3	223,2 ± 33,1	223,3 ± 35,8
Gesamt-Cholesterin	220,3 ± 35,7	229,4 ± 35,7	223,3 ± 35,8
Freies Cholesterin	66,6 ± 18,7	73,0 ± 17,8	68,7 ± 18,6
Quotient Cholesterin/Phosphatide	1,00 ± 0,16	1,03 ± 0,14	1,01 ± 0,16
Quotient Cholesterin/Triglyzeride	2,03 ± 0,37	2,05 ± 0,34	2,04 ± 0,36
β-Lipoproteine (β-L-Test)	2,28 ± 0,40	2,41 ± 0,40	2,32 ± 0,40

Die Tabelle 16 zeigt die Zusammenhänge zwischen Cholesterol und koronarographischen Befunden bei Männern unter 40 Jahren [218].
Diese Tabelle zeigt eine positive Korrelation zwischen dem Cholesterolspiegel und den koronarangiographisch gesicherten pathologischen Veränderungen, was auch mit den Ergebnissen unserer Untersuchungen übereinstimmt (Abb. 37, 38).
Die Beziehung zwischen Serumcholesterolspiegel und Atherosklerose der Aorta und der Koronararterien ist semiquantitativ bestimmt worden (durch Beteiligte am internationalen Atherosklerose-Projekt der WHO) und eine lineare Beziehung nachgewiesen [67]. Die Hypercholesterinämie wurde hier nicht als direkte Ursache der Atherosklerose, sondern als Indikator eines gestörten Lipidmechanismus betrachtet. Weitere Studien zum transportierten Fett-Typ und seines Metabolismus [181] sowie der Mechanismen der Esterbildung sind notwendig [167], um eine ätiologische Differenzierung zu ermöglichen [67].

Tabelle 16

Zusammenhänge zwischen Cholesterol und koronarangiographischen Befunden bei Männern unter 40 Jahre (nach WELCH und Mitarbeiter [218])

Serumcholesterol	Anzahl der Patienten	signifikante pathologische Veränderungen	
		Anzahl	(%)
< 200	169	33	20
201–225	90	34	38
226–250	113	54	48
251–275	99	59	60
276–300	73	56	77
301–350	69	55	80
> 350	44	40	91

Die Arbeiten von FREDRIKSON und Mitarbeiter [71], sowie BEAUMONT und Mitarbeiter [12] zeigen Beispiele in dieser Richtung. FREDERIKSON teilt die Hyperlipidämien in 5 Typen ein:

Typ I: Plasma ist trübe, Triglyzeridspiegel mehr als 500 mg/ml, Cholesterol ist üblicherweise erhöht,
in der Elektrophorese erhöhte Chylomikronenfraktion = Hyperchylomikronämie

Typ II: Plasma ist klar, Triglyzeride in der Regel unter 150 mg/100 ml, Cholesterol üblicherweise über 300 mg/ml,
Lipid-Elektrophorese zeigt eine Erhöhung der β-Lipoproteine = Hypercholesterinämie

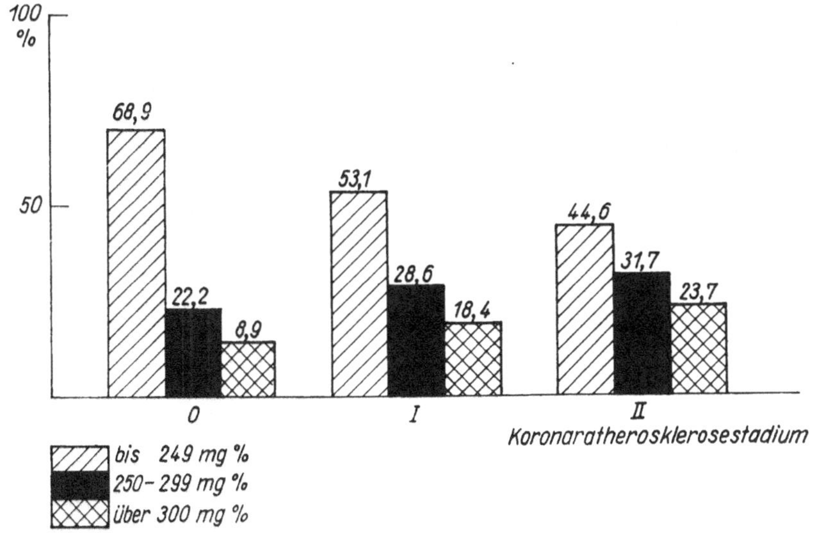

Abb. 37. Prozentuale Verteilung der Cholesterinwerte und Stadien der Koronaratherosklerose im eigenen Krankengut

Typ III: Mischung von β- und prä-β-Lipoproteinen in stark erhöhter Menge = „braod-β-disease"

Typ IV: Plasma ist trübe, Triglyzeride üblicherweise über 150 mg/ml, Cholesterol kann normal oder leicht erhöht sein bis über 250 mg/ml, in der Lipidelektrophorese erhöhte prä-β-Lipipoproteinfraktion = endogene Hypertriglyzeridämie

Typ V: Mischung von Plasma-prä-β-Lipoproteinen sowie Chylomikronen in stark erhöhter Menge = endogen-exogene Hypertriglyzeridämie.

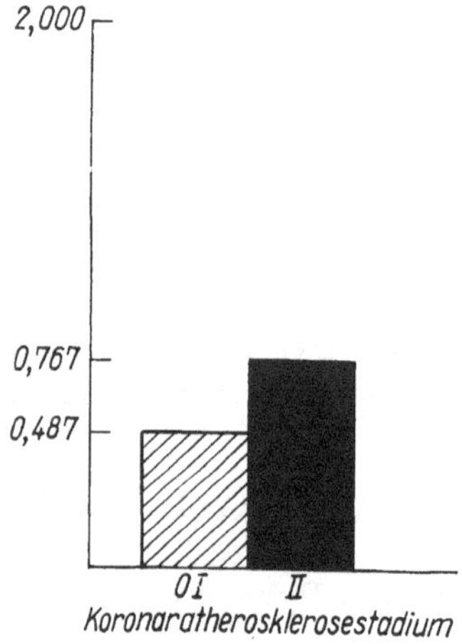

Abb. 38. Mittelwert des Risikofaktors „Hypercholesterinämie" bei 218 männlichen Patienten im eigenen Krankengut (Trennung der Koronaratherosklerosestadien 0I/II mit einer Irrtumswahrscheinlichkeit von 0,05%). Risikofaktor „Hypercholesterinämie" und sein Verhältnis zum Schweregrad der Koronaratherosklerose im eigenen Krankengut

Eine große Bedeutung wird im Zusammenhang mit der IHK dem Typ IV zugeschrieben [16, 212]. Neuerdings ist auch die Bedeutung der familiären Hyperlipoproteinämie Typ II durch die Untersuchungen von Stone und Mitarbeitern [201] herausgestellt worden. In dieser größten Studie ihrer Art wurde die Beziehung der IHK zu diesem Typ gezeigt.

Bei Patienten mit Typ II war in 29,5% der Fälle eine IHK nachweisbar, während bei Angehörigen mit normalem Fettspiegel diese nur 10,5% betrug. Eine einfachere Einteilung wurde in der letzten Zeit von Beaumont und Mitarbeitern [11] vorgeschlagen, die auf der Charakteristik der Plasmalipoproteine basiert. Die Einteilung geht von der Bestimmung des Serumcholesterols und der Triglyzeride, dem Vorhandensein von Chylomikronen, abnormen Lipoproteinen, low density (LDL)[1]) und very low density (VLDL)[2]) Lipoproteine aus. Diese Klassifizierung wird als ein offenes System betrachtet und hat folgende Hauptformen:

I Hyperchylomikronämie mit normalen oder nur gering erhöhten VLDL,

IIa Hyper-β-Lipoproteinämie mit einer Erhöhung der LDL aber normaler VLDL Konzentration,

IIb Hyper-β-Lipoproteinämie mit einer Erhöhung der LDL und VLDL,

III Breite β-Form, die durch die Anwesenheit der VLDL mit abnorm hohen Cholesterolspiegel und abnorm elektrophoretischen Bewegungen ("floating beta") charakterisiert ist,

---

1) LDL = Low Density Lipoproteine = β-Lipoprotein

2) VLDL = Very Low Density Lipoproteine = Prä-β-Lipoprotein

IV Hyper-prä-β-Lipoproteinämie mit erhöhter VLDL aber nicht erhöhter LDL, Chylomikronen fehlen,

V Hyper-prä-β-Lipoproteinämie und Chylomikronämie, Erhöhung der VLDL und Anwesenheit von Chylomikronen.

Vergleiche von 10000 Obduzierten [116, 220] zeigten folgende bedeutsame Unterschiede: Während in den USA die koronare Herzkrankheit die häufigste Todesursache war und der Myokardinfarkt bei 10,2% aller Obduzierten nachgewiesen wurde, war die koronare Herzkrankheit in Japan 17mal niedriger als in den USA und machte nur 0,6% des Obduktionsmaterials aus, obwohl beide Länder hochindustrialisiert sind. Aus epidemiologischen Untersuchungen der beiden Bevölkerungen geht hervor, daß interessante Unterschiede in ihrer Ernährung bestehen. Während z. B. in den USA 40% der aufgenommenen Kalorienmenge durch Fette gedeckt werden, ist das in Japan nur zu 7% der Fall. Außerdem verbrauchen die Japaner 40mal weniger Fleisch als die Amerikaner und decken diese Menge tierischen Eiweißes auch noch zu einem größeren Teil durch Fisch. Der Kalorienverbrauch der Amerikaner ist größer als jener der Japaner und besteht vor allem aus Milchprodukten und Kohlenhydraten. Die Japaner dagegen verbrauchen mehr Getreide (Reis). Diese Tatsachen spiegeln sich auch im Unterschied in der durchschnittlichen Höhe des Serumcholesterinspiegels der untersuchten Personen wider. Während für die Amerikaner sich dieser Durchschnitt der oberen Normgrenze (250 mg/100 ml) näherte, lag er für die Japaner bei etwa 140 mg/100 ml [9, 10].

Die folgenden Ergebnisse können nicht auf die Rassendifferenz bezogen werden: Keys und Mitarbeiter [114] konnten nachweisen, daß der Durchschnittswert des Serumcholesterols bei Japanern, die auf den Hawaii-Inseln lebten, 220 mg/100 ml und bei in Kalifornien lebenden 250 mg/100 ml war. Dementsprechend war der Fettanteil an der Gesamtkalorienaufnahme auf den Hawaii-Inseln 30% und in Kalifornien 40%. Diese Unterschiede zeigten sich auch an der Inzidenz der IHK, die auf den Hawaii-Inseln das Fünffache des Mutterlandes betrug und in Kalifornien noch höher lag.

Ähnliche Ergebnisse wurden von Kato und Mitarbeitern [108] an Japanern, die im Mutterland, auf den Hawaii-Inseln und in Kalifornien lebten, erzielt.

Im europäischen Raum haben Italien, Griechenland und Frankreich eine relativ niedrige Inzidenz an IHK. Die Analyse der Nahrung ergab, daß nur 30% der Kalorienaufnahme in Italien und Griechenland aus Fett bestehen. Die erwähnten Untersuchungen zeigen, daß der hohe Cholesterinspiegel einen Risikofaktor der Koronaratherosklerose darstellt. Weiterhin ist keine Nation bekannt, die einen niedrigen Cholesterolspiegel hat und hohe Morbiditäts- und Letalitätsraten an IHK aufweist [114]. Die Abbildung 39 zeigt das Verhältnis des Schweregrades der Koronaratherosklerose zu den mittleren Totallipidwerten.

Im allgemeinen besteht eine positive Korrelation zwischen einem hohen Fettverbrauch und dem Serumcholesterolspiegel. Der Korrelationskoeffizient zwischen Totalfett und Serumcholesterol sowie zwischen tierischem Fett und Serumcholesterol beträgt $r = 0,84$ bzw. 0,87. Von dieser Regel machen nur 2 Länder, Somalia und Samburo, eine Ausnahme [66]. Ein ähnlicher Korrelationskoeffizient ($r = 0,89$) wurde von Keys [115] zwischen gesättigtem Fett und Serumcholesterol bei 13 epidemiologischen Studien in folgenden Ländern festgestellt: Finnland, Griechenland, Italien, Japan, Niederlande, USA, Jugoslawien. Auch die Angaben von Scrimshaw und Mitarbeiter [170], bezogen auf 12 Städte in Süd- und Zentralamerika, Philippinen, USA, Südafrika und Norwegen, zeigen gleich-

falls eine gute lineare Korrelation zwischen dem Totalfettverbrauch und dem Serumcholesterol.
Trotz kontroverser Auffassungen zur Bedeutung der Hypercholesterinämie zeigen die Ergebnisse der oben erwähnten Studie, daß dieser Risikofaktor unabhängig von individuellen und labormethodischen Unterschieden ein gut reproduzierbares und konstantes Phänomen ist [241]. Es ist jedoch zu bemerken, daß der Gesamtcholesterolspiegel, der sich aus LDL- und HDL-Anteilen zusammensetzt, nur dann eine pathologische Bedeutung hat, wenn eine Erhöhung der LDL-Komponente vorliegt. Der Schweregrad der Koronaratherosklerose korreliert direkt mit dem Plasma-LDL- und indirekt mit dem Plasma-HDL-Spiegel [s. bei 235a].

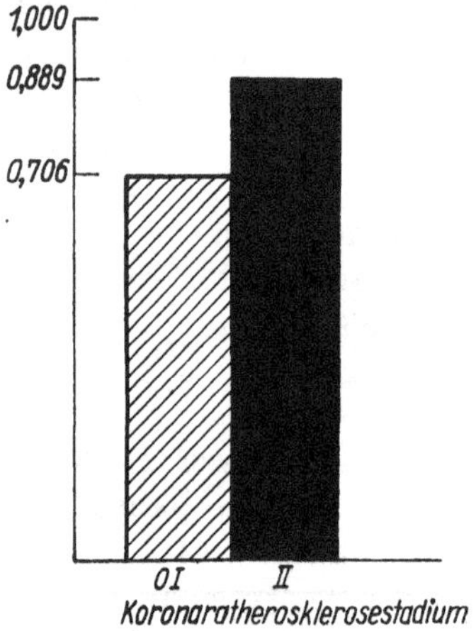

Abb. 39. Mittelwerte der Totallipide bei verschiedenen Schweregraden der Koronaratherosklerose im eigenen Krankengut (statistisch nicht signifikant)

2.2. Arterielle Hypertonie

Eine Reihe experimenteller, epidemiologischer, klinischer und autoptischer Ergebnisse weisen darauf hin, daß die arterielle Hypertonie die Entwicklung der Atherosklerose begünstigt [32, 40, 41, 58, 60, 199].
Sie ist einer der drei Hauptrisikofaktoren, die im großen Maßstab für die gegenwärtige Epidemie der koronaren Herzkrankheit in jüngeren und mittleren Jahrgängen der Bevölkerung verantwortlich ist [94, 198, 199].
Die Häufigkeit der systolischen Hypertonie liegt bei beiden Geschlechtern bei Weißen um 10,5% und bei Schwarzen um 18,8%.
Eine diastolische Hypertonie findet man bei 8,7% der weißen und 22% der schwarzen Population. Kombinierte systo-diastolische Hypertonien kommen bei Weißen zu 14,7% und bei Schwarzen zu 27,6% vor.
Das Auftreten der Hypertonie ist altersabhängig. Im Alter von 10—20 Jahren findet man sie bei 1,25%, hingegen bei 75—79jährigen zu 42,5% [243].
Die hohe Inzidenz der ischämischen Herzkrankheit im Zusammenhang mit der Hypertonie wurde besonders in europäischen Ländern und Amerika festgestellt. Dawber [40] konnte in der Framingham-Studie zeigen, daß normotone Patienten fast nur die Hälfte des Risikos hatten, koronarkrank zu werden als die Patienten mit Hypertonie. Andererseits gibt es Beispiele dafür, daß in der Bevölkerung Asiens und Afrikas eine Hypertonie

festgestellt wird, aber Atherosklerose und die atherosklerotische Herzkrankheit nicht häufig vorkommen. Die Komplikationen der Hypertonie in diesen geografischen Bereichen sind meist zerebrale Blutungen sowie die hypertone Herzkrankheit. Deshalb kann der erhöhte Blutdruck an sich nicht als primäre Ursache betrachtet werden. Wahrscheinlich aber ist er als wichtiger Zusatzfaktor anzusehen.

Es ist bekannt, daß der erhöhte intravasale Druck die Entstehung der Atherosklerose fördert. Man gibt an, daß etwa 60% aller Patienten mit einer fixierten arteriellen Hypertonie auch Zeichen einer Atherosklerose haben. Diese Tendenz nimmt mit der Dauer des Bestehens einer Hypertonie ständig zu [127]. In den letzten Jahren sind große prospektive epidemiologische Untersuchungen in den USA durchgeführt worden (National Cooperative Pooling Project) [197]. Es wurden dabei Daten von 7581 Männern weißer Rasse zwischen 30 und 59 Jahren bei der ersten Untersuchung erfaßt. Nachdem man die Männer mit definitiver koronarer Herzkrankheit ausgeschlossen hatte, wurden die restlichen nach dem Niveau ihres diastolischen Blutdruckes eingeteilt. Ein diastolischer Druck zwischen 95 und 104 mm Hg wurde bei 940 dieser Männer (12,4%) festgestellt. Die anderen 493 (d. h. 6,4%) hatten einen diastolischen Blutdruck von 105 mm Hg und mehr.

Diese zwei Gruppen von Hypertonikern machten 19% der Gesamtgruppe aus, davon hatten in den folgenden 10 Jahren 30% größere koronare Ereignisse und 31% sogar erlitten den Koronartod. Die Letalität über die nächsten 10 Jahre an Herzinfarkt und plötzlichem Herztod war in der Gruppe mit „milder“ Hypertonie (diastolischer Druck 95—104 mm Hg) im Vergleich zu denen mit normalem diastolischen Druck zweimal höher. Die Gefahr des Koronartodes einschließlich plötzlichem Tod war bei der Gruppe von 493 Männern mit einem diastolischen Druck $>$ 105 mm Hg dreimal höher. Die altersbezogene detaillierte Analyse dieses Pooling-Project zeigte, daß die erhöhte Gefahr der koronaren Herzkrankheit für die Hypertoniker über weite Lebensabschnitte bis mindestens zum 65. Lebensjahr besteht [197].

Die Daten dieses Projekts zeigen auch zwei weitere wichtige Aspekte:

1. Die Hypertonie stellt einen von anderen unabhängigen Risikofaktor dar, so daß Männer zwischen 30 und 59 Jahren mit Hypertonie als einzigem Risikofaktor eine Inzidenzrate von koronarer Herzkrankheit über die nächsten 10 Jahre hatten, die doppelt so hoch war als bei Männern ohne diesen Hauptrisikofaktor.

2. Wenn die Hypertonie mit anderen Hauptrisikofaktoren, wie Zigarettenrauchen und Hypercholesterinämie, vergesellschaftet war, wirkte sie additiv. Die Ergebnisse dieser Untersuchungen zeigten, daß, wenn Hypertonie mit Hypercholesterinämie oder Zigarettenrauchen kombiniert auftrat, das Risiko der koronaren Herzkrankheit vierfach höher lag. War die Hypertonie jedoch mit beiden gleichzeitig vorhanden, stieg das Risiko der koronaren Herzkrankheit auf das Achtfache [195].

Eine andere interessante Studie hinsichtlich des Blutdruckes als Risikofaktor ist die retrospektive Studie von Paffenberger und Mitarbeiter [144] bei früheren Absolventen der Penn- und Harvard-Universität (bis 40 und mehr Jahre zurückliegend) die zeigte, daß Studenten, die bei ihrem Eintritt in die Universität einen systolischen Blutdruck von 130 mm Hg oder mehr hatten (einmalige Messung) und 10 oder mehr Zigaretten pro Tag rauchten, ein 110% höheres Risiko der koronaren Herzkrankheit aufwiesen. Wenn Personen mit erhöhtem Blutdruck auch Erscheinungen der hypertonen Herz-

krankheit haben, ist die Morbidität und Letalität an koronarer Herzkrankheit besonders hoch [195]. Die epidemiologischen Arbeiten in der DDR [20] zeigen ebenfalls die Beziehung der Häufigkeit der Hypertonie zur IHK. Es konnte aber nicht sicher nachgewiesen werden, daß die Behandlung der Hypertonie die Letalität an IHK reduziert [196], während nachweislich bei der Behandlung der Hypertonie die zerebrovaskulären Komplikationen und die hypertone Herzkrankheit abnehmen [79, 88, 90, 91, 92, 193]. Ungeachtet dieser offenen Frage ist jedoch die Hypertoniebehandlung ein wichtiges gesundheitspolitisches Problem, um sowohl die Zahl der zerebrovaskulären Komplikationen als auch Erkrankungsfälle an hypertoner Herzkrankheit zu reduzieren.
Wir konnten auch in unseren Untersuchungen in Hoyerswerda [153] in Verbindung mit der Röntgenreihenuntersuchung zeigen, daß die Hypertonie eine häufige Erkrankung ist und in ca. 50% der Fälle unbekannt ist. Diese Feststellung befindet sich in Übereinstimmung mit anderen Autoren [21, 105, 117, 150, 180, 202, 209, 221, 222].
Bei unseren 218 koronarographierten männlichen Patienten konnte eine statistisch signifikante Beziehung zwischen dem erhöhten arteriellen diastolischen Druck und der Schwere der Koronaratherosklerose bei multivarianzanalytischer Auswertung mehrerer Faktoren nachgewiesen werden [145]. Bei der Korrelation der systolischen Druckwerte nach Riva-Rocci im Vergleich zum Schweregrad der Koronaratherosklerose war ein statistisch signifikanter Unterschied des Durchschnittswertes zwischen der hämodynamisch unbedeutsamen (Gruppe I) und hämodynamisch bedeutsamen (Gruppe II) Koronaratherosklerosestadien erkennbar. Beim Vergleich der Durchschnittswerte des diastolischen Blutdruckes war dieser Unterschied statistisch nicht signifikant, was auch durch das selektierte Krankengut bedingt sein kann.
Dennoch muß bei der Beurteilung dieser Beziehung berücksichtigt werden, daß die Ent-

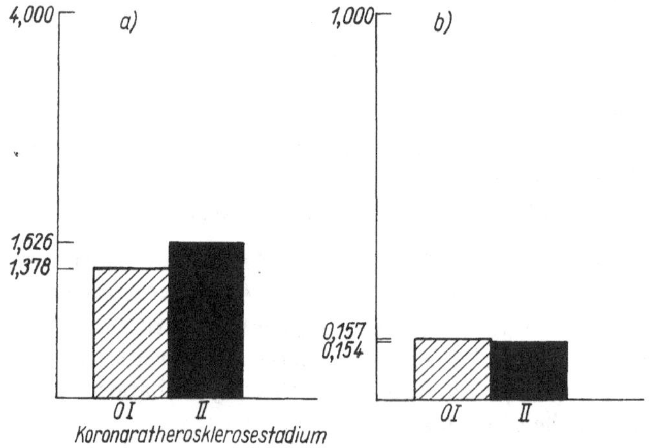

Abb. 40. Risikofaktor „Blutdruck“ und sein Verhältnis zum Schweregrad der Koronaratherosklerose im eigenen Krankengut.

a — Mittelwerte des Risikofaktors „systolischer Blutdruck“ bei 218 männlichen Patienten (Trennung des Koronaratherosklerosestadiums 0I/II mit einer Irrtumswahrscheinlichkeit von 3,2%);

b — Mittelwerte des Risikofaktors „diastolischer Blutdruck“ bei 218 männlichen Patienten (keine Trennung zwischen den Koronaratherosklerosestadien 0I/II)

wicklung der Atherosklerose schon in der Kindheit beginnt; der Häufigkeitsgipfel essentieller Hypertonie liegt aber erst um das 50. Lebensjahr herum.
Experimentelle Arbeiten zeigen, daß langdauernde Hypertrophie des Myokards als Folge der Druckbelastung allmählich zur Myokardsklerose übergeht und eine Herzinsuffizienz ohne okklusive Koronarkrankheit verursacht [129].
Die oben genannten Untersuchungen zeigen, daß die Hypertonie eine häufige und bedeutsame Erkrankung ist, die aber als Hauptrisikofaktor in ihrer Bedeutung reversibel ist [241].

2.3. Zigarettenrauchen

Epidemiologische prospektive Studien zeigten, daß die Morbidität und Letalität an ischämischer Herzkrankheit durch das Rauchen erhöht wird [76]. Andere Studien stellen fest, daß die Inzidenz an Myokardinfarkt und plötzlichem Tod bei Rauchern höher liegt als bei Nichtrauchern [112, 213]. Das Risiko der IHK steigt mit der Zahl der gerauchten Zigaretten, mit dem Inhalieren und dessen Beginn in jugendlichen Jahren. Die Dauer des Rauchens soll dagegen keine Rolle in der Entwicklung der IHK spielen [86]. Bei Zigarren- und Pfeifenrauchern ist das Erkrankungsrisiko geringer als bei Zigarettenrauchern [213]. Als Schadstoff wurden das Nikotin und das Kohlenmonoxid erkannt, von dem 90% der inhalierten Substanz absorbiert werden können. Der Mechanismus der pathogenetischen Wirkung des Rauchens ist vielfältig [30].
Folgende Nikotinwirkungen, die durch eine Erhöhung der Katecholaminausschüttung erreicht werden, sind bekannt:

1. erhöhter Blutdurchfluß und erhöhte Herzfrequenz [156], Schlagvolumenerhöhung und Steigerung der Herzfrequenz sind reversibel [76, 94a, 96, 174, 184]
2. Mobilisierung der Fettsäuren
3. erhöhte Thrombogenesis
4. erhöhter peripherer Gefäßwiderstand und damit verbunden erhöhter Blutdruck
5. erhöhte Blutkonzentration an Karboxyhämoglobin und eine positive Korrelation zwischen seiner Konzentration und dem Cholesterolspiegel [118]

Weiterhin wird dem Nikotin eine direkte Wirkung auf die Koronardurchblutung und die Sauerstoffversorgung des Myokards zugeschrieben [174]. Während Jovanovic [96] von vasokonstriktorischen Effekten des Nikotins auf die Koronargefäße spricht, schreiben ihm Irwing und Mitarbeiter [94a] eine Erhöhung des Koronardurchflusses und eine Verminderung des Koronarwiderstandes zu.
Nach dem Konsum von 8—10 Zigaretten innerhalb von 2 Stunden fanden Schicha und Mitarbeiter [247] eine Verminderung der linksventrikulären Auswurffraktion um 12,1% auf 45,5%. Als Grund wird eine negativ inotrope Wirkung infolge vermehrter CO-Hb-Bildung und gleichzeitig eine positiv inotrope Wirkung durch das Nikotin angesehen.
Beim Vergleich des Einflusses des Rauchens von 2 Zigaretten nacheinander auf eine Gruppe von 20 Normalpersonen und 25 Patienten mit IHK anhand von systolischen Zeitintervall-Messungen konnten Jain u. Mitarb. [238] eine leichte Erhöhung der Herzfrequenz und des Blutdrucks in beiden Gruppen finden. Bei den Patienten mit IHK war das Verhältnis von PEP zu LVET erhöht, bei Normalpersonen erniedrigt. Die linksventrikuläre Funktion ist nach Zigarettenrauchen bei Personen mit einer ischä-

mischen Herzkrankheit ebenfalls reduziert. Interessant ist die Meinung von GSELL [76] und SELTZER [184], nach der das Nikotin die Blutgerinnung beeinflußt und damit die Thromben- und Atherombildung begünstigt. Daneben hat das Nikotin metabolische Wirkungen. So steigen unter Nikotineinfluß der Blutzuckerspiegel und die Konzentration der freien Fettsäuren an [76, 174], was SCHIEVELBEIN und Mitarbeiter [174] an weißen Neuseeland-Ratten nachgewiesen haben. Weiterhin wurde in dieser Versuchsreihe gezeigt, daß die Lipoprotein-Lipase-Aktivität in der Aortenwand und im Herzen zunahm und der Kalziumgehalt in der Aortenwand und im Serum anstieg, was für einen gestörten Stoffwechsel der Gefäßwand spricht. Diese biochemischen Veränderungen gingen den mikroskopisch-morphologischen voran. BILLIMORIA und Mitarbeiter [17] untersuchten eine Gruppe von 187 Freiwilligen zwischen 30—60 Jahren, die sie in 3 Gruppen einteilten: leichte, starke und Nichtraucher (leichte Raucher, zwischen 5 bis 15 Zigaretten/d — durchschnittlich 7 Zigaretten/d — und starke Raucher — (über 20 Zigaretten/d).
Folgende Ergebnisse wurden erzielt:

1. Der Vergleich zwischen nicht und stark rauchenden Männern ergab, daß das Serum, im Nüchternzustand gewonnen, bei starken Rauchern trüber war und einen höheren Cholesterolspiegel, Serumphospholipid- und Triglyzeridspiegel zeigte. Weiterhin war der Index der veresterten Fettsäuren von β- und prä-β-Lipoprotein höher. Die Gerinnungszeit war ebenfalls verkürzt.
2. Ein erhöhter Spiegel von Triglyzeriden, ein erhöhter prä-β-veresterter Fettsäuren-Index, eine längere Fibrinolysezeit und eine verkürzte Gerinnungszeit wurden auch bei stark rauchenden Frauen festgestellt. Hingegen konnten Veränderungen im Cholesterolspiegel, β-verestertem Fettsäuren-Index, bei den Phospholipiden und eine Trübung des Nüchtern-Serums bei dieser Gruppe nicht beobachtet werden.
3. In der Gruppe der stark rauchenden Männer waren der Hämatokrit-Wert, das Hämoglobin und das mittlere Blutzellvolumen erhöht. Die Leukozytenzahl war signifikant gesteigert und das Differentialblutbild zeigte eine Vermehrung der Neutrophilen und Lymphozyten. Diese Veränderungen waren bei stark rauchenden Frauen nicht signifikant.
4. Bei der Gruppe der leichten Raucher konnten keine signifikanten Veränderungen festgestellt werden. Allerdings war ein Trend zu verzeichnen, daß diese Veränderungen von der Zahl der gerauchten Zigaretten abhingen.

Im Tierexperiment konnte man allerdings keinen atherogenen Effekt des Nikotins auch in relativ größeren Mengen als beim durchschnittlichen Raucher nachweisen. Möglicherweise kann Nikotin jedoch die Nekrose und Kalzifikation der medialen Schichten der Arterien hervorrufen [175]. So gesehen ist das Nikotin wahrscheinlich verantwortlich bei der Entwicklung der nicht-obliterierenden Form der Arteriosklerose beim Menschen, die als MÖNCKEBERG-Typ bekannt ist [7].
Gefäßveränderungen in den Koronararterien, den intramyokardialen Arterien und Arteriolen wurden an 1056 Personen in Beziehung zum Alter und zur Wirkung des Zigarettenrauchens studiert.
Mikroskopisch fand man eine fibrotische Intimaverdickung der Koronararterien häufiger bei Rauchern und in bezug auf die Zahl der gerauchten Zigaretten. Diese fibrotische Verdickung war bei den intramyokardialen Arterien deutlicher als bei den subepikardialen. Der größte Unterschied wurde jedoch in den myokardialen Arteriolen gefunden.

Hier fand man bei 90,7% von denen, die zwei oder mehr Schachteln Zigaretten pro Tag rauchten, hyaline Verdickungen, hingegen nur bei 48,4% von denen, die eine Schachtel rauchten. Bei Nichtrauchern waren diese Veränderungen nicht nachweisbar [232].
Die Tabelle 17 zeigt die Wirkung des Zigarettenrauchens auf die Inzidenz der koronaren Herzkrankheit bei Männern mit und ohne andere Risikofaktoren [194].

Tabelle 17
Wirkung des Zigarettenrauchens auf die Inzidenz der koronaren Herzkrankheit bei Männern mit und ohne zusätzliche Risikofaktoren (nach SMOKING and HEALTH NOW [194])

Riskofaktor	Gruppeneinteilung	Inzidenzrate bei	
		Nichtrauchern	Zigarettenrauchern
Blutdruck	< 130	1,0	2,1
(systolisch)	> 130	1,8	3,8 (2,1)
Blutcholesterol	niedrig	1,0	1,8
	hoch	2,0	4,5 (2,3)
Körperliche	stark aktiv	1,0	2,6
Aktivität	wenig aktiv	2,4	3,4 (1,4)
Soziale Beweglichkeit	stabil	1,0	1,5
	mobil	2,3	3,2 (1,4)
Persönlichkeitstyp	Typ B	1,0	2,0
	Typ A	2,5	4,4 (1,8)

Die Tabelle 17, publiziert in "Smoking and Health Now" [194] ist aus amerikanischen Studien entstanden, die in The Health Consequences of Smoking [206a] zusammengestellt wurden. Sie ergibt eine altersbezogene Inzidenz der koronaren Herzkrankheit beim Menschen und nimmt die Häufigkeit der Nichtraucher in einer niedrigen Risikogruppe mit 1,0 an. Die Zahlen in den Klammern geben das erhöhte Risiko der Zigarettenraucher gegenüber den Nichtrauchern in der höheren Risikogruppe an.
Der erhöhte Carboxi-Hämoglobinspiegel, der bei vielen starken Rauchern im Blut gefunden wurde, besonders aber bei Rauchern mit peripherer Atherosklerose, hat ASTRUP und Mitarbeiter [7] dazu geführt, die Hypothese aufzustellen, daß möglicherweise das CO die Substanz im Tabakrauch ist, die beim Raucher ein erhöhtes Risiko für die Entwicklung einer Atherosklerose bewirkt.
Es ist von Interesse zu erwähnen, daß Nichtraucher nicht Gefahr laufen, einen erhöhten Carboxi-Hb-Spiegel durch die Abgase der Autos zu bekommen, wie deutlich die Londoner Studie von JONES und Mitarbeiter [95] zeigte. Hierbei wurden nichtrauchende Taxifahrer untersucht. Ihr CO-Hb-Spiegel lag bei 1,43%. Dies lag im großen Gegensatz zu inhalierenden Tabakrauchern, bei denen er 20% betrug.
Es wurde gezeigt, daß 5—10% CO-Hb beim Menschen eine Reduktion der koronaren avD_{O_2} und einen erhöhten Koronardurchfluß verursachen [7a]. Der gleiche COHb-Spiegel führte auch zu einer Verstärkung der myokardialen Ischämie und Beschleunigung der Entwicklung von Arrhythmien während der Belastung bei den älter als 40jährigen [121]. Diese Untersuchungen zeigen die beschränkte Kapazität des Koronar-

durchflusses bei Verschlüssen der Koronararterien und die erhöhte Empfindlichkeit gegenüber Kohlenmonoxid.

Bei Patienten mit Angina pectoris ist der Effekt des Kohlenmonoxids noch ausgeprägter, da eine Reduktion der Belastbarkeit bereits bei einem CO-Hb-Spiegel von 2 bis 3% eintritt [5]. Die experimentellen Untersuchungen von Astrup [7] an Kaninchen konnten zeigen, daß der erhöhte CO-Hb-Spiegel die Wand der Arterien beschädigt und zu einer Erhöhung der Permeabilität für verschiedene Plasmakomponente führt, subendotheliale Ödeme hervorruft und die Atheromatose steigert.

Der Autor kommt auf der Basis dieser Experimente zum Ergebnis, daß das Risiko beim Raucher hauptsächlich im Inhalieren des Kohlenmonoxids und nicht im Nikotin liegt.

Einer der wichtigsten Faktoren für den Transport von Lipoproteiden in die Arterienwand ist die Permeabilität. Mit einer größeren Permeabilität ist auch eine größere Filtration verbunden. Ein klinisches Beispiel ist eine erhöhte Atheromathose bei röntgenbestrahlten Krebspatienten. Die Läsionen wurden nur in den bestrahlten Gebieten gefunden, bei denen die Permeabilität durch diese Bestrahlung erhöht wurde [7].

Es wurde gezeigt, daß eine Korrelation zwischen der Höhe des CO-Hb-Spiegels beim Raucher und der Inzidenz der atherosklerotischen Krankheit besteht [118]. Die Raucher mit einem CO-Hb-Spiegel von 5% oder mehr haben eine 21mal höhere Inzidenz der Atherosklerose als die Raucher mit einem Spiegel von 3% oder weniger [217].

Von Bedeutung ist die Feststellung, daß die Formierung von Lipiden während der Hypoxie möglicherweise erhöht wird. Insbesondere erscheint die Entfernung bereits akkumulierter Lipide durch die Verarbeitung von Sauerstoff beeinflußbar zu sein [7].

Bellet [13] ließ Hunde Zigarettenrauch inhalieren und beobachtete die Kammerflimmerschwelle an gesunden und infarktkranken Hunden. Er stellte fest, daß bei beiden die Flimmerschwelle absank, bei den Infarkttieren jedoch stärker als bei der Kontrollgruppe. Diese Wirkung ist durch die Stimulation des adrenergen Systems und des Reizleitungssystems des Herzens bedingt.

Die Leitfähigkeit der Purkinje-Fasern wird vermindert und gleichzeitig ihre Automatie erhöht, wodurch ektopische Rhythmen, ventrikuläre Arrhythmien und schließlich Kammerflimmern entstehen können. Diese Ergebnisse sind im Hinblick auf die hohe Inzidenz des Herzinfarktes und des plötzlichen Todes unter Koronarpatienten, die starke Zigarettenraucher sind, von besonderer Bedeutung. Besonders deutlich ist die höhere Inzidenzrate an Herzinfarkt und koronarer Herzkrankheit bei starken Rauchern gegenüber Nichtrauchern in der Altersgruppe unter 60 Jahren. Fast alle männlichen Patienten, die in jungen Jahren und mittlerem Alter einen Herzinfarkt erlitten, waren starke Raucher [45, 76, 136].

Gsell [76] untersuchte 75 Männer mit Herzinfarkt auf ihre Rauchgewohnheiten. In der Altersgruppe von 24—50 Jahren waren alle Patienten Raucher. 95% rauchten mehr als 10 Zigaretten täglich. In der Gruppe der 51—60jährigen waren 94% Raucher; davon rauchten 71% mehr als 10 Zigaretten pro Tag. In der Gruppe von 61—70 Jahren waren 75% Raucher und 40% davon rauchten mehr als 10 Zigaretten täglich.

Nach einer Untersuchung von Schettler [172] trat der Infarkt bei Rauchern durchschnittlich 7 Jahre früher auf als bei Nichtrauchern; auch war der Infarktverlauf ungünstiger. Je jünger der Infarktpatient war, desto höher war sein Zigarettenverbrauch. Ebenso war die Reinfarktrate bei Patienten, die das Rauchen nicht aufgegeben hatten, höher als bei den Exrauchern. Besonders deutlich ist der Zusammenhang zwischen

Zigarettenkonsum von mehr als 20 Zigaretten pro Tag und dem Auftreten von Herzinfarkt und plötzlichem Herztod. Anhand der Ergebnisse der Framingham- und Albany-Studie zeigten DOYLE und Mitarbeiter [46] und DAWBER und Mitarbeiter [41] für diese Population eine 3fach höhere Todesrate für Raucher. Dieser Anstieg der Morbiditäts- und Letalitätsrate ist, wie bereits erwähnt, bei mehr als 20 Zigaretten pro Tag zu verzeichnen. Zwischen 10 und 20 Zigaretten täglich ist der Unterschied gering und bei weniger als 10 Zigaretten täglich findet sich kein signifikanter Unterschied zum Nichtraucher.

Daß das Rauchen ein „penetranter" Risikofaktor ist, untermauert die Untersuchung von DÖRKEN [44], der in einer retrospektiven Studie die Krankengeschichten von 205 Männern und 33 Frauen zwischen 19 und 44 Jahren analysierte, die einen Infarkt hatten oder am Koronartod starben. In beiden Gruppen starben nur je 2 *Nie*raucher. Der durchschnittliche Tageskonsum an Tabak betrug bei den Männern 25,9 und bei den Frauen 18,8 Zigaretten. Es wurde im allgemeinen zwischen dem 17. und 20. Lebensjahr mit dem Rauchen begonnen und mindestens 10 Jahre lang geraucht. DÖRKEN [44] zieht aus den Ergebnissen seiner Untersuchung den Schluß, daß das Rauchen ein wesentlicher Risikofaktor ist, da auch Frauen, die den Männern ähnliche Rauchgewohnheiten zeigen, nicht vor dem Herzinfarkt geschützt sind. Im erhöhten Zigarettenverbrauch kann eine mögliche Ursache für die Zunahme des Herzinfarktes bei den Frauen zu suchen sein. HEYDEN und Mitarbeiter [85] untersuchten die Beziehungen zwischen Rauchen, Körpergewicht und Infarktrisiko. Obwohl Nichtraucher höhere Durchschnittsgewichte als Zigarettenraucher haben (bei über 40jährigen beträgt die Differenz etwa 5 kg), haben die Raucher ein höheres Infarktrisiko als die Nichtraucher. Exraucher nehmen zwar an Gewicht zu, haben aber innerhalb von 5—10 Jahren dasselbe niedrige Infarktrisiko wie Nichtraucher. Die Autoren meinen, daß der übergewichtigste Nichtraucher ein geringeres Infarktrisiko hat als der schlankste Raucher.

Zigarren- und Pfeifenraucher wurden in der Framingham-Studie sogar den Nicht- und Exrauchern zugeordnet und den Zigarettenrauchern gegenübergestellt [46]. Im Untersuchungsgut von DÖRKEN [45] traten Zigaretten- zu Zigarrenraucher in einem Verhältnis von 6,3:1 auf. Dieses Verhältnis betrug in einer Kontrollgruppe ohne Herzinfarkt nur 4,1:1. Unter den jüngeren Herzinfarktpatienten befand sich kein Pfeifenraucher. Es ist ebenfalls unumstritten, daß beim Pfeifen- und Zigarrenrauchen weniger CO entsteht als beim Zigarettenrauchen. Der Hauptgrund wird darin gesehen, daß die Temperatur der Zigarettenglut ungefähr 1150 °C und die einer Durchschnitts-Zigarre bei ca 500 °C liegt [242].

Unsere eigenen Untersuchungen zeigen eine signifikante Korrelation zwischen der Zahl der Zigaretten und im Koronarangiogramm dargestellten koronaratherosklerotischen Veränderungen, obwohl die Beziehungen zwischen Rauchen und Koronaratherosklerose nicht ganz geklärt sind [68].

Das Ergebnis der weiteren Unterteilung des täglichen Zigarettenverbrauches in „bis zu 10 Zigaretten/d", „bis zu 20 Zigaretten/d" und „mehr als 20 Zigaretten/d" und Exraucher zeigen die Abbildungen 41—44.

Während beim internationalen Atherosklerose-Projekt keine positive Korrelation zwischen Rauchen und Koronaratherosklerose festgestellt wurde, konnten frühere Studien diese Beziehung zeigen. Die Zunahme der Komplikationen der Atherosklerose ist jedoch deutlich [242].

Unsere Untersuchungen bestätigen diese positive Korrelation. Man kann sich deshalb der Meinung FEJFARS [68] anschließen, daß das Einstellen des Rauchens die Opfer der IHK beachtlich reduzieren kann.

Dieser Appell ist um so wichtiger, weil die Weltproduktion an Zigaretten in den letzten 10 Jahren um über 45% erhöht wurde. Der Weltkonsum an Zigaretten von Personen über 15 Jahren liegt, unabhängig vom Geschlecht, bei 5 Stück täglich [68].

Zusammenfassend kann festgestellt werden, daß die Korrelation zwischen Rauchen von mehr als 20 Zigaretten pro Tag und koronarer Herzkrankheit gesichert ist, wenn auch im intensiven Zigarettenrauchen heute nicht der alleinige, aber einer der Haupt-

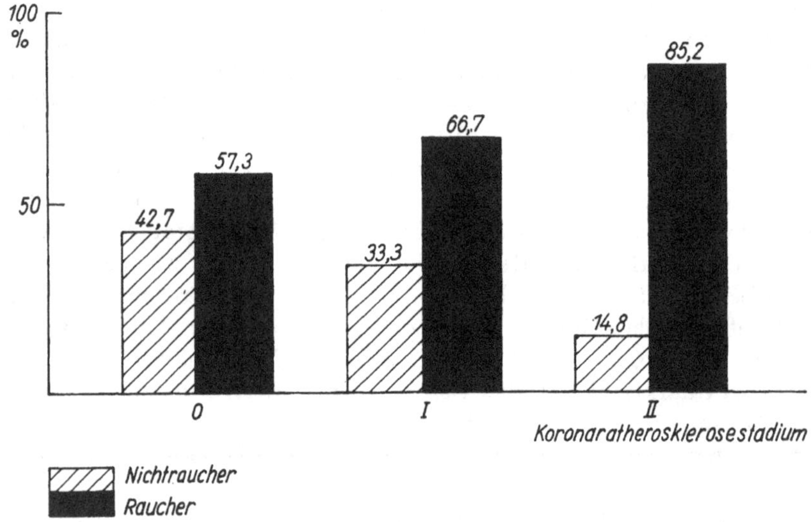

Abb. 41. Prozentuale Verteilung von Rauchern und Nichtrauchern in den verschiedenen Stadien der Koronaratherosklerose im eigenen Krankengut

faktoren des Auftretens von Herzinfarkten im jüngeren und mittleren Lebensalter gesehen wird [76]. In den höheren Altersgruppen, in denen die Koronaratherosklerose häufiger auftritt, läßt sich kein deutlicher Zusammenhang mehr dazu finden. Nach neueren Untersuchungen ist die Bedeutung des Nikotins im Vergleich zum Kohlenmonoxid bei der Beziehung der Atherosklerose zum Rauchen geringer als man bisher annahm.

Nikotin kann jedoch mit dem CO einen synergistischen Effekt bei der Beschleunigung der Akkumulation von Lipiden in der Arterienwand und dem Vorkommen von Arrhythmien beim Raucher mit myokardialen Schädigungen haben [194].

Der vasokonstriktorische Effekt des Nikotins kann auch weiter das Sauerstoffangebot an die Gewebe stören.

Eine durch Kohlenmonoxid verursachte Kardiomyopathie ist von essentieller Bedeutung für die erhöhte Inzidenz des plötzlichen Todes bei Rauchern im Vergleich zu Nichtrauchern [7].

ASTRUP [7] vertritt deshalb die Meinung, daß die nikotinarme Zigarette das Risiko der kardiovaskulären Erkrankungen bei Rauchern solange nicht vermindert, solange der

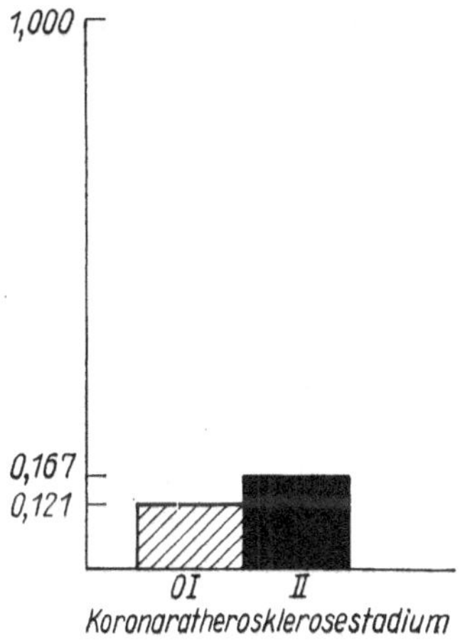

Abb. 42. Risikofaktor „Rauchen mehr als 20 Zigaretten/d“ bei 218 männlichen Patienten im eigenen Krankengut (Trennung der Koronaratherosklerosestadien 0I/II mit einer Irrtumswahrscheinlichkeit von 5,5%)

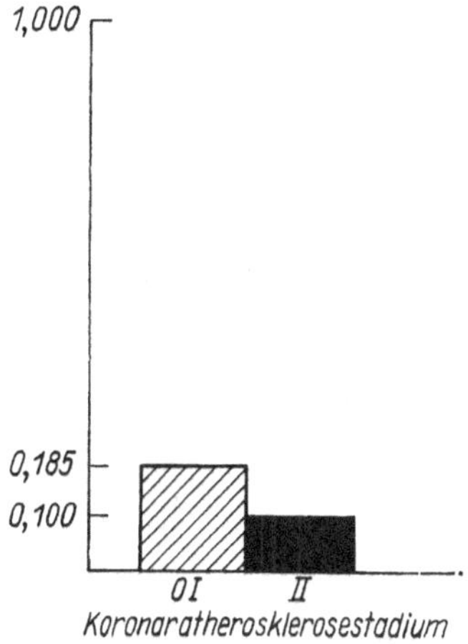

Abb. 43. Risikofaktor „Rauchen bis zu 10 Zigaretten/d“ bei 218 männlichen Patienten im eigenen Krankengut (keine Trennung der Koronaratherosklerosestadien 0I/II)

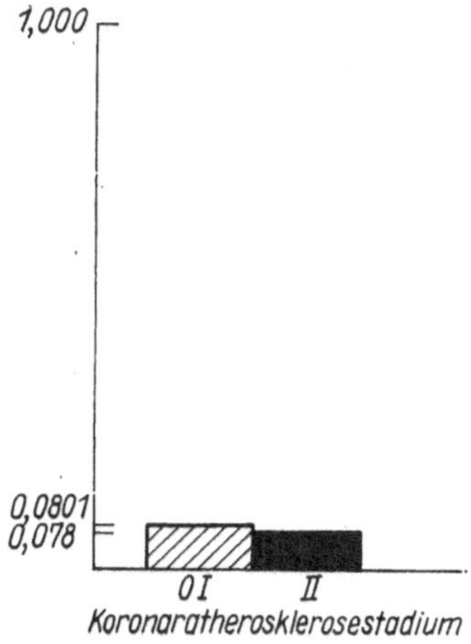

Abb. 44. Risikofaktor „Rauchen bis zu 20 Zigaretten/d“ bei 218 männlichen Patienten im eigenen Krankengut (keine Trennung der Koronaratherosklerosestadien 0I/II)

Kohlenmonoxidgehalt des Rauches nicht reduziert wird, was jedoch unmöglich ist. Zigaretten mit niedrigem Nikotingehalt sind möglicherweise wegen ihrer stärkeren Inhalation gefährlicher als die sonst üblichen.

2.4. Stress

Der Begriff „Stress" stammt aus dem Englischen und bedeutet soviel wie Druck, Verengung, Belastung, Spannung.
Wolff [222a] definierte Stress als physische, psychologische und symbolische Stimuli, die in der Lage sind, physiologische Antworten hervorzurufen.
Selye [186, 187a] benutzte den Begriff „stressor" als Stimulus und „stress" als die Antwort darauf. Durch seine Arbeiten bürgerte sich dieser Begriff in der Medizin ein.
Cannon [26a] diskutierte früher bereits das Konzept, das „stress" der Stimulus und „strain" die Reaktion ist.
Diese Auffassung wird auch heute von anderen Autoren befürwortet [97a].
Auslösende Reize für den Stress können Emotionen, Infektionen, Unfälle, Blutungen sowie starke Schmerzen u. a. sein. Dabei ist sowohl die Intensität des Reizes als auch die allgemeine Adaptationsfähigkeit des Organismus für die Entstehung der Stress-Reaktion maßgeblich. Der Organismus reagiert auf verschiedene Stress-Reize unterschiedlich, so kommt es z. B. zum Auftreten von Tachykardie, Leukozytose, Fieber, Hyperglykämie usw.
Nach der Auffassung von Selye [186] werden diese komplexen Reaktionen der Organe und des Organismus durch die Hormone der Hypophyse und der Nebennieren gesteuert. Ähnliche Reaktionen können durch die Gabe von ACTH und Nebennierenhormonen ausgelöst werden.
Nach der Stress-Theorie von Selye ruft die Einwirkung eines „Stressors" eine Stimulation der Nebennierenrinde über die Aktivierung des Hypothalamus-Hypophysen-Systems hervor. Dadurch kommt es zu einer potentiell kardiotoxischen Überproduktion von Katecholaminen und adrenokortikalen Steroiden. Sie bedingen das biologische Stress-Syndrom, das Selye [185] in drei Stufen aufteilt:

Stufe I Alarmreaktion,
Stufe II Stufe des Widerstandes,
Stufe III Stufe der Erschöpfung.

Die Notentladung der Katecholamine ist dabei nur ein Aspekt der Stress-Reaktion. Von großer Wichtigkeit sind auch hierbei die Mineralokortikoide, die, im Übermaß ausgeschüttet, Hypertonie und Hypokaliämie verursachen.
Für das Ausmaß der Wirkung eines potentiellen Stressors existieren „endogene" und „exogene" Konditionierungsfaktoren [187].
Zu den *endogenen Faktoren* zählen:

— genetische Prädisposition
— Alter
— Geschlecht

Zu den *exogenen Faktoren* zählen:

— Hormontherapie
— und andere aktuelle Medikation
— Diät

Mit anderen Worten kann Stress als eine Störung des Gleichgewichtes des „inneren Milieus" betrachtet werden. Die Wirkung dieser Faktoren bedingt, daß ein normalerweise toleriertes Stress-Niveau pathogenetische Bedeutung erlangt. Wenn auch noch nicht erwiesen, so ist es jedoch vorstellbar, daß tierexperimentell erzeugte Krankheitsmodelle auch auf den Menschen übertragbar sind. In diesem Sinne ist auch das Herzmuskelnekrose-Modell von SELYE zu verstehen. Dieses könnte eine Erklärung für den nicht koronarogen bedingten Herzinfarkt sein. Die Elektrolyt-Steroid-Kardiopathie, hervorgerufen durch Mineralokortikoide, ist nicht mit dem primären Verschluß einer Hauptkoronararterie verbunden. Man spricht deshalb auch von einer metabolischen Herzmuskelnekrose.

BAROLDI und Mitarbeiter [233] berichteten über ein einheitliches histopathologisches Bild des Herzmuskels bei 67% von 200 Todesfällen, die binnen Minuten eintraten. Diese Veränderungen werden als anomale Kontraktionsbänder (koagulative Myozytolyse) bezeichnet, die diffus im Myokard verteilt sind [233]. Daraus wird postuliert, daß diese histopathologischen Abweichungen „myokardiale elektrische Stürme" hervorrufen, die einen charakteristischen ventrikulären Rhythmus verursachen, der zum Herzstillstand und plötzlichen Tod führt.

Wird ein auf atherosklerotischer Basis vorgeschädigtes Herz dieser Stress-Situation ausgesetzt, so ist eine noch eingreifendere pathologische Reaktion zu erwarten.

Die bei der Stress-Reaktion freigesetzten Kortikoide, Katecholamine und Elektrolyte können zweierlei Wirkung haben: zum einen wirken sie möglicherweise durch Plättchenaggregation in kleinen Gefäßen infarktprädisponierend, zum anderen stören sie den Metabolismus der Herzmuskelzelle und führen so zur metabolischen Herzmuskelnekrose. Beide Mechanismen können die Manifestation der ischämischen Herzkrankheit hervorrufen, besonders dann, wenn sie mit den Konditionierungsfaktoren, wie genetische Disposition, präexistente Gefäßläsionen, Alter oder Diätfehler, kombiniert sind [187]. RAAB [155] schreibt dem emotionellen Stress (Furcht, Ärger, Frustration) eine direkte und indirekte Wirkung auf das Herz zu. Furcht, Ärger und Frustration stören auf dem Wege über das sympathiko-adreno-medulläre System die Sauerstofföokonomie des Herzens zum Teil in Verbindung mit vorher bestehender Koronaratherosklerose und gleichzeitiger adrenerger Manifestation der körperlichen Inaktivität und des Rauchens. Wie SELYE [187] beschreibt auch RAAB [155] metabolische Veränderungen am Herzmuskel:

– die kortikoidbedingte Kaliumentleerung des Myokards und
– katecholamininduzierte lokale Hypoxie innerhalb des Myokards.

Dieses bezeichnet er als direkte Wirkung. Die stressinduzierte adrenokortikale Überfunktion und die dadurch bedingte Erhöhung des Blutdruckes mit daraus resultierenden hämodynamischen Folgen sind als indirekte Einflüsse auf das Herz zu betrachten.

Für die Wirkung von Stress als Risikofaktor sprechen auch Untersuchungen, die an beruflich unterschiedlich belasteten Menschen, durchgeführt wurden.

Es wurde festgestellt [82], daß Infarkte gehäuft in der Gruppe von Arbeitenden auftraten, die besonderer beruflichen Anspannung und Verantwortung, also einer psychischen Dauerbelastung, ausgesetzt waren. Dies galt nicht nur für geistig Arbeitende, sondern auch für körperlich Aktive in verantwortlichen Stellungen. Es wird weiterhin die Meinung vertreten, daß die psychische Belastung nicht nur negativ, sondern auch positiv wirken kann [82], d. h. also gehobene Stellung nicht immer mit erhöhter Stress-Wirkung gleichbedeutend ist. Sie disponiert aber stärker zur ischämischen Herzkrankheit als

Berufe ohne größere Verantwortung [82]. Die Stresswirkung wird sowohl nerval als auch humoral realisiert und ruft in der Gefäßwand eine Stoffwechselstörung des Mesenchyms hervor. Diese kann als Initialphase der Atherosklerose angesehen werden.
Ähnliche Ergebnisse erzielten auch KAPLAN und Mitarbeiter [104]. Sie beobachteten Personen, die durch berufliche Qualifizierung bemüht waren, eine höhere soziale Stufe zu erreichen. Die Gefährdung war um so größer, je niedriger sie ihrer sozialen Herkunft nach waren. Die Ergebnisse dieser Untersuchungen allerdings werden nicht als Beweis für den entscheidenden Einfluß psychosozialer Prozesse auf die Genese der ischämischen Herzkrankheit angesehen. Sicher aber ist, daß eine Verbindung zwischen der Inzidenzrate der ischämischen Herzkrankheit und der psychosozialen Belastung besteht. In diesem Zusammenhang wird auch Hetze als krankheitsfördernde Bedingung angesehen [125].
NAWAKATIKIAN [137] untersuchte die Bedeutung des Einflusses von neuroemotionalem Stress bei geistiger Anstrengung auf den Zustand des Herz-Kreislaufsystems. Die hämodynamischen Veränderungen stehen mit der Funktion des sympathikoadrenergen Systems in enger Beziehung. Infolge der Verminderung der kompensatorisch-adaptativen Fähigkeit des Organismus unter neuroemotionaler Beanspruchung können normalerweise tolerierte physiologische Veränderungen des Kreislaufsystems pathologische Bedeutung erhalten.
Einige Autoren verwenden den Begriff der Koronarpersönlichkeit [37, 59, 87, 204]. Sie unterscheiden verschiedene Charaktertypen.
Typ A ist gekennzeichnet durch starke Antriebssteigerung, mit dem Ziel etwas zu erreichen, was zu Zeitdruck und Terminnot führt. Sie übernehmen zu viele Aufgaben und müssen ihr Lebens- und Arbeitstempo ständig beschleunigen. Äußere Zeichen sind ungeduldige, hastige Bewegungen und erhöhte Atemfrequenz. Diese Personen sind stärker gefährdet an ischämischer Herzkrankheit zu erkranken als jene, die zum Typ B gehören, der sich durch Gelassenheit und Ruhe auszeichnet. Es wird behauptet, daß die aggressiven, ehrgeizigen Persönlichkeiten den Typ des Koronarpatienten darstellen. Daraus entstand in der angelsächsischen Literatur der Begriff „Manager-Disease". ROSENMAN (zitiert bei [164]) untersuchte das Vorkommen der ischämischen Herzkrankheit bei 3524 männlichen Patienten und stellte fest, daß der zuverlässigste Risiko- und prognostische Faktor der beschriebene Typ der Persönlichkeit war. Hypertonie und abnorme Lipoproteine waren von geringer Bedeutung.
Die Bedeutung der wiederholten Stressituation bei der Entstehung der ischämischen Herzkrankheit wird von verschiedenen Autoren unterschiedlich bewertet. KEITH [109] z. B. nimmt diesen Faktor nicht als bewiesen an. Er argumentiert damit, daß in Japan die Inzidenzrate an ischämischer Herzkrankheit sehr niedrig ist, in Finnland dagegen sehr hoch, während die Häufigkeit der Stressituation wahrscheinlich umgekehrt ist.
Aus diesen Gründen ist die Rolle des Stress im allgemeinen nicht akzeptiert, und er wird in epidemiologischen Studien zur Atherosklerose und ischämischen Herzkrankheit in der Regel nicht berücksichtigt. HENRY [84] untersuchte an männlichen und weiblichen Mäusen, die in kommunizierenden Massenkäfigen gehalten und somit einer sozialen Konfrontation ausgesetzt wurden, die Entwicklung und den Grad der akuten und chronischen interstitiellen Nephritis, der glomerulären mesangialen Veränderungen, der Myokardfibrose und der atherosklerotischen Degeneration der intramuralen Koronargefäße und der Aorta. Die Kontrollgruppe, die nicht diesen sozialen Belastungen ausgesetzt war, zeigte nicht die obengenannten krankhaften Veränderungen. RATTCLIFFE und Mitarb.

(bei [11]) wiesen an Tieren in zoologischen Gärten eine Hypertrophie der Nebennierenrinde und des -markes nach. Sie haben dieses auf den sozialen Druck der in der Gruppe lebenden Artgenossen zurückgeführt.
Wichtig ist die Wirkung von Emotionen auf das kardiovaskuläre System. Erlebte Emotionen werden im limbischen System über lange Zeit gespeichert und führen auch dann noch zu kardiovaskulären Veränderungen (z. B. Steigerungen der Herzfrequenz), wenn das auslösende Ereignis längst vergessen ist [11].
Ähnliche Experimente unternahm Gant (bei [11]). Er prägte bei Tieren einen bedingten Reflex aus, der durch Steigerung der Herzfrequenz und eine Fluchtreaktion gekennzeichnet war. Die Steigerung der Herzfrequenz blieb nach Glockenzeichen ohne nachfolgenden Schmerzreiz bedeutend länger erhalten als die Fluchtreaktion. Ob soziale Einflüsse dauernde Veränderungen der limbischen Strukturen bewirken und somit Ursache für die Entstehung kardiovaskulärer Störungen sein können, läßt sich jedoch experimentell nicht klären.
Der Einfluß des Stress auf die Entstehung der ischämischen Herzkrankheit ist trotz bisher erwähnter Ergebnisse nicht unwidersprochen geblieben. Als entscheidende Gegner des Stress' als Risikofaktor ist z. B. Heyden-Stucky [87] zu erwähnen. Er lehnt sowohl die Einteilung in Persönlichkeitstypen als auch Selyes Untersuchungen an Tieren ab. Er ist der Auffassung, daß die Zunahme der Koronaratherosklerose und der Herzinfarktfälle auf eine verbesserte Diagnostik und Ausbildung der Ärzte zurückzuführen ist. Infarkte können in jeder Situation auftreten, sogar im Schlaf. Das geringe Auftreten der ischämischen Herzkrankheit nach dem Kriege und das Auftreten von Koronaratherosklerose und Hypertonie bei außerhalb des Existenzkampfes lebenden Mönchen sei ein Beweis für die Ungültigkeit der Stress-Theorie. Er zitiert P. D. White [220], der die Ansicht vertritt, daß statistische Beweisführungen gegen den Stress als einen primären oder essentiellen Faktor bei Koronarokklusionen sprechen. Er läßt dabei die Wirkungen anderer Risikofaktoren wie z. B. Ernährungsgewohnheiten, Rauchen, körperliche Aktivität außer acht. Trotz allem erkennt auch dieser Autor die Tatsache an, daß Stress bei durch andere Risikofaktoren vorgeschädigten Patienten Infarkte auslösen kann. Darin steht er in Übereinstimmung mit vielen anderen Autoren. Nach Schimert u. Mitarb. [178] bedingt eine affektive Belastung sogar eine stärkere Myokardischämie als eine körperliche. Die Beziehung der psychischen Belastung zu Angina-pectoris-Anfällen ist jedoch nicht bei allen Ärzten so anerkannt wie die Beziehung zur körperlichen Belastung [26].
Wolf und Mitarbeiter [223] haben bei standardisierter Diät und körperlicher Arbeit bei Koronarpatienten festgestellt, daß der Cholesterolspiegel im Blut in Konfliktsituationen erhöht war und sogar bei der Erinnerung an schwere psychische Traumen wieder steigt.
Russek [166] hat das Vorkommen der Koronarkrankheit an 14 Berufskategorien bei 12000 Beschäftigten in den USA untersucht. Er stellte eine Beziehung zwischen dem Vorkommen der Koronarkrankheit und der Häufigkeit von Stressituationen nach dem Risiko und der Verantwortung der Arbeit fest. Dabei war diese Beziehung auch häufig mit Rauchen und Alter verbunden. Die Anhänger der Stress-Theorie betonen die Verbindung zwischen Stress und der Persönlichkeit des Patienten [6, 109, 132].
Die Erfassung und Quantifizierung psychischer Belastungen bleibt schwierig. Spelman und Mitarbeiter [195] stellten eine sogenannte „check-Liste" für die unterschiedlichen Formen des Stress, der dem Beginn der koronaren Herzkrankheit vorangeht, auf.

Finanzielle

1. Deutliche finanzielle Verschlechterung
2. Ernsthafte Schwierigkeiten bei Abdeckung der Ausgaben

Berufliche

1. Unfähigkeit der Anpassung an veränderte Arbeitssituationen
2. Ernsthafte Konflikte mit Arbeitskollegen
3. Umstellung auf das Rentenalter
4. Herabgesetzte Arbeitsstellung in einem neuen Beruf
5. Schwierigkeiten der Beschäftigung und Interessenfindung nach der Rente

Wohnverhältnisse

1. Verschlechterung der Wohnbedingungen in bezug auf den Komfort
2. Veränderungen im Sinne von Verkleinerungen des Wohnraumes
3. Gestörtes Privatleben
4. Schwierigkeiten mit der Küche und ähnlichen Einrichtungen
5. Inadäquate häusliche Beschäftigung (Frauen)
6. Schwierigkeiten in der Fortbewegung außerhalb des Hauses

Familiäres

1. Tod einer nahestehenden Person
2. Krankheit einer nahestehenden Person
3. Ernsthafte Konflikte mit dem Ehepartner
4. Ernsthafte Konflikte mit den Kindern
5. Ernsthafte Konflikte mit den Schwiegerkindern
6. Ernsthafte Konflikte mit anderen Verwandten und Freunden
7. Mangelnde Gegenliebe des Ehepartners
8. Mangelnde Gegenliebe der Kinder
9. Mangelnder Besuch der Verwandten

Soziale Kontakte

1. Veränderung der Nachbarschaft
2. Große Differenzen und Konflikte zu Nachbarn und Hausbewohnern (kulturell, bildungsmäßig, politisch, religiös usw.)
3. Einsamkeit

Bei unseren eigenen Untersuchungen an 307 koronarographierten Patienten erarbeiteten wir zur Erfassung der Stresswirkung folgenden Fragespiegel:

— Haben Sie in Ihrer Arbeitsstelle Schwierigkeiten (besonders persönliche)?
— Fühlen Sie sich überfordert?
— Haben Sie Termin- oder sonstige Stoßarbeit?
— Üben Sie gesellschaftliche Funktionen aus?
— Haben Sie finanzielle Schwierigkeiten?
— Haben Sie familiäre Schwierigkeiten?

Wurden zwei Fragen mit ja beantwortet, galten diese Patienten als gestresst.
Unsere Untersuchungen zeigen die in der Abbildung 45 wiedergegebenen Ergebnisse. Dreyfus und Mitarbeiter [48, 49, 50] weisen darauf hin, daß ein stressvolles Leben in steigendem Maße in einem sogenannten Crescendo-Typ dem Myokardinfarkt voran-

geht. Nach ihrer Erfahrung mit einer kontrollierten Studie fand das Infarktereignis bei Männern sowie bei Frauen nach einer längeren Periode solcher Spannungen statt. Auch PEARSON und Mitarbeiter [147] ermittelten nach Befragung von Patienten, die in der letzten Zeit einen Myokardinfarkt hatten, daß diese Personen in unmittelbarer Vergangenheit mehr Stressituationen durchgemacht hatten als eine vergleichbare Kontrollgruppe.
MEDALIE und Mitarbeiter [244] zeigten auf Grund einer 5jährigen prospektiven Studie die bedeutende Rolle von Angst und schweren psychosozialen Problemen anhand der jährlichen Angina pectoris-Inzidenzrate.

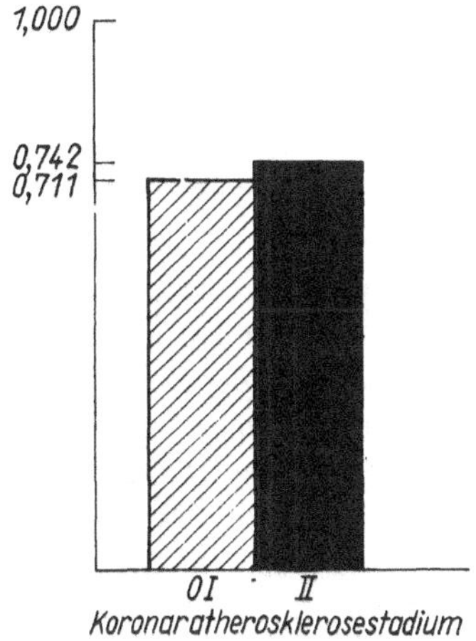

Abb. 45. Risikofaktor „Stress" bei 307 männlichen Patienten im eigenen Krankengut (keine Trennung der Koronaratherosklerosestadien 0I/II)

Die unabhängige Wirkung dieser zwei Variablen wird verstärkt durch andere bedeutende Risikofaktoren wie Alter, Gesamtcholesterol, systolischer und diastolischer Blutdruck, EKG-Veränderungen und Diabetes mellitus. Das Vorhandensein dieser genannten Faktoren erhöht die Angina pectoris-Entwicklung auf 289‰ innerhalb von 5 Jahren. Ohne diese Faktoren oder bei schwächerer Ausprägung beträgt diese Rate nur 14‰.
Auf die Beziehung zwischen psychosozialen und biologischen Risikofaktoren des plötzlichen Todes durch IHK bei weißen Frauen wiesen auch TALBOTT und Mitarbeiter [248] hin.
Sie fanden bei 64 plötzlich verstorbenen weißen Frauen vor allem die Hypertonie sowie psychiatrische Abweichungen. Desgleichen rauchten über 53% von ihnen mehr als 20 Zigaretten pro Tag.
Einige neue physiologische Studien unterstützen die Vorstellung, daß nicht jede Form von Stress, sondern nur eine spezifische Art mit der kardiovaskulären Erkrankung verbunden ist [225].
Die Reaktion auf Stress ist individuell so unterschiedlich, daß man meint, „was für den einen Fleisch ist, kann für den anderen Gift sein".

2.5. Körperliche Inaktivität

Die weiter zunehmende Industrialisierung und Automatisierung mit dem Ziel der höheren Produktivität hat die harte manuelle durch körperlich leichtere, aber psychisch belastendere Arbeit ersetzt. Der Werktätige wurde häufig zu einem „homo sapiens sedentarius“ verändert mit der Tendenz zur Übergewichtigkeit, die durch die Motorisierung in starkem Maß unterstützt wird. Indirekte Beweise des schädlichen Einflusses der geringen körperlichen Aktivität für die Entstehung der ischämischen Herzkrankheit erbrachten MORRIS und Mitarbeiter [135]. Das war eine Anregung zu Studien, die dahin zielten, durch die erhöhte körperliche Tüchtigkeit die Häufigkeit der koronaren Herzkrankheit zu reduzieren.

Folgende Fragen sind wissenschaftlich noch nicht entgültig beantwortet:

- Was ist der Effekt der körperlichen Aktivität für die Gesundheit?
- Kann jemand erwarten, daß durch regelmäßiges körperliches Training die ischämische Herzkrankheit verhindert werden kann?
- Wieviel Zeit sollte man täglich oder wöchentlich für dieses Präventionsprogramm aufbringen?
- In welchem Alter sollte man mit diesem Programm beginnen?
- Sind Menschen, die sich von Kindheit an sportlich betätigen, mehr geschützt als die, die niemals aktiv Sport trieben?

Die Studie von MORRIS und Mitarbeiter [135] an Londoner Buspersonal zeigte das unterschiedliche Vorkommen an ischämischer Herzkrankheit bei Schaffnern und Busfahrern. Die Häufigkeit bei Fahrern war höher als bei den Schaffnern. Mit der gleichen Fragestellung wurden 1962 von TAYLOR und Mitarbeitern [207] Untersuchungen bei Eisenbahnern des mittleren Westens der USA durchgeführt. Auch diese Studie ergab bei schwerarbeitenden Gleisarbeitern geringere IHK-Raten als bei Signalwärtern. Die höchste Rate wurde bei den Buchhaltern festgestellt.

KIPSHIDZE [240] konnte bei 73% seiner 500 Infarktpatienten körperliche Inaktivität nachweisen.

In diesem Krankengut war dieser Risikofaktor zusätzlich kombiniert mit der Hypertonie (76%), Lipidstoffwechselstörungen (69%), Rauchen (57%) und den Diabetes mellitus (21%).

Bis 1968 lagen nach SCHWALB [182] 26 solcher Studien vor, von denen 18 eine höhere Infarktrate und -sterblichkeit bei sitzenden Berufen bejahen. Acht zeigten keine solcher Zusammenhänge.

Zu den von SCHWALB zusammengestellten Arbeiten kommen die Ergebnisse von SAFFERT und Mitarbeiter [169] und SIGURJONSSON [190] hinzu.

SIGURJONSSON, der sogenannte „Weißkragenarbeiter“ mit Farmern, Seeleuten, Handwerkern und Arbeitern in Island verglich, kam zu dem Schluß, daß die Unterschiede durch die körperliche Aktivität bedingt sein müssen, da alle Gruppen eine ähnliche Zusammensetzung der Nahrung hatten. Er ist der Ansicht, daß durch die geringe körperliche Aktivität eine positive Energiebilanz entsteht, und diese ein wesentlicher Risikofaktor für die ischämische Herzkrankheit ist. Durch die Steigerung der energieverbrauchenden Vorgänge beim Training können sogar große Mengen tierischen Fettes verstoffwechselt werden. Die Ergebnisse auch dieser Studien sind jedoch kritisch zu bewerten.

ROSKAMM und Mitarbeiter [165] und SCHWALB [182] sind der Auffassung, daß kaum ein Beruf körperlich so schwer ist, daß ein Trainingseffekt zu erwarten wäre. Daher wurde in die Betrachtungen auch das Freizeitverhalten mit einbezogen. Länge des Arbeitsweges, Gartenarbeit und regelmäßige sportliche Betätigung wurden erfragt. Die Freizeitaktivität ist allerdings noch schwieriger einzuschätzen als die berufliche [163, 165].

Weitere Untersuchungen, die ehemalige Sportler erfaßten, sind ebenfalls nicht sehr repräsentativ, da es sich bei Hochleistungssportlern um eine positive Auslese handelt [165]. Man kann nicht das Leistungstraining als optimal bezeichnen; auch bei Sportlern kann der Trainingseffekt von anderen disponierenden Faktoren überlagert sein [182]. Einhelligkeit besteht in bezug auf folgende Trainingseffekte [1, 163, 176, 179, 182, 183]:

— Ökonomisierung der Herzarbeit
— Steigerung des Wirkungsgrades des Herzens
— vegetative Umstellung auf einen erhöhten Vagotonus und die
— positive Auswirkung der Gewichtsreduktion

Die körperliche Belastung verbessert die Herzfunktion, senkt den Blutdruck, reduziert die postprandiale Hyperliproproteinämie, erniedrigt die Blutglukosewerte, erhöht die fibrinolytische Aktivität, verzögert die Plättchenaggregation und bewirkt eine Gewichtsreduktion bei gleicher Kalorienzufuhr. Es gibt jedoch noch keine Aussage darüber, ob ein physisches Training den Beginn der IHK verzögert oder verhindert. Dieser Beweis konnte wegen der Komplexität des Problems noch nicht erbracht werden [231].

Bei einer Studie über die Masai in Ostafrika [127b], die sich ausschließlich von Fleisch, Milch und Fett (bis zu 600 mg Cholesterol/Tag) ernähren, jedoch körperlich aktiv sind, fand man normale Blutdruck- und niedrige Cholesterolwerte, die sich auch im Altersgang nicht erhöhten.

Die Autopsie von 50 männlichen Masai, von denen keiner an einer Herzkrankheit verstorben ist, ergab eine extensive Atherosklerose mit Lipidinfiltrationen und fibrösen Veränderungen mit wenigen obstruktiven Läsionen. Ihre Koronararterien zeigten eine deutliche atherosklerotische Intimaverdickung vergleichbar der älterer Männer Amerikas. Diese Ergebnisse lassen den Schluß zu, daß das körperliche Training die folgenschweren Wirkungen der Nahrungsgewohnheiten und damit verbunden der Atherosklerose überlagern kann.

Die Tabelle 18 nach SCHWALB [182] zeigt die Wirkung des Trainings auf das Herz.

Tabelle 18

Trainingswirkung auf Herz und Kreislauf (nach SCHWALB [182])

Morphologisch	Funktionell
• Herzmuskelhypertrophie • Vergrößerung der Herzhöhlen • Erweiterung der Koronarostien und -lumina • Verbesserte Kapillarisierung des Herzmuskels • Verbesserung des Kollateralkreislaufes bei Stenosierung einer Koronararterie	• Körperruhe – Senkung der Herzfrequenz und des -minutenvolumens – Verlängerung der Anspannungs-, Austreibungszeit und Diastolendauer – Abnahme des systolischen Druckes und des arteriellen Mitteldruckes • Körperarbeit – Senkung des Herzminutenvolumens – Erhöhung des Schlagvolumens – Senkung der Herzfrequenz – Geringere Verkürzung der Anspannungszeit und Austreibungszeit, der Diastolendauer – Abnahme des systolischen Druckes und arteriellen Mitteldruckes

Rose [163] wirft die Frage auf, ob die körperliche Belastung außer den oben dargestellten verzögerten Wirkungen auch einen sofort einsetzenden Effekt im Sinne einer gesteigerten Koronardurchblutung und der dadurch verminderten Thrombosegefahr habe. Das bedeutete, daß körperlich arbeitende Menschen während der Arbeit weniger Koronarepisoden erleben müßten, als nicht körperlich aktive Personen. Da dies nicht nachgewiesen werden konnte, ja sogar durch die Steigerung des Sauerstoffbedarfs bei ungewohnter körperlicher Anstrengung eine Häufung von Koronarattacken zu beobachten ist, kann diese Annahme nicht bestätigt werden. Besonders interessant erscheinen die Ergebnisse einer Untersuchung von Schnellbacher [179], der neben der Kollateralenbildung am Herzen, auf die noch später eingegangen werden soll, die Trainingseinflüsse in der Peripherie, d. h. an der trainierten Muskulatur, beobachtete. Diese Beobachtungen ergaben, daß die als Trainingseffekt beobachtete Senkung der Herzfrequenz nur dann eintrat, wenn trainierte Muskeln belastet wurden. Die Höhe der Sympatikusaktivität wird demnach nicht vom Trainingseffekt auf das Herz, sondern über Noradrenalin, das bei körperlicher Anstrengung mehr oder weniger stark freigesetzt wird, durch die Peripherie bestimmt. Die Durchblutung des trainierten Muskels muß bei der Arbeit nicht gesteigert werden, da das Training eine bessere arterio-venöse Sauerstoffausschöpfung ermöglicht. Dieser Effekt ist am Herzen nicht zu erwarten, da hier schon unter Ruhebedingungen eine sehr hohe Sauerstoffausschöpfung besteht.

Die Frage der Kollateralbildung beim Menschen hat noch keine einheitliche Beantwortung gefunden. Rose [163] und Schwalb [182] vetreten die Ansicht, daß die Bedeutung der Kollateralen bisher nur im Tierexperiment gesichert ist. Kollateralen sind nach Schwalb [182] nur dann wirksam, wenn interarterielle Anastomosen anatomisch präformiert waren, wenn die Einengung der Hauptarterie wenigstens 70% des Lumens beträgt und sich die Stenose möglichst langsam entwickelt.

Die Kollateralbildung durch Training bejahen Schnellbacher und Mitarbeiter [179] sowie Amann [2]. Letztere meinen, die Präexistenz sogenannter Spontankollateralen sei auch beim herzgesunden Menschen ähnlich wie beim Hund vorhanden. Die Größe und Häufigkeit der Kollateralen sind unterschiedlich. Sie liegen vor allem im Arteriolenbereich. Im Tierexperiment konnte beobachtet werden, daß sich präexistente Kollateralen bei bestimmten pathologischen Zuständen, wie Anämie oder Koronaratherosklerose, stärker ausprägen. Dieser Vorgang soll durch körperliches Training verstärkt werden. Die Autoren vertreten die Ansicht, daß auch dem Training allein eine große Bedeutung in der weiteren Entwicklung der Kollateralen zukommt.

Aus den erwähnten Daten kann zusammengefaßt werden, daß die positive Wirkung des Trainings auf das Herz-Kreislaufsystem im Sinne der Ökonomisierung der Herzarbeit, der Erhöhung der Koronarreserve und der neurovegetativen Umstellung aufzufassen ist. Sicher ist, daß Trainierte höhere Leistungen bringen können, aber es gibt keine Beweise, daß das Training einen protektiven Effekt in bezug auf die Entwicklung der Koronaratherosklerose und -thrombose hat [67].

Die bisherigen Erkenntnisse zeigen, daß die Häufigkeit der Atherosklerose bei älteren aktiven Sportlern sowie bei den Personen, die nie ihren Fuß auf eine Aschenbahn oder den Fußballrasen gesetzt haben, nicht unterschiedlich war [154].

Nicht nur bei der Prävention der ischämischen Herzkrankheit wird dem Training eine Rolle zugeschrieben, sondern auch bei der Rehabilitation nach einem eingetretenen Infarkt spielt das körperliche Training eine wichtige Rolle [23, 93, 107, 110, 169, 192]. Der Vergleich von Patientengruppen mit etwa gleicher Alterszusammensetzung, die denselben Risikofaktoren nach dem Infarkt ausgesetzt waren, ergab, daß die Gruppe, die an der über 12—42 Monate dauernden Konditionierung teilnahm, gegenüber einer Gruppe mit einer 4monatigen Kurzzeitkonditionierung eine höhere Überlebenszeit aufwies. Die Ergebnisse der letztgenannten Gruppe waren noch besser als die der nichtkonditionierten Kontrollgruppe. Da die Ausgangspositionen bei allen Gruppen gleich waren, muß der Unterschied durch das Training bedingt sein [110]. Auch HUPKA [93] stellt in seiner Untersuchung fest, daß die Gruppe, die das volle vorgeschriebene Rehabilitationsprogramm absolvierte, die besten Ergebnisse aufwies. Die Ergebnisse der sowjetischen Arbeitsgruppe um I. K. SLEDSEWSKAJA ermutigen diese, sogar eine pharmakologische Langzeittherapie für überflüssig zu halten, wenn das Rehabilitationspro-

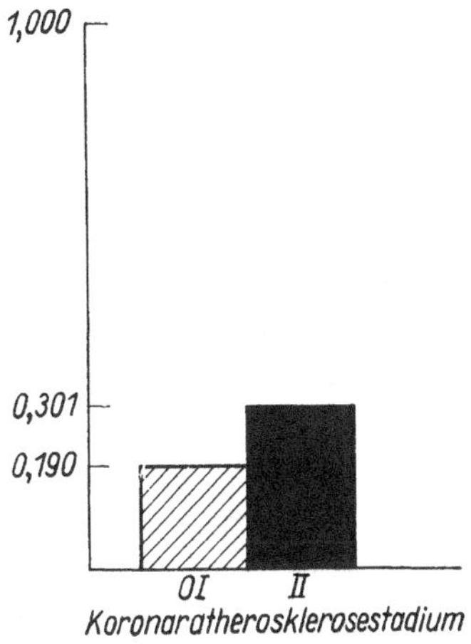

Abb. 46. Risikofaktor „körperliche Inaktivität" bei 218 männlichen Patienten im eigenen Krankengut (keine Trennung der Koronaratherosklerosestadien OI/II)

gramm vollständig eingehalten wird. KASIMOWA [107] zeigte, daß die Patienten, die an einer Stufenbelastungstherapie teilnahmen, in einem Beobachtungszeitraum von $2^1/_2$ Jahren keine Reinfarkte hatten bzw. nicht den plötzlichen Tod fanden. Ob diese beschriebenen Wirkungen jedoch durch die übliche berufliche oder Freizeitaktivität oder nur durch gezieltes Körpertraining (z. B. nach SCHWALB [182] müssen mindestens $^1/_6$ der Skelettmuskulatur über 3—5 Minuten mit 50% der maximalen aeroben Kapazität beansprucht werden) bleibt weiter zu klären.

Bei unseren eigenen Untersuchungen an 218 koronarographierten Patienten wurden zur Beurteilung der körperlichen Aktivität folgende Fragen gestellt:

— Art der Arbeit
  vorwiegend sitzend
  vorwiegend stehend
  wieviele Stunden sind Sie durchschnittlich während der Arbeitszeit unterwegs?
— Treiben Sie Sport?

Jeder, der eine sitzende Tätigkeit ausübte und nicht regelmäßig zweimal wöchentlich Sport trieb, wurde als körperlich inaktiv eingestuft.

MORRIS, der auf dem Gebiet der Beziehung der körperlichen Inaktivität und Inzidenz der koronaren Herzkrankheit bekannt wurde, u. a. die „Londoner-Bus-Studie" veranlaßte, und seit den sechziger Jahren auch das Problem der körperlichen Aktivität während der Freizeit studiert, kommt zu folgendem Schluß [134]:

1. Körperlich aktive Arbeit sowie hartes Training in der Freizeit stehen mit gesunden Koronararterien, gesundem Erregungsleitungssystem und gesundem Myokard im Zusammenhang.
2. Adäquates Training scheint einen protektiven Effekt gegen den Koronarverschluß, Rhythmusstörungen und ischämische Herzkrankheit zu haben.
3. Männer mittleren Alters, die ein solches Training betreiben, haben weniger kardiale Veränderungen trotz solcher Risikofaktoren wie hoher Blutdruck, Hypercholesterinämie und Zigarettenrauchen als Männer mit denselben Faktoren aber ohne Training.
4. Als dringliche Aufgabe bleibt, exakt zu definieren, welches optimale Training im mittleren Alter gesundheitsfördernd ist.

2.6. Gestörter Kohlenhydratstoffwechsel

Der Diabetes mellitus wird seit längerer Zeit als ein wichtiger Risikofaktor betrachtet. Die ischämische Herzkrankheit wurde bei Diabetikern häufiger festgestellt als bei Nicht-Diabetikern. Diese Annahme wurde auch dadurch bestärkt, daß Frauen, bei denen vor der Menopause ein Infarkt eintrat, meist Diabetes oder Hypertonie hatten.
Die Forschungen der letzten Jahre in den USA und Großbritannien zeigen, daß der gestörte Kohlenhydratstoffwechsel ohne manifesten Diabetes mit einer großen Prävalenz an ischämischer Herzkrankheit vergesellschaftet ist. Das ist unabhängig vom Cholesterolspiegel. Die Problematik der Kohlenhydratstoffwechselstörungen wurde in einer Übersicht von Epstein [60] ausführlich dargelegt.
Epidemiologische Untersuchungen zeigten andererseits, daß z. B. bei den Jemeniten, bei denen der Diabetes häufig ist, der Myokardinfarkt nicht so oft auftritt [25]. Diese Tatsache konnte auch bei schwarzen Ostafrikanern nachgewiesen werden [188]. Deshalb betrachten manche Autoren den Diabetes mellitus als verschlechternden Faktor, jedoch nicht als Ursache [68].
Straube [203] hat den Diabetes vor dem Infarkt bei 5,6% der männlichen und 16,2% der weiblichen Patienten gefunden. Schettler [173] ist der Auffassung, daß gleichzeitiges Vorhandensein von Hypertonie und Diabetes mellitus bei einem 45jährigen Patienten sichere Zeichen sind für gleichzeitige Koronaratherosklerose. Das kombinierte Vorkommen der beiden Krankheiten bei Frauen ist ein noch stärkerer Beweis für Koronaratherosklerose [139a].
Clausson (bei [177]) stellte unter 50000 Obduzierten bei Nicht-Diabetikern 10% und bei diabetischen Männern 19,5% Koronaratherosklerose fest. Bei den Frauen belief sich dieses Verhältnis auf 5,8% zu 17,4%.
Die Prognose von Diabetikern bei der ischämischen Herzkrankheit ist mehrfach schlechter als bei Nicht-Diabetikern [114]. Die vorliegenden Ergebnisse zeigen, daß die fibrinolytische Aktivität bei Diabetikern im Vergleich zu Nicht-Diabetikern reduziert und die Thrombozytenadhäsivität erhöht ist.
Der Lipidmetabolismus ist abhängig vom Kohlenhydratstoffwechsel und deshalb ist ein Diabetes mit einer latenten Entwicklung einer Atherosklerose verbunden.

Mit dem Alter sinkt die Glukosetoleranz. Das ist möglicherweise dadurch bedingt, weil die Insulinkapazität des Inselzellapparates reduziert ist.
Die Tabelle 19 zeigt die Zusammenstellung der Werte des Glukosetoleranztestes bei normalen Personen und Patienten mit ischämischer Herzkrankheit.

Tabelle 19
Werte des Glukosetoleranztests bei gesunden Personen und Patienten mit ischämischer Herzkrankheit (nach ENGER und Mitarbeiter [53])

	Glukosetoleranz (%)					
	N	Diabetiker	Borderline	Normal	Mittlerer k-Wert	Durchschnitts-alter (Jahre)
Gesunde						
WAHLBERG	200	4	10	86	1,53	57
Andere	443	5	9	86	1,54	
ENGER und Mitarbeiter	20	0	10	90	1,94	55
Patienten mit IHK						
PAASIKIVI	178	29	28	43	1,14	59
WAHLBERG und 6 andere	414	61		39	1,23	54
ENGER und RITLAND	57	23	24	54	1,29	59

Bei der Beurteilung der Glukosetoleranztest-Kurven wurden die k-Werte berechnet (k-Wert = prozentuale Reduktion der Blutglukose pro Minute von 15—20 bis 60 Minuten nach dem Beginn der Infusion). Nach WAHLBERG [216] bedeutet $k > 1{,}10$ normal, $k < 0{,}91$ diabetisch und $k = 0{,}91-1{,}10$ Grenzwert. PAASIKIVI [143] untersuchte Überlebende eines ersten Myokardinfarktes und analysierte die WAHLBERG-Studie 1966 und 6 anderer [24, 38, 83, 139, 159, 168] mit intravenösem Glukosetoleranztest bei Patienten mit ischämischer Herzkrankheit. Die Ergebnisse aller dieser Studien zeigen, daß ein deutlicher Beweis dafür vorliegt, daß eine gestörte Glukosetoleranz sowie ein chemischer oder latenter Diabetes mellitus häufiger bei Patienten mit ischämischer Herzgefäßkrankheit vorhanden ist. Die Beobachtung über 16 Jahre bei der Framingham-Populations-Studie brachte GORDON und Mitarbeiter [75] zu folgender Schlußfolgerung: „Glukoseintoleranz ist ein wichtiger Faktor bei den atherosklerotischen Erkrankungen in allen 3 Gefäßgebieten, aber sie korreliert am häufigsten mit der Inzidenz der Claudicatio intermittens. Nur für diese atherosklerotische Manifestation ist die diabetische Stoffwechsellage in ihrer Bedeutung vergleichbar mit der Hypertonie für Apoplexie und mit der Hypercholesterinämie für die ischämische Herzerkrankung".
Andere Autoren haben eine definitive Beziehung zwischen dem GTT und den Serumlipiden bei Patienten mit ischämischer Herzkrankheit gefunden [27, 38, 83, 139]. Die Inzidenz eines pathologischen oralen Glukosetoleranztestes und familiärer Hyperlipoproteinämie Typ II und IV beträgt 15 bzw. 60% [83]. Dies wurde gleichfalls von ENGER und Mitarbeiter [53] in starkem Maße bei Hyperlipoproteinämie Typ IV gefunden.

Nach HALPERN u. a. [78] provoziert der Fruktosetoleranztest (FTT) einen erhöhten Triglyzeridspiegel, der nicht bei der Kontrollgruppe gefunden wurde. Daneben ruft die Glukosebelastung immer eine Reduktion der Triglyzeride hervor, eine Situation, die bei Patienten mit Hyperlipoproteinämie ausgeprägter ist. Nach einer Fruktosebelastung fand derselbe Autor eine höhere Konzentration der Fruktose bei den Hyperlipämie-Patienten als bei normalen. Der höhere Fruktosespiegel bei den Hyperlipidämie-Patienten nach dem Belastungstest läßt die Vermutung zu, daß die Ursache der Hyperlipidämie möglicherweise in der Veränderung des Fruktosestoffwechsels liegt.
In der Stockholmer Studie [28] wird, wie bereits erwähnt, der erhöhte Serum-Triglyzeridspiegel auch als „Risikofaktor" bezeichnet. Allerdings könnte sekundär durch die Störung des Kohlenhydratstoffwechsels die Hypertriglyzeridämie bedingt sein.
Die Abbildung 47 zeigt die Ergebnisse unserer Untersuchungen bei Patienten mit Koronaratherosklerose in bezug auf den Glukosetoleranztest und Diabetes mellitus.

2.7. Hyperurikämie

Das häufigere Vorkommen der ischämischen Herzkrankheit bei Patienten mit Gicht wurde mehrfach erwähnt. In einer neueren Studie [4] wird über einen erhöhten Harnsäurespiegel bei 11% der Patienten mit ischämischer Herzkrankheit berichtet. Außerdem wurde eine Vergesellschaftung von Hyperurikämie und Hyperlipidämie, besonders Hypertriglyzeridämie, festgestellt [78]. Von 104 Hyperlipidämie-Patienten zeigten 58 (56%) einen Harnsäure-Spiegel im Serum, der höher als 5 mg/100 ml lag. Meistens lagen dabei gleichzeitig die Hyperlipoproteinämietypen IV und IIb vor. Dieselbe Gruppe konnte bei einer Untersuchung in den ländlichen Teilen Portugals [148] eine häufige Kombination von Hyperurikämie und Hypertriglyzeridämie feststellen.
Die bisherigen Ergebnisse sind noch umstritten, und die Rolle der Harnsäure als Risikofaktor ist noch nicht endgültig geklärt.
In der Abbildung 48 sind unsere eigenen Ergebnisse dargestellt.

2.8. Adipositas

Im allgemeinen ist die Morbidität und Letalität bei übergewichtigen Personen höher als bei normalgewichtigen [128]. Aber nur sehr ausgeprägtes Übergewicht ist mit einer größeren Häufigkeit von ischämischer Herzkrankheit verbunden.
Manche Autoren betrachten den pyknischen Körperbautyp als einen möglichen Risikofaktor für die Atherosklerose. GERTLER und Mitarbeiter [73] haben 100 Patienten, die einen Myokardinfarkt vor dem 40. Lebensjahr durchgemacht hatten (3 Frauen und 97 Männer), untersucht. Dabei fiel auf, daß es sowohl adipöse als auch muskulöse Patienten waren (endomorph, mesomorph).
Dagegen überwogen in der Kontrollgruppe schlanke Personen (ektomorph). MOERL und Mitarbeiter [133] analysierten 13312 Obduktionsprotokolle und fanden 649 zum Tode führende Myokardinfarkte. Bei adipösen Männern trat der Myokardinfarkt 10 Jahre früher auf als bei normalgewichtigen. Bei adipösen Frauen war die Häufigkeit des Infarktes ebenfalls größer als bei nichtadipösen.
Das ideale Gewicht nach BROCA soll sein: Körperhöhe − 100 = Kilogramm Körpergewicht.
Als „Normgewicht" verwendet man auch in epidemiologischen Studien die Durch-

schnittsgewichte der Medico-Actuarial-Investigations [111]. Das auf diese Weise berechnete relative Körpergewicht wird als über (+) oder unter (—) 100% (= Normgewicht) gelegener Prozentsatz angegeben.
Epidemiologische Studien von KEYS und Mitarbeiter [114] zeigten, daß die Adipositas per se kein Risikofaktor ist, sondern als unterstützender Faktor bei gleichzeitigem Vorhandensein einer Hypercholesterinämie oder Hypertonie anzusehen ist. Andererseits haben neuere Untersuchungen von KANNEL und Mitarbeiter [98] im Rahmen der Framingham-Studie gezeigt, daß die Übergewichtigkeit allein unabhängig von Hochdruck und Hypercholesterinämie als Risikofaktor für die Entstehung der Angina pectoris und des plötzlichen Herztodes bei Männern und Frauen zu betrachten ist. Der Grad des Risikos steigt mit der Übergewichtigkeit, allerdings ist bemerkenswert, daß in dieser Studie eine Abhängigkeit zwischen Adipositas und Myokardinfarkt nicht nachgewiesen werden konnte.
Die Übergewichtigkeit beeinflußt direkt die Risikofaktoren Hypertonie und Hyperlipidämie. Sie hat ebenfalls eine Beziehung zum Diabetes mellitus, zur körperlichen Belastung, zum Stress, zum Persönlichkeitstyp und zum Zigarettenrauchen.

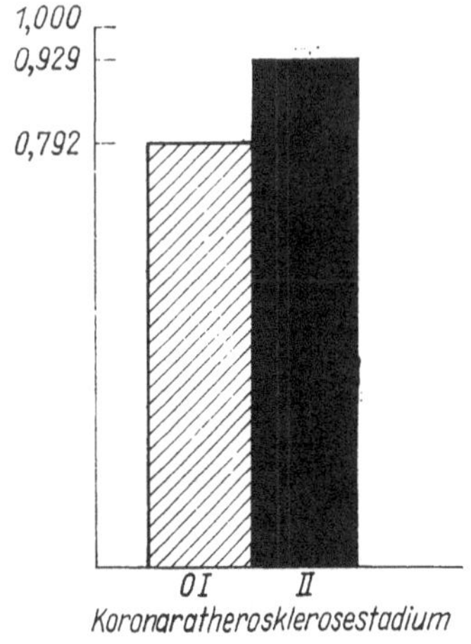

Abb. 47. Risikofaktor „Diabetes mellitus“ (dargestellt anhand des STRAUB-TRAUGOTTschen Belastungsversuches) bei 218 männlichen Patienten im eigenen Krankengut (keine Trennung der Koronaratherosklerosestadien 0I/II)

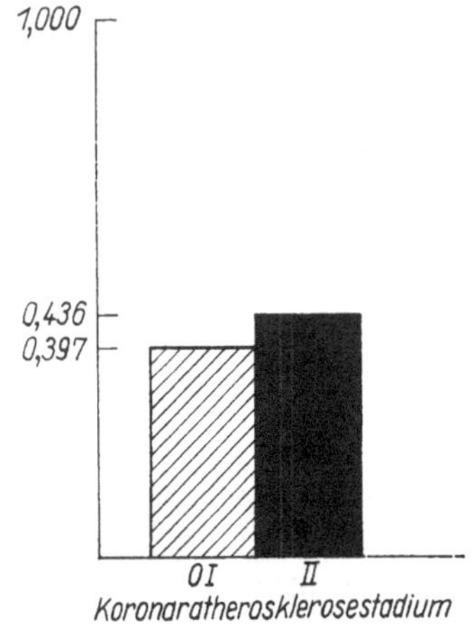

Abb. 48. Mittelwert des Risikofaktors „Hyperurikämie“ bei 218 männlichen Patienten im eigenen Krankengut (keine Trennung der Koronaratherosklerosestadien 0I/II)

Die Fettzellen machen eine Hyperplasie und Hypertrophie aber keine postnatale Differenzierung durch. Bei adipösen Kindern ist die Zahl der Fettzellen drei- bis fünfmal höher als bei Normalgewichtigen, die Fettmenge in jeder Zelle ist jedoch nur 2mal so groß, wie normal. Bei der Gewichtsreduktion wird allein die Fettmenge pro Zelle aber nicht die Gesamtfettzellzahl beeinflußt. Deshalb ist die Verhinderung der Fettsucht bei Kindern unbedingt erforderlich. Die hypertrophische Form der Adipositas ist die übliche bei Menschen, die in den mittleren Jahren übergewichtig werden.
50% der schwarzen Frauen haben um das 50. Lebensjahr Übergewicht (Messung der Hautfaltendicke).
Vom Standpunkt einer guten Gesundheit ist die Hypertrophie der Fettzellen wichtiger als die seltene hyperplastische Form bei adipösen Patienten [237]. Die optimale Nahrungszusammensetzung liegt bei täglich 40—45% Kohlenhydraten, 20% Protein und 30—40% Fett.

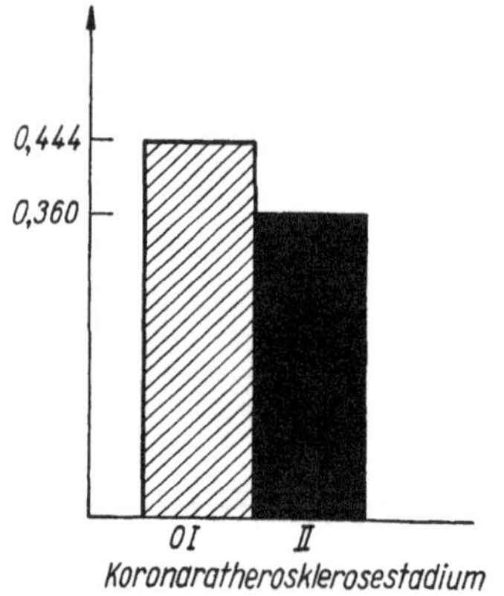

Abb. 49. „Broca-Index" bei 218 männlichen Patienten im eigenen Krankengut (keine Trennung der Koronaratherosklerosestadien 0I/II)

Als Adipositas wurde ein Übergewicht von mindestens 20% im Vergleich zum mittleren Körpergewicht der Framinghamer Bevölkerung bei entsprechenden Altersgruppen des betreffenden Geschlechts angesehen. Böthig [21] fand bei der Studie in Berlin-Mitte keine Beziehung zwischen dem Körpergewicht und dem Auftreten von ischämischer Herzkrankheit. Reiniš [157] dagegen konnte bei seiner Studie an der Bevölkerung Nordböhmens nachweisen, daß für das Auftreten der ischämischen Herzkrankheit die Adipositas vorwiegend bei Frauen und meistens in Kombination mit Hypertonie und positiver Familienanamnese im Vordergrund stand.
Auch die Untersuchungen von Chiang und Mitarbeiter [36] zeigen, daß die Adipositas häufig mit einer Hypertonie und Hypercholesterinämie verbunden ist. Für die Einschätzung der Adipositas wird außer dem Körpergewicht die Dicke des Unterhautfettgewebes durch Messung der Hautfalten im Subskapular- oder Trizepsbereich benutzt [51, 146]. Unsere eigenen Ergebnisse sind in der Abbildung 49 wiedergegeben.

2.9. Positive Familienanamnese

Über eine Häufung von ischämischer Herzkrankheit in manchen Familien ist bereits verschiedentlich berichtet worden [208].
Bei einer so weit verbreiteten Krankheit ist diese Tatsache allein schon nach wahr-

scheinlichkeitstheoretischen Gesetzen zu erwarten [59]. Die Frage, ob gemeinsame Lebensgewohnheiten oder andere gemeinsame Faktoren zu dieser Häufung führen, müßte beantwortet werden.

Die Untersuchungen von TRULSON und Mitarbeiter [211] an in Irland gebliebenen und nach Nordamerika ausgewanderten Brüdern deutet auf eine größere Bedeutung der Umweltfaktoren hin.

Auch Ergebnisse der Zwillingsforschung zeigen, daß einige noch nicht näher definierte genetische Faktoren von ätiologischer Bedeutung bei der Entstehung der ischämischen Herzkrankheit sind, Umwelteinflüsse sich jedoch als begünstigend oder verstärkend auswirken können [31, 42, 126, 189].

Es ist bekannt, daß einige Risikofaktoren, wie Hypertonie, Hypercholesterinämie und gestörte Glukosetoleranz, teilweise erblichen Einflüssen unterliegen. Das unterstützt die Vorstellung, daß die Entwicklung der ischämischen Herzkrankheit nicht frei von erblichen Faktoren ist. Inwieweit erbliche oder Umweltfaktoren in dieser Wechselbeziehung dominieren, bleibt jedoch noch offen.

RISSANEN und Mitarbeiter [246] untersuchten 560 Verwandte von 104 Männern, die vor dem 56. Lebensjahr Angina pectoris bekamen, und 498 Verwandte von 94 Kontrollpersonen in 2 geographischen Gebieten Finnlands — Südfinnland (niedrige IHK-Inzidenz) und Ostfinnland (hohe IHK-Inzidenz).

Für die Väter der Patienten war das Risiko, an der ischämischen Herzkrankheit vor dem 65. Lebensjahr zu sterben, 5mal größer (= 25%) als für die Väter der Kontrollpersonen. Die Brüder der Patienten erkrankten oder starben hingegen sogar 5,5mal häufiger (über 60%) als in der Kontrollgruppe. Das Erkrankungsrisiko war bei den Schwestern der Patienten 2,5mal größer (= 30%) als in der Kontrollgruppe. Für die Mütter der Erkrankten war das Risiko demgegenüber nicht erhöht.

Die Hyperlipidämie, Hypertonie und der Diabetes mellitus wurde bei den Familien der Patienten 2—6mal häufiger als in den Kontrollfamilien gefunden.

Die ischämische Herzkrankheit, die Hyperlipidämie und die Hypertonie waren signifikant häufiger bei den Kontrollfamilien im Osten als im Süden Finnlands vorhanden. Eine erhöhte IHK-Rate ist jedoch in beiden Gebieten mit einer erhöhten Prävalenz der Hyperlipidämie und der Hypertonie bei den Familien der Patienten und den Kontrollfamilien Ostfinnlands verbunden. Zur Lösung dieser Fragen sind prospektive epidemiologische Studien an für die gesamte Population repräsentativen Familien notwendig [45, 64].

Zur familiären Disposition fand ROSE [161], daß bei den betroffenen Familien die Angehörigen ersten Grades 2—3mal öfter erkrankten als die der Kontrollgruppe.

Im Jahre 1966 berichteten SLACK und Mitarbeiter [191] über eine Familienstudie mit einem komplexen Vorgehen. Das Risiko des koronaren Todes bei Verwandten ersten Grades der Patienten wurde mit der allgemeinen Population des gleichen Alters und Geschlechtes und Kontrollfamilien verglichen.

Die Patienten wurden nach Geschlecht, Alter und Beginn der Krankheit eingeordnet. Der Beginn der Krankheit wird bei Männern als „früh“ bezeichnet, wenn er vor dem 55. und bei Frauen vor dem 65. Lebensjahr einsetzte. Die Ergebnisse dieser Studie sind in der Tabelle 20 dargestellt [191].

Männliche und weibliche Verwandte der früh erkrankten weiblichen Patienten zeigten eine 6—7fache Erhöhung des Koronartodes im Vergleich zum Erwartungswert. Bei den männlichen Verwandten der früh erkrankten männlichen Patienten war eine 5fache

Tabelle 20

Ergebnisse der Studie von Slack und Mitarbeiter [191]

	Risikojahre	IHK-Tode beobachtet	IHK-Tode erwartet	beobachtet / erwartet
Verwandte der männlichen Patienten unter 55 Jahren				
Männliche Verwandte (35–54 Jahre)	2,010	8	1,55	5,16**)
Weibliche Verwandte (35–64 Jahre)	3,205	3	1,09	2,75**)
Verwandte der weiblichen Patienten unter 65 Jahren				
Männliche Verwandte (35–54 Jahre)	1,429	13	2,02	6,44**)
Weibliche Verwandte (35–64 Jahre)	3,347	9	1,30	6,92**)

**) $p < 0{,}001$.

und bei weiblichen Verwandten beinahe eine 3fache Erhöhung gegenüber dem erwarteten Koronartod festzustellen.
Bei Patienten, bei denen die Erkrankung spät einsetzte, war eine geringere und nicht signifikante Erhöhung der Koronartodesfälle bei den Verwandten zu verzeichnen.
Die Verwandten der Kontrollgruppen wiesen eine Letalität an koronarer Herzkrankheit auf, die annähernd der der allgemeinen Population entspricht. Eine additive Wirkung der Umgebung sowie auch genetischer Faktoren kann bei diesen Familien angenommen werden. Die Ergebnisse werden auch durch die Untersuchungen an Zwillingen unterstützt, die eine genetische Komponente bei der Entstehung der ischämischen Herzkrankheit aufweisen [80]. Der Beitrag der polygenen erblichen Faktoren ist im wesentlichen durch Falconer [63] untersucht worden. Die Konzeption lautet im Prinzip, daß sich die Patienten im Durchschnitt durch X-Einheiten vom Mittel der Population in ihrem Befall an koronarer Herzkrankheit von den Verwandten ersten Grades unterscheiden. Wo die Erblichkeit 100% beträgt und keine Umweltkomponente besteht, ist $r = 0{,}5$ für die Verwandten ersten Grades. Liegt die Erblichkeit bei 60%, beträgt $r = 0{,}3$. (r ist der Korrelationskoeffizient zwischen Verwandten und Patienten.)
Die Erblichkeit beim Bluthochdruck beträgt nach den Untersuchungen von Miall und Mitarbeitern [131] 60%. Dieser Prozentsatz der familiären Erblichkeit wurde auch von Slack und Mitarbeitern [191] ermittelt.
Nach einer Studie von Rifkind und Mitarbeitern [160] kann die Erblichkeit der koronaren Herzkrankheit ebenfalls mit 60% eingeschätzt werden.
Tabelle 21 zeigt die Korrelation von Zwillingspaaren im Teenager-Alter [160].

Tabelle 21

Korrelation der Erblichkeit der koronaren Herzkrankheit bei Teenager-Zwillingspaaren (nach Rifkind und Mitarbeitern [160])

45 monozygote	$r = 0{,}88$
30 dizygote (gleichen Geschlechts)	$r = 0{,}57$
Erblichkeit $= 2\,(r_{MZ} - r_{DZ}) = 62\%$	

Auch bei Hypercholesterinämie sind die erblichen Faktoren von Bedeutung, wobei hier Hinweise bestehen, daß ein einzelgen-determinierter Typ vorhanden ist, der ein speziell hohes Risiko für das Frühauftreten der ischämischen Herzkrankheit bei Männern darstellt.

SLACK und Mitarbeiter [191] zeigten, daß heterozygote männliche Zwillinge ungefähr 50% Risiko für die koronare Herzkrankheit und 25% Risiko für den plötzlichen Herztod durch die ischämische Herzkrankheit um das 50. Lebensjahr zeigten. Das Risiko für die koronare Erkrankung liegt bei weiblichen Zwillingen bei etwa 12%. Die selteneren homozygoten Zwillinge sind von der koronaren Herzkrankheit schwerer betroffen und sterben üblicherweise vor dem 30. Lebensjahr; der Beginn der Krankheit liegt meist vor dem 10. Lebensjahr.

Das Ergebnis unserer eigenen Untersuchung zeigt die Abbildung 50.

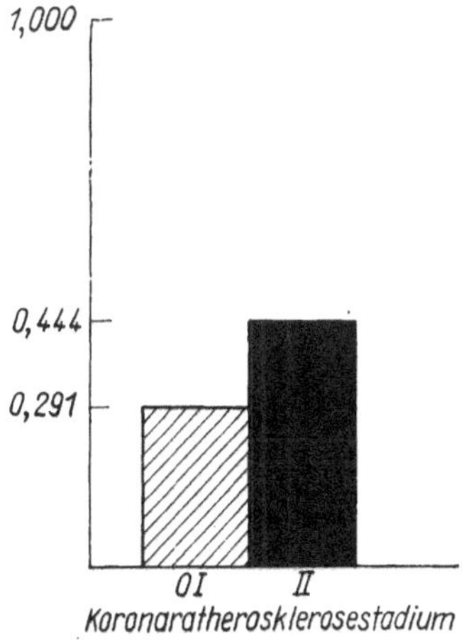

Abb. 50. Risikofaktor „positive Familienanamnese" bei 218 männlichen Patienten im eigenen Krankengut (Trennung der Koronaratherosklerosestadien 0I/II mit einer Irrtumswahrscheinlichkeit von 2,35%)

Zusammenfassend können folgende Feststellungen getroffen werden:

1. Es besteht eine familiäre Prädisposition für die koronare Herzkrankheit, die nicht nur durch gleiche Umweltfaktoren erklärt werden kann.
2. Das genetische Element in der Ätiologie ist wahrscheinlich polygen und wirkt durch physiologische Determinanten wie Blutdruck, Blutlipidspiegel und vielleicht auch Gerinnungsfaktoren.
3. Es konnte nachgewiesen werden, daß ein einzelgen-determinierter Typ von Hyper-β-Lipoproteinämie einen relativ hohen Risikofaktor für die koronare Herzkrankheit darstellt. Dieser Typ ist aber selten und stellt eine Minderheit in der Gruppe der Patienten mit ischämischer Herzkrankheit dar, die eine Hypercholesterinämie haben.
4. Die polygene Erblichkeit bei einer großen Gruppe von koronargefährdeten Patienten zeigt einen durchschnittlichen Wert von etwa 50% in einer Gemeinschaft auf, wie z. B. in Groß-Britannien u. a. [29].
5. Unterschiede in der Prävalenz der ischämischen Herzkrankheit in verschiedenen Populationen sind in größerem Umfang durch Umweltfaktoren bedingt.

2.10. Spurenelemente

In den letzten Jahren ist der Untersuchung der Spurenelemente große Aufmerksamkeit geschenkt worden [158]. Es wurde versucht, die Rolle der Spurenelenente bei der kardiovaskulären Funktion und den Krankheiten des kardiovaskulären Systems näher zu erläutern. Vorläufige Ergebnisse dieser internationalen Studie deuten darauf hin, daß die Spurenelemente in einem bestimmten Zusammenhang zur Hypertonie und Atherosklerose stehen und den Stoffwechsel von Kohlehydraten und Lipiden beeinflussen [65].
Die Abnahme der Letalität an IHK in den USA seit 1968—1972 (etwa 7,3%) führte zu verschiedenen Interpretationen.
Taves [249] kommt auf Grund seiner Analyse zu der Annahme, daß die Fluoridierung in 20 Städten der USA, die 1952 begann und 1969 etwa 74 Millionen Menschen erreichte, die Reduktion herbeigeführt haben könnte.
Er äußerte die Meinung, daß Fluor durch die Hemmung der Kalzifizierung zur Reduktion der IHK führt. Allerdings liegen noch keine ausreichenden Beweise dafür vor, daß einzelne oder mehrere dieser Spurenelemente eine kausale Beziehung zu kardiovaskulären Erkrankungen haben.
Folgende 4 Faktoren stehen im Vordergrund der Erforschung der Spurenelemente bei der Entstehung kardiovaskulärer Erkrankungen (besonders auch der ischämischen Herzkrankheit):

1. Zink und seine Beziehung zum Kadmium
2. noch ungeklärte Faktoren der Wasserhärte
3. Chrom
4. Magnesium

Wie bereits erwähnt, gibt es nur Andeutungen für die Beziehung dieser Spurenelemente zu kardiovaskulären Erkrankungen; Beweise stehen jedoch noch aus [226].

2.11. Hyperkoagulabilität

Zahlreiche Untersuchungen zeigen, daß die Atherosklerose zu Veränderungen des Hämostasesystems führt. Hierbei findet man sowohl eine Tendenz zur Hyperkoagulabilität und gesteigerter Fibrinolyse als auch eine Blutungsneigung [149]. Eine Erhöhung der Plättchenadhäsivität bzw. -aggregation ist bekannt [22]. Wenn auch diese Vorgänge gerinnungsphysiologisch umstritten erscheinen, sind jedoch funktionelle Zusammenhänge offensichtlich.
In der Tabelle 22 sind die gerinnungsanalytischen Befunde bei Patienten mit verschiedenen Stadien der Koronaratherosklerose und bei Gesunden zusammengestellt [138].
Aus den bisherigen Untersuchungen geht hervor, daß bei der chronisch ischämischen Herzkrankheit keine wesentlichen plasmatischen Gerinnungsstörungen zu erwarten sind. Veränderungen im Verhalten des hämostatischen Systems können jedoch nicht ausgeschlossen werden. Weiterführende Untersuchungen zu diesen pathophysiologischen Vorgängen im Gerinnungssystem stehen noch aus.

Tabelle 22
Gerinnungsanalytische Befunde im Stadium 0, I und II der Koronaratherosklerose (eigene Untersuchungen [138])

	Stadium 0			Stadium I			Stadium II		
	→	↑	↓	→	↑	↓	→	↑	↓
Thrombozytenzahl/µl	84	—	16	90	—	10	96	—	4
Quickwert	88	6	6	82	9	9	92	6	2
Fibrin	85	3	12	94	3	3	88	5	7
Fibrinolyse	81	19	—	73	27	—	79	21	—
Faktor V	71	3	26	70	13	17	63	6	31
Faktor VII	94	6	—	85	15	—	92	7	1
Faktor X	67	9	24	56	13	31	58	15	27
Heparinantithrombin	91	9	—	88	12	—	98	2	—
Serumantithrombin	86	14	—	84	16	—	83	17	—
Gerinnselaufbau im Thrombelastogramm	32	44	24	36	36	28	27	46	27

→ normal, ↑ erhöht, ↓ erniedrigt

2.12. EKG-Veränderungen ohne klinische Symptomatik

In mehreren prospektiven epidemiologischen Studien wurde nachgewiesen, daß Personen, die bestimmte EKG-Zeichen aufweisen, in der Folgezeit häufiger an ischämischer Herzkrankheit erkranken als solche ohne EKG-Veränderungen.
Stammler und Mitarbeiter [202] bezeichnet diese „nicht-spezifischen" EKG-Zeichen als Indikatoren einer präklinischen ischämischen Herzkrankheit. Die Bedeutung dieser EKG-Veränderungen liegt darin, daß sie bei sonst symptomlosen Personen als „Prädiktoren" oder als „Vorhersagezeichen" einer IHK-Gefährdung anzusehen sind.
Diese EKG-Zeichen sind folgende:

- ST-Senkungen [8, 15, 141, 162]
- T-Negativierungen [15, 141, 162]
- hohe R-Amplituden [8, 102, 141]
- atrio-ventrikuläre Erregungsleitungsstörungen [141, 162]
- intraventrikuläre Erregungsleitungsstörungen [102, 141]
- Vorhofflimmern [102]
- ventrikuläre Extrasystolien [35, 72, 102, 122, 162]
- Tachykardie [8, 15, 162]

Böthig [21] fand bei der Gruppe der Patienten mit ischämischer Herzkrankheit einen überdrehten Linkstyp (Klasse 2.1. des Minnesota-Codes) und Linkshypertrophie (Klasse 3.1. und 3.2.) in der IHK-Gruppe signifikant häufiger als in der Nicht-IHK-Gruppe. Eine aszendierende ST-Senkung (Klasse 4.4.) und Verschiebung der Übergangszone nach links (Klasse 9.4.2.) und Tachykardie über 100/min (Klasse 8.7.) waren ebenfalls häufiger in der IHK-Gruppe im Vergleich zu der Gruppe ohne IHK. Ein statistisch gesicherter Unterschied konnte jedoch nicht nachgewiesen werden. Es ist allerdings zu bemerken, daß diese EKG-Veränderungen als „Risikofaktor" zwar für die Vorhersage der Entwicklung einer IHK gelten, jedoch in bezug auf die Koronaratherosklerose nicht als Risikofaktor angesehen werden können.

2.13. Menopause

Obwohl die Bedeutung der Hypercholesterinämie und der Hypertonie bei der Entstehung der ischämischen Herzkrankheit bei Männern und Frauen groß ist und diese sowohl einzeln als auch in Kombination wirken, erkranken jedoch 45jährige Männer doppelt so häufig an der IHK als gleichaltrige Frauen. Nur der Diabetes mellitus kann diesen Vorteil der Frauen aufheben [128a]. Diese Geschlechtsdifferenz in bezug auf das Erkrankungsrisiko nimmt mit dem Alter ab. Es scheint, daß diese Veränderungen mit dem Beginn der Menopause verbunden sind. Die Ergebnisse der Göteborger Studie [8a] und der 20jährigen Framingham-Studie [239] weisen auf die Bedeutung der Menopause für die Entstehung der kardiovaskulären Erkrankungen einschließlich der IHK hin.
Eine Oophorektomie oder eine spontane frühe Menopause sind mit der Inzidenzerhöhung an atherosklerotischer Herzkrankheit verbunden. Oliver [139b] führte eine Studie an 35 Personen über einen Beobachtungszeitraum von 6—20 Jahren durch, bei denen die Menstruation vor dem 40. Lebensjahr aufgehoben wurde. Das Alter zum Zeitpunkt der Untersuchung lag zwischen 36 und 55 Jahren.
4 Frauen bekamen Angina pectoris mit Zeichen der Myokardischämie, eine verstarb am Myokardinfarkt und sieben hatten andere bedeutende kardiovaskuläre Komplikationen. Diese Inzidenzrate war 7mal höher als bei der gesunden Bevölkerung einer großen Edinburgher Arztpraxis. Ähnliche Ergebnisse fanden auch Manchster und Mitarbeiter [127a].
Die Framingham-Daten unterstützen die Hypothese, daß Frauen im geschlechtsreifen Alter gegen die Entstehung einer degenerativen Herzkrankheit geschützt sind, da der Östrogenspiegel bis zum Erreichen der natürlichen Menopause allmählich sinkt [239].
Die nachfolgende Häufung an kardiovaskulären Erkrankungen kann nicht nur durch die üblichen Risikofaktoren allein oder ihre Kombination erklärt werden. Die Lösung dieses Problems bleibt weiteren Studien vorbehalten.

2.14. Kombination und Wechselwirkung von Risikofaktoren

Von großer Bedeutung ist die Potenzierung und Wechselwirkung der einzelnen Risikofaktoren untereinander bei der Entstehung der ischämischen Herzkrankheit. Daraus ist auch die multifaktorielle Genese der ischämischen Herzkrankheit zu verstehen. Die Erkenntnisse der Prävalenz eines Faktors ohne seinen Zusammenhang mit anderen Faktoren können irreführend sein. Wie aus durchgeführten Untersuchungen [43] hervorgeht, bekommt das Rauchen in Verbindung mit Hypertonie oder Hypercholesterinämie eine neue Bedeutung. Das ist auch bei experimentell präventiven Untersuchungen zu berücksichtigen, z. B. bei der Korrektur der Hauptrisikofaktoren als Präventivmaßnahme [199]. Endgültige Ergebnisse liegen jedoch auch hier noch nicht vor.

In letzter Zeit wurden zunehmend die statistischen Verfahren der Diskriminanz- und Multivarianzanalyse [19, 39, 52, 74, 89, 113, 119, 120, 130, 151, 206a, 214, 215], angewendet.
Auch für die Differenzierung der ischämischen Herzkrankheit unter Berücksichtigung der Risikofaktoren wurden diese Verfahren genutzt [39, 119, 145].
In unseren eigenen Untersuchungen konnten die Kombinationen von

— Hypertonus
— positiver Familienanamnese
— Stress
— Zigarettenrauchen
— Hyperlipidämie
— Hypercholesterinämie
— Diabetes mellitus
— Hyperurikämie
— körperliche Inaktivität
— Adipositas

mittels Diskriminanz- und Multivarianzanalyse in bezug auf koronaratherosklerotische Veränderungen im Koronarogramm zu 67% richtig zugeordnet werden [145].

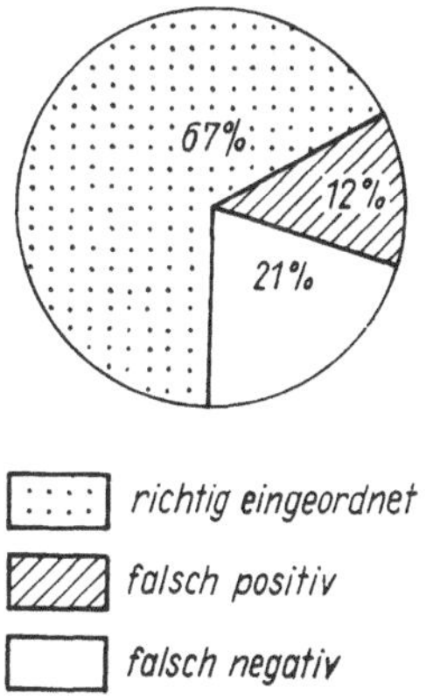

Abb. 51. Kombination der sogenannten Risikofaktoren „Hypertonus", „positive Familienanamnese", „Stress", „Rauchen", „Hyperlipämie", „Hypercholesterinämie", „Diabetes mellitus", „Hyperurikämie", „körperliche Inaktivität" und „Adipositas" bei 218 männlichen Patienten im eigenen Krankengut (Trennung der Koronaratherosklerosestadien 0I/II)

2.15. Zusammenfassung

Die epidemiologischen Untersuchungen der vergangenen 2 Jahrzehnte trugen wesentlich zur Erkennung und möglichen Beeinflussung der koronaren Herzkrankheit bei. Berücksichtigt man die Tatsache, daß das Tierexperiment für das Studium der menschlichen Atherosklerose nach Studer und Mitarbeiter [205] „ein Versprechen ist, das nicht gehalten werden kann" und die klinische Früherfassung mit Hilfe physikalischer Untersuchungsmethoden z. Z. auch nicht möglich ist, so wird die Bedeutung epidemiologischer Interventionsstudien sichtbar (z. B. wie das amerikanische Pooling-Projekt u. ä. Studien in Finnland und Norwegen.)
Viele Risikofaktoren, wie Cholesterolerhöhung, Zigarettenrauchen, Hypertonie, genetische Faktoren, Diabetes mellitus, EKG-Veränderungen, Gerinnungsstörungen, Er-

höhung verschiedener Lipidgrade, Carboxyhämoglobin, Erhöhung des Hämatokrits, Zunahme des Fettverbrauches, klimatische Wirkungen, Alter, Blutgruppen andere als Null, körperliche Inaktivität, Radioaktivität im Wasser, Chrommangel, Magnesiummangel, Hypothyreoidismus, Persönlichkeitstyp, erhöhte gesättigte Fette, Geschlecht, Stress, Triglyzeridämie, weiches Wasser, Hyperurikämie wurden in bezug auf atherosklerotische Erkrankungen und besonders in bezug auf die koronare Herzkrankheit erwähnt.

Wenn auch viele dieser Faktoren allein als unabhängige Risikofaktoren wirken, so kommt ihnen in Kombination ein noch größerer Einfluß zu. Die Tendenz geht von monovariaten ("single factor") zu multivariaten ("multi factor") Untersuchungen über, die Aussagen über das Erkrankungsrisiko in den verschiedenen Bevölkerungsgruppen geben [234, 236, 245].

Unsere eigenen Erfahrungen mit der Multivarianz- und Diskriminanzanalyse und deren Korrelation zum Koronarangiogramm unterstützt die Bedeutung einer solchen Betrachtungsweise [145].

Die Veränderung dieser Faktoren und ihre Beziehungen zur Senkung der Inzidenz der ischämischen Herzkrankheit sind das Forschungsobjekt mehrerer durch die Weltgesundheitsorganisation koordinierten Studien [86], deren Ergebnisse z. Z. jedoch noch nicht vorliegen. Auch ohne die Kenntnisse der endgültigen Ergebnisse dieser Studien erscheint es notwendig, die Risikofaktoren und besonders die sogenannten Hauptrisikofaktoren zu beeinflussen, um somit die Morbidität und Letalität zu senken.

Die Tabelle 23 von Heyden [86] zeigt die Rangordnung der Risikofaktoren für die Erkrankung der drei Gefäßhauptgruppen auf.

Tabelle 23

Rangordnung der Risikofaktoren für die Erkrankung der drei Gefäßhauptgruppen (nach Heyden [86])

1. Für den Herzinfarkt	1. Hypercholesterinämie 2. Zigarettenrauch-Inhalation 3. Hypertonie 4. Hyperglykämie/Diabetes mellitus 5. Hyperurikämie/Gicht 6. (indirekte) Adipositas
2. Für die Apoplexie	1. Hypertonie 2. Ischämische Herzkrankheit 3. Diabetes mellitus 4. Adipositas
3. Für die Claudicatio intermittens	1. Zigarettenrauch-Inhalation 2. Diabetes mellitus 3. Hypercholesterinämie/Hypertriglyzeridämie 4. Ischämische Herzkrankheit

Nach bisherigen Erkenntnissen sind, um mit Raab [155] zu sprechen, zur Bekämpfung der pluro-kausalen degenerativen Herzkrankheit alle drei Hauptkomponenten, nämlich vaskuläre, neurogene und hormonelle, zu berücksichtigen.

Die Koronaratherosklerose allein ist nicht immer identisch mit der ischämischen Herzkrankheit, wenngleich sie auch die Hauptursache dieser Krankheit ist.
Aus bisherigen experimentellen, epidemiologischen und klinischen Forschungen, die z. T. retrospektiven aber auch prospektiven Charakter hatten, können folgende Feststellungen getroffen werden:

1. Tierexperimentelle Ergebnisse auf dem Gebiet der Atheroskleroseforschung können nicht ohne Einschränkungen in die Klinik übertragen werden.
2. Die klinisch-epidemiologischen Forschungen der letzten 20 Jahre haben die Bedeutung verschiedener Faktoren und ihrer Wechselbeziehungen für die Entwicklung der koronaren Herzkrankheit herausgestellt.
3. Diese sogenannten Risikofaktoren sind in bezug auf ihre unabhängige und additive Wirkung untersucht worden. Es ist gesichert, daß vor allem die Hauptrisikofaktoren eine additive Wirkung haben. Eine monovariate Betrachtung der Faktoren reicht nicht für die Erfassung der komplexen Veränderungen aus. Nach eigenen Ergebnissen und Resultaten anderer Untersuchungen ist eine multivariate Betrachtung notwendig.
4. Die Hauptrisikofaktoren für die koronare Herzkrankheit sind:
   — Hypercholesterinämie
   — Hypertonie
   — Zigarettenrauchen
5. Es wurden große Studien angelegt, um durch die Beeinflussung dieser Risikofaktoren (Interventionsstudien) die Probleme der Reduktion der Morbidität und Letalität der koronaren Herzkrankheit zu prüfen. Solche Studien sind z. B. das Pooling-project in den USA sowie ähnliche in Finnland und Norwegen.
6. Auf der Basis der bisherigen Kenntnisse über die Bedeutung und Wirkungsweise der Risikofaktoren kann ihre Bekämpfung in vielerlei Hinsicht bereits heute in der Praxis ihre Realisierung finden.
7. Es bleibt die Aufgabe, Methoden zur breiteren Erfassung der Risikofaktoren in der täglichen Praxis auf- und auszubauen und die Effektivität der Beeinflussung dieser Faktoren meßbar zu machen.
8. Die Erziehung und Ausbildung des medizinischen Personals muß neben der kurativen besonders auch in der *präventiven Medizin* intensiviert werden. Das ist ein äußerst wichtiger Schritt bei der Verwirklichung der primären und sekundären Prävention der ischämischen Herzkrankheit.

2.16. Literatur

[1] ALEXANDER, J. K.; PETERSON, K. L.: Cardiovascular effects of weight on reduction. Circulation **45** (1972) 310
[2] AMANN, L.: Untersuchungen über die Kollateralenentwicklung am gesunden Herzen nach körperlichem Training. Verh. dt. Ges. Kreisl.-Forschg. **37** (1971) 151
[3] ANDERSON, T. W.: Mortality from ischaemic heart disease. JAMA **224** (1973) 336
[4] ARONOW, W. S.: Smoking, carbon monoxide, and coronary heart disease. Circulation **48** (1973) 1169
[5] ARONOW, W. S.; HARRIS, C. N.; ISBELL, M. W.; ROKAW, S. N.; IMPARATO, B.: Effect of freeway travel on angina pectoris. Ann. Intern. Med. **77** (1972) 669

[6] Askanas, Z.; Ostrowska, H.; Siek, St.: Osobowosc chorego a zawal serca. Pol. tyg. lek. **20, 35** (1965) 1327

[7] Astrup, P.: Tobacco smoking and coronary disease. Acta Cardiologica (Suppl. **20**) (1974) 105

[7a] Ayres, S. M.; Gianelli, S.; Mueller, H.: Myocardial and systemic responses to carboxyhemoglobin. Ann. N. Y. Acad. Sci. **174** (1970) 268

[8] Bartel, A.; Heyden, S.; Tyroler, H. A.; Tabesh, E.; Cassel, J. C.; Hames, G. C.: Electrocardiographic preditors of coronary heart disease. Arch. Intern. Med. **128** (1971) 929

[8a] Bengston, C.: Ischemic heart disease in women. Acta Med. Scand. Suppl. **549** (1973) 5

[9] Bassett, D. R.; Schroffner, W. G.: Coronary heart disease in Chinese men in Hawaii. Serum lipids, plasma glucose and cardiovascular, anthropometric and related findings. Comparison and findings with Japanese men. Arch. Intern. Med. **125** (1970) 478

[10] Bassett, D. R.; Moellering, R. C.; Rosenblatt, G.; Greenberg, D.; Stokes, J.: Coronary heart disease in Hawaii. Serum lipids, and cardiovascular, anthropometric, and related findings in Japanese and Hawaiian men. J. Chron. Dis. **21** (1969) 565

[11] Baust, W.: Zentralnervöse Mechanismen emotionaler Kreislaufbelastungen. Verh. dt. Ges. Kreisl.-Forschg. **32** (1966) 37

[12] Beaumont, J. L.; Carlson, L. A.; Cooper, G. R.; Fejfar, Z.; Fredrickson, D. S.; Strasser, T.: Classification of hyperlipidaemias and hyperlipoproteinaemia. Bull. Wld. Hlth. Org. **43** (1970) 891

[13] Bellet, S.; DeGuzman, N. T.; Kostis, J. B.; Roman, L.; Fleischmann, D.: The effect of inhalation of cigarette smoke an ventricular fibrillation threshold in normal dogs and dogs with acute myocardial infarction. Amer. Heart J. **83** (1972) 67

[14] Bengtsson, C.; Blohme, G.; Hallberg, L.; Hällström, T.; Isaksson, B.; Korsan-Bengtsen, K.; Rybo, G.; Tibblin, E.; Tibblin, G.; Westerberg, H.: The study of women in Gothenburg 1968—1969 — a population study. General design, purpose and sampling results. Acta Med. Scand. **193** (1973) 311

[15] Berkson, D. H.; Stamler, J.; Lindberg, H. A.; Stevens, E.; Miller, W. A.; Takich, T.: Risk factors for sudden death — Ten year findings in the Chicago peoples gas company prospective study. VI. World Congr. Card., London 1970, Abstracts S. 80

[16] Bestermann, E. M. M.: Lipoproteins in coronary artery disease. Brit. Heart J. **19** (1957) 503

[17] Billimoria, J. D.; Pozner, H.; Metselaar, B.; Best, F. W.; James, D. C. O.: Effect of cigarette smoking on lipids lipoproteins blood coagulation, fibrinolysis and cellular components of human blood. Atherosclerosis **21** (1975) 61

[18] Björck, G.: Epidemiologie und Soziologie der koronaren Verschlußkrankheiten. Verh. dt. Ges. f. Inn. Med. **69** (1963) 573

[19] Boeckel, J.: Dissertation, Gießen 1968

[20] Böthig, S.; Schneider, I.; Aurisch, R.; Dusold, H.; Breitkreuz, K.; Bärlehner, A.; Knappe, J.; Schaedel, H.; Markgraf, C.: Der Herzinfarkt in der Bevölkerung der DDR — Ergebnisse der Herzinfarktregister Berlin, Erfurt und Pasewalk (Häufigkeit, Verteilung. Latalität, Prodromi). Abstracta S. 9. VII. Kongreß d. Ges. f. Kardiologie und Angiologie d. DDR, 12.—16. 5. 1974 Dresden

[21] Böthig, S.: Epidemiologie der Herz-Kreislauf-Krankheiten bei Männern mittleren Alters. Dissertation, 1974

[22] Breddin, K.: Thrombozytenfunktion bei hämorrhagischen Diathesen, Thrombosen und Gefäßkrankheiten. Stuttgart 1968

[23] Broustet, J.-P.; Dubecq, M.; Bouloumie, J.; Baron, Ph.: Discussion du rapport du professeur Hellerstein (readaptation phase II). Schweiz. Med. Wschr. **103** (1973) 73

[24] Brown, D. F.; Ayers, W. R.; Doyle, J. T.: Glucose-lipid interrelationships in ischemic heart disease. Circulation **28** (1963) 696

[25] Brunner, D.; Altman, S.; Nelken, L.; Reider, J.: Relative absence of vascular disease in diabetic Yemenite Jews. I. Study of clinical findings. Diabetes **13** (1964) 268

[26] Burch, G. E.: Aspects of the influence of psychic stress on angina pectoris. Amer. J. Cardiol. **31** (1973) 108

[26a] Cannon, W. B.: Stress and strain of hemostasis. Amer. J. Sci. **1** (1935) 189

[27] Carlson, L. A.; Wahlberg, F.: Serum lipids, intravenous glucose tolerance and their interrelation studied in ischaemic cardiovascular disease. Acta Med. Scand. **180** (1966) 307

[28] Carlson, L. A.; Bottiger, L. E.: Ischaemic heart-disease in relation to fasting values of plasma triglycerides and cholesterol. Lancet **1** (1972) 865

[29] Carter, C.: Genetic factors in coronary heart disease. Acta Cardiologica (Suppl. **20**) (1974) 27

[30] Carter, L. J.: Closing the ring on the cigarette. Science **164** (1969) 1268

[31] Cederlof, R.; Friberg, L.; Jonsson, E.: Hereditary factors and angina pectoris. Arch. Env. Health **14** (1967) 397

[32] Chapman, J. M.; Massey, F. J.: The interrelationship of serum cholesterol, hypertension, body weight and risk of coronary heart disease. Results of the first 10 years follow-up in the Los Angeles study J. Chron. Dis. **17** (1964) 933

[33] Ch'eng-lang, T.; Kuang-huei, W.; Ch'uan-yang, W.: Zitiert nach Titel: Coronary heart disease in China. Ibid. **7** (1959) 109, S. A. Med. J. **47** (1973) 1485

[34] Cheng, T. O.: Zitiert: Coronary heart disease in China. Ann. Intern. Med. **78** (1973) 285, S. A. Med. J. **47** (1973) 1485

[35] Chiang, B. N.; Perlman, L. V.; Ostrander, L. D.; Epstein, F. H.: Relationship of premature systoles to coronary heart disease and sudden death in the Tecumseh epidemiologic study. Ann. Intern. Med. **70** (1969) 1159

[36] Chiang, B. N.; Perlman, L. V.; Epstein, F. D.: Overweight and hypertension. A review. Circulation **39** (1969) 403

[37] Christian, P.: Risikofaktoren und Risikopersönlichkeit beim Herzinfarkt. Verh. d. dt. Ges. Kreisl.-Forschg. **32** (1966) 97

[38] Christiansen, I.; Deckert, T.; Milgaard, K.; Worning, H.: Glucose tolerance, plasma lipids and serum insulin in patients with ischaemic heart disease. Acta Med. Scand. **184** (1968) 283

[39] Cotton, S. G.; Nixon, J. M.; Carpenter, R. G.; Evans, D. W.: Factors discriminating men with coronary heart disease from healthy controls. Brit. Heart J. **34** (1972) 458

[40] Dawber, T. R.: Symposium Sliac 1966

[41] Dawber, T. R.; Kannel, W. B.; McNamara, P. M.: The prediction of coronary heart disease. Trans. Ass. Life Insur. Med. Dir. Amer. **47** (1964) 70

[42] Deutscher, S.; Epstein, F. H.; Kjelsberg, M. O.: Familial aggregation of factors associated with coronary heart disease. Circulation **33** (1966) 911

[43] Dick, T. B. S.; Stone, M. C.: Prevalence of three cardinal risk factors in a random sample of men and in patients with ischaemic heart disease. Brit. Heart J. **35** (1973) 381

[44] Dörken, H.: Zur Epidemiologie und Klinik des Herzinfarktes. Internist **13** (1972) 310

[45] Dörken, H.: Die Rauchgewohnheiten bei jüngeren Herzinfarkt-Patienten. Münch. Med. Wschr. **109** (1967) 187

[46] Doyle, J. T.; Dawber, T. R.; Kannel, W. B.; Kinch, S. H.; Kahn, M. A.: The relationship of cigarette smoking to coronary heart disease. JAMA **190** (1964) 886

[47] Dreyfuss, F.: Epidemiologische und psychosomatische Studien der Koronarerkrankungen. Dt. Med. J. **19** (1968) 105

[48] Dreyfuss, F.: Role of emotional stress preceding coronary occlusion. Amer. J. Cardiol. **3** (1959) 590

[49] Dreyfuss, F.; Abramov, A.: Emotional stress prior to myocardial infarction in women. In: Cardiovascular Regulation, C. Bartorelli & A. Zanchetti (Eds.), Milan, Cardiovascular Research Institute, 1971, S. 209

[50] DREYFUSS, F.: Psychological and somatic factors in coronary heart disease. In: Neural and Psychological Mechanisms in Cardio-Vascular Disease. A. ZANCHETTI (Ed.), Il Ponte, Milan 1972, S. 109

[51] EDWARDS, K. D. G.; WHYTE, H. M.: The simple measurements of obesity. Clin. Sci. **22** (1962) 347

[52] ENGELKE, K.: Statistische Betrachtungen über die Bedeutung von Laborbefunden für die dermatologische Diagnostik. Diskriminanzanalyse und Faktorenanalyse. Dissertation, Kiel 1969

[53] ENGER, S. C.; RITLAND, S.: Glucose tolerance, insulin release and lipoprotein pattern in patients after myocardial infarction. Acta Med. Scand. **194** (1973) 97

[54] ENOS, W. F.; HOLMES, R. H.; BEYER, J. C.: Pathology of coronary arteriosclerosis. Amer. J. Cardiology **9** (1962) 343

[55] ENOS, W. F.; HOLMES, R. H.; BEYER, J. C.: Coronary artery disease among United State soldiers killed in action in Korea. Jama **152** (1953) 1090

[56] EPSTEIN, F. H.: Hereditary aspects of coronary heart disease. Amer. Heart J. **67** (1964) 445

[57] EPSTEIN, F.: Multiple risk factors and the prediction of coronary heart disease. Bull. N. Y. Acad. Med. **44** (1968) 916, J. Med. Ass. Ga. **60** (1971) 35

[58] EPSTEIN, F. H.: Predicting coronary heart disease. Jama **201** (1967) 795

[59] EPSTEIN, F. H.: Epidemiologie der Kreislaufkrankheiten. Verh. dt. Ges. Kreisl.-Forschg. **32** (1966) 73

[60] EPSTEIN, F. H.: Risk factors in coronary heart disease. Environmental and hereditary influences. Isr. J. Med. Sci. **3** (1967) 594

[61] EPSTEIN, F. H.; OSTRANDER, L. D.; JOHNSON, B.; PAYNE, M. W.; HAYNER, N. S.; KELLER, J. B.; FRANCIS, T.: Epidemiological studies of cardiovascular disease in a total community-Tecumseh, Michigan. Ann. Intern. Med. **62** (1965) 1170

[62] EPSTEIN, F. H.: The epidemiology of coronary heart disease. A review. J. Chron. Dis. **18** (1965) 735

[63] FALCONER, D. S.: The inheritance of liability to certain disease, estimated from the incidence among relatives. Ann. Hum. Genet. **29** (1965) 51

[64] FEINLEIB, M.: Coronary heart disease mortality. JAMA **222/9** (1972) 1129

[65] FEJFAR, Z.: Who's work in cardiovascular diseases: A brief review. WHO Chronicle **25** (1972) 354

[66] FEJFAR, Z.; MASIRONI, R.: Dietary factors and cardiovascular diseases. Epidemiological studies in man. 3rd International Congress of Food Science and Technology. Washington D. C. U. S. A., 9–14 August 1970

[67] FEJFAR, Z.: Prevention and control of the epidemics of ischaemic heart disease — an international problem. — Arch. Klin. Med. **216** (1969) 184

[68] FEJFAR, Z.: "Risk factors" in ischaemic heart disease. Acta Cardiologica Suppl. **15** (1972) 7

[69] FRIEDMAN, M.; ROSENMAN, R. H.: Association of specific overt behavior pattern with blood and cardiovascular findings: Blood cholesterol level, blood clotting time incidence of arcus senilis, and clinical coronary artery disease. Jama **169** (1959) 1286

[70] FRIEDMAN, M.; ROSENMAN, R. H.; STRAUS, R.; WURM, M.; KOSITCHEK, R.: Relationship of behavior pattern. A to the state of the coronary vasculature: Study of 51 autopsy subjects. Amer. J. Med. **44** (1968) 525

[71] FREDRICKSON, D. S.; LEVY, R. I.; LEES, R. S.: Fat transport in lipoproteins — an integrated approach to mechanism and disorders. New Engl. J. Med. **267** (1967) 32, 94, 148, 215, 273

[72] GAGUINE, S.; ABUIN, B.; CZESLER, B.; ACQUESTA, H.; VEDOYA, R.: Coronary heart disease observed through ventricular premature complexes. VI. World Congr. Cardiol., London 1970, Abstracts S. 143

[73] GERTLER, M. M.; WHITER, H. H.; WELSH, J. J.: Assessing the coronary profile. Geriatrics **22** (1967) 121

[74] GILBERT, E. S.: On discrimination using qualitatives variables. J. Amer. Statist. Ass. **63** (1968) 1399

[75] GORDON, T.: Glucose tolerance of adults, United States, 1960–1962. Diabetes prevalence and results of glucose tolerance test, by age and sex. Vital and Health Statistics, Series 11, No. 2 U. S. Government Printing Office, Washington 1964

[76] GSELL, O.: Herzinfarkt und Tabakrauchen. Münch. Med. Wschr. **108** (1966) 1210

[77] HALPERN, M. J.; PEREIRA MIGUEL, M. S.: Uric acid and coronary heart disease. J. Amer. Geriatrics Soc. **22** (1974) 86

[78] HALPERN, M. J.; PEREIRA MIGUEL, M. J.: Hiperuricemia, sintoma de hiperlipemia? I Coloquio sobre Hiperlipemias. Lisboa 1973

[79] HAMILTON, M.; THOMPSON, E. N.; WISNIEWSKI, T.: The role of blood pressure control in preventing complications of hypertension. Lancet **1** (1964) 235

[80] HAUGE, M.: Quoted by Carter, C. O. in ABC of medical genetics: I-Genetics in the aetiology of disease. Lancet **1** (1969) 1014

[81] HAUSS, W. H.: Pathogenese der Koronarsklerose und des Herzinfarktes. Verh. dt. Ges. Inn. Med. **69** (1963) 554

[82] HAUSS, W. H.; OBERWITTLER, W.: Berufliche Analyse infarktkranker Arbeiter. Verh. dt. Ges. Kreisl.-Forschg. **32** (1966) 135

[83] HEINLE, R. A.; LEVY, R. I.; FREDRICKSON, D. S.; GORLIN, R.: Lipid and Carbohydrate abnormalities in patients with angiographically documented coronary artery disease. Amer. J. Cardiol. **24** (1969) 178

[84] HENRY, J. P.: The role of psychological factors in the development of arteriosclerosis in CBA-mice. Atherosclerosis **14** (1971) 203

[85] HEYDEN, S.; GALLEN, ST.: Die Beziehungen zwischen Rauchen, Übergewicht. Dt. Apoth. Z. **113** (1973) 1003

[86] HEYDEN, S.: Ergebnisse und Konsequenzen der post-Framingham-Studien. Risikofaktoren für das Herz. Boehringer Mannheim GmbH, 1974

[87] HEYDEN-STUCKY, S.: Myokardinfarkt und psychischer Stress. Schweiz. Med. Wschr. **95** (1965) 1045

[88] HODGE, J. V.; MCQUEEN, E. G.; SMIRK, H.: Results of hypotensive therapy in arterial hypertension based on experience with 497 patients trated and 156 controls observed for periods from 1 to 8 years. Brit. Med. J. **1** (1961) 1

[89] HOFER, E.: Angewandte Statistik. VEB Verlag Volk und Gesundheit, Berlin 1974

[90] HOOD, B.; ÖRNDAHL, G.; BJÖRK, S.: Survival and mortality in malignant (grade IV) and grade III hypertension. Trends in consecutive, actively treated groups. Acta Med. Scand. **187** (1970) 291

[91] HOOD, B.; AURELL, M.; FALKHEDEN, T.; BJÖRK, S.: Analysis of mortality and survival in actively treated hypertensive disease. In: F. GROSS (Hrsg.), Antihypertensive therapy (Principles and practice). An international symposium, Springer-Verlag, Berlin, Heidelberg, New York, 1966

[92] HOOD, B.; BJÖRK, S.; SANNERSTEDT, E.; ANGERVALL, G.: Analysis of mortality and survival in actively treated hypertensive disease. Acta Med. Scand. **174** (1963) 393

[93] HUPKA, K. H.: Ein Beitrag zur Rehabilitation von Patienten nach einem Herzinfarkt. Verh. dt. Ges. Kreisl.-Forschg. **32** (1966) 161

[94] Inter-Society Commission For Heart Disease Resources: Atherosclerosis Study Group and Epidemiology Study Group. Primary Prevention of the Atherosclerotic Disease. WRIGHT, I. S. and FREDRICKSON, D. T. Eds., Cardiovascular Diseases-Guidelines for Prevention and Care, U. S. Government Printing Office, Washington, D. C., 1974

[94a] Irwing, D. W.; Yamamoto, T.: Cigarette smoking and cardiac output. Brit. Heart J. **25** (1963) 126

[95] Jones, R. D.; Commins, B. T.; Cernik, A. A.: Blood lead and carboxyhaemoglobin levels in London taxi Drivers. Lancet **2** (1972) 320

[96] Jovanovic, A. M.: Die Rauchgewohnheiten des deutschen Angestellten. Med. Wschr. **23** (1969) 304

[97] Kaffarnik, H.; Schneider, J.: Serumlipide. Alters- und Geschlechtsunterschiede, Mittelwerte. Fortschr. Med. **93** (1975) 267

[97a] Kagan, A.: A stressless definition of "Stress" and some speculations on its relationship to cardiovascular disease. Acta Cardiol. **30** (1975) 331

[98] Kannel, W. B.; Castelli, W. P.; McNamara, P. M.: The coronary profile: 12-year follow-up in the Framingham Study. J. occup. Med. **9** (1967) 611

[99] Kannel, W. B.; Castelli, W. P.; Gordon, T.; McNamara, P. M.: Serum cholesterol, lipoproteins, and the risk of coronary heart disease. Ann. Int. Med. **74** (1971) 1

[100] Kannel, W. B.; Dawber, T.; Friedman, G.; Glennon, W.; McNamara, P.: Risk factors in coronary heart disease Ann. Int. Med. **61** (1964) 88

[101] Kannel, W. B.; Gordon, T.; Dawber, Th. R.: Role of lipids in the development of brain infarction: The Framingham Study. Stroke **5** (1974) 679

[102] Kannel, W. B.; Dawber, T. R.; McNamara, P. M.: Detection of the coronary-prone adult: The Framingham study. J. Iowa Med. Soc. **13** (1966) 26

[103] Kannel, W. B.; Castelli, W. P.: The Framingham Study of coronary disease in women. Med. Tms. (N. Y.) **100** (1972) 173

[104] Kaplan, B. H.: Occupational mobility and coronary heart disease. Arch. Int. Med. **128** (1971) 938

[105] Karvonen, M. J.: Prevention — reducing the risk factors. Internat. Cardiol. Fed. News in brief, II (1972), No. 6

[106] Karvonen, M. J.: Epidemiologie der Kreislaufkrankheiten in Finnland. Verh. dt. Ges. Kreisl. Forschg. **32** (1966) 90

[107] Kasimowa, W. B.: Pokasateli fisitscheskoj rabotosposobnosti w prozesse reabilitazii molodogo wasrasna perenesscich infarkt miokarda. Kardiologija **6** (1973) 45

[108] Kato, H.; Tillotson, J.; Nichamam, M. L.; Rhoads, G. G.; Hamilton, H. B.: Epidemiologic studies of coronary heart disease and stroke in japanese men living in Japan, Hawaii and California; Serum lipids and diet. Amer. J. Epidemiol. **97** (1973) 372

[109] Keith, R. A.: Personality and coronary heart disease: A review. J. Chron. Dis. **19** (1966) 1231—1243

[110] Kellermann, J. J.: Physical conditioning in patients after myocardial infarction. Schweiz Med. Wschr. **103** (1973) 79

[111] Keys, A.; Aravanis, C.; Blackburn, H. W.; Djordjevic, B. S.; Dontas, A. S.; Fidanza, F.; Karvonen, N.; Kimura, D.; Lekos, M.; van Buchem, F. S. P.; Buzina, R.; Monti, M.; Puddu, V.; Taylor, H. L.: Epidemiological studies related to coronary heart disease: Characteristics of men aged 40—59 in seven countries. Acta Med. Scand. (Suppl. **460**) (1966)

[112] Keys, A.; Taylor, H.; Blackburn, H.; Brozek, J.; Anderson, T.; Simonson, E.: Mortality and coronary heart disease among men studied for 23 years. Arch. Intern. Med. **128** (1971) 201

[113] Keys, A.; Aravanis, Ch.; Blackburn, H.; van Buchem, F. S. P.; Buzina, R.; Djordjevic, B. S.; Fidanza, F.; Karvonen, N. J.; Menotti, A.; Pudda, V.; Taylor, H. L.: Probability of middle-aged men developing coronary heart disease in five years. Circulation **45** (1972) 815

[114] Keys, A.; Blackburn, H.: Background of the patient with coronary heart disease. Modern trends (1964) 14

[115] KEYS, A.: Coronary heart disease in seven countries. Circulation **41** Suppl. 1 (1970)
[116] KIMURA, N.: (1950) in A. KEYS, and P. D. WHITE (eds.). Cardiovascular Epidemiology, Hoeder and Harper, New York, p. 22
[117] KIPSHIDSE, N. N.; TSCHUMBURIDSE, I. T.; TSCHABIDSE, G. E.; KATAMADSE, N. J.; SAMADALASHWILL, A. L.; SAMOILOWA, N. W.: Zu Fragen des Vorkommens der hypertonischen und ischämischen Herzkrankheit bei der Bevölkerung eines Hochgebirgsbezirks Grusiniens (russ.) In: Aktuelle Fragen der experimentellen und klinischen Therapie. Tbilissi 1965, S. 5
[118] KJELDSEN, K.: Carboxyhaemoglobin and serum cholesterol levels in smokers correlated to the incidence of occlusive arterial disease. 2nd International Symposium on Atherosclerosis, Chicago, 2—5 Nov., 1969
[119] KLEINBAUM, D. G.: Multivariate analysis of risk of coronary heart disease in Evans County Georgia. Arch. Int. Med. **128** (1971) 943
[120] KLENSCH, H.: Die diagnostische Valenz von Kombinationen von Risikofaktoren — Tests zur Früherkennung koronarer Erkrankungen. Z. Kardiol. **62** (1973) 141
[121] KNELSON, H. J.: United States air quality criteria and ambient standards for carbon monoxide. VDI-Berichte, 1972, Nr. 180, 88—101
[122] KOHN, R. M.; IBRAHIM, M. A.; FELDMAN, J. G.: Premature ventricular beats and coronary heart disease risk factors. Amer. J. Epidemiol. **94** (1971) 556
[123] KOZAREVIC, D.: Prevalence and incidence of CHD an a population study — The yugoslavia cardiovascular disease study. J. Chron. Dis. **24** (1971) 495
[124] KRJASEW, M. D.: Kliniko-koronarografitschesteije copostawlenija pri ischemitscheskoj bolesni serdza i kardialgii. Kardiologija **1** (1973) 17
[125] LABHARDT, F.: Psychische Faktoren bei coronaren Herzkrankheiten. Münch. Med. Wschr. **108** (1966) 1223
[126] LILJFORS, I.: Coronary heart disease in male twins. Hereditary and environmental factors in concordant and discordant pairs. Acta Med. Scand. Suppl. 511 (1970)
[127] LIPTAK, O.: Koronary Syndrom (Ischemicka choroba srdca). Obzor, 1968, 255 S., Bratislava
[127a] MANCHESTER, J. H.; HERMAN, M. D.; GORLIN, R.: Premenopausal castration and development of coronary heart disease. Amer. J. Cardiol. **28** (1971) 33
[127b] MANN, G. V.; SPOERRY, A.; GRAY, M.; JAROSHOW, D.: Atherosclerosis in the Massai. Amer. J. Epidemiol. **95** (1972) 25
[128] MARKS, H. H.: Influence of obesity on morbidity and mortality. Bull. N. Y. Acad. Med. **36** (1960) 296
[128a] MCGEE, D.: The probability of developing certain cardiovascular disease in eight years at specified values of some characteristics. In: KANNEL, W. B., GORDON, T. (Hrsg.): Framingham study 18-years follow-up. An epidemiological investigation of cardiovascular disease. Washington, D. C., DHEW Publ. No. (NIH) 1973
[129] MEERSON, F. Z.: On the mechanism of compensatory hyperfunction and insufficency of the heart. Cor et Vasa **3** (1961) 161
[130] MELTON, R. S.: Some remarks on failure to meet assumptions in discriminant analysis. Psychometrika **28** (1963) 49
[131] MIALL, W. E.; OLDHAM, P. D.: Hereditary factors in maternal blood pressure. Brit. Med. J. **1** (1963) 75
[132] MJASNIKOV, A. L.: Myocardial necrosis of coronary and noncoronary genesis. Amer. J. Cardiol. **13,4** (1964) 435—440
[133] MOERL, H.; FALKNER, R.: Körpergewicht und Konstitution bei Myokardinfarkt. Virchows Arch. Path. Anat. **34** (1965) 164
[134] MORRIS, J. N.: Physical inactivity and coronary heart disease. Acta Cardiol. (Suppl. **20**) (1974) 95

[135] Morris, J. N.; Heady, J. A.; Raffle, P. A. P.; Roberts, C. G.; Parks, J. W.: Coronary heart disease and physical activity of work. Lancet **2** (1953) 1053

[136] Mulcahy, R.; Hickey, N.: Cigarette smoking habits of patients with coronary heart disease. Brit. Heart J. **28** (1966) 404

[137] Nawakatikian, A. O.: Wlijanije umstwennost truda s raslitschnoj stepenju nervno-emotionalnowo naprashenija na serdetschnososudistunju sistema. Kardiologija **3** (1973) 50

[138] Nelius, D.; Parsi, R. A.; Stürmer, U.; unter Mitarbeit von Vera Dittberner und Liane Pfannschmidt: Verhalten der plasmatischen Gerinnungsfaktoren in verschiedenen Stadien der Koronarsklerose, gesichert durch Koronarographie. Gefäßwand und Blutplasma **IV** (1972) 269

[139] Nikkila, E. A.; Miettinen, T. A.; Vesenne, M.; Pelkonen, R.: Plasma-insulin in coronary heart disease. Lancet **2** (1965) 508

[139a] Oliver, M. F.: Clinical features of procious myocardial infarction Symposium Sliac 1966

[139b] Oliver, M. F.: Ischemic heart disease in young women. Brit. Heart J. **27** (1965) 305

[140] Olsson, A. G.: Hyperlipidemia, lipoproteins and coronary disease. Acta Cardiologica **29** (1974) 37

[141] Ostrander, L. D.; Brandt, R. L.; Kjelsberg, M. O.; Epstein, F. H.: Electrocardiographic findings among the adult population of a total natural community, Tecumseh, Michigan Circulation **31** (1965) 888

[142] Ostrander, L. D. jr.; Francis, T. jr.; Hayner, N. S.; Kjelsberg, M. O.; Epstein, F. H.: The relationship of cardiovascular disease to hyperglycemia. Ann. Intern. Med. **62** (1965) 1188

[143] Paasikivi, J.: Long term tolbutamide treatment after myocardial infarction. Acta Med. Scand. Suppl. **507** (1970)

[144] Paffenbarger, R. S.; Notkin, J.; Krueger, D. E.; Wolf, P. A.; Thorne, M. C.; Lebauer, E. J.; Williams, J. L.: Chronic disease in former college students. II. Methods of study and observations on mortality from coronary heart disease. Amer. J. Public Health, **56** (1966) 962

[145] Parsi, R. A.; Stürmer, U.; Seidel, R.; Wolff, B.: Ein Modell zur Einschätzung des Schweregrades der Koronarsklerose mittels unblutiger Untersuchungsmethoden unter Anwendung der Diskriminanzanalyse. Dt. Ges.wesen **29**, (1974) 2413

[146] Parizkova, J.: Total body fat and skinfold thickness in children. Metabolism **10** (1961) 794

[147] Pearson, H. E.; Joseph, J.: Stress and occlusive coronary artery disease. Lancet **1** (1963) 415

[148] Pereira Miguel, M. J.; Halpern, M. J.; Pereira Miguel, J. M.: Hyperlipemia in a riral Protuguese population. Ann. Biol. Clin. **31** (1973) 147

[149] Perlick, E.: Zur Pathogenese der Thrombophilie und Hämorrhagie im höheren Lebensalter. Z. Altersforschg. **21** (1968) 107

[150] Pflanz, M.: Die medizinische Versorgung der Hypertoniker in der Bevölkerung. Sozialmedizinische Fakten und Überlegungen. Rhein. Ärzteblatt **22** (1972) 786

[151] Pipberger, H. V.: Computer evaluation of statistical properties of clinical information in the differential diagnosis of chest pain. Meth. Inform. Med. **7** (1968) 79

[152] Plotz, M.: Coronary heart disease. Angina pectoris, myocardial infarction. New York, 1957

[153] Pocher, K.; Heublein, B.; Parsi, R. A.: Die Häufigkeit des erhöhten arteriellen Blutdrucks bei im Schirmbild Kardiovasculär befundverdächtigen Personen im Vergleich zu röntgenologisch nicht kardiovasculär Befundverdächtigen. Dt. Ges.wesen **16** (1971) 727

[154] Pyörälä, K.; Karvonen, M. J.; Taskinen, P.; Takkunen, J.; Kyrönseppä, H.; Peltokallio, P.: Cardiovascular studies in former endurance athletes. Amer. J. Cardiol. **20** (1967) 191

[155] Raab, W.: Emotional and sensory stress factors in myocardial pathology. Amer. Heart J. **72** (1966) 538

[156] REGAN, T. J.; FRANK, M. J.; McGINTY, J. F.; ZOBL, E.; HELLEMS, H. K.; BING, R. J.: Myocardial response to cigarette smoking in normal subjects and patients with coronary disease. Circulation **23** (1961) 365

[157] REINIŠ, T.: Epidemiologie atherosklerosy. Refer. vyber z kardiologie, **6**, **4**, (1966) 61

[158] Report of a WHO Expert Committee. Trace Elements in Human Nutrition. WHO 532 (1973)

[159] RIFKIND, B. M.: Plasma free fatty acid levels and intravenous glucose tolerance after myocardial infarction. J. Atheroscler. Res. **6** (1966) 26

[160] RIFKIND, B. M.; BOYLE, J. A.; GALE, M.; GREIG, W.; BUCHANAN, W. W.: Study of serum lipid levels in twins. Cardiovasc. Res. **2** (1968) 148

[161] ROSE, G.: Familial patterns in ischaemic heart disease. Brit. J. Prev. Soc. Med. **18** (1964) 75

[162] ROSE, G. A.; BLACKBURN, H.: Predicting coronary heart disease from minor symptoms and electrocardiographic findings. VI. World Congr. Cardiol., London 1970, Abstracts S. 4

[163] ROSE, G.: Physical activity and coronary heart disease. Proc. Roy. Soc. Med. **62** (1969) 1183

[164] ROSENMAN, R. H.; FRIEDMAN, M.; STRAUS, R.; WURM, J.; JENKINS, C. D.; MESSINGER, H. B.: Coronary heart diesease in the western Collaborative Study Group. JAMA **195** (1966) 86

[165] ROSKAMM, H.; REINDELL, H.; KÖNIG, H.: Körperliche Aktivität und Herz-Kreislauferkrankungen Johann Ambrosius Barth, München, 1966

[166] RUSSEK, H. I.: Stress, tobacco and coronary disease in North American professional groups. Jama **192,3** (1965) 189

[167] RUTENBERG, H. L.; STERN, A. G.; SOLOFF, L. A.; BRAVERMAN, S.: In vitro serum cholesterol asterification in coronary artery disease. Amer. Heart J. **84** (1972) 348

[168] RYAN, W. G.; ECONOMOU, P. G.; SCHWARTZ, T. B.: Intravenous glucose tolerance test in an industrial population. Controls, subjects with coronary heart disease and relatives of diabetics. Diabetes **16** (1967) 171

[169] SAFFERT, H.; SZIEGOLEIT, W.; FÖRSTER, W.: Beziehungen zwischen Herzinfarktmorbilität und beruflicher Tätigkeit in einem Industrie-Agrar-Kreisgebiet. Dt. Ges.wesen **28** (1973) 248

[170] SCRIMSHAW, N. S.; GUZMAN, M. A.: Diet and atherosclerosis. Lab. Invest. **18** (1968) 623

[171] SCHÄR, M.: Risikofaktoren der koronaren Herzkrankheit. Schweiz. Med. Wschr. **102** (1972) 1702

[172] SCHETTLER, G.: Risikofaktoren beim Herzinfarkt. Dt. Med. Wschr. **97** (1972) 533

[173] SCHETTLER, G.: Arteriosklerose, Aetiologie, Pathogenese, Klinik und Therapie. G. Thieme, Stuttgart 1961

[174] SCHIEVELBEIN, H.; SCHAUER, A.; IMMICH, H.; LONDONG, V.; LONDONG, W.; GRUMBACH, H.; REMPLIK, V.: Nicotine and arteriosclerosis. Z. Klin. Chem. Klin. Biochem. **8** (1970) 190

[175] SCHIEVELBEIN, H.: Nikotin, Pharmakologie und Toxikologie des Tabakrauches. Georg Thieme, Stuttgart 1968

[176] SCHIMERT, G.: Körperbelastung und Koronarkrankheit. Münch. Med. Wschr. **107** (1965) 894

[177] SCHIMERT, G.; SCHIMMLER, W.; SCHWALB, H.; EBERL, J.: Die Coronarerkrankungen (Coronarinsuffizienz, Angina pectoris und Herzinfarkt). In: Handbuch der inneren Medizin, 4. Aufl., 9. Band, 3. Teil, 657, 1960

[178] SCHIRMERT, G.; SIMON, C. W.: Koronare Gefährdung in Affektsituationen. Med. Klin. **61** (1966) 713

[179] SCHNELLBACHER, K.: Effekte langzeitigen körperlichen Trainings auf den Verlauf der koronaren Herzkrankheit. Münch. Med. Wschr. **114/31** (1972) 1343

[180] SCHOENBERGER, J. A.; ECKENFELS, E. J.; KNOTT, A. P.; LEPPER, M. H.: Evaluation of mass community screening for hypertension in an urban ghetto. Amer. Heart Assoc., Cardiovasc. Dis. Newsletter No. 12, (Jan. 1972), 10

[181] SCHONFELD, G.; KUDZMA, D. J.: Type IV hyperlipoproteinemia. Arch. Intern. Med. **132** (1973) 55

[182] SCHWALB, H.: Die Bedeutung der körperlichen Aktivität für die Prophylaxe der koronaren Herzkrankheit Med. Klin. **19** (1968) 81

[183] SCHWEIZER, W.: Physische Aktivität und koronare Herzkrankheit. Münch. Med. Wschr. **108** (1966) 1220

[184] SELTZER, C. C.: The effect of cigarette smoking on coronary heart disease. Arch. Environ Health **20** (1970) 418

[185] SELYE, H.: The evulution of the stress concept. Stress and cardiovascular disease. Amer. J. Cardiol. **26** (1970) 289

[186] SELYE, H.: Stress: Experimentelle Ergebnisse und deren Bedeutung für die Klinik. Triangel **1**, 10 (1954) 214

[187] SELYE, H.: The role of stress in the production and prevention of experimental cardiopathies. Ibid, 1972

[187a] SELYE, H.: The physiology and pathology of exposure to stress. Acta Inc. Montreal 1950

[188] SHAPER, A. G.: Symposium on blood pressure and hypertension in Africa. E. Afr. Med. J. **49** (1969) 220

[189] SIDD, J. J.; SASAHARA, A. A.; LITTMANN, D.: Coronary artery disease in identical twins. A family study. New Engl. J. Med. **274** (1966) 55

[190] SIGURJONSSON, J.: Occupational variations in mortality from ischaemic heart disease. J. Amer. Geriat. Soc. **19** (1970) 34

[191] SLACK, J.; EVANS, K. A.: The increased risk of death from ischaemic heart disease in first degree relatives of 121 men and 96 woman with ischaemic heart diesase. J. Med. Genet. **3** (1966) 239

[192] SLEDSEWSKAJA, J. K.; SAJENKO, A. L.; BULGAJEWA, W. I.; LISOWETSKAJA. I. W.; SCHABAN, I. N.; LESCHENKO, A. I.; KUPINA, N. U.: Opujt prowedenija firitscheskoj reabilitazi bolmych infarkta miokarda. Kardiologija 8 (1973) 54

[193] SMIRK, H.; HODGE, J. V.: Causes of death in treated hypertensive patients. Brit. Med. J. **2** (1963) 1221

[194] Smoking and Health Now. — A report of the Royal College of Physicians. London, 1971

[195] SPELMAN, M. S.; LEY, T.: The effect of psychosocial factors on the prognosis of coronary thrombosis. Med. J. Aust. **2** (1966) 1189

[196] STAMLER, J.; SCHOENBERGER, J. A.; SHEKELLE, R. B.; STAMLER, R.: Hypertension: The problem and the challenge. The hypertension handbook. Merck, Sharp and Dohme, West Point, Pa., 1974

[197] STAMLER, J.: Hypertension and coronary risk: Implications of current knowledge. Acta Cardiologica Suppl. **20** (1974) 119

[198] STAMLER, J.; BERKSON, D. M.; LINDBERG, H. A.: Risk factors: Their role in the etiology and pathogenesis of the atherosclerotic disease. In: WISSLER, R. W., and GEER, J. C., (Eds.) Pathogenesis of Atherosclerosis Williams and Wilkins, Baltimore, Md. 1972

[199] STAMLER, J.: Lectures on preventive cardiology. Grune & Stratton, New York, London 1967

[200] STAMLER, J.; EPSTEIN, F. H.: Coronary Heart Disease: Risk factors as Guides to Preventive Action. Prev. Med. **1** (1972) 23

[201] STONE, N. J.; LEVY, R. I.; FREDRICKSON, D. S.; VERTER, J.: Coronary artery disease in 116 kindred with familial Type II hyperlipoproteinemia. Circulation **49** (1974) 476

[202] STAMLER, R.; SCHOENBERGER, J. A.; LINDBERG, H. A.; STAMLER, J.; SHEKELLE, R.: Relationship between coronary risk factors and elctrocardiographic abnormalities: Findings by mass screening among 15000 Chicago adults. VI. World Congr. Cardiol., London 1970, Abstracts S. 295

[203] STRAUBE, K. H.: Risikofaktoren beim Herzinfarkt. Verh. dt. Ges. Kreisl.-Forschg. **32** (1966) 130

[204] STRAUBE, K. H.: Ergebnisse der epidemiologischen Forschung. Dt. Ges.wesen **22** (1967) 1690

[205] STUDER, A.; REBER, K.: Der Tierversuch in der Arterioskleroseforschung, Ergebnisse. Allg. Path., Path. Anat. **43** (1963) 1

[206] TAYERT, G.; BRUMBY, J.: Zu einigen Problemen der Erfassung von Herz-Kreislauf-Gefährdeten (Screening). Wiss. Z. Humboldt-Univ., Math. Naturwiss. Reihe **23** (1974) 63

[206a] The health consequences of smoking. U. S. Department of Health Education and Welfare. Public Health Service Publication No. 1696, Washington, D. C. 1968

[207] TAYLOR, H. L.; KLEPETAR, E.; KEYS, A.: Death rates among physically active and sedentary employees of the railroad industry. Amer. J. Publ. Hlth. **52** (1962) 1697

[208] THOMAS, C. B.; COHEN, B. H.: The familial occurrence of hypertension and coronary artery disease with observations concerning obesity and diabetes. Ann. Intern. Med. **42** (1955) 90

[209] TIBBLIN, G.: High blood pressure in men aged 50 — A population study of men born in 1913. Elanders Boktryckeri Aktiebolag., Göteborg 1967

[210] TIBBLIN, G.: Risk factors in coronary heart disease. Adv. Cardiol. **4** (1970) 123

[211] TRULSON, M. F.; CLANCY, R. E.; JESSOP, W. J. E.; CHILDERS, R. W.; STARE, F. J.; Comparison of siblings in Boston and Ireland. J. Amer. Diet. Ass. **45** (1964) 225

[212] TZAGOURNIS, M.; CHILES, R.; RYAN, J. M.; SKILLMAN, TH. G.: Interrelationships of hyperinsulinism and hypertriglyceridemia in young patients with coronary heart disease. Circulation **38** (1968) 1156

[213] U. S. Department of Health, Education and Welfare: Surgeon General's Report on Health Consequences of Smoking 1972

[214] VICTOR, N.; GIERE, W.; PIRKTIEN, R.: Einsatz von Diskriminanzanalysen in der medizinischen Diagnostik beim Vorliegen qualitativer Daten. Meth. Inform. Med. **11** (1972) 248

[215] WILHELMSEN, L.; WEDELEL, H.; TIBBLIN, G.: Multivariate analysis of risk factors for coronary heart disease in men aged 50 years in Göteborg, Sweden. Circulation **48** (1973) 950

[216] WAHLBERG, F.: Intravenous glucose tolerance in myocardial infarction, angina pectoris and intermittet claudication. Acta Med. Scand. Suppl. **453** (1966) 180

[217] WALD, N.; HOWARD, S.; SMITH, P. G.; KJELDSEN, K.: Association between atherosclerotic disease and carboxyhemoglobin levels in tobacco smokers. Brit. Med. J. **1** (1973) 761

[218] WELCH, C. C.; PROUDFIT, W. L.; SONES, F. M.; SHIREY, E. K.; SZELDON, W. C.; AZAVI, M.: Cinecoronary Arteriography in Young Men. Circulation **42** (1970) 647

[219] WESTLUND, K.; NICOLAYSEN, R.: Ten-year mortality and morbidity related to serum cholesterol. A Gollow-up of 3751 men aped 40—49. Scand. J. Clin. Lab. Invest. **30** Suppl. **127** (1972) 1

[220] WHITE, P. D.:
Symposium, Sliac ČSSR, 1966

[221] WILBER, J. A.; BARROW, J. G.: Hypertension — A community problem. Amer. J. Med. **52** (1972) 653

[222] WILBER, J. A.; BARROW, J. G.: Reducing elevated blood pressure — Experience found in a community. Minnesota Med. **52** (1969) 97

[222a] WOLFF, H. G.: Life stress and bodily disease. Charles C Thomas, New York 1950

[223] WOLF, S.; SCHOTTSTAEDT, W. W.; MCCABE, W. R.; YAMAMOTO, J.; ADSETT, C. A.: Changes in Serum lipids in relation to emotional stress during rigid control of diet and exercise. Circulation **26** (1963) 379

[224] YUN-CH'IEN, L.: zitiert: Coronary heart disease in China. S. A. Med. J. **47** (1973) 1485, Chin. Med. J. **7** (1959) 1136

[225] ZANCHETTI, A.; STELLA, A.: Renin and the sympathetic system. 80. Tagung Dt. Ges. Inn. Med., Wiesbaden, 1974

[226] World Health Organization: Prevention of ischaemic heart diesase metabolic aspects. WHO/CDV: 73,3, (1972) 2

[227] WHO: Manual of the international statistical classification of disease, injuries and causes of death: eihgth revision. Geneva, Vol. **1**, 1967

[228] WHO: WHO Expert Commitee on Arterial Hypertension and Ischaemic Heart Disease, Report Geneva. WLD. Hlth. Org. techn. Rep. Ser. No. 231, 1962

[229] WHO: WHO Expert Commitee on Cardiovascular Disease and Hypertension (1959). Hypertension and coronary heart disease: Classification and criteria for epidemiological studies: First report of the ... Geneva (Wld. Hlth. Org. techn. Rep. Ser. No. 168)

[230] WHO: Unveröffentlichtes Material einer Tagung einer WHO-Arbeitsgruppe, Prag/Karlovy Vary, Oktober 1967

[231] ALEXANDER, J. K.; FRED, H. L.; WRIGHT, K. E.; TURELL, D. J.; JACKSON, R. A.; JACKSON, D.: Exercise and coronary artery disease. Heart & Lung **7** (1978) 141

[232] AUERBACH, O.; CARTER, H. W.; GARFINKEL, L.; HAMMOND, E. C.: Cigarette smoking and coronary artery disease. A macroscopic and microscopic study. Chest **70** (1976) 697

[233] BAROLDI, G.; ELIOT, R. S.: The pathophysiology of coronary heart disease. In: ELIOT, R. S.; WOLF, G. L.; FORKER, A. D. (Hrsg.): Cardiac emergencies. Futura, Mt Kisco NY, 1977

[234] BRAND, R. J.; ROSENMAN, R. H.; SCHOLTZ, R. I.; FRIEDMAN, M.: Multivariate prediction of coronary heart disease in the Western. Collaborative group study compared to the findings of the Framingham study. Circulation **53** (1976) 348

[235] ELIOT, R. S.: Stress and cardiovascular disease. Europ. J. Cardiol. **5/2** (1977) 97

[235a] EPSTEIN, F. H.; GUTZWILLER, F.; HOWALD, H.; JUNOD, B.; SCHWEIZER, W.: Prävention der Atherosklerose: Grundlagen heute Schweiz. med. Wschr. **109** (1979) 1171

[236] GORDON, T.; CASTELLI, W. P.; HJORTLAND, M. C.; KANNEL, W. B.; DAWBER, T. R.: Prediction coronary heart disease in middle-age and older persons. JAMA **238** (1977) 497

[237] GOTTO, A. M.; NICHOLS, B. L.; SCOTT, L. W.; FOREYT, J.; JACKSON, R. A.: Obesity — Risk factor No 1. Heart & Lung **7** (1978) 132

[238] JAIN, A. C.; BOWYER, A. F.; MARSHALL, R. J.; ASATO, H.: Left ventricular function after cigarette smoking by chronic smokers: Comparison of normal subjects and patients with coronary artery disease. Amer. J. Cardiol. **39** (1977) 27

[239] KANNEL, W. B.; HJORTLAND, M. C.; MCNAMARA, P. M.; GORDON, T.: Menopause and risk of cardiovascular disease. Ann. Intern. Med. **85** (1976) 447

[240] KIPSHIDZE, N. N.: Risk factors in ischemic heart disease. In: SCHETTLER, G.; HORSCH, A.; MÖRL, H.; ORTH, H.; WEIZEL, A. (Hrsg.): Der Herzinfarkt. Schattauer Verlag, Stuttgart—New York 1977

[241] MCINTOSH, H. D.; EKNOYAN, G.; JACKSON, D.: Hypertension — a potent risk factor. Heart & Lung **7** (1978) 137

[242] MCINTOSH, H. D.; ENTMAN, M. L.; EVANS, R. I.; MARTIN, R. R.; JACKSON, D.: Smoking as a risk factor. Heart & Lung **7** (1978) 145

[243] MCINTOSH, H. D.; STAMLER, J.; JACKSON, D.: Introduction to risk factors in coronary artery disease. Heart & Lung **7** (1978) 126

[244] MEDALIE, J. H.; GOLDBOURT, U.: Angina pectoris among 10.000 men. II. Psychosocial and other risk factors as evidence by a multivariate nanlysis of a five year incidence study. Amer. J. Med. **60** (1976) 910

[245] MENOTTI, A.; CAPOCACCIA, R.; CONTI, S.; FARCHI, G.; MARIOTTI, S.; VERDECHIA, A.; KEYS, A.; KARVONEN, J.; PUNSAR, S.: Identifying subsets of major risk factors in multivariate estimation of coronary risk. J. Chron. Dis. **30** (1977) 557

[246] RISSANEN, A. M.; NIKKILÄ, E. A.: Coronary artery disease and its risk factors in families of young men with angina pectoris and in controls. Brit. Heart J. **39** (1977) 875

[247] SCHICHA, H.; BECKER, V.; KIEM, J.; FEINENDEGEN, L. E.: Isotopenuntersuchungen des Einflusses von Zigarettenrauchen auf die ventrikuläre Ejektionsfraktion beim Menschen. Herz/Kreisl. **9** (1977) 262

[248] TALBOTT, E.; KULLER, L. H.; DETRE, K.; PERPER, J.: Biologic and psychosocial risk factors of sudden death from coronary heart disease in white women. Amer. J. Cardiol. **39** (1977) 859

[249] TAVES, D. R.: Fluoridation and mortality due to heart disease. Nature **272** (1978) 361

3. Angina pectoris

3.1. Definition und Häufigkeit

"There is a disorder of the breast marked with strong and peculiar symtoms, considerable for the kind of danger belonging to it, and not extremly rare . . . . .
the seat of it and the sense of strangling and anxiety with which is attended may make it not improperly by called angina pectoris"

William Heberden 1768 [153, 225]

Noch heute, mehr als 200 Jahre, nachdem Heberden diese treffende Beschreibung der Angina pectoris gegeben hat, behält sie ihre Gültigkeit.
Die Prävalenz der Angina pectoris wird bei Frauen und Männern etwa gleich angegeben. Obwohl die skandinavischen Angaben mit denen aus den USA im wesentlichen übereinstimmen, ist die Prävalenz der Angina pectoris bei Männern und Frauen in Skandinavien höher als in den USA. Diese Differenz wird durch unterschiedliche Kriterien und Methoden der Erfassung interpretiert [28].

Tabelle 24
Prävalenz der Angina pectoris (in %) bei Männern (M) und Frauen (F)
in der Framingham- [76], Tecumseh- [102], Göteborg- [28] und Glostrup-Studie [146]
(nach Bengtson [28] modifiziert)

Alter (Jahre)	M	F	Alter (Jahre)	M	F	Alter (Jahre)	M	F	M	F
	Framingham			Tecumseh			Göteborg		Glostrup	
30–44	0,2	0,4	40–59	2,0	1,2	38		0,3		
45–62	1,9	1,2				46		1,4		
						50	2,1	3,0	4,4	2,1
						54	5,5	3,9		
						60		3,7		

Die anatomisch-pathologischen Befunde haben gezeigt, daß mit wenigen Ausnahmen jeder klinischen Manifestation der Myokardischämie anatomische Stenosen bzw.

Verschlüsse der Koronargefäße zugrunde liegen. Die Angaben in der Literatur darüber schwanken zwischen 94 und 99% [28].
Bei der typischen Anamnese einer Angina pectoris oder eines Infarktereignisses wird in mehr als 90% eine schwere Koronaratherosklerose nachgewiesen [28], so daß die Atherosklerose in ihren verschiedenen Manifestationen für etwa 90% der Angina pectoris verantwortlich ist [28].
Die Untersuchungen an 98 Sektionsfällen zeigten, daß die Prädilektionsstellen koronaratherosklerotischer Beete am häufigsten im R. interventricularis ant. in 2,0—2,5 cm seines Anfangsteils zu finden sind. Am wenigsten ist der R. circumflexus der linken Koronararterie betroffen [398a].

Tabelle 25

Verhältnis der Angina pectoris zum koronarangiographischen Befund (Koronaratherosklerosestadium) bei 218 Patienten

Koronaratherosklerosestadium	Typische Angina pectoris	Atypische Angina pectoris	Keine Angina pectoris
Stadium 0 n = 86	30 (35%)	46 (64%)	10 (11%)
Stadium I n = 41	23 (59%)	13 (30%)	5 (11%)
Stadium II n = 91	84 (94%)	4 (4%)	2 (2%)

n = 218 männliche Patienten ohne Infarkt.

Die Tabelle 25 zeigt das Verhältnis der Angina pectoris zum koronarographischen Befund. Von großem Interesse sind die in neuerer Zeit veröffentlichten Angaben aus der Cleveland-Gruppe [400]. Obwohl mit der Koronarangiographie eine ausgezeichnete Korrelation der klinischen Diagnose bei Frauen unter 50 Jahren ohne Angina pectoris vorhanden war, konnte nur bei der Hälfte der Fälle mit Angina pectoris eine bedeutsame Koronaratherosklerose koronarographisch festgestellt werden [400], was etwa mit unseren eigenen Ergebnissen übereinstimmt. Dadurch ist der Nachweis erbracht, daß die klinische Diagnose Angina pectoris bei Frauen oft falsch positiv ist und deshalb fast die gleiche Inzidenz wie bei Männern vorliegt.
Bei 239 koronarangiographierten Patientinnen unter 45 Jahren, die wegen des Verdachtes einer koronaren Herzkrankheit untersucht wurden, hatten 112 ein normales Koronarangiogramm. Bei 23 Patientinnen wurden Stenosen unter 50% nachgewiesen. Von den restlichen 104 Frauen wiesen 56 eine Eingefäß-, 22 eine Zweigefäß- und 26 eine Dreigefäßerkrankung auf.
Solche Risikofaktoren wie Hyperlipoproteinämie, Hypertonie, Diabetes mellitus, Rauchen und positive Familienanamnese waren in der Gruppe mit bedeutsamer Koronaratherosklerose häufiger als bei Gesunden.
55% der Frauen mit mehr als 2 Risikofaktoren hatten eine bedeutsame Koronaratherosklerose im Vergleich zu nur 7% von denen mit weniger als 2 Risikofaktoren

(p < 0,0001). Das Ruhe-EKG sowie auch die klinischen Symptome konnten die Frauen mit bedeutsamer Koronaratherosklerose verifizieren; das Belastungs-EKG hatte jedoch dabei eine geringe Bedeutung [498].
Auf Grund dieser Untersuchung kommen die Autoren u. a. zu der Schlußfolgerung, daß die koronare Herzkrankheit bei jüngeren Frauen sich nicht von der anderer Patienten zu unterscheiden scheint.

3.2. Klinisches Bild der Angina pectoris

Wenn auch die metabolischen und hämodynamischen Veränderungen grundlegendere Bedeutung besitzen und von deren Entwicklung und Umfang das Schicksal der Patienten abhängig ist, steht der *Schmerzkomplex* für die Patienten im Vordergrund. Es ist aus diesem Grunde verständlich, daß die Ärzte sich vor allem mit dem Schmerz und dessen Vielfältigkeit seit HEBERDENS Zeit intensiv beschäftigt haben. HEBERDEN beschreibt die Angina pectoris mit ihren verschiedenen Schweregraden einschließlich Myokardinfarkt wie folgt:
„Die Brust ist oft der Sitz der Schmerzen, die teils ihrer Heftigkeit, teils der Dauer wegen sehr belästigen".
„Die Brust wird dadurch so beengt, daß es nicht mit Unrecht Angina pectoris genannt werden könnte."
„Die von dieser Krankheit angegriffen sind, pflegen während des Gehens, besonders nach Besteigen einer Anhöhe und gleich nach dem Essen von einer höchst unangenehmen Brustbeklemmung befallen zu werden, die den nahen Tod droht, wenn sie sich vermehren oder lange dauern würden, sobald der Kranke stille steht, vergeht die Beklemmung in demselben Augenblick gänzlich. Der Schmerz zieht sich sehr oft von der Brust nach dem linken Ellenbogen, auch bis zu den Händen. Männer, die über 50 Jahre sind, werden vorzüglich von dieser Krankheit angegriffen, der Sitz derselben ist bald der obere, bald der mittlere, bald der untere Teil des Brustbeines und neigt sich gemeinlich mehr nach der linken als rechten Seite. Hat dieses Übel ein Jahr oder länger gehauset, so bleibt es nicht ganz unmerklich, wenn der Kranke still steht; dann befällt es auch nicht bloß die Herumgehenden, sondern auch die Liegenden".
Der präkordiale Schmerz als Leitsymptom muß differenziert werden (Abb. 52). Wie aus dem in dieser Abbildung wiedergegebenen Schema ersichtlich ist, sind eine Reihe von Überlegungen zur genaueren Differenzierung eines Thoraxschmerzes erforderlich.
Bei der Differenzierung der Thoraxschmerzen kommen verschiedene Krankheiten in Betracht, die in Tabelle 26 zusammengestellt wurden.

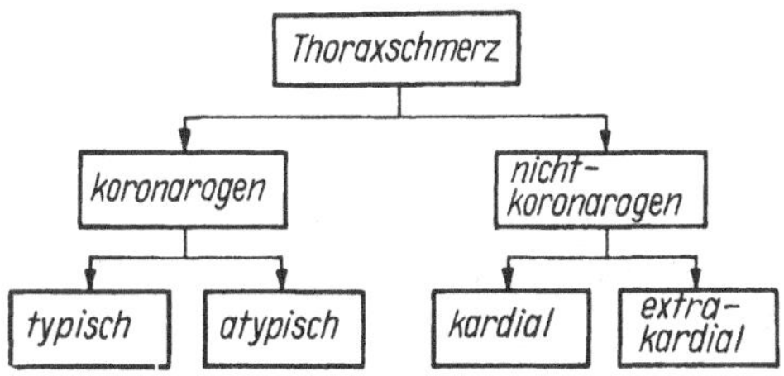

Abb. 52. Differentialdiagnostik des Thoraxschmerzes

Tabelle 26

Differentialdiagnose Thoraxschmerz

1. Spondylogene Beschwerden	12. Gastrokardialer Reflex
2. Neurotisch-vasomotorische Beschwerden	13. Gastritis
3. Interkostalneuralgie	14. Ulcus duodeni et ventriculi
4. Herpes zoster	15. Cholezystopathien
5. Myokarditis	16. Akutes Abdomen
6. Perikarditis	17. Mediastinitis
7. Tracheitis, Ösophagitis	18. Hernia diaphragmatica
8. Aortitis	19. Selten: Trichterbrust
9. Pleuritis	20. Tietze-Syndrom
10. Pneumothorax	21. Klimakterische Beschwerden
11. Lungenembolie	22. Pleurodynie bes. durch Coxsackie-B-Virus

Nach den klinischen Variationen der koronarogen bedingten Schmerzen kann man die Angina pectoris in folgende Formen einteilen:

1. Typische Angina pectoris (Synonym: Belastungsangina, Angina pectoris simplex, Angina pectoris ambulatoria),
2. Atypische Angina pectoris (Angina pectoris vasomotorica),
3. Angina pectoris nocturna,
4. Variant Angina (PRINZMETAL-Syndrom),
5. Instabile Angina pectoris (Synonyma: drohender Infarkt, Angina pectoris gravis, akute Koronarinsuffizienz, intermediäres Syndrom, unstable angina, Crescendo-angina, impending infarction, Status anginosus, preinfarction angina, akzelerierte Angina).

3.2.1. Typische Angina pectoris

Die Schmerzen treten anfallsweise auf und sind nicht selten von Atemnot begleitet. Der Anfall dauert einige Sekunden bis Minuten (bis 20 Minuten), er kann in der Regel sofort mit Nitropräparaten coupiert werden (nach $^1/_2$—2 min). Der Schmerz wird meist retrosternal empfunden, vielfach in der linken Körperhälfte, strahlt aber auch, allerdings seltener, in den rechten Arm, Hals, Unterkiefer und das Abdomen aus (Tab. 27).

Bei leichten Thoraxschmerzen ohne Ausstrahlung außerhalb des Thorax werden der Befall einer Koronararterie und bei Ausstrahlung außerhalb desselben bedeutsame morphologische Veränderungen in mehreren Arterien nachgewiesen.

Atypische Lokalisationen, wie subskapular oder vom Arm beginnender Schmerz (Angina paradoxa), können vorkommen. Die Lokalisation des Schmerzes und seine Ausstrahlung kann so vielfältig sein, daß manche Autoren [110] in der Ausstrahlung keine Beziehung zur Diagnose „Angina pectoris“ sehen.

Die Häufigkeit der Anfälle kann sehr unterschiedlich sein. Sie können an einem Tag mehrfach vorkommen oder wochenlang ausbleiben. *Am charakteristischsten kann man die Abhängigkeit der Anfälle von körperlicher bzw. psychischer Belastung bezeichnen.* Ebenfalls sind Wind und Wetterumschwung sowie besonders üppige Mahlzeiten auslösende

Tabelle 27

Typische Angina pectoris

Lokalisation	Schmerzen retrosternal oder in der linken Thoraxseite
Auslösende Faktoren	körperliche Belastung Emotionen auch möglich bei: Kälte, Wind sexuellen Beziehungen
Reproduzierbarkeit	in der Regel: bei entsprechenden Belastungssituationen
Charakter	beengend brennend ziehend drückend
Ausstrahlung	Arm (links, seltener rechts) Hals, Kiefer, Abdomen
Reaktion auf Nitropräparate	Sofortige Besserung (binnen 2 Minuten)

Faktoren (s. auch S. 310). Außerdem können z. B. Zähneputzen oder Rasieren den Anfall provozieren (eigene Beobachtung). Bei manchen Patienten können sogar Schmerzen, die zu Beginn einer Belastung auftraten, bei ihrer Fortführung jedoch verschwinden (Second wind phaenomenon, "walk through phenomenon"). Der gleiche Mechanismus liegt beim sogenannten early-morning-Syndrom vor, bei dem die Patienten nur nach dem morgendlichen Aufstehen Beschwerden haben, die dann tagsüber nicht mehr auftreten. Obwohl in der Regel die Schmerzen unter gleichen Belastungsbedin-

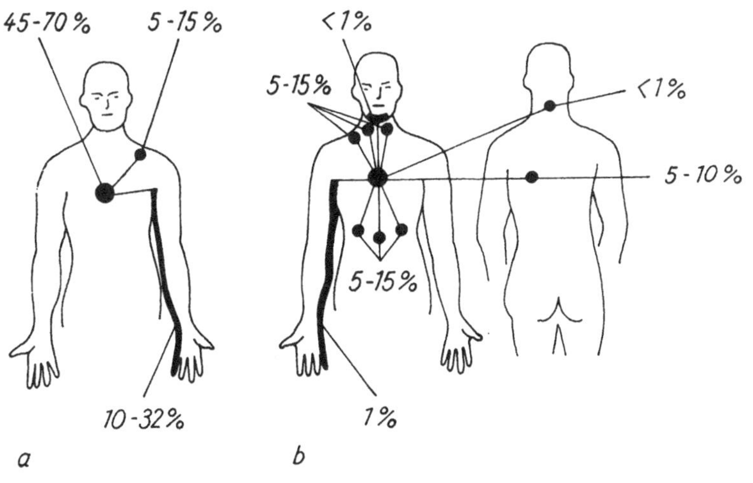

Abb. 53. Schematische Darstellung der Schmerzlokalisationen und -ausstrahlungen bei Angina pectoris.

a — häufig; b — selten

gungen reproduzierbar sind, beobachtet man nicht selten Ausnahmen. Neben den Schmerzen kommen auch häufig Schweißausbrüche vor. Der Schmerzgipfel wird zunehmend erreicht. Wie bereits erwähnt, kann der Charakter des Schmerzes als krampfend, brennend, beengend oder drückend empfunden werden. Ist die Angina pectoris in Anfallshäufigkeit, Charakter der Schmerzen, auslösende Faktoren sowie in ihrer medikamentösen Beeinflußbarkeit über einen längeren Zeitraum unverändert, so liegt eine sogenannte *stabile Angina pectoris* vor. Ändert sie sich jedoch in den o. g. Merkmalen im Sinne einer Progression, sprechen wir von einer *instabilen Angina pectoris* (ausführlich s. S. 273).

3.2.2. Atypische Angina pectoris

Die Diagnose „Angina pectoris vasomotorica" wurde früher vielfach besonders bei jüngeren Menschen mit pektanginösen Beschwerden gestellt. Dennoch ist heute unter Berücksichtigung der Untersuchungsergebnisse von verschiedenen Autoren Zurückhaltung bezüglich dieser Diagnose angebracht [57, 304, 310, 350, 417]. Verschiedene Untersuchungen [101] haben gezeigt, daß auch bei sehr jungen Menschen eine zum Teil hämodynamisch bedeutsame Koronaratherosklerose nicht selten ist, so daß sich hinter solchen Beschwerden eine echte ischämische Herzkrankheit verbergen kann. Vielfach treten solche neurotischen Beschwerden als Vorbote der typischen Formen der ischämischen Herzkrankheit auf. Schimert [350] schreibt, „daß die Koronarinsuffizienz sich in der Regel am Anfang nicht durch eine Arbeitsangina, sondern durch ein unklares anginöses Gefühl diffus hinter dem Sternum in psychischen Stress-Situationen zeigt". Diese Feststellung kann in der Form ergänzt werden, daß sich diffuse Beschwerden häufig auch in der linken Hälfte des Thorax bemerkbar machen. Auch bei emotionellen Stress-Situationen kommt es zu einer Erhöhung des Sauerstoffverbrauches durch Steigerung der Katecholamin-Ausschüttung [310], Erhöhung der Blutviskosität [354], Erhöhung des Herzminutenvolumens, der Herzfrequenz und des Blutdruckes [141, 160, 380].
Diese Faktoren wiederum führen im Sinne eines Circulus vitiosus zu einer Verschlechterung der „Ökonomie" des Herzmuskels. Deshalb kann man in Übereinstimmung mit Schellong und Mitarbeiter [347] nicht von einer harmlosen Symptomatik sprechen. In einer prospektiven Studie [273], die mit Hilfe des MMPI-Testes (= Minnesota-Multiphasic Personality Inventory) durchgeführt wurde, zeigten Patienten vor Manifestation eines Myokardinfarktes gehäuft folgende Befunde:

1. Neigung zu Klagen über körperliche Symptome aller Art, Beunruhigung über den eigenen Gesundheitszustand — ohne objektive Befunde (Hypochondrie),
2. Größere Kreislauflabilität,
3. Erhöhte emotionelle Labilität und Beeinflußbarkeit.

Gerade die Patienten mit ischämischen Kardiomyopathien sind besonders anfällig für die Verschlechterung ihres Zustandes unter psychischer Belastung [57]. Deshalb sind besonders bei Männern mit sogenannten Risikofaktoren [292], diese Beschwerden nicht zu bagatellisieren. Nach dem bisher erwähnten stellt sich die Frage, ob der Begriff „Angina vasomotorica" eine Berechtigung hat. Wir sind der Auffassung, daß er um weitere Verwirrung zu vermeiden, nicht gebraucht werden sollte, sondern diese Beschwerden sollten besser unter dem Begriff der „atypischen Angina pectoris" eingeordnet werden.

3.2.3. Einteilung der Schweregrade der Angina pectoris

Je nach Grad der Belastung als auslösender Faktor wird die Angina pectoris in Anlehnung an die NYHA-Klassifizierung in die folgenden vier Schweregrade eingeteilt:

Grad I: Keine Einschränkung der körperlichen Leistungsfähigkeit. Unter alltäglicher Belastung keine Angina pectoris

Grad II: Angina pectoris bei schwerer körperlicher Belastung

Grad III: Bei leichter Tätigkeit bereits Angina pectoris

Grad IV: Unfähigkeit zur körperlichen Tätigkeit. Angina pectoris-Anfälle treten schon in Ruhe auf und nehmen bei geringer Belastung zu.

Unsere Erfahrungen mit den Angina pectoris-Patienten zeigten, daß die Einteilung der Schweregrade nach NYHA nicht pauschal übernommen werden kann. Aus diesem Grunde haben wir eine modifizierte Einteilung unter Einbeziehung der körperlichen Belastung, einer etwa entsprechenden Wattzahl sowie der Gehstrecke vorgenommen.

Schweregrade der Angina pectoris

Stadium I: Angina pectoris tritt bei schwerer körperlicher Belastung auf, etwa 3′ 150 W, Gehstrecke über 1000 m

Stadium II: Angina pectoris tritt bei mittlerer körperlicher Belastung auf, etwa 3′ 100 W, Gehstrecke 500–1000

Stadium III: Angina pectoris tritt bei leichterer körperlicher Belastung auf, etwa 3′ 50 W, Gehstrecke 100–500 m

Stadium IV: Angina pectoris tritt bei geringster körperlicher Belastung auf, unter 3′ 25 W, Gehstrecke unter 100 m

Der Gehstrecke ist ein Schrittmaß von 120 Schritte/min zugrunde gelegt, um dadurch eine einheitliche Beurteilung zu ermöglichen.
Nach prognostischen Gesichtspunkten wurden die Patienten in 2 Gruppen, “good risk” und “poor-risk”, eingeteilt [336].

3.2.4. Angina pectoris nocturna

Diese Form der während der Nacht auftretenden Angina pectoris kann als erstes Zeichen einer manifesten IHK oder nach länger bestehender Belastungsangina auftreten, gelegentlich im Zusammenhang mit den Träumen in der REM-Phase. Die Pathogenese ist noch nicht voll geklärt. Dennoch kommen folgende Faktoren als Ursache in Betracht [134]:

1. Bei der horizontalen Körperlage kommt es zu einer Volumenbelastung des Herzens. Dadurch kann es bei diesen Patienten zur Manifestation der Herzinsuffizienz kommen, die sich als Angina pectoris nocturna äußert.
2. Durch die nächtliche vagotone Reaktionslage kommt es zu einer Blutdrucksenkung und damit zur Verminderung des Perfusionsdruckes in den Koronararterien und somit zu einer Ischämie des Myokards, deren Ausdruck die Ruheangina ist.
3. Eine durch Träume hervorgerufene Katecholaminausschüttung verursacht eine Tachykardie und Blutdruckerhöhung, die zu einer Steigerung des O_2-Verbrauches des Herzens führt und damit die Angina pectoris auslöst.

Cohen und Mitarbeiter [66] fanden bei einem Patienten, der ohne Provokation eine Angina in Ruhe, in der Nacht sowie nach dem Essen hatte, daß 3 von 4 großen Koronarästen krankhafte Veränderungen zeigten. Diese Beobachtungen konnten allerdings von Proudfit und Mitarbeiter [307] nicht bestätigt werden.
Lichstein und Mitarbeiter [463] fanden, daß die Angina pectoris nocturna häufiger nachfolgend mit anterioren Myokardinfarkten als mit inferioren oder subendokardialen Myokardinfarkten einherging.

3.2.4.1. Therapie der Angina pectoris nocturna

In der Therapie der Angina pectoris nocturna hat die Digitalistherapie den Vorrang. Mit β-Rezeptorenblockern ist wegen der Herzinsuffizienz Vorsicht geboten und sie sind meist nur in Kombination mit Digitalis zu verwenden.

3.3. Diagnostik der chronisch ischämischen Herzkrankheit — Angina pectoris

3.3.1. Anamnese

Folgende Aspekte sind bei Patienten mit Angina pectoris aus der Anamnese zu erfragen:

1. Schmerzanamnese (Charakter der Schmerzen, Lokalisation, Ausstrahlung, auslösende Faktoren, Schweregrad, Reproduzierbarkeit, Anfallshäufigkeit, Ansprechbarkeit auf Nitropräparate)
2. Infarktanamnese
3. Rhythmusstörungen
4. Risikofaktoren (positive Familienanamnese, Stress, körperliche Inaktivität, Hyperlipoproteinämie, Diabetes mellitus, Hypertonus, Rauchen)
5. Berufs-Anamnese (z. B. Art der Arbeit, „leitende Tätigkeit", Invalidisierung, Arbeitsplatzwechsel)
6. Gynäkologische Anamnese (Zahl der Geburten, Fehlgeburten, Menstruation, Menopause-Alter, Oophorektomie, Antikonzeptiva)
7. Claudicatio intermittens (wann aufgetreten, Schweregrad)
8. Zerebrovasculäre Insuffizienz
9. Medikamentenanamnese (Nitrangin, Langzeitnitrate, Digitalis, Diuretika, Antilipämika, Antikoagulantien, β-Rezeptorenblocker, Antihypertensiva, Thrombozytenaggregationshemmer, Antiarrhythmika, andere Medikamente).

3.3.2. Physikalische Untersuchungen

In letzter Zeit ist diesen Untersuchungen größere Aufmerksamkeit geschenkt worden [229, 410].
Auf folgende Befunde sind bei Patienten mit Angina pectoris während des Anfalls zu achten:

1. Sinustachykardie [134].
2. IV. Herzton, der atriale Galopp, ist über der Spitze hörbar, eventuell tastbar.
3. paradoxe Spaltung des II. Tones.
4. Arrhythmien besonders Extrasystolen.

5. Systolisches Geräusch — wie bei Mitralinsuffizienz — als Ausdruck einer Papillarmuskeldysfunktion.
6. Passagere Hypertonie [134].

In den anfallsfreien Perioden können die physikalischen Befunde normal sein.
Ein spätsystolisches Geräusch bei der koronaren Herzkrankheit weist auf eine leichte Form der Papillarmuskeldysfunktion hin und möglicherweise kann von dem Geräusch das sogenannte „auskultatorisch-elektrokardiographische" Syndrom durch sein Verhalten nach der Gabe von Amylnitrit differenziert werden [62]. Dieses Geräusch kann ebenfalls von den anderen Mitralinsuffizienzgeräuschen durch seine Konfiguration, postextrasystolischer Abschwächung und inspiratorischer Verstärkung differenziert werden.
Ein Syndrom des spätsystolischen Geräusches und/oder mesosystolischen Klicks, das Barlow-Syndrom, ist durch den Prolaps meist des posterioren Mitralsegels in das Kavum des linken Ventrikels während der Systole bedingt. Dadurch nimmt die Mitralklappe eine konkave Form in Richtung des linken Vorhofes an. Bei diesem Syndrom wird das systolische Geräusch durch Amylnitritinhalation leiser und früher wahrnehmbar, im Gegensatz zum Geräusch bei Papillarmuskeldysfunktion, das nach Amylnitritinhalation lauter wird [62a].
Cheng [62a] versuchte anhand von Kriterien das koronarogen bedingte spätsystolische Geräusch von nicht-koronarogen bedingten zu unterscheiden. Dabei fand er, daß die Patienten mit einem koronarogen bedingten Geräusch meist Männer über 45 Jahren waren. Bei der Auskultation fiel ein lauter I. Herzton und ein präsystolischer und diastolischer Galopprhythmus auf. Der I. Herzton und auch der Galopprhythmus wurden durch die Inspiration verstärkt. Bei Amylnitritinhalation wurde das systolische Geräusch lauter.
Eine paradoxe Spaltung des II. Tones ist gleichfalls ein auskultatorischer Befund, der bei IHK für eine invertierte Schlußreihe der Aorten- und Pulmonalklappe spricht.
Ein diastolisches Geräusch bei der koronaren Herzkrankheit wird als Ausdruck eines Ventrikelaneurysmas oder eines segmentalen Verschlusses der Koronararterie angesehen [62]. Die bisherigen Erkenntnisse führen zu der Schlußfolgerung, daß die physikalische Untersuchung wertvolle Hinweise für die Erfassung der koronaren Herzkrankheit oder ihrer Folgen und den Funktionszustand des Myokards geben kann.
Bei der Inspektion der Patienten soll auf Xanthelasmen und den Arcus senilis geachtet werden, weil sie einen Hinweis auf einen gestörten Lipidstoffwechsel und somit auf die Atherosklerose geben.
Der Arcus senilis zeigte eine positive Korrelation mit dem Cholesterolspiegel. Eine signifikant höhere Prävalenz an IHK wurde bei weißen Männern mit Arcus senilis gefunden [189].
Bei unserer eigenen Multivarianzanalyse zeigte sich ebenfalls eine positive Korrelation zwischen Arcus senilis und dem Schweregrad der Koronaratherosklerose [292].
Man kann sich der Meinung von Cheng [62] anschließen, daß diese Untersuchungen nützlichste nicht-invasive Mittel sind, die jedem Arzt zur Verfügung stehen.

3.3.3. Elektrokardiographie

3.3.3.1. Ruhe-Elektrokardiogramm

Da das konventionelle Ruhe-EKG (I, II, III nach Einthoven, aVR, aVL, aVF nach Goldberger und V_1 bis V_6 nach Wilson) eine der verbreitetsten Untersuchungsmethoden für die Diagnostik dieser Erkrankung ist, soll hier vor allem anhand eigener Erfahrungen versucht werden, seine klinische Aussagekraft und die wichtigsten Kriterien der myokardialen Ischämie (ohne Berücksichtigung akuter Myokardinfarkte und von Postinfarktzuständen), darzustellen. Dies scheint notwendig, da die diagnostische Wertigkeit des konventionellen Ruhe-EKG nicht selten über- oder unterschätzt wird. In beiden Fällen kann es zu einer Fehlinterpretation der klinischen Gesamtsituation komme, so daß daraus für den Patienten keineswegs optimale therapeutische Maßnahmen resultieren.

Eine myokardiale Ischämie ist im Ruhe-EKG grundsätzlich aber erst dann nachweisbar, wenn es zu einer Störung des funktionellen Gleichgewichtszustandes zwischen Sauerstoffangebot und -bedarf gekommen ist. Dieses Gleichgewicht wird durch eine Vielzahl von Faktoren (s. Tab. 28) beeinflußt. Die negative Sauerstoffbilanz kann passager sein, d. h., sie tritt nur unter Belastungsbedingungen auf, die die eingeschränkte Koronarreserve überschreiten und ist demzufolge auch nur während dieser Zeit über Verände-

Tabelle 28

Faktoren, die das Sauerstoffgleichgewicht negativ beeinflussen können

1. Herabsetzung des Angebots

1.1. Verminderung des Koronardurchflusses
- Einengung des Lumens der Koronararterien (durch Atherosklerose, Thrombose, Embolie, intramurale Blutung, Intimaödem, Entzündung der Gefäßwand)
- Erniedrigung des Perfusionsdruckes in den Koronararterien (Schock, Hypotonie, Aortenklappenstenose, antihypertensive Therapie)
- Verkürzung der koronarwirksamen Diastolendauer (Tachykardie, insbesondere bei isolierter Vorhofstimulation, Tachyarrhythmien)
- Erhöhung der Blutviskosität (Polyglobulie, Polyzythämie, kardiogener Schock)

1.2. Verminderung des Blutsauerstoffgehaltes
- Anämie
- Hypoxämie (Rechts-Links-Shunt, Lungenfunktionsstörungen, erhöhter Gehalt an reduziertem Hämoglobin)

1.3. Verlängerung der Sauerstoff-Diffusionswege
- Entzündungen, intra- und extrazelluläres Ödem
- interstitielle Fibrose
- Einlagerungen (z. B. bei Myokardosen)

2. Erhöhter Bedarf an Sauerstoff

2.1. Erhöhung der Wandspannung (Laplacesches Gesetz)
- Drucksteigerungen (Hypertonie des kleinen bzw. des großen Kreislaufes, Aorten- und Pulmonalklappenstenosen)
- Volumenerhöhung (Aneurysma nach abgelaufenem Infarkt, Steigerung des enddiastolischen Volumens unter Ischämie)

2.2. Kontraktilitätssteigerung
- Erhöhung der Kontraktionsgeschwindigkeit (meßbar an V_{max} und anderen Kontraktilitätsparametern)
- Steigerung der Herzfrequenz

2.3. Vermehrung der Herzarbeit
- Druck- und/oder Volumenbelastung (Herzklappenfehler, intra- und extrakardialer Shunt)
- neurohumorale Faktoren (z. B. vermehrte Katecholaminausschüttung)
- Grundumsatzsteigerung (Fieber, endokrine Erkrankungen)

rungen der Ionenverteilung und damit des Membran- und Aktionspotentials im EKG nachweisbar. Stationäre EKG-Veränderungen deuten auf eine irreversible myokardiale Schädigung hin und werden im allgemeinen durch die in Tabelle 28 aufgeführten Faktoren verstärkt. Dabei muß berücksichtigt werden, daß das myokardiale Sauerstoffdefizit ein gewisses Ausmaß erreichen oder überschreiten muß, um zu einer diagnostisch verwertbaren Änderung des Momentanvektors führen zu können. Nur diese Fälle sind mit dem Ruhe-EKG erfaßbar.

Die myokardiale Ischämie verursacht metabolische und hämodynamische Veränderungen, die den EKG-Veränderungen vorangehen. Die Angina pectoris und die etwa gleichzeitig auftretenden EKG-Veränderungen sind erst zu beobachten, wenn sich die Linksherzinsuffizienz bereits manifestiert hat und die Umstellung auf den anaeroben Stoffwechsel erfolgt ist [208].

Im Ruhe-EKG kann es unter einer myokardialen Ischämie zu folgenden Veränderungen kommen:

1. ST-Veränderungen
2. Veränderungen des QRS-Komplexes (z. B. Schenkelblöcke, Hemiblockbilder)
3. Achsenabweichung des mittleren QRS-Vektors in der Frontalebene von über $-30°$ (überdrehter Linkstyp)
4. Veränderungen der U-Welle
5. Veränderungen der P-Welle
6. Rhythmusstörungen

— ST-T-Veränderungen

Von den genannten elektrokardiographischen Veränderungen sind die Alterationen der ST-Strecke von größter Bedeutung.

Als Ursache der ST-Strecken-Senkung wird eine Erregungsabschwächung in den inneren Schichten der Ventrikel (besonders des linken) angenommen, d. h. sie bilden kleinere Partialvektoren aus, so daß der momentane Summationsvektor eine Ablenkung erfährt [164]. In dieser Phase der totalen Kontraktion der Kammermuskulatur (elektrokardiographisch der ST-Strecke entsprechend) bleiben Biopotentiale registrierbar, deren Vektoren zur Innenschicht gerichtet sind. Ähnlich wie Holzmann [164] führt auch Gillmann [125] diesen Umstand darauf zurück, daß die geschädigte Innenschicht nicht mehr voll erregt wird und sich deshalb gegenüber dem übrigen Myokard elektropositiv verhält. Auch Lepeschkin [199] glaubt, daß das typische Bild einer diffusen Koronarinsuffizienz durch eine Veränderung der elektrischen Aktivität in den subendokardialen Muskelschichten des linken Ventrikels verursacht wird. Die Veränderungen der ST-Strecke sind häufig mit Alterationen der T-Welle, die der labilste EKG-Abschnitt ist, verbunden. Die T-Welle wird von vielen Faktoren beeinflußt, so z. B. von lokalen Repolarisationsstörungen infolge Ischämie oder Entzündungen, von nervalen Einflüssen, Temperatur, intraventrikulärem Druck, Medikamenten, Blut-pH-Wert, Zusammensetzung der Extrazellularflüssigkeit usw. [164, 175, 199, 224, 316, 343].

Während isolierte ST-Strecken-Senkungen als Ausdruck einer allgemeinen Störung in den subendokardialen Myokardschichten, z. B. infolge eines Sauerstoffmangels, aufgefaßt werden [280], wird bei einer zusätzlichen T-Negativierung eine lokale Schädigung angenommen. Durch die hinzugetretene lokale Myokardschädigung entsteht ein inhomogener Erregungsrückgang mit stark abweichender Vektorrichtung. Nach Schäfer [343] ist hierfür ein lokales Überdauern der Erregung infolge der Verletzung ursächlich verantwortlich.

Die ST-Strecken-Senkung kann in folgenden Formen auftreten (Abb. 54). Die unter a und b dargestellten Formen der ST-Strecken-Senkung haben von allen die größte klinische Bedeutung und eine hohe Spezifität für die Diagnostik der myokardialen Ischämie. Eine pathologische ST-Strecken-Senkung muß mindestens 0,5 mm (= 0,05 mV) betragen und nach unseren Erfahrungen horizontal verlaufen. Deszendierende und nach oben konvex verlaufende ST-Strecken-Senkungen sollten demgegenüber mindestens 1 mm (= 0,1 mV) ausmachen. Einen isolierten gesenkten ST-Abgang (junction point) bei aszendierendem ST-Streckenverlauf werten wir nicht als pathologisch. Nach HOFFMANN [162] ist eine aszendierende ST-Strecken-Senkung nur dann pathologisch und auf eine Koronarinsuffizienz verdächtig, wenn die ST-Senkung am j-Punkt 1 mm oder mehr für die Dauer von 0,08 Sekunden oder länger beträgt. Die klinische Interpretation der ST-Strecken-Senkung erfolgt jedoch nicht einheitlich [25, 34, 42, 77, 162, 164, 182, 199, 325, 396].

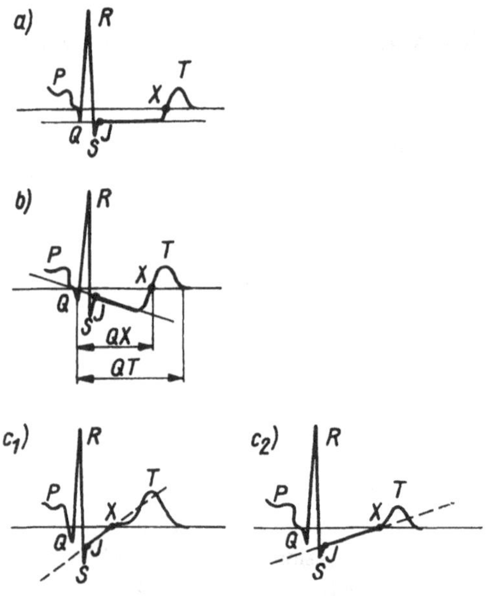

Abb. 54. Schematische Darstellung der ST-Strecken-Senkung.

A — horizontale Form; B — deszendierende Form; C_1 — aszendierende ST-Strecken-Senkung sogenannter R-Typ; C_2 — aszendierende ST-Strecken-Senkung sogenannter S-Typ

Normalerweise geht die ST-Strecke kontinuierlich in den T-Wellen-Schenkel über, so daß im allgemeinen eine genaue Grenze kaum angegeben werden kann. Ein scharfer oder deutlicher Knick zwischen ST und T (bei isoelektrischer ST-Strecke und positiver T-Welle) gilt nach LEPESCHKIN [199] und anderen Autoren [16, 65, 311, 388, 393] als diskreter Hinweis auf eine myokardiale Ischämie und soll eines der frühesten positiven elektrokardiographischen Zeichen sein. Nach unseren Erfahrungen haben männliche Patienten mit solchen EKG-Veränderungen stets pathologische Belastungselektrokardiogramme.

Grundsätzlich muß das Vorliegen von Elektrolytstörungen, eventuellen linksventrikulären Hypertrophien, intraventrikulären Leitungsstörungen oder einer Digitalisierung beachtet werden, da sie zu ähnlichen elektrokardiographischen Veränderungen und damit auch zu Fehlinterpretationen führen können. Es muß außerdem berücksichtigt werden, daß es eine ganze Reihe weiterer Möglichkeiten gibt, die mit einer ST-Strecken-Senkung oder -Elevation einhergehen können (Tab. 29).

Tabelle 29
Differentialdiagnose der ST-Strecken-Veränderungen

ST-Strecken-Senkungen	ST-Strecken-Elevationen
1. Innenschichtläsion bei Koronaratherosklerose	1. Myokardinfarkt
2. Myokarditis, Koronariitis	2. Perikarditis
3. Glykosid-Effekt	3. Herzwandaneurysma
4. Toxische Myokardschädigung	4. Lungenembolie
5. Posttachykardiesyndrom	5. Herztumoren
6. Hypokaliämie	6. Elektrolytstörungen
7. Sekundär, z. B. bei Schenkelblöcken	7. Akute Pankreatitis
8. Reflektorisch bedingt bei akuten Oberbauchprozessen (Pankreatitis, Ulzera, Gallenkoliken, Cholezystitis, Hiatushernien)	8. Vagotonie
	9. Herzgesunde (als Normvariante)
9. Epilepsie, Psychosen, Hypnose	10. PRINZMETAL-Angina
10. Orthostatische Kreislaufdysregulation	
11. Schockzustände (herabgesetzter Perfusionsdruck)	
12. Hochgradige Anämien	
13. Ausgeprägte Lungenerkrankungen mit entsprechenden obstruktiven und/oder restriktiven Ventilationsstörungen	
14. Postextrasystolisch	
15. Sauerstoffmangelatmung bzw. Aufenthalt in großen Höhen	
16. Akute und chronische CO-Vergiftungen	
17. Nach Pharmaka und Genußmitteln (z. B. Phenothiazine, Anästhetika, Nikotin)	
18. Hungerzustand bzw. während der Nahrungsaufnahme	

Während der myokardialen Ischämie können auch mitunter ST-Elevationen beobachtet werden. PRINZMETAL und Mitarbeiter [97] haben erstmalig bei Experimenten mit Hunden nachweisen können, daß eine ST-Hebung mit einer stärkeren Myokardischämie verbunden ist als eine ST-Senkung, ohne daß sich nachweisbare umschriebene Myokardinfarkte auszubilden brauchen. Diese Form der Angina pectoris (im EKG durch passagere ST-Hebung gekennzeichnet) ist nach PRINZMETAL benannt und in letzter Zeit häufiger beobachtet worden [63, 124, 142, 161, 221, 369, 402, eigene Beobachtung].
Die klinische Interpretation der T-Wellen-Veränderungen im Ruhe-EKG bietet häufig erhebliche Schwierigkeiten. Abgesehen vom sogenannten koronaren T nach PARDEE [281] bzw. terminal negativen T nach HOLZMANN [164], das im allgemeinen Ausdruck

eines Myokardinfarktes ist, sind alle anderen Formen der T-Veränderung vieldeutig, wenn nicht gleichzeitig ST-Strecken-Veränderungen oder Alterationen des QRS-Komplexes vorliegen (s. auch Tab. 30).

Tabelle 30

T-Wellen-Veränderungen und ihre wichtigsten klinischen Interpretationsmöglichkeiten

1. Ischämische Herzkrankheit (mit und ohne Myokardinfarkt)
2. Entzündliche Erkrankungen des Myokards und seines Gefäßsystems
3. Toxische Myokardschädigungen
4. Ventrikuläre Hypertrophie (z. B. bei Hypertonie, Klappenfehlern oder idiopathischer Herzhypertrophie)
5. Pericarditis constrictiva
6. Tageszeitabhängige Spontanveränderungen
7. Sympathikotonie
8. Sekundär, z. B. bei Schenkelblöcken
9. Lageanomalien des Herzens
10. Während der Nahrungsaufnahme
11. Orthostatische Kreislaufdysregulationen
12. Elektrolytstörungen
13. Schockzustände (verminderter Perfusionsdruck)
14. Nach Pharmaka und Genußmitteln (z. B. Chinidin, Phenothiazine, Anästhetika, Nikotin)
15. Sauerstoffmangelatmung bzw. Aufenthalt in großen Höhen
16. Adipositas

Ein koronares T wird neben der transmuralen auch bei der subepikardialen Ischämie (Außenschicht-Ischämie) gefunden. Das hohe (positive, spitze, gleichschenklige T mit nach oben konkaver ST-Strecke, das nicht selten in den Brustwandableitungen vorhanden ist, weist demgegenüber auf eine subendokardiale Ischämie (Innenschicht-Ischämie) hin.

Die sogenannten unspezifischen T-Veränderungen sind hinsichtlich ihrer klinischen Wertigkeit vieldeutig.

Tornow und Mitarbeiter [389] geben in 1,8%, Sleeper und Mitarbeiter [372] in 2,4% und Friedberg und Mitarbeiter [112] in 4,9% aller Routine-EKG sogenannte benigne, unspezifische oder funktionell bedingte Endteilveränderungen an. Blackburn und Mitarbeiter [39] haben aber nachgewiesen, daß auch Patienten mit solchen geringfügigen oder unspezifischen T-Veränderungen eine statistisch signifikant höhere Letalität als Patienten mit normalem EKG haben.

Nach Ostrander [274] findet man ungefähr bei 1% der Bevölkerung unspezifische T-Wellen-Veränderungen, ohne daß klinische Anzeichen einer Herzerkrankung vorliegen. Diese Personen haben aber häufiger als die übrige Bevölkerung eine Adipositas, Hypertonie, Hypercholesterinämie und Hyperglykämie und damit auch eine höhere Letalität.

— Veränderungen des QRS-Komplexes

Für die verschiedenen Schenkelblöcke ist die Koronaratherosklerose in 50—80% aller Fälle ursächlich verantwortlich. Als weitere Ursache kommen vorwiegend der arterielle Hochdruck und die rheumatische Karditis in Frage [21, 96, 397]. Nur selten findet man

keine Ursachen [21, 275]. Auch temporäre Blockformen sind häufig durch eine ischämische Herzkrankheit bedingt [22, 31, 91, 277].
Der Linksschenkelblock wird im eigenen Krankengut durch die Koronaratherosklerose zu 46,3% hervorgerufen.
Auch für die verschiedenen Hemiblockformen ist zweifellos die Koronaratherosklerose als wichtigste Ursache anzunehmen [79, 126, 128, 150, 198, 204, 381, 391].

— Achsenabweichung des mittleren QRS-Vektors in der Frontalebene über —30°

Der überdrehte Linkstyp (S_{II} größer als R_{II} bei linkstypischen EKG nach Klepzig [191] bzw. über —30° Achsenabweichung in der Frontalebene), wie im allgemeinen im Schrifttum [13, 17, 73, 75, 100, 138, 207] angegeben wird, ist oft Ausdruck einer ischämischen Herzkrankheit. Eckel [95] ist der Meinung, daß der überdrehte Linkstyp ätiologisch überwiegend durch eine Myokardfibrose bedingt ist. In Übereinstimmung mit unseren Erfahrungen ist bei Patienten unter 40 Jahren außerdem an ein angeborenes Vitium cordis (Vorhofseptumdefekt vom Primumtyp, inkompletter AV-Kanal) zu denken [95]. Der Entstehungsmechanismus scheint jedoch nicht endgültig geklärt zu sein.
Nach Davies und Mitarbeiter [75] wird die tiefe S-Zacke in Ableitung II und III durch eine Änderung des terminalen QRS-Vektors hervorgerufen. Schäfer [343] und Friese [113] nehmen eine abnorme Erregungsausbreitung in den Kammern an, wobei die Richtungsänderung des terminalen QRS-Vektors durch eine Fibrosierung bzw. Nekrose des Myokards bedingt ist. Für diese Interpretation sprechen auch die in letzter Zeit nachgewiesenen Hemiblockformen [322], die teilweise (anteriorer Hemiblock) mit einem überdrehten Linkstyp verbunden sind. Von dieser Vorstellung ausgehend, kann der Mechanismus folgendermaßen erklärt werden: Der rechte Tawara-Schenkel verläuft bis zur Herzspitze, bevor er sich aufzweigt. Der linke Schenkel teilt sich hingegen schon kurz nach seinem Ursprung in einen anterioren und posterioren Faszikel. Der anteriore Faszikel versorgt die Vorder- und Seitenwand und der posteriore Faszikel die Hinterwand des linken Ventrikels. Normalerweise breitet sich die Erregung über beide Faszikel gleich schnell aus, so daß am Ende der Erregungsausbreitung ein Summationsvektor resultiert, der nach links und unten weist. Ist die Erregungsleitung im anterioren Faszikel jedoch blockiert, so wird der linke Ventrikel vorwiegend über den posterioren Faszikel erregt. Der Summationsvektor weicht deshalb nach links und oben ab, womit die Erklärung für den überdrehten Linkstyp gegeben ist.

— Veränderungen der U-Welle

In den letzten Jahren ist verschiedentlich versucht worden, auch die U-Welle bzw. ihre Veränderungen für die Diagnostik der myokardialen Ischämie zu nutzen [15, 120, 140, 163, 200, 267, 278, 279, 280, 398].
Obwohl U-Wellen-Inversionen als Frühzeichen für die Diagnostik einer ischämischen Herzkrankheit von Bedeutung sein sollen [163], konnte das Problem bisher nicht endgültig geklärt werden. Die U-Welle, die stets positiv ist, wird bei 70% der herzgesunden Bevölkerung gefunden [280]. Negative und biphasische U-Wellen sind ein abnormer Befund, der einem pathologischen Funktionsverhalten des Myokards entspricht [163]. Etwa 1% aller Routine-EKG weisen negative U-Wellen auf [279], wobei am häufigsten die Hypertonie und Koronaratherosklerose als Ursache angegeben werden [279].

— **Veränderungen der P-Welle**

Die Dauer der P-Welle als Ausdruck der Vorhoferregung nimmt mit dem Alter zu [168, 313]. Falls eine Hypertrophie und Dilatation der Vorhöfe ausgeschlossen werden können, gilt diese intraaurikuläre Erregungsleitungsstörung als Hinweis für eine degenerative Veränderung der Vorhofmuskulatur [168, 313]. Für diese Annahme spricht auch das häufige Auftreten von Myokardinfarkten und absoluten Arrhythmien bei Patienten mit verbreiterten Vorhofwellen [168].
Shettigar und Mitarbeiter [491] untersuchten an 52 Männern mit stabiler Angina pectoris die Beziehungen zwischen den P-Wellen-Veränderungen und der Größe des linken Vorhofes, dem Pulmonalarteriendruck und der linksventrikulären Funktion. Die Größe des linken Vorhofes wurde mittels Echokardiographie bestimmt. Weitere gemessene Parameter waren:

— der mittlere Pulmonalarteriendruck in Ruhe und unter Belastung
— die Auswurffraktion
— der linksventrikuläre Kontraktionsablauf
— die Schwere der koronaren Herzkrankheit

Der linksventrikuläre enddiastolische Druck wurde nicht gemessen. Im Vergleich zu diesen 52 Patienten wurden diese Parameter an 33 gesunden Personen erhoben. Die Untersucher fanden das P terminal force (Ptf) ($\geqq -0{,}02$ mm · s) bei 69% der Patienten mit IHK, jedoch bei keinem der Gesunden.
Das Ptf korrelierte mit dem mittleren Pulmonalarteriendruck unter Belastung, aber nicht mit der Größe des linken Vorhofes; es hatte eine Beziehung zu linksventrikulären Kontraktionsstörungen, nicht aber zur Auswurffraktion oder der Zahl der erkrankten Gefäße.
Bei dieser Untersuchung korrelierte die P-Dauer in Ableitung II weder mit dem mittleren Pulmonalarteriendruck noch mit der Größe des linken Vorhofes. Die Autoren schlußfolgern, daß die chronische intermittierende Erhöhung des linksatrialen Druckes beim Angina pectoris-Anfall eine Hypertrophie des linken Vorhofes bewirkt, die für die Größe des negativen Anteils des P in V_1 bei Patienten mit ischämischer Herzkrankheit verantwortlich ist. Bei Patienten mit chronischer IHK fanden wir bei 72,4% der Untersuchten mit erhöhtem LVEDP ein P terminal force von über —0,02 mm/s. Der Anteil der falsch positiven Ergebnisse betrug 9,7% [30b].

— **Rhythmusstörungen**

Rhythmusstörungen sind bei einer myokardialen Ischämie nicht selten und bleiben zuweilen die einzige elektrokardiographische Veränderung [345].

• **Erregungsleitungsstörungen**

Neben den bereits erwähnten intraventrikulären Leitungsstörungen (Schenkelblöcke) kann die myokardiale Ischämie zu den verschiedenen atrioventrikulären Blockierungen [58] oder seltener auch zu einem sinu-aurikulären Block führen [345].

• **Ektope Erregungsbildungen**

Vereinzelte Kammerextrasystolen können bereits Ausdruck einer myokardialen Ischämie sein, besonders dann, wenn sie unter Belastung zunehmen. Mit zunehmender ektopischer Reizbildung entstehen auch gehäufte polytope Extrasystolen, die bisweilen ventrikuläre Tachykardien bedingen oder Kammerflimmern bzw. -flattern auslösen. Auf Vorhofextrasystolen kann in ähnlicher Form ein Vorhofflimmern mit absoluter Arrhythmie folgen [345]. Neben diesen Rhythmusstörungen werden mitunter auch Sinustachykardien oder -bradykardien beobachtet [19].

– Beziehung zwischen Ruhe-EKG und Koronarangiogramm

Unsere Untersuchungen zur Bedeutung des konventionellen Ruhe-EKG (Einthoven I, II, III, aVR, aVL, aVF nach Goldberger und V_1 bis V_6 nach Wilson) für die Erfassung der myokardialen Ischämie (ausgenommen akute Infarkte und Postinfarktzustände) zeigen, daß nur in 50% der Fälle das Ruhe-EKG mit dem Koronarogramm korreliert, wobei die Bewertung in Anlehnung an den Minnesota-Code und die bereits erwähnten Kriterien erfolgt ist. Wir haben das konventionelle Ruhe-EKG von insgesamt 294 männlichen Patienten mit typischem oder atypischem Angina-pectoris-Syndrom mit dem Koronarogramm verglichen und kamen zu den in der Tabelle 31 wiedergegebenen Ergebnissen.

Tabelle 31
Vergleich zwischen Ruhe-EKG und Koronarangiogramm bei 294 männlichen Patienten

EKG	Koronarangiogramm	
	Normal	Pathologisch
Normal	118 (40%)	132 (45%)
Pathologisch	14 (5%)	30 (10%)

Wie aus dieser Tabelle hervorgeht, beträgt die Anzahl der falsch positiven Elektrokardiogramme 5% und die der falsch negativen 45%, d. h., die Sensitivität des Ruhe-EKG ist hinsichtlich der Erfassung der chronischen myokardialen Ischämie gering, wenn akute Infarkte und Postinfarktzustände unberücksichtigt bleiben. Diese Tatsache muß bei der Diagnostik der ischämischen Herzkrankheit berücksichtigt werden. Wenn keine Infarkt-Residuen vorliegen, hat das konventionelle Ruhe-EKG eine relativ geringe diagnostische Aussagekraft und schließt auch bedeutsamere Stenosierungen keineswegs aus. Auch Bruschke und Mitarbeiter [54] teilen ähnliche Ergebnisse mit. Von 590 Patienten mit einer signifikanten angiographisch gesicherten Koronaratherosklerose hatten 231 Patienten (= 39,2%) ein normales Ruhe-EKG. Auffallend war, daß diese Patienten mit normalem Ruhe-EKG eine wesentlich bessere Lebenserwartung hatten (Letalität von 18,7% in 5 Jahren) als Patienten mit pathologischem Ruhe-EKG, die bei Schenkelblöcken eine Letalität bis zu 65,1% aufwiesen. Neben den bereits erwähnten Faktoren dürften auch interkoronare Anastomosen für die relativ geringe Sensitivität des Ruhe-EKG eine wesentliche Rolle spielen. Unter Anwendung der Diskriminanzanalyse kann die Aussagekraft des konventionellen Ruhe EKG auf 83,9% erhöht werden.
Die Anwendung des korrigierten orthogonalen EKG nach Frank für die Beurteilung der ischämischen Herzkrankheit in Ruhe bringt nach eigenen Untersuchungen unter Verwendung der Diskriminanzanalyse eine Übereinstimmung zu 77,8% mit dem Koronarangiogramm [474, 490]. Gleichzeitig unterstreicht das Ergebnis die Notwendigkeit, in diesen Fällen ein Belastungs-EKG anfertigen zu lassen, dessen Bedeutung unbestritten ist [291, 355].

3.3.3.2. Belastungs-Elektrokardiographie

Neben der Diagnostik der latenten Koronarinsuffizienz findet die Belastungselektrokardiographie auch Anwendung zur Einschätzung der myokardialen Leistungsfähigkeit bei Sportlern oder Patienten mit anderen kardiovaskulären Erkrankungen und kann außerdem zur Objektivierung therapeutischer Effekte genutzt werden [111, 119, 179, 180, 235, 269, 327, 328, 330]. Aber auch für prognostische Aussagen stellt sie eine wertvolle Hilfe dar [55, 87, 90, 249, 344, 394]. Für die Diagnostik der latenten Koronarinsuffizienz hat die individuell dosierte Fahrradergometrie die größte klinische Bedeutung [290].

— Indikationen und Kontraindikationen der Belastungselektrokardiographie

Das Belastungselektrokardiogramm ist eine der wichtigsten unblutigen Untersuchungsmethoden zur Aufdeckung einer latenten Koronarinsuffizienz [287a, 293]. Patienten mit einer koronaratherosklerotischen Erkrankung zeigen im allgemeinen elektrokardiographische Veränderungen, wenn unter der Belastung die eingeschränkte Koronarreserve nicht mehr ausreicht, um den myokardialen Sauerstoffverbrauch zu decken. Das Belastungselektrokardiogramm korreliert deshalb auch in einem viel höheren Prozentsatz mit dem Koronarogramm als das Ruhe-EKG und ist zu einer wertvollen kardiologischen Untersuchungsmethode geworden, auf die bei der Diagnostik der ischämischen Herzkrankheit nicht mehr verzichtet werden kann. Das Belastungs-EKG erfaßt in etwa 50% der Fälle eine myokardiale Ischämie [289]. Darüber hinaus hat die Belastungselektrokardiographie auch eine große Bedeutung für die Beurteilung des Krankheitsverlaufes, der Effektivität der Therapie und der prognostischen Aussage. Unter Berücksichtigung der Kontraindikationen (s. Tab. 32) ist die Belastungselektrokardiographie auch eine risikoarme und dem Patienten relativ wenig belastende Methode. Rochmis und Mitarbeiter [319] haben das mit dieser Methode verbundene Risiko an Hand von 170000 Untersuchungen aus 73 Zentren dargestellt. Wie aus dieser Zusammenstellung hervorgeht, sind 16 Todesfälle (1/10000) aufgetreten (10 nach maximaler und 6 nach submaximaler Belastung) In 5 Fällen ist der Zusammenhang mit der Belastungsuntersuchung jedoch fraglich, da diese Patienten erst einige Stunden bis Tage nach der Belastungsuntersuchung einen Myokardinfarkt bekamen. Über eine sehr geringe Mortalitätsrate (weniger als 1/10000) wird auch von Ellestad und Mitarbeiter [99], Bruce [51], und Rousseau und Mitarbeiter [333] berichtet. Die Morbiditätsrate wird von Rochmis und Mitarbeiter [319] mit 2,4/10000 angegeben. Diese Patienten mußten nach der Belastungsuntersuchung kurzzeitig hospitalisiert werden. Wir haben über 5000 Belastungsuntersuchungen durchgeführt und keine ernsthaften Komplikationen beobachtet.

— Methoden der Belastung

Für den Nachweis einer eingeschränkten Koronarreserve gibt es verschiedene Provokationsteste (s. Tab. 33), die alle mehr oder weniger häufig Anwendung finden.
Alle diese Formen der Belastung haben jedoch ihre Vor- und Nachteile und zum Teil auch ihre speziellen Indikationsgebiete, über die berichtet werden soll. Die älteste und

heute noch gebräuchlichste Belastungsart ist die körperliche Belastung, die in folgenden Formen durchgeführt wird:

- **Körperliche Belastungen**

■ **Kniebeugetest**

Er ist besonders von SCHLOMKA und Mitarbeiter [351] propagiert worden und wird heutzutage noch vielfach im deutschsprachigen Raum angewandt, wenn aus technischen Gründen keine anderen, dosierten Belastungsformen möglich sind. In der Regel werden

Tabelle 32
Indikationen und Kontraindikationen für die Durchführung der Belastungselektrokardiographie

A. Indikationen	
1.	Diagnostik der ischämischen Herzkrankheit
2.	Beurteilung der kardiovaskulären Leistungsfähigkeit
3.	Beurteilung des Krankheitsverlaufes und der prognostischen Aussage
4.	Objektivierung der Effektivität der Therapie
B. Kontraindikationen	
1.	Absolute Kontraindikationen
1.1.	Frischer Herzinfarkt oder Infarktverdacht
1.2.	Instabile Angina pectoris (impending infarction)
1.3.	Manifeste Herzsuffizienz mit einer Herzfrequenz von über 100 Schlägen/min
1.4.	Schlechter Allgemeinzustand
1.5.	Hoher Blutdruck (systolisch über 200 mm Hg und/oder diastolisch über 100 mm Hg
1.6.	Schwere pulmonale Hypertonie
1.7.	Rhythmusstörungen (z. B. salvenartige Extrasystolen, Tachykardien)
1.8.	Akute Karditis und jeder fieberhafte Zustand
1.9.	Akute thrombembolische Erkrankungen
1.10.	Schwere Aortenstenose
2.	Relative Kontraindikationen
2.1.	Erhebliche Herzvergrößerung
2.2.	Nicht kompensierte Stoffwechselerkrankungen (Diabetes mellitus, Thyreotoxikose, Myxödem)
2.3.	Leichte Aortenstenose

Tabelle 33
Provokationstests zur Erzeugung einer negativen Sauerstoffbilanz

1.	Tests, die zu einer Erhöhung des Sauerstoffverbrauches führen
1.1.	Medikamentöse Belastung (z. B. Isoproterenol)
1.2.	Körperliche Belastung
1.2.1.	Vorwiegend isometrisch-statische Belastungen (z. B. Handdynamometer)
1.2.2.	Vorwiegend dynamische Belastungen (z. B. Kniebeugen, Treppensteigen, Klettertest nach KLEPZIG und KALTENBACH, Laufbandbelastung auf schiefer oder waagerechter Ebene, Hantel-Test, Fahrradergometrie usw.)
2.	Tests, die das Sauerstoffangebot vermindern
2.1.	Isolierte Vorhofstimulation (Atrial pacing)
2.2.	Medikamentöse Belastung (Dipyridamol-Test)
2.3.	Hypoxie-Test (z. B. mit einem Luftgemisch von 10% Sauerstoff und 90% Stickstoff)

10, 20 oder 30 Kniebeugen gemacht und anschließend das EKG registriert. Dabei ist es für die Intensität der Belastung notwendig, daß die Kniebeugen innerhalb einer vorgegebenen Zeit absolviert werden. Aber selbst wenn das Tempo standardisiert wird, hängt die Leistung sehr vom Körpergewicht und der Technik ab, mit der die Kniebeugen durchgeführt werden, abgesehen davon, daß diese Art der Belastung unphysiologisch ist und besonders älteren Patienten Schwierigkeiten bereitet. Eine annähernde Bestimmung der Leistung in Watt ist durch Umrechnung (1 mkp/s = 9,81 Watt) zwar gegeben, eine standardisierte stufenweise Belastung bis zur submaximalen altersentsprechenden Herzfrequenz mit gleichzeitiger EKG-Registrierung oder Kontrolle auf dem Monitor jedoch nicht möglich. Die mit dieser Methode erzielten Ergebnisse sind deshalb schlecht reproduzierbar und kaum miteinander vergleichbar. Auch wenn der Kniebeugetest in der Praxis leicht durchgeführt werden kann und keinen zusätzlichen Aufwand erforderlich macht, sollte man ihn aus den dargelegten Gründen nach Möglichkeit vermeiden.

■ **Master-Test**

Dieser von MASTER [233, 234, 235, 237, 238, 239, 240, 241, 242, 243, 244, 245] entwickelte und nach ihm benannte Test war der erste Versuch, die Belastung zu standardisieren. Er gehört heute noch (besonders in den angelsächsichen Ländern) zu den am häufigsten angewandten Tests, obwohl die Tendenz, auf die Fahrradergometrie überzugehen, offensichtlich ist.

Der Patient steigt zwei Stufen, die eine genormte Höhe von 9 inches (= 23 cm) haben und geht auf der anderen Seite der Treppe wieder herunter. Nach einer Drehung von 180° wird der gesamte Vorgang wiederholt. Die in 1,5 Minuten (einfacher MASTER-Test) oder 3 Minuten (doppelter MASTER-Test) zu steigende Stufenzahl wird entsprechend dem Alter, Geschlecht und Gewicht des Probanden variiert (Belastungsschema und Kriterien bei MASTER [241]). Nach FORD und Mitarbeiter [108] beträgt die durchschnittliche Belastungsintensität umgerechnet etwa 81 Watt. Der Gesamtsauerstoffverbrauch je Minute ist mit 1739 cm^3 ermittelt worden, was jedoch einer Belastung von 125 Watt auf dem Fahrradergometer entspricht. Die Differenz ergibt sich dadurch, daß Abstiege und Drehungen unberücksichtigt geblieben sind. Bei der kurzen Belastungsdauer von 1,5 Minuten kann der Organismus eine Sauerstoffschuld eingehen, so daß die Belastung, die mit dem einfachen MASTER-Test erreicht wird, nicht einer 1,5minütigen Ergometerbelastung von 125 Watt gleichzusetzen ist, sondern eher einer Belastung von 60 bis 70 Watt für 3 Minuten entspricht [327]. Beim doppelten MASTER-Test wird in der 2. und 3. Minute eine wesentlich höhere Belastung erreicht (etwa 125 Watt), dauert aber nur 1—2 Minuten [327]. Solche Belastungen sind nach unseren Erfahrungen für einen Teil der Patienten bereits zu hoch, für viele jedoch noch zu gering, so daß die Anzahl der falsch negativen Ergebnisse relativ groß ist. Ähnliche Erfahrungen werden auch von ROSKAMM [327] mitgeteilt. Der MASTER-Test hat deshalb in den letzten Jahren zahlreiche Kritiker gefunden [4, 136, 158, 212, 215, 327, 334].

Nach unseren bisherigen Erfahrungen korrelieren die Ergebnisse, die mit dem MASTER-Test gewonnen worden sind, nur in 65% der Fälle mit dem Koronarogramm, während in 21% der Fälle der MASTER-Test zu falsch negativen Resultaten führt. Nach MARTIN und Mitarbeiter [231] sind es 37%, wobei als Kriterium für einen positiven doppelten MASTER-Test eine ST-Strecken-Senkung von $\geqq$ 0,5 mm gewählt worden war.

Ähnliche Ergebnisse werden auch von anderen Autoren [26, 123, 201, 231, 251, 263, 327, 360, 387] mitgeteilt, wobei die Anzahl der falsch negativen Resultate bis zu 57% be-

trägt [212]. Dieser hohe Prozentsatz schränkt die diagnostische Aussagekraft des MASTER-Tests stark ein, so daß die von MASTER und Mitarbeiter [240] vertretene Ansicht, daß der doppelte MASTER-Test bei fast allen asymptomatischen Personen mit ischämischer Herzkrankheit und normalem Ruhe-EKG positiv ausfällt, nicht geteilt werden kann.
MOST und Mitarbeiter [263], McCONAHAY und Mitarbeiter [251] sowie SALTUPS und Mitarbeiter [339] haben nur in 58—70% der Patienten mit einem Angina-pectoris-Syndrom eine positive Korrelation der Befunde des doppelten MASTER-Tests mit dem Koronarogramm gefunden. Diese Ergebnisse können durch eigene Befunde bestätigt werden. Auch von SHEFFIELD und Mitarbeiter [360, 361], sowie BELLET und Mitarbeiter [26] werden ähnliche Resultate mitgeteilt.
Diese Erfahrungen lassen erkennen, daß positive Befunde zwar diagnostisch verwertbar sind, negative Untersuchungsergebnisse aber eine manifeste Koronarerkrankung keineswegs ausschließen. Aus diesen Gründen kann der MASTER-Test nicht ohne Bedenken für die Diagnostik der ischämischen Herzkrankheit empfohlen werden, abgesehen davon, daß besonders ältere und behinderte Patienten aus verständlichen Gründen oft erhebliche Schwierigkeiten haben, in der vorgegebenen Zeit die Stufen zu steigen und sich dabei nach jedem Versuch um 180° zu drehen.

■ Klettertest nach Kaltenbach und Klepzig

KALTENBACH und KLEPZIG haben einen Klettertest entwickelt [179, 180, 181], der nach ihren Erfahrungen mit der Ergometrie gleichgesetzt werden kann und eine echte dosierte Belastung des Probanden ermöglichen soll. Die mit dieser Methode erreichbare Reproduzierbarkeit und der Wirkungsgrad entsprechen dem einer exakten ergometrischen Untersuchung [179, 181].
Hierbei wird eine in der Höhe jeweils um 5 cm verstellbare 70 cm breite Einzelstufe verwendet, die so konstruiert ist, daß die Stufenhöhe von 10, 15, 20, 25 bis 50 cm einstellbar ist. Sie ist ähnlich einer Sprossenwand in der Wand fest verankert.
Der Patient hält sich nun mit beiden Händen an einer Sprosse fest und steigt im Metronomtakt über 6 Minuten die Stufe auf und ab. Bei den Patienten mit ischämischer Herzkrankheit fällt der Test in 88% der Fälle positiv aus. Die Bewertung erfolgt nach vorgegebenen Tabellen.
Die Kletterstufenbelastung nach KALTENBACH und KLEPZIG hat gegenüber dem MASTER-Test folgende Vorteile:

1. exakte Dosierbarkeit der Belastung
2. gute Übereinstimmung der Resultate mit den Ergebnissen der Ergometrie
3. der Proband braucht sich während der Belastung nicht zu drehen
4. die Leistung kann bei Bedarf auch höher gewählt werden (Stufenhöhe und Metronomfrequenz sind verstellbar)
5. der Proband kann beide Arme benutzen, was besonders bei älteren oder behinderten Personen wesentlich ist
6. der Platzbedarf ist geringer

■ Harvard-Steptest

Bei diesem Test handelt es sich um einen Stufentest (Höhe 50,8 cm). Der Proband muß 5 Minuten lang auf- und absteigen, wobei der Rhythmus mit 30mal je Minute vorgegeben ist. Methodisch ist dieser Test zwar leicht realisierbar, er hat aber auch alle dem MASTER-Test eigenen Nachteile.

■ Laufbandbelastung auf schiefer oder waagerechter Ebene (Treadmill-Belastung)

Auch diese Belastungsform ist relativ weit verbreitet, wobei sich die Belastungsintensität aus der Laufgeschwindigkeit des Bandes, der Dauer und dem eventuellen Anstieg (schiefe Ebene) ergibt. Alle Variationen der geforderten Belastung können hergestellt werden. Die Methode entspricht weitaus mehr den täglichen physiologischen Belastungen.
Die Anzahl der falsch negativen Ergebnisse ist hier wesentlich geringer als beim MASTER-Test. MARTIN und Mitarbeiter [232] geben 16% an (Kriterium für positiven Treadmill-Test: ST-Streckensenkung von $\geqq$ 0,5 mm). Die Spezifität dieser Methode beträgt 89% und ihre Sensitivität 62% (mit Kriterium für positiven Treadmill-Test: ST-Streckensenkung von $\geqq$ 1 mm), wobei als Referenzsystem die Koronarangiographie gewählt worden war [231], SHEFFIELD und Mitarbeiter [360] haben in 80 bis 90% der Patienten mit Angina-pectoris-Syndrom ein positives Belastungs-EKG (dosierte Treadmill-Belastung bis 85% der altersabhängigen maximalen Herzfrequenz) gefunden, so daß diese Belastungsart bei adäquater Belastungshöhe auch zu ähnlichen Ergebnissen wie die Ergometrie führen könnte. Einschränkend muß jedoch auf den relativ hohen methodischen Aufwand und auf die Schwierigkeiten für ältere und behinderte Patienten hingewiesen werden.

■ Fahrradergometerbelastung

Die geeignetste Methode der individuellen Belastung des Menschen ist die Fahrradergometrie. Sie besitzt gegenüber allen anderen Belastungsformen folgende Vorteile:

1. Eine genaue Austestung derjenigen Belastungsintensität, unter der es zu EKG-Veränderungen im Sinne einer Ischämie kommt, ist leicht möglich. Damit hat man in gewisser Weise ein semiquantitatives Verfahren und kann unter anderem auch versuchen, die Belastbarkeit des Myokards in Abhängigkeit von therapeutischen Maßnahmen zu objektivieren. Für jeden Probanden ist eine reproduzierbare Belastungsstufe genau einstellbar.
2. Es besteht die Möglichkeit, während der Untersuchung, sitzend oder liegend, auswertbare Elektrokardiogramme zu registrieren, ohne daß damit eine zusätzliche Belastung für den Patienten oder ein größerer methodischer Aufwand verbunden ist.
3. Während der Belastung kann das EKG kontinuierlich mit Hilfe eines Oszilloskop beobachtet werden. Das ist für den Untersucher von großer Bedeutung, da er sofort und rechtzeitig auf alle sich eventuell anbahnenden Komplikationen (z. B. Rhythmusstörungen) reagieren und die Belastung abbrechen kann.
4. Transistorische EKG-Veränderungen, die bereits unmittelbar nach der Belastung nicht mehr vorhanden sind, können dem Untersucher nicht entgehen und dokumentiert werden. Solche flüchtigen EKG-Veränderungen werden nach BELLET und Mitarbeiter [25], FLEISCH [107] und nach eigenen Beobachtungen in Einzelfällen immer wieder nachgewiesen.
5. Die einzelnen Belastungsstufen können über einen längeren Zeitraum aufrecht erhalten werden. So ist eine kurze Belastungsdauer auf einer Stufe (ein, zwei oder drei Minuten, häufig werden drei Minuten gewählt, Provokationstest) und das Anstreben eines „relativen steady state“ (vier, fünf, sechs oder mehr Minuten) möglich.

Obwohl zu dieser Problematik seit 1971 Untersuchungen von der WHO durchgeführt werden und diese Frage gegenwärtig noch nicht endgültig beantwortet werden kann, sollte man bei der Wahl der Belastungsdauer von der jeweiligen Zielstellung der Belastungsuntersuchung ausgehen und zwischen einer Leistungsprüfung unter besonderer Berücksichtigung der Hämodynamik und des Metabolismus unter steady-state-Bedingungen und der Provokation einer in Ruhe latenten Koronarinsuffizienz aus rein diagnostischen Gründen unterscheiden. Im letzten Falle sind wir der Meinung, daß steady-state-Bedingungen und eine maximale ergometrische Belastung nicht erforderlich sind, da solche Untersuchungen bei Patienten mit ischämischer Herzkrankheit mit einem erhöhten Risiko verbunden sind. Neben vielen Arbeitsgruppen [184, 226, 247, 248, 321, 327, 358, 361, 362] belasten wir deshalb solange, bis 85% der altersabhängigen maximalen Herzfrequenz erreicht werden (s. Tab. 34), wobei jede Belastungsstufe drei Minuten dauert und die nächst höhere Stufe ohne Zwischenschaltung von Pausen absolviert wird.

Für die Provokation einer in Ruhe latenten Koronarinsuffizienz hat diese Belastungsform eine adäquate Aussagekraft. Aus diesem Grunde ist es auch vorteilhaft, die Be-

Tabelle 34

Maximalpuls und submaximale Grenzwerte
(85% der in der entsprechenden Altersgruppe erreichbaren Herzfrequenz)
in Abhängigkeit vom Alter (nach Sharrock und Mitarbeiter [358a])

Alter (Jahre)	Maximalpuls (Schläge/min)	Submaximale Grenzwerte (Schläge/min)
25	200	170
30	194	165
35	188	160
40	182	155
45	176	150
50	171	145
55	165	140
60	159	135
65	153	130

Tabelle 35

Abbruchkriterien für die Belastungselektrokardiographie

1. EKG-Veränderungen
   horizontale oder deszendierende ST-Strecken-Senkungen über 0,2 mV
   Erregungsbildungsstörungen (gehäufte oder salvenartige oder polytope Extrasystolen), Überleitungsstörungen (AV-Blöcke), intraventrikuläre Erregungsleitungsstörungen (Schenkelblöcke)
2. Abnorme Blutdruckerhöhungen
   (Blutdruckanstieg systolisch über 230 mm Hg oder diastolisch über 120 mm Hg)
3. Abnormer Blutdruckabfall
   (über 20% bei gleichbleibender Belastung oder mangelnder Anstieg bei steigender Belastung)
4. Mangelnder Anstieg der Herzfrequenz bei steigender Belastung
5. Herzfrequenzerhöhung
   (über die altersabhängigen maximalen Herzfrequenzen hinaus)
6. Auftreten eines typischen Angina-pectoris-Syndroms
7. Erschöpfung des Patienten
   (Dyspnoe, starker Schweißausbruch, zunehmender Kopfschmerz, Schwindelerscheinungen)
8. Claudicatio intermittens

lastungsgröße nicht von vornherein für den Probanden festzulegen, sondern vielmehr eine individuell dosierte Belastung (bis zu submaximalen Grenzwerten) anzustreben, falls nicht Abbruchkriterien (s. Tab. 35) auftreten, die zu einer vorzeitigen Beendigung der Belastungsuntersuchung zwingen.
Die fahrradergometrische Belastung wird jedoch nicht einheitlich gehandhabt und in folgenden Varianten ausgeführt:

1. Sitzend oder liegend
2. Als Ein- oder Mehrstufentest
3. Kurze Belastungsdauer auf einer Stufe oder das Anstreben eines relativen steady state
4. Mit oder ohne Pausen zwischen den einzelnen Belastungsstufen
5. Steigerung der einzelnen Belastungsstufen um 10 Watt, 25 Watt, 33,3 Watt oder 50 Watt
6. Unterschiedliche Höhe der Initialstufe (niedrige Initialstufe: 10 oder 25 Watt, mittlere Initialstufe: 50 oder 75 Watt, hohe Initialstufe: 100 oder 125 Watt oder individuelle Initialstufe)
7. Submaximale oder maximale Belastung

Über die Frage der konstanten Belastung während einer Belastungsstufe (rektangulare Belastungsform oder stufenweise ansteigende Belastung) und der kontinuierlich bzw. annähernd kontinuierlich zunehmenden Belastung (triangulare Belastungsform) ist u. a. von ARSTILA [5] und SIEBER [366] berichtet worden (s. auch Abb. 55). Nach SIEBER [366] hat die rektangulare Belastungsform, die vorwiegend in der Belastungselektrokardiographie Anwendung findet, die größere dianostische Aussagekraft.

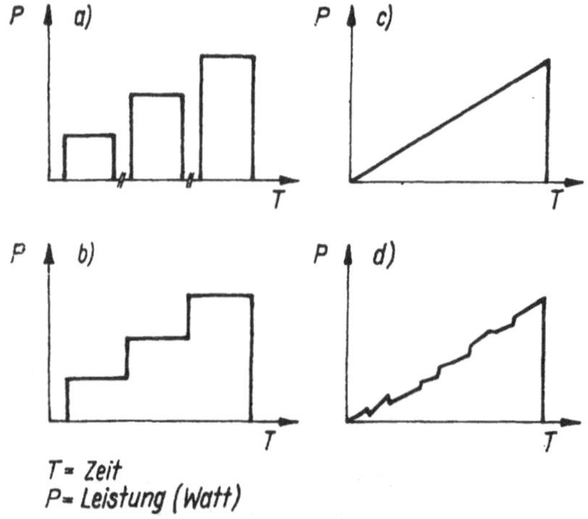

Abb. 55. In a und b werden rektanguläre Belastungsformen dargestellt, d. h. die jeweilige Belastungsstufe wird über einen bestimmten Zeitraum konstant gehalten. Die nächst höhere Belastungsstufe wird mit oder ohne Zwischenschaltung von Pausen absolviert.
c und d sind trianguläre Belastungsformen. Die Belastung nimmt kontinuierlich bzw. annähernd kontinuierlich zu

Die Diskussion über Vor- und Nachteile der einzelnen Variationsmöglichkeiten ist jedoch nicht abgeschlossen, so daß gegenwärtig auch nicht entschieden werden kann, welche Variante die optimale ist. Die WHO führt zur Zeit Untersuchungen zu dieser Problematik durch.
Die Fahrradergometrie setzt eine Eichung des Gerätes voraus, um reproduzierbare und vergleichbare Befunde zu erhalten. Dabei ist insbesondere auf die Drehzahlabhängigkeit des entsprechenden Typs zu achten.
Für die Durchführung der Untersuchung ist es nicht gleichgültig, bei welcher Drehzahl die entsprechende Leistung zu erbringen ist. Nach MESSIN und Mitarbeiter [256] sind

60 Umdrehungen/min als optimal anzusehen. Auch SHEPARD und Mitarbeiter [364] empfehlen diese Drehzahl bei submaximaler Belastung, bei maximaler schlagen sie hingegen 90 Umdrehungen/min vor. SCHMIDT [353] machte eine vergleichende Studie am Fahrradergometer mit Herzpatienten bei 30, 40, 50 und 60 Umdrehungen/min.
Von den Patienten werden 40 oder 50 Umdrehungen/min am angenehmsten empfunden. Der Sauerstoffverbrauch war bei dieser Drehzahl am geringsten. Junge und gesunde Männer haben ihren größten Wirkungsgrad bei 60 oder mehr Umdrehungen/min, ältere männliche Patienten demgegenüber bei 40 bis 50 Umdrehungen/min. Aus

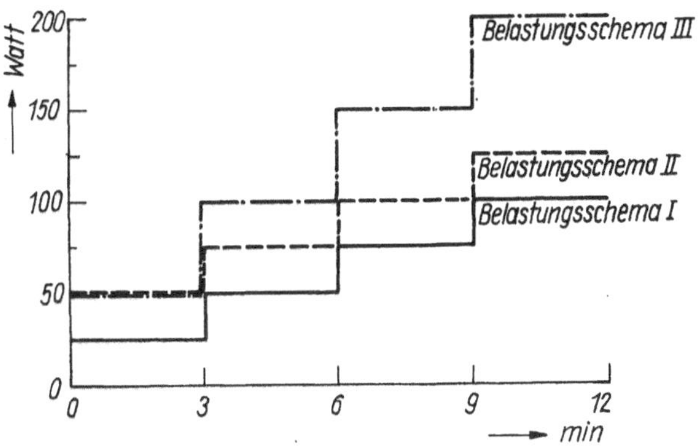

Abb. 56. Die einzelnen Belastungsstufen und deren Dauer bei verschiedenen Patientengruppen
In Abhängigkeit von ihrer physischen Belastbarkeit werden folgende Patientengruppen nach den Schemata I bis III belastet:
Belastungsschema I: Patienten mit typischer Angina pectoris bei geringer körperlicher Belastung und nach durchgemachten Myokardinfarkten;
Belastungsschema II: Patienten mit typischer Angina pectoris bei mittlerer körperlicher Belastung (100—125 Watt), aber sonst guter körperlicher Verfassung
Belastungsschema III: Patienten mit atypischen Herzbeschwerden, vorwiegend jüngere Patienten

diesen Gründen werden Fahrradergometer bevorzugt bei 60 Umdrehungen/min geeicht. Das von uns genutzte Fahrradergometer der Firma Lode hatte bei 50 bis 60 Umdrehungen/min eine maximale Fehlerbreite von $\pm 5\%$ [368].
Wir belasten in liegender Position und beginnen mit 25 oder 50 Watt (in Abhängigkeit von der physischen Belastbarkeit des Patienten (s. auch Abb. 56) und steigern die Belastung nach 3 Minuten ohne Zwischenschaltung von Pausen um jeweils 25 oder 50 Watt bis zu submaximalen Grenzwerten oder bis zum Auftreten von Abbruchkriterien.
Die EKG-Registrierung erfolgt vor der Belastung, am Ende jeder Belastungsstufe und in 1 minütigen Abständen in der Erholungsphase bis zur Normalisierung bzw. bis zum Erreichen des Ausgangs-Elektrokardiogramms, gleichzeitig wird der Blutdruck nach RIVA-ROCCI und KOROTKOFF gemessen und die Herzfrequenz ermittelt.

• **Medikamentöse Belastungsformen**

▪ **Dipyridamol-Test**

Die Provokation einer myokardialen Ischämie ist auch durch Gabe von Dipyridamol (Curantyl[R]) wahrscheinlich über einen coronary-steal-Effekt möglich.
TAUCHERT und Mitarbeiter [494] konnten in einer Dosierung des Dipyridamols in einer

Dosierung von 0,5—0,75 mg/kg KG bei 43 von 45 Patienten mit ischämischer Herzkrankheit eine Angina pectoris auslösen.
BOLTE [426] fand jedoch nur bei einem Drittel der Patienten mit Angina pectoris Ischämiezeichen im EKG.
In unseren eigenen Untersuchungen [473a] an 82 koronarangiographierten Patienten mit ischämischer Herzkrankheit konnten wir zeigen, daß Dipyridamol in einer Dosierung von 0,5—0,75 mg/kg KG in 51% zu Ischämiezeichen im EKG führte.
Diese EKG-Veränderungen waren bei 48,5% mit einer Angina pectoris verbunden; EKG-Veränderungen ohne Angina pectoris kamen bei 5% vor. Im Vergleich zur ergometrischen Belastung lag in 75% eine Übereinstimmung vor; falsch positive Ergebnisse des Dipyridamol-Testes waren bei 37% und falsch negative bei 15% vorhanden.
Die Sensitivität des Tests für Männer mit schwerer Koronaratherosklerose (Koronaratherosklerosestadium II) liegt in unserem Krankengut bei 85%, die Spezifität für Männer bei 63%. Für Frauen fanden wir eine Spezifität von 57%.
Im Vergleich mit der Fahrradergometrie, deren Spezifität bei Frauen im eigenen Krankengut 36% beträgt, scheint der Dipyridamol-Test zur Diagnostik einer IHK bei Frauen eine größere Aussagefähigkeit zu haben, was jedoch an einem größeren Krankengut überprüft werden muß.

■ **Isoproterenol-Test**

Ein weiterer medikamentöser Belastungstest ist die Anwendung von Isoproterenol. Dieses wird in einer Dosierung von 0,6 mg in 250 ml 5% Glukoselösung intravenös infundiert.
Man beginnt mit 5 µg/min (= 40 Tropfen/min). Danach steigert man die Dosis um je 2,5 µg/min (= 20 Tropfen/min) bis eine Herzfrequenz von 130—150 Schläge/min erreicht ist. Die Optimalfrequenz wird über 4 Minuten beibehalten. Die durchschnittliche Infusionszeit liegt bei 8 Minuten. Die wirksame Dosis betrug 7,5—22,5 µg/min. Der Test wurde als positiv angesehen, wenn in mindestens einer Ableitung eine horizontale oder deszendierend gesenkte ST-Strecke von 1 mm nachweisbar war.
Die Belastungsreaktionen wurden in 4 Typen (I—IV) je nach dem Beginn der ST-Senkung in Abhängigkeit von der Infusion bzw. ihrem Abbruch eingeteilt.
Der Test wurde mit einer Spezifität von 96% und einer Sensitivität von 93% im Vergleich zu 84% Spezifität und 70% Sensitivität der Ergometrie angegeben [425].
Andere Autoren geben eine ähnliche Sensitivität des Isoproterenol-Tests bzw. der Ergometrie an [316a, 460].

• **Isolierte Vorhofstimulation (Atrial pacing)**

Die isolierte Vorhofstimulation ist durch eine gute Reproduzierbarkeit der Schmerzschwelle gekennzeichnet und gibt ähnlich gute Resultate wie die Ergometrie [411]. Sie kann jedoch die konventionelle Belastungselektrokardiographie nicht von ihrem festen Platz in der Diagnostik der ischämischen Herzkrankheit verdrängen sondern nur ergänzen, da erstens ein relativ hoher methodischer Aufwand notwendig ist und zweitens das Atrial pacing einen bestimmten Indikationsbereich hat.
Indikationen zur Vorhofstimulation sind:

1. Patienten, die ergometrisch die erforderliche Leistung nicht erreichen (Leistungsunwillige)

2. Körperbehinderte
3. Durchführung gezielter hämodynamischer und metabolischer Untersuchungen (s. auch S. 254)

• **Hypoxie-Test**

Auch durch eine Sauerstoffmangelatmung (z. B. mit einem Luftgemisch von 10% Sauerstoff und 90% Stickstoff) ist ein Mißverhältnis zwischen Sauerstoffangebot und -bedarf erreichbar. Diese Belastungsform ist z. B. von DIETRICH und Mitarbeiter [83] sowie LEVY und Mitarbeiter [206] angewandt worden. Sie hat aber den Nachteil eines relativ großen apparativen Aufwandes. Außerdem lassen sich die Angaben, daß ein Patient z. B. nach 4- oder 6minütiger Atmung eines Sauerstoffmangelgemisches eine Koronarinsuffizienz bekommt, nur schwer auf die Belastung des Alltags übertragen, so daß man kaum Vorstellungen von der eigentlichen Leistungsreserve des Koronarsystems gewinnen kann, abgesehen davon, daß diese Belastungsform völlig unphysiologisch ist. Aus diesen Gründen wird der Hypoxie-Test gegenwärtig selten verwendet.

3.3.3.3. Voraussetzungen für eine Belastungsuntersuchung

Alle hier kurz vorgestellten Belastungsarten setzen jedoch voraus, daß sie von einem Arzt, der mit den Methoden der Reanimation vertraut ist, durchgeführt werden. Niemals sollte diese Aufgabe einer auch noch so erfahrenen technischen Assistentin allein übertragen werden. Das ist unbedingt notwendig, um

1. dem erhöhten Untersuchungsrisiko gerade dieser Patientengruppe gerecht zu werden und
2. den Untersuchungsablauf optimal gestalten zu können.

Dementsprechend muß auch die apparative Ausrüstung beschaffen sein. Alle Erfordernisse (einschließlich Defibrillator und Beatmungsmöglichkeiten) müssen für die Reanimation zur Verfügung stehen. Es ist selbstverständlich, daß ein Belastungs-EKG nur durchgeführt werden kann, wenn der Patient zuvor klinisch untersucht worden ist, wobei insbesondere Kontraindikationen zu beachten sind. Dem Untersucher sind Zielstellung der elektrokardiographischen Untersuchung, die wichtigsten klinischen und anamnestischen Daten, der Befund des Ruhe-EKG und die Medikation nebst Dosierung mitzuteilen (wichtig für evtl. Zwischenfälle und Beeinflussung des EKG).
Wird aus rein diagnostischen Gründen die Belastungselektrokardiographie durchgeführt, so muß der Patient glykosidfrei sein. Außerdem soll er keine β-Rezeptorenblocker, Chinidin, Phenothiazine, Thymoaleptika und Barbiturate einnehmen, da diese Medikamente ebenfalls zu einer Veränderung der Herzstromkurve und damit auch zu einer Fehlinterpretation des Belastungselektrokardiogramms führen können. Vom Untersucher müsen außerdem eine Reihe sogenannter äußerer Faktoren, wie psychische Einflüsse, Raumtemperaturen und Luftfeuchtigkeit, Tageszeit, Ernährung des Probanden, Medikamente, Menstruationszyklus usw. bei der Durchführung der Belastungsuntersuchung beachtet werden [162].

3.3.3.4. Ableitungssystem

Die Art der verwendeten Ableitungssysteme bzw. -programme zur Erfassung der bioelektrischen Potentiale des Herzens ist von größter Bedeutung. Es sind verschiedene Versuche unternommen worden, um durch eine bestimmte Auswahl der Abnahmestellen eine

Tabelle 36

Autoren und die von ihnen benutzten Ableitungssysteme und Belastungsarten

Autoren	Ableitungssystem	Art der Belastung
JACKSON und Mitarbeiter 1973 [170]	V_5, Y und Z nach FRANK	Treadmill (1,7 Meilen/h: 4 Perioden von jeweils 3 min)
COHN und Mitarbeiter 1971 [69]	I, II, II, aVR, aVL, aVF V_1, V_2, V_3, V_4, V_5, V_6	doppelter MASTER-Test
HULTGREN und Mitarbeiter 1967 [167]	II, V_3, V_4, V_5, V_6	doppelter MASTER-Test
MCCONAHAY und Mitarbeiter 1971 [252]	I, II, III, aVR, aVL, aVF V_1, V_2, V_3, V_4, V_5, V_6	MASTER-Test
MASON und Mitarbeiter 1967 [248]	I, II, III, aVR, aVL, aVF V_1, V_2, V_3, V_4, V_5, V_6	Treadmill (bis 90% der maximalen HF)
MASON und Mitarbeiter 1969 [247]	I, II, III, aVR, aVL, aVF V_1, V_2, V_3, V_4, V_5, V_6	Fahrradergometer sitzende Position (bis 90% der maximalen HF)
DEMANY und Mitarbeiter 1967 [78]	II, V_3, V_4, V_5, V_6	doppelter MASTER-Test
FITZGIBBON und Mitarbeiter 1971 [106]	II, aVF, V_4, V_5, V_6	doppelter MASTER-Test
KASSEBAUM und Mitarbeiter 1968 [184]	I, II, III, aVR, aVL, aVF V_1, V_2, V_3, V_4, V_5, V_6	Fahrradergometer, liegende Position (bis 85% der maximalen HF)
LIKOFF und Mitarbeiter 1966 [212]	I, II, III, aVF V_4, V_5, V_6	Fahrradergometer liegende Position (50 bis 150 W)
ROITMAN und Mitarbeiter 1970 [321]	V_5, X, Y und Z nach FRANK	Treadmill (bis 90% maximalen HF)
COHEN und Mitarbeiter 1966 [66]	I, II, III, aVR, aVL, aVF V_1, V_2, V_3, V_4, V_5, V_6	MASTER-Test (HF über 120 min)
SERRADIMIGNI und Mitarbeiter 1971 [358]	I, II, III, aVR, aVL, aVF V_1, V_2, V_3, V_4, V_5, V_6	Fahrradergometer sitzende Position (alle 2 Minuten Erhöhung der Leistung um 20—30 Watt, Dauer maximal 15 min)
MALLION und Mitarbeiter 1973 [226]	I, II, III V_1, V_2, V_3, V_4, V_5, V_6	Fahrradergometer, liegende Position (bis = 80% der maximalen HF)
LICHTLEN und Mitarbeiter 1969 [213]	I, II, III, aVR, aVL, aVF V_1, V_2, V_3, V_4, V_5, V_6	MASTER-Test (bis Verdoppelung der HF, mindestens 60, Treppen in etwa 3 min)
ROSKAMM 1968 [327]	I, II, III V_2, V_4, V_6 (V_5)	Fahrradergometer, liegende Position (bis 85% der maximalen HF)
PARSI und Mitarbeiter [287 a, 290, 291]	I, II, III V_2, V_4, V_5	Fahrradergometer liegende Position (bis 85% der maximalen HF)

HF = Herzfrequenz

annähernd maximale Information über das elektromagnetische Feld des Herzens zu erhalten. In diesem Zusammenhang soll auf die Anwendung der bipolaren und unipolaren Extremitätenableitungen, der uni- und bipolaren Brustwandableitungen und der korrigierten orthogonalen Systeme hingewiesen werden.
Auch Kombinationen konventioneller Ableitungen (V_5) mit korrigierten orthogonalen Ableitungen sind für die Belastungselektrokardiographie genutzt worden [170]. Die Anzahl der verwendeten Ableitungen reicht von nur einer bis zu zwölf Ableitungen (s. Tab. 36). Über Aussagekraft, Vor- und Nachteile des Ableitungssystems ist von Blackburn und Mitarbeiter [37, 40] berichtet worden.
Neben diesen Ableitungen gibt es verschiedene Modifikationen der Brustwandableitungen (Tab. 37).

Tabelle 37
Elektrodenlage bei modifizierten Brustwandableitungen nach Blackburn und Mitarbeiter [39]

Ableitungs-abkürzung	Bezugselektrode	Differente Elektrode	Autoren
Ch	Stirn	C_4, C_5, C_6, C_7	Bengtsson
CR	rechter Arm	C_4, C_5, C_6, C_7	Bengtsson
CM	Manubrium sterni	C_3, C_5, C_6	Gibson und Mitarbeiter
CS	subklavikulär rechts	C_4, C_5, C_6	Bellet und Mitarbeiter
V	rechter, linker Arm und linkes Bein	C_4, C_5, C_6	Blackburn
RV	rechts-links subklavikulär und linke Hüfte	C_4, C_5, C_6	Blackburn

Die Elektrodenpositionen C_4, C_5, C_6, C_7 sind mit denen von V_4, V_5, V_6 und V_7 identisch, dennoch unterscheiden sich die Ableitungen voneinander und sind nicht ohne weiteres vergleichbar, weil die Bezugselektroden unterschiedlich sind. Während die Wilson-Ableitungen (V-Ableitungen) unipolare Brustwandableitungen darstellen, da als Bezugselektrode eine indifferente oder Null-Elektrode benutzt wird, handelt es sich bei den modifizierten Brustwandableitungen (C-Ableitungen) um bipolare Ableitungen, die die Potentialdifferenz zwischen zwei Punkten auf der Körperoberfläche erfassen.
Wie aus Tabelle 36 ersichtlich ist, benutzen wir als Ableitungssystem die Kombination I, II, III nach Einthoven und V_2, V_4, V_5 nach Wilson. Statt der von uns früher verwendeten Ableitung V_6 wird jetzt die Ableitung V_5 benutzt, da gezeigt werden konnte, daß in V_5 die ischämischen ST-Senkungen häufig früher auftreten als in V_4 oder V_6 [249]. Nach Blackburn und Mitarbeitern [37, 40] sind 89% aller Informationen des konventionellen Belastungselektrokardiogramms in der Ableitung V_5 erfaßbar, die nach unseren Untersuchungen sogar 97,5% aller Informationen dieses Ableitungssystems enthält. Diese Ableitungskombination ist inzwischen auch von der Weltgesundheitsorganisation auf dem Symposium über Standardisierung in der Ergometrie im Februar 1967 in Freiburg/Breisgau empfohlen worden.
Wir benutzen seit längerer Zeit bei angiokardiographischen Untersuchungen, die mit einer Frequenzbelastung des Herzens kombiniert sind, die Ableitung V_5. Bei hämodyna-

mischen Untersuchungen mit Ergometrie verwenden wir die bipolare Ableitung CV_5 (Extremitätenkabel rot Vr_5, Extremitätenkabel grün V_5).
Abschließend sei erwähnt, daß die Registrierung eines technisch einwandfreien Belastungs-Elektrokardiogramms ohne Verwendung von Nadel- oder Stichelelektroden möglich ist. Wir benutzen die Elektroden, die für die Routine-Elektrokardiographie (Ruhe-EKG) üblich sind.

3.3.3.5. Aussagekraft der Belastungselektrokardiographie

Detry und Mitarbeiter [80a] berichteten über eine reproduzierbare ST-Strecken-Senkung bei jeder vorgegebenen Belastungsstufe.
Lau und Mitarbeiter [196a] konnten denselben Befund für die artefizielle Frequenzstimulation erbringen, so daß die ST-Strecken-Senkung nicht nur ein Nebenbefund bei Belastung ist, sondern eine direkte Beziehung zum Ausmaß der Belastung und der dadurch bedingten Ischämie hat.
Die Herzfrequenz hat während der Belastung eine enge Beziehung zur ST-Senkung, deshalb bietet sich dieser Parameter zur Standardisierung an.

— Beziehung zwischen Belastungs-EKG und Koronarangiogramm

Verschiedene Untersucher beschäftigen sich ebenfalls mit der Aussagekraft des Beastungselektrokardiogramms im Vergleich zur Koronarangiographie [24, 43, 71, 106, 184, 185, 188, 209, 212, 248, 251, 257, 263, 295, 307, 308, 338, 355].
Entsprechend dem koronarangiographischen Befund teilten wir unser Patientengut in folgende Gruppen eingeteilt worden:

Gruppe 0: Normales Koronarogramm,
Gruppe I: Plaques und Lumeneinengung bis 50%,
Gruppe II: Stenosen (Lumeneinengung > 50%) komplette Gefäßverschlüsse, Gefäßabbrüche und Kollateralzirkulation.

Die folgenden Kriterien wurden in Betracht gezogen und die ST-Strecken-Senkung in Korrelation zur Koronarangiographie gesetzt:

1. Horizontale ST-Strecken-Senkungen
   von $\geqq$ 0,5 mm (1 mV = 10 mm) oder
   deszendierende ST-Strecken-Senkungen
   von $\geqq$ 1 mm (1 mV = 10 mm)
2. T-Wellen-Negativierung (gleichschenklig)
   von $\geqq$ −0,5 mm (1 mV = 10 mm)
3. AV-Block II. und III. Grades
4. Intraventrikuläre Erregungsleitungsstörungen (Schenkelblöcke und Hemiblöcke)
5. überdrehter Linkstyp mit einer Achsenabweichung des mittleren QRS-Vektors von über −30° in der Frontalebene
6. Rhythmusstörungen
   supraventrikuläre Tachykardien (außer Sinustachykardien)
   Vorhofflimmern, ventrikuläre Tachykardien, Kammerflattern, -flimmern
7. Extrasystolen
   5 multifokale Extrasystolen von 20 QRS-Komplexen
   5 unifokale ventrikuläre Extrasystolen von 20 QRS-Komplexen

Außerdem haben wir bei 200 von insgesamt 398 männlichen Patienten Untersuchungen zur diagnostischen Wertigkeit der aszendierenden ST-Strecken-Senkung durchgeführt und die Belastungselektrokardiogramme mit dem linksventrikulären enddiastolischen Ruhedruck und der durch die Lävographie gesicherten Ventrikelkinetik korreliert.
Unser Patientengut verteilt sich auf die einzelnen Gruppen entsprechend dem koronarographischen Befund wie in der Tabelle 38 wiedergegeben.

Tabelle 38
Aufteilung des Patientengutes nach dem koronarangiographischen Befund

Koronarogramm	Anzahl der Patienten	
	♂	♀
Gruppe 0	150	16
Gruppe 1	83	9
Gruppe 2	165	5
Gesamt	398	30

Tabelle 39
Korrelation des Belastungs-EKG (männliche Patienten) mit dem Koronarangiogramm

Koronarangiogramm	Belastungs-EKG (männlich)	
	Normal	Pathologisch
Gruppe 0	100 (= 67%)	50 (= 33%)
Gruppe 1	30 (= 36%)	53 (= 64%)
Gruppe 2	13 (= 8%)	152 (= 92%)
Gesamt	143	255

Die Korrelation der normalen und pathologischen Belastungselektrokardiogramme der männlichen Patienten (Tab. 39) mit den entsprechenden Koronarogrammen ist statistisch signifikant ($\chi^2 = 128$). Auffallend ist die sehr gute Korrelation in Gruppe 2, d. h., Patienten mit einer hämodynamisch wirksamen Stenose haben in 92% der Fälle ein positives Belastungs-EKG.
Faßt man die Koronarangiogramme der Gruppe 1 und 2 als pathologische Koronarangiogramme zusammen und korreliert sie mit dem Belastungs-EKG, dann zeigen sich die in der Tabelle 40 dargelegten Ergebnisse.
Aus der Tabelle 40 ergibt sich eine Übereinstimmung aller Belastungselektrokardiogramme in 76,5% der Fälle. In 12,5% der Fälle findet sich ein falsch positives und in 11,0% ein falsch negatives Belastungs-EKG. Sieht man von den Patienten mit normalem Koronarogramm ab, dann zeigt sich, daß Patienten mit pathologischem Koronarogramm (248 Fälle) auch in 82,7% (= 205 Patienten) ein pathologisches und nur in 17,3% (= 43 Patienten) ein normales Belastungs-EKG haben. Die Korrelation in Tabelle 40 ist statistisch signifikant ($\chi^2 = 112$).

In Tabelle 41 sind die Belastungselektrokardiogramme unserer weiblichen Patienten mit dem Koronarogramm korreliert.
Unsere bisherigen Erfahrungen zeigen in Übereinstimmung mit anderen Autoren [5a, 8a, 42, 199a, 369a], daß eine große Differenz zwischen der Belastungsreaktion von Männern und Frauen im Belastungs-EKG nachweisbar ist. Bei Frauen hat ein positives Belastungs-EKG einen geringen Aussagewert für die koronare Herzkrankheit, während ein negativer Test von Nutzen ist, da er eine bedeutsame Krankheit ausschließt.

Tabelle 40
Korrelation normaler und pathologischer Belastungselektrokardiogramme mit den entsprechenden Koronarangiogramm (männliche Patienten)

Koronarangiogramm	EKG	
	Normal	Pathologisch
Normal	100 (= 25%)	50 (= 12,5%)
Pathologisch	43 (= 11%)	205 (= 51,5%)

Tabelle 41
Korrelation normaler und pathologischer Belastungselektrokardiogramme mit dem entsprechenden Koronarangiogramm (weibliche Patienten)

Koronarangiogramm	EKG	
	Normal	Pathologisch
Normal	11 (22,4%)	16 (32,8%)
Pathologisch	10 (20,4%)	12 (24,4%)

Falsch positive Belastungs-Elektrokardiogramme sind bei Frauen bedeutend häufiger als bei Männern (ca. 50% zu 17%). Eine genaue Ursache dafür ist noch unklar [437].
Jaffe [453] untersuchte die Östrogen-Wirkung auf das Belastungs-Elektrokardiogramm bei 33 Männern und 18 Frauen. Er konnte feststellen, daß das Östrogen die ST-Senkung verstärkt. Dies kann durch eine ähnliche chemische Struktur der Östrogene und Herzglykoside erklärt werden.
Schüren und Mitarbeiter [487] konnten durch die Untersuchung von 252 organisch gesunden Frauen einen Anteil von 20% falsch positiven Belastungs-Elektrokardiogramm finden, was auch den Ergebnissen unserer Untersuchungen entspricht. Die Häufigkeit der falsch positiven Ergebnisse stieg mit dem Lebensalter. Zwei Drittel der Frauen hatten auch Veränderungen der Repolarisation im Ruhe-Elektrokardiogramm. Nach einer oralen Kaliumchloridgabe (100 mmol) bildeten sich bei einem Großteil der Probandinnen (29 von 41) diese Repolarisationsstörung zurück. Bei denen die Veränderung unter Kaliumchlorid nicht reversible waren, wurden koronarangiographiert. Eine Koronaratherosklerose konnte bei diesen Patienten nicht nachgewiesen werden.

Die falsch positiven Belastungs-EKG sind bei Frauen aber mit 32,8% höher als bei den Männern (12,5%). Auf dieses Verhalten ist auch von Scherlis und Mitarbeiter [349], Lepeschkin und Mitarbeiter [201] sowie Astrand [7] und Cumming und Mitarbeiter [72] aufmerksam gemacht worden, so daß möglicherweise für die Beurteilung einer Ischämiereaktion im Belastungselektrokardiogramm andere Kriterien bzw. Grenz- oder Normwerte gesucht werden müßten.

Dabei ist jedoch zu beachten, daß die Aussagekraft der verschiedenen Korrelationen durch das verwandte Referenzsystem mitbestimmt, eventuell auch eingeschränkt wird. So ist bei einem Vergleich der Befunde, die einerseits die Funktion und andererseits die Morphologie erfassen, keine völlige Übereinstimmung zu erwarten [187]. Dennoch ist eine Korrelation zwischen Koronarangiographiebefund und dem Ergebnis des Belastungselektrokardiogramms sinnvoll. Eine Verbesserung des Referenzsystems ist durch die Einbeziehung hämodynamischer Parameter, der Kinetik des linken Ventrikels, Sauerstoffverbrauchsmessungen, biochemische Untersuchungen des Koronarsinusblutes usw.

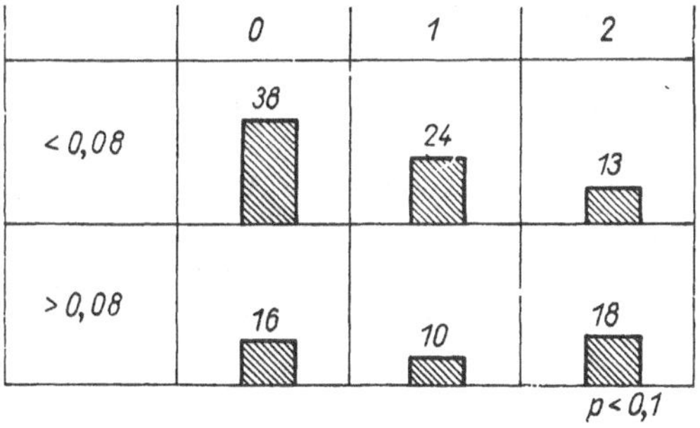

Abb. 57. Korrelation der aszendierenden ST-Strecken-Senkung (j-point $\geqq$ 0,2 mV) von < 0,08 und > 0,08 s Dauer mit dem Koronarangiogramm

zu erwarten. Die Übereinstimmung zwischen Belastungselektrokardiogramm und dem jeweiligen Referenzsystem ist um so besser, je spezifischer und leichter der durch die Veränderungen des Koronararteriensystems bedingte myokardiale Sauerstoffmangel erfaßt werden kann. Von großer Bedeutung ist auch Art und Ausmaß der Belastung. Nur eine adäquate Belastung, wobei die Herzfrequenz 80—90% der altersabhängigen Maximalfrequenz betragen soll, sichert einen zuverlässigen und diagnostisch verwertbaren Befund.

Wie aus der Literatur hervorgeht [78, 106, 115, 130, 184, 185, 188, 209, 212, 247, 251, 257, 263, 307, 308, 321, 338, 355], findet man in Übereinstimmung mit unseren Erfahrungen und in Abhängigkeit vom Schweregrad der koronaratherosklerotischen Veränderung in 75—90% der Fälle eine potitive Korrelation der pathologischen Belastungselektrokardiogramme mit einer angiographisch nachweisbaren Koronaratherosklerose (siehe auch Tab. 42).

Im allgemeinen werden für solche Korrelationen nur die ST-Strecken-Senkungen herangezogen, weil von den bereits genannten elektrokardiographischen Kriterien diese pathologischen ST-Strecken-Senkungen die größte klinische Aussagekraft haben. Die Beurteilung ihrer diagnostischen Wertigkeit erfolgt jedoch nicht einheitlich [25, 26, 42, 53, 129, 151, 162, 182, 237, 238, 249, 309, 317, 325, 413]. Die meisten Autoren fordern eine horizontale oder deszendierende [7, 26, 27, 50, 90, 249, 309, 317, 335, 413]

ST-Strecken-Senkung, die die bereits genannten Kriterien erfüllen müssen. Diese Form der ST-Strecken-Senkung (siehe auch Abb. 54A) wird nach WOOD und Mitarbeiter [413] als „ischämische ST-Depression" bezeichnet. Bei gesunden Personen findet man sie auch nach maximaler Belastung nur außerordentlich selten [26, 88]. Wie katamnestische Untersuchungen zeigen, haben Personen mit „ischämischer ST-Depression" von ≧ 0,05 mV eine statistisch signifikant höhere Letalitätsrate [7, 27, 50, 90, 249, 309, 317, 335].

Viele Autoren [25, 42, 151, 325, 413] sehen eine „ischämische ST-Depression" jedoch erst dann als pathologisch an, wenn sie ≧ 0,1 mV beträgt. Daneben werden aber auch ≧ 0,05 mV [182, 237, 238, 396] und ≧ 0,2 mV [129] angegeben.

Die diagnostische Bedeutung einer J-(junction)-point-Senkung, gefolgt von einer aszendierenden ST-Strecken-Senkung (Abb. 54C, S. 198), ist immer noch Gegenstand der Diskussion. Manche Autoren [38, 249, 317, 335, 413] sehen eine J-point-Senkung im Belastungselektrokardiogramm als normal an. Andere Untersucher [151] messen der J-point-Senkung erst dann eine gewisse Bedeutung bei, wenn sie ≧ 0,2 mV beträgt. PUNSAR und Mitarbeiter [309] unterscheiden zwischen einer „langsam" aszendierenden ST-Strecken-Senkung, die die isoelektrische Linie erst nach T-Beginn erreicht (sogenannter S-Typ) und einer „relativ schnell" aszendierenden Form, die die isoelektrische Linie vor T-Wellen-Anfang kreuzt (sogenannter R-Typ). Wie eine retrospektive Studie an 1534 Männern gezeigt hat, kommt die ST-Strecken-Senkung vom S-Typ häufiger bei einer ischämischen Herzkrankheit vor als vom R-Typ [309]. BRODY und Mitarbeiter [50] haben bereits 1959 über die J-point-Senkung berichtet und sie für bedeutungsvoll gehalten, wenn sie ≧ 0,15 mV war, ohne jedoch eine Einteilung in S- oder R-Typen vorgenommen zu haben. BRUCE und Mitarbeiter [53] betrachten alle ST-Strecken-Senkungen (horizontal, deszendierend und aszendierend) als pathologisch, wenn sie 0,06 s nach ST-Beginn ≧ 0,1 mV betragen. Solche aszendierenden ST-Strecken-Senkungen entsprechen im allgemeinen dem S-Typ nach PUNSAR und Mitarbeiter [309]. HOFMANN [162] sieht in einer aszendierenden ST-Strecken-Senkung einen pathologischen Befund, wenn sie am J-point ≧ 0,1 mV ausmacht und erst nach 0,08 s die isoelektrische Linie schneidet. Wie unsere Ergebnisse zeigen, können Patienten mit einem normalen Koronarangiogramm aber auch solche aszendierenden ST-Strecken-Senkungen aufweisen (Abb. 54). MASTER und Mitarbeiter [234, 240, 241, 243] benutzen das QX/QT-Verhältnis (siehe Abb. 54), das bei einem pathologischen Befund ≧ 0,5 ist (Abb. 57, S. 219.

Gegenüber der ST-Strecken-Senkung kommt eine ST-Elevation während der Belastung sehr selten vor. Sie gilt als pathologisch, wenn sie 0,05 mV [234, 236] bis 0,1 mV [109, 248] beträgt. Die ST-Elevation ist mit einer stärkeren myokardialen Ischämie als die ST-Senkung verbunden. Wie experimentelle Studien (Koronarligatur bei Hunden) zeigen, findet man eine ST-Elevation, wenn die Ventrikelmuskulatur einer schweren Ischämie ausgesetzt wird; bei einer weniger starken Ischämie bildet sich jedoch eine ST-Strecken-Senkung aus [97]. FORTUIN und Mitarbeiter [109] teilen mit, daß von 12 Patienten, die nach Belastung eine ST-Elevation ausbildeten, 11 eine schwere Koronaratherosklerose im Koronarangiogramm hatten. Die Kurzzeitprognose dieser Patienten war sehr schlecht. Allerdings machten die Autoren keine Angaben über die Durchführung einer Ventrikulographie, so daß auch ein Herzwandaneurysma nicht mit Sicherheit ausgeschlossen werden kann. ATTERHÖG und Mitarbeiter [9] beobachteten erneut ST-Elevationen nach bzw. während der Belastung bei Patienten, die einige Zeit zuvor (3 Wochen bis 18 Monate) einen akuten Vorderwandinfarkt überstanden hatten.

Tabelle 42

Korrelation der positiven Ergebnisse des Belastungselektrokardiogramms mit dem Koronarangiographie-Befund

Autoren	Anzahl der Patienten	Krankheiten	Belastungsart	Ableitungssystem	Korrelationen (Koronarangiographie)	EKG-Kriterium (ST-Senkung)	positives Belastungs-EKG
LIKOFF und Mitarbeiter 1966 [212]	74	normales Kg. K. I.	Fahrrad-Ergometrie, liegend, Belastung entsprach dem doppelten MASTER-Test	I, II, III aVF, V_4, V_5, V_6	N = normales Koronarangiogramm	≧ 1 mm	16,0%
					1 = irreguläres Lumen, ohne Obstruktion		48,0%
					2 = Lumeneinengung von mindestens 50% eines oder mehrerer größerer Gefäße		50,0%
					3 = kompletter Verschluß eines oder mehrerer Gefäße		75,0%
MASON und Mitarbeiter 1969 [247]	164	normales Kg. K. I.	Fahrrad-Ergometrie, sitzend, Belastungs-Niveau = HF = 90%	I, II, III, V_1, V_2, V_3, V_4, V_5, V_6	N = normales Koronarangiogramm	≧ 0,5 mm	15,0%
					1 = geringgradige Lumeneinengung		20,0%
					2 = Lumeneinengung (50%) eines Gefäßes		40,0%
					3 = multiple Lumeneinengungen unterschiedlicher Stärke		70,0%
					4 = kompletter Verschluß eines oder mehrerer Gefäße		80,0%

Tabelle 42 (Fortsetzung)

Autoren	Anzahl der Patienten	Krankheiten	Belastungsart	Ableitungssystem	Korrelationen (Koronarangiographie)	EKG-Kriterium (ST-Senkung)	positives Belastungs-EKG
McConahay 1971 [251]	100	normales Kg. K. I.	doppelter Master-Test	I, II, III, aVR, aVL, aVF V_1, V_3, V_5, V_6	N = normales Koronarangiogramm	≧ 1 mm	17,0%
					1 = Lumeneinengung (> 50%) eines Gefäßes		37,0%
					2 = Lumeneinengung (> 50%) zweier Gefäße		67,0%
					3 = diff. Lumeneinengung (> 50%) und Befall dreier Gefäße		76,0%
Serradimigni und Mitarbeiter 1971 [358]	100	normales Kg. K. I. Myokardinfarkte	Fahrrad-Ergometrie sitzend, Belastung nach je 2 min um 20 bis 30 Watt gesteigert, beendet nach 15 min	I, II, III, V_1, V_2, V_3, V_4, V_5, V_6	N = normales Koronarangiogramm 1 = irreguläres Gefäßlumen, ohne Obstruktion 2 = 1 Stenose (> 50%) 3 = multiple Stenosen 4 = kompletter Verschluß eines großen Gefäßes	≧ 1 mm	89,0%
Mallion und Mitarbeiter 1973 [226]	50	K. I. Myokardinfarkte	Fahrrad-Ergometrie liegend, Belastungs-Niveau = HF ≧ 80%	I, II, III, V_1, V_2, V_4, V_4, V_5, V_6	1 = Stenose < 50% 2 = Stenose > 50%, ohne Verlangsamung der Blutströmungsgeschwindigkeit 3 = Stenose > 50% mit Verlangsamung der Blutströmungsgeschwindigkeit 4 = komplette Stenosen	≧ 1 mm	70,0%

Tabelle 42 (Fortsetzung)

Autoren	Anzahl der Patienten	Krankheiten	Belastungsart	Abteilungssystem	Korrelationen (Koronarangiographie)	EKG-Kriterium (ST-Senkung)	positives Belastungs-EKG
LICHTLEN und Mitarbeiter 1969 [213]	72		doppelter MASTER-Test	I, II, III, aVR, aVL, aVF V_1, V_2, V_3, V_4, V_5, V_6	1 = Normal und Stenosen < 50%	≧ 1 mm (E. A.)	25,7%
					2 = Stenosen > 75%	1—2 mm (B. A.)	66,0%
ROSKAMM und Mitarbeiter 1968 [327]	91		Fahrrad-Ergometrie liegend (sitzend), Belastungs-Niveau = HF = 85%	I, II, III, V_2, V_4, V_6 (V_5)	1 = Normal	PQ	28,0%
					2 = geringfügiger Sklerose	ST/T	35,5%
					3 = Stenose < 50%	QRS-Veränderung	66,6%
					4 = Stenose > 50%	Rhythmusstörung	80,0%
					5 = kompletter Verschluß	negative U-Welle	84,2%
PARSI und Mitarbeiter 1974 [291]	398	normales Kg. K. I.	Fahrrad-Ergometrie liegend, Belastungs-Niveau = HF = 80—90%	I, II, III, V_2, V_4, V_6 (V_5)	N = normales Koronarangiogramm	≧ 1 mm	24,0%
					1 = Plaques und hämodynamisch nicht wirksame Lumeneinengungen (< 50%)		64,0%
					2 = Lumeneinengungen (> 50%), komplette Verschlüsse		92,0%

HF = Herzfrequenz (in % der maximalen altersabhängigen Herzfrequenz); K. I. = Koronarinsuffizienz; Kg. = Koronarangiogramm, E. A. = Extremitäten-Ableitungen; B. A. = Brustwand-Ableitungen.

Ein Teil der Patienten mit Herzwandaneurysma zeigt im Ruhe-EKG eine ST-Elevation [356, 357], die sich paradoxerweise durch die Belastung zurückbilden kann [52, 97]. Eine ST-Elevation nach Moykardinfarkt, die länger als 3 Wochen persistiert, erweckt stets den Verdacht einer akinetischen oder dyskinetischen Zone in der Ventrikelwand. Die kinetischen Störungen des linken Ventrikels zeigen mit dem Koronarangiogramm eine gute Korrelation (siehe Abb. 58).
Die Gruppenunterschiede sind statistisch signifikant ($p < 0{,}01$). Für den in Ruhe gemessenen linksventrikulären enddiastolischen Druck (LVEDP) konnten demgegenüber keine eindeutigen Beziehungen zum Koronarangiogramm nachgewiesen werden. Als Grenzwert für den LVEDP wurden 12 mm Hg angenommen.
Auch die R-Zacken-Amplitude wurde zur Beurteilung des Belastungs-Elektrokardiogramm herangezogen.

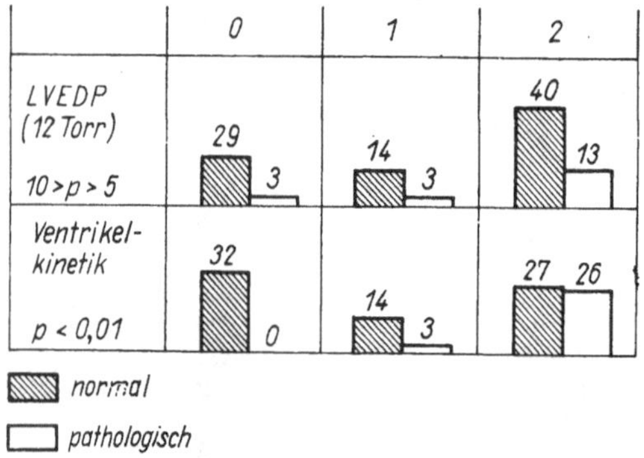

Abb. 58. Korrelation des linksventrikulären enddiastolischen Ruhedrucks (LVEDP) und der Ventrikelkinetik mit dem Koronarangiogramm

Bonoris und Mitarbeiter [427, 428] untersuchten das Verhalten der R-Amplitude vor und sofort nach der Belastung. Bei 26 (59%) von 44 Patienten mit bedeutsamer Koronaratherosklerose erhöhte sich die R-Amplitude nach der Belastung. Sie reduzierte sich hingegen bei 18 Patienten mit normalem oder minimal verändertem Ruheventrikulogramm und weniger schwerer Koronaratherosklerose ($p < 0{,}01$).
Die anderen Kriterien, auf die bereits hingewiesen worden ist, haben gegenüber der ST-Strecken-Senkung oder in seltenen Fällen auch ST-Elevation eine geringere diagnostische Bedeutung. Wie katamnestische Untersuchungen zeigen, haben Patienten mit isolierten T-Wellen-Veränderungen, isolierten J-point-Senkungen von $\geqq 0{,}2$ mV, transitorischen intraventrikulären Erregungsleitungsstörungen (Rechts- und Links-Schenkelblöcke) und geringgradigen AV-Leitungsstörungen keine höhere Letalitätsrate [38, 50, 90, 317, 335]. Auch die diagnostische Wertigkeit der ventrikulären Extrasystolen während und nach Belastung ist noch umstritten. Während Goldschlager und Mitarbeiter [130] betonen, daß Patienten mit ventrikulären Extrasystolen während der Belastung häufiger an einem Myokardinfarkt erkranken als Patienten ohne ventrikuläre Extrasystolen, sind sie nach Brody und Mitarbeiter [50] und Blackburn und Mitarbeiter [38] nicht mit einem signifikant höheren Risiko einer ischämischen Herzkrankheit verbunden. Wie Untersuchungen von Gooch und Mitarbeiter [132] zeigen, sind Rhythmus- und Erregungsausbreitungsstörungen nur schwer reproduzierbar, wenn nach einigen Wochen das Belastungs-EKG wiederholt wird. Multifokale ventrikuläre Extrasystolen werden aber häufiger bei Patienten mit ischämischer Herzkrankheit (6,7%) als

Tabelle 43

Falsch positive und falsch negative Ergebnisse der Belastungselektrokardiographie in Korrelation zum Koronarangiographiebefund

Autoren	Jahr	Anzahl der Patienten	Kriterium der Koronarangiographie	Belastungs-EKG			
				Grad der Belastung	Kriterium für postiven Test (ST-Senkung) in mm	falsch positiv (%)	falsch negativ (%)
Paulin [295]	1964	126	> 50%	HF > 140	0,5	11/54 (20)	14/72 (19)
Cohen und Mitarbeiter [66]	1966	34	> 50%	HF > 120	0,5	....	7/34 (21)
Likoff und Mitarbeiter [212]	1966	74	50%	50—150 Watt-s	1,0	16/50 (32)	10/24 (42)
Demany und Mitarbeiter [78]	1967	75	50%	doppelter Master-Test	1,0	10/33 (30)	24/42 (57)
Herman und Mitarbeiter [156]	1967	14	> 50%	HF > 120	0,5	....	7/14 (50)
Mason und Mitarbeiter [248]	1967	84	> 50%	90% der maximalen HF	0,5	11/35 (31)	6/49 (12)
					1,0	4/35 (11)	11/49 (22)
Kassebaum und Mitarbeiter [184]	1968	68	> 50%	85% der maximalen HF	0,5	3/32 (9)	19/39 (49)
					1,0	1/32 (3)	20/39 (51)
Most und Mitarbeiter [263]	1969	65	≧ 50%	Master-Test	0,5	....	22/65 (34)
					1,0	....	27/65 (42)
McConahay und Mitarbeiter [251]	1971	100	> 50%	doppelter Master-Test	0,5	6/35 (17)	24/65 (37)
					0,75	3/35 (9)	38/65 (58)
Parsi und Mitarbeiter [291]	1974	297	> 50%	85% der maximalen HF	1,0	0/35 (0)	42/65 (65)
					1,0	32/132 (24)	13/165 (8)

HF = Herzfrequenz (Schläge pro Minute).

bei gesunden Personen (2,1%) beobachtet [253], was auch durch eigene Erfahrungen bestätigt werden kann.
Aus Tabelle 43 ist die Anzahl der falsch positiven und falsch negativen Resultate der Belastungselektrokardiographie in Korrelation zum Koronarographiebefund zu entnehmen. Diese Tabelle läßt erkennen, daß in Abhängigkeit von der Belastungsart und -höhe die Anzahl der falsch negativen Ergebnisse zwischen 8 und 65% schwanken kann. Allerdings muß berücksichtigt werden, daß die Patientenzahlen verschiedener Arbeitsgruppen sehr gering sind, so daß eine statistische Bewertung der Ergebnisse nicht möglich ist. Bei Anwendung des MASTER-Tests ist jedoch im allgemeinen die Anzahl der falsch negativen Ergebnisse wesentlich höher als bei der Ergometrie. Nach unseren Erfahrungen sind es 21% gegenüber 11,0% bei der Fahrradergometrie. Die Ursachen für ein falsch negatives Belastungs-EKG (normales Belastungs-EKG bei pathologischem Koronarogramm) werden vorwiegend durch zwei Faktoren begründet [110, 325, 331]:

1. Der Patient wird ungenügend belastet und erreicht nicht die (85% der altersabhängigen maximalen Herzfrequenz) Herzfrequenz, weil z. B. die Belastungsmethode nicht adäquat ist (z. B. MASTER-Test, Kniebeugetest usw.), die Belastung vorzeitig wegen sogenannter Abbruchkriterien [290] beendet werden muß, der Patient eine ungenügende Bereitschaft zeigt (Gutachtenpatient) usw.
2. Eine geringgradige Koronaratherosklerose oder eine ausreichende Kollateralzirkulation verhindern nicht selten eine myokardiale Ischämie, so daß in Übereinstimmung mit unseren Erfahrungen in Einzelfällen sogar bei schwerer Koronaratherosklerose ein normales Belastungselektrokardiogramm resultieren kann [331].

Die Anzahl der falsch negativen Ergebnisse hängt außerdem von den EKG-Kriterien (z. B. Form und Ausmaß der ST-Strecken-Senkung) und wesentlich auch von der Anzahl der befallenen Koronargefäße ab (s. Tab. 44) d. h., je mehr Koronaräste eine hämodynamisch wirksame Stenose zeigen, desto geringer ist der Anteil der negativen Belastungs-EKG.

Tabelle 44
Anteil der falsch negativen Belastungs-EKG
in Abhängigkeit vom Grad der ischämischen Herzkrankheit (Anzahl der befallenen Gefäße)

Autoren und Belastungsart	Koronarangiogramm (Lumeneinengung)	Anteil der falsch negativen Befunde in Abhängigkeit von der Zahl der befallenen Gefäße		
		1	2	3
COHN und Mitarbeiter [68] MASTER-Test	≧ 75%	6/11 (55%)	5/22 (23%)	7/44 (16%)
McCONAHAY und Mitarbeiter [251] MASTER-Test	≧ 50%	17/19 (89%)	6/12 (50%)	19/34 (56%)
KASSEBAUM und Mitarbeiter [184] Fahrradergometer	≧ 50%	7/9 (78%)	9/14 (64%)	2/13 (16%)
Gesamt		30/39 (77%)	20/48 (42%)	28/91 (31%)

Bei einem gleichzeitigen Befall mehrerer Gefäße des Koronararteriensystems ist auch nach unseren Erfahrungen die Korrelation mit dem Belastungs-EKG am besten. Zeigt nur ein Gefäß eine hämodynamisch wirksame Stenose, dann ist, wenn es sich um den R. interventricularis ant. handelt, der Anteil der falsch-negativen Belastungs-EKG am geringsten. Isolierte hämodynamisch bedeutsame Prozesse an der rechten Koronararterie und am Ramus circumflexus der linken Koronararterie gehen demgegenüber nur in etwa 50% der Fälle mit einer pathologischen elektrokardiographischen Belastungsreaktion einher. Die Anzahl der Patienten mit diesen Veränderungen ist allerdings noch relativ gering, aus diesem Grunde können endgültige Aussagen nicht getroffen werden.

Ein pathologisches Belastungselektrokardiogramm bei normalem Koronarangiogramm kommt in etwa 10—25% der Fälle vor. Neben der linksventrikulären Hypertrophie werden für die Deutung dieser Diskrepanzen (die bisher nicht endgültig geklärt werden konnten) von Wells und Mitarbeiter [401] angiographisch nicht mehr nachweisbare Veränderungen im Mikrozirkulationsbereich angeführt. Diese Annahme konnte jedoch von James [171, 172, 173, 174] und Shirey [365] durch postmortale Untersuchungen bzw. durch myokardbioptische Befunde nicht bestätigt werden. Der alleinige Befall kleinster Koronargefäße ist von James [171, 172, 173, 174] nur selten gefunden worden und war stets mit einem pathologischen Belastungs-EKG verbunden. Er ist der Meinung, daß die Koronarogramme von Patienten mit einer Angina pectoris in vielen Fällen falsch interpretiert werden [174]. Möglicherweise spielt der während der Belastung vorhandene Sauerstoffbedarf eine nicht unwesentliche Rolle. Dieser kann selbst bei gleicher äußerer Belastung eine unterschiedliche Höhe haben (Einfluß der Katecholamine) [43]. Aber auch Störungen des Sauerstofftransportes infolge chronischer Kohlenmonoxidvergiftungen bei exzessiven Rauchern, der Sauerstoffabgabe des Oxyhämoglobins an das Gewebe sowie metabolische Defekte der Herzmuskulatur und Spasmen der Koronararterien werden diskutiert [98, 110, 268]. Wir betrachten alle Patienten mit einer Angina pectoris und pathologischem Belastungs-EKG (auch bei normalem Koronarogramm) als Koronarpatienten.

3.3.3.6. Prognostische Aussagen mittels Belastungselektrokardiogramm

Die Belastungselektrokardiographie hat wie bereits erwähnt (s. S. 204) nicht nur für die Diagnostik der ischämischen Herzkrankheit sondern auch zunehmend für prognostische Aussagen eine große Bedeutung.

Robb und Mitarbeiter [480] fanden bei ihren Untersuchungen, daß

1. die Sterberate an koronarer Herzkrankheit, 8mal höher bei positivem Zwei-Stufen-Mastertest als bei normalem lag und daß
2. die Sterblichkeit mit dem Ausmaß der ST-Senkung zunahm.

Doyle und Mitarbeiter [90] untersuchten 2437 männliche Personen prospektiv mit Hilfe des Laufbandtests.

Von 2003 zwei oder mehrmals belasteten Männern, entwickelten 264 eine der Manifestationsformen der IHK; bei 75 (30%) davon war diese Manifestation ein pathologisches Belastungs-EKG. Sie hatten höhere Blutdruckwerte und waren häufiger stärkere Raucher als die Probanden mit normalem Belastungstest. Das Körpergewicht und die Serumcholesterolwerte waren in beiden Gruppen ähnlich.

Mit einer 85% Wahrscheinlichkeit entwickelten diese Männer innerhalb von 5 Jahren eine Angina pectoris oder einen Myokardinfarkt. Die Untersucher schlußfolgern daraus, daß durch dieses Belastungs-EKG Männer mit klinisch stummer aber fortgeschrittener Koronaratherosklerose herausgefunden werden können. Das pathologische Belastungs-EKG war in dieser Gruppe ein prognostisch ungünstiges Zeichen.
Ellestad und Mitarbeiter [437] beobachteten 6000 Personen, bei denen ein Belastungs-EKG (Laufbandbelastung) mit maximaler Belastung durchgeführt wurde, über einen Zeitraum bis zu 9 Jahren.
Sie korrelierten folgende bedeutsame Koronarereignisse mit dem Belastungs-Elektrokardiogramm:

1. Auftreten bzw. Fortschreiten einer Angina pectoris
2. Myokardinfarkt
3. Tod aus myokardialen Ursachen

Fiel der Test positiv aus, so betrug die Häufigkeit eines Koronarereignisses 46% innerhalb von 4 Jahren, im Gegensatz zu 7% bei negativem Testergebnis. Ein nicht sicher positives Ergebnis hatte eine Häufigkeit dieses Ereignisses von 25% zur Folge.
Nach 8jähriger Beobachtungszeit hatten bereits 76% der Patienten mit positivem Belastungstest ein koronares Ereignis, d. h. bei ihnen bestand das Risiko zu 10% pro Jahr an IHK zu erkranken [437].
Die Inzidenzrate an Myokardinfarkt betrug innerhalb von 4 Jahren 15%, oder 3,5% pro Jahr bei den Personen mit positivem Belastungstest, im Vergleich zu 1% bei denen mit negativem Test.
Die Todesrate war fast identisch mit der Myokardinfarktrate. Manca und Mitarbeiter [466] unterzogen 947 Männer und 508 Frauen der Fahrradergometrie wegen atypischer Thoraxschmerzen und beobachteten sie 3—7 Jahre (durchschnittlich 5,2 Jahre). Positive Belastungstests bei Männern (ST-Senkung $\geqq 1$ mm) hatten eine 5-Jahres-Inzidenz koronarer Ereignisse (akuter Myokardinfarkt oder plötzlicher Tod) von 18,3%; bei Frauen lag diese Rate hingegen nur bei 4,6%.
Bei negativem Test traten diese Ereignisse bei Männern zu 1,9% und bei Frauen zu 0,3% auf.

3.4. Mechanokardiographie bei chronisch ischämischer Herzkrankheit

Die potentiellen Möglichkeiten mit Hilfe der Mechanokardiographie bei der ischämischen Herzkrankheit zu klinisch verwertbaren Aussagen zu gelangen, sind entsprechend dem Ausmaß der Ischämie durch die unterschiedlichen Grade der linksventrikulären Funktionsstörungen gegeben.
Diese sind im fortgeschrittenen Stadium der Koronaratherosklerose fast permanent nachweisbar, im Frühstadium der ischämischen Herzkrankheit aber erst durch Belastungstests zu provozieren. Ischämisch bedingte hämodynamische Veränderungen lassen sich vereinfacht folgendermaßen darstellen:
Der Sauerstoffmangel der Myokardzelle führt zu einer Abnahme der Kontraktionskraft, einer Verminderung der Kontraktionsgeschwindigkeit und damit zu einer Verminderung des Schlagvolumens. Als Kompensationsmechanismus für eine so herabgesetzte Pumpfunktion des Herzens kommt es zu einer höheren Ausgangsspannung der Herzmuskel-

fasern (Frank-Starling-Mechanismus) und zu einer Erhöhung des enddiastolischen Drucks [36, 49, 67, 298, 403]. Diese Vorgänge sind in Abbildung 59 grob schematisiert und vereinfacht an Hand von Ventrikel- und Aortendruckkurven dargestellt. Die Abnahme der Kontraktionskraft äußert sich (unter Voraussetzung einer gleichen Vor- und Nachlast) in einer Verminderung der Kontraktionsgeschwindigkeit (dp/dt_{max} wird kleiner) und einem trägeren Druckanstieg der Ventrikeldruckkurve. Dadurch wird der Zeitpunkt der maximalen Druckanstiegsgeschwindigkeit später erreicht, und auch die Öffnung der Aortenklappe erfolgt später. Damit kommt es zu einer Verlängerung der

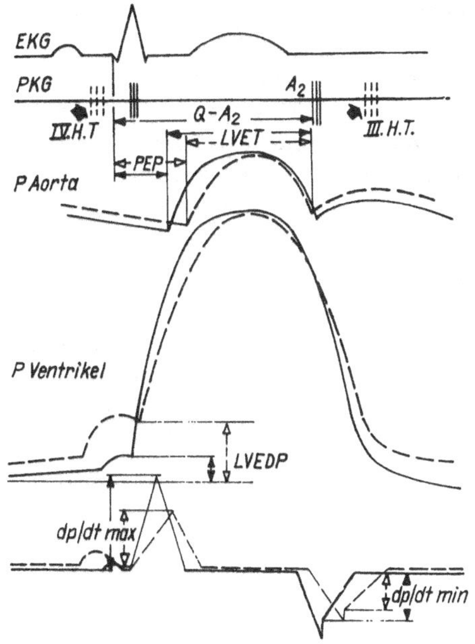

Abb. 59. Schematische Darstellung des Elektrokardiogramms, des Phonokardiogramms, der Aorten-Druckkurve, der Ventrikel-Druckkurve und des 1. Differentialquotienten des Druckablaufs (dp/dt). Die Verhältnisse am ischämischen Myokard (gestrichelte Linie) sind denen am gesunden Herzen gegenübergestellt (P = Druck)

Anspannungszeit (PEP) und zu einer Verkürzung der Austreibungszeit (LVET) des Ventrikels. Die Kompensation durch die erhöhte Faservorspannung führt über eine Erhöhung des enddiastolischen Druckes (LVEDP) zu einer Vergrößerung der a-Welle und zum häufigeren Nachweis eines III. und IV. Herztons.

Kompensationsmechanismen wie die erhöhte Aktivität des sympathikoadrenalen Systems, Veränderungen der Nachlast (systolischer Blutdruck) und deren komplizierte Rückwirkungen auf die übrigen Parameter werden dabei nicht berücksichtigt. Spezifisch für die ischämisch bedingte linksventrikuläre Dysfunktion ist dabei die weitgehende Reversibilität der ausgelösten Veränderungen nach Beseitigung der Sauerstoffschuld, die sowohl durch körperliche Ruhe als auch durch Pharmaka wie Nitrokörper oder β-Rezeptorenblocker erreicht werden kann.

Das mechanokardiographische Korrelat zu diesen über Herzkatheter meßbaren hämodynamischen Parametern ist in neuerer Zeit Gegenstand einer Vielzahl von Untersuchungen [3, 4, 78, 84, 85, 404, 409], die u. a. enge Korrelationen zwischen mechanokardiographischen Parametern und dem linksventrikulären enddiastolischen Druck [127, 405], Schlagvolumen [405] und den Kontraktilitätsparametern [78] nachgewiesen haben.

3.4.1. Phonokardiographie

Das Auftreten eines frühdiastolischen III. Herztons und eines präsystolischen IV. Herztons wird mit einer gestörten Herzfunktion in Zusammenhang gebracht und imponiert zusammen mit dem I. und II. Herzton auskultatorisch als Galopprhythmus. Als ventrikulärer Galopp wird eine niederfrequente Schwingung 0,10 s oder später nach der Aortenkomponente des II. Herztones bezeichnet (III. Herzton), der synchron mit dem Gipfel der schnellen Füllungswelle im Apexkardiogramm einfällt.
Als Vorhofgalopp wird eine ebenfalls niederfrequente Schwingung identifiziert (IV. Herzton), die parallel mit der a-Welle im ACG und zwischen P-Welle und QRS-Beginn im EKG auftritt (auch als Vorhofton bezeichnet).
Diese Füllungstöne sind nicht spezifisch für eine ischämisch bedingte Dysfunktion, sondern werden bei den verschiedenen Formen der Herzbelastung wie bei der Hypertonie, dem Cor pulmonale, der Myokarditis und der Pericarditis constrictiva beobachtet. Bei Kindern und Jugendlichen gehören sie zum normalen Auskultationsbefund und werden mit der hyperkinetischen Kreislaufregulation erklärt. Auch bei gesunden Erwachsenen bis zum 40. Lebensjahr sind sie nicht selten nachweisbar. Sind sie nach dem 40. Lebensjahr vorhanden, kommt ihnen in der Regel fast immer eine pathologische Bedeutung zu. Bei Patienten mit ischämischer Herzkrankheit werden diese Extratöne häufiger beobachtet; sie dürften ihren Grund in der verminderten diastolischen Dehnbarkeit (compliance) des Herzmuskels haben. COHN und Mitarbeiter [68] fanden einen Vorhofgalopp bei 34 von 93 Patienten mit angiographisch gesicherter Koronarathero-sklerose und sahen eine Parallelität zwischen seinem Auftreten und einer erhöhten a-Welle im Apexkardiogramm. Dagegen war nur bei 3 von 37 Patienten mit normalem Koronarangiogramm ein solcher Vorhofgalopp nachweisbar.
Der III. Herzton (ventrikulärer Galopp) entsteht durch Anspannung der elastischen Fasern der Ventrikelwand und soll eine höhere diagnostische Signifikanz für eine gestörte Ventrikelfunktion besitzen als der IV. Herzton. Das Vorhandensein eines III. Herztons ist aber meist mit dem Auftreten des IV. Herztons kombiniert [18].
ARONOW und Mitarbeiter [3] belastete je 100 Gesunde und 100 Patienten mit Angina-pectoris mit dem MASTER-Test und fand im Phonokardiogramm einen IV. Herzton bei 43% der Angina-pectoris-Gruppe und bei 14% der Gesunden. Nach der Belastung war der IV. Herzton bei 94% der Patienten nachweisbar und bei 20% der Gesunden. Das EKG wies nur bei 59% nach Belastung auf eine Myokardischämie des Herzens hin.
Ähnliche Ergebnisse erhielt NIXON [271]. In seinen Untersuchungen beobachtete er bei 65% der Patienten mit klassischem Angina-pectoris-Syndrom einen IV. Herzton, während nur bei 17% ein pathologisches EKG vorhanden war. Er kommt zu dem Schluß, daß das PKG in frühen Phasen der Koronarerkrankung wertvollere Ergebnisse bringt als das EKG.
CHENG [61] meint sogar, daß alle Patienten mit koronarer Herzkrankheit einen atrialen Galopprhythmus aufweisen.
Alle Patienten und die Gesunden, bei denen sich ein III. Herzton in Ruhe fand, hatten auch einen IV. Herzton, und bei allen, die einen III. Herzton nach der Belastung aufwiesen, konnte auch ein IV. Herzton nach der Belastung registriert werden.
Eine Analyse der Ruhe-Phonokardiogramme von 47 unserer koronarangiographierten Patienten führte zu den in der Tabelle 45 dargelegten Ergebnissen. Die Zahlen dieser Tabelle unterstreichen die begrenzte diagnostische Aussagekraft dieser Kammerfüllungstöne.

Tabelle 45

Analyse der Ruhe-Phonokardiogramme von 47 koronarangiographierten Patienten des eigenen Krankengutes

	Keine oder geringe Koronarathero-sklerose n = 9	Ausgeprägte Koronarathero-sklerose n = 38
III. Herzton	0	3
IV. Herzton	6	28
III. und IV. Herzton	0	2

Eine reversible Betonung des I. Herztons während eines Angina-pectoris-Anfalls wird mit einer Veränderung der Mitralklappenstellung durch eine ischämisch bedingte Dysfunktion des Papillarmuskels in Zusammenhang gebracht [60].

Ein anderes phonokardiographisches Phänomen, das unter Herzschmerz auftritt und nach Abklingen des Angina-pectoris-Anfalls zurückgeht, ist die paradoxe Spaltung des II. Herztons. Sie wird durch eine Verlängerung des Q-A_2-Intervalls bei einer relativen Verkürzung des Q-P_2-Intervalls hervorgerufen [359].

3.4.2. Apexkardiogramm (ACG) bei chronisch ischämischer Herzkrankheit

Im Mittelpunkt des Interesses steht, entsprechend der Erhöhung des enddiastolischen Drucks und Volumens bei ischämisch bedingter Dysfunktion des Myokards, die Vergrößerung der a-Welle. Während diese bei Gesunden nach Benchimol [29] 15% der Totalamplitude nicht überschreitet, fand er bei Patienten mit ischämischer Herzkrankheit Werte um 25%. Diese Werte wurden mit Pulsabnehmern kurzer Zeitkonstanten gemessen und sind deshalb mit heute üblichen Pulsabnehmern längerer oder unendlicher Zeitkonstante nicht vergleichbar. Die Befunde wurden von einer Anzahl Untersucher bestätigt [4, 86, 152, 385, 405, 408].

Sofern unter Ruhebedingungen noch keine erhöhte a-Welle vorhanden ist, kann sie

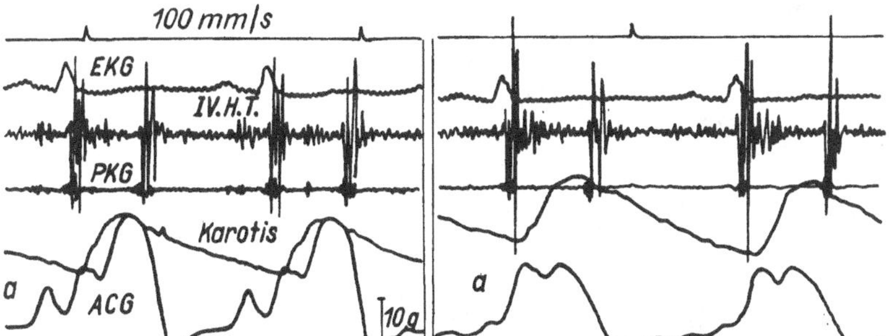

Abb. 60. Parallele Registrierung des EKG, des PKG, der Karotis-Pulskurve und des ACG nebst 1. Differentialquotienten bei einem Patienten im Angina-pectoris-Anfall und 3 min nach Verabreichung von Nitrangin liquidum. Die im Anfall hohe a-Welle normalisiert sich parallel zum Abklingen der Schmerzen, wie auch der IV. Herzton (Vorhofton) verschwindet

im Angina-pectoris-Anfall nachgewiesen werden. Sie verschwindet wieder nach Gabe von Nitrokörpern. Eine solche für die chronisch ischämische Herzkrankheit typische Reaktion ist in Abbildung 60 dargestellt.

Von gleichem diagnostischen Wert hat sich die Provokation dieser Veränderungen durch Belastungsuntersuchungen erwiesen. Diese können durch Ergometerbelastung [29], MASTER-Test [84] und auch durch Handdynamometer-Belastung [367, 407] hervorgerufen werden. Aus methodischen Gründen eignen sich Belastungsformen ohne große muskuläre Beanspruchung während der Registrierung des Apexkardiogramms besonders gut, da Artefakte durch Körperbewegungen weitestgehend vermieden werden. Abbildung 61 zeigt ein typisches Kurvenbeispiel bei einem Patienten mit schwerer Koronaratherosklerose in Ruhe, nach 3 Minuten unter Handdynamometer-Belastung und wie-

Tabelle 46

Mittelwerte mit Streuung der einzelnen Amplituden im Apexkardiogramm von 100 herzgesunden Probanden und 21 Patienten mit IHK

	a-Welle (i.g.)	T-Welle (i.g.)	% a/T	df/dt a max (g/s)	df/dt max (g/s)	df/dt min (g/s)
Gesunde (n = 100)	1,26 ± 0,72	15,13 ± 6,90	7,67 ± 5,1	28,6 ± 16,1	147 ± 46,6	111 ± 44
Patienten mit IHK-Stadien II und III (Ruhe)	3,4 ± 2,0	27,1 ± 8,4	14,4 ± 7,0	98,3 ± 47,5	368 ± 143,3	272 ± 160
Stadium III und IV Handdynamometer-Belastung	5,8 ± 2,6	28,6 ± 8,7	21,7 ± 8,7	144,2 ± 58,5	384 ± 138,9	293 ± 81,7

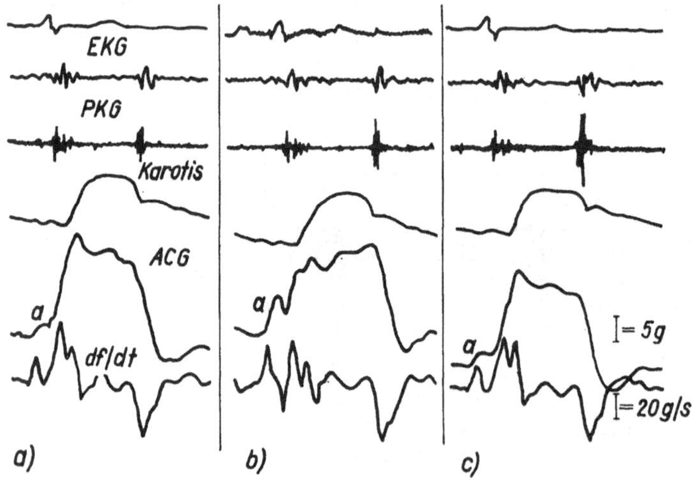

Abb. 61. Kurvenbeispiel bei einem Patienten mit ausgeprägter Koronaratherosklerose unter Handdynamometer-Belastung.

a — Ausgangskurve in Ruhe; b — unter Handdynamometer-Belastung (3 min maximal); c — wiederum in Ruhe nach Belastung. Deutlich ist die Größenzunahme der a-Welle unter Belastung zu erkennen derum in Ruhe 2 Minuten nach der Belastung. Das Beispiel ist einer Untersuchungsserie [407] entnommen, bei der mit Hilfe der kalibrierten Apexkardiographie die Kraft und die Geschwindigkeit der Kraftentwicklung des Herzspitzenstoßes gemessen wurden. Die Kalibrierung der Methode erfolgte bei Verwendung von Pulsabnehmern unendlicher Zeitkonstante durch Auflegen von Gewichten auf den Pulsabnehmerstempel. Die Amplitudenwerte des ACG lassen sich damit in Gramm angeben. Die Maßeinheit des 1. Differentialquotienten (df/dt) erfolgt dementsprechend in g/s.

Die Tabelle 46 zeigt die mit dieser Methode erhaltenen Mittelwerte mit Streuungen der einzelnen Amplituden von 100 herzgesunden Probanden [92]. Dem gegenübergestellt sind die Werte von 21 Patienten mit angiographisch gesicherter schwerer Koronaratherosklerose, davon 10 Patienten mit Zustand nach Myokardinfarkt.

Während schon die Ruhewerte besonders der a-Welle und deren 1. Differentialquotienten df/dt_{max} und das prozentuale Verhältnis a/T signifikante Differenzen aufweisen, werden diese Veränderungen innerhalb der Gruppe mit ischämischer Herzkrankheit durch eine Handdynamometer-Belastung noch auffälliger.

Zur Einschränkung der Methode ist zu bemerken, daß nur bei etwa 40—50% der Patienten mit ischämischer Herzkrankheit ein verwertbares ACG registriert werden kann.

Als eine Komponente der Polymechanokardiographie ist die ACG jedoch unter Berücksichtigung der gegebenen Einschränkungen einsetzbar.

3.4.3. Systolische Zeitintervalle bei ischämischer Herzkrankheit

Die typischen Veränderungen bei einer linksventrikulären Funktionsstörung äußern sich in einer Verlängerung der PEP und einer Verkürzung der LVET mit einer minimalen Änderung des A-Q_2-Intervalls; der Quotient aus PEP/LVET würde sich damit bei ischämisch bedingter Dysfunktion deutlich vergrößern.

Diese Veränderungen sind nicht spezifisch für die ischämische Herzkrankheit, sondern teilweise auch bei Funktionsstörungen anderer Genese nachgewiesen. Typisch für die ischämische Herzkrankheit ist die weitestgehende Reversibilität dieser Veränderung nach Abklingen provozierter Funktionsstörungen (Belastungstests, Angina-pectoris-Anfall).

Auf die engen Beziehungen des verminderten linksventrikulären Schlagvolumens und der Vergrößerung des Quotienten PEP/LVET im Angina-pectoris-Anfall hat Perry

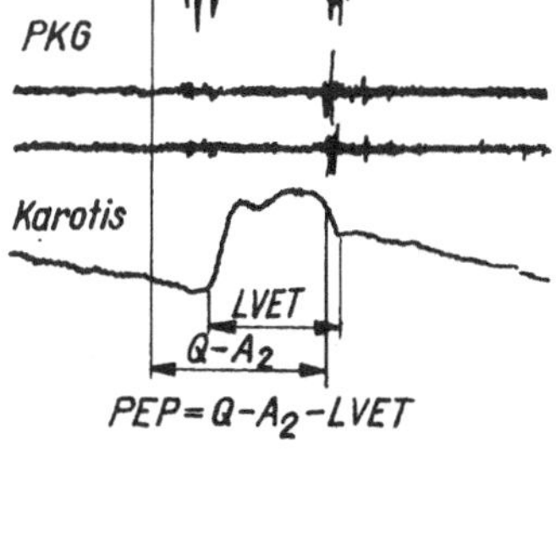

Abb. 62. Messung der systolischen Zeitintervalle aus der parallelen Registrierung der EKG, PKG und der Karotis-Pulskurve

und Mitarbeiter [300] hingewiesen. Eine ähnliche Korrelation von −0,58 fand McConahay und Mitarbeiter [251] bei 32 Personen unter Verwendung von systolischen Zeitwerten kurz nach Beendigung eines Belastungstests. Diese Ergebnisse wurden dann weiter durch Weissler [399] an einer Serie von 80 Patienten bestätigt, bei denen der PEP/LVET-Index eine Korrelation von −0,85 zum Schlagvolumen aufwies.
Eine von Büyüköztürk [56] gefundene Verkürzung des Q-A_2-Intervalls bei Patienten mit ischämischer Herzkrankheit wird auf einen erhöhten Sympathikotonus zurückgeführt.
Andere Untersucher [186] fanden weiterhin eine Korrelation zwischen der Höhe des enddiastolischen Drucks und einer vorliegenden (frequenzkorrigierten) Anspannungsphase (PEPI). Unsere eigenen Untersuchungen an 11 Patienten sind in Abbildung 63 dargestellt. Sie stimmen mit den zuvor genannten Mitteilungen überein.
Die weitere Unterteilung der PEP in die elektromechanische Latenz und die isovolumetrische Kontraktionszeit (ICT), die exakt nur durch die parallele Registrierung des Apexkardiogramms erfolgen kann, führt vorwiegend bei linksventrikulären Leitungsstörungen (Linksschenkelblock) zu einer Aussageerweiterung, ist sonst aber umstritten [18].

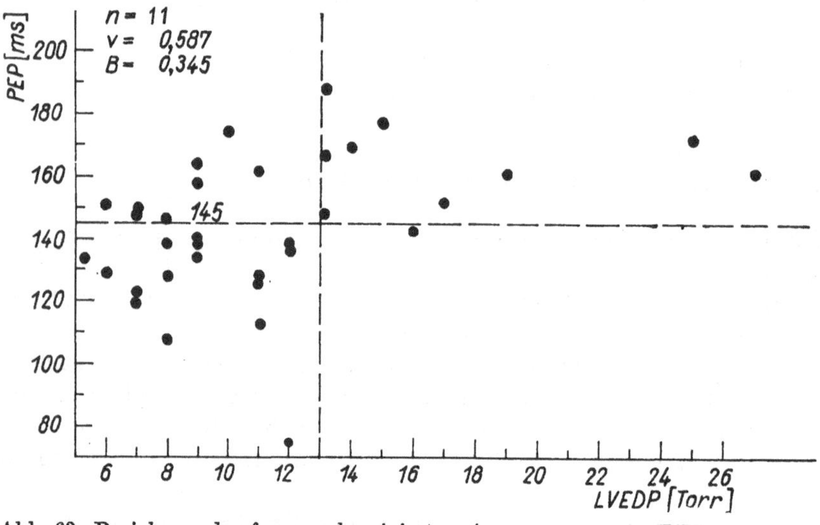

Abb. 63. Beziehung der frequenzkorrigierten Anspannungszeit (PEP) zur Höhe des linksventrikulären enddiastolischen Drucks (LVEDP) bei mehrfachen gleichzeitigen Messungen an 11 Patienten mit chronischer ischämischer Herzkrankheit ($r = 0,587$)

3.5. Konventionelle Röntgen-Diagnostik

Die konventionellen Röntgen-Untersuchungen (Schirmbild, Herzserie usw.) hat nur in fortgeschrittenen Stadien der Erkrankung, bei denen es zu einer Herzdilatation gekommen ist, eine Aussage.
Gelegentlich kann durch die Aufnahme bzw. Durchleuchtung Kalk im Verlauf der Koronararterien festgestellt werden. Die entscheidende diagnostische Bedeutung hat jedoch die angiokardiographische Untersuchung (Koronarangiographie, Ventrikulographie) (ausführlich s. S. 341).

3.6. Radioisotopenverfahren

In letzter Zeit werden zunehmend Radioisotopenverfahren zur Erfassung bzw. Quantifizierung unterperfundierter Gebiete verwendet.
Zwei Arten der Darstellung sind gebräuchlich: die hot-spot-Technik (Anreicherung von Isotopen im Ischämie- bzw. Infarktgebiet — z. B. mit ^{99m}Te) oder die cold-spot-Technik (Aussparung der Ischämie- bzw. Infarktgebietes durch die Isotopen — z. B. mit ^{201}Ta oder ^{81}Rb). Ausführlicher dazu s. S. 474.
Die Thalliumszintigraphie wurde auch im Zusammenhang mit Belastungsuntersuchungen (Belastungselektrokardiographie, Vorhofstimulation) durchgeführt. Dadurch kann eine Quantifizierung des Ischämiegebietes unter Belastung vorgenommen werden.
Bei einer Koronararterienstenose über 85% bringt Rubidium nach der Belastung zu 88% ein positives Szintigramm, während die Aussage für das Belastungs-EKG nur bei 58% lag [30a]. In anderen Studien war auch die Empfindlichkeit des Thallium-Szintigramms am Ende einer Belastung signifikant höher als die der ST-Strecken-Veränderungen (56% gegenüber 38%) [422].
Zaret und Mitarbeiter [416a] untersuchten Patienten mit falsch-positiven Belastungstest mittels ^{43}K-Szintigraphie und fanden bei allen ein normales Myokardszintigramm. Unsere noch geringen eigenen Erfahrungen sind noch nicht so positiv wie die erwähnten Angaben. Diese diagnostische Methode befindet sich jedoch noch in der technischen und klinischen Entwicklung und der endgültige Stellenwert des Verfahrens ist noch nicht herausgearbeitet.

3.7. Hämodynamik und Funktion des linken Ventrikels bei myokardialer Ischämie

Die Funktion des linken Ventrikels ist vom Ausmaß und Grad der myokardialen Ischämie abhängig. Wie Untersuchungen von Harley und Mitarbeiter [149], Linder und Mitarbeiter [214], Jennings und Mitarbeiter [176] sowie Blumgart und Mitarbeiter [45] zeigen, tritt bereits eine halbe Minute nach experimentellem Koronararterienverschluß eine funktionelle Alteration der Myokardzelle eine, während eine Zellschädigung erst nach 30 Minuten im allgemeinen zu erwarten ist. Diese sehr frühzeitig einsetzenden Veränderungen führen zu einer schnellen Abnahme der Kontraktilität des betroffenen Muskelbezirks [117, 384, 386]. Die Verminderung der Kontraktilität in dem durch Ischämie betroffenen Myokardbezirk ist mit einer Veränderung des Bewegungsablaufes des linken Ventrikels verbunden [20, 74, 341, 382, 392]. Die herabgesetzte Kontraktilität und die damit verbundene Veränderung des Bewegungsablaufes des linken Ventrikels bedingen eine Steigerung des linksventrikulären enddiastolischen Druckes LVEDP [114, 208, 210, 250, 265, 283, 332, 403]. Damit kommt es zunächst zur latenten Linksherzinsuffizienz, die in Abhängigkeit von Ausmaß, Grad und Dauer der myokardialen Ischämie sich früher oder später manifestiert und mit Besserung der Sauerstoffversorgung wieder verschwindet, falls keine irreversible Myokardschädigung eingetreten ist. Die Angina pectoris und die etwa gleichzeitig auftretenden EKG-Veränderungen sind erst zu beobachten, wenn sich die Linksherzinsuffizienz bereits manifestiert hat und die Umstellung auf den anaeroben Stoffwechsel erfolgt ist [208].
Die Erhöhung des LVEDP unter Ischämiebedingungen ist aber nicht regelmäßig mit

einer Vergrößerung des enddiastolischen Volumens verbunden [337]. Wie Untersuchungen von RUTISHAUSER und Mitarbeiter [337], DWYER [94] und eigene [449] zeigen, ist sogar ein gegensätzliches Verhalten möglich, was bei Gesunden bisher nicht beobachtet werden konnte.

In diesem Zusammenhang ist auf die Verminderung der linksventrikulären Dehnbarkeit (Compliance) unter Ischämie hinzuweisen [94, 479]. Neuere Studien zeigen, daß die Myokardischämie zur Verminderung der linksventrikulären diastolischen Wanddicke führt, die z. T. durch den minderdurchbluteten Muskel bedingt ist. Die Abnahme des Gefäßvolumens senkt den Turgor der Wand des linken Ventrikels, woraus eine Erhöhung der segmentalen Compliance resultiert [441, 442]. Demgegenüber kommt es während einer reaktiven Hyperämie zur Erhöhung des Gefäßvolumens und des Muskeltonus, das im reperfundierten Gebiet zu einer Erniedrigung der Compliance führt [461]. Korreliert man bei Patienten mit Koronaratherosklerose den enddiastolischen Druck mit dem unter Belastung gemessenen Volumen, so zeigt sich eine Verschiebung der Druck-Volumen-Kurve, d. h. der ischämische linke Ventrikel arbeitet auf einer abnorm steilen Druck-Volumen-Kurve (eigene Ergebnisse).

Wie Untersuchungen bei Patienten mit Koronaratherosklerose zeigen [337], fällt neben der Erhöhung des enddiastolischen Druckes vor allem die Abnahme des Quotienten $\frac{dp/dt}{P}$ auf. Das bedeutet, daß das durch Ischämie geschädigte Herz seine Kontraktilität im Gegensatz zum gesunden kaum mehr steigern kann [337]. Da Kontraktion und Relaxation offenbar eng miteinander gekoppelt sind [165, 286, 301], ist der Quotient $\frac{dp/dt}{P}$ nicht nur ein Maß für die Kontraktions-, sondern auch für die Relaxationsgeschwindigkeit. Die Relaxation soll aber nach RUTISHAUSER und Mitarbeiter [337] häufig früher und stärker als die Kontraktion betroffen sein. Daß die gestörte linksventrikuläre Relaxation unter Ischämie eine große Rolle bei der Beeinträchtigung der linksventrikulären Funktion spielt, wurde auch von anderen Autoren nachgewiesen [445]. Mit zunehmendem Schweregrad der Koronaratherosklerose ist nach unseren Ergebnissen eine Erhöhung der Wandspannung des linken Ventrikels nachweisbar [298], die bereits unter Ruhebedingungen zu einem gesteigerten Sauerstoffbedarf führt [329]. Diese Tatsache ist bei Patienten mit chronischer myokardialer Ischämie von wesentlicher Bedeutung. Aus dem bereits Erwähnten ist verständlich, daß die Angina pectoris eine metabolische Spätfolge der Ischämie darstellt, die durch Freisetzung saurer Metaboliten und mit erhöhter Laktatproduktion einhergeht [156, 284]. Durch die Freisetzung von Substanzen (z. B. Kinine) werden die Nervenendungen gereizt und der Schmerz empfunden. Die Angina pectoris ist deshalb als *Teilaspekt* bzw. als Begleitphänomen des ischämischen Symptomenkomplexes aufzufassen [211]. Diese Situation ist besonders durch die Arbeitsbelastung reproduzierbar.

3.7.1. Funktion des linken Ventrikels bei Patienten mit chronisch ischämischer Herzkrankheit unter Ruhebedingungen

Die einzige Aufgabe des Herzens ist die jederzeit adäquate Versorgung der Körperperipherie mit Blut. Diese Forderung wird auch an das koronarkranke Herz gestellt, dessen durch Ischämie, disseminierte Fibrosen oder größere Narbenbezirke geschädigtes Myokard ihr unter veränderten Bedingungen nachkommen muß.

Im Mittelpunkt des Interesses steht der in erster Linie betroffene linke Ventrikel, funktionelle Störungen an den übrigen Herzanteilen sind bei der chronisch-ischämischen Herzkrankheit seltener und dann meistens sekundär.
In der funktionellen Betrachtung des Herzens differenzieren wir nach MASON [246] prinzipiell von der Pumpfunktion („Hämodynamik" im engeren Sinne) eine Muskelfunktion („Myokardmechanik"), in der die Bedingungen zusammengefaßt sind, unter denen die Ventrikelkontraktion erfolgt (s. Schema 2, S. 238).
Die entscheidende Größe für den Systemkreislauf ist die *Pumpfunktion des linken Ventrikels.* Droht ein Abfall dieses Parameters, so ist unter Einschaltung von Kompensationsmechanismen eine vorübergehende Aufrechterhaltung der Pumpfunktion möglich.

3.7.1.1. Kompensationsmechanismen

Eine Kompensation kann prinzipiell erfolgen durch

1. eine höhere Ausgangsspannung der Herzmuskelfasern (FRANK-STARLING-Mechanismus)
2. eine Hypertrophie des Myokards und
3. eine erhöhte Aktivität des sympathiko-adrenalen Systems

— Frank-Starling-Mechanismus

Durch eine Zunahme der diastolischen Wandspannung (T), die nach dem LAPLACEschen Gesetz

$$P = T\left(\frac{1}{R_1} + \frac{1}{R_2}\right)$$

den Kammerradien (R) und dem Innendruck (P) proportional ist, kann von einem höheren Ausgangsniveau ein noch ausreichendes Schlagvolumen gepumpt werden (s. Kranmodell in Abb. 64).

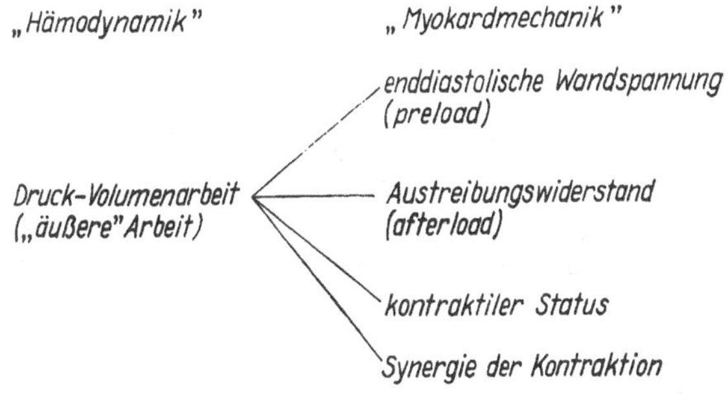

Schema 2. Hämodynamik und Myokardmechanik (nach MASON [246])

Die Struktur der Sarkomeren begrenzt jedoch diesen Kompensationsvorgang; oberhalb der bestimmten Grenzen ist trotz zunehmenden Füllungsdruckes eine weitere Volumenzunahme nicht möglich [379].
Mit zunehmender Dilatation muß zudem die systolische Wandspannung immer stärker

ansteigen, um den zur Überwindung des diastolischen Aortendruckes notwendigen Kammerinnendruck zu erzeugen. Da die Wandspannung zu den Hauptdeterminanten des myokardialen O_2-Bedarfs zählt [48], wird ein circulus vitiosus eingeleitet: die anfängliche Kompensationsmöglichkeit erschöpft sich und ist nicht mehr „sinnvoll“. Daß dieser Zustand jedoch längere Zeit toleriert werden kann, spricht für adaptative intrazelluläre Mechanismen, die die Toleranz gegenüber einer O_2-Mangelsituation erhöhen [154] (s. auch S. 85).

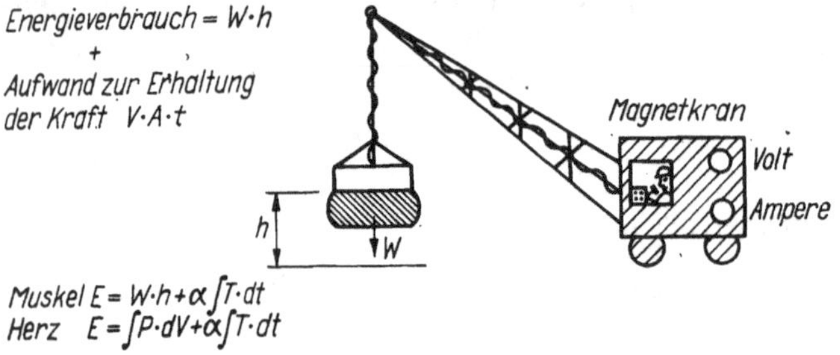

Ab. 64. Schematische Darstellung der Ventrikelfunktion am Modell des Magnetkrans. Die „Hubarbeit“ (Schlagarbeit des linken Ventrikels) ergibt sich aus der zu transportierenden Masse *W* und der Hubhöhe *h* (entspricht dem Schlagvolumen bzw. dem systolischen Blutdruck).
Außerdem ist der ständige Energieaufwand $V \cdot A \cdot t$ notwendig, um die statische „Haltearbeit“ (entspricht der Wandspannung) zu leisten. Letzterer ist bei einem Teil der Patienten mit chronisch-ischämischer Herzkrankheit heraufgesetzt. (s. auch Abb. 66 und 67)

— Myokardhypertrophie

Eine weitere Kompensationsmöglichkeit besteht in einer *Myokardhypertrophie,* durch die eine Mehrbelastung von einer größeren Zahl kontraktiler Einheiten bewältigt wird [375]. Auch dieser konsekutiven Hypertrophie sind jedoch Grenzen gesetzt: selbst bei intaktem Koronargefäßsystem ist eine Massenzunahme nur bis zum Dreifachen des Ausgangswertes möglich, bei koronaratherosklerotischen Veränderungen ist schon vorher mit Diskrepanzen zwischen Substratversorgung und Muskelzuwachs zu rechnen [12, 166, 219].

— Erhöhte Aktivität des sympathiko-adrenalen Systems

Die *Aktivierung des sympathiko-adrenalen Systems* stellt die dritte prinzipielle Kompensationsmöglichkeit dar. Sie ist als unspezifische Reaktion des Organismus anzusehen, um die Herzleistung den Erfordernissen der Körperperipherie anzupassen (hinsichtlich des Sympathikusverhaltens bei der chronisch-ischämischen Herzkrankheit sei u. a. auf die von Gawellek und Mitarbeiter [122] mitgeteilten Befunde hingewiesen).

3.7.1.2. Verhalten einiger hämodynamischer Parameter des linken Ventrikels unter Ruhebedingungen

Die Untersuchung der Pumpfunktion des linken Ventrikels ergab unter Ruhebedingungen keine signifikanten Abweichungen, auch bei Patienten mit schwerem morphologischem Befund am Koronar-Gefäßsystem war die Schlagarbeit im Bereich der Normalabwei-

chung (s. Abb. 65). Von anderen Untersuchern [208] wurde erst bei schweren Kontraktionsstörungen und Ventrikelauneurysma unter Ruhebedingungen eine Reduktion der „äußeren" Arbeit nachgewiesen.
Die Einteilung der Patienten für diese Studie erfolgte nach den angiographischen Befunden in 4 Gruppen:

Gruppe 0: normales Koronarogramm,
Gruppe I: Plaques bzw. Stenosen,
Gruppe II: Stenosen mit Kriterien der hämodynamischen Wirksamkeit (Auffüllung peripherer Gefäßabschnitte retrograd über einen Kollateralkreislauf oder gegenüber einem parallelgeschalteten Gefäß stark verzögert bzw. kontraktionsinsuffizierter Wandabschnitt im Lävogramm,
Gruppe III: Verschluß eines großen Gefäßes (A. coronaria dext., R. interventricularis ant., bzw. R. circumflexus der A. coronaria sin.) häufig mit weiteren Schädigungen am übrigen Koronargefäßsystem.

– Wandspannung

In Abbildung 66 ist bei den gleichen Patienten das Verhalten der enddiastolischen Wandspannung, die als Maß für die Faserdehnung angesehen werden kann, dargestellt. Mit zunehmendem Schweregrad der Koronaratherosklerose zeigt sich eine Tendenz zu

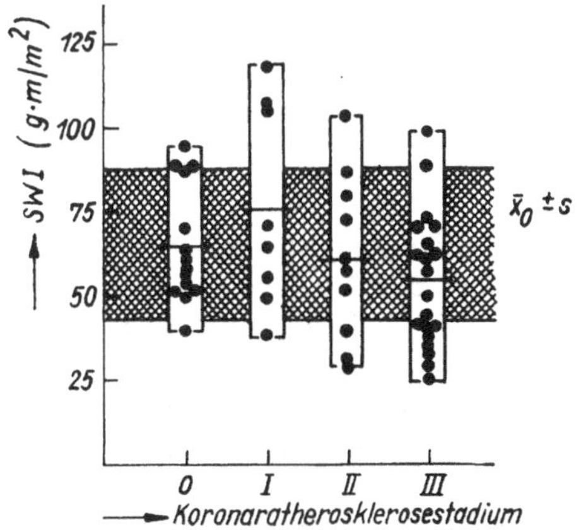

Abb. 65. Darstellung des Schlagarbeitsindex bei Patienten mit Koronaratherosklerose zunehmenden Schweregrades (Gruppen I, II und III) gegenüber Kontrollfällen mit normalem Koronarangiogramm (Gruppe 0). Die Querstriche an den Säulen geben den Gruppenmittelwert an, die schraffierte Zone kennzeichnet den Streubereich ($\bar{x} \pm s$) der Kontrollgruppe. Ein signifikanter Unterschied zwischen den einzelnen Patientengruppen besteht nicht

höheren Werten. In der Gruppe III (Verschluß eines Hauptastes) ist die diastolische Wandspannung signifikant erhöht.
Die longitudinale (S_1) und die zirkumferentielle Wandspannung (S_2) zeigten mit zunehmendem Schweregrad eine ansteigende Tendenz, wobei die Verhältnisse für S_2 deutlicher ausgeprägt waren.
Auch hier wies jedoch ein Teil der schweren Fälle Werte wie Patienten mit unauffälligem Gefäßsystem auf (Tab. 47).

In Abbildung 67 ist der zeitliche Verlauf der zirkumferentiellen Wandspannung bei einem Patienten mit chronisch-ischämischer Herzkrankheit und einem Hypertoniker dargestellt. Der Koronarpatient entwickelt bei wesentlich geringerem systolischen Druck die gleiche systolische Wandspannung wie der Hypertoniker, diastolisch liegt seine Wandspannung jedoch doppelt so hoch. Daraus resultiert — neben der durch den Gefäßprozeß eingeschränkten Anpassungsbreite — bei normaler „äußerer" Arbeit ein schon in Ruhe erhöhter O_2-Bedarf. Die höhere diastolische Wandspannung ist Ausdruck des kompensatorisch einsetzenden FRANK-STARLING-Mechanismus, indem über eine stärkere Faservordehnung eine für die Peripherie ausreichende Nettoarbeit geleistet wird. Verglichen mit dem Kranmodell in Abbildung 64 kommt es zu einer kompensatorischen Vermehrung der statischen „Haltearbeit", um die „Hubarbeit" normal zu halten.
Nach unseren neueren Ergebnissen enthielt die zusätzliche Berechnung der enddiastolischen Wandspannung, die mit einem großen Zeitaufwand verbunden ist, keine zusätzliche Information gegenüber dem LVEDP [449].

— Enddiastolischer Druck des linken Ventrikels

Über normale und abnorme Werte des *enddiastolischen Druckes des linken Ventrikels* in Ruhe bei Patienten mit Angina pectoris wurde berichtet.
Im allgemeinen haben Patienten mit Angina pectoris in Ruhe eine normale Hämodynamik [67, 283, 297].
HAMBY und Mitarbeiter [147] fanden keine signifikanten Abweichungen des enddiastolischen Druckes bei Patienten mit isolierter Stenose der rechten Koronararterie, die jedoch bei diffusen Gefäßveränderungen und isolierter Stenose des R. interventricularis ant. festgestellt wurde.
MORASKI und Mitarbeiter [261] konnten statistisch signifikante pathologische Veränderungen des linksventrikulären enddiastolischen Druckes nur bei Patienten mit Drei-Gefäß-Beteiligung und einem früheren Myokardinfarkt feststellen. Das konnte jedoch nicht bei Ein- oder Zwei-Gefäßkrankheit nachgewiesen werden.
Im allgemeinen findet man hämodynamische Veränderungen in Ruhe bei pathologischen Veränderungen am R. interventricularis ant., Drei-Gefäßerkrankung, diffuser Koronaratherosklerose und nach Myokardinfarkt.
Bei unseren Patienten hatte der enddiastolische Ventrikeldruck im Mittel mit zunehmendem Schweregrad der Koronaratherosklerose eine steigende Tendenz, bei der überwiegenden Zahl der Fälle fanden sich jedoch im Normbereich liegende Werte (Tab. 47).
Die Tendenz zur Steigerung des LVEDP bei Patienten mit Koronaratherosklerose ist, wie bereits erwähnt, nachgewiesen worden, ohne daß es jedoch für den einzelnen Patienten zutreffen muß [35, 49, 148, 191, 208, 298, 308, 475, 493]. In manchen Untersuchungen hat mehr als die Hälfte der Patienten einen normalen linksventrikulären enddiastolischen Druck [497].
Wie aus Untersuchungen unseres Krankengutes hervorgeht, zeigte der LVEDP weder zum morphologischen Schweregrad noch zum Grad der Asynergie eine positive Korrelation. Außerdem bestand zwischen den Patienten mit durchgemachtem transmuralen Myokardinfarkt und denen ohne Infarktereignis keine statistisch gesicherte Differenz [449].

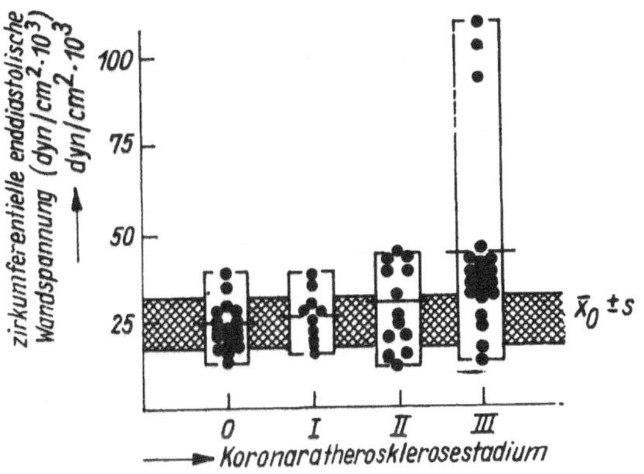

Abb. 66. Darstellung der zirkumferentiellen enddiastolischen Wandspannung bei den Patienten von Abb. 65, Symbole wie oben. Die enddiastolische Wandspannung in Gruppe III (Verschluß eines Hauptastes im Koronarangiogramm) ist gegenüber der Kontrollgruppe signifikant erhöht ($t = 2{,}46$; $0{,}01 < p < 0{,}05$)

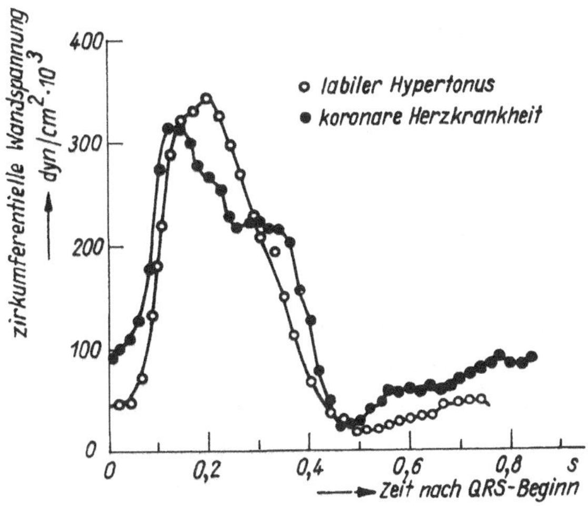

Abb. 67. Zeitlicher Ablauf der zirkumferentiellen Wandspannung bei einem Patienten mit schwerer multilokulärer Koronaratherosklerose und einem Patienten mit Systemhochdruck. Bei wesentlich geringerem systolischem Blutdruck entwickelt der Koronarpatient die gleiche systolische Wandspannung wie der Hypertoniker, diastolisch liegt seine Wandspannung doppelt so hoch (Bedeutung für den myokardialen Sauerstoffbedarf).

Hämodynamische Parameter	Koronarpatient	Hypertoniker
Ventrikeldruck (Torr)	100/16	175/7
Schlagvolumen (ml)	148	102
Leistungsindex (kp m/min/m^2)	5,38	6,62

Tabelle 47

Alters- und Geschlechtsverteilung sowie Druck- und Wandspannungswerte in den einzelnen Patientengruppen

Gruppe	N	Alter (Jahre)	Geschlecht m	Geschlecht w	Frequenz (min^{-1})	LVEDP (Torr)	S_1 ($dyn/cm^2 \cdot 10^3$)	S_2
0	19	42,4 ± 10,1 (26–60)	16	3	83,6 ± 14,9 (61–105)	7,2 ± 1,3 (5–9)	12,6 ± 4,5 (5,6–21,7)	24,6 ± 7,1 (12,4–39,5)
I	10	48,3 ± 7,7 (40–61)	10	–	76,4 ± 16,2 (51–104)	7,4 ± 1,6 (5–9)	13,5 ± 4,4 (7,9–19,4)	26,2 ± 7,3 (16,9–38,5)
II	14	44,9 ± 9,1 (32–62)	14	–	89,9 ± 25,5 (61–125)	8,9 ± 3,2 (5–14)	14,2 ± 5,95 (6,7–21,4)	28,8 ± 11,4 (13,9–43,9)
III	22	49,1 ± 6,7 (38–62)	21	1	73,7 ± 13,0 (51–102)	12,2 ± 7,7 (5–102)	24,8 ± 21,0 (6,5–93,8)	44,3 ± 33,3 (13,6–160,8)

LVEDP = enddiastolischer Druck der linken Ventrikel; S_1 = longitudinale Wandspannung; S_2 = zirkumferentielle Wandspannung.

– **Enddiastolisches Volumen des linken Ventrikels**

Eine Tendenz zur Zunahme des *linksventrikularen enddiastolischen Volumens* in Abhängigkeit von der Zahl der betroffenen Koronararterien wurde wiederholt nachgewiesen [40a, 148, 378a].

Auch in unseren Untersuchungen [449] zeigte der LVEDVI mit Zunahme der befallenen Gefäße eine steigende Tendenz. Patienten mit einem Zweigefäßbefall (107 ± 29 ml/m²) und Dreigefäßbefall (126 ± 49 ml/m²) hatten einen signifikant höheren linksventrikulären enddiastolischen Volumenindex im Vergleich zur Kontrollgruppe (86 ± 11 ml/m²). Die Patienten mit Zustand nach transmuralem Myokardinfarkt hatten ebenfalls gegenüber Koronarkranken ohne Myokardinfarkt einen signifikant höheren LVEDVI.

Andere Untersuchungen konnten jedoch keine enge und zwingende Korrelation zwischen der Morphologie und den LVEDV finden [104, 321a, 378a].

Als Ursache der erhöhten Vorlast kommen zwei Mechanismen in Betracht:

1. Der Frank-Starling-Mechanismus, durch den infolge erhöhter diastolischer Vordehnung der potentiellen Abnahme des Schlagvolumens entgegengewirkt wird und /oder
2. die Abnahme der Ventrikeldehnbarkeit (Compliance), d. h. Zunahme der Wandsteifigkeit.

Da für den einzelnen Patienten seine Ausgangswerte des LVEDP und des LVEDVI z. B. vor einem ischämischen Ereignis nicht bekannt sind, ist nicht zu differenzieren, welcher Mechanismus überwiegt. Bei vorgeschädigten Herzen, die bereits eine Dilatation zeigen, ist jedoch der Frank-Starling-Mechanismus nicht mehr voll wirksam [449, 474a, 495].

In der Gruppe mit Gefäßverschlüssen (III) konnte eine positive Korrelation sowohl zum enddiastolischen als auch zum endsystolischen Ventrikelvolumen sowie eine entsprechende negative Beziehung zur Auswurffraktion nachgewiesen werden (Tab. 48).

Bristow und Mitarbeiter [49] fanden normale enddiastolische Volumina bei 15 Patienten mit koronarer Herzkrankheit. Bei acht von diesen war der enddiastolische Druck des linken Ventrikels höher als 12 mm Hg. HAMBY und Mitarbeiter [147] konnten bei einer Patientengruppe mit Einzelgefäßerkrankung feststellen, daß das enddiastolische Volumen nur bei Patienten mit betroffenem R. interventricularis ant. erhöht war (mehr als 100 ml/m²).

HAMILTON und Mitarbeiter [148] und FALSETTI und Mitarbeiter [104] konnten eine signifikante Erhöhung des enddiastolischen Volumens bei allen Patienten mit IHK und Herzinsuffizienz in der Anamnese feststellen.

FEILD und Mitarbeiter [105] kommen zu der Schlußfolgerung, daß, wenn das Ausmaß des abnorm kontrahierenden Segments des linken Ventrikels mehr als 17% beträgt, eine Dilatation hervorgerufen wird.

MORASKI und Mitarbeiter [261] kommen anhand ihrer Untersuchungen zu dem Ergebnis, daß das enddiastolische Volumen des linken Ventrikels bei Ein-, Zwei- und Drei-Gefäßerkrankung sowie bei Postinfarktzustand signifikant zunimmt.

Es wurde eine Beziehung zwischen der Zunahme des enddiastolischen Volumens oder der Dilalation des linken Ventrikels und der linksventrikulären Hypertrophie und Masse festgestellt [137, 148, 261, 298, 312].

Die Ergebnisse unserer Messungen zeigten, daß das enddiastolische Volumen in der Gruppe III gegenüber einer Kontrollgruppe mit normaler Herzfunktion signifikant erhöht war, das gleiche ergab sich für das Restvolumen. Für die übrigen Gruppen ließen sich keine gesicherten Beziehungen zum morphologischen Befund nachweisen (Tab. 48).

Mehrere Methoden wurden für die Bestimmung der Compliance bei Patienten mit koronarer Herzkrankheit verwendet [49, 82, 337, 372].

DIAMOND und Mitarbeiter [82] konnten eine Abnahme der Compliance mit der Entwicklung der koronaren Herzkrankheit feststellen, die mit dem Eintritt des akuten Infarktes noch weiter abnahm.

BRISTOW und Mitarbeiter [49] konnten gleichfalls Veränderungen der diastolischen Compliance bei Patienten mit koronarer Herzkrankheit ohne signifikante Erhöhung des enddiastolischen Volumens feststellen.

SMITH und Mitarbeiter [373] berechneten die Compliance mit Hilfe vier verschiedener Formeln und kamen zu der Schlußfolgerung, daß die linksventrikuläre Compliance gegenüber der Größe der segmentalen pathologischen Veränderung empfindlich war und weniger durch die Veränderung der Ventrikelgröße bei Patienten mit Postmyokardinfarktzustand beeinflußt wurde.

Dieselben Autoren [373] stellten eine Abnahme der Dehnbarkeit fest, wenn das akinetische Segment 8% der enddiastolischen Zirkumferenz überstieg. Auch STRAUER und Mitarbeiter [380b] konnten bei Koronarpatienten gegenüber einer Kontrollgruppe eine Abnahme der Dehnbarkeit nachweisen. Eine Zunahme der Dehnbarkeit wurde hingegen nach erfolgreicher Bypass-Operation von PARMLEY und Mitarbeiter [473] beobachtet. Die Ereignisse dieser Untersuchung weisen daraufhin, daß nicht allein irreversible narbige Veränderungen die diastolische Druck-Volumen-Beziehungen beeinflussen.

Eine bessere Aussage über die ventrikuläre diastolische Dehnbarkeit allerdings wird durch eine kontinuierliche Druck-Volumen-Analyse möglich [1a].

Als Gegenspieler der diastolischen Wandspannung ist die systolische Wandspannung im Sinne des LAPLACEschen Gesetzes als Ausdruck der Nachlast zu betrachten.

Tabelle 48

Volumetrische Daten der einzelnen Patientengruppen in Gegenüberstellung mit den Befunden von 15 Herzgesunden

Gruppe	LVEDV (ml/m^3)	LVESV (ml/m^3)	SV (ml/m^3)	EF (% des EDV)
K	81 ± 20	28 ± 11	53 ± 13	67 ± 7
0	82 ± 12 d = 0,12 nicht signifikant	25 ± 7 d = 0,95 nicht signifikant	57 ± 10 d = 0,91 nicht signifikant	69 ± 7 d = 0,83 nicht signifikant
I	92 ± 17 d = 1,50 nicht signifikant	27 ± 5 d = 0,07 nicht signifikant	65 ± 20 d = 1,70 nicht signifkant	69 ± 10 d = 0,06 nicht signifikant
II	88 ± 27 d = 0,83 nicht signifikant	39 ± 20 d = 1,75 nicht signifikant	50 ± 19 d = 0,42 nicht signifikant	57 ± 13 d = 2,47 ($0,01 < p < 0,05$)
III	113 ± 43 d = 3,02 ($p < 0,01$)	62 ± 41 d = 3,38 ($p < 0,01$)	52 ± 13 d = 0,32 nicht signifikant	50 ± 14 d = 4,97 ($p < 0,001$)

Die Beeinflussung der Ventrikelfunktion kann nur annähernd geschätzt werden, da zur exakten Bestimmung die fortlaufende Messung der Wandspannung während der Auswurfphase notwendig ist.

— Kontraktilität

Mit zunehmender Ischämie oder durch bereits eingetretenen morphologischen Umbau des Myokards sind auch Auswirkungen auf die Kontraktilität des Myokards zu erwarten. Da Kraft und Geschwindigkeit als die eigentlichen Parameter des kontraktilen Status am Menschen direkt nicht bestimmt werden können, sind Umwege über Ersatzgrößen notwendig. Wir haben dafür die Verkürzungsgeschwindigkeit des Ventrikelumfangs gewählt, die bei Patienten mit bedeutsamer Koronaratherosklerose gegenüber einer Kontrollgruppe signifikant vermindert ist (s. Abb. 68).

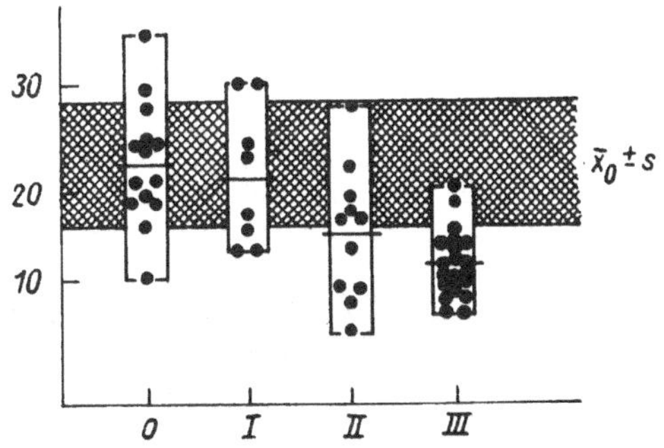

Abb. 68. Darstellung der Verkürzungsgeschwindigkeit des Ventrikelumfanges als Parameter der Myokardkontraktilität, Symbole wie bei Abb. 65.
In Gruppe I besteht eine signifikante ($t = 2{,}31$ $p < 0{,}05$), in den Gruppen II und III ($t = 3{,}96$ bzw. $t = 3{,}33$ $p < 0{,}001$) eine hochsignifikante Vermehrung der Muskelmasse gegenüber den Kontrollfällen

Die Gegenüberstellung eines Kontraktilitätsparameters mit einer Größe für die Ventrikelfüllung (s. Abb. 69) zeigt einen gegenläufigen Trend: mit der Reduktion der Kontraktilität nimmt die Ventrikelfüllung zu, wobei der Abfall der Kontraktilität stärker ausgeprägt ist (vgl. auch die deutlicheren Abweichungen in Abb. 70 gegenüber Abb. 66).
Die Parameter der Kontraktilität beziehen sich auf die auxotone oder isovolumetrische Kontraktionsphase.

• Kontraktilitätsparameter der auxotonen Phase

Die Kontraktilitätsparameter der auxotonen Phase (EF, V_{CE}, nMSER) zeigten mit Zunahme der Zahl der befallenen Koronararterienhauptäste statistische Unterschiede im Vergleich zur Kontrollgruppe.
Die Auswurffraktion, die im allgemeinen als Ausdruck der totalen mechanischen Leistung des linken Ventrikels angesehen wird, kann möglicherweise beim Patienten mit Ein-, Zwei- und Drei-Gefäßerkrankungen sowie Postmyokardinfarkt abnorm reduziert

sein [261]. Abbildung 69 und 70 zeigen die Beziehung der Auswurfleistung des linken Ventrikels im Verhältnis zur Vorlast.
Daneben kann auch die Auswurffraktion bei Patienten mit Drei-Gefäßerkrankungen auch ohne Infarktanamnese signifikant verringert sein.
Bei Patienten mit chronisch koronarer Herzerkrankung mit Stauungsinsuffizienz wurde eine Auswurffraktion < 40% nachgewiesen.

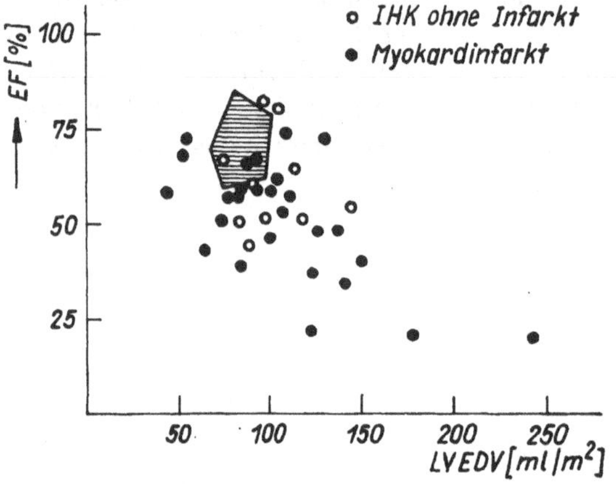

Abb. 69. Gegenüberstellung der systolischen Auswurffraktion des linken Ventrikels (EF) mit dem enddiastolischen Volumen (EDV) bei Patienten mit abgelaufenen Myokardinfarkt (geschlossene Kreise) und Patienten mit schwerer Koronaratherosklerose ohne Infarktereignis (offene Kreise); die schraffierte Zone kennzeichnet den Bereich einer herzgesunden Kontrollgruppe. Zwischen bei den Größen besteht ein gegenläufiger Trend, wobei die Veränderungen bei den Infarktpatienten im Durchschnitt ausgeprägter sind

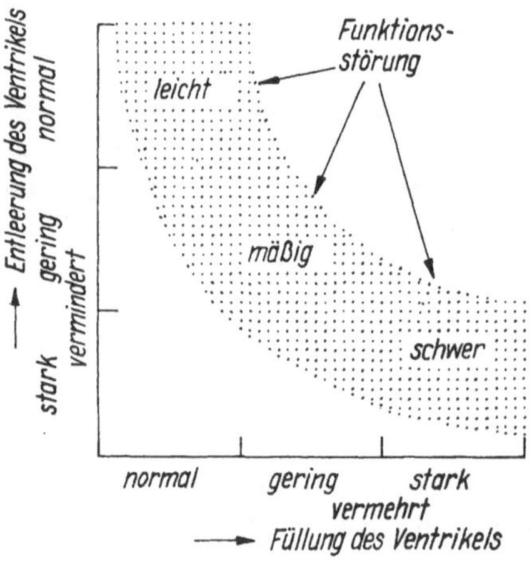

Abb. 70. Ventrikelentleerung und Ventrikelfüllung zeigen eine gegenläufige Bewegung, wobei zunächst der Rückgang der Ventrikelentleerung einer zunehmenden diastolischen Füllung vorausgeht

Wir fanden, daß die relative Auswurffraktion des linken Ventrikels in der Gruppe III hoch signifikant vermindert war, eine schwächere Differenz gegenüber den Kontrollwerten ergab sich bei der Gruppe mit hämodynamisch bedeutsamen Gefäßverengungen (Tab. 48).
Die Auswurffraktion korrelierte auch signifikant mit dem Schweregrad der kinetischen Störungen [213a, 354a, 449, 482]. MATHES und Mitarbeiter [469] untersuchten das Verhalten der übrigen Myokardanteile nach einem durchgemachten Myokardinfarkt in bezug auf die Größe des akinetischen Segments. Bei einer Akinesie von 20—40% des Kammerumfanges betrug die EF 63 ± 1%, wenn eine kompensatorische Hyperkinesie der übrigen Kammeranteile vorlag. Die Auswurffraktion betrug aber nur 51 ± 4%, wenn die Einwärtsbewegung der übrigen Anteile im Normbereich lag.
Die V_{CE} zeigte eine schwächere Beziehung zum Grad der kinetischen Störungen als die EF. Die normalisierte mittlere systolische Auswurfrate (nMSER) zeigte einen statistisch signifikanten Unterschied zwischen Patienten mit Postinfarktzustand gegenüber der Kontrollgruppe. Für die MSER bestand dieser Unterschied nicht [449].

• Kontraktilitätsparameter der isovolumetrischen Phase

Die Kontraktilitätsparameter der isovolumetrischen Phase (dp/dt_{max}, V_{max}, V_{pm}) haben gegenüber denen der auxotonen Phase eine geringere Bedeutung zur Beurteilung der linksventrikulären Funktion.
Die von uns an 45 Patienten und 10 Personen der Kontrollgruppe untersuchten Parameter der isovolumetrischen Kontraktionsphase (V_{max}, V_{pm}, t-V_{pm}, dp/dt_{max}, t-dp/dt_{max} $\frac{dp/dt_{max}}{IP}$ — mit Mikro-Tip-Manometer gemessen) ergaben für Patienten nach transmuralem Myokardinfarkt und für Koronarpatienten ohne Infarkt gegenüber der Kontrollgruppe keine statistisch gesicherten Unterschiede [449]. Diese Befunde stehen in Übereinstimmung mit den Ergebnissen anderer Untersucher [192a, 300a, 432, 468, 472, 477]. Auch durch diese Parameter können nur globale und keine regionalen Dehnbarkeitsänderungen erfaßt werden.
RICKARDS und Mitarbeiter [479] schlußfolgern aus ihren Studien, daß eine reduzierte segmentale Compliance im Bereich der ischämischen Segmente vorhanden ist.
Auf die Relaxationsgeschwindigkeit des linken Ventrikels als empfindlicher Indikator der Ischämie wurde von RUTISHAUSER und Mitarbeiter [337a] hingewiesen, was auch in späteren Arbeiten bestätigt wurde [443, 445].
In unseren eigenen Untersuchungen unter Ruhebedingungen ergaben sich für dp/dt_{min} sowie den Quotienten $\frac{dp/dt_{min}}{P}$ keine signifikanten Unterschiede gegenüber der Kontrollgruppe; $\frac{dp/dt_{min}}{P}$ war sogar bei Koronarpatienten erhöht. Dieses steht auch in Übereinstimmung mit den Ergebnissen von BUSSMANN und Mitarbeiter [434]. Sie fanden ebenfalls keinen Unterschied für dp/dt_{min} bei Koronarpatienten und der Kontrollgruppe.
Andere Untersucher fanden jedoch bei Koronarpatienten unter Ruhebedingungen abweichende Werte für die Kontraktilitätsparameter der isovolumetrischen Phase [40a, 320, 380b].

ROGERS und Mitarbeiter [320] berichteten über signifikant verminderte Werte für V_{max} und V_{pm}, die mit der Auswurffraktion korrelierten.
STRAUER und Mitarbeiter [380b] stellten eine Abnahme von dp/dt_{max}, t-dp/dt_{max} und $\frac{dp/dt_{max}}{IP}$ in Abhängigkeit vom Schweregrad der Erkrankung fest.
BLEIFELD und Mitarbeiter [40a] beobachteten bei Koronarpatienten mit und ohne Infarkt einen signifikanten Abfall von dp/dt_{max} und der bei 5 Torr bestimmten V_{CE} gegenüber einer Kontrollgruppe.
Zwischen den Parametern der isovolumetrischen und der auxotonen Kontraktionsphase bestand bei unseren Patienten unter Ruhebedingungen keine bzw. eine nur schwach gesicherte Beziehung. Die unterschiedlichen Ergebnisse in bezug auf die isovolumetrische Kontraktionsparameter sind teilweise durch die Patientenauswahl und teilweise rein methodisch bedingt, da die zitierten Ergebnisse z. T. ohne Mikro-Tipmanometer [40a, 380b] erzielt wurden.

— Muskelmasse des linken Ventrikels

Die Vergrößerung der Muskelmasse war in unseren Untersuchungen nicht mit einer entsprechenden Leistungszunahme verbunden. Da der Schlagarbeitsindex (SWI) weitgehend unbeeinflußt blieb, resultierte ein signifikanter Abfall des Quotienten aus Schlagarbeitsindex und Muskelmasse [449].
Gleiche Tendenzen fanden auch RACKLEY und Mitarbeiter [312], HAMILTON und Mitarbeiter [148] sowie GOULD und Mitarbeiter [137].
MORASKI und Mitarbeiter [261] konnten eine signifikante Zunahme der linksventrikulären Masse bei den Patienten mit Drei-Gefäßbeteiligung mit und ohne Infarkt in der Anamnese feststellen.
Nur BLEIFELD und Mitarbeiter [40a] fanden die höchste Muskelmasse bei der Eingefäßerkrankung. Wir konnten zeigen [296], daß die Schätzwerte für die Muskelmasse mit den Parametern der Vorlast korrelierten. Anhand dieser Befunde kann angenommen werden, daß mit der Hypertrophie möglicherweise ein weiterer Kompensationsmechanismus evtl. zum Ausgleich der erhöhten Wandspannung bei chronischer IHK vorhanden ist. Dafür spricht auch, daß der Quotient Wandspannung zu Muskelmasse keinen signifikanten Unterschied zur Kontrollgruppe zeigte.
Diese Annahme unterstützten auch ältere pathologisch-anatomische Studien (Literatur s. [449]).
Da in vivo eine Unterscheidung der Bindegewebs- von Muskelanteilen nicht möglich ist, bleibt zunächst offen, inwieweit eine echte Zunahme der Muskelmasse vorhanden ist.
Schätzungen der Muskelmasse des linken Ventrikels, die durch die quantitative Auswertung des Ventrikulogramms möglich sind, zeigen mit zunehmendem Schweregrad der Koronaratherosklerose einen signifikanten Anstieg (s. Abb. 71).
Gemessen an der geleisteten „äußeren“ Arbeit, die solange keine begleitende Hochdruckkrankheit besteht, normal bleibt, ist diese Hypertrophie inadäquat und die Schlagarbeit pro Gewichtseinheit nimmt ab.
Die Massenzunahme des linken Ventrikels geht jedoch dem Anstieg der diastolischen Wandspannung parallel [296]; zwischen beiden Größen besteht bei den Fällen mit bedeutsamer Koronaratherosklerose eine signifikante Korrelation (s. Tab. 49). Möglicher-

weise ist die Hypertrophie die Folge einer erhöhten Wandspannung, um den Spannungswert je Wandabschnitt zu normalisieren.

Im Zusammenhang mit dem erhöhten enddiastolischen Volumen als ein kompensatorischer Mechanismus zur Aufrechterhaltung des Schlagvolumens ist die Hypertrophie oder eine Zunahme der linksventrikulären Masse beobachtet worden. HAMILTON und Mitarbeiter [148] haben abnorme linksventrikuläre Masse bei Patienten mit ischämischer Herzkrankheit und Kontraktionsstörungen mit und ohne Infarktanamnese festgestellt. Das stimmt auch mit unseren eigenen Ergebnissen überein [299].

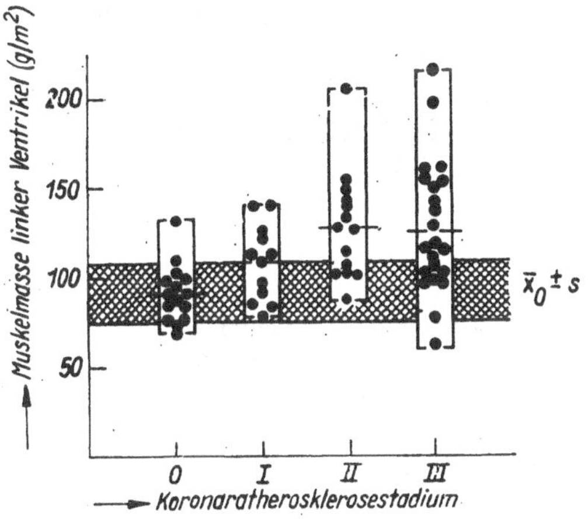

Abb. 71. Darstellung der aus dem Angiokardiogramm geschätzten Muskelmasse des linken Ventrikels, Symbole wie in Abb. 65.
In Gruppe II besteht eine signifkante ($t = 2{,}77$ $p < 0{,}05$), in Gruppe III eine hochsignifikante ($t = 6{,}26$ $p < 0{,}001$) Reduktion gegenüber der Gruppe 0

Tabelle 49

Synopsis der Korrelationen zwischen der Muskelmasse des linken Ventrikels (in g) und hämodynamischen Parametern

Hämodynamische Parameter	Schweregrad der Koronaratherosklerose		
	I	II	III
Leistung (kp · m/min)	r = 0,330 ∅ n = 8	r = 0,129 ∅ n = 11	r = −0,349 ∅ n = 20
Enddiastolische Wandspannung (dyn/cm)	r = 0,309 ∅ n = 10	r = 0,652*) n = 13	r = 0,619**) n = 20
Enddiastolisches Volumen (ml)	r = 0,325 ∅ n = 13	r = −0,049 ∅ n = 14	r = 0,551**) n = 22
Enddiastolischer Druck (Torr)	r = 0,230 ∅ n = 10	r = 0,646*) n = 13	r = 0,664**) n = 20

∅ = nicht signifikant *) = p < 0,05 **) = p < 0,01

Gould und Mitarbeiter [137] fanden eine linksventrikuläre Hypertrophie proportional zur linksventrikulären Dilatation bei Patienten nach Myokardinfarkt. Weiterhin beschrieben sie ein Syndrom von massiver Hypertrophie, Hypokinesie und Stauungsherzinsuffizienz, das quantitativ identisch mit dem Zustand war, den man bei primären Kardiomyopathien findet [137].

— Kontraktionsstörungen des linken Ventrikels

Eine weitere wichtige Determinante der Myokardmechanik ist die Synergie der Kontraktion. Bei der chronisch-ischämischen Herzkrankheit durch Koronaratherosklerose kommt es zu Störungen im Kontraktionsablauf, da infolge Ischämie, disseminierter Fibrosen oder größerer Narbenbezirke unterschiedlich große Wandabschnitte für die Entwicklung der erforderlichen systolischen Spannungsentwicklung ausfallen, die von den übrigen Myokardanteilen kompensiert werden müssen. Die Häufigkeit lokaler Kontraktionsstörungen war bei Patienten mit Postinfarktzustand im Vergleich zu denen ohne Infarktanamnese signifikant höher [449].

Tabelle 50

Synergie und Asynergie der Kontraktion des linken Ventrikels bei 65 Patienten mit Angina pectoris und unterschiedlichem Schweregrad der Koronaratherosklerose

Gruppe	Synergie	Asynergie			
		Hypokinesie		Akinesie	Dyskinesie
		partiell	allgemein		
0 (n = 19)	19	—	—	—	—
I (n = 10)	10	—	—	—	—
II (n = 14)	7	3	1	1	2
III (n = 22)	3	8	4	4	3

Ein kinetisch gestörtes Segment von mehr als 5% soll mit einem erhöhten enddiastolischen Druck verbunden sein [105] und von mehr als 17% bewirkt es eine Dilatation oder abnorme Vergrößerung des enddiastolischen Volumens [105]. Segmente größer als 23% sind mit einer klinischen Manifestation der Linksherzinsuffizienz und einer hohen Inzidenz von hörbarem Galopprhythmus verbunden [105].

Der Umfang des Segmentes mit abnormen Kontraktionsablauf ist mit Veränderung der Compliance, des enddiastolischen Druckes, des enddiastolischen Volumens und der klinischen Manifestation der Herzinsuffizienz verbunden.

Ein abnorm kontrahierendes Segment von mehr als 8% in der chronischen Phase nach dem akuten Myokardinfarkt geht mit pathologischen Werten der Compliance einher [372].

Ein allgemein anerkanntes Einteilungsschema der kinematographisch klassifizierten Asynergien geht auf den Arbeitskreis um Gorlin zurück [157].

Da das Substrat in einer stenosierenden Koronaratherosklerose liegt, die zunächst nur auf bestimmte Gefäßprovinzen beschränkt ist, sind auch die metabolischen und funktionellen Folgen zunächst regional [482]. Bei einer regionalen Minderdurchblutung und dadurch ausgelöster Angina pectoris kann dabei die Gesamtdurchblutung sogar erhöht sein [231 b]. Möglicherweise wird der ausgefallene Beitrag der ischämischen Region bzw. Regionen durch eine Hyperaktivität der normalperfundierten Myokardwand partiell kompensiert. Diese Vorstellung kann dadurch unterstützt werden, daß tierexperimentell nachgewiesen wurde, daß das nicht-ischämische Myokard eine erhöhte Kontraktilität aufweisen kann [455].

Im allgemeinen werden bei der Akinesie oder Dyskinesie narbige Veränderungen und bei der Hypokinesie Minderdurchblutungen oder nur geringe Narbendurchsetzungen angenommen [156 a].

Zur Differenzierung reversibler oder irreversibler Asynergien besonders im Hinblick auf die Indikation zur Koronarchirurgie wurden pharmakologische (z. B. Nitroglycerin) und elektrophysiologische (z. B. postextrasystolische Potenzierung) Methoden angewandt.

Die Ökonomisierung der Herzarbeit durch die Gabe von Nitroglyzerin führt zu einer Kontraktionsverbesserung insbesondere hypokinetischer Zonen und ermöglicht damit die Unterscheidung zwischen ischämischen und narbig veränderten Gebieten [154 b, 440, 448, 462, 485, 486, 493].

Durch die postextrasystolische Potenzierung kann eine verbesserte Wandkinetik des ischämischen Areals bewirkt werden, was im narbigen Bereich nicht erfolgen kann [147 a, 423, 476, 488].

Kinetische Veränderungen als Folge der ischämischen Herzkrankheit werden im Abschnitt über Postinfarktzustände näher besprochen.

– Zusammenfassung

Insgesamt ergeben die Untersuchungen der Ventrikelfunktion bei Patienten mit chronisch-ischämischer Herzkrankheit eine breite Skala der funktionellen Alteration, die vom unauffälligen Befund bis zur schweren Funktionsstörung reicht. Am häufigsten und ausgeprägtesten sind Veränderungen, die auf eine eingeschränkte Kontraktilität und einen gestörten Kontraktionsablauf hindeuten. Dabei sind die Abweichungen bei Patienten mit abgelaufenen Myokardinfarkt schwerwiegender als bei Fällen mit einer Koronaratherosklerose vergleichbaren Schweregrades ohne Infarktereignis (Abb. 70 und 71).

Die in der Regel normale Pumpfunktion wird durch Einschaltung von Kompensationsmechanismen (höhere diastolische Wandspannung, Hypertrophie) aufrechterhalten, so daß eine Herzinsuffizienz zunächst nicht resultiert. Bei einem Teil der Patienten mit chronisch-ischämischer Herzkrankheit findet sich unter Ruhebedingungen eine unauffällige Myokardfunktion.

Da die Funktionsstörungen bei der chronischen IHK multifaktoriell bedingt und die verschiedenen Parameter der Ventrikelfunktion in unterschiedlichem Maße in diesen Prozeß einbezogen sind, ist nicht zu erwarten, daß ein Parameter allein, die Komplexität dieser Vorgänge erfassen kann.

Durch die regionalen Funktionsparameter, die jedoch methodisch aufwendig zu erhalten sind, können am besten Art, Lokalisation und Schweregrad der ischämisch bedingten Störung erfaßt werden.

Die Auswurffraktion, die in der Regel als globaler Funktionsparameter bestimmt wird, repräsentiert hingegen die Summe der Ventrikelfunktion, die aus den normalen, asynergen und kompensatorisch hyperkontraktilen Ventrikelarealen resultiert. Durch die Provokation einer Myokardhypoxie durch Belastungstests kann jedoch in den meisten Fällen die Funktionsstörung aufgedeckt werden.

3.7.2. Die Veränderung der linksventrikulären Funktion unter Belastung

Die eingeschränkte Muskelfunktion bzw. die reduzierte Pumpfunktion des Herzens bei chronisch-ischämischer Herzkrankheit können oftmals erst unter verschiedenen Belastungsbedingungen nachgewiesen werden [159, 323]. Unter Ruhebedingungen treten Abweichungen der untersuchten hämodynamischen Parameter (Druck, Volumen und Wandspannung) bei Patienten mit Koronaratherosklerose in der Regel erst in fortgeschrittenen Krankheitsstadien auf [298]. Der Nachweis von Art und Umfang einer gestörten Kontraktions- bzw. Förderleistung ist jedoch bei diesen Patienten von zunehmender praktischer Bedeutung. So ist eine Einschränkung der Funktion des linken Ventrikels in der Indikationsstellung für koronarchirurgische Eingriffe erforderlich. Auch für Verlaufskontrollen unter und nach therapeutischen Maßnahmen, für Begutachtungsfragen, prognostische Aussagen u. a. Fragestellungen ist die Beurteilung der Leistung des bei der IHK überwiegend betroffenen linken Ventrikels notwendig. Diese Aussagen können jedoch nur unter Belastung erreicht werden. Die differenzierten Untersuchungen der Arbeitsweise des Herzens, insbesondere des linken Ventrikels, vor allem unter der Ischämie erfordert zur Bestimmung der Druck-Volumenbeziehung gegenwärtig ein invasives methodisches Vorgehen. Obwohl die Funktionsstörung des linken Ventrikels bei der Ischämie und während der Belastung im allgemeinen akzeptiert wird, bestehen unterschiedliche Auffassungen zu pathophysiologischen Mechanismen und Umfang der hämodynamischen Veränderungen sowie ihrer Rolle bei Angina pectoris [35, 227, 252], z. B. Schlagarbeit, Schlagvolumen oder systolische Auswurffraktion [250, 255, 403]. Ebenfalls ist die Bedeutung der Kontraktilitätsindizes, wie dp/dt max, oder des tension-time-Index bei der Entwicklung der Angina pectoris noch nicht völlig geklärt [318].

In Abhängigkeit von der Fragestellung, den zu messenden hämodynamischen Parametern und dem unterschiedlichen Ausmaß der die Hämodynamik beeinflussenden extrakardialen Faktoren finden gegenwärtig folgende Formen der Belastung bei Patienten mit IHK bevorzugt Anwendung:

1. isolierte Frequenzbelastung (atrial pacing)
2. vorwiegend isometrische Belastung (handgrip)
3. vorwiegend dynamische Belastung (Fahrrad-Ergometer)
4. medikamentöse Belastung

Hierbei besteht ein Unterschied im steigenden Sauerstoffverbrauch bei verschiedenen Methoden unter Berücksichtigung seiner vier wichtigsten Determinanten (Kontraktilität, Herzfrequenz, Wandspannung und äußere Arbeit [337]).

3.7.2.1. Isolierte Frequenzbelastung (Atrial pacing)

Die schrittmacherinduzierte Vorhoftachykardie eignet sich zur reversiblen Erzeugung einer myokardialen Ischämie unter standardisierten Bedingungen [94, 177, 178, 285, 337a, 375a, 449]. Das Verfahren ist unabhängig von der Mitarbeit des Patienten (Trai-

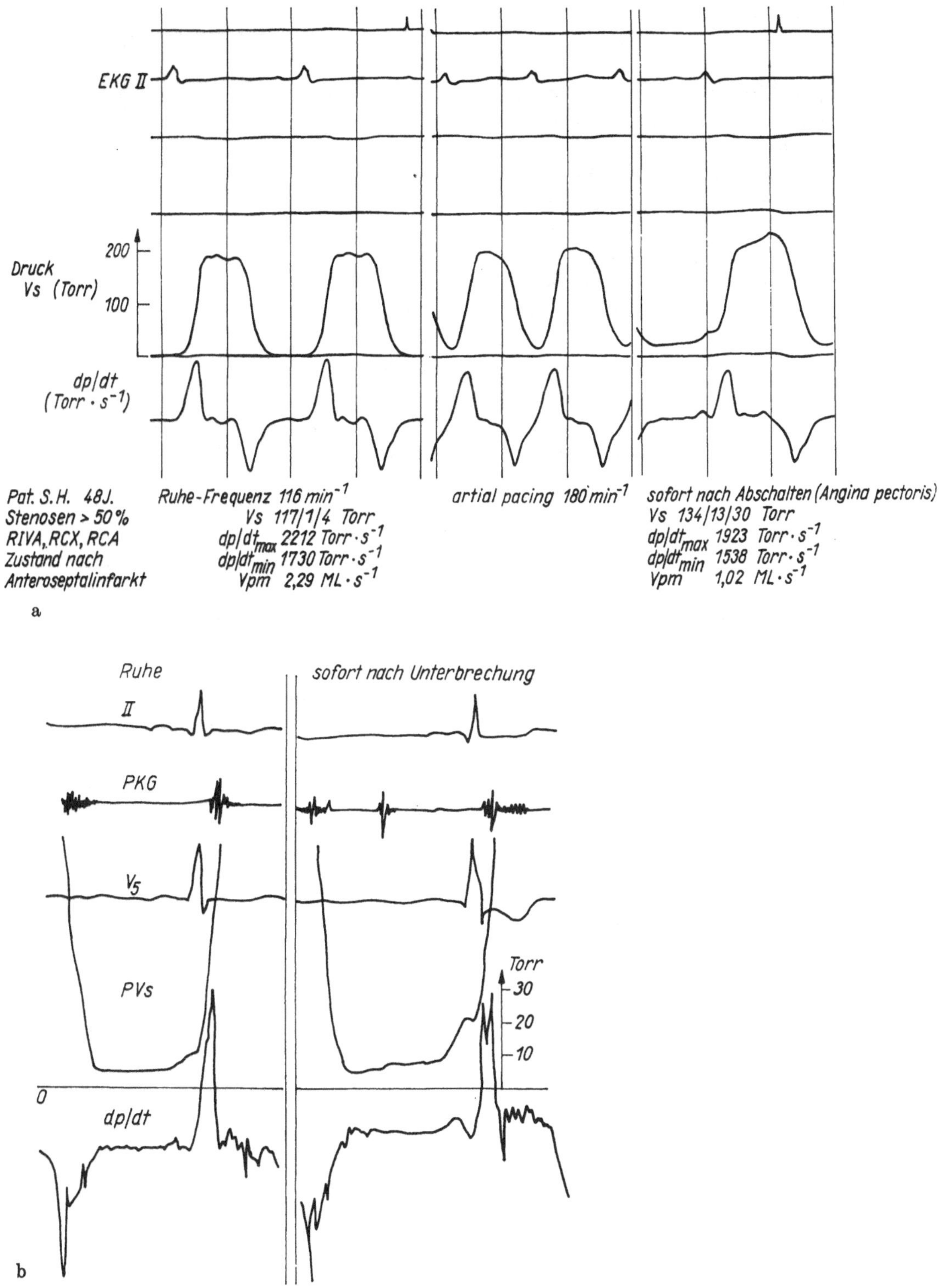

Abb. 72. Artefizielle Vorhofstimulation (atrial pacing) und hämodynamische Veränderungen (Erklärung s. Text)

ningseffekten) und vom steady state und ermöglicht, unter reproduzierbaren Bedingungen metabolische, hämodynamische und elektrokardiographische Untersuchungen durchzuführen.

Neuere Untersuchungen [470] hingegen zeigten, daß es auch unter Frequenzbelastung zu einer Aktivierung des Sympathikus mit vermehrter Synthese und Freisetzung von Noradrenalin aus dem Herzen kommt, während frühere Untersuchungen eine Aktivierung des sympathiko-adrenergen Systems nicht fanden, regionale Vasomotorenregulationen jedoch festgestellt wurden [376].

Die Bedingungen der Belastung ermöglichen eine Beurteilung der Wandkinetik und die Volumetrie des linken Ventrikels ebenso wie die Messung von Parametern des myokardialen Stoffwechsels [59, 94, 262, 284, 294, 438, 439, 492].

Der Mechanismus der durch Frequenzbelastung erzeugten Ischämie besteht in der Verminderung des Sauerstoffangebotes als Folge der sukzessiven Verkürzung der Diastolendauer. Der Anstieg des Sauerstoffbedarfs ist hingegen relativ gering und möglicherweise auf die frequenzbedingte Kontraktilitätssteigerung beschränkt.

Die Steigerung der isovolumetrischen Kontraktilitätsparameter (Erhöhung von V_{pm} und V_{max}) wurde von KOLETTIS und Mitarbeiter [456] beschrieben. Die volumenbezogenen Kontraktilitätsparameter der Auswurfphase hingegen zeigen auf Grund der verringerten Ventrikelfüllung ein entgegengesetztes Verhalten [430].

Wir fanden unter frequenzinduzierter Angina pectoris unmittelbar nach der Frequenzbelastung im Mittel einen signifikanten Abfall von V_{pm} gegenüber dem Ruhewert. Die gleiche Tendenz bestand für V_{max} ohne daß dieses jedoch statistisch gesichert werden konnte. Bei Patienten ohne Angina pectoris war eine ähnliche Richtungsänderung feststellbar; die Werte der Kontrollgruppe dagegen blieben weitgehend unverändert [449].

Dieses Verhalten von V_{pm} und V_{max} wird als eine eingeschränkte Kontraktilitätsreserve gewertet.

Bei unseren Patienten mit frequenzinduzierter Angina pectoris blieben dp/dt_{min} und $\frac{dp/dt_{min}}{P}$ gegenüber dem Ruhewert unverändert, während dp/dt_{min} in der Kontrollgruppe gering und bei Patienten ohne Angina pectoris signifikant anstieg. Das weist daraufhin, daß die Wandsteifigkeit bei Patienten mit Angina pectoris zugenommen hat, was auch in Übereinstimmung mit MANN und Mitarbeiter ist [468].

Die Abbildung 72a und b zeigt die hämodynamischen Verhältnisse des linken Ventrikels bei einem Patienten vor und nach der Belastung mittels Vorhofstimulation: Auftreten von Angina pectoris im Zusammenhang mit erhöhtem LVEDP, Herabsetzung des dp/dt und ST-Senkung.

Von den Parametern der auxotonen Kontraktionsphase zeigte die EF unter frequenzinduzierter Angina pectoris einen signifikanten Abfall, der in geringem Umfang auch bei Patienten ohne Angina pectoris nachweisbar war. Auch die MSER fiel signifikant ab, eine fallende Tendenz war auch für V_{CE} jedoch ohne statistische Sicherung vorhanden.

Die Kontraktilitätssteigerung ist im Vergleich zur dynamischen Belastung bei gleicher Herzfrequenz wesentlich geringer. Nach RUTISHAUSER und Mitarbeiter [337b] ist eine Angina pectoris bei gleicher Ausgangssituation durch die Ergometrie $1^1/_2$ bis 2mal häufiger zu provozieren als bei Frequenzbelastung. Vergleicht man beide Formen der Belastung nach dem Auftreten der Angina pectoris, so ist bei der Frequenzbelastung eine etwa 20 Schläge/min höhere Frequenz notwendig [15a].

Der normale linke Ventrikel beantwortet die Frequenzsteigerung mit einem sinkenden linksventrikulären enddiastolischen Druck [285] und einem Abfall des linksventrikulären enddiastolischen Volumens [94, 339]. Das Herzminutenvolumen bleibt gleich [285] bzw. steigt leicht an [14], das Schlagvolumen wird mit steigender Herzfrequenz kleiner, der mittlere Aortendruck bleibt unverändert. Der im Koronarsinus gemessene venöse Abstrom steigt mit der Herzfrequenz an [416]. Die Kontraktilität steigt im Vergleich zur ergometrischen Belastung geringfügig an, die Wandspannung nimmt ab [337].

Der diastolische Druck in der A. pulmonalis kann nicht ohne weiteres als Hinweis für einen erhöhten LVEDP gelten, da über die bekannten Einschränkungen hinaus durch die Verlängerung der atrioventrikulären Überleitungszeit mit steigender Herzfrequenz eine überhöhte a-Welle erzeugt wird („Vorhofpfropfung") [178].

Wird durch ausreichende Frequenzbeschleunigung eine Myokardischämie (mit und ohne Angina pectoris) provoziert, kommt es bei gleichbleibendem oder leicht ansteigendem mittleren Aortendruck unter der Belastung oder auch erst nach dem Abschalten des Pacemakers bei einem Teil der Patienten zu einem Anstieg des LVEDP [178, 285]. Schlagvolumen und HMV zeigen im Vergleich zu Normalpersonen keine oder nur geringe Änderungen. Das Verhalten des LVEDP wird von verschiedenen Autoren nicht einheitlich beurteilt.

Während Dwyer [94] und Rutishauser [337] eine Reduktion des LVEDV beschreiben, konnten Pasternac und Mitarbeiter [294] keine signifikanten Änderungen feststellen. Unter Angina pectoris wiesen McCans und Mitarbeiter [252] einen deutlichen Anstieg des LVEDV nach. Von diesen Autoren wird der Anstieg des LVEDP auf das zunehmende LVEDV und nicht auf einen Abfall der diastolischen Compliance zurückgeführt. Die Wandspannung verhält sich dementsprechend beim Koronarkranken uneinheitlich.

Auch bei unseren Untersuchungen an 48 Patienten mit IHK zeigte sich kein uniformes Verhalten des linksventrikulären enddiastolischen Volumenindex unter frequenzinduzierter Angina pectoris. Bei diesem unterschiedlichen Verhalten des LVEDVI und steter Zunahme des LVEDP kann angenommen werden, daß einerseits vorwiegend ein Wirksamwerden des Frank-Starling-Mechanismus und andererseits überwiegend eine Abnahme der Dehnbarkeit vorliegt. Dwyer konnte bei Entwicklung eines Angina-pectoris Syndroms unter Vorhofstimulation im Lävogramm regionale Akinesien oder Hypokinesien nachweisen.

Auch ein unterschiedliches Verhalten der Ventrikelkinetik unter der Frequenzbelastung wurde beobachtet; die Mehrheit der Patienten reagierte jedoch mit einer Zunahme der kinetischen Störungen [449, 468]. Das kann einmal durch das Hinzutreten neuer ischämischer Areale und zum anderen durch eine Umverteilung des koronaren Perfusionsvolumens sowie einen gesteigerten Sympathikusantrieb bedingt sein.

Abhängig vom Eintritt einer Angina pectoris war bei den Untersuchungen von Yoshida und Mitarbeiter [416] auch das Verhalten des Koronarsinusdurchflusses. Nur Patienten mit Koronaratherosklerose und Schmerzentwicklung unter Belastung zeigten erniedrigte Werte für den Koronarsinusblutstrom im Vergleich zur Kontrollgruppe. Im EKG sind oft bereits 2 bis 3 Frequenzstufen vor dem Eintritt eines Angina-pectoris-Syndroms die typischen ST-T-Streckenveränderungen nachzuweisen [178]. Zwei typische Beispiele sind den Abbildungen 73 und 74 zu entnehmen. Während in Abbildung 73 erst bei einer Impulsfrequenz von 170/min ohne Entwicklung eines Angina-pectoris-Syndroms

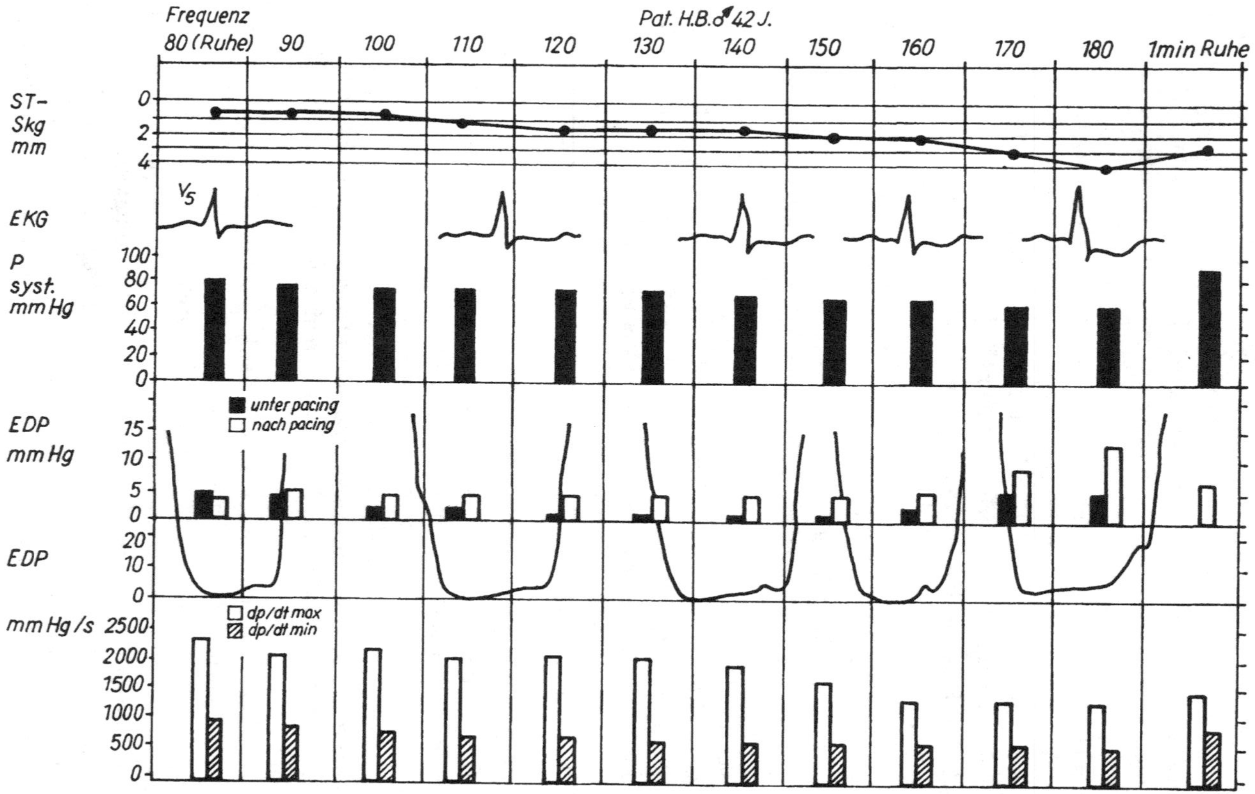

Abb. 73. Isolierte Vorhofstimulation mit stufenweiser Steigerung der Impulsfrequenz bis auf 180/min bei einem Patienten mit hämodynamisch wirksamer Koronaratherosklerose; auch unter Stimulation kein Angina pectoris-Syndrom

ein deutlicher Anstieg des LVEDP nachzuweisen ist, kommt es bei einem Patienten mit deutlicher Koronaratherosklerose bereits bei einer Impulsfrequenz von 110/min zu einer nachweisbaren pathologischen Reaktion (Abb. 74). Tritt unter Stimulationsbelastung ein Angina-pectoris-Syndrom auf, ist in fast allen Fällen mit einem deut-

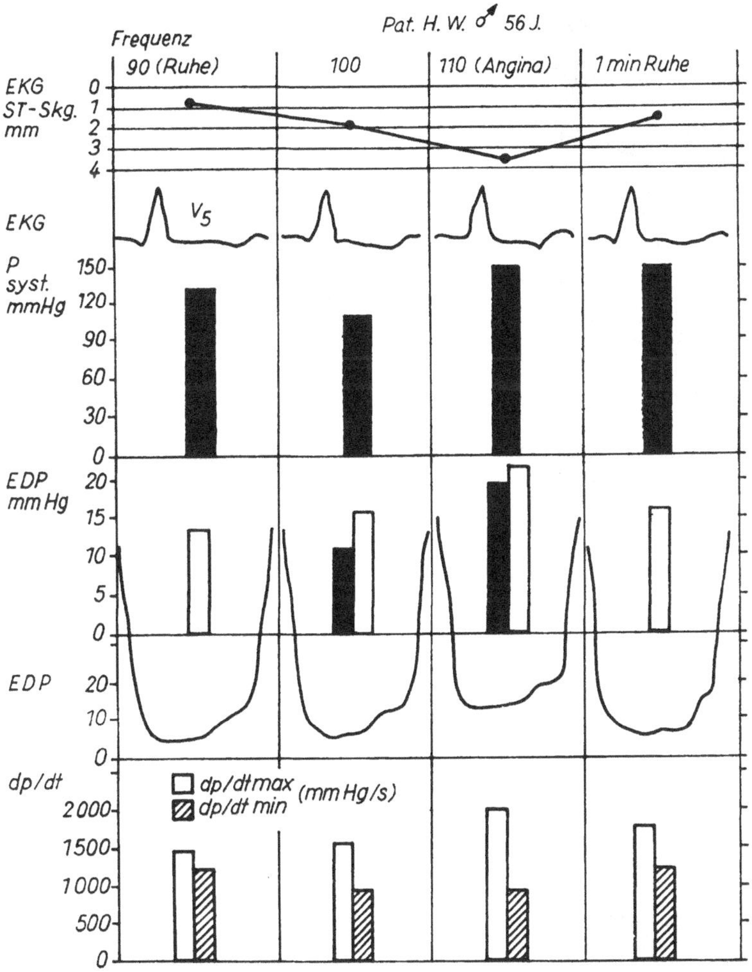

Abb. 74. Isolierte Vorhofstimulation mit stufenweiser Steigerung der Pacemakerfrequenz bis auf etwa 110/min bei einem Patienten mit schwerer Koronaratherosklerose; Abbruch der Belastung bei typischem Angina pectoris-Syndrom

lichen Anstieg des LVEDP zu rechnen. Das veranschaulicht die Abbildung 75; nur bei einem Patienten von 15 blieb der LVEDP sofort nach Abschalten des Impulsgenerators unverändert. Mit unseren Untersuchungen konnten wir auch für die isolierte Frequenzbelastung einen Unterschied im Anstieg des LVEDP sofort nach Abschalten des Impulsgenerators bei der Gegenüberstellung zur globalen und vielen Einschränkungen unter-

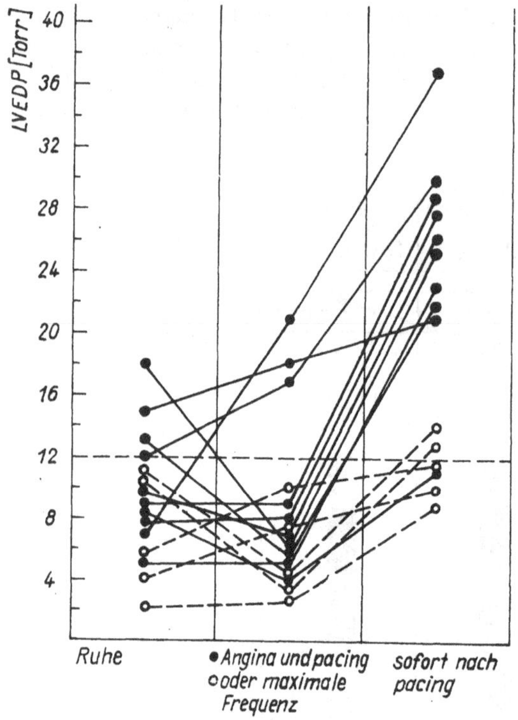

Abb. 75. Verhalten des linksventrikulären enddiastolischen Drucks (gemessen mit Tip-Manometer) in Ruhe, unter Vorhofstimulation und sofort nach Abschalten des Impulsgenerators.

•——• Werte der Patienten, die unter Vorhofstimulation ein Angina pectoris-Syndrom entwickelten;

○ — — ○ Werte der Patienten, die auch unter maximaler Stimulation (bis 180/min) kein Angina pectoris-Syndrom bekamen

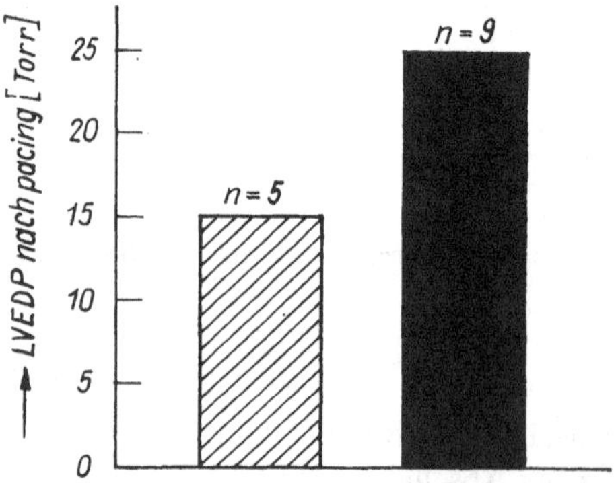

Abb. 76. Durchschnittlicher Anstieg des LVEDP kurz nach Abschalten des Impulsgenerators bei Patienten mit hämodynamisch unbedeutsamer Koronaratherosklerose (schraffiertes Feld) und hämodynamisch bedeutsamer Koronaratherosklerose (schwarzes Feld)

worfenen Einteilung in hämodynamisch wirksame bzw. nicht wirksame Koronaratherosklerose feststellen (Abb. 76) ($p < 0{,}05$).
Diese Reaktion ist auch an 48 Patienten ähnlich geblieben; nur bei 3 Patienten fiel der LVEDP nach dem Abschalten um 3—4 Torr [449].

3.7.2.2. Vorwiegend isometrische Belastung (Handgrip)

Eine auf die Armmuskulatur beschränkte Haltearbeit gegen einen weitgehend definierten Widerstand (z. B. Ballon, Feder) löst charakteristische Veränderungen in der Hämodynamik aus. Die dafür ursächlich in Frage kommenden Zusammenhänge sind noch nicht vollständig geklärt. Die Methode ist jedoch einfach und kann in körperlicher Ruhe durchgeführt werden. Diese Eigenschaften haben zu einer Verbreitung der Handgrip-Belastung geführt [1, 121, 155, 170, 191, 194, 220, 266, 367, 407, 418].
Bei Normalpersonen kommt es zu einem Anstieg des systolischen und diastolischen arteriellen Druckes (“afterload”) [191, 367, 418]. Herzfrequenz, HMV [155, 407] sowie Schlagarbeit [194, 266] steigen ebenfalls an. Der LVEDP bleibt entweder unbeeinflußt oder wird unter der Belastung leicht erhöht gefunden [1, 194]. Ludbrook und Mitarbeiter [220] konnten unter Handgrip-Belastung eine Verkleinerung des linken Ventrikels feststellen. Kontraktilitätsparameter der isovolumetrischen Phase zeigen einen deutlichen Anstieg [121, 191]. Der steigende myokardiale O_2-Verbrauch führt zu einer Steigerung des venösen Abstromes im Sinus coronarius [194].
Bei Patienten mit hämodynamisch wirksamer Koronaratherosklerose sind unter dieser Belastungsform im Vergleich zu gesunden Personen für den systolischen und diastolischen arteriellen Druck sowie für den Koronarsinusflow und den myokardialen O_2-Verbrauch keine signifikanten Unterschiede nachzuweisen [194]. Der linke Ventrikel reagiert bei Koronaratherosklerose jedoch oftmals mit einer deutlichen Erhöhung des LVEDP ohne entsprechende Zunahme der Kontraktilität [211]. Aus den Untersuchungen von Ludbrook und Mitarbeiter [220] geht hervor, daß es unter Handgrip-Belastung bei Patienten mit abgelaufenem Myokardinfarkt unter Ruhebedingungen zu unterschiedlichen Veränderungen der Größe des linken Ventrikels in Abhängigkeit vom Ausmaß der gestörten Wandkinetik kommt. Die Schlagarbeit bleibt gleich oder sinkt unter der Belastung ab [194, 266]. Bei einigen Patienten kommt es zur Ausbildung eines ventrikulären bzw. atrialen Galopps [367]. Daneben konnte bei Patienten mit Koronarartherosklerose ein signifikant höherer Anstieg der Herzfrequenz im Vergleich zu Normalpersonen gefunden werden [411]. Bei keinem der von uns untersuchten 25 Patienten kam es unter Handgrip-Belastung zur Angina pectoris.
Das Verhalten des linksventrikulären systolischen und enddiastolischen Druckes bei einem Patienten mit schwerer diffuser Koronaratherosklerose zeigt die Abbildung 77. Bereits nach 1 min isometrischer Belastung kommt es zu einem deutlichen Anstieg des LVEDP. Die Abbildung 78 gibt einen Überblick zum Verhalten des LVEDP bei 25 Patienten mit und ohne hämodynamisch wirksamer Koronaratherosklerose. Der durchschnittliche Anstieg des LVEDP dieser beiden Patientengruppen ist der Abbildung 79 zu entnehmen. Der unterschiedliche Anstieg ist statistisch signifikant ($p < 0{,}01$). Im Einzelfall ist jedoch unter Handgrip-Belastung erst bei ausgeprägten Formen der IHK mit dem Auftreten dieser typischen funktionellen Veränderungen zu rechnen.

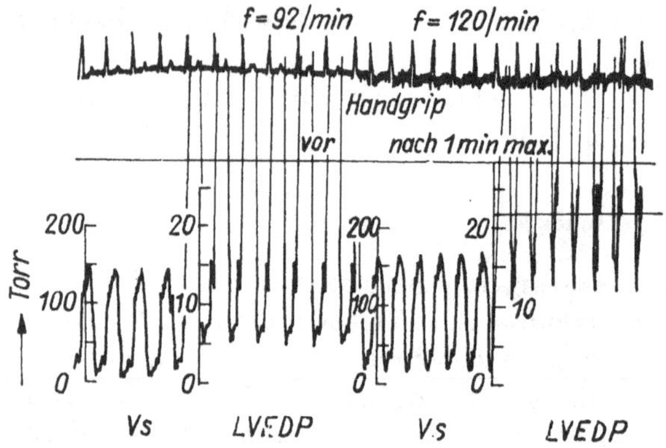

Abb. 77. EKG (Ableitung II) und linksventrikulärer Druck (in zwei Empfindlichkeitsbereichen) vor und nach 1 min maximaler handgrip-Belastung (Handdynamometer) bei einem Patienten mit schwerer Koronaratherosklerose

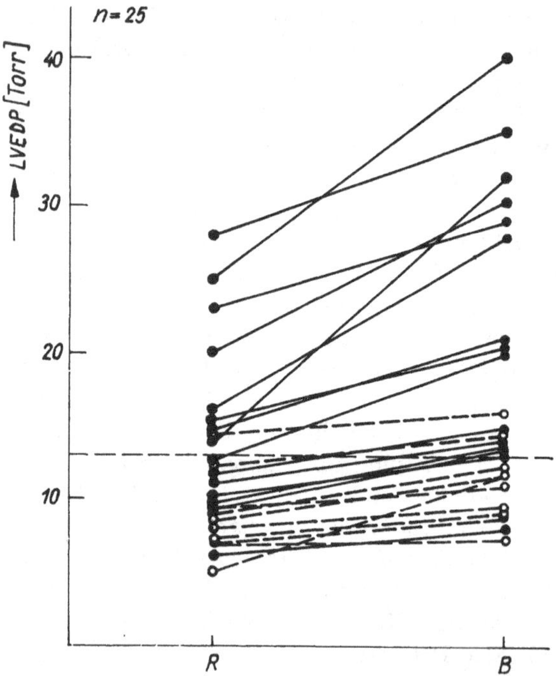

Abb. 78. LVEDP in Ruhe (R) und unter Handdynamometer-Belastung (B) (1 min Maximalwert).

○ ——— ○ hämodynamisch wirksame Koronaratherosklerose;

● – – – ● hämodynamisch nicht bedeutsame Koronaratherosklerose

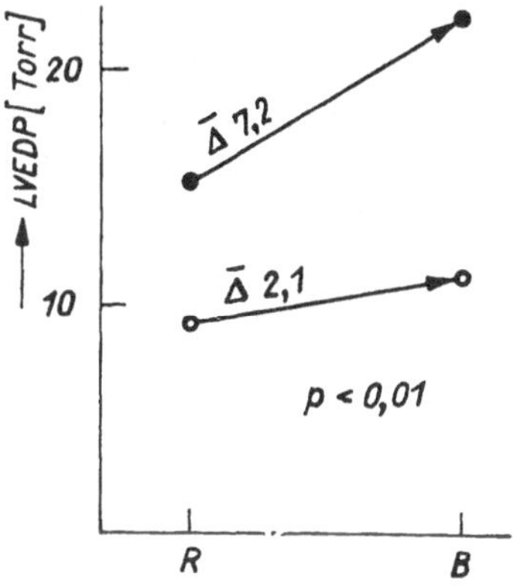

Abb. 79. Durchschnittlicher Anstieg des LVEDP (R = Ruhewert, B = Wert unter Handdynamometer-Belastung) bei Patienten mit hämodynamisch bedeutsamer Koronarartherosklerose (• ——— •) und hämodynamisch unbedeutsamer Koronaratherosklerose (○ ——— ○)

3.7.2.3. Vorwiegend dynamische Belastung (Fahrrad-Ergometer)

Diese Art der körperlichen Belastung hat in Form der Fahrradergometrie eine weite Verbreitung erfahren. Sie ist genau dosierbar und reproduzierbar und kommt den im Alltag auftretenden Belastungssituationen sehr nahe. Ihr diagnostischer Stellenwert in der Belastungs-Elektrokardiographie ist unumstritten.

Bei körperlicher Belastung können bereits geringgradige Stenosen zu einer passageren Ischämie führen [482]. Durch den Anstieg des linksventrikulären diastolischen Druckes wird die Durchblutung besonders in Regionen mit erniedrigtem Perfusionsdruck (poststenotisch) reduziert. Es kommt zum Auftreten von Störungen der lokalen Wandkinetik [434]. Dieser Vorgang wird teilweise unter ergometrischer Belastung durch die Erhöhung des poststenotischen Druckes kompensiert. Eine alleinige Volumenbelastung kann deshalb vorübergehend deutliche linksventrikuläre Funktionsstörungen bei ischämischer Herzkrankheit aufdecken [432, 433]. Die direkte Messung linksventrikulärer Parameter erfordert jedoch in der Regel eine transbrachiale bzw. transaxillare Katheterisierungstechnik. Zur Bestimmung des Füllungsdruckes und der Förderleistung sind in vielen Fällen die Messung des diastolischen Druckes in der A. pulmonalis und des HMV bzw. Schlagvolumens ausreichend. Damit können mittels unkomplizierter Einschwemmkatheterverfahren Druckanstiege in der A. pulmonalis und inadäquate Anstiege des HMV als Ausdruck gestörter Fluß-Druckbeziehungen während körperlicher Belastungen wiederholt bestimmt werden. Die Belastung erfolgt entweder nach dem steady-state-Prinzip (jede Belastungsstufe dauert 6 min) oder durch stufenweise Steigerung der Belastung in zwei- bzw. dreiminütigen Abständen [328]. Auch die Durchführung der Belastung (sitzend bzw. liegend) ist nicht ohne Einfluß auf die Größe einiger hämodynamischer Parameter [197].

Bei Normalpersonen fällt der LVEDP ab. In der isovolumetrischen Kontraktionsphase gemessene Kontraktilitätsparameter z. B. $\frac{dp/dt_{max}}{IP}$, V_{max} weisen auf eine Kontraktilitätssteigerung hin [324]. HOLMBERG und Mitarbeiter [169] konnten unter der Belastung einen Anstieg des venösen Abstromes im Sinus coronarius um 460% des Ruhewertes feststellen. Die myokardiale avD_{O_2} zeigte keine signifikanten Veränderungen.

Das Herz bei chronisch-ischämischer Herzkrankheit beantwortet die Belastung mit einem

Anstieg des LVEDP. Die Abbildung 80 zeigt als Beispiel die Veränderung des LVEDP und LVEDV bei Patienten mit hämodynamisch bedeutsamer Koronaratherosklerose und unterschiedlichem Verhalten bezogen auf das Frank-Starling-Gesetz. Für die ergometrische Belastungsform wurde eine Korrelation zwischen der Zahl der deutlich eingeengten Koronararterienäste und der Zunahme des LVEDP unter Belastung beschrieben [339].

Der nachzuweisende Anstieg des Herzindex ist in vielen Fällen gering, der Schlagarbeitsindex steigt geringfügig an oder fällt sogar ab [33, 213]. Die Zunahme des LVEDP

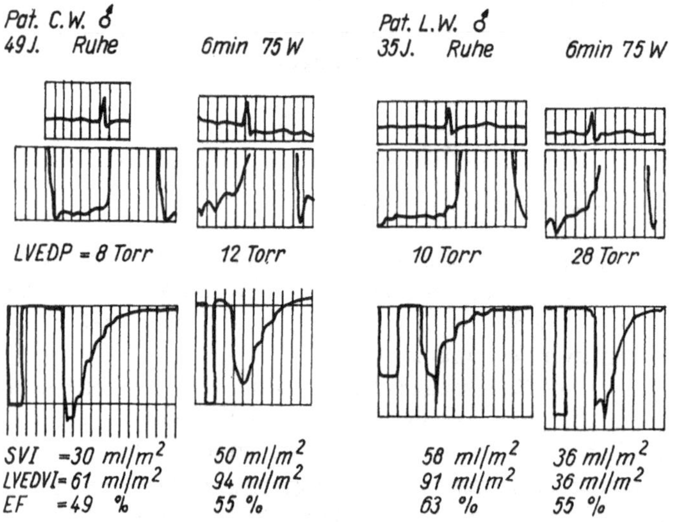

Abb. 80. Enddiastolische Druck- und Volumenveränderung bei zwei Patienten mit schwerer Koronaratherosklerose unter Belastung. Unterschiedliches Verhalten des LVEDP und des LVEDV bei beiden Patienten. LVEDV wurde mittels Links-Links-Thermodilution bestimmt

und eine gleichbleibende bzw. abfallende linksventrikuläre Schlagarbeit führen zu einer Depression der Ventrikelfunktionskurve [213, 337]. Im Gegensatz zum gesunden Herzen kann das koronarkranke Herz unter Ergometerbelastung seine Kontraktilität kaum steigern [337]. Nach Bittar [33] sind die hämodynamischen Veränderungen unabhängig von der Ausbildung einer koronaren Kollateralzirkulation. Der koronare Gefäßwiderstand zeigt im Vergleich zu gesunden Personen nicht den gleichen Abfall, die myokardiale avD_{O_2} steigt kompensatorisch an [169]. Nach den Untersuchungen von Eubaks [103] kommt es in Abhängigkeit von der Ausbildung eines Angina-pectoris-Syndroms unter Belastung zu einem Anstieg des LVEDV, ohne Angina pectoris ist jedoch kein Anstieg des LVEDV nachzuweisen.

Die hämodynamische Antwort unter Belastung ist nicht nur von der Ischämie allein, sondern auch vom Sitz und von der Größe myokardialer kinetischer Störungen abhängig. Auf die Bedeutung der linksventrikulären Wandkinetik für die Hämodynamik konnten Lichtlen und Mitarbeiter [213] hinweisen. Die eindrucksvollsten hämodynamischen Befunde wurden bei Vorderwandaneurysmen gefunden. Von den Autoren wird darauf verwiesen, daß die Angina pectoris einerseits und die die Ventrikelfunktion ändernden Mechanismen andererseits nicht unbedingt identisch sein müssen. Es kommt zu einer

Veränderung der hämodynamischen Parameter auch ohne Beziehung zum Schmerzeintritt. Die Ergebnisse unserer Untersuchungen bestätigen diese Feststellung. Darüber hinaus fanden wir, daß die Ruhekinetik von allen untersuchten morphologischen, funktionellen und klinischen Parametern die größte Aussagefähigkeit für die Belastungsreaktion hat [449].

Eine Beziehung zwischen dem Schweregrad der Koronaratherosklerose und den linksventrikulären Funktionsstörungen konnten wir in unserem Krankengut, das ausschließlich ausgewählte Patienten zur Bypass-Operation umfaßte, nicht finden.

Von den unter Belastungsbedingungen gemessenen Parametern der linksventrikulären Globalfunktion spiegelt die Auswurffraktion das Ausmaß vorhandener kinetischer Störungen am besten wider [429, 436, 482].

Die Messung der EF unter Belastung gibt deshalb in Verbindung mit dem Verhalten des LVEDP bei IHK-Patienten eine Auskunft über die Art und den Umfang der Funktionsstörungen des linken Ventrikels. Unsere Ergebnisse zeigen, daß Ventrikel mit primär hohem LVEDP und LVEDV sowie mit einer deutlich erniedrigten Auswurffraktion einen wichtigen Kompensationsmechanismus verloren haben, d. h., daß die sogenannte Vorlastreserve erschöpft ist [449]. Der einzige hier noch wirksame Kompensationsmechanismus ist die deutliche Erhöhung des linksventrikulären enddiastolischen Druckes als Ausdruck einer erhöhten Wandsteifigkeit. Bei diesen Patienten ist bereits bei geringem Anstieg der Nachlast eine deutliche Minderung der Förderleistung bzw. der Kontraktilität zu erwarten [467, 483]. Bei dieser Art der Belastungsreaktion ist auch die Verbesserung der linksventrikulären Funktion durch eine Bypass-Operation fragwürdig, was bei der Indikationsstellung berücksichtigt werden sollte.

3.7.2.4. Medikamentöse Belastung

Zur Aufdeckung einer latenten IHK können neben dem bereits beschriebenen Verfahren auch Pharmaka wie z. B. Isoproterenol [316a], Dipyridamol [494] und Propranolol [154a] verwendet werden (s. auch S. 211, 212).

Slany und Mitarbeiter [491a] konnten wie Tauchert und Mitarbeiter [494] bei 96% ihrer Patienten eine Angina pectoris und/oder ischämische ST-Senkungen provozieren. Als hämodynamisches Korrelat dieser Ischämie wurde ein deutlicher Anstieg des LVEDP angesehen. Das linksventrikuläre enddiastolische Volumen blieb weitgehend unverändert. Bei einer Dosierung des Dipyridamols von 0,3—0,75 mg/kg KG i. v. kam es bei der Mehrzahl der Patienten im Versorgungsgebiet der stenosierten Koronararterie(n) zur Ausbildung reversibler Asynergien als Ausdruck der Ischämie, was auch durch unsere Befunde bestätigt wird. Anhand ihrer Ergebnisse kommen die Autoren [494] zur Schlußfolgerung, daß das Dipyridamol zur Erzeugung reversibler Ischämien geeignet ist. Bei Patienten mit großen asynergen Arealen unter Dipyridamol aber weitgehend normaler Wandbewegung unter Nitroglyzerin ist, anschlußfähige Gefäßverhältnisse vorausgesetzt, eine koronarchirurgische Therapie besonders erfolgversprechend.

Das breite Spektrum der koronaren Herzkrankheit, der unterschiedliche Anteil hypoxischen und ausreichend versorgten Herzmuskelgewebes, lassen eine einheitliche Aussage über die Ventrikelfunktion in Ruhe und unter den verschiedenartigen Belastungen nicht erwarten. Dauer und Umfang der Ischämie, die Zahl der betroffenen Koronararterienäste, die Kinetik des ischämischen und des gesunden Herzanteils sowie die Funktionsbreite des nicht erkrankten Herzmuskels bestimmen Art und Umfang der

hämodynamischen Alterationen. Durch die beschriebenen Belastungsformen können in unterschiedlicher Art reduzierte funktionelle Reserven nachgewiesen werden.
Auf Grund der verschiedenartigen Ansprüche an den Sauerstoffverbrauch sind die beschriebenen Belastungsformen in ihrer diagnostischen Aussage nicht gleichwertig. Die klinische Fragestellung und auch die methodischen Möglichkeiten entscheiden im jeweiligen Fall über den einzuschlagenden Weg.
Den Schweregrad der myokardialen funktionellen Veränderungen möglichst genau zu erfassen, ist sowohl für die Wahl des geeigneten therapeutischen Verfahrens (medikamentöse Behandlung, körperliches Training, aortokoronarer Venenbypass, Resektion eines funktionsuntüchtigen Ventrikelwandabschnitts) als auch zur richtigen Einschätzung der Prognose des Patienten von entscheidender praktischer Bedeutung.

3.7.3. Metabolische Parameter zur Erfassung der myokardialen Ischämie

Parallel zu elektrophysiologischen und hämodynamischen gehen metabolische Veränderungen vor sich.
Durch eine Belastung (Erhöhung des Sauerstoffverbrauchs) wird der Laktatspiegel im Blut erhöht. Eine Laktatextraktionsrate unter 10% im Sinus coronarius-Blut weist auf eine Ischämie hin. Die Erhöhung der Laktatkonzentration als Folge der Ischämie wurde wiederholt festgestellt. Diese Laktatsteigerung bleibt noch einige Minuten nach der Angina pectoris nachweisbar [284]. Die Bestimmung des Laktats sowie anderer Parameter wie Prostaglandine, cyclo-AMP und freie Fettsäuren usw. aus dem Sinus coronarius-Blut sind neue Schritte zum Verständnis der IHK und deshalb nur speziellen Fragestellungen in hochspezialisierten Zentren vorbehalten.

3.8. Prinzmetal-Angina, Variant Angina

3.8.1. Definition und Häufigkeit

Unter vielen Patienten mit Angina pectoris gibt es eine kleine Gruppe mit bestimmten Besonderheiten, die von Prinzmetal und Mitarbeitern [305] 1959 beschrieben und als „variant angina" oder „Prinzmetal-Syndrom" bekannt ist. Mengeot und Mitarbeiter [254] geben die Zahl der bis 1974 publizierten Fälle mit 150 an. Das Schema 3 zeigt die Manifestationsformen des Prinzmetal-Syndroms.

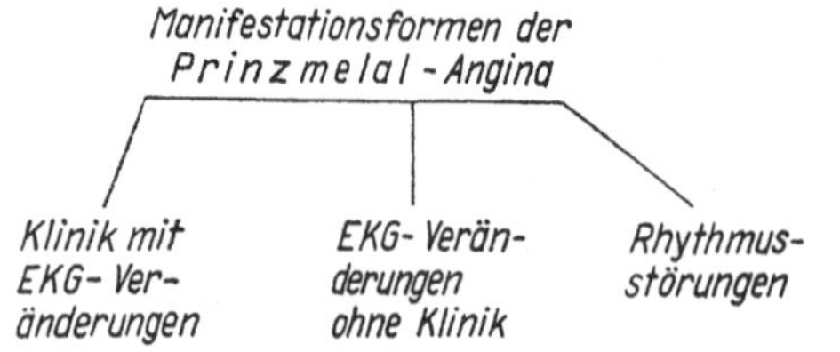

Schema 3

In der Tat gibt es wahrscheinlich mehr als bis jetzt bekannte Fälle von Prinzmetal-Angina, die jetzt durch die Möglichkeit der Langzeitbeobachtung des EKG zunehmend diagnostiziert werden können [196]. Das wichtigste Zeichen dieses Syndroms besteht in einer passageren Hebung der ST-Strecke. Die Serienuntersuchungen der Serumenzyme lagen bis auf leichte passagere Erhöhung der Kreatinphosphokinase im Normbereich [415]. Es liegen viele Berichte über die PRINZMETAL-Angina und ihre Varianten vor.

Die Höhe der ST-Elevation ist so deutlich, daß der Verdacht auf einen Myokardinfarkt geäußert werden kann. Der Unterschied besteht nur darin, daß sich dieser Befund binnen Sekunden bzw. Minuten zurückbildet.

3.8.2. Elektrokardiographische Veränderungen

Die elektrokardiographischen Veränderungen können in drei Gruppen eingeteilt werden:

1. EKG-Veränderungen während des spontanen Angina pectoris-Anfalles
2. EKG-Veränderungen ohne Angina pectoris-Anfall
3. EKG-Veränderungen bei Belastung

3.8.2.1. EKG-Veränderungen während des spontanen Angina pectoris-Anfalls

Die elektrokardiographischen Veränderungen während des Angina pectoris-Anfalls sind am häufigsten und werden in den Ableitungen, die die Vorder- oder Hinterwand repräsentieren, wiedergegeben (s. Abb. 81, 82, S. 267, 270, 271).

Die Höhe dieser ST-Elevationen bei denselben Patienten hat häufig eine bestimmte Korrelation zu der Intensität der Schmerzen [254]. Über das alternierende Auftreten von ST-Elevation in der I. Ableitung [406] sowie von Extrasystolen mit ST-Elevation während des Anfalls [347] wurde ebenfalls berichtet.

Eine spiegelbildliche Senkung der ST-Strecke in den gegenüberstehenden Ableitungen ist nachweisbar, so daß alle drei Ableitungen in der Frontalebene und die Ableitungen in der Horizontalebene geschrieben werden sollen. Neben dieser Erhöhung der ST-Strecke ist eine Amplitudenzunahme der R-Zacke in denselben Ableitungen in der Regel konstant vorhanden. Die Erhöhung der Amplitude der R-Welle beträgt 50—300% und ist am deutlichsten über V_2. Die S-Zacke ist in denselben Ableitungen nicht vorhanden [254]. Eine Erweiterung des QRS-Komplexes wird häufig in den Ableitungen beobachtet, in denen elektrokardiographische Veränderungen vorhanden sind und wird mit passageren intraventrikulären Erregungsleitungsstörungen in Verbindung gebracht [254].

Erregungsbildungs- und -leitungsstörungen während des Anfalls, deren Häufigkeit in der Literatur unterschiedlich angegeben wird und die mindestens 50% ausmachen, wurden gleichfalls beschrieben [302, 306]. Diese Autoren konnten unter Dauermonitoring von 10 Patienten mit PRINZMETAL-Angina 131 typische Anfälle registrieren, von denen 25 mit elektrokardiographischen Veränderungen ohne klinische Erscheinungen einhergingen.

Rhythmusstörungen konnten in 25% [223] bis 80% [302] der Fälle beobachtet werden, wobei 60% davon schwere Rhythmusstörungen wie Kammertachykardie, -flimmern und AV-Blockierungen waren.

Bei einer Übersicht über 62 publizierte Fälle kommen POGGY und Mitarbeiter [303] zur Feststellung, daß die ventrikulären Rhythmusstörungen dominieren. Ventrikuläre Extrasystolien sind üblich und häufig in Bigeminus-Form.

Während des spontanen Anfalles sind in etwa 20% der Fälle Kammertachykardie oder -flimmern vorhanden, die möglicherweise für Synkopen und plötzlichen Herztod verantwortlich sind.

Atrioventrikuläre Erregungsleitungsstörungen, die vom I.—III. Grad mit ADAMS-STOKES Anfällen reichten [47, 89, 276], wurden weniger beobachtet (13%).

Die während des Anfalls auftretenden Synkopen können eine intrakardiale Stimulation erforderlich machen [46, 402]. Supraventrikuläre Rhythmusstörungen wie Vorhofflattern und -flimmern wurden seltener beobachtet.

3.8.2.2. EKG-Veränderungen ohne Angina pectoris-Anfall

In einigen Fällen von PRINZMETAL-Angina haben die elektrokardiographischen Veränderungen kein klinisches Pendant. Durch kontinuierliche EKG-Beobachtung konnte man die Anfälle zu 50% feststellen [142, 302].
Es wurden ADAMS-STOKES-Anfälle bei AV-Block III. Grades ohne vorherige Schmerzen beschrieben [197]. ST-Elevation, passagerer linksposteriorer Hemiblock, rezidivierende ventrikuläre Arrhythmien ohne Schmerzen wurden gleichfalls beobachtet [133].

3.8.2.3. EKG-Veränderungen unter Belastung

Über Belastungsuntersuchungen bei diesen Patienten liegen wenige Berichte vor. PRINZMETAL und Mitarbeiter [306] fanden bei einem kleinen Teil ihrer Patienten eine horizontale Senkung der ST-Strecke nach 2stufigem MASTER-Test. Diese Beobachtung wurde auch von anderen Autoren bestätigt [2, 202, 223].
In letzter Zeit sind hingegen bei manchen Fällen ST-Elevation während der Belastung beschrieben worden [46, 390, 415]. Beim Studium der Literatur konnten MENGEOT und Mitarbeiter [254] 11 solcher Fälle finden. Die Autoren selbst haben die Patienten mit dem Fahrradergometer maximal belastet und bei fünf von sechs Patienten dieselbe ST-Elevation wie beim spontanen Anfall gefunden.
Diese ST-Veränderungen waren mit einer Verbreiterung des QRS-Komplexes und einer Erhöhung der R-Amplitude verbunden. Außerdem kam es zu schweren Rhythmusstörungen bei 4 dieser Patienten (3 ventrikuläre Tachykardien, 1 Vorhofflattern). Diese Rhythmusstörungen, die spontan reversibel waren, hatten immer eine vorangehende ST-Elevation [80]. Bei der Belastung dieser Patienten muß den möglicherweise auftretenden Komplikationen besondere Beachtung geschenkt werden.

Tabelle 51

EKG-Veränderungen bei PRINZMETAL-Angina

- ST-Elevation in Ruhe (konkav bis monophasisch)
- Hohe R-Zacken und T-Wellen
- Belastungs-EKG (ST-Senkung, ST-Hebung, normal)
- Erregungsbildungs- und -leitungsstörungen
  - Hemiblöcke
  - ventrikuläre Extrasystolie
  - ventrikuläre Tachykardie
  - absolute Arrhythmie
  - AV-Blöcke

→

Abb. 81. L. W. ♂ * 1923 Krbl. 2897/78. PRINZMETAL-Angina. Reproduzierbare ST-Elevationen in den Brustwandableitungen V_2-V_4 während des Angina pectoris-Anfalles.

a — EKG bei Angina pectoris-Anfall. ST-Elevation in V_2-V_4: Deutliche Deformierung der QRS-Komplexe. Keine Serumenzymerhöhung. b — Angina pectoris-Anfall mit Rhythmusstörungen. c — EKG nach dem Anfall

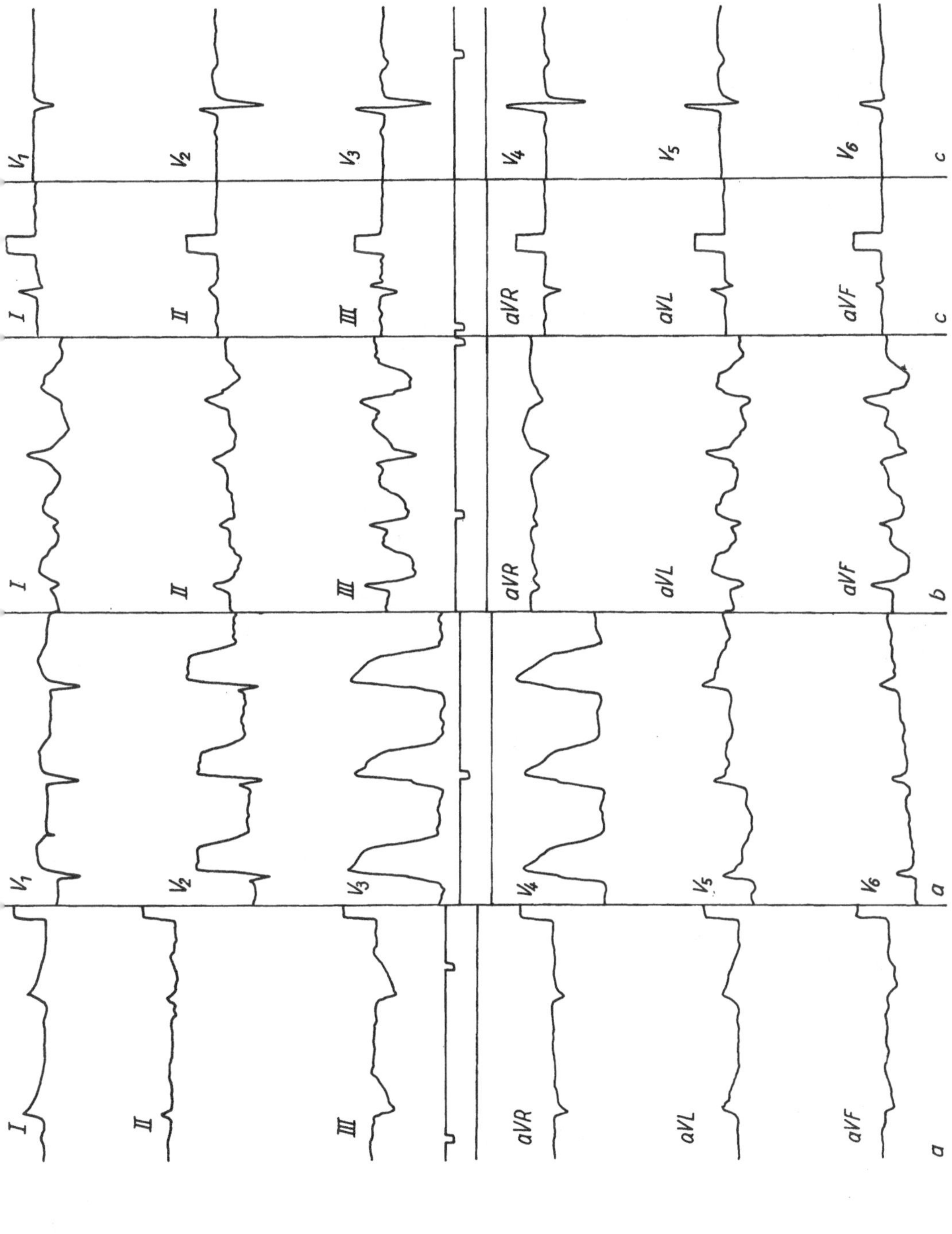
I
II
III
aVR
aVL
aVF
a
V1
V2
V3
V4
V5
V6
a
I
II
III
aVR
aVL
aVF
b
I
II
III
aVR
aVL
aVF
c
V1
V2
V3
V4
V5
V6
c

Abb. 81.

3.8.3. Besonderheiten des klinischen Bildes

PRINZMETAL und Mitarbeiter haben eine Reihe von Merkmalen erwähnt, die sich von der durch HEBERDEN beschriebenen klassischen Form unterscheiden:

1. Der Schmerz tritt meist in Ruhe auf.
2. In 70% der Fälle wird die Belastung paradoxer Weise gut toleriert und ruft keine Schmerzen hervor [254].
3. Der Schmerz ist häufig (etwa 50%) in seiner Natur zyklisch [254].

Die Ursachen für dieses Bild sahen Autoren in krankhaften Veränderungen einer Koronararterie, insbesondere der rechten Koronararterie.
Seit dieser Zeit liegen mehrere Berichte vor, die die Beobachtungen von PRINZMETAL und Mitarbeiter bestätigen [46, 116, 133, 193, 196, 204, 415 u. a.], wenn auch andere die Einheitlichkeit des PRINZMETAL-Syndroms in Frage stellen [348, 489].
SELZER und Mitarbeiter [489] teilten die Variant Angina anhand des eigenen Krankengutes von 29 Patienten in eine Gruppe (Gruppe I) mit normalem Koronarangiogramm bzw. geringen koronaratherosklerotischen Veränderungen (9 Patienten) und in eine Gruppe (Gruppe II) mit obstruktiver Koronaratherosklerose (20 Patienten) ein.
Zur Gruppe I wurden noch weitere 18 aus der Literatur bekannte Fälle hinzugenommen.
Die Charakteristiken der Gruppe I sind: keine Belastungsangina, flüchtige (nur Sekunden dauernde) Ruheschmerzen, Wiederauftreten der Schmerzen über einen längeren Zeitraum, keine Infarkte in der Anamnese, keine lebensbedrohende Rhythmusstörung im Anfall.
Die Patienten dieser Gruppe waren jünger, Frauen überwogen; die ST-Elevation trat meist in den Ableitungen auf, die die Hinterwand repräsentieren. AV-Überleitungsstörungen und andere bradykarde Rhythmusstörungen traten während des Anfalls auf. Diese Form wurde auch als „benigne“ bezeichnet.
Die Gruppe II zeigte folgende Merkmale: Belastungsangina-Anfälle, die evtl. länger andauerten, später Ruhe-Angina, mehrere Myokardinfarkte in der Anamnese, ungünstige Entwicklung, bei denen mit ST-Elevation in den Brustwandableitungen mit anschließender T-Negativierung, medikamentöse Therapie war ineffektiv, weshalb eine Bypass-Operation vorgenommen werden mußte.
Diese Form wird auch als „maligne“ bezeichnet und zur Gruppe der instabilen Angina gerechnet.
Es wird vermutet, daß verschiedene pathophysiologische Mechanismen der Angina pectoris mit Senkung der ST-Strecke und mit ST-Hebung zugrunde zu liegen [69].
Für die in Ruhe auftretenden Angina pectoris-Anfälle bei Patienten mit Variant Angina ist vor allem ein Koronarspasmus verantwortlich [489], der vereinzelt bei angiographischen Untersuchungen sowie auch intraoperativ nachgewiesen werden konnte.
Der Spasmus als alleiniger Faktor für die Auslösung eines Anfalls ist bei den Patienten mit Variant Angina ohne Koronaratherosklerose anzusehen, hingegen er bei vorhandener Koronaratherosklerose ein zusätzlicher Faktor ist.
Die große Empfindlichkeit mancher Personen, einen Spasmus zu entwickeln, ist eng mit histologischen Eigenschaften besonders der Koronararterien verbunden [223].
Bei körperlicher Belastung kann im Gegensatz zur Körperruhe kaum ein Koronarspasmus entstehen, da die Koronararterien maximal erweitert sind. Jedoch besonders während der Nachtruhe steigt der Tonus der Muskulatur der Koronararterien

und das Lumen wird verengt. Es ist vorstellbar, daß der Spasmus durch einen taktilen Reiz ausgelöst wird, der möglicherweise von einem isolierten koronaratherosklerotischen Bereich selbst ausgeht. Die endgültigen Ursachen des Koronararterienspasmus sind noch ungeklärt.

Ob ein Koronarspasmus bei einer geringen Koronaratherosklerose durch das autonome Nervensystem, humorale Faktoren, erhöhte Sensibilität der Koronararterien auf vasokonstriktive Stimuli oder durch ihre Kombination ausgelöst wird, ist noch nicht sicher bekannt [58b, 100a, 123a, 415a]. Die Bedeutung des autonomen Nervensystems bei der Auslösung des Spasmus wurde mittels verschiedener pharmakologischer Interventionen gezeigt [100a, 123a, 415a].

Die Lokalisation des Spasmus kann unterschiedlich sein. Er kann einige Zentimeter lang oder kurz und ringförmig sein und mehr als eine Koronararterie betreffen.

Der Spasmus im Koronarangiogramm vermag eine organische Obstruktion vorzutäuschen. Der Unterschied besteht darin, daß die durch einen Spasmus bedingte Enge nach weiteren Kontrastmittel-Injektionen zunimmt, während sie bei organisch bedingten Obstruktionen gleich bleibt.

Im allgemeinen wird der Spasmus nach Nitrangin nach etwa 2 Minuten beseitigt. Verabreicht man vor der Koronarographie Nitrangin, kann dieser Spasmus vermieden werden. Deshalb empfehlen einige bei Verdacht auf Variant Angina keine prinzipielle Gabe von Nitrangin vor der Koronarangiographie [450]. Der Spasmus der zur PRINZMETAL-Angina führt, wird als „maligne" bezeichnet. Im Gegensatz dazu versteht man unter einem „benignen" Spasmus einen, der durch den Katheter bei der Koronarangiographie verursacht wird.

Diese letzte Form kommt bei ca. 0,26—2,93% aller koronarangiographierten Patienten vor [59a, 78a, 196b, 272a, 450] und besitzt, wie wir heute wissen, in der Regel keine klinische Bedeutung, bis auf eine Verwechselung mit organischen Veränderungen [1b, 59a].

Bemerkenswert ist, daß auch bei einigen Patienten mit Mitralklappenprolaps die Ursache von Thoraxschmerzen, Arrhythmien, elektrokardiographischen Veränderungen sowie der plötzliche Tod möglicherweise durch einen Koronarspasmus bedingt angesehen wird [431].

3.8.4. Koronarangiographische Befunde bei Prinzmetal-Angina

In 80% der Fälle wurde eine schwere Stenosierung, die zu einer 80%igen Einengung des Lumens einer Koronararterie im proximalen Teil führte, gefunden. Die anderen Koronararterien sind meist unverändert, obwohl auch in manchen Fällen in den anderen Koronararterien Veränderungen nachweisbar sind [131, 223] (s. Abb. 83, S. 272).

Bei 11—54% der in der Literatur zusammengestellten Variant-Angina-Fälle [100a, 223] findet sich keine Koronaratherosklerose, hingegen schlußfolgerte SHUBROOKS und Mitarbeiter [365a], daß keine klinischen oder elektrokardiographischen Unterschiede zwischen der Gruppe mit normalen Koronararterien und schweren proximalen Destruktionen bestehen, was auch mit den eigenen Erfahrungen übereinstimmt.

Die Koronarkollateralzirkulation ist häufig nicht vorhanden oder nur sehr wenig entwickelt [131]. Bei manchen Patienten konnte keine signifikante Koronarveränderung gefunden werden [63, 80]. Gleichfalls sind Arbeiten zu verzeichnen, die einen durch die Koronarographie gesicherten Koronarspasmus für die Variant Angina verantwortlich machen [116].

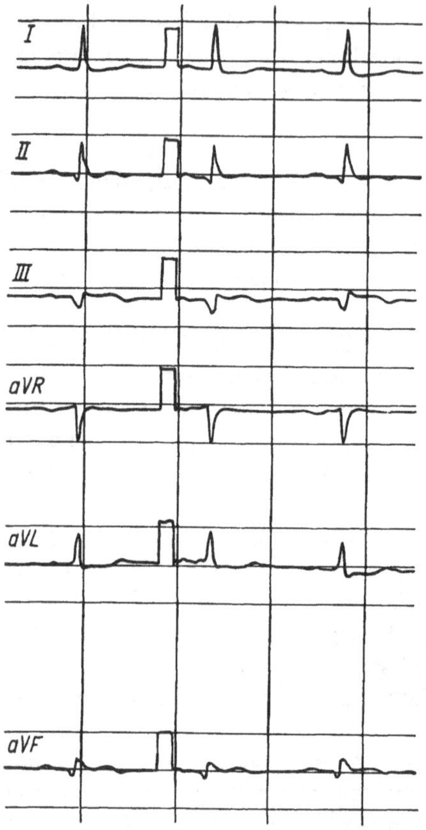

Abb. 82. Patient W., J. ♂, Krbl.-Nr.: 905/75, mit PRINZMETAL-Angina.
Einweisung unter dem Verdacht eines akuten inferioren Infarktes (eigene Beobachtung)

a — EKG bei Aufnahme. Geringe ST-Elevation in III, II, aVF;
b — bei erneutem Angina pectoris-Anfall absolute Arrhythmie, ST-Elevationen in III, II, aVF;
c — EKG kurz nach dem Anfall, nich angedeutete ST-Elevationen in III, aVF.

Kein paraklinischer Hinweis für akuten Myokardinfarkt

Zur Verifizierung des Spasmus als Ursache der PRINZMETAL-Angina wurde in letzter Zeit der Ergonovine maleate-Test erfolgreich verwendet. HEUPLER und Mitarbeiter [451] fanden bei 10 von 11 Patienten mit Variant Angina diesen Test positiv ($p < 0{,}02$). Sie kommen zu der Schlußfolgerung, daß der Ergonovine maleate-Test eine ungefährliche, sensitive und spezifische Methode zur Reproduktion des Koronarspasmus bei Patienten mit Variant Angina ohne bedeutende koronaratherosklerotische Veränderungen ist.

Es wurden auch Fälle mit dem klinischen Bild der Variant Angina und normalem Koronarangiogramm beschrieben, wobei anzunehmen ist, daß die Untersuchung in einer anfallsfreien Phase stattfand, in der kein Spasmus vorhanden war und somit der Befund eines normalen Koronarogramms verständlich ist. Die Untersuchungen von FROMENT und Mitarbeitern [116], nach denen während der ersten Untersuchung ohne Anfall ein

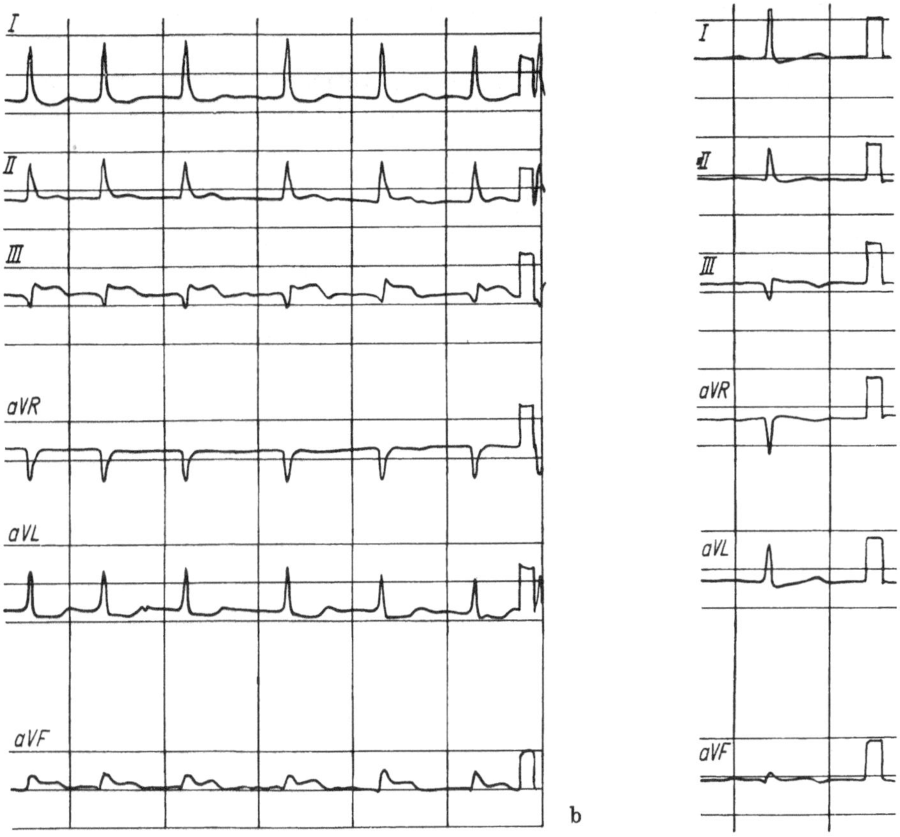

Abb. 82.

normales Koronarogramm und während des Anfalls ein Koronarspasmus des R. interventricularis ant. nachweisbar war, bestätigen diese Vorstellung.

Die Zahl, die mit Rhythmusstörungen einhergeht, macht etwa 10% aller veröffentlichten Fälle aus.

Manche Autoren [435] ordnen die PRINZMETAL-Angina in die Gruppe der instabilen Angina ein.

3.8.5. Therapie der Prinzmetal-Angina

Bei dieser Form der Angina pectoris steht die medikamentöse Therapie im Vordergrund [424].

Nitropräparate werden als Therapie der Wahl im akuten Anfall angesehen.

Über die Anwendung von β-Rezeptorenblockern liegen unterschiedliche Ergebnisse vor. Während GUAZZI und Mitarbeiter [142, 144], YAMASAWA und Mitarbeiter [415], KRISTIAN-KERIN und Mitarbeiter [193] gute Ergebnisse mit Propranolol erreichten, hatten MACALPIN und Mitarbeiter [223] mehr enttäuschendere Befunde. LEVI und Mitarbeiter [204] konnten durch die Gabe von 400 mg/d Propranolol Angina pectoris-Anfälle und Kammerflimmern beseitigen. Unter Berücksichtigung unterschiedlicher pathophysiologischer Mechanismen bei diesem Syndrom und der Tatsache, daß β-

Rezeptorenblocker zur Erhöhung des Tonus der Koronararterien neigen [135], sind die unterschiedlichen Ergebnisse verständlich.
Bisherige Versuche mit Nifedipin erscheinen Erfolg versprechend [450]; die Kombination von Nifedipin und Nitraten scheint die effektivste Form der Therapie zu sein [424].
Was die chirurgische Therapie anbelangt, besteht gleichfalls keine einheitliche Meinung. Während Betriu und Mitarbeiter [32] MacAlpin und Mitarbeiter [223], Dhurandhar und Mitarbeiter [81] die Überzeugung zum Ausdruck bringen, daß die chirurgische Behandlung die Prognose des Syndroms nicht zu beeinflussen vermag, kommen Gonin und Mitarbeiter [131], Charrier und Mitarbeiter [64], Bentivoglio und Mitarbeiter [30] sowie Pachinger und Mitarbeiter [276] zu der Auffassung, daß eine aortokoronare Bypass-Operation indiziert ist.

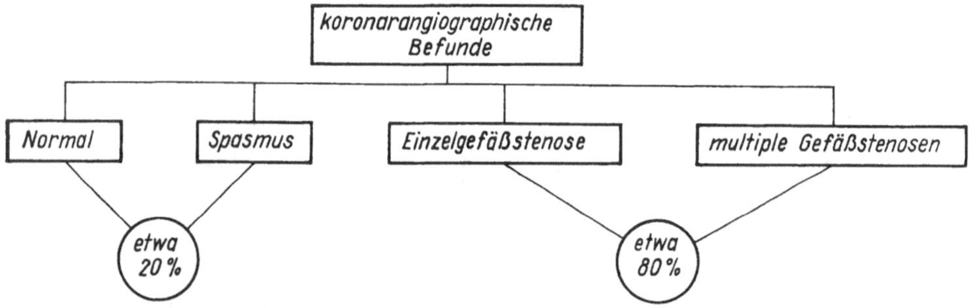

Abb. 83. Koronarangiographische Befunde bei Patienten mit Prinzmetal-Angina

Den heutigen Stand der Entwicklung kann man wie folgt zusammenfassen: Liegt ein Koronarspasmus bei geringer oder keiner Koronaratherosklerose vor, ist eine Operation nicht indiziert; bedeutsame atherosklerotische Veränderungen hingegen stellen eine Indikation zur Bypass-Operation dar. Bypass-Operationen sollten den Fällen vorbehalten bleiben, bei denen Schmerzen und ventrikuläre Arrhythmien nicht beherrschbar sind [205, 222].
Die Ergebnisse von Combs und Mitarbeiter [69a], Hart und Mitarbeiter [151a], Gaasch und Mitarbeiter [121a] sowie Pachinger und Mitarbeiter [276] weisen auf die Richtigkeit dieser Indikationsstellung hin.

3.8.6. Prognose und Entwicklung der Prinzmetal-Angina

Die Prognose der Prinzmetal-Angina wird nicht einheitlich beurteilt. Nach Silvermann und Mitarbeiter [369] sterben etwa 12 Monate nach dem Beginn dieses Syndroms etwa 50% der Patienten am Herzinfarkt. Diese Infarkte sind fast immer in denselben Ableitungen, in denen das Prinzmetal-Phänomen vorhanden war, nachweisbar.
Häufig sind nach dem Eintreten des Infarktes auch diese Anfälle nicht mehr nachweisbar. Guazzi und Mitarbeiter [143] haben über einen Fall berichtet, bei dem nach der Entstehung des Infarktes die Anfälle persistierten. Der plötzliche Tod wird dabei mit 15 bis 25% angegeben, der höchstwahrscheinlich durch Rhythmusstörungen bedingt ist [254]. MacAlpin und Mitarbeiter [223] hingegen konnten diese ungünstige Prognose

nicht bestätigen. Von 10 Patienten, die mehrere Jahre beobachtet wurden und unter medikamentöser Therapie standen, konnten bei sieben Beschwerdefreiheit erlangt werden. Ein einziger Fall entwickelte einen Infarkt und bei zwei von diesen sieben Fällen ist die Angina pectoris zu einer klassischen Form übergegangen. Von den restlichen drei Patienten starb einer am plötzlichen Tod; bei den beiden anderen blieben die Symptome der Krankheit unverändert. Wenn die Patienten nicht plötzlich starben, so nahmen die Beschwerden im Laufe der Zeit ab [223].
In einer Studie von Bentivoglio und Mitarbeiter [30] hingegen, die 90 Patienten mit Prinzmetal-Angina aus der Literatur zusammenstellten, entwickelte sich ein Myokardinfarkt bei 22 Patienten (ca. 25%) binnen Monaten nach Beginn der Symptomatik. 13 weitere starben am plötzlichen Herztod. Die Reinfarktquote sowie Todesfälle nach dem Myokardinfarkt ist auch bei diesen höher als bei anderen Infarktpatienten [380a]. Sehr häufig machen die Patienten nach Anfällen einen transmuralen Infarkt durch. Deshalb sind genaue Untersuchung, gezielte Therapie und Betreuung von großer Wichtigkeit.
In letzter Zeit wird die Prinzmetal-Angina als nosologische Einheit infrage gestellt [348]. Die Variant Angina mit bedeutsamer Koronarartherosklerose ist eine schwere Form der instabilen Angina pectoris. Die Variant Angina, die durch einen Spasmus bedingt ist, ist zwar ein klinisches Syndrom, erfüllt aber zwei hauptsächliche Postulate Prinzmetals nicht: schwere proximale Stenose der Koronararterien und die Gefahr eines drohenden Myokardinfarktes [489].

3.9. Instabile Angina pectoris

3.9.1. Definition und Häufigkeit

Dieser mit verschiedenen Synonymen verwendete Begriff wie: akute Koronarinsuffizienz, intermediäres Koronarsyndrom, Status angiosus, preinfarction angina, Creszendoangina, rudimentärer Infarkt, drohender Infarkt, impending infarction, akzelerierte oder Angina pectoris gravis ist für eine Situation zwischen Angina pectoris und Myokardinfarkt gegeben [70, 258, 340, 342, 370, 378]. Die Häufigkeit dieses Syndroms bei Patienten mit IHK wird mit 10–59% in der Literatur angegeben [374, 412].

Tabelle 52
Häufigkeit der instabilen Angina pectoris bei Patienten mit IHK

Autoren	Anzahl der untersuchten Patienten	Häufigkeit (%)
Wood [412]	1000	10,0
Vakil [395]	1804	39,0
Mounsey [264]	139	22,0
Solomon und Mitarbeiter [374]	100	59,0
Miller und Mitarbeiter [258]	400	18,0
Skjaeggestad [370]	163	57,0
Kraus und Mitarbeiter [192]	533	19,0
Lambert und Mitarbeiter [195a]	300	19,0

Die Erscheinungsformen und die Zahl der Episoden können unterschiedlich sein. Die Mehrheit der Patienten von Conti und Mitarbeiter [70] hatten multiple tägliche Episoden, und alle bis auf einen hatten Ruheschmerzen.
Das Verhältnis von Männern zu Frauen wird in der Literatur mit 5:1 angegeben. Manche Autoren [145] fanden keine Frau in ihrem Krankengut und andere wieder [223] im Verhältnis von 1:1. Diese unterschiedlichen Häufigkeitsangaben sind durch das relativ kleine Krankengut und die Zufälligkeit der Zusammenstellung bedingt und können nicht als repräsentativ angesehen werden.

3.9.2. Klinisches Bild

In verschiedenen Publikationen [70, 145, 192, 258, 282, 342, 377, 383] wird das Syndrom nicht mit einheitlichen Kriterien definiert. Durch folgende Merkmale wird dieser Zustand gekennzeichnet:

1. Der Patient gibt seit kurzer Zeit Beschwerden bei körperlicher Arbeit an, die entweder zu einer stabilen Angina pectoris übergehen können oder sich zu einem Herzinfarkt entwickeln, selten tritt Beschwerdefreiheit ein.
2. Der Charakter der Schmerzen hat eine Wandlung erfahren. Der bisherige Angina pectoris-Anfall hat in der Intensität, Häufigkeit und Dauer zugenommen. In diesem Falle ist die Beschreibung „Crescendo-Angina" oder „akzelerierte Angina" zutreffend.
3. Die Beschwerden beginnen plötzlich in Ruhe und dauern länger als 20—30 Minuten.

Diesen klinischen Erscheinungen ist gemeinsam, daß der Nitratverbrauch zunimmt und der Grad der Therapieresistenz steigt.
Alle Formen stellen kein homogenes klinisches Bild dar, und die Übergänge können fließend sein, so daß bei einem Patienten eine Mischung der verschiedenen Formen klinisch manifest werden kann. Die natürliche Entwicklung dieses Krankheitsbildes ist noch nicht voll geklärt.
Guermonprez und Mitarbeiter [145] haben über 32 Patienten mit drohendem Infarkt berichtet, von denen 27 operiert wurden.
Sie teilten die instabile Angina pectoris nach ihrer Manifestationsform in 6 Typen ein:

Typ 1: Kürzlich (mehrere Wochen) aufgetretene Angina pectoris, deren Entwicklung schnell vorangeht (Beginn mit Belastungsangina und später Ruheangina), therapieresistent

Typ 2: Veränderung des Charakters einer stabilen Angina pectoris im Sinne der Zunahme der Zahl, Intensität und Dauer der Anfälle sowie Therapieresistenz

Typ 3: Drohendes Rezidiv eines Myokardinfarktes, der vor Monaten oder Jahren auftrat. Der Charakter der Schmerzen ist denen des Typs 1 oder 2 vergleichbar

Typ 4: Gefahr der Extension eines Infarktes, der weniger als einen Monat alt ist

Typ 5: Das klinische Bild ist charakterisiert durch schwere ventrikuläre Rhythmusstörungen oder AV-Leitungsstörungen, die zu einem Kreislaufstillstand führen können. Das EKG zeigt außerhalb der Rhythmusstörungen verschiedene subendokardiale Läsionen, subepikardiale oder subendokardiale Ischämiezeichen

Typ 6: Prinzmetal-Syndrom (s. S. 264).

Unabhängig davon, welcher der 6 Typen vorliegt, kann man elektrokardiographisch niemals ein Nekrose-Q oder eine Enzymerhöhung feststellen, die für einen Infarkt sprechen. Weil nur ein Teil der Patienten mit sogenannten „Präinfarkt-Syndrom" einen Infarkt durchmachen [118], sollte man nach Meinung von CONTI und Mitarbeiter [70] an Stelle dieses Terminus den Begriff „unstable angina" bevorzugen, da der Zustand sich in Änderung befindet und das Schicksal noch nicht klar ist, was auch unseren Vorstellungen entspricht.
Auch andere Einteilungen auf der Grundlage von Zeiträumen, in denen die Schmerzen auftreten oder sich ihr Charakter änderte [59b], bzw. auf der Häufigkeit der Anfälle [435] wurden vorgenommen.
Manche Autoren beziehen neben klinischen Merkmalen auch elektrokardiographische Veränderungen in die Definition ein [446].
Wir verstehen unter einer instabilen Angina pectoris eine Entwicklungsphase, bei der folgende Merkmale vorhanden sind:

1. Der Charakter der dem Patienten lange vertrauten Angina pectoris ändert sich in den letzten 3 Monaten. Die Anfälle nehmen an Zahl, Intensität, Dauer zu und treten auch in Ruhe bzw. in der Nacht auf. Die Nitrangin-Wirkung ist herabgesetzt und der tägliche Verbrauch steigt.
2. Eine vor kurzem erstmalig aufgetretene Angina pectoris entwickelt über einen kurzen Zeitraum die unter Punkt 1 genannten Merkmale.

Für diese beiden Entwicklungsphasen ist jedoch Bedingung, daß keine Serumenzymerhöhungen nachweisbar sind. Das Ruhe-EKG kann normal sein bzw. schwere Ischämiezeichen (vor allem horizontale oder deszendierende ST-Senkungen und T-Wellen-Veränderungen sowie gelegentliche Rhythmusstörungen) nachweisen. Zeichen eines akuten Myokardinfarktes dürfen jedoch nicht vorhanden sein.
Nach einigen Untersuchern tritt in der Mehrheit der Fälle kein Myokardinfarkt auf. Die unmittelbare Prognose ist relativ gut [232, 412]. Prospektive Studien zeigen, daß prodromale Symptome in den letzten zwei Monaten vor dem Infarkt in 60–70% der Fälle vorhanden waren [371, 374]. Weil bei diesen Patienten das Auftreten eines Infarktes sowie Rhythmusstörungen mit plötzlichem Tod häufiger sind, ist eine Krankenhausaufnahme mit Intensivüberwachung notwendig.
Das EKG kann unauffällig sein; allerdings stellt man häufig (85–90%) [377] bereits in Ruhe ST-Strecken-Senkung und T-Negativierung fest.
Die Enzyme sind normal, auch andere Befunde sprechen nicht für einen definitiven Infarkt, obwohl RESNICK [314] eine leichte Erhöhung der SGOT bei 83% und VAKIL [395] bei etwa $^1/_3$ seiner Patienten fand. Beim Vergleich von Patienten mit instabiler Angina und Patienten mit definitivem Infarkt wurde eine signifikant niedrigere Inzidenz von Hypotonie, Elektroinstabilität, AV-Block und Stauungsherzinsuffizienz bei ersteren festgestellt [192].

3.9.3. Koronarangiographische Befunde bei instabiler Angina pectoris

Im Koronarogramm wurde ein subtotaler proximaler Verschluß der linken Koronararterie bei allen bis auf einen Patienten festgestellt. Bei diesem Fall handelt es sich um eine dominante rechte Koronararterie, die in ihrem proximalen Drittel verschlossen war [383]. Andere betrachten als Kriterien für dieses Syndrom eine 70- oder mehrprozentige Stenosierung einer oder mehrerer Hauptkoronararterien [70, 216, 258, 377]. Auch ein normales Koronarangiogramm wurde beschrieben [342]. PARKER und Mitarbeiter [282] konnten zeigen, daß 18 Patienten mit „Präinfarkt-Syndrom" eine 90 oder mehrprozentige Stenosierung (meist über 95%) im betroffenen Gefäß aufwiesen.

3.9.4. Koronararteriensystem und Hämodynamik bei instabiler Angina pectoris

PARKER und Mitarbeiter [282] konnten bei ihren Durchflußmessungen während der Operation bei Patienten mit Präinfarkt-Syndrom und einer anderen Gruppe von Koronarpatienten, die operiert wurden, folgendes feststellen:

1. Der antegrade Flow und Druck bei dieser und der Vergleichsgruppe war grob proportional zum Grad der Stenose.
2. Die retrograden Drücke schienen keine Beziehung zum proximalen Verschluß zu haben.
3. Der retrograde Flow in der Gruppe mit Präinfarkt-Syndrom betrug durchschnittlich nur 2,5 ml/min (von 0—17 ml/min), während er bei der anderen Gruppe mit ähnlicher Stenosierung durchschnittlich 7 ml/min (1,5—18 ml/min) lag.
4. Der höhere Durchfluß entsprach der Ausprägung der Kollateralgefäße im Koronarogramm.

Auf der Basis dieser Untersuchungen kommen die Autoren zu der Meinung, daß dem poststenotischen Myokardareal bei instabiler Angina pectoris wenig oder keine Kollateralzirkulation zur Verfügung zu stehen scheint. Dadurch ist dieser Abschnitt größerer Ischämiegefahr ausgesetzt. Sie schlagen deshalb vor, wenn der Effekt der medikamentösen Therapie nicht schnell eintritt, chirurgisch vorzugehen.

CONTI und Mitarbeiter [70] konnten bei ihren hämodynamischen Untersuchungen keine Korrelation zwischen der Morbidität und der Sterblichkeit, dem Herzindex sowie Druckwerten in der A. pulmonalis und dem LVEDP feststellen.

SCANLON und Mitarbeiter [342] fanden bei ihren hämodynamischen Untersuchungen keinen signifikanten Unterschied zwischen den Gruppen mit 3 oder weniger betroffenen Gefäßen, außer einer niedrigeren Auswurffraktion bei den Patienten mit 3-Gefäßbeteiligung im Vergleich zu denen mit 1-Gefäßbeteiligung ($p < 0{,}05$). Allerdings zeigte die Gruppe mit mehr als 3 befallenen Gefäßen signifikante hämodynamische Veränderungen, nämlich einen höheren LVEDP, niedrigeren Herzindex, Schlagarbeit, dp/dt und Ejektionsfraktion. Drücke im rechten Herzen und PC-Druck zeigten keine signifikanten Veränderungen unter den Gruppen.

LINHART [216] konnte bei Untersuchungen der Hämodynamik unter artefizieller Vorhofstimulation keine signifikanten hämodynamischen Unterschiede zwischen den Patienten mit stabiler und instabiler Angina pectoris feststellen.

CANNOM und Mitarbeiter [58a] teilte die Patienten auf der Grundlage besonders hämodynamischer Veränderungen, die der Schmerzattacke vorangingen oder mit ihr verbunden waren, in drei Gruppen ein. Diese Veränderungen waren:

1. Erhöhung der Herzfrequenz,
2. Erhöhung der Herzfrequenz und des Brachialarteriendrucks,
3. nicht-erhöhte Herzfrequenz, erhöhter Brachialarteriendruck und Erhöhung des Pulmonalarteriendrucks.

MILLER und Mitarbeiter [258] fanden bei 49 Patienten einen LVEDP unter 12 mm Hg, bei 12 Patienten einen linksventrikulären enddiastolischen Druck unter 20 mm Hg und nur bei 2 Patienten einen Druck höher als 30 mm Hg.

6 von 8 Patienten mit instabiler Angina pectoris, die präoperativ eine herabgesetzte Auswurffraktion hatten, erreichten nach dem aorto-koronaren Bypass eine signifikante Erhöhung dieses Parameters. Gleichfalls erhöhte sich V_{CE} postoperativ bei diesen 6 Patienten signifikant. Die Erhöhung dieser beiden Parameter spricht für die Verbesserung der linksventrikulären Kontraktilität. Bei der Mehrzahl der Patienten sank der LVEDP und dp/dt stieg an [383]. Diese Autoren vertreten die Meinung, daß sich die Funktion des Herzens nach dem Grad der akuten Ischämie ändert und diese dadurch bedingte Funktionsstörung so schwerwiegend sein kann, daß ein kardiogener Schock daraus resultiert.

Wir fanden bei den 8 bisher von uns untersuchten Patienten für das Herzminutenvolumen, das Schlagvolumen, die Auswurffraktion, den linksventrikulären enddiastolischen Volumenindex und den linksventrikulären endsystolischen Volumenindex im Normbereich liegende Werte. Die Abbildung 84 zeigt diese Parameter bei einem Patienten mit instabiler Angina pectoris.

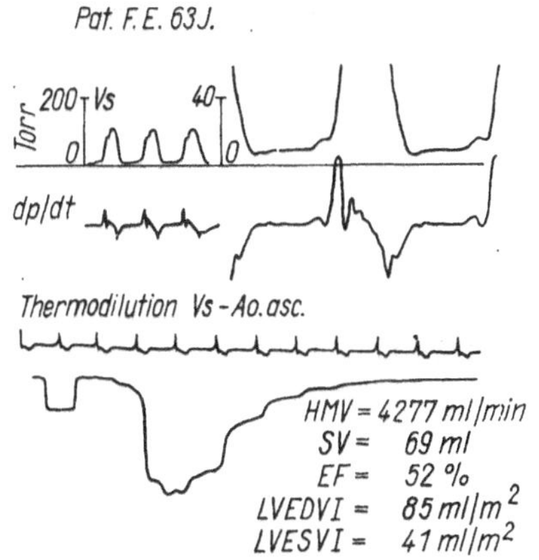

Abb. 84. Hämodynamik bei einem Patienten mit instabiler Angina pectoris

Auch SCANLON und Mitarbeiter [342] fanden bei 14 von 18 Patienten mit instabiler Angina pectoris normale hämodynamische Werte. In Übereinstimmung mit anderen Autoren [444, 459] fanden auch wir bei unseren Patienten mit instabiler Angina pectoris keine Unterscheidungsmerkmale in der Koronarmorphologie im Vergleich zu Patienten mit stabiler Angina pectoris. So geben CANNOM und Mitarbeiter [58a], MASERI [231a], FISCHL und Mitarbeiter [105a] sowie BERTOLASI und Mitarbeiter [31a] bei ca. 30% der Patienten mit instabiler Angina pectoris eine Eingefäßerkrankung, bei ca. 30% eine Zweigefäßerkrankung, bei ca. 30% eine Dreigefäßerkrankung und bei 10% normale Koronararterien an. Auch diese Prozentangaben sind nicht von denen bei stabiler Angina pectoris verschieden.

3.9.5. Therapie der instabilen Angina pectoris

Wenn die medikamentöse Therapie versagt, ist ein koronarchirurgisches Vorgehen indiziert [282]. Solche Operationen wurden bereits vielfach durchgeführt [10, 70, 145]. AUER und Mitarbeiter [10] berichten über die Operation bei 41 Patienten mit instabiler Angina pectoris ohne durch sie bedingte Letalität. SCANLON und Mitarbeiter [342] geben eine Letalität bei nicht chirurgisch behandelten Patienten von 27% an. Sie schlußfolgern

daraus, daß eine endgültige Entscheidung darüber noch nicht möglich ist. Wir bevorzugen bei medikamentös therapieresistenter instabiler Angina eine chirurgische Therapie [288]. Auch unserer Meinung nach ist dieses Problem nicht endgültig gelöst.
LICHTLEN [464] zitiert Ergebnisse der Studie des National Institute of Health, Bethesda, die 1977 von CONTI zusammengestellt wurden. Dabei fand sich kein Unterschied bezüglich der Frühletalität und -morbidität bei Operierten und Nicht-Operierten mit instabiler Angina pectoris. Über einen Zwei-Jahres-Zeitraum war auch kein Unterschied in der Spätletalität nachzuweisen. Unter den Operierten war der Anteil der Beschwerdefreien jedoch signifikant höher.
HULTGREN [452] bestätigt, daß die Beschwerdefreiheit durch eine Operation eher zu erreichen ist. Die hohe perioperative Infarkthäufigkeit erschwert jedoch die Beurteilung der Bedeutung eines solchen Eingriffs zur Infarktprävention. Der perioperative Infarkt wird von etwa 8% [464] bis 14 bzw. 15% [70a, 452] angegeben. Ähnliche Ergebnisse wurden auch von anderen Autoren beschrieben [47a, 190a, 258a, 342]. KRAUS und Mitarbeiter [192] konnten bei ihren Kontrolluntersuchungen durchschnittlich 20 Monate nach der Krankenhausentlassung eine 1-Jahres-Überlebensrate von 85% der Patienten mit instabiler Angina feststellen [41].
Die medikamentöse Therapie basiert auf Nitraten, β-Rezeptorenblockern und Antikoagulantien.
In nicht randomisierten Studien wurde gezeigt, daß die Antikoagulantientherapie die Infarktrate um 3—20% reduziert [270, 314, 412]. Über die Bedeutung der Verhinderung des Myokardinfarktes mit Propranolol sind noch keine adäquanten Angaben vorhanden [378]. Nach der stationären Aufnahme und Behandlung ist die Entscheidung für den Zeitpunkt der Koronarangiographie zum Zweck der chirurgischen Intervention von entscheidender Bedeutung. Die Angiokardiographie ist vorzunehmen [377],

1. wenn 12—18 Stunden nach der Krankenhausaufnahme trotz Therapie die Schmerzen nicht nachlassen, bzw.
2. wenn bereits nachgelassene Schmerzen wieder an Intensität gewinnen.

Maßnahmen zur Reduktion der freien Fettsäuren, die die Kontraktilität des Myokards herabsetzen und die Arrhythmiebereitschaft erhöhen, wurden empfohlen [272]. Beim Menschen bleibt die Effektivität dieser Therapie noch offen. Gleichfalls kommen alle modernen Therapiemaßnahmen, die zu einer Verhütung der Infarktextension gedacht sind, in Frage [228].

3.9.6. Entwicklung und Prognose der instablen Angina pectoris

Informationen über das Nichtauftreten eines Infarktes nach diesen Prodromi sind noch unklar [414], so daß die endgültige Klärung der natürlichen Entwicklung (natural history) weiteren Untersuchungen vorbehalten bleibt.
In einer kooperativen Studie des National Heart, Lung and Blood Institute (NHLI) [471] wird die jährliche Sterberate für die über zwei Jahre medikamentös behandelten Patienten mit instabiler Angina pectoris mit 4,55% angegeben, während bei chirurgisch-behandelten diese Rate 5,2% betrug. Nach der Studie des Texas Heart Institute [447] liegt die jährliche Sterberate für Patienten mit instabiler Angina pectoris und chirurgischer Therapie bei 2,44%.

Die Tabelle 53 zeigt die Häufigkeit des akuten Infarktes bei instabiler Angina pectoris.

Tabelle 53

Häufigkeit der Entwicklung eines Myokardinfarktes aus einer instabilen Angina

Autoren	Anzahl der Patienten mit instabiler Angina	Entwicklungszeitraum	Häufigkeit des Myokardinfarktes (%)
KRAUS und Mitarbeiter [192]	100	innerhalb von 2 Monaten	12,0
VAKIL [395]	400	innerhalb von 3 Monaten	42,2
WOOD [412]	150	innerhalb von 2 Monaten	10,7
SKJAEGGESTAD [370]	132	innerhalb von 2 Monaten	12,9
KALMANSOHN [178a]	167	innerhalb von 18 Monaten	14,0
DUNCAN und Mitarbeiter [93]	166	innerhalb von 6 Monaten	10,8
NICHOL und Mitarbeiter [270]	318	innerhalb von 2 Monaten	11,9
BEAMISH und Mitarbeiter [23]	100	innerhalb von 1,5 Monaten	14,0

Tabelle 54 demonstriert das Auftreten von akutem Myokardinfarkt bei instabiler Angina pectoris in der Edinburgher Studie.

Tabelle 54

Ausgang der instablen Angina in der Edinburgher Studie nach DUNCAN und Mitarbeiter [93]

Ausgang	(%)	Mittleres Zeitintervall vom Beginn der Symptomatik (in Wochen)
Plötzlicher Tod	16	6
Myokardinfarkt	23	5
Minormyokardnekrose	40	11
Rückgang der Symptome	18	7
Keine Veränderung	3	—

In der MIRU-Studie (Myocardial Infarction Research Unit) hatten die medikamentös behandelten Patienten mit instabiler Angina pectoris eine Letalitätsrate von 7,7% pro Jahr [70a]. Eine ähnliche Letalitätsrate (8% pro Jahr) wird für medikamentös behandelte Patienten mit stabiler Angina pectoris in der Veterans Administration Cooperative Study angegeben [452].

Die meisten Studien zeigen, daß die instabile Angina pectoris mit einem größeren Infarktrisiko verbunden ist als die stabile Form; die Unterschiede sind jedoch nicht so bedeutsam [452].

Die Häufigkeit eines Myokardinfarktes bei instabiler Angina pectoris liegt bei 24%

gegenüber 7% bei stabiler Angina pectoris. Ein Unterschied in der Letalität zwischen den beiden Gruppen konnte nicht festgestellt werden. Ähnliche Ergebnisse erbrachte auch die MIRU-Studie (15% Letalität innerhalb von 7 Monaten [452]).

3.10. Einige Bemerkungen zur Entwicklung und Prognose der Angina pectoris (sogenannte „natural history")

Außer den bis jetzt im Rahmen der speziellen Formen der Angina pectoris erwähnten prognostischen Aspekten ist generell zur Prognose dieser Form der ischämischen Herzkrankheit folgendes zu erörtern:
Über die Prognose der Angina pectoris stehen sich zwei unterschiedliche Meinungen gegenüber [336]:

1. Die Angina pectoris ist eine Krankheit mit hoher Letalität.
2. Die Angina pectoris ist eine benigne Erkrankung, und in der Mehrheit der Fälle ist mit einer langen Überlebenschance zu rechnen.

Russek [336] berichtete über eine prospektive Studie mit 133 Patienten, die eine schwere Angina pectoris hatten und in einem Zeitraum von 5 Jahren optimal medikamentös mit Propranolol und Isosorbiddinitrat behandelt wurden. Er fand bei 102 „good risk"-Patienten eine Jahressterberate von 1,2%. Bei den Patienten mit schlechter linksventrikulärer Funktion betrug die jährliche Letalitätsrate 25%.
In unserem Krankengut von über 500 koronarangiographierten Patienten, die 12 Jahre beobachtet wurden, lag die Letalitätsrate pro Jahr ohne Differenzierung des Schweregrades der Koronaratherosklerose bei 0,9%, während sie bei Stenosierungen > 50% 2,8% betrug.
Kannel und Mitarbeiter [183] stellten bei Angina pectoris-Patienten in der Framingham-Studie eine Letalität von 4% fest. Zukel und Mitarbeiter [418] fanden eine Sterberate von 3%.
Die Tabelle 55 zeigt die Zusammenstellung der Letalität bei Angina pectoris.

Tabelle 55
Letalität bei Angina pectoris

Autoren	Jahresletalität (%)
Zukel und Mitarbeiter [418]	3,00
Kannel und Mitarbeiter [183]	5,00
Parker und Mitarbeiter [285a]	6,00
Block und Mitarbeiter [41]	6,00
Moberg und Mitarbeiter [259]	6,40
	3,30 (1 Gefäß)
	6,70 (2 Gefäße)
	10,50 (3 Gefäße)
Russek [336]	1,20 (good-risk)
	25,00 (poor-risk)
Moccetti und Mitarbeiter [260]	3,46
Eigene Ergebnisse	2,80

In eine kooperative randomisierte Studie von 13 Veterans Administration Hospitals [478a] waren 686 männliche Patienten mit stabiler Angina pectoris über 4 Jahre einbezogen. Das Alter der Patienten lag zwischen 27 und 67 Jahren. 332 Patienten davon wurden chirurgisch und 354 medikamentös behandelt. Von diesen 354 medikamentös Behandelten überlebten 83% den 4-Jahreszeitraum, d. h. die durchschnittliche Jahressterberate lag bei 4%, obwohl in dieser Studie die Mehrgefäßerkrankungen häufiger waren.

Die beste Überlebenschance hatten Patienten mit Eingefäßerkrankung, nur die mit einer Stammstenose der linken Koronararterie hatten eine bessere Überlebenschance, wenn sie einer chirurgischen Therapie unterzogen wurden [478a]. Die Ergebnisse dieser Studie sind jedoch wegen verschiedener methodischer Aspekte nicht ohne Kritik geblieben [447, 465, 478].

Braunwald [429a] weist auf eine mittlere Letalitätsrate von 4,33% innerhalb von 3 Jahren für Patienten mit stabiler Angina pectoris hin.

Folgende Faktoren beeinflussen die Prognose und Letalitätsrate dieser Erkrankung:

1. Anzahl der atherosklerotisch veränderten Gefäße (je größer die Anzahl der betroffenen Arterien, desto höher die Letalität).
2. Der Funktionszustand des linken Ventrikels (je besser die Funktion des linken Ventrikels, um so größer die Überlebenschance).
3. Das Ausmaß der Kollateralentwicklung. Kommunikationen von 50 μm und größer sind zwischen verschiedenen Ästen des Koronararteriensystems sogar bei normalen Herzen vorhanden [174a]. Diese erweitern sich und gewinnen funktionelle Bedeutung, wenn die Verengung in den Hauptkoronararterien 75% ihres Durchmessers überschreitet. Es wurde nachgewiesen, daß das Kollateralsystem eine bedeutsame protektive Rolle im Hinblick auf die Letalität und Morbidität spielt [78, 155a, 218].
4. Progression der Koronaratherosklerose [260].
5. Adäquate Führung und Behandlung der Patienten. Dazu ist jedoch zu bemerken, daß noch keine optimale Therapie vorhanden ist.
6. Ungünstige Faktoren (sogenannte poor-risk-Patienten im Sinne von Russek [336] sowie Vergesellschaftung mit anderen Erkrankungen).

Unter Berücksichtigung der genannten Einflüsse sind die unterschiedlichen Jahresletalitätsraten der verschiedenen Arbeitsgruppen verständlich. Durch die medikamentöse und chirurgische Therapie der typischen Angina pectoris ist im strengeren Sinne keine Aussage für die „natural history" dieser Erkrankung zu machen. Die Angina pectoris kann zur Invalidität führen, andere können mit ihrer eingeschränkten Belastungstoleranz leben und einige sind gezwungen, ihre gewohnten Tätigkeiten aufzugeben [454].

Die Angina pectoris erhöht das Risiko der Morbidität und Letalität, was jedoch nicht einheitlich gesehen wird. Die Rückbildung der Symptome scheint mit einer besseren Prognose verbunden zu sein.

Friedberg [111a] schreibt diese Remissionen der Entwicklung einer Kollateralzirkulation oder einer Fibrosierung des ischämischen Myokards möglicherweise als Folge des kompletten Koronarverschlusses zu oder seltener durch eine Regression der Koronaratherosklerose [458].

Betrachtet man die Tatsache, daß die Koronaratherosklerose die Hauptursache der koronaren Herzkrankheit ist, so ist das Problem des Fortschreitens bzw. der Regression der degenerativen Veränderungen von großem wissenschaftlichen Interesse und klinischer

Bedeutung. In der Regel ist die Koronaratherosklerose progredient. Es liegen jedoch einige Berichte anhand koronarangiographischer Untersuchungen vor, die auf eine Regression hinweisen [54, 123b, 155b, 458]. Die Häufigkeit dieser Regression wird von 2,4% (123b) bis 4,3% [458] bis 5,7% [54] angegeben, wobei nur einer von vier Patienten auch klinisch eine Besserung angab [458].
Solche Faktoren wie: Alter des Patienten, Zahl, Grad und Lokalisation der Stenosen lassen keine Aussagen über den weiteren Verlauf zu [421]. Demgegenüber weisen anatomische-pathologische Merkmale wie ulzerierende oder gefäßreiche Atherome eine Progredienz auf [481]. Diese am Menschen beschriebenen Befunde sind eine Bestätigung der experimentell gefundenen Ergebnisse [2a].
ARMSTRONG und Mitarbeiter [2a] konnten zeigen, daß bei nicht-ulzerierenden Atheromen in den Koronararterien sich diese unter einer geeigneten diätetischen Therapie zurückbilden können. Versuche an anderen Tierarten zur Regression der Koronaratherosklerose sind ebenfalls durchgeführt worden [159a].

3.11. Literatur

[1] AMENDE, I.; KRAYENBÜHL, H. P.; RUTISHAUSER, W.; WIRZ, P.: Left ventricular dynamics during handgrip. Brit. Heart J. **34** (1972) 688

[1a] AMENDE, I.; COLTART, D. I.; KRAYENBÜHL, H.-P.; RUTISHAUSER, W.: Left ventricular contraction and relaxation in patients with coronary artery disease. Europ. J. Cardiol. **3** (1975) 37

[1b] AMIEL, M.; DELAYE, J.; AGE, C.; CLERMONT, A.; AMIEL, M.; DELAYE, J.: Angiographic study of spasm during selective coronary arteriography. J. Radiol. Electrol. **55** (1974) 187

[2] AMICHOT, J. L.; JOUVE, A.: Une forme inhabituelle d'angor spontane. L'angor dit de Prinzmetal. Med. et Hyg. **28** (1970) 984

[2a] ARMSTRONG, M. L.; WARNER, E. D.; CONNOR, W. E.: Regression of the coronary atheromatosis in rhesus monkeys. Circul. Res. **27** (1970) 59

[3] ARONOW, W. S.; UYEYAMA, R. R.; CASSIDY, J.; NEBOLON, J.: Resting and postexercise phonocardiogram and electrocardiogram in patients with angina pectoris and in normal subjects. Circulation **43** (1971) 273

[4] ARONOW, W. S.; CASSIDY, J.; UYEYAMA, R. R.: Resting and postexercise apexcardiogram correlated with maximal treadmill stress test in normal subjects. Circulation **44** (1971) 397

[5] ARSTILA, M.: Pulse-conducted triangular exercise-ECG test. Acta med. Scand. suppl. **520** (1972) 9

[6] ASTRAND, J.: Exercise electrocardiograms recorded twice with an 8-year interval in a group of 204 women and men 48—63 years old. Acta med. Scand. **178** (1965) 27

[7] ASTRAND, J.; LUNDMAN, T.: The exercise electrocardiogram in coronary heart disease. Its prognostic value. Scand. J. clin. Lab. Invest. **22** (1968) 301

[8] ASTRAND, P.-O.: Work tests with bicycle ergometer. Varberg, Sweden, Crescent AB, 1967

[8a] ASTRAND, J.: Aerobic work capacity, its relationship to age, sex and other factors. Circ. Resp. **20** (Suppl. **I**) (1967) 211

[9] ATTERHÖG, J.-H.; EKELUND, L.-G.; KAIJSER, L.: Electrocardiographic abnormalities during exercise 3 weeks to 18 months after anterior myocardial anfarction. Brit. Heart J. **33** (1971) 871

[10] AUER, J. E.; JOHNSEN, W. D.; FLEMMA, R. J.; TACTER, A. J.; LEPLEY, D. jr.: Direct coronary artery surgery for impending myocardial infarction. Circulation **44** (Suppl. **II**) (1972) 102

[11] Autorenkollektiv: Das ABC Angina pectoris. Byk-Gulde-Lomberg GmbH Konstanz 1965

[12] BACANER, M.; CONOLLI, J. E.; BRUNS, D.; STORLI, E.; LOWENSTEIN, J.: Coronary blood flow as a critical determinant of cardiac perfomance and cardiac size. Amer. J. Med. **30** (1961) 392

[13] BAHL, O.; WALSH, TH.; MASSIE, E.: Left axis deviation. An ECG study with post mortem examination. Brit. Heart. J. **31** (1969) 451

[14] BAHLER, R. C.; MACLEOD, C. A.: Atrial pacing and exercise in the evaluation of patients with angina pectoris. Circulation **43** (1971) 407

[15] BALA, J, M.; KOWALEWSKIJ, M. E.: Klinische Bedeutung der räumlichen Analyse der U-Momentanvektoren. Z. Inn. Med. **26** (1971) 299

[15a] BALCON, R.; HOY, J.; MALLOY, W.; SOWTON, E.: Hemodynamic comparison of atrial pacing and exercise in patients with angina pectoris. Brit. Heart J. **31** (1969) 168

[16] BAMER, F.: Die isoelektrische muldenförmige ST-Linie. Z. Kreisl.-Forsch. **36** (1944) 57

[17] BANTA, H. D.; GREENFILD, J. C. jr.; HARVEY, E. H. jr.: Left axis deviation. Amer. J. Cardiol. **14** (1964) 330

[18] BARAGAN, J.; FERNANDEZ, F.; COBLENCE, B.: Left ventricular dynamics in complete right bundle branch block with left axis deviation of QRS. Circulation. **42** (1970) 797

[19] BARTEL, A.; HEYDEN, S.; TYROLER, H. A.; HILL, CH.; TABESH, E.; CASSEL, J. C.; HAMES, C. G.: Electrocardiographic predictors of coronary heart disease. Arch. Intern Med. **128** (1971) 929

[20] BARTLEY, O.: Electromyographic Changes in myocardial infarction. Acta Radiol. **54** (1960) 81

[21] BAUER, G. E.: Development of bundle-branch block. Amer. J. Cardiol. **14** (1964) 346

[22] BAUER, G. E.: Transient bundle-branch block. Circulation **29** (1964) 730

[23] BEAMISH, R. E.; STORRIE, V. M.: Impending myocardial infarction: Recognition and management. Circulation **21** (1960) 1107

[24] BECKER, H. J.; LICHTLEN, P.; BAUMANN, P. C.; PRETER, B.; ALBERT, H.; KALTENBACH, M.; KOBER, G.; KOLLATH, J.; SPITZ, P.: Symposium über aktuelle Probleme der koronaren Herzkrankheit, Frankfurt 22.—24. Jan. 1970

[25] BELLET, S.; ELIAKIM, M.; DELIYIANNIS, S.; FIGALLO, E. M.: Radio electrocardiographic changes during strenuous exercise in normal subjects. Circulation **25** (1962) 686

[26] BELLET, S.; ROMAN, L. R.: Comparison of the double two-step and the maximal exercise treadmill test. Studies in coronary prone subjects. Circulation **36** (1967) 238

[27] BELLET, S.; ROMAN, L. R.; NICHOLS, G. J.; MÜLLER, O. F.: Detection of coronary prone subjects in a normal population by radioelectrocardiographic exercise test. Follow-up studies. Amer. J. Cardiol. **19** (1967) 783

[28] BENGTSSON, C.: Ischaemic heart disease in women. A study based on a randomized population sample of women and women with myocardial infarction in Göteborg, Sweden. Göteborg, 1973

[29] BENCHIMOL, A.; DIMOND, E. G.: The apexcardiogram in ischemic heart disease. Brit. Heart J. **24** (1962) 581

[30] BENTIVOGLIO, L. G.; ABLAZA, S. G. G.; GREENBERG, J. F.: Bypass surgery for Prinzmetal angina. Arch. Intern. Med. **134** (1974) 313

[30a] BERMAN, D. S.; SALEL, A. F.; DENARDO, G. L.; MASON, D. T.: Noninvasive detection of regional myocardial ischemia using rubidium-81 and the scintillation camera. Comparison with stress electrocardiography in patients with arteriographically documented coronary stenosis. Circulation **52** (1975) 619

[30b] BERWING, K.; PARSI, R. A.; PECH, H. J.; HEUBLEIN, B.: Das Elektrokardiogramm bei kinetischen Störungen des linken Ventrikels nach Myokardinfarkt. Dtsch. Ges.wesen. **29** 1974) 2427

[31] BERSON, A. S.; PIPBERGER, H. V.: Skin-electrode impedance problems in elcetrocardiography. Amer. Heart J. **76** (1968) 514

[31a] Bertolasi, C. A.; Trouge, J. E.; Carreno, C. A.; Jalon, J.; Vega, M. R.: Unstable angina — prospective and randomized study of its evaluation with and without surgery. Preliminary report. Amer. J. Cardiol. **33** (1974) 201

[32] Betriu, A.; Solignac, A.; Bourassa, M. G.: The variant form of angina: Diagnostic and therapeutic implications. Amer. Heart J. **87** (1974) 272

[33] Bittar, N.; Sosa, J. A.; Reid, E. A. St.: The effect of exercise on left ventricular function and metabolism in patients with coronary artery disease. Amer. J. Med. Sci. **261** (1971) 101

[34] Biörck, G.: Anoxemia and exercise tests in the diagnosis of coronary disease. Amer. Heart J. **32** (1946) 689

[35] Bjoerck, L.; Cullhed, I.; Hallan, A.: Cineangiographic studies of the left ventricle in patients with angina pectoris. Circulation **36** (1967) 868

[36] Björk, L.: Left ventricular function in ischemic heart disease. Acta med. Scand. **190** (1971) 223

[37] Blackburn, H.: The exercise elektrocardiogram: Technological, procedural and conceptual developments. In: H. Blackburn (Hrsg.), Measurement in exercise electrocardiography, Springfield, Illinois, Charles C. Thomas 1969

[38] Blackburn, H.; Tayler, H. L.; Keys, A.: Coronary heart disease in seven countries. 16. The electrocardiogram in prediction of five-years coronary heart disease incidence among men aged forty through fifty-nine. Circulation **41** (Suppl. **1**) (1970) 154

[39] Blackburn, H.; Taylor, H. L.; Okamoto, N.; Rautaharju, P.; Mitchell, P. L.; Kerkhoff, A. C.: Standardization of the exercise electrocardiogram. A systematic comparison of chest Lead configurations employed for monitoring during exercise. In: Karvonen, M. J.; Barry, A. (Hrsg.), Physical activity and the heart, C. C. Thomas, Springfield 1966

[40] Blackburn, H.; Rautaharju, P.; Keys, A.: Electrocardiographic and clinical methodology in population studies. A report to the Research Committee of the International Society of Cardiology. Makarska, Yugoslavia Sept. (1963) 18

[40a] Bleifeld, W., Pop, T.: Hämodynamische Kompensationsmechanismen der Kontraktionsstörungen bei der chronischen Koronarsklerose. Klin. Wschr. **52** (1975) 29

[41] Block, W. J. jr.; Crumpacker, E. L.; Dry, T. J.; Gage, R. P.: Prognosis of angina pectoris: Observations in 6,882 cases. Jama **150** (1952) 259

[42] Blomquist, G.: Use of exercise testing for diagnostic and fuctional evaluation of patients with arteriosclerotic heart disease. Circulation **44** (1971) 1120

[43] Blümchen, G.; Kiefer, H.; Roskamm, H.; Waldmann, I.; Büchner, Ch.; Reindell, H.: Vergleich der koronarographischen Befunde von 127 Patienten mit Anamnese, Risikofaktoren für koronare Herzerkrankung, Ruhe- und Belastungs-Ekg. Z. Kreisl.-Forsch. **58** (1969) 149

[44] Blumberger, K.: VI. Die Untersuchung der Dynamik des Herzens beim Menschen. Ihre Anwendung als Herzleitungsprüfung. Ergebn. Inn. Med. Kinderheilkunde **62** (1942) 424

[45] Blumgart, H.; Gilligan, R.; Schlesinger, M.: Experimental studies on the effect of temporary occlusion of coronary arteries. Amer. Heart J. **22** (1941) 374

[46] Bodenheimer, M.; Lisky, J.; Donoso, E.; Dack, S.: Prinzmetal's variant angina: A clinical and electrocardiographic study. Amer. Heart J. **87** (1974) 304

[46a] Bonchek, L. J.; Rahimtoola, S.; Anderson, R.; McAnulty, J. A.; Rosch, J.; Bristow, J. D.; Starr, A.: Late results following emergency saphenous vein bypass grafting for unstable angina. Circulation **50** (1974) 972

[47] Botti, R. E.: A variant form of angina pectoris with recurrent transient complete heart block. Amer. J. Cardiol. **17** (1966) 443

[48] Braunwald, E.: Control of myocardial oxygen consumption. Amer. J. Cardiol. **27** (1971) 416

[49] Bristow, J. D.; Zee, B. E. von; Judkins, M. D.: Systolic and diastolic abnormalities of the left ventricle in coronary artery disease. Circulation **42** (1970) 219

[50] Brody, A. J.; Springs, W. S.: Master two-step test in clinically unselected patients. JAMA **171** (1959) 1195
[51] Bruce, R. A.: Mannual of exercise testing. University of Washington, Seattle 1970
[52] Bruce, R. A.; Blackmann, J. R.; Jones, J. W.; Strait, G.: Exercise testing in adult subjects and cardiac patients. Pediatrics **32** (1963) 742
[53] Bruce, R. A.; Hornstein, T. R.: Exercise stress testing in evaluation of patients with ischemic heart disease. Progr. Cardiovasc. Dis. **11** (1969) 371
[54] Bruschke, A. V. C.; Proudfit, W. L.; Sones, F. M. jr.: Progress study of 590 consecutive nonsurgical cases of disease followed 5—9 years. Circulation **47** (1973) 1154
[55] Buchem, F. S. P. van; Drion, E. F.; Wigbout, M.; Bosschiefer, E.: The clinical significance of an ST-segment depression in the electrocardiogram. Arch. Kreisl.-Forsch. **60** (1969) 1
[56] Büyüköztürk, K. K.; Kimbiris, D.; Segal, B. L.: Systolic time intervals. Relation to severity of coronary artery disease, intercoronary collateralization and left ventricular dyskinesia. Amer. J. Cardiol. **28** (1971) 183
[57] Burch, G. E.; Giles, T.: Aspects of the influence of physic stress on angina pectoris. Amer. J. Cardiol. **31** (1973) 108
[58] Calleja, H. B.; Guerrero, M. X.: Prolonged PR interval and coronary artery disease. Brit. Heart J. **35** (1973) 372
[58a] Cannom, D. A.; Harrison, D. C.; Schroeder, J. S.: Hemodynamic observations in patients with unstable angina pectoris. Amer. J. Cardiol. **33** (1974) 17
[58b] Carleton, R. A.; Johnson, A. D.: Coronary arterial spasm — a clinical entity? Mod. Concepts Cardiovasc. Dis. **43** (1974) 87
[59] Case, R. B.: Ion alterations during myocardial ischemia. Cardiology **56** (1971) 245
[59a] Chahine, R. A.; Raizner, A. E.; Ishimari, T.; Luchi, R. J.; McIntosh, H. D.: The incidence and clinical implications of coronary artery spasm. Circulation **52** (1975) 972
[59b] Chahine, R. A.: Unstable angina. The problem of definition. Brit. Heart J. **37** (1975) 1246
[60] Cheng, T. O.: Some new observations on the syndrome of papillary muscle dysfunction. Amer. J. Med. **47** (1969) 924
[61] Cheng, T. O.: Physical diagnosis of coronary heart disease. Amer. Heart J. **80** (1970) 716
[62] Cheng, T. O.: Late systolic murmur in coronary artery disease. Chest **61** (1972) 346
[62a] Cheng, T. O.: Non-invasive techniques in the evaluation of the patients with coronary heart disease. Angiology **26** (1975) 820
[63] Cheng, T. O.; Bashour, T.; Kelser, G. A. jr.; Weiss, L.; Bacos, J.: Variant angina of Prinzmetal with normal coronary arteriograms. A variant of the variant. Circulation **47** (1973) 476
[64] Cherrier, F.; Cuilliere, M.; Dodinot, B.; Hua, G.: Angor de Prinzmetal: Aspects coronarographiques, considerations therapeutiques. Apropos de sept observarions. Arch. Mal. Coeur **66** (1972) 579
[65] Chevalier, B.; Thaon, M.: Le vecteur manifest (Grandeur et direction) calcule sur 180 coeurs nermaux entre 12 et 65 ans. Arch. Malad. Coeur Vaiss. **42** (1949) 613
[66] Cohen, L. S.; Elliott, W.-C.; Klein, M. D.; Gorlin, R.: Coronary heart disease: Clinical, cinearteriographic and metabolic correlations. Amer. J. Cardiol. **17** (1966) 153
[67] Cohen, L. S.; Elliot, W. C.; Rolett, E. L.; Gorlin, R.: Hemodynamic studies during angina pectoris. Circulation **31** (1965) 409
[68] Cohn, P. F.; Vokonas, P. S.; Herman, M. V.; Gorlin, R.: Postexercise electrocardiogram in patients with abnormal resting electrocardiograms. Circulation **43** (1971) 648
[69] Cohn, P. F.; Gorlin, R.: Abnormalities of left ventricular function associated with the anginal state. Circulation **46** (1972) 1065
[69a] Combs, D. T.; Wilkin, J. H.; Blewitt, C.: Communication of the deitor. Spasm of the left coronary artery with aortocoronary bypass. Chest **66** (1974) 737

[70] Conti, R. C.; Brawley, R. K.; Griffith, L. S.; Pitt, B.; O'Neal, J.; Gott, V. L.; Ross, R. S.: Unstable angina pectoris: Morbidity and mortality in 57 consecutive patients evaluated angiographically. Amer. J. Cardiol. **32** (1973) 745

[70a] Conti, C.; Kaplan, E. M.; Newell, J. B.; Gilbert, J.; Hodges, M.; Resnekov, L.; Rosati, R. A.; Ross, R. S.; Russell, R. O.; Schroeder, J. S.; Wolk, M.; Hutter, A. M. jr.: Unstable angina pectoris: randomized study of surgical vs. medical therapy (National Cooperative unstable Angina Pectoris Study Group). Amer. J. Cardiol. **35** (1975) 129

[71] Cramer, K.; Paulin, S.; Werkö, L.: Coronary angiographic findings in correlation with age, body, weight, blood pressure, serum lipids and smoking habits. Circulation **33** (1966) 888

[72] Cumming, G. R.; Dufresne, C.; Kich, L.; Samm, J.: Exercise elctrocardiogram patterns in normal women. Brit. Heart J. **35** (1973) 1055

[73] Curd, G.; Hicks, W.; Gyorkey, F.: Marked left axis deviation. Indication of cardiac abnormality. Amer. Heart J. **62** (1961) 462

[74] Dack, S.: The ventricular pulsations in myocardial infarction. Chest **27** (1955) 282

[75] Davies, H.; Evans, W.: The significance of deep S waves in leads II and III. Brit. Heart J. **22** (1960) 551

[76] Dawber, T. R.; Moore, F. E.; Mann, G. V.: Coronary heart disease in the Framingham Study. Amer. Publ. Hlth. J. **47** (1957) 24

[77] Delius, L.: Zur Problematik der Coronarinsuffizienz im Elektrokardiogramm Bad Oeynhausener Gespräch II (1957) Springer, Berlin—Göttingen—Heidelberg **1958**, S. 241

[78] Demany, M. A.; Tambe, A.; Zimmermann, H. A.: Correlation between coronary arteriography and the postexercise electrocardiogram. Amer. J. Cardiol. **19** (1967) 526

[78a] Demany, M.; Tambe, A.; Zimmermann, H.: Coronary arterial spasm. Dis. Chest **53** (1968) 714

[79] Demoulin, J. C.; Kulbertus, H. E.: Histopathological examination of concept of left hemiblock. Brit. Heart J. **34** (1972) 807

[80] Detry, J. M. R.; Henry, Ph.: Bases physiopathologiques du traitement de l'angine de poitrine d'effort. Louvain Med. **93** (1974) 29

[80a] Detry, J. M.; Piette, F.; Brasseur, L. A.: Hemodynamic determinations of exercise ST segment depression in coronary patients. Circulation **42** (1970) 593

[81] Dhurandhar, R. W.; Watt, D. L.; Silver, M. D.; Trimble, A. S.; Adelman, A. G.: Prinzmetal's variant from of angina with arteriographic evidence of coronary arterial spasm. Amer. J. Cardiol. **30** (1972) 902

[82] Diamond, G. E.; Forrester, J. S.: Effect of coronary artery disease and acute myocardial infarction on left ventricular compliance in man. Circulation **45** (1972) 11

[83] Dietrich, S.; Schwiegk, H.: Angina pectoris and Anoxie des Herzmuskels. Z. klin. Med. **125** (1933) 195

[84] Dimond, E. G.: The exercise apex cardiogram: A clinical test in angina pectoris. Amer. J. Cardiol. **27** (1971) 120

[85] Dimond, E. G.; Benchimol, A.: The exercise apexcardiogram in angina pectoris; its possible usefulness in diagnosis and therapy. Chest **43** (1963) 96

[86] Dimond, E. G.; Benchimol, A.: Correlation of intracardiac pressure and precardial movements in ischemie heart disease. Brit. Heart. J. **25** (1963) 389

[87] Dimond, G. E.: The exercise test and prognosis of coronary heart disease. Circulation **24** (1961) 736

[88] Doan, A. E.; Peterson, D. R.; Blackmon, J. R.; Bruce, R. A.: Myocardial ischemia after maximal exercise in healthy men. Amer. Heart J. **69** (1965) 11

[89] Dolara, A.; Fazzini, P. F.; Marchi, F.; Tordini, G.: Transient atrioventricular block in variant form of angina pectoris. Report of two cases. Acta Cardiologica **28** (1973) 314

[90] Doyle, J. T.; Kinch, S. H.: The prognosis of an abnormal electrocardiographic stress test. Circulation **41** (1970) 545

[91] DRESSLER, W.: Transient bundle branch block occuring slowing of the heart beat and following gagging. Amer. Heart J. **58** (1959) 760

[92] DÜBEL, H. P.: Die kalibrierte Apexkardiographie. Inaug.-Diss., Berlin 1974

[93] DUNCAN, B.; FULTON, M.: Events surrounding an acute heart attack. Community aspects of unstable angina and the acute heart attack. Heart & Lung **4** (1975) 50

[94] DWYER, E. M. jr.: Left ventricular pressure-volume alterations and regional discorders of contraction during myocardial ischemia induced by atrial pacing. Circulation **42** (1970) 1111

[95] ECKEL, H.: Der überdrehte Linkstyp. Untersuchungen zur klinischen und röntgenologischen Symtomatologie. Med. Welt **20** (1969) 1791

[96] EDMANDS, E. E.: An epidemiological assessment of bundle-branch block. Circulation **34** (1966) 1081

[97] EKMEKCI, A.; TOYOSHIMA, H.; KWOCZYNSKI, J. K.; NAGAYA, T.; PRINZMETAL, M.: Angina pectoris. IV. Clinical and experimental difference between ischemia with S-T elevation and ischemia with S-T depression. Amer. J. Cardiol. **7** (1961) 412

[98] ELIOT, R. S.; BRATT, G.: The paradox of myocardial ischemia and necrosis in young women with normal coronary arteriograms. Amer. J. Cardiol. **23** (1969) 633

[99] ELLESTED, M. H.; ALLEN, W.; WAN, M. C. K.; LEMP, G. L.: Maximal treadmill stress testing for cardiovascular evaluation. Circulation **39** (1969) 517

[100] ELLOT, R. S.; MILLHON, W. A.; MILLHON, J.: The clinical significance of uncomplicated merked left axis deviation in men without know disease. Amer. J. Cardiol. **12** (1963) 767

[100a] ENDO, M.; KANDA, J.; HOSODA, S.; HAYASHI, H.; HIROSAWA, K.; KONNO, S. O. J. I.: Prinzmetal's variant form of angina pectoris: re-evaluation of mechanisms. Circulation **52** (1975) 33

[101] ENOS, W. F.; R. H. HOLMES; BEYER, J.: Coronary disease among united states soldiers killed in action in Korea. JAMA **152** (1953) S. 1090

[102] EPSTEIN, F. H.; OSTRANDER, L. D. jr.; JOHNSON, B. C.; PAYNE, M. W.; HAYNER, N. S.; KELLER, J. B.; FRANCIS, T. jr.: Epidemiological studies of cardiovascular disease in a total community. Tecumseh, Michigan. Ann. Intern. Med. **62** (1965) 1170

[103] EUBAKS, D. E.; TSAKIRIS, A. G.; DAVIS, G. D.; WALLACE, R. B.; FRYE, R. I.: Left ventricular volumes during exercises induced angina in patients with coronary artery disease. Circulation **42** (1970) 151

[104] FALSETTI, H. L.; GERACI, A. R.; BUNNELL, I. L.; GREENE, D. G.; GRANT, C.: Function of left ventricle and extent of coronary lesions: Failure of correlation in cine-angiographic studies. Chest **49** (1971) 610

[105] FEILD, B. J.; RUSSELL, R. O. jr.; DOWLING, J. T.; RACKLEY, C. E.: Regional left ventricular performance in the year following myocardial infarction. Circulation **46** (1972) 679

[105a] FISCHL, S. J.; HERMAN, M. V.; GORLIN, R.: The intermediate coronary syndrome. Clinical, angiographic and therapeutic aspects. N. Engl. J. Med. **288** (1973) 1193

[106] FITZGIBBON, G. M.; BURGGRAF, G. W.; GROVES, T. D.; PARKER, J. O.: A double Master's two step test: Clinical, angiographic and hemodynamic correlations. Ann. Intern. Med. **74** (1971) 509

[107] FLEISCH, A. O.: Electrocardiographie während Belastung unter direkter Kontrolle am Sichtgerät. Cardiologia **40** (1962) 235

[108] FORD, A. B.; HELLERSTEIN, H. K.: Energy cost of the Master two-step-test. JAMA **164** (1957) 1868

[109] FORTUIN, N. J.; FRIESINGER, G. C.: Exercise-induced ST-segment elevation. Clinical, electrocardiographic and arteriographic studies in twelve patients. Amer. J. Med. **49** (1970) 459

[110] FOWLER, N. O.: Clinical diagnosis. Amer. Heart Ass. Monograph. **46** (1972) 1079

[111] FRICK, M. H.; BALCON, R.; GROSS, D.; SOWTON, E.: Hemodynamic effects of nitroglycerin

in patients with angina pectoris studied by an atrial pacing method. Circulation **37** (1968) 160

[111a] Friedberg, C. K.: Diseases of the heart. W. B. Saunders, Philadelphia 1966

[112] Friedberg, C. K.; Zager, A.: "Nonspecific" ST and T ware changes. Circulation **32** (1961) 655

[113] Friese, G.: Differentialdiagnose der Herzstromkurve. Berlin—Göttingen—Heidelberg **1961**

[114] Friesinger, G. C.; Conti, C. R.; Pitt, B.: Observations on left ventricular pressure during angina pectoris. Circulation **36** (Suppl. II) (1967) 115

[115] Friesinger, G. C.; Smith, R. F.: Correlation of electrocardiographic studies and arteriographic findings with angina pectoris. Circulation **46** (1972) 1173

[116] Froment, R.; Normand, J.; Amiel, L.: Faits cliniques angine de poitrine du type Prinzmetal. Arch. Mal. Coeur **66** (1973) 755

[117] Fronek, A.; Piša, Z.: Über die Blutdrucksenkung bei der akuten Ischämie des Myokards. Arch. Kreisl.-Forsch. **27** (1957) 34

[118] Fulton, M.; Duncan, B.; Lutz, W.; Morrison, S. L.; Donald, K. W.; Kerr, F.; Kirby, B. J.; Julian, D.; Oliver, M. F.: Natural history of unstable angina. Lancet **1** (1972) 860

[119] Furberg, C.: Adrenergic beta-blockade and electrocardiographical ST-T changes. Acta med. Scand. **181** (1967) 21

[120] Furbetta, D.; Sanfucci, F.; Bufalari, A.; Solinas, P.: Morphologic aspects of the negativity of the U wave and their corresponding electrocardiographic and clinical data. Circulation **14** (1956) 859

[121] Gaasch, W. A.; Quinones, M. A.; Waisser, E.; Thiel, H. G.; Alexander, J. K.: Alterations of the left ventricular contractile state during isometric exercise in patients with coronary artery disease. Amer. J. Cardiol. **29** (1972) 264

[121a] Gaasch, W. H.; Lufschanowski, R.; Leachman, R. D.; Alexander, J. K.: Surgical management of Prinzmetals variant angina. Chest **66** (1974) 614

[122] Gawellek, F.; Faulhaber, H.-D.; Singer, P.: Sympathikusverhalten bei Koronarinsuffizienz und Herzinfarkt. Ber. Ges. Inn. Med. **5** (1967) 92

[123] Gazes, P. C.; Culler, M. R.; Stokes, J. K.: The diagnosis of angina pectoris. Amer. Heart. J. **67** (1964) 830

[123a] Gensini, G. G.: Coronary artery spasm and angina pectoris. Chest **68** (1975) 709

[123b] Gensini, G. G.; Esente, P.; Kelly, A.: Natural history of coronary disease in patients with and without coronary bypass graft surgery. Circulation Suppl. II 50 (1974) 98

[124] Gianelly, R. E.; Mugler, F.; Harrison, D. C.: Prinzmetal's variant of angina pectoris with only slight coronary athero-sclerosis. Calif. Med. **108** (1968) 129

[125] Gillmann, H.: Einführung in die vektorielle Deutung des Elektrokardiogramms. Steinkopff, Darmstadt 1954

[126] Gleichmann, U.; Seipel, L.; Grabensee, B.; Loogen, F.: Häufigkeit und klinische Bedeutung uni-, bi- und trifaszikulärer Blockbilder. Dtsch. med. Wschr. **97** (1972) 539

[127] Gleichmann, U.: Neues Verfahren zur Registrierung des Apexcardiograms (ACG). Habilitationsschrift Düsseldorf 1968

[128] Gleichmann, U.; Seipel, L.; Grabensee, B.; Loogen, F.: Intraventrikuläre Erregungsausbreitungsstörungen. Nomenklatur, Diagnose und Ätiologie uni, bi- und trifaszikulärer Blockbilder. Dtsch. med. Wschr. **97** (1972) 569

[129] Goenen, M.; Ferandez, H.; Brasseur, L. A.: Intéret des epreuves d'effort à charge crossaute dans le diagnostic electrocardiographique de l'angine de poitrine. Acta Cardiol. **25** (1970) 1

[130] Goldschlager, N.; Sakai, F. J.; Cohn, K. E.; Selzer, A.: Hemodynamic abnormalities in patients with coronary artery disease and their relationship to intermittent ischemic episodes. Amer. Heart J. **80** (1970) 610

[131] Gonin, A.; Bertheu, J. D.; Delaya, J.; Roques, J. C.; Touboul, P.; Janin, A.: Angor

de Prinzmetal: apports de la coronarographie et discussion de la chirurgie de revascularisation (a propos de 13 cas comportant 10 coronarographies selectives et 9 pontages aortocoronariens). Arch. Mal. Coeur **66** (1972) 571

[132] Gooch, A. S.; McConnel, D.: Analysis of transient arrhythmias and conduction disturbances occuring during submaximal treadmill exercise. Prog. Cardiovasc. Dis. **13** (1970) 293

[133] Gorfinkel, H. J.; Inglesby, Th. V.; Lansing, A. M.: ST-segment elevation, transient left — posterior hemiblock and recurrent ventricular arrhythmias unassociated with pain Ann. Int. Med. **79** (1973) 795

[134] Gorlin, R.: Pathophysiology of cardiac pain. Circulation **32** (1965) 138

[135] Gorlin, R.: Regulation of coronary blood flow. Brit. Heart J. **33** (1971) 9

[136] Gottheiner, V.: Die Ergometrie in der rehabilitiven Kardiologie. In: 2. Internationales Seminar für Ergometrie, Institut für Leistungsmedizin, Berlin 1968

[137] Gould, K. L.; Lipscomb, K.; Hamilton, G. W.; Kennedy, J. W.: Left ventricular hypertrophy in coronary artery disease. A cardiomyopathy syndrome following myocardial infarction. Amer. J. Med. **55** (1973) 595

[138] Grant, R. P.: Left axis deviation. Circulation **14** (1956) 233

[139] Grimsby, G.; Saltin, B.: Physiological analysis of physically well trained middle aged and old athletes. Acta med. Scand. **179** (1966) 513

[140] Groedel, F. M.; Miller, M.: The U wave in the chest leads. Exper. Med. Surg. **8** (1950) 187

[141] Grollman, A.: Physiological variations in the cardiac output of man. 4. The effect of psychic disturbances in the cardiac output, pulse, blood pressure, and oxygen consumption of man. Amer. J. Physiol. **80** (1929) 584

[142] Guazzi, M.; Fiorentini, C.; Polese, A.; Magrini, F.: Continuous electrocardiographic recording in Prinzmetal's variant angina pectoris: Report of 4 Cases. Brit. Heart J. **32** (1970) 611

[143] Guazzi, M.; Bolese, A.; Fiorentini, C.; Magrini, F.; Bartorelli, C.: Left ventricular performance and related haemodynamic changes in Prinzmetal's variant angina pectoris. Brit. Heart J. **33** (1971) 84

[144] Guazzi, M.; Magrini, F.; Fiorentini, G.; Polese, A.: Clinical, electrocardiographic and haemodynamic effects of long term use of propranolol in Prinzmetal's variant angina pectoris. Brit. Heart J. **33** (1971) 889

[145] Guermonprez, J. L.: Acute coronary artery insufficiency. Coronary arteriography and emergency by-pass. Coeur **11** (1972) 721

[146] Hagerup, L.; From Hansen, P.: 50-ars undersögelsen i Glostrup 1964—1965. Ungeskr. Laeg. **130** (1968) 1145

[147] Hamby, R. I.; Gupta, M. P.; Young, M. W.: Clinical and hemodynamic aspects of single vessel coronary artery disease. Amer. Heart J. **85** (1973) 458

[147a] Hamby, R. I.; Aintablian, A.; Wisoff, B. G.; Hartstein, M. C.: Response of the left ventricle in coronary artery disease to postextrasystolic potentiation. Circulation **51** (1975) 428

[148] Hamilton, G. W.; Murray, J. A.; Kennedy, J. W.: Quantitative angiocardiography in ischemic heart disease. The spectrum of abnormal left ventricular function and role of abnormally contracting segments. Circulation **45** (1972) 1065

[149] Harley, A.; Behar, V.; Intosch, H. M.: Immediate hemodynamic effects of acute coronary occlusion and their modification by anesthesia. Amer. J. Cardiol. **22** (1968) 559

[150] Harris, A.; Davies, M.; Redwood, D.; Leatham, A.; Siddons, H.: Aetiology of chronic heart block. A clinicopathological correlation in 65 cases. Brit. Heart J. **31** (1969) 206

[151] Harrison, T. R.; Reeves, T. J.: Principles and problems of ischemic heart disease. Year Book Med. Publ. Chicago, 1968

[151a] HART, N. J.; SILVERMAN, M. E.; KING, S. B.: Variant angina pectoris caused by coronary artery spasm. Amer. J. Med. **56** (1974) 269

[152] HARTMANN, H.; SNELLEN, H. A.: The apex cardiogram. Third European congress of Cardiology. Rom 1960, Amsterdam, Paris Atlanta B S. 711

[153] HEBERDEN. W.: Some account of a disorder of the heart. Med. Trans. R. Coll. Physicians **2** (1768) 59

[154] HECHT, A.: Morphologisch-strukturelle Grundlagen der Adaptation des Myokards. VII. Kongreß d. Gesellschaft für Kardiologie und Angiologie d. DDR Dresden 1974

[154a] HELFANT, R. H.; HERMAN, M. V.; GORLIN, R.: Abnormalities of left ventricular contraction induced by betaadrenergic blockade. Circulation **43** (1971) 641

[154b] HELFANT, R. H.; PINE, R.; MEISTER, S. G.; FELDMAN, M. S.; TROUT, R. G.; BANCAR, V. S.: Nitroglycerin to unmask reversible asynergy correlation with post coronary bypass ventriculography. Circulation **50** (1974) 108

[155] HELFANT, R. H.; DE VILLA, M. A.; MEISTER, S. G.: Effect of sustained isometric handgrip exercise on left ventricular performance. Circulation **44** (1971) 982

[155a] HELFANT, R. H.; VOKONAS, P. S.; GORLIN, R.: Functional importance of the human coronary collateral circulation. New Engl. J. Med. **284** (1971) 1277

[155b] HENDERSON, R. R.; HAUSING, C. E.; RAZAVI, M.; ROWE, G. G.: Resolution of an obstructive coronary lesion as demonstrated by selective angiography in patients with transmural myocardial infarction. Amer. J. Cardiol. **31** (1973) 785

[156] HERMAN, M. V.; ELLIOTT, W. C.; GORLIN, R.: An electrocardiographic, anatomic and metabolic study of zonal myocardial ischemia in caronary heart disease. Circulation **35** (1967) 834

[156a] HERMAN, M. V.; GORLIN, R.: Implications of left ventricular asynergy. Amer. J. Cardiol. **23** (1969) 538

[157] HERMAN, M. V.; HEINLE, R. A.: KLEIN, M. D.; GORLIN, R.: Localized disorders in myocardial contraction: asynergy and its role in congestive heart failure. New Engl. J. Med. **277** (1969) 222

[158] HETTINGER, T.; RODAHL, K.: Ein modifizierter Stufentest zur Messung der Belastungsfähigkeit des Kreislaufes. Dtsch. med. Wschr. **85** (1960) 553

[159] HEUBLEIN, B.; PARSI, R. A.; PECH, H. J.: Funktion des linken Ventrikels bei Patienten mit chronisch-ischämischer Herzkrankheit unter Belastung. Dt. Ges.wesen **29** (1974) 2201

[159a] HEYDEN, S.: Experimental production of atherosclerosis. Nutrional influences. In: BORN, G. V. R.; EICHLER, O.; FARAH, A.; HERKEN, H.; WELCH, A. D. W.: Handbook of experimental pharmacology. Vol. 16; Experimental production of diseases Teil 3: Heart and Circulation. Springer-Verlag, Berlin—Heidelberg—New York 1975

[160] HICKHAM, J. B.; CARGILL, W. H.; GOLDEN, A.: Cardiovascular reactions to emotional stimuli. Effect on the cardiac output, arteriovenous oxygen difference, arterial pressure, and peripheral resistance. J. Clin. Invest. **27** (1948) 290

[161] HILAL, H.; MASSUMI, R.: Variant angina pectoris. Amer. J. Cardiol. **19** (1967) 607

[162] HOFMANN, H.: Die Früh- und Funktionsdiagnostik in der Präventiv-Kardiologie. In: Höhenrieder Seminarbuch Praktische Präventiv-Kardiologie. Hrsg. HALHUBER/MILZ. Urban und Schwarzenberg. München—Berlin—Wien 1972

[163] HOLZMANN, M.: Negative U-Wellen im Ekg als Ischämiefolge. Cardiologia **14** (1949) 94

[164] HOLZMANN, M.: Klinische Elektrokardiographie. Georg Thieme Verlag, Stuttgart 1965

[165] HONIG, C. R.; STAM, A. C.: Relaxing System of cardiac muscle. Fed. Proc. **23** (1964) 926

[166] HORT, W.: Pathologische Anatomie des Cor pulmonale. Z. ges. Inn. Med. **20** (1965) 8

[167] HULTGREN, H.; CANCIANO, A.; PLATT, F.; ABRAMS, H.: A clinical evaluation of coronary arteriography. Amer. J. Med. **42** (1967) 228

[168] HUNDT, H.-J.; SCHLEIMER, H.-J.: Zur Häufigkeit der Verbreitung der Vorhofszacke im

Elektrokardiogramm und mögliche Beziehungen zur Koronarsklerose. Z. Kreisl.-Forsch. **48** (1959) 1120
[169] HOLMBERG, S.; SERZYSKO, W.; VARNAUSKAS, E.: Coronary circulation during heavy exercise in control subjects and patients with coronary heart disease. Acta med. scand. **190** (1971) 465
[170] JACKSON, D. H.; REEVES, T. J.; SHEFFIELD, L. T.; BURDESHAW, J.: Isometric effects on exercise response in healthy young men. Amer. J. Cardiol. **31** (1973) 344
[171] JAMES, T. N.: The coronary circulation and conduction system in acute myocardial infarction. Cardiovasc. Dis. **10** (1969) 410
[172] JAMES, T. N.: Pathology of small coronary arteries. Review. Amer. J. Cardiol. **20** (1967) 679
[173] JAMES, T. N.: Anatomy of the coronary arteries in helth and disease. Circulation **32** (1965) 1020
[174] JAMES, T. N.: Angina without coronary disease. Circulation **42** (1970) 189
[174a] JAMES, T. N.: Anatomy of the coronary arteries. Paul B. Hoeber Inc. New York 1961, S. 145
[175] JEDLIČKA, J.: Vektorielle Betrachtung der Entstehung der T-Wellen-Bifidität. In: E. SCHUBERT (Hrsg.), Neue Ergebnisse d. Elektrokardiologie, Jena 1966
[176] JENNINGS, R.; SOMMER, H.; SMYTH, G.: Myocardial necrosis induced by temporary occlusion of a coronary artery in the dog. Arch. Path. **70** (1960) 82
[177] JUST, H. G.; NICOLSON, R. F.; ROSELLEN, E.: Belastungstests mit abgestufter Frequenzsteigerung mittels Vorhofschrittmacher bei Koronarinsuffizienz. Verh. Dtsch. Ges. Kreisl.forsch. **35** (1969) 510
[178] JUST, H.; HORBACH, L.; NICOLESCU, R. F.; LANG, K.; SCHULTEHINRICHS, S.; SCHÖLMERICH, P.: Hämodynamische Veränderungen bei kontrollierter Herzfrequenzsteigerung mittels Vorhofschrittmacher, Untersuchungen bei Herzgesunden und bei Coronarkranken. Klin. Wschr. **49** (1971) 1022
[178a] KLAMANSOHN, R. B.: Coronary vein bypass surgery — A critique. Angiology **23** (1972) 581
[179] KALTENBACH, M.: Beurteilung der Leistungsreserven von Herzkranken mit Hilfe von Stufenbelastungen. Boehringer Mannheim 1968
[180] KALTENBACH, M.: Stufenbelastungen zur Beurteilung der körperlichen Leitungsfähigkeit und der Koronarsklerose. Dt. Med. Wschr. **91** (1966) 884
[181] KALTENBACH, M.; KLEPZIG, H.; TSCHIRDEWAHN, B.: Die Kletterstufe, eine einfache Vorrichtung für exakt meßbare und reproduzierbare Belastungsuntersuchungen. Med. Klinik 59 (1964) 248
[182] KALTENBACH, M.; KLEPZIG, H.: Das EKG während Belastung und seine Bedeutung für die Erkennung der Koronarinsuffizienz. Z. Kreisl.-Forsch. **52** (1963) 486
[183] KANNEL, W. B.; FEINLEIB, M.: Natural history of angina pectoris in the Framingham Study. Amer. J. Cardiol. **29** (1972) 154
[184] KASSEBAUM, D. C.; SUTHERLAND, K. I.; JUDKINS, M. P.: A comparison of hypoxemia and exercise electrocardiography in coronary artery disease: Diagnostic precision of the methods correlated with coronary angiography. Amer. Heart J. **75** (1968) 759
[185] KATTUS, A. A. ; MCALPIN, R.; LONGMIRE, W. P.; O-LANGHLIN, J.; BISHOP, H.: Coronary angiograms and the exercise electrocardiogram in the study of angina pectoris. **34** (1963) 19
[186] KHANNA, P. K.; SHAH, P. M.; KRAMER, D. H.; SCHAEFER, R. A.; TAGER, I.: Effects of altered preload on left ventricular systolic time in acute myocardial infarction. Brit. Heart. J. **35** (1973) 1102
[187] KIEFER, H.: Koronarangiographie. Med. Klin. **66** (1971) 145—155
[188] KIEFER, H.; BLÜMCHEN, G.; ROSKAMM, H.; REINDELL, H.: Klinische und elektrokardiographische Befunde bei der Koronarsklerose in Korrelation zum Koronarangiogramm. Therapiewoche **20** (1970) 198

[189] KLEIN, B.; KLEIN, R.; HASEMAN, J.; MAREADY, J.; HAMES, C.: Corneal arcus and cardiovascular disease in Evans County, Georgia. Arch. Intern. Med. **135** (1975) 509

[190] KLEPZIG, H.: Welche Bedeutung hat der Linkstyp und der überdrehte Rechtstyp des EKG? Dtsch. med. Wschr. **85** (1960) 567

[190a] KOUCHOKOS, N.; RUSSELL, R.; MORASKI, R.; KARP, R. B.; OBERMAN, A.; RACKLEY, Ch. E.: Surgical treatment of unstable angina pectoris. Results in 65 patients. Amer. J. Cardiol. **35** (1975) 149

[191] KRAYENBUHL, H. P.; RUTISHAUSER, W.; SCHOENBECH, M.; AMENDE, I.: Evaluation of left ventricular function from isovolumic pressure measurements during isometric exercise. Amer. J. Cardiol. **29** (1972) 323

[192] KRAUSS, K. R.; HUTTER, A. M.; DESANCTIS, R. W.: Acute coronary insufficiency: Course and follow-up. Circulation **45** (1972) 1

[192a] KREUZER, H.; NEUHAUS, K. L.; SCHMIEL, F. K.; SPILLER, P.: Röntgenologische Funktionsdiagnostik bei koronarer Herzerkrankung. Verh. Dtsch. Ges. Kreisl.forschg. **41** (1975) 54

[193] KRISTIAN-KERIN, N.; DAVIES, B.; MACLEOD, C. A.: Nonocclusive coronary disease associated with Prinzmetal's angina pectoris. Chest **64** (1973) 352

[194] KIVOWITZ, E.; PARMLEY, W. W.; DONOSO, R.; MARCUS, H.; GANZ, W.; SWAN, H. J. C.: Effects of isometric exercise on cardiac performance the grip test. Circulation **44** (1971) 994

[195] LAKS, M.; DAHLGREN, J.; MANDEL, W. J.: The dynamic ECG in the diagnosis of variant angina pectoris. J. Electrocardiol. **7** (1974) 93

[195a] LAMBERT, C. J.; ADAM, M.; GEISLER, G. F.; VERZOSA, E.; NAZARIAM, H.; MITCHELL, B. F.: Emergency myocardial revascularization for impending infarctions and arrhythmias. J. Thorac. Cardiovasc. Surg. **62** (1971) 522

[196] LASSER, R. P.; DE LA PAZ, N. S.: Repetitive transient myocardial ischemia, Prinzmeta type, without angina pectoris, presenting with stokes-Adams attacks. Chest **64** (1973) 350

[196a] LAU, S. H.; COHEN, S. I.; STEIN, E.; HAFT, J. I.; KINNEY, M. J.; YOUNG, M. W.; HELFANT, R. H.; DAMATO, A. N.: Controlleed heart rate by atrial pacing in angina pectoris. A determinant of electrocardiographic ST depression. Circulation **38** (1968) 711

[196b] LAVINE, P.; KIMBIRIS, D.; LINHARDT, J.: Coronary artery spasm during selective coronary arteriography, a review of 8 years experience. Circulation Suppl. IV **48** (1973) 89

[197] LECEROF, H.: Influence of body position on exercise tolerance, heart rate, blood pressure and respiration rate in coronary insufficiency. Brit. Heart. J. **33** (1971) 78

[198] LENÈGRE, J.; MOREAU, P.: Le bloc anriculo-ventriculaire chronique. Arch. Mal. Coeur. **56** (1964) 867

[199] LEPESCHKIN, E.: Das Elektrokardiogramm. Dresden und Leipzig 1957

[199a] LEPESCHKIN, E.: Physiological factors influencing the electrocardiographic response to exercise. In: BLACKBURN, H. (Hrsg.), Measurement in exercise electrocardiography The Ernst Simon Conference Springfield, III, Charles C-Thomas (1969) 363

[200] LEPESCHKIN, E.: The U wave of the electrocardiogram. Arch. Intern. Med. **96** (1955) 600

[201] LEPESCHKIN, E.; SURAWICZ, B.: Characteristics of true-positive and false-positive results of electrocardiographic Master-two-step-exercise test. New Engl. J. Med. **258** (1958) 511

[202] LESBRE, J. P.; ANE, M.; SALVADOR, A. M.; BOUNHOURE, J. P.; DUBOUCHER, G.; MIGNON, J. P.; MERIEL, P.: L'angor de Prinzmetal. Ann. Cardiol. Angiol. **17** (1968) 215

[203] LEV, M.; KINARE, S. G.; PICK, A.: The pathogenesis of atrioventricular block in coronary disease. Circulation **42** (1970) 409

[204] LEVI, G. F.; PROTO, C.: Ventricular fibrillation in the course of Prinzmetal's angina pectoris. Brit. Heart J. **35** (1973) 601

[205] LEVIN, D. C.; WOLK, M.; SUMMERS, D. N.: Prinzmetal's variant angina pectoris. Radiology and Cardiology **122** (1974) 813

[206] LEVY, R. L.; BARACH, A.; BRUCAN, H. G.: Anoxemia test for coronary insufficiency. Amer. Heart J. **15** (1938) 187

[207] LIBANOFF, A. J.: Marked left ais deviation parietal and peri-infarction block. Amer. J. Cardiol. **14** (1964) 339

[208] LICHTLEN, P. R.; BAUMANN, P. C.; ALBERT, H.: The role of left ventricular abnormalities in exercise induced performance in patients with severe coronary artery disease. Cardiologia **54** (1969) 295

[209] LICHTLEN, P.; BAUMANN, P. C.; PRETER, B.: Zur selektiven Koronarangiographie (klinisch-angiographische Analyse anhand von 250 Patienten). Arch. Kreisl.-Forsch. **59** (1969) 287

[210] LICHTLEN, P.; BAUMANN, P. C.: Zur Therapie und Diagnose der Angina pectoris. Praxis **58** (1969) 135

[211] LICHTLEN, P.: Zur Therapie der Angina pectoris aus heutiger Sicht. Z. Kreisl.-Forschg. **61** (1972) 193

[212] LIKOFF, W.; KASPARIN, H.; SEGAL, B. L.; FORMAN, H.; P. NOVACK: Coronary arteriography. Correlation with electrocardiographic response to measured exercise. Amer. J. Cardiol. **18** (1966) 160

[213] LICHTLEN, P. R.; BAUMANN, P. C.; ALBERT, H.: The role of left ventricular abnormalities in exercise induced performance in patients with severe coronary artery disease. Cardiol. **54** (1969) 295

[213a] LIMBOURG, P.; JUST, H.; KOBITSCH, F.; LANG, K. F.: Linksventrikuläre Funktion bei koronarer Herzerkrankung. Verh. Dtsch. Ges. Kreisl.forschg. **41** (1975) 176

[214] LINDER, E.; SEEMANN, T.: Effects of persantin and nitroglycerin on myocardial blood flow during temporary coronary occlusions in dogs. Angiologica **4** (1967) 225

[215] LINGEN, B. VON; SEAWARD, P. D.; ODENDAAL, W. A.: Work speed as a measure of an equivalent exercise stress in subjects if different weights. Circulation **32** (1965) 940

[216] LINHART, J. W.: Atrial pacing in coronary artery disease. Including preinfarction angina and postoperative studies. Amer. J. Cardiol. **30** (1972) 603

[217] LINHART, J. W.; HILDNER, F. J.; BAROLD, S. S.; LISTER, J. W.; SAMET, P.: Left heart hemodynamics during angina pectoris induced by atrial pacing. Circulation **40** (1969) 483

[218] LINHART, J. W.; SEGAL, B. L.: Collateral circulation of coronary vessels. Chest **64** (1973) 549

[219] LINZBACH, A. J.: Funktionelle Morphologie der chronischen Herzinsuffizienz. Verh. Dtsch. Ges. Path. **51** (1967) 124

[220] LUDBROCK, P.; KARLINER, J. S.; O-ROURKE, R. A.: Effects of submaximal isometric handgrip on left ventricular size and wall motion. Amer. J. Cardiol. **33** (1974) 30

[221] MACALPIN, R.: Variant angina pectoris. New Engl. J. Med. **282** (1970) 1491

[222] MACALPIN, R. N.: Coronary spasm as a cause of angina. New Engl. J. Med. **288** (1973) 788

[223] MACALPIN, R. N.; KATTUS, A. A.; ALVARO, A. B.: Angina pectoris at rest with preservation of exercise capacity: Prinzmetal's variant angina. Circulation **47** (1973) 946

[224] MACFARLANE, W. P.; LAWRIE, T. D. V.; LORIMER, A. R.: Computer interpretation of over 1000 orthogonal head and corresponding conventional ECG's. Proc. XIth. Int. Vectorcardiography, Symposium, North Holland Publishing Comp.

[225] MAJOR, P. H.: Classic descriptions of disease Springfield M. Ch. C. Thomas 1968, S. 420

[226] MALLION, N. M.; AVEZON, F.; DENIS, B.; ROSSIGNOL, B.; MARTY, F.; YACOUB, M.: Lemites des testes electrocardiographiques d'eefort. Données de la comparaison des testes électrocardiographiques et des coronarographies. Erude chez 50 sujets. Ann. Cardiol. Angéiol. **22** (1973) 201

[227] MALMBORG, R. O.: A clinical and hemodynamic analysis of factors limiting the cardiac performance in patients with coronary heart disease. Acta Med. Scand. Suppl. **426** (1965) 94

[228] MAROKO, P. R.; LIBBY, P.; BLOOR, C. M.; SOBEL, B. E.; BRAUNWALD, E.: Reduction by hyaluronidase of myocardial necrosis following coronary artery occlusion. Circulation **46** (1973) 430

[229] Martin, C. E.; Shaver, J. A.; Leonard, J. J.: Physical Signs: Apexcardiography, phonocardiography and systolic time intervals in angina pectoris. Circulation **46** (1972) 1098

[230] Martin, C. E.; Shaver, J. A.; Tompson, M. E.; Leonard, J. J.: Correlation of external and internal indices of ventricular function in man. Circulation **41, 42** (Suppl. **III**) (1970) 442

[231] Martin, C. M.; McConahay, D. R.: Maximal treadmill exercise electrocardiography. Correlations with coronary arteriography and cardiac hemodynamics. Circulation **46** (1972) 956

[231a] Maseri, A.: Pathophysiology, coronary spasm and Prinzmetal angina. In: Proceedings of VII. International Congress of Cardiology, Buenos Aires, Argentinien, Sept. 1974

[231b] Maseri, A.: Pathophysiology of myocardial blood flow in coronary artery disease. In: Roskamm, H.; Reindell, H.: Das chronisch kranke Herz. Schattauer-Verlag, Stuttgart, New York 1974

[232] Master, A. M.: Anticoagulant therapy in the premonitor phase of acute coronary occlusion (impending infarct). Circulation **24** (1961) 990

[233] Master, A. M.: The two-step-exercise electrocardiogram, a test for coronary insufficiency. Ann. intern. Med. **32** (1950) 842

[234] Master, A. M.: The Master two-step test. Amer. Heart J. **75** (1968) 809

[235] Master, A. M.: The Master two-step test: Some historical highlights and current concepts. J. S. Carolina Med. Ass. (Suppl. 1) **65** (1969) 12

[236] Master, A. M.: ST elevation. Amer. Heart J. **80** (1970) 434

[237] Master, A. M.; Field, L. E.; Donoso, E.: Coronary artery disease and the "Two-step exercise tests". N. Y. St. J. Med. **57** (1957) 1051

[238] Master, A. M.; Friedmann, R.; Dack, S.: The electrocardiogram after standard exercise as a functional test of the heart. Amer. Heart J. **24** (1942) 776

[239] Master, A. M.; Oppenheimer, E. R.: A simple exercise tolerance test for circulatory efficiency with standard tables for normal induviduals. Amer. J. Med., Sc. **177** (1929) 223

[240] Master, A. M.; Rosenfeld, J.: The "two-step" exercise test brought up to date. N. Y. St. J. Med. **61** (1961) 1850

[241] Master, A. M.; Rosenfeld, J.: Criteria for the clinical application of the two step exercise test. JAMA **178** (1961) 283

[242] Master, A. M.; Rosenfeld, J.: Minitored and post-exercise two step test. JAMA **190** (1964) 494

[243] Master, A. M.; Rosenfeld, J.: Exercise electrocardiographic as an estimation of cardiac function. Dis. Chest. **51** (1967) 347

[244] Master, A. M.; Rosenfeld, J.; Donoso, E.: The Master "Two-step" exercise test. Acta Cardiol. **2** (1959) 243

[245] Master, A. M.; Rosenfeld, J.: The Master two-step-exercise test brought up to data. Trans. Amer. Life Insur. med. Dir. **43** (1959) 70

[246] Mason, D. T.: Regulation of cardiac performace in clinical heart disease. Amer. J. Cardiol **32** (1973) 437

[247] Mason, R. E.; Likar, J.; Biern, R. O.; Ross, R. S.: Correlation of gradued exercise electrocardiographic response with clinical and coronary cinearteriographic findings. E. Simonson conference. H. Blackburn (Hrsg.), Measurement in exercise electrocardiography. Thomas, Springfield, 1969, 445

[248] Mason, R. E.; Likar, J.; Biern, R. O.; Ross, R. S.: Multiple-head exercise electrocardiography: Experience in 107 normal subjects and 67 patients with angina pectoris, and comparison with coronary cinearteriography in 84 patients. Circulation **36** (1967) 517

[249] Mattingly, T. W.: The postexercise electrocardiogram; its value in the diagnosis and prognosis of coronary arterial disease. Amer. J. Cardiol. **9** (1962) 395

[250] McCallister, B. D.; Yipintsoi, T.; Hallermann, F. J.; Wallace, R. B.: Left ventricular performance during mild supine leg exercise in coronary disease. Circulation **37** (1668) 922

[251] McConahay, D. R.; McCallister, B. D.; Smith, R. E.: Postexercise electrocardiography: Correlations with coronary arteriography and left ventricular hemodynamics. Amer. J. Cardiol. **28** (1971) 1

[252] McCans, J. L.; Parker, J. O.: Left ventricular pressure volume relationship during myocardial ischemia in man. Circulation **48** (1973) 775

[253] McHenry, P. L.; Fisch, C.; Jordan, J. W.; Coryna, B. R.: Cardiac arrhythmias observed during maximal treadmill exercise testing in clinically normal men. Amer. J. Cardiol. **29** (1972) 331

[254] Mengeot, P.; Detry, J. M.-R.: L'angor de prinzmetal. Louvain Med. **93** (1974) 565

[255] Messer, J. V.; Levine, H. J.; Wagmann, R. J.; Gorlin, R.: Effect of exercise on cardiac performance in human subjects with coronary artery disease. Circulation **28** (1963) 404

[256] Messin, R.; Degre, S.; Vandermoten, P.; Denolin, H.: Ergometry in cardiology. In: 2. Int. Seminar für Ergometrie, Berlin 1967

[257] Meyer, E.; Düx, A.; Schaede, A.; Thurn, P.: Vergleich zwischen Elektrokardiogramm und Koronarogramm bei der Koronarsklerose. Dtsch. med. Wschr. **94** (1969) 756

[258] Miller, D. C.; Cannon, D. S.; Fegarty, Th. J.; Schroeder, J. S.; Daily, P. O.; Harrison, D. C.: Saphenous vein coronary artery bypass in patients with "preinfarction angina". Circulation **47** (1973) 234

[258a] Muller, D.; Cannom, D.; Fogarty, T.: Saphenous venous coronary artery bypass in patients with "pre-infarction angina". Circulation **47** (1973) 234

[259] Moberg, D. H.; Webster, J. S.; Sones, F. M.: Natural history of severe proximal coronary disease as defined by cineangiography (200 patients, 7 years follow-up). Amer. J. Cardiol. **29** (1972) 282

[260] Mocetti, T.; Lichtlen, P.: Diagnostik der Angina pectoris: Koronarographie und Ventrikulographie. Schw. med. Wschr. **102** (1972) 1716

[261] Moraski, R. E.; Russell, R. O.; Smith, M.; Rackley, C. R.: The relationship between one, two and three vessel coronary artery disease, left ventricular function and myocardial infarction. Amer. J. Cardiol. **35** (1975) 1

[262] Most, A. S.; Gorlin, R.; Söldner, J. S.: Glucose extraction by the human myocardium during pacing stress. Circulation **45** (1972) 92

[263] Most, A. S.; Kemp, H. G.; Gorlin, R.: Postexercise electrocardiography in patients with arteriographically documented coronary artery disease. Ann. Intern. Med. **71** (1969) 1043

[264] Mounsey, P.: Prodromal symptoms in myocardial infarction. Brit. Heart J. **13** (1951) 215

[265] Müller, O.; Røvick, K.: Haemodynamic consequences of coronary heart disease: with observations during angina pain and on the effect of nitroglycerine. Brit. Heart J. **20** (1958) 302

[266] Mullins, C. B.; Leshin, S. J.; Mierzwiak, D. S.; Matthews, O. A.; Beomavist, C. G.: Isometric exercise (handgrip) as a stress test for evaluation of left ventricular function (Abstr.). Circulation **42** (Suppl. III) (1970) 122

[267] Nahum, L. H.; Hoff, H. E.: The interpretation of the U wave of the electrocardiogram. Amer. Heart J. **17** (1939) 585

[268] Neill, W. A.; Kassebaum, D. G.; Judkins, M. P.: Myocardial hypoxia as the basis for angina pectoris in a patient with normal coronary arteriograms. New. Engl. J. Med. **279** (1968) 789

[269] Neuhaus, G.; Lerche, D.; Schugk, P.: Der Hypoxie-Test als Prüfung von koronarwirksamen Arzneimitteln insbes. von Persantin beim Menschen. Med. Klin. **56** (1961) 695

[270] Nichol, E. S.; Phillips, W. C.; Casten, G. G.: Virtue of prompt anticoagulant therapy in impending myocardial infarction: Experiences with 318 patients during a 10 year period. Ann. Intern. Med. **50** (1959) 1158

[271] Nixon, P. G. F.: Recovery from coronary illness. 4th International Seminar on Rehabilitation, Edinburgh 1971

[272] OLIVER, M. F.: Metabolic respone during impending myocardial infarction. II. Clinical implications. Circulation **35** (1972) 491

[272a] O'REILLY, R.; SPELLBERG, R.; KING, T.: Recognition of proximal right coronary artery spasm during coronary arteriography. Radiology **95** (1970) 305

[273] OSTFELD, A. M.; LEBOVITS, B. L.; SHERELLE, R. B.; PAUL, O.: A prospective, study of the relationship between personality and coronary heart disease. J. Chron. Dis. **17** (1964) 265

[274] OSTRANDER, L. D. jr.: The relation of "silent" T wave inversion to cardiovascular disease in an epidemiologic study. Amer. J. Cardiol. **25** (1970) 325

[275] OSTRANDER, L. D.: Bundle-branch block. An epidemiologic study. Circulation **30** (1964) 872

[276] PACHINGER, O. M.; JUDKINS, M. P.: Coronary bypass surgery in Prinzmetal angina. Europ. J. Cardiol. **2/3** (1975) 289

[277] PACKARD, J. M.; GRAYBIEL, A.: Bundle branch block as a temporary phenomen in thyreotoxicosis. Amer. Heart J. **39** (1950) 144

[278] PALMER, J. H.: U wave inversion. Brit. Heart. J. **10** (1958) 247

[279] PALMER, J. H.: Isolated U wave negativity. Circulation **7** (1953) 205

[280] PAPP, C.: U, The sixth wave of the electrocardiogram. Brit. Heart J. **2** (1940) 9

[281] PARDEE, H. E. B.: Heart diesease and abnormal electrocardiograms with special reference to coronary "T" wave. Amer. J. Med. Sc. **169** (1925) 270

[282] PARKER, F. B. jr.: Retrograde and antegrade pressures and flows in Preinfarction Syndrome. Circulation 50 (Suppl.) II (1974) 122

[283] PARKER, J. O.; GIORGI, S. D.; WEST, R. O.: Hemodynamic study of acute coronary insufficiency precipitated by exercise: with observations on the effects of nitroglycerine. Amer. J. Cardiol. **17** (1966) 470

[284] PARKER, J. O.; CHIONG, M. A.; WEST, R. O.; CASE, R. B.: Sequential alterations in myocardial lactate metabolism, ST-segments and left ventricular function during angina induced by atrial pacing. Circulation **40** (1969) 113

[285] PARKER, J. O.; KHAJA, F.; CASE, R. B.: Analyses of left ventricular function by atrial pacing. Circulation **43** (1971) 241

[285a] PARKER, R. L.; DRY, T. J.; WILLIUS, F. A.; GAGE, R. P.: Life expectancy in angina pectoris. JAMA **131** (1946) 95

[286] PARMLEY, W. W.; SONNENBLICK, E. H.: Relation between mechanics of contraction and relaxation in mammalian cardial muscle. Amer. J. Physiol. **216** (1969) 1084

[287] PARSI, R. A.: Angina pectoris. Pathophysiologie—Klinik—Therapie. Dt. Ges.wesen **29** (1974) 2162

[287a] PARSI, R. A.; SEMMLER, H.: Die ischämische Herzkrankheit im Elektrokardiogramm unter besonderer Berücksichtigung der Belastungselektrokardiographie. VEB Gustav Fischer Verlag, Jena 1977

[288] PARSI, R. A.: Indikationen zum chrirurgischen Eingriff bei ischämischen Herzkrankheiten aus kardiologischer Sicht. Wiss. Z. HU. Berlin, Math.-Nat. R. **23** (1974) 77

[289] PARSI, R. A.; SEMMLER, H.; SEIDEL, R.: Die Bedeutung des Ruhe-Elektrokardiogramms für die Diagnostik der myokardialen Ischämie. Dt. Ges.wesen **29** (1974) 647

[290] PARSI, R. A.; SEMMLER, H.: Zur Methodik, Indikation und Kontraindikation der Belastungselektrokardiographie. Dt. Ges.-wesen **29** (1974) 926

[291] PARSI, R. A.; SEMMLER, H.; SEIDEL, R.: Ergebnisse der Belastungselektrokardiographie in Korrelation zur Koronargraphie. Dtsch. Ges.-wesen **29** (1974) 2181

[292] PARSI, R. A.; STÜRMER, U.; SEIDEL, R.; WOLFF, B.: Ein Modell zur Einschätzung des Schweregrades der Koronarsklerose mittels unblutiger Untersuchungsmethoden unter Anwendung der Diskriminanzanalyse. Dtsch. Ges.-wesen **29** (1974) 2413

[293] PARSI, R. A.; WITTE, J.; WARNKE, D.; PORSTMANN, W.: Die Wertigkeit des EKG im Vergleich zum Koronarogramm bei Koronarpatienten. Vortrag 5. Tagung d. Ges. ges. Inn. Med., Berlin 1967

[294] PASTERNAC, A.; GORLIN, R.; SONNENBLICK, E. H.; HAFT, J. I.; KEMP, H. G.: Abnormalities of ventricular motion induced by atrial pacing in coronary artery disease. Circulation **45** (1972) 1195

[295] PAULIN, S.: Coronary angiography. A technical, anatomic and clinical study. Acta radiol Suppl. 233 (1964) 1

[296] PECH, H. J.; WITT, J.; ROMANIUK, P.; PARI, R. A.; PORSTMANN, W.: Left ventricular mass in coronary artery disease without hypertension. Brit. Heart J. **36** (1974) 362

[297] PECH, H. J.; PARSI, R. A.; WITTE, J.; HEUBLEIN, B.: Funktion des linken Ventrikels bei Patienten mit chronisch-ischämischer Herzkrankheit unter Ruhebedingungen. Dt. Ges.-wesen **29** (1974) 2196

[298] PECH, H. J.; WITTE, J.; ROMANIUK, P.; PORSTMANN, W.; PARSI, R. A.: Zu den Beziehungen zwischen Druck, Volumen und Wandspannung des linken Ventrikels und dem koronarographischen Befund bei Patienten mit ischämischer Herzkrankheit. Dtsch. Ges.wesen **28** (1973) 1223

[299] PECH, H. J.; JENSSEN, S.: Quantitative Angiokardiographie. Aussagemöglichkeiten der röntgenologischen Darstellung des linken Ventrikels. Dt. Ges.wesen **29** (1974) 1153

[300] PERRY, J. M.; CARRARD, C. L.: Systolic time intervals-relation to severety of coronary artery disease and left ventricular dysfunction. Circulation **41, 42** (Suppl. **III**) (1970) 121

[300a] PETERSON, K. L.; SKLOVEN, D.; LUDBROCK, P.; UTHER, J. B.; ROSS, J.: Comparison of isovolumic and ejection phase indices of myocardial performance in man. Circulation **49** (1974) 1088

[301] PODELSKY, R. J.; CONSTANTON, L. L.: Regulation by calcium of the constraction and relaxation of muscle fibers. Fed. Proc. **23** (1964) 933

[302] POGGI, L.; DJIANE, P.; BORY, M.; PINAS, E.; D'JOURNO, J.; FRANCOIS, G.; SERRADIMIGNI, A.; AUDIER, M.: L'enregistrement electrocardiographique continu dans l'angor de Prinzmetal. Arch. Mal. Coeur **62** (1969) 1241

[303] POGGI, L.; BORY, M.; DJIANE, P.; CHABAUD, R.; SEBAOUN, R.; SERRADIMIGNI, A.: Les troubles du rhytme au cours des crises d'angor spontane de Prinzmetal. Arch. Mal. Coeur **64** (1971) 874

[304] POLZIEN, P.; WALTER, J.: Das pseudoneurastenische Syndrom im Frühstadium der Koronarsklerose. Münch. Med. Wschr. **44** (1971) 1453

[305] PRINZMETAL, M.; KENNAMER, R.; WADA. T.: Angina pectoris I. A variant form of angina pectoris Preliminary report. Amer. J. Med. **27** (1959) 375

[306] PRINZMETAL, M.; EKMEKCI, A.; KENNAMER R.: Variant form of angina pectoris. Jama **174** (1960) 1794

[307] PROUDFIT, W. L.; SHIREY, E. K.; SHELDON, W. C.; SONES, F. M.: Certain clinical characteristics correlated with extent of obstructive lesions demonstrated by selective cine-coronary arteriography. Circulation **38** (1968) 947

[308] PROUDFIT, W. L.; SHIREY, E. K.; SONES, F. M.: Selective cine coronary arteriography: Correlation with clinical findings in 1000 patients. Circulation **33** (1966) 901

[309] PUNSAR, S.; PYÖRÄLÄ, K.; SILTANEN, P.: Classification of electrocardiographic ST segment changes in epidemiological studies of coronary heart disease. Preliminary evaluation of a new modified classification, with particular reference to the prognostic significance of different types of ST segment changes. Ann. med. int. Fenn. **57** (1968) 53

[310] RAAB, W.: Emotional and sensory stress factors in myocardial pathology. Amer. Heart J. **72** (1966) 538

[311] RABINA, P.: Arch. Inst. Cardiol. Mexico **19** (1949) 373, zit. bei LEPESCHKIN

[312] RACKLEY, C. E.; DEAR, H. D.; BAXLEY, W. A.; JONES, W. B.; DODGE, H. T.: Left ventricular chamber volume, mass and function in severe coronary artery disease. Circulation **41** (1970) 605

[313] REICHERTZ, P.: Atriogramm und herznahe Gefäßsklerose. Z. Kreisl.-Forschg. **54** (1965) 1013

[314] Resnik, W. H.: Preinfarction angina: I. The transaminase test. — A diagnostic aid. Mod. Conc. Cardiovasc. Dis. **31** (1962) 751

[315] Resnik, W. H.: Preinfarction angina: II. The transaminase test. — An interpretation. Mod. Conc. Cardiovasc. Dis. **31** (1962) 757

[316] Ritter, O.; Fattorusso, V.: Atlas der Elektrokardiographie. Karger, Basel, New York 1965

[316a] Rivier, J. L.; Jaeger, M.; Jones, N.: Isuprel et diagnostic electrique de l'insuffisance coronarienne. Schweiz. Med. Wschr. **103** (1973) 348

[317] Robb, G. P.; Marks, H. H.: Latent coronary disease. Determination of its presence and severity by exercise electrocardiogram. Amer. J. Cardiol. **13** (1964) 603

[318] Robinson, B. F.: Relation of heart rate and systolic blood pressure to the onset of pain in angina pectoris. Circulation **35** (1967) 1073

[319] Rochmis, P.; Blackburn, H.: Exercise tests. A survey of procedures, safety and litigation experience in approcimatively 170000 tests. JAMA **217** (1971) 1061

[320] Rogers, W. J.; Moraski, R. E.; Russell, R. O. jr.; Rackley, C. E.: Evaluation of left ventricular contractile state in coronary artery disease. Clin. Res. **22** (1974) 12

[321] Roitman, D.; Jones, W. B.; Sheffield, L. T.: Comparison of submaximal exercise ECG test with coronary cineangiocardiograms. Ann. Intern Med. **72** (1970) 641

[321a] Romaniuk, P.: Die angiokardiographische und hämodynamische Diagnostik der chronisch ischämischen Herzkrankheit. Promotion B, Humboldt-Universität zu Berlin, 1976

[322] Rosenbaum, M. B.; Elizari, M. V.; Lazzari, J. O.: Los hemibloqueos. Paidos, Buenos Aires 1968

[323] Roskamm, H.: Hämodynamik und Kontraktilität des gesunden und kranken Herzens bei körperlicher Belastung. Verh. Dt. Ges. Kreisl.Forschg. **37** (1971) 42

[324] Roskamm, H.: Die Kontraktilitätsreserve des gesunden linken Ventrikels bei körperlicher Belastung. Z. Kreislaufforschg. **61** (1972) 673

[325] Roskamm, H.: Das Belastungs-EKG. Med. Klinik **65** (1970) 1393

[326] Roskamm, H.: Der Einfluß von Propranolol und Nitroglycerin auf das Elektrokardiogramm und die intrapulmonalen Drucke während körperlicher Belastung von Angina pectoris-Patienten. Dt. Med.Wschr. **95** (1970) 2593

[327] Roskamm, H.: Das Belastungs-EKG. Boehringer Mannheim 1968

[328] Roskamm, H.; Reindell, H.: Belastungsprüfungen in der Kardiologie. Internist **11** (1970) 278

[329] Ross, R. S.: Pathophysiology of coronary circulation. Brit. Heart J. **33** (1971) 173

[330] Ross, J. jr.; Linhart, J. W.; Braunwald, E.: Effect of changing heart rate in man by electrical stimulation of the right atrium: studies at rest, during exercise and with isoproterenol. Circulation **32** (1965) 549

[331] Ross, R. S.; Criley, J. M.: Zit. bei Mattingly, Th. W.: The postexercise electrocardiogram. Its value in the diagnosis and prognosis of coronary arterial disease. Amer. J. Cardiol. **9** (1962) 395

[332] Roughgarden, J. W.; Newman, E. V.: Circulatory changes during pain of angina pectoris. 1772—1965 critical review. Amer. J. Med. **41** (1966) 935

[333] Rousseau, M.; Brasseur, L. A.: Citeres d'arret des epreuves d'effort. Acta Cardiol. **27** (1972) 392

[334] Rowell, L. B.; Taylor, H. L.; Simonson, E.; Carlson, W. S.: The physiologic fallacy of adjusting for body weight in performance of the Master two-step test. Amer. Heart J. **70** (1965) 461

[335] Rumball, A.; Acheson, E. D.: Latent coronary heart disease detected by electrocardiogram before and after exercise. Brit. Med. J. **1** (1963) 423

[336] Russek, H. I.: The "natural" history of severe angina pectoris with intensive medical therapy alone: A five year prospective study of 135 patients. Chest **65** (1974) 46

[337] Rutishauser, W.: Hämodynamik und Koronardurchblutung bei der koronaren Herzkrankheit. Verh. Dt. Ges. Kreisl.Forschg. **37** (1971) 70

[337a] RUTISHAUSER, W.; MEHMEL, A. H.; KRAYENBÜHL, H. P.; SCHÖNBECK, M.: Relaxation of the left ventricle in patients with coronary heart disease. In: KALTENBACH, M.; LICHTLEN, P.; FRIESINGER, C. C. (Hrsg.): Coronary heart disease. Thieme-Verlag, Stuttgart 1973

[337b] RUTISHAUSER, W.; AIGNER, A.; FISCHER, E.: Hämodynamik bei Koronarinsuffizienz. Bedeutung von Provokationstesten. In: HOLTMEIER, H. J.; SIEGENTHALER, W.: Koronarinsuffizienz. Thieme-Verlag, Stuttgart 1975

[338] SALTUPS, A.; MCCALLISTER, B. D.; WALLACE, R. B.; HALLERMANN, F. J.; FRYE, R. L.; SMITH, R. E.: Left ventricular hemodynamics in patients with coronary artery disease and in normal subjects. Correlations with extent of coronary artery and post-exercise electrocardiogram. Amer. J. Cardiol. **25** (1970) 125

[339] SALTUPS, A.; MCCALLISTER, B. D.; HALLERMANN, F. J.: Left ventricular hemodynamics in patients with coronary artery disease and normal subjects. Correlations with the extent of coronary artery lesions and the electrocardiogram. Amer. J. Med. **50** (1971) 8

[340] SAMPSON, J. J.; HYATT, K. H.: Management of the patient with severe angina pectoris. Circulation **46** (1972) 1185

[341] SAYEN, J.; SHELDON, W.; PEIRCE, G.; KUO, P.: Polarographie oxygen, The epicardial electrocardiogram and muscle contraction in experimental acute regional ischemia of the left ventricle. Circul. Res. **6** (1958) 779

[342] SCANLON, P. J.; NEMICKAS, R.; MORAN, J. F.; TALANO, J. V.; AMIRPARVIZ, F.; PIFARRE, R.: Accelerated angina pectoris. Clinical, hemodynamic, arteriographic, and therapeutic experience in 85 patients. Circulation **47** (1973) 19

[343] SCHAEFER, H.: Das Elektrokardiogramm — Theorie und Klinik. Springer, Berlin, Göttingen, Heidelberg 1951

[344] SCHÄFER, R. J.: Die prognostische Bedeutung des Belastungs-Elektrokardiogramm — Eine Katamnese über fünf Jahre. Inaugural-Diss., Med. Fak., Frankfurt (Main). 1966

[345] SCHAMROTH, L.: Das Elektrokardiogramm bei Koronarinsuffizienz. Ciba Symposium **16** (1968) 87

[346] SCHAMROTH, L.; LEVENSTEIN, J. H.: Variant (Prinzmetal's) form of angina pectoris manifesting in complicating ventricular extrasystoles. S. A. Med. J. **48** (1974) 1146

[347] SCHELLONG, F.; LÜDERITZ, B.: Regulationsprüfung des Kreislaufes. Darmstadt 1954

[348] SCHERF, D.; COHEN, J.: "Variant" angina pectoris. Circulation **49** (1974) 787

[349] SCHERLIS, L.; SANDBERG, A. A.; WENER, J.; DVORKIN, J.; MASTER, A. M.: Effects of single and double „2 step" exercise tests upon electrocardiograms of 200 normal persons. J. Mount Sinai Hosp. **17** (1950) 242

[350] SCHIMERT, G.: Pathophysiologie der Koronarsuffizienz. Hippokrates **38** (1967) 85

[351] SCHLOMKA, G.; REINDELL, H.; MALAMANI, V.: Beiträge zur klinischen Elektrokardiographie. 14. Mitteilung — Weitere Untersuchungen über das Belastungs-Elektrokardiogramm. Z. klin. Med. **136** (1939) 367

[352] SCHLOMKA, G.; HOHLBAUM, H.: Beiträge zur klinischen Elektrokardiographie, weitere Untersuchungen über die Beziehung zwischen Elektrokardiogramm und Herzfunktion. Z. klin. Med. **137** (1939) 204

[353] SCHMIDT, F. L.: Über den Einfluß der Umdrehungszahl auf verschiedene Parameter des kardio-pulmonalen Systems während Tretkurbelarbeit bei submaximaler Belastung. In: 2. Internat. Seminar für Ergometrie in Berlin 1967 Ergon Verlag, Berlin 1968

[354] SCHNEIDER, R. A.; ZANGARI, V. M.: Variations in clotting time, relative viscosity, and other physiochemical properties of the blood accompanying physical and emotional stress in the normotensive and hypertensive subject. Psychosom. Med. **13** (1951) 289

[354a] SCHÖNBECK, M.; RUTISHAUSER, W.; KRAYENBÜHL, H. P.; LICHTLEN, P.; WEHLAUER, J.: Kineangiographische linksventrikuläre Dimensionsanalyse bei Normalen und Patienten mit einer koronaren Herzkrankheit. Z. Kardiol. **64** (1975) 221

[355] SEIDEL, R.; PARSI, R. A.: Die Bedeutung der Belastungselektrokardiographie für die Dia-

gnostik der ischämischen Herzerkrankungen. In: Zu aktuellen Problemen der Herz-Kreislaufdiagnostik und Therapie. Hrsg. W. FÖRSTER und K. SCHRÖR, Halle 1970, S. 227
[356] SEMMLER, H.; LEMKE, L.: Das chronische Herzwandaneurysma. Med. Klinik **64** (1969) 1559
[357] SEMMLER, H.; LEMKE, L.: Die EKG-Veränderungen bei Herzwandaneurysmen. Z. Inn. Med. **24** (1969) 176
[358] SERRADIMIGNI, A.; BORY, M.; GANDY, M.; GANDY, M. C.; CHAUVIN, G.; METRAS, D.: Correlation entre l'electrocardiogramme d'effort et la coronarographie. Arch. Mal. Coeur **11** (1971) 1669
[358a] SHARROCK, N.; GARRETT, H. L.; MANN, G. V.: Practical exercise test for physical fitness and cardiac performance. Amer. J. Cardiol. **18** (1972) 727
[359] SHAVER, J. A.; KROETZ, F. W.; LEONARD, J. J.; PALEY, H. W.: The effect of steady state increases in systemic arterial pressure on the duration of left ventricular ejection time. J. Clin. Invest. **47** (1968) 217
[360] SHEFFIELD, L. T.; REEVES, T. J.: Graded exercise in the diagnosis of angina pectoris. Mod. Cons. Cardiovasc. Dis. **34** (1965) 1
[361] SHEFFIELD, L. T.; HOLT, J. H.; REEVES, T. J.: Exercise graded by heart rate in electrocardiographic testing for angina pectoris. Circulation **32** (1965) 622
[362] SHEFFIELD, L. T.; ROITMAN, D.; REEVES, T. J.: Submaximal exercise testing. J. SC Med. Ass. (Suppl. **1**) (1969) 18
[363] SHEFFIELD, L. T.; HOLT, J. H.; LESTER, F. M.; CONROY, D. V.; REEVES, T. J.: On-live analysis of the exercise electrocardiogram. Circulation **40** (1969) 935
[364] SHEPHARD, R. J.; ALLEN, C.; BENADE, M.; DAVIES, C. T. M.; DI PRAMPERO, P. E.; HEDMAN, R.; MERRIMAN, J.; MYHRE, K.: Internationally agreed procedures for the testing of cardiorespiratory fitness. In: 2. Intern. Seminar für Ergometrie in Berlin, 1967, Ergon Verlag Berlin 1968
[365] SHIREY, E. K.: Zit. bei KIEFER. Med. Klinik **66** (1971) 145
[365a] SHUBROOKS, S. J.; BETE, J. M.; HUTTER, A. M.; BLOCK, P. C.; BUCKLEY, M. J.; DAGGETT, W. M.; MUNDTH, E. D.: Variant angina pectoris: Clinical and anatomic spectrum and results of coronary bypass surgery. Amer. J. Cardiol. **36** (1975) 142
[366] SIEBER, W.: Vergleich submaximaler Testverfahren-stufenweise ansteigende und konstante Leistung — zur Untersuchung des Herz-Kreislauf-Systems. Z. Kardiol. **62** (1973) 822
[367] SIEGEL, W.; GILBERT, C. A.; NUTTER, D. O.; SCHLANT, R. C.; HURST, J. W.: Use of isometric handgrip for the indirect assessment of left ventricular function in patient with coronary atherosclerotis heart disease. Amer. J. Cardiol. **30** (1972) 48
[368] SIEWERT, H.; EICHHORST, E.; ANDERS, G.: Eine einfache und universelle Eichvorrichtung für alle Ergometertypen. Med. Sport **10** (1970) 124
[369] SILVERMAN, M. E.; FLAMM, M. D.: Variant angina pectoris. Anatomic findings and prognostic implications. Ann. Intern. Med. **75** (1971) 339
[369a] SKETCH, M. H.; MOHIUDDIN, S. M.; LYNCH, J. D.; ZENCKA, A. E.; RUNCO, V.: Significant sex differences in the correlation of electrocardiographic exercise testing and coronary arteriograms. Cardiology **36** (1975) 169
[370] SKJAEGGESTAD, Ö.: The natural history of intermediate coronary syndrome. Acta med. Scand. **193** (1973) 533
[371] SKJAEGGESTAD, Ö.: Prodromer ved akutt hjerteinfarkt. Nord. Med. **67** (1972) 704
[372] SLEEPER, J. C.; ORGAIN, E. S.: Differentiation of benign from pathologic T waves in the electrocardiogram. Amer. J. Cardiol. **11** (1963) 338
[373] SMITH, M.; RUSSELL, R. O.; MORASKI, R. E.; FEILD, B. J.; RACKLEY, C. E.: Left ventricular A-wave amplitude in post-myocardial infarction patients. Amer. J. Cardiol. **33** (1974) 370
[374] SOLOMON, H. A.; EDWARDS, A. L.; KILLIP, T.: Prodromata in acute myocardial infarction. Circulation **40** (1969) 463

[375] SONNENBLICK, E. H.; GERTZ, E. W.: Mechanism of heart failure. Verh. Dt. Ges. Kreisl.-Forschg. **37** (1971) 29

[375a] SOWTON, G. E.; BALCON, R.; CROSS, D.; FRICK, M. H.: Measurement of the angina threshold using atrial pacing. Cardiovasc. Res. **1** (1967) 301

[376] SPANN, J. F.; ZELIS, R. I.; MASON, D. T.: Effect of rapid electrical stimulation of the atria on the resistance vessels in the human forearm. Circulation **39** (1969) 191

[377] SPENCER, F. C.: Bypass grafting for preinfarction angina. Circulation **35** (1972) 1314

[378] SPENCER, F. C.; GLASSMANN, E.: Preinfarction angina: Current therapeutic considerations. Amer. J. Cardiol. **32** (1973) 382

[378a] SPILLER, P.; SCHELBERT, H. R.; NEUHAUS, K. L.; KREUZER, H.: Zur Beziehung zwischen Koronargefäßveränderungen und Störung der lokalen Myokardfunktion. Verh. Dtsch. Ges. inn. Med. **79** (1973) 1146

[379] SPOTNITZ, H. M.; SONNENBLICK, E. H.; SPIRO, D.: Relation of ultrastructure to function in the intact heart: Sarcomere structure relative to the pressure — volume curves of the intact heart ventricles of dog and cat. Circul. Res. **18** (1966) 49

[380] STEAD, E. A. jr.; WARREN, J. V.; MERRILL, A. J.; BRANNON, E. S.: The cardiac output in male subjects as measured by the technique of right atrial catheterization. Normal values with observations on the effect of anxiety and tilting. J. Clin. Invest. **21** (1945) 326

[380a] STENSON, R. E.; FLAMM, M. D.; ZARET, B. L.; MC GOWAN, R. L.: Transient S—T segment elevation with postmyocardial infarction angina, prognostic significance. Amer. Heart J. **89** (1975) 449

[380b] STRAUER, B. E.; BOLTE, H. D.; HEIMBURG, P.; RIECKER, G.: Zur koronaren Herzkrankheit. I. Eine korrelative Studie über Hämodynamik und Kontraktilität an 110 Patienten. Z. Kardiol. **64** (1975) 300

[381] STRICKLAND, A. W.; HORAN, L. G.; FLOWERS, N. C.: Gross anatomy associated with patterns called left posterior hemiblock. Circulation **46** (1972) 276

[382] SUSSMAN, M.; DACK, S.; MASTER, A.: The roentgenkymogram in myocardial infarction. Amer. Heart J. **19** (1940) 453

[383] SUSTAITA, H.; CHATTERJEE, K.; MATLOFF, J. M.; MARBY, A. T.; SWAN, H. J. C.; FIELDS, J.: Emergency bypass surgery in impending and complicated acute myocardial infarction. Arch. Surg. **105** (1972) 30

[384] TATOOLES, C.; RANDALL, W.: Local ventricular bulging after acute coronary occlusion. Amer. J. Physiol. **201** (1961) 451

[385] TAVEL, M. E.; CAMPELL, R. W.; FEIGENBAUM, H.; STEINMETZ, E. F.: The apexcardiogram and its relationship to hemodynamic events within the left heart. Brit. Heart J. **27** (1965) 829

[386] TENNANT, R.; WIGGERS, C.: The effect of caronary occlusion on myocardial contraction. Amer. J. Physiol. **112** (1935) 351

[387] THOMAS, C. B.: The cardiovascular response of normal young adults to exercise as determined by the double Master twostep test. Bull. Johns Hopkins Hosp. **89** (1951) 181

[388] TOCHOWICZ, L.: Über den klinischen Wert der dorso-ventralen Ableitung in der Elektrokardiographie. Z. Kreisl. Forschg. **29** (1937) 711

[389] TORNOW, P.; KINDEL, K.; SCHUSTER, E.: Diagnose und Häufigkeit funktionell bedingter Endteilveränderungen im Elektrokardiogramm mit Hilfe des Valsalva-Preßdruckversuches. Dt. Med. Wschr. **25** (1970) 1352

[390] TOURNIAIRE, A.; BLUM, J.; GALLET, M.; TAILLARD, G.; BARNAY, CH.: Contribution a l'etude de l'angor spontane a propos de deux observations. Lyon Med. **227** (1972) 201

[391] TREVINO, A.; BELLER, B. M.: Conduction disturbances of the left bundle branch system and their relationship to complete heart block. II. A review of differential diagnosis, pathology and clinical significance. Amer. J. Med. **51** (1971) 374

[392] Tumanovsky, M. N.; Harmach, V. Y.; Novikow, Y. G.: Electromyographic study of the dog's heart under normal conditions and after experimentally-induced myocardial infarction. Ter. Arzth. **33** (1961) 11

[393] Uhlenbruck, P.: Die Herzkrankheiten im Röntgenbild und Elektrokardiogramm. Leipzig 1943

[394] Ungerleider, H. E.: The prognostic implications of the electrocardiogram. Amer. J. Cardiol. **6** (1960) 35

[395] Vakil, R. J.: Preinfarction syndrome: Management and follow-up. Amer. J. Cardiol. **14** (1964) 55

[396] Varnauskas, E.: The testing of cardiac patients. Canad. Med. Ass. J. **96** (1967) 751

[397] Völkner, E.; Schmidt, W.; Winkler, M.: Der Schenkelblock. Häufigkeit, klinischer Befund, Prognose. Dt. Ges.wesen **25** (1970) 99

[398] Wegelin, C.: Über Arteriosklerose im Myokard. Schweiz. Med. Wschr. **74** (1944) 57

[398a] Wegener, K.: Koronarverschluß. Histogenese der sklerotischen Plaque und regressive Veränderungen. Arch. Kreisl.forschg. **58** (1969) 102

[399] Weissler, A. M.: Noninvasive cardiology. Grune & Stratton, New York und London 1973

[400] Welch, Ch. C.; Proudfit, W. L.; Sheldon, W. C.: Coronary arteriographic findings in 1,000 women under age 50. Amer. J. Cardiol. **35** (1975) 211

[401] Wells, R.; Heinle, R. A.; Kemp, H. G.; Gorlin, R.: Abnormalities of the microcirculation in patients with anginal syndroms with normal coronary arteries by cineangiography. Abstracts of the 40th scientific session of the American Heart Association Circulation **32**, Suppl. II (1965) 268

[402] Whiting, R. B.; Klein, M. D.; van der Veer, J.; Lown, B.: Variant angina pectoris. New Engl. J. Med. **282** (1970) 709

[403] Wiener, L.; Dwyer, E. M.; Cox, J. W.: Left ventricular hemodynamics in exercise-induced angina pectoris. Circulation **38** (1968) 240

[404] Willems, J. L.: The normal apexcardiogram. Arscia Nitgaven, Brüssel 1973

[405] Willems, J. L.; Kesteloot, H.; de Geest, H.: Influence of acute hemodynamic changes on the apexcardiogram in dogs. Amer. J. Cardiol. **29** (1972) 504

[406] Williams, R. R.; Wagner, G. S.; Peter, R. H.; ST-segment alternans in Prinzmetal's angina. Ann. Intern. Med. **81** (1974) 51

[407] Witte, J.; Heublein, B.; Romaniuk, P.; Parsi, R. A.; Pech, H.: Das Apexkardiogramm bei ischämischer Herzkrankheit unter isometrischer Handdynamometer-Belastung. Z. Inn. Med. **29** (1974) 323

[408] Witte, J.; Heublein, B.: The value of quantitative apex-cardiography as compared to intracardial functional diagnosis of the left ventricle. Cardiologia **33** (1974) 78

[409] Witte, J.; Heublein, B.: Ein neuer Pulsabnehmer zur quantitativen Registrierung des Apexkardiogramms. Dt. Ges.wesen **26** (1971) 2047

[410] Witte, J.; Berwing, K.; Parsi, R. A.; Heublein, B.; Pech, H. J.: Mechanokardiographie bei chronisch ischämischer Herzkrankheit. Dt. Ges.wesen **29** (1974) 2189

[411] Witte, J.; Heublein, B.; Seidel, R.; Parsi, R. A.: Belastungselektrokardiogramm durch abgestufte Herzfrequenzsteigerung mittels Vorhofschrittmacher bei Koronarinsuffizienz. Dt. Ges.wesen **27** (1972) 234

[412] Wood, P.: Acute and subacute coronary insufficiency. Brit. Med. J. **1** (1961) 1779

[413] Wood, P.; McGregor, M.; Magidson, O.; Whittaker, W.: The effort test in angina pectoris. Brit. Heart J. **12** (1950) 363

[414] WHO: The prodromal symptoms of myocardial infarction and sudden death. Report on a working group, Copenhagen 1971

[415] Yamasawa, I.; Nohara, Y.; Takayasu, M.; Morimoto, M.; Hiraide, S.; Sugiura, T.: Continuous electrocardiographic recordings and serial changes of various serum enzymes in a patient with variant form of angina pectoris. Japan. Circul. J. **37** (1973) 1375

[415a] YASNE, H.; TOUYAMA, M.; SHIMAMOTO, M.: Role of automic nervous system in the pathogenesis of Prinzmetal's variant form of angina. Circulation **50** (1974) 534

[416] YOSHIDA, S.; GANZ, W.; DONOSO, R.; MARCUS, H. S.; SWAN, J. C.: Coronary hemodynamics during successi elevation of heart rate by pacing in subjects with angina pectoris. Circulation **44** (1971) 1062

[416a] ZARET, B. L.; STENSON, R. E.; MARTIN, N. D.; STRAUSS, H. W.; WELLS, H. P.; MCFOWAN, R. L.; FLAMM, M. D.: Potassium-43 myocardial perfusion scanning for the non-invasive evaluation of patients with false-positive exercise tests. Circulation **48** (1973) 1234

[417] ZOHMAN, B. L.: Emotional factors in coronary disease. Geriatrics **28** (1973) 110

[418] ZUKEL, W. J.; COHEN, B. M.; MATTINGLY, T. W.: Survival following first diagnosis of coronary heart disease. Amer. Heart. J. **78** (1969) 159

[419] ALISON, H. W.; RUSSELL, R. O.; MANTLE, J. A.; KOUCHOUKOS, N. T.; MORASKI, R. E.; RACKLEY, C. E.: Coronary anatomy and arteriography in patients with unstable angina. Amer. J. Cardiol. **41** (1978) 205

[420] AMENDE, I.; SIMON, R.; LICHTLEN, P.: Druck-Volumen-Beziehung bei Patienten mit koronarer Herzerkrankung nach beta-Blockade. Verh. Dtsch. Ges. Kreisl.forschg. **42** (1976) 193

[421] AMIEL, M.: Apport de la coronarographie au diagnostic de l'insuffisance coronarienne chronique. Coeur **11** (1978) 213

[422] BAILEY, I. K.; GRIFFITH, L. S. C.; ROULEAU, J.; STRAUSS, W.; PITT, B.: Thallium-201 myocardial perfusion imaging at rest and during exercise. Comparative sensitivity to electrocardiography in coronary artery disease. Circulation **55** (1977) 79

[423] BANKA, V. S.; BODENHEIMER, M. M.; SHAH, R.; HELFANT, R. H.: Intervention ventriculography. Comparative value of nitroglycerin, postextrasystolic potentiation and nitroglycerin plus post-extrasystolic potentiation. Circulation **53** (1976) 632

[424] BENACERRAF, A.; BRAU, J.; CASTAIGNE, A.: DUCIMETIERE, P.; FARAH, E.; FURMAN, P.; LELLOUCHE, D.; ROSENSTEIN, H.; STARCKMAN, G.; TONNELIER, M.: Angor de Prinzmetal. Coeur **9** (1978) 507

[425] BIENVENU, P.; MORAND, P.: Place du test à l'Isoprotérénol dans le diagnostic de l'insuffisance coronarienne chronique. Technique et resultats. Coeur **11** (1978) 231

[426] BOLTE, H. D.: Stufenweise Einsatz nicht invasiver und invasiver diagnostischer Methoden bei koronarer Herzkrankheit. Internist **18** (1977) 303

[427] BONORIS, P. E.; GREENBERG, P. S.; CASTELLANET, M. J.; ELLESTAD, M. H.: Significance of changes in R wave amplitude during treadmill stress testing: angiographic correlation. Amer. J. Cardiol. **41** (1978) 846

[428] BONORIS, P. E.; GREENBERG, P. S.; CHRISTISON, G. W.; CASTELLANET, M. J.; ELLESTA D M. H.: Evaluation of R wave amplitude changes versus ST segment depression in stress testing. Circulation **57** (1978) 904

[429] BORER, J. S.; BACHARACH, S. T.; GREEN, M. V.; KENT, K. M.; EPSTEIN, S. E.; JOHNSTON, G. S.: Real-time radionuclide cineangiography in the noninvasive evaluation of global and regional left ventricular function at rest and during exercise in patients with coronary artery disease. New Engl. J. Med. **296** (1977) 839

[429a] BRAUNWALD, E.: Coronary artery surgery at the crossroads. N. Engl. J. Med. **297** (1977) 661

[430] BROWER, R. W.; FIORETTI, P.; MEESTER, G. T.: Left ventricular function from pressure and angiography during pacing. 7th Europ. Congr. Cardiol. (Abstr. I/62), Amsterdam 1976

[431] BUDA, A. J.; LEVENE, D. L.; MYERS, M. G.; CHISHOLM, A. W.; SHANE, S. J.: Coronary artery spasm and mitral valve prolapse. Amer. Heart J. **95** (1978) 457

[432] BUSSMANN, W. D.: Wall motion and pressure-volume relation during volume load and exercise in patients with coronary heart disease (CHD). 7th Europ. Congr. Cardiol. (Abstr. I/Y 6) Amsterdam 1976

[433] Bussmann, W. D.; Kober, G.; Mayer, V.; Thaler, R.; Kratz, M.; Kaltenbach, M.: Regional wall motion during volume load and exercise before and after bypass surgery. 7th Europ. Congr. Cardiol. (Abstr. I/307) Amsterdam 1976

[434] Bussmann, W. D.; Thaler, R.; Kober, G.; Hopf, R.; Kaltenbach, M.: Angiographie des linken Ventrikels nach Volumenbelastung und körperlicher Arbeit bei koronarer Herzkrankheit. Z. Kardiol. **65** (1976) 693

[435] Cherrier, F.: Angor instable ou syndrome du menace? Notre conception actuelle? Ann. Cardiol. Angeiol. **26** (1977) 9

[436] Cosby, R. S.; Giddings, J. A.; See, R. J.; Mayo, M.: Late complications of myocardial infarction. JAMA **236** (1976) 1717

[437] Ellestad, M. H.; Halliday, W. K.: Stress testing in the prognosis and management of ischemic heart disease. Angiology **28** (1977) 149

[438] Fabian, J.; Brodan, V.; Belan, A.: Pacing test in patients with ischemic heart disease. Clinical, hemodynamic and metabolic picture of acute induced myocardial ischemia. Rev. Czechosl. Med. **22** (1976) 10

[439] Fabian, J.; Brodan, V.; Belan, A.: Hemodynamics and myocardial metabolism in patients with obliterative coronary atherosclerosis and tachycardia induced by pacing. Cor et Vasa **3** (1976) 179

[440] Fleck, E.; Dirschinger, J.; Lindner, H.; Redl, A.; Rudolph, W.: Regionale Myokarddurchblutung in reversible- und irreversibel-asynergen Myokardbezirken. Verh. Dtsch. Ges. Kreisl.forschg. **42** (1976) 190

[441] Gaasch, W. H.; Bernard, S. A.: Effect of acute changes in coronary blood flow on left ventricular end-diastolic wall thickness: An echocardiographic study. Circulation **56** (1977) 593

[442] Gaasch, W. H.; Bing, O. H. L.; Franklin, A.; Rhodes, D.; Bernard, S. A.; Weintraub, R. M.: Influence of acute alterations in coronary blood flow on left ventricular diastolic compliance and wall thickness. Europ. J. Cardiol. **7** (1978) 147

[443] Gibson, D. G.; Doran, J. H.; Traill, T. A.; Brown, D. J.: Regional abnormalities of left ventricular wall movement during isovolumic relaxation in patients with ischemic heart disease. Europ. J. Cardiol. 7/Suppl. 1 (1978) 251

[444] Glogor, D.; Kaindl, F.; Zilcher, H.: Instabile Angina pectoris aus internistischer Sicht. Herz **3** (1978) 13

[445] Grossmann, W.; Mann, J. T.: Evidence for impaired left ventricular relaxation during acute ischemia in man. Europ. J. Cardiol. **7**/Supl. 1 (1978) 239

[446] Gulotta, S. J.: Preinfarction angina. Defining the syndrome and the risk. Postgraduate Med. **60** (1976) 220

[447] Hall, R. J.; Garcia, E.; Mathur, V. S.; Castro, C. M. de: Coronary artery bypass — are multicenter cooperative random studies misleading? Cardiovasc. Dis., Bull. Texas Heart Inst. **5** (1978) 12

[448] Hardarson, T.; Henning, H.; O'Rourke, A. R.: Prolonged salutary effects of isosorbide dinitrate and nitroglycerin ointment on regional left ventricular function. Amer. J. Cardiol. **40** (1977) 90

[449] Heublein, B.; Pech, H. J.: Linksventrikuläre Funktion bei chronisch ischämischer Herzkrankheit in Ruhe und unter Belastung sowie bei akutem Myokardinfarkt. Promotion B, Humboldt-Universität zu Berlin 1978

[450] Heupler, F. A.: Current concepts of Prinzmetal's variant form of angina pectoris. Cleveland Clin. Quart. **43** (1976) 131

[451] Heupler, F. A.; Proudfit, W. L.; Razavi, M.; Shirey, E. K.; Greenstreet, R.; Sheldon, W. C.: Ergonovine maleate provocative test for coronary arterial spasm. Amer. J. Cardiol. **41** (1978) 631

[452] Hultgren, H. N.: Medical versus surgical treatment of unstable angina. Amer. J. Cardiol. **38** (1976) 479

[453] JAFFE, M. D.: Effect of oestrogens on postexercise electrocardiogram. Brit. Heart J. **38** (1977) 1299

[454] KANNEL, W. B.; SORLIE, P. D.: Remission of clinical angina pectoris: The Framingham study. Amer. J. Cardiol. **42** (1978) 119

[455] KOBER, G.; SCHOLTHOLT, J.: Continous recording of local myocardial function in normal and ischemic myocardium. Basic Res. Cardiol. **71** (1976) 150

[456] KOLETTIS, M.; GIALOFOS, J.; TOUTOUZAS, P.; GEORGIU, B.; AVGOUSTAKIS, D.: Mechanical alterations of left ventricle during right atrial pacing. Acta Cardiol. **31** (1976) 371

[457] KREULEN, T. H.; BOVE, H. H.; McDONOUGH, M. T.; SANDS, M. J.; SPANN, J. T.: The evaluation of left ventricular function in man. A comparison of methods. Circulation **51** (1975) 677

[458] LANDMANN, J.; KOLSTERS, W.; BRUSCHKE, A. V. G.: Regression of coronary artery obstruction demonstrated by coronary arteriography. Europ. J. Cardiol. **4/4** (1976) 475

[459] LEITZ, K. H.; LIESE, W.; LICHTLEN, P.; BORST, H. G.: Instabile Angina pectoris aus chirurgischer Sicht. Herz **3** (1978) 23

[460] LESBRE, J. P.; BERNASCONI, P.; QUIRET, J. C.; POINSOT, J. P.: Valeur diagnostic comparé du test a l'Isoprotérénol et de l'épreuve d'effort dans le dépistage de l'insuffisance coroanrienne. Arch. Mal. Coeur **69** (1976) 8

[461] LEVINE, H. J.; GAASCH, W. H.: Diastolic compliance of the left ventricle. I. Causes of a noncompliant ventricular chamber. Modern Conc. Cardiovasc. Dis. **47** (1978) 95

[462] LEZO, J. S. DE; CARRASCO, J. L.; NUNEZ, P.; GARCIA, E.; HERNANDEZ-LATTUF, P.: Hemodynamic and angiocardiographic changes following nitroglycerin in coronary artery disease. Europ. J. Cardiol. **5/4** (1977) 357

[463] LICHSTEIN, E.; ALOSILLA, C.; CHADDA, K. D.; GUPTA, P. K.: Significance and treatment of nocturnal angina preceding myocardial infarction. Amer. Heart J. **93** (1977) 723

[464] LICHTLEN, P.: Les indications opératorres et les résultats dans l'angor instable. Therap. Umschau/Rev. therap. **35** (1978) 90

[465] LOOP, F. D.; PROUDFIT, W. L.; SHELDON, W. C.: Coronary bypass surgery weighed in the balance. Amer. J. Cardiol. **42** (1978) 154

[466] MANCA, C.; DEI CAS, L.; ALBERTINI, D.; BALDI, G.; VISIOLI, O.: Different prognostic value of exercise electrocardiogram in men and women. Cardiology **63** (1978) 312

[467] MANLEY, J. C.; KING, J. F.; ZEFT, H. J.; JOHNSON, W. D.: The "bad" left ventricle. J. Thor. Cardiovasc. Surg. **72** (1976) 841

[468] MANN, T.; BRODIE, B. R.; GROSSMANN, W.; McLAURIN, L. P.: Effect of angina on the left ventricular diastolic pressure-volume relationship. Circulation **55** (1977) 761

[469] MATHES, P.; SEBENING, H.; DELIUS, W.; WIRTZFELD, A.: Regionale Myokardfunktion nach abgelaufenem Myokardinfarkt. Verh. Dtsch. Ges. inn. Med. **82** (1976) 1166

[470] MÄURER, W.; OPHERK, D.; ZEBE, H.; MEHMEL, H. C.; MÜLLER, J. H.; KÜBLER, W.: Veränderungen des Plasma-Katecholamin-Gehaltes im Koronarsinus bei Patienten mit koronarer Herzerkrankung unter Belastung. Verh. Dtsch. Ges. inn. Med. **82** (1976) 1193

[471] National Cooperative Study Group of National Heart, Lung and Blood Institute: In acute unstable angina: Medical approach better than previously reported. Clin. Trend. Cardiol. **6** (1977) 1

[472] NAQVI, S. Z.; CHISHOLM, A. W.; STANDEN, J. R.; SHANE, S. J.: Relative insensitivity of isovolumic phase indices in assessment of left ventricular function. Amer. Heart J. **91** (1976) 577

[473] PARMLEY, W. W.; CHUCK, L.; CHATTERJEE, K.; GLANTZ, S. A.; RATSHIN, R. A.: Acute changes in the diastolic pressure-volume relationship on the left ventricle. Europ. J. Cardiol. **4**/Suppl. (1976) 105

[473a] PARSI, R. A.; BERWING, K.; LUDWIG, E.; PECH, H. J.: Die Bedeutung des Dipyridamol-Tests in der Diagnostik der chronischen ischämischen Herzkrankheit im Vergleich zur Fahrradergometrie. Dt. Ges.wesen **35** (1980) 12

[474] PARSI, R. A.; SEMMLER, H.: The comparison between conventional ECG and Frank's corrected orthogonal system by patients with ischemic heart disease (IHD) with coronary angiograms using the discriminance analysis. 4. Intern. Kongr. Elektrokardiol., Balatonfüred 1977

[474a] PARSI, R. A.; HEUBLEIN, B.; PECH, H. J.: Die hämodynamischen Veränderungen des linken Ventrikels beim akuten Myokardinfarkt. IX. Kongreß der Ges. Kardiol./Angiol., Karl-Marx-Stadt, Mai 1978

[475] PECH, H. J.; PARSI, R. A.; PORSTMANN, W.; WITTE, J.: Funktion des linken Ventrikels nach transmuralem Myokardinfarkt. Dtsch. Ges.wesen **32** (1977) 1071

[476] POPIO, K. A.; GORLIN, R.; BECHTEL, D.; LEVINE, J. A.: Postextrasystolic potentiation as a predictor of potential myocardial viability: preoperative analysis compared with studies after coronary bypass surgery. Amer. J. Cardiol. **39** (1977) 944

[477] PROBST, P.; PACHINGER, O.; JOSKOWICS, G.; KAINDL, F.: Vergleichende Untersuchungen isovolumetrischer Kontraktilitätsindizes und angiographisch ermittelter Funktionsparameter. Verh. Dtsch. Ges. Kreisl.forschg. **42** (1976) 187

[478] PROUDFIT, W. L.: Criticisms of the VA randomized study of coronary bypass surgery. Clin. Res. **26** (1978) 236

[478a] READ, R. C.; MURPHY, M. L.; HULTGREN, H. N.; TAKARO, T.: Survival of men treated for chronic stable angina pectoris. A cooperative randomized study. J. Thor-Cardiovasc. Surg. **75** (1978) 1

[479] RICKARDS, A. F.; SEABRA-GOMES, R.: Observations on the effect of angina on the left ventricle, with special reference to diastolic behavior. Europ. J. Cardiol. **7**/Supl. 1 (1978) 213

[480] ROBB, G. P.; MARKS, H. H.: Post-exercise electrogram in arteriosclerotic heart disease. JAMA **200** (1976) 918

[481] ROSCH, J.; ANTONOVIC, R.; TREMOUTH, R. S.; RAHIMTOOLA, S. H.; SIM, D. V.; DOTTER, C. T.: The natural history of coronary artery stenosis. Radiology **119** (1976) 513

[482] ROSKAMM, H.; RENTROP, P.; PETERSEN, H.: Die Ventrikelfunktion bei der koronaren Herzerkrankung. Verh. Dtsch. Ges. Kreisl.forschg. **42** (1976) 50

[483] ROSS, J.: Afterload mismatch and preload reserve: a conceptual framework for the analysis of ventricular function. Progr. Cardiovasc. Dis. **28** (1976) 865

[484] ROY, G.; SELINGER, H.; CARTER, W. H.: Stokes-Adams attack in Prinzmetal variant angina. Western Virgin. Med. J. **73** (1977) 5

[485] RUTSCH, W.; GROSSE, G.; MICHEL, U.; KRAIS, T.; SCHMUTZLER, H.: Myokardbewegung nach Nitratgabe zur Bestimmung der Reversibilität umschriebener Myokardfunktionsstörungen. Verh. Dtsch. Ges. Kreisl.forschg. **42** (1976) 183

[486] SAUER, G.; JEHLE, J.; KARSCH, R.; KREUZER, H.; NEUHAUS, K.-L.; SPILLER, P.: Der Einfluß von Nitroglyzerin auf die Hämodynamik, Wandspannung und Sauerstoffverbrauch des linken Ventrikels. Z. Kardiol. **65** (1976) 753

[487] SCHÜREN, K. P.; BEHRENS, R.; SCHRÖDER, R.: Falsch-positives Belastungs-EKG bei organisch gesunden Frauen. Dtsch. Med. Wschr. **103** (1978) 816

[488] SCHWARZ, F.; ENNSLEN, R.; THORMANN, J.; SESTO, M.: Effects of nitroglycerin, postextrasystolic potentiation, and pacing-induced ischemia on wall motion in patients with ischemic heart disease. Brit. Heart J. **39** (1977) 44

[489] SELZER, A.; LANGSTONE, M.; RUGGEROLI, CH.; COHN, K.: Clinical syndrome of variant angina with normal coronary arteriograms. New Engl. J. Med. **295** (1976) 1243

[490] SEMMLER, H.: Ein Vergleich zwischen orthogonalem EKG-Ableitungssystem und konventionellem EKG bei chronisch ischämischer Herzkrankheit unter Berücksichtigung der koronarangiographischen und hämodynamischen Parameter und Anwendung der Diskriminanzanalyse. Promotion B, Humboldt-Universität zu Berlin 1978

[491] SHETTIGAR, U. R.; BARRY, W. R.; HULTGREN, H. N.: P wave analysis in ischemic heart disease. An echocardiographic, hemodynamic and angiographic assessment. Brit. Heart J. **39** (1977) 894

[491a] SLANY, J.; MÖSSLACHER, H.; KROMIK, G.; SCHMOLINER, R.: Einfluß von Dipyridamol auf das Ventrikulogramm bei koronarer Herzkrankheit. Z. Kardiol. **66** (1977) 389

[492] STRAUER, B. E.: Neuere Ergebnisse zur Pathophysiologie der Koronarinsuffizienz. Internist **18** (1977) 294

[493] STRAUER, B. E.; SCHERPE, A.: Ventricular function and coronary hemodynamics after intravenous nitroglycerin in coronary artery disease. Amer. Heart J. **95** (1978) 210

[494] TAUCHERT, M.; BEHRENBECK, D. W.; HÖTZEL, J.; HILGER, H. H.: Ein neuer pharmakologischer Test zur Diagnose der Koronarinsuffizienz. Dtsch. Med. Wschr. **101** (1976) 35

[495] TOMODA, H.: Clinical evaluation of left ventricular myocardial stiffness. Japan. Heart J. **19** (1978) 74

[496] WATERS, D. D.; HALPHEN, CH.; THEROUX, P.; DAVID, P.-R.; MIZGALA, H. F.: Coronary artery disease in young women: Clinical and angiographic features and correlation with the risk. Amer. J. Cardiol. **42** (1978) 41

[497] WILLIAMSON, J. S.; BAUMANN, D. J.; TSAGARIS, T. J.: A comparison of hemodynamic and angiographic indices of left ventricular performance in patients with coronary artery disease. Cardiology **63** (1978) 220

[498] YASNE, H.; TOUYAMA, M.; KATO, H.: Prinzmetals variant angina as a manifestation of alpha-adrenergic receptors mediated coronary artery spasm: Documentation by coronary arteriography. Amer. Heart J. **91** (1976) 148

3.12. Angina pectoris ohne atherosklerotische Veränderungen

In den letzten Jahren wurde über Patienten mit Angina pectoris ohne koronaratherosklerotische Veränderungen berichtet [1, 2 u. a.]. Neben den bereits beschriebenen Krankheitsbildern wie PRINZMETAL-Angina ohne Atherosklerose der Koronararterien (s. S. 269) und das mesosystolische Klick-Syndrom (Mitralklappenprolaps) (s. S. 195) gehört auch das sog. Syndrom X zu dieser Gruppe.
Dieses Syndrom X hat folgende Merkmale:

1. Angina pectoris
2. normale Koronararterien
3. durch artefizielle Vorhofstimulation induzierte ischämische ST-Senkungen

Diese Patienten zeigen im Vergleich zu einer Gruppe mit Koronaratherosklerose, Angina pectoris und pacing-induzierter ST-Senkung folgende Unterschiede [2]:

- signifikante Erhöhung des Herzindex
- Erhöhung der linksventrikulären Arbeit
- Senkung des LVEDP

Diese Untersucher vertreten die Meinung, daß die Pathophysiologie des Syndrom X unterschiedlich zu der der myokardialen Ischämie ist [2].
Einige Parameter der linksventrikulären Funktion wie die Auswurffraktion und die Faserverkürzungsgeschwindigkeit in Ruhe waren bei 8 Patienten mit typischer Angina pectoris und normalem Koronarangiogramm im Normbereich; nur die Koronarreserve

war bei allen im Vergleich zur Kontrollgruppe eingeschränkt. Die linksventrikuläre Myokardbiopsie zeigt degenerative Veränderungen der Myokardzellen, jedoch keine bedeutsamen pathologischen Abweichungen im Bereich der kleinen Gefäße (small vessel-disease) [3].
Ob bei jeder Angina pectoris mit normalen Koronarangiogramm die gleichen pathophysiologischen, pathobiochemischen und pathomorphologischen Veränderungen zugrunde liegen, bedarf weiterer Klärung.

3.12.1. Literatur

[1] Arbogast, R., Bourassa, M. G.: Myocardial function during atrial pacing in patients with angina pectoris and normal angiograms. Amer. J. Cardiol. **32** (1973) 257
[2] Bourassa, M. G., Pasternack, A.: Angina pectoris in patients with normal coronary angiogram. In: Lichtlen, P. R. (Hrsg.): Coronary angiography and angina pectoris. Symp. Europ. Soc. Cardiol., Hannover, March 1975. Thieme Verlag Stuttgart 1975
[3] Opherk, D., Zebe, H., Weihe, E., Mäurer, W., Mehmel, H. C., Kübler, W.: Syndrome X: Results of coronary reserve and myocardial biopsy (Abstr. 189). Transact. Europ. Soc. Cardiol. **1** (1978) 50

3.13. Therapie der Angina pectoris

3.13.1. Allgemeine Grundsätze

Die koronare Herzkrankheit hat eine Reihe von pharmakologischen und chirurgischen Maßnahmen notwendig gemacht. Die Hauptproblematik der Therapie der Angina pectoris besteht darin, daß diese Maßnahmen vor allem nicht die Grundkrankheit — die atherosklerotischen Veränderungen des Koronararteriensystems — beeinflussen, sondern nur einen palliativen Charakter besitzen.
Heute ist es als erwiesen anzusehen, daß ein kausaler Zusammenhang zwischen den atherosklerotischen Veränderungen des Koronarsystems und verschiedenen klinischen Manifestationsformen der ischämischen Herzkrankheit besteht (s. auch S. 78). Dies wurde durch eine Reihe anatomisch-pathologischer Untersuchungen sowie auch durch die Ergebnisse der Koronarangiographie bei mehr als 100000 Menschen in der Welt bestätigt.
Während eine lineare Beziehung zwischen der morphologischen Veränderung des Koronarsystems und den manifesten Formen der Krankheit besteht, sind Tausende von Menschen, deren Koronararteriensystem pathologische Veränderungen zeigt, ohne klinisch manifeste Krankheit. Damit ist sichtbar, welche Komplexität den ätiopathogenetischen Faktoren zukommt, die bei der Therapie berücksichtigt werden sollten. Viele Aspekte sind noch nicht vollständig geklärt.
Bei der klinischen Manifestation besteht eine Beteiligung der Koronararterien sowie des Herzmuskels, die auch als ischämische Kardiomyopathie bezeichnet wird [22].
Es kommt zur nachstehenden Reihenfolge der Veränderungen:

> Veränderungen des Koronararteriensystems → passagere oder permanente Herzmuskelveränderungen → Symptome der Erkrankung

Bei näherer Betrachtung der Reihenfolge sind folgende Aspekte bedeutungsvoll:

1. Nicht alle Koronararterien sind gleichmäßig stark von atherosklerotischen Veränderungen betroffen. So stellt z. B. der R. interventricularis ant. eine besonders prädisponierte Arterie dar. Auch verschiedene Abschnitte der Arterien sind unterschiedlich stark in diese degenerativen Veränderungen einbezogen (siehe auch S. 80, 188).
2. Auch in der muskulären Beteiligung findet man Unterschiede in der Reaktion der einzelnen Muskelschichten auf die Mangeldurchblutung. Zum Beispiel manifestiert sich an subendokardialen Schichten eine Ischämie eher als an anderen. Von besonderer Bedeutung bei der Entstehung einer Ischämie ist die regionale Blutverteilung.

Es ist somit entscheidend, welche versorgende Arterie verschlossen ist und welche Muskelschichten über Kollateralen ernährt werden. Danach gesehen unterteilt man, wie bereits erwähnt, die Durchblutung in 4 Perfusionskompartimente [83] (s. S. 27).
Diese Kompartimente im linken Ventrikel haben große pathophysiologische Bedeutung und ihr Verständnis hilft bei der Interpretation der klinischen Bilder sowie für die Wahl der Therapiemaßnahmen.
Hämodynamische Situationen, die die Koronarreserve am meisten in Anspruch nehmen, z. B. Tachykardie, Hypotonie und erhöhte Kontraktilität, können zu ihrer Erschöpfung führen, besonders dann, wenn das dritte und vierte Kompartiment betroffen sind. Ausdruck dessen sind in der Klinik die Angina pectoris und im Experiment die subendokardial erzeugte Ischämie.
Wie bereits erwähnt, sind die Schmerzen bei Angina pectoris grundsätzlich auf ein Mißverhältnis zwischen Sauerstoffangebot und -verbrauch zurückzuführen. Die Behandlung muß also prinzipiell auf die Korrektur dieses Mißverhältnisses gerichtet sein. Für den Ausgleich ergeben sich 2 Möglichkeiten:

1. Eine Steigerung der Koronardurchblutung und
2. eine Reduktion des Sauerstoffverbrauches.

Das Ziel der Therapie besteht darin, das Defizit zwischen Sauerstoffangebot und -bedarf zu korrigieren. Die Therapiemaßnahmen sollen folgende Effekte zeigen:

1. Quantitative und qualitative Förderung des Kollateralsystems
2. Reduzierung des myokardialen Sauerstoffverbrauches
3. Vermeidung von Tachykardie und Hypotonie

Dennoch müssen wir uns bewußt sein, daß alle diese Maßnahmen symptomatisch sind; die kausale Therapie jedoch muß in der Verlangsamung des atherosklerotischen Prozesses liegen, was eine Nutzung aller Maßnahmen der primären und sekundären Prävention trotz ihrer Problematik erfordert.
Die Erfolge oder Mißerfolge bei der Therapie dieser Krankheit sind im wesentlichen von ihrer Entwicklungsphase abhängig. Während im Anfang die Angina pectoris in der Regel medikamentös beeinflußbar ist, wird die Einstellung der schweren Formen in späteren Phasen der Grundkrankheit immer komplizierter und ineffektiver.
Unter einer *therapieresistenten Angina pectoris* verstehen wir persistierende, invalidisierende Angina pectoris-Anfälle, die trotz adäquater medikamentöser Therapie auftreten. Der Grad der physischen und psychischen Belastung des Patienten als auslösender Faktor der Anfälle darf jedoch nicht außer acht gelassen werden, so daß die „Thera-

pieresistenz“ ein relativer Begriff ist. Die Intensität und Lokalisation der Angina pectoris wird sogar in eine direkte Beziehung zu der Zahl der betroffenen Koronararterien und dem Schweregrad der Koronaratherosklerose gesetzt.
Abbildung 85 zeigt die therapeutische Kompensationsmöglichkeit des O_2-Defizits.
Zur Behandlung der Angina pectoris wurden eine Reihe von Substanzen entwickelt, die jedoch bisher alle hinsichtlich ihrer Indikation und klinischen Bedeutung nicht sicher beurteilbar sind. Subjektive Methoden zur Erfolgsbeurteilung sind bekanntlich mit Nachteilen behaftet; meßbare Methoden dagegen sind in dieser Hinsicht beim Menschen nicht immer unproblematisch. So zeigten z. B. in Doppelblindversuchen 30—60% der

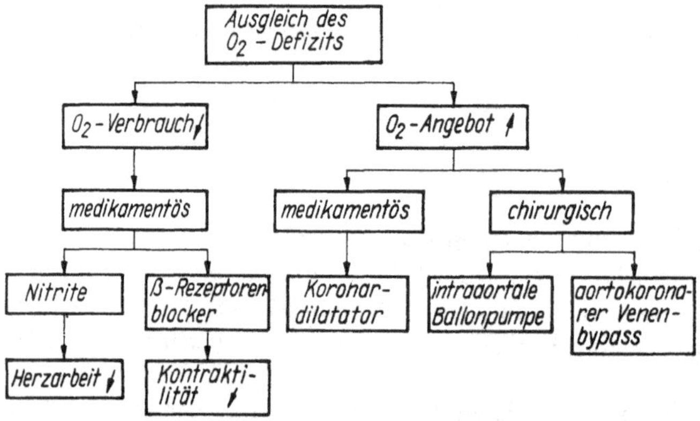

Abb. 85. Ausgleich des Sauerstoffdefizits

Patienten Plazebo-Effekte [29], was besonders in den nur nach Beschwerden orientierten Studien und oft fehlendem Koronarinsuffizienznachweis durch verschiedene Methoden (Koronarangiographie, Ergometrie) oder durch Kurzzeitbeobachtungen, die normale auftretende Schwankungen der Angina pectoris-Symptomatik nicht erfassen, deutlich wird.
Übertragungen tierexperimenteller Ergebnisse auf den Menschen sind nur bedingt möglich. Obwohl die Koronaratherosklerose die Ursache für die Mehrheit aller Formen der IHK ist [89], darf man andere kausale Zusammenhänge nicht übersehen.
Folgende Umstände können für die Auslösung eines Anfalls bei einzelnen Patienten verantwortlich sein:

1. Emotionelle Spannung (Ärger, übermäßige Freude u. a.)
2. Bergsteigen u. ä.
3. Körperliche Belastung
4. Heben und Tragen schwerer Lasten
5. Hasten (Rennen zum Bus usw.)
6. Nach üppigem Essen
7. Sexuelle Aktivität
8. Hypoglykämie
9. Verabreichung von Katecholaminen (Adrenalin, Noradrenalin)
10. Kälte, Hitze, Wind, Feuchtigkeit, kaltes Wasser, Eisessen
11. Größere Reisen
12. Aufenthalt in größeren Höhen

In der täglichen Praxis bedeutet das, daß alles unternommen werden muß, um die auslösenden Momente zu vermeiden. Für die Patienten mit IHK ist eine „maßgeschneiderte" Therapie und Betreuung von großer Bedeutung. Selbstverständlich ist dabei auch die Ausschaltung der Risikofaktoren nicht außer acht zu lassen [70].
Die Therapie der Angina pectoris basiert auf drei Möglichkeiten:

1. Allgemeine Maßnahmen
2. Medikamentöse Therapie
3. Chirurgische Therapie

3.13.2. Allgemeine Maßnahmen

- Vermeidung der auslösenden Faktoren (s. oben)
- Behandlung der Risikofaktoren bes. der Hyperlipoproteinämie, Hypertonie, des Diabetes mellitus, der Adipositas und der Gicht
- Bewegungs- und Trainingstherapie

Die Bewegungs- und Trainingstherapie reduziert nicht nur die Anzahl und die Intensität der Angina-pectoris-Anfälle, sondern erhöht gleichzeitig die Leistungskapazität und das Wohlbefinden der Patienten [28, 33]. Über welchen Mechanismus das körperliche Training die Angina pectoris beeinflußt, ist nicht bekannt. Die Untersuchungen von Helfant und Mitarbeiter haben gezeigt, daß dieser Effekt weder mit der Zunahme von Kollateralen [41], noch mit signifikanten Veränderungen des Cholesterolspiegels und des Blutdruckes [58] sowie dem Herzminutenvolumen korreliert [28]. Allerdings ist die körperliche Leistung gestiegen, und es scheint, daß dieser Umstand zu einem erhöhten Schlagvolumen und einem reduzierten tension-time-Index bei einer gegebenen Belastung führt [25]. Offensichtlich wird durch das Training die Leistung des Kreislaufes erhöht [25, 88]. Bei einer gegebenen Arbeitsbelastung ist der Gesamtverbrauch des Körpers an Sauerstoff um 75% reduziert [28]. Durch Training kommt es zu einer vagotonen Umstellung, die zu einer Senkung der Herzfrequenz und des Blutdruckes bzw. deren Produkt (Frequenz-Druck-Produkt-FDP), eine der wichtigsten Determinanten des Sauerstoffverbrauches, führt.

3.13.3. Medikamentöse Therapie

Ziel der Therapie im akuten Anfall muß es sein, das Verhältnis von O_2-Angebot und O_2-Verbrauch im Myokard zu normalisieren, die Anfallsbereitschaft zu reduzieren und darüber hinaus die Koronarreserve zu verbessern. Für die Sauerstoffzufuhr ist die koronare Durchblutung ausschlaggebend. Sie ist in erster Linie vom koronaren Widerstand, der Diastolendauer und dem Aortendruck abhängig. Eine myokardiale Hypoxie zwingt den Herzmuskel von einer aeroben auf eine anaerobe Energiebereitstellung überzugehen. Aus diesem anaeroben Stoffwechsel entstehen Metaboliten, die folgende Wirkungen hervorrufen:

1. Maximale Koronardilatation soweit bei der Koronaratherosklerose möglich (wahrscheinlich durch Adenosin, H^+- oder K^+-Ionen).
2. Auslösung des Schmerzsyndroms (Angina pectoris) als Folge der Reizung myokardialer Schmerzrezeptoren.
3. Herabsetzung der myokardialen Kontraktilität mit passagerer Linksherzinsuffizienz, die hämodynamisch und z. T. auch klinisch nachweisbar ist (erhöhter enddiastolischer Druck, Galopprhythmus).

Die pharmakologische Beeinflussung der Angina pectoris muß auf diese Veränderung gerichtet sein. Dabei ist zu beachten, daß die Hypoxie selbst der stärkste vasodilatorische Reiz ist und von keinem Medikament übertroffen wird. Deshalb sind alle Versuche, eine Verbesserung der Koronardurchblutung durch eine weitere Vasodilatation zu bewirken, fragwürdig.

3.13.3.1. Nitroverbindungen

— Amylnitrit und Nitroglyzerin

Nitropräparate sind seit 100 Jahren das effektivste Mittel bei der Kupierung des Angina pectoris-Anfalls.
Amylnitrit und Nitroglyzerin haben folgende Strukturformeln

$$\begin{matrix} H_3C \\ H_3C \end{matrix} \rangle CHCH_2CH_2NO_2 \quad \text{Amylnitrit}$$

$$\begin{array}{l} H_2C-O-NO_2 \\ \quad | \\ HC-O-NO_2 \quad \text{Nitroglyzerin} \\ \quad | \\ H_2C-O-NO_2 \end{array}$$

Ihr Wirkungsmechanismus ist bisher noch nicht sicher geklärt. Sie verursachen durch eine direkte Einwirkung auf die glatte Muskulatur eine Entspannung, jedoch dürfte die im Koronarangiogramm nachweisbare Vasodilatation nach sublingualer Applikation nicht der ausschließliche Effekt der antianginösen Wirkung sein [64].
Die Verminderung der Herzarbeit wird von einer Abnahme der Koronardurchblutung begleitet [13, 24, 36, 52], wobei gleichzeitig eine Koronardilatation angiokardiographisch nachweisbar ist [79]. Die beobachtete initiale Zunahme der koronaren Durchblutung bei einzelnen Patienten [13, 24] stellt kaum den eigentlichen antianginösen Wirkungsmechanismus dar [51]. Diese Zunahme ist sehr flüchtig und hält nur 1—2 Minuten nach sublingualer Applikation an.
Es wurde experimentell eine Regionalisierung bzw. Neuverteilung der Koronardurchblutung nach Nitrokörper nachgewiesen [12], wobei eine Verbesserung der Durchblutung der subendokardialen Schichten des linken Ventrikels festgestellt wurde.
Eine unter Nitroglyzerin beobachtete Steigerung der Kontraktilität (dp/dt_{max}) [43] und die am isolierten Herzmuskel nachgewiesene positiv initrope Wirkung [86] sind bei therapeutischen Dosen gering und haben für die Durchbrechung der Koronarinsuffizienz keine Bedeutung, da hierdurch der Sauerstoffverbrauch eher gesteigert wird [60]. Gleichfalls ist Lichtlen [51] der Auffassung, daß die Nitrate die Herzfrequenz, dp/dt und die systolische Austreibungsrate nur unwesentlich beeinflussen. Die Kontraktilität wird somit kaum beeinträchtigt. Auch bei der Belastung bleiben dp/dt, die Austreibungsrate und der koronare Widerstand unverändert [51]. Wiener und Mitarbeiter [92] konnten andererseits eine Steigerung von dp/dt des linken Ventrikels nach Gabe von 0,6 mg Nitroglyzerin bis 22% feststellen. Ganz und Mitarbeiter [34] konnten nach intrakoronarer Verabreichung von Nitroglyzerin keine Beseitigung der durch artefizielle Vorhofstimulation induzierten Angina pectoris erreichen. Sie kommen nach dieser Studie zu der Schlußfolgerung, daß die direkte Wirkung von Nitroglyzerin auf das Koronarbett

wenn überhaupt, eine geringe Rolle bei der antianginösen Wirkung spielt. Der antianginöse Effekt scheint vollständig durch die Wirkung des Medikaments auf den großen Kreislauf bedingt zu sein. Schließlich kommen sie zu der Feststellung, daß eine Verminderung des myokardialen Sauerstoffverbrauches und nicht eine Erhöhung des Sauerstoffangebotes die Grundlage der antianginösen Wirkung des Nitroglyzerins ist. Es besteht Übereinstimmung mit der Vorstellung anderer Autoren [69, 93], die die Wirkung auf den großen Kreislauf und nicht die Zunahme des Koronardurchflusses als Angina pectoris beseitigendes Moment ansehen.

Bernstein und Mitarbeiter [13], Gorlin und Mitarbeiter [36] und Lichtlen [51] kommen zu der Feststellung, daß die Nitrate durch einen „inneren Aderlaß" (venöses pooling) [61] zu einer sofortigen Entlastung des Herzens und einer deutlichen Steigerung der kardialen Leistungseffektivität führen. Das zeigen auch die Ergebnisse der eigenen Untersuchungen [113].

Diese Vorstellung wird dadurch bestärkt, daß man durch einen Blutentzug eine antianginöse Wirkung nach Volumenzufuhr auf einer ähnlichen hämodynamischen Basis erreicht hat [44, 68].

Nitroglyzerin und andere koronarerweiternde Pharmaka der Nitratgruppe beeinflussen den kalziumabhängigen elektromechanischen Kupplungsprozeß (Kalziumantagonismus) in der glatten Muskulatur, sie haben jedoch in diesem Sinne keinen Einfluß auf die Myokardfasern [90b].

Obwohl die klinische Wirkung der Nitrate im allgemeinen unbestritten ist, zeigten jedoch einzelne Untersuchungen, daß im Vergleich zum Placebo die Belastungsgrenze nicht heraufgesetzt wurde [29]. Nitroglyzerin wurde auch mit Erfolg in Salbenform verwendet [75].

Nitropräparate sollen ebenfalls prophylaktisch zur Anfallsverhütung verwendet werden. Die effektiv wirksame Dosis ist von Patient zu Patient unterschiedlich. Auch bei einem

Tabelle 56
Wirkungen und Nebenwirkungen von Nitroverbindungen [23, 50, 78, 113]

Wirkungen

1. Senkung des arteriellen Blutdruckes
2. Senkung des Venentonus und venöses pooling
3. Senkung des linksventrikulären enddiastolischen Druckes (Vorlast)
4. Senkung der Wandspannung
5. Verringerung des Ventrikelvolumens
6. Steigerung von dp/dt
7. Verkürzung der Austreibungszeit
8. Normalisierung ischämisch bedingter kinetischer Störungen
9. Steigerung des Sauerstoffdruckes im ischämischen Myokardbezirk
10. Erhöhung der Kontraktilität

Nebenwirkungen

1. Kopfschmerzen
2. Orthostatische Hypotonie
3. Nitritsynkopen
4. Paradoxe Verschlechterung des Angina pectoris Anfalles (besonders bei idiopathischer Herzhypertrophie mit subvalvulärer Aortenstenose oder valvuläre Aortenstenose) durch Herabsetzung des Perfusionsdruckes

Patienten ist je nach Entwicklungsphase der Krankheit die wirksame Dosis verschieden hoch. Bei erstmaliger Verabreichung ist es ratsam, zuerst kleinere Dosen, z. B. 0,2 mg zu verwenden, um die möglicherweise vorkommenden Nebenwirkungen zu testen.
Nicht nur bei einem typischen Anfall sind Nitropräparate indiziert, sondern auch bei anderen Erscheinungen, wie z. B. Schweregefühl, Druckgefühl, brennendes Gefühl, Atemnot, dyspeptische Beschwerden, die auf ischämischer Basis beruhen.
Der Einsatz von Nitrokörpern wird nicht nur bei kompensierten sondern auch bei dekompensierten Patienten mit IHK empfohlen. Wegen der nicht einheitlich gehandhabten Digitalistherapie bei Patienten mit koronarer Herzkrankheit ohne Herzinsuffizienz wird bei manchen Autoren [104] die Gabe von Nitroglyzerin empfohlen. Nach Untersuchungen von Strauer [122] wurde eine positiv inotrope Wirkung dieser Substanz am isolierten Muskel des menschlichen Herzens nachgewiesen.

— Nitropräparate mit Langzeitwirkung

Über die Wirksamkeit der bisher vorhandenen Langzeit-Nitropräparate gibt es unterschiedliche Auffassungen [7, 35, 42, 99]. Von den vorhandenen wird Isosorbiddinitrit und Pentaerithrityltetranitrat am meisten verwendet. Versuche zeigen, daß Nitroglyzerin und langwirkende Nitropräparate in allen bisherigen galenischen Zubereitungen als Tabletten deutlich geringer oder unwirksam sind, wenn sie auch als Nebenwirkung, wie bei sublingualer Gabe, Kopfschmerzen verursachen [35]. Die koronardilatatorische Wirkung hat, wie auch koroangiographisch gesichert werden konnte, wenig Bedeutung. Optimal langzeitwirkende Präparate stehen uns noch nicht zur Verfügung und die Wirkung der vorhandenen ist nicht einheitlich akzeptiert.
Eine verbesserte Myokardspannung sowie eine Verbesserung des Ablaufs von Kontraktion und Relaxation nach Isosorbiddinitrat (ISDN) wurde festgestellt [111]. Ein interessanter Befund ist die Dosisabhängigkeit der inotropen Wirkung. Niedrige Dosen von ISDN zeigten einen positiv inotropen Effekt, hohe Dosen hingegen waren eindeutig negativ inotrop wirkend [110].
Stegaru und Mitarbeiter [121] konnten zeigen, daß bei Patienten mit koronarer Herzkrankheit generell eine Abnahme des Schlagvolumens und Herzminutenvolumens noch 6 Stunden nach ISDN retard nachweisbar war, während bei 5 Patienten mit Herzinsuffizienz eine Zunahme des Schlagvolumens und des Herzminutenvolumens registriert wurde.
Der Koronardurchfluß sowie der myokardiale Sauerstoffverbrauch war nach Isosorbiddinitrat bei Patienten mit Stauungsherzinsuffizienz reduziert. Eine Steigerung des SV und eine Senkung des LVEDP als Zeichen der verbesserten Herzfunktion konnte festgestellt werden [37a].
In einer anderen Studie [125] mit ISDN wird die prinzipielle Wirkung auf die Senkung des diastolischen Füllungsdruckes des linken Ventrikels bezogen, ohne daß ein wesentlicher Einfluß auf das Herzminutenvolumen festgestellt werden konnte. Die Autoren empfehlen deshalb, daß ISDN gerade bei Stauungsherzinsuffizienz in Kombination mit einer Digitalistherapie verwendet werden sollte, um den erhöhten Sauerstoffverbrauch durch die Steigerung der Kontraktilität zu kompensieren.
Isosorbiddinitrat und seine Retard-Form wird in letzter Zeit in Kombination mit β-Rezeptorenblockern als prophylaktische Therapie angewandt, da sie synergistisch wirken. Die Synergie besteht in der Senkung der Herzfrequenz, der Verlängerung der Systole und der Vergrößerung des Ventrikelvolumens, das zum Teil die entgegengesetzte Wir-

kung der Nitrate aufhebt, nämlich die Erhöhung der Herzfrequenz, die Reduktion der systolischen Zeitintervalle und der Reduktion des Ventrikelvolumens sowie des enddiastolischen Druckes. Trotz oben erwähnter unterschiedlicher Ergebnisse in bezug auf die synergistische Wirkung der Kombination von β-Rezeptorenblockern und Nitroglyzerin [49, 91] ist die Überlegenheit der Kombinationstherapie in der klinischen Langzeittherapie wiederholt bestätigt worden [56, 63, 80, 81]. Diese Bestätigung der additiven Wirkung dieser beiden Stoffe wird auch von KALTENBACH und Mitarbeitern [42] gegeben; er empfiehlt jedoch die Therapie der Angina pectoris mit langwirkenden Nitropräparaten allein einzuleiten und die individuell sehr verschiedene gesteigerte Dosis zu ermitteln. Nur in schwereren Fällen, die eine ungenügende Besserung aufweisen, sollte man sie mit β-Rezeptorenblockern kombinieren.
Das Pentaerithrithyltetranitrat (PENT), dessen Wirkung im Gegensatz zum Nitroglyzerin erst nach 60—90 Minuten einsetzt, jedoch 4—6 Stunden anhält, wurde ebenfalls in den letzten Jahren erfolgreich zur Prophylaxe des Angina pectoris-Anfalles benutzt [35, 38 u. a.]. Eine Steigerung der Arbeitstoleranz durch die Gabe dieses Langzeitnitrokörpers konnte durch Belastungstests nachgewiesen werden [44a].

— Tachyphylaxie und Gewöhnung bei Nitrokörpern

Über die Tachyphylaxie bei den Nitropräparaten sind die Meinungen geteilt [3, 6, 10, 38, 65].
Dieses oft in den Vordergrund gerückte Problem der Gewöhnung an Nitrokörper wurde von GOLDSTEIN und Mitarbeiter [35] überprüft. Sie stellten in Belastungstests über 2 bis 12 Wochen keine Gewöhnung an diese Pharmaka fest.
Im Jahre 1968 beschrieben auch HARRISON und Mitarbeiter [38] anhand von zwei Fällen die Gewöhnung an Nitropräparate im Sinne einer Wirkungreduktion als ein außerordentlich seltenes Phänomen.
LANGE und Mitarbeiter [48] berichteten über klinische, angiographische und hämodynamische Befunde bei neun Patienten mit manifester ischämischer Herzkrankheit, die durch eine arbeitsbedingte Exposition mit Nitroglyzerin hervorgerufen wurde und nachfolgend Entzugserscheinungen zeigten. Ein Patient starb plötzlich, und die Krankheit trat ohne warnende Frühsymptome auf. Von den acht Überlebenden wurden fünf untersucht; keiner von ihnen zeigte Erscheinungen einer deutlichen organischen obstruktiven Krankheit.
Man nimmt an, daß eine chronische Vasodilatation eine hämostatische Vasokonstriktion hervorruft, die während der Entziehungsperiode mit einer myokardialen Ischämie einhergeht [48].
Ein Wirkungsverlust kann allerdings bei Unterbrechung der Medikation für 3—5 Tage voll reversibel sein.

3.13.3.2. β-Rezeptorenblocker

In den letzten Jahren wurden die β-Rezeptorenblocker in die Therapie der Angina pectoris eingeführt.
Mit der Verbreitung dieser Medikamente wurden viele ihrer Aspekte wiederholt diskutiert [76a, 87a, 96, 97, 98, 116]. Sie können im wesentlichen in kardioselektive und nicht-

kardioselektive Substanzen mit und ohne intrinsischer Eigenwirkung unterteilt werden [115].
Auf Grund kontrollierter klinischer Studien konnte jedoch bisher nicht nachgewiesen werden, daß sich die verschiedenen Betarezeptorenblockerarten in der Therapie der koronaren Herzkrankheit wesentlich unterscheiden [115].
Eine Klassifizierung der bisher eingeführten β-Rezeptorenblocker nach ihrem Wirkungsspektrum ergibt folgende Gesichtspunkte [48]:

1. β-Rezeptorenblocker mit chinidinartigen Nebenwirkungen und noch teilweise erhaltener sympathiko-mimetischer Eigenwirkung (Alprenolol, Dichlor-Doprenalin, Pronetholol, Visken)
2. β-Rezeptorenblocker mit chinidinartiger Wirkung, jedoch ohne sympathikometischer Eigenwirkung (Propranolol, Butidrin)
3. β-Rezeptorenblocker ohne chinidinartiger Wirkung, jedoch mit sympathikomimetischer Eigenwirkung (INPEA)
4. β-Rezeptorenblocker ohne chinidinartige und sympathikomimetischer Eigenwirkung
5. β-Rezeptorenblocker mit sympathikometischer Eigenwirkung sowie einer spezifischen Hemmwirkung gegenüber β_1-Rezeptoren (z. B. Practolol, Talinolol).

— Pharmakologie der β-Rezeptorenblocker

β-Rezeptorenblocker sind Pharmaka, die eine spezifische, kompetitive (reversible) Hemmwirkung gegenüber den als typische β-adrenerge Effekte klassifizierten Wirkungen [1] einer adrenergen Stimulation haben [31].
Fast alle bisher in die Therapie eingeführten β-Rezeptorenblocker haben mit dem spezifischen β-Stimulator Isoproterenol eine Isopropylgruppe am Aminostickstoff gemeinsam. Diese Struktur ist offenbar für die Bindung an die β-Rezeptoren des Erfolgsorganes entscheidend [55].
Die adrenerge Vasodilatation wird durch β-Rezeptorenblocker aufgehoben. Alle Blutgefäße haben jedoch sowohl α-Rezeptoren (Vermittlung der Vasokonstriktion) als auch β-Rezeptoren (Vermittlung der Vasodilatation). Das Gleichgewicht zwischen α- und β-Rezeptoren variiert von Gefäßbett zu Gefäßbett. Die nutritiven Gefäße des Skelettmuskels scheinen hauptsächlich β-Rezeptoren zu haben; die Koronargefäße besitzen beide Rezeptoren.
Die β-Rezeptoren wurden auf Grund einer vergleichenden Studie mit β-Rezeptorenblocker in zwei Untergruppen eingeteilt. β_1-Rezeptoren sind vor allem auf das Herz bezogen, β_2-Rezeptoren dagegen auf die Bronchien und Blutgefäße. Eine einfache Erklärung dieser Rezeptorselektivität ist in einer variablen Struktur-Aktivitäts-Beziehung begründet, die für jeden Rezeptor vorhanden ist. Diese variable Selektivität der Rezeptoren hat jedoch mehr Laborinteresse als klinische Bedeutung [76a, 97].
FLECKENSTEIN [32] konnte zeigen, daß β-Rezeptorenblocker einen Schutz vor Myokardnekrosen durch die Verhütung der myokardialen Ca^{++}-Überladung (durch Isoproterenol bedingt) bewirken.
Viel ist zwar bekannt über die Pharmakologie dieser Medikamente an isolierten oder normalen Herzen der Experimentiertiere, praktisch aber nichts darüber, wie sie das ischämische Herz beim Menschen beeinflussen [87].
Der bei uns am häufigsten verwendete β-Rezeptorenblocker ist Propranolol (Obsidan).

– **Propranolol**

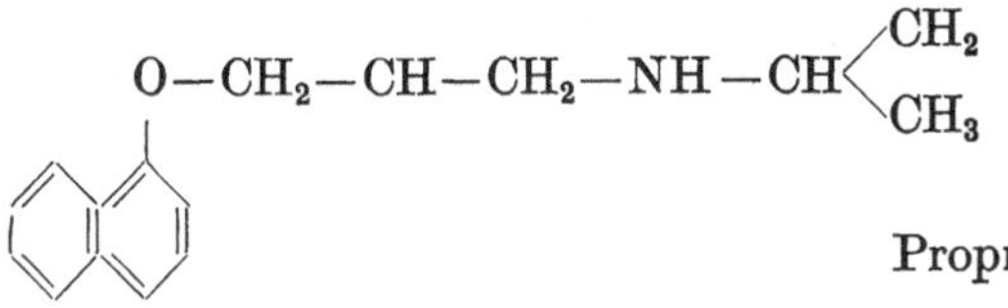

Propranolol

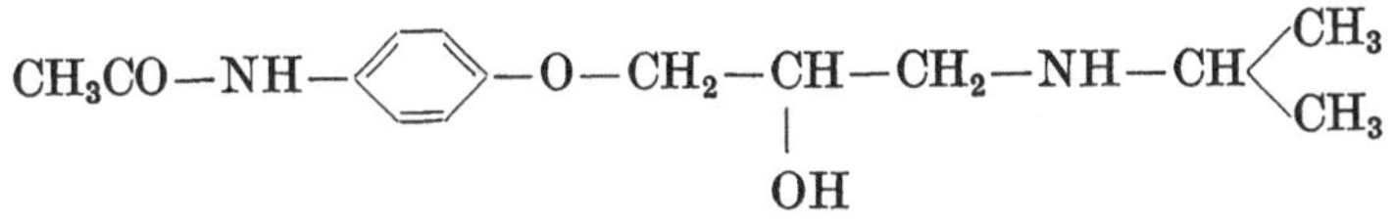

Practolol

Es reduziert den Sauerstoffverbrauch des Myokards und ökonomisiert die Herzarbeit. Gleichzeitig besitzt das Medikament einen negativ inotropen Effekt, was bei seiner Indikation berücksichtigt werden muß. Nach verschiedenen Untersuchungen [21, 94] sind folgende *Wirkungen* bekannt:

1. Herabsetzung der Myokardkontraktilität
2. Herabsetzung der Pulsfrequenz
3. Leichte Senkung des Blutdruckes
4. Herabsetzung der Druckanstiegsgeschwindigkeit im linken Ventrikel (dp/dt)
5. Herabsetzung der Herzarbeit
6. Herabsetzung des Herzminutenvolumens
7. Herabsetzung des Koronardurchflusses
8. Vergrößerung des linksventrikulären enddiastolischen Volumens
9. Erhöhung des linksventrikulären enddiastolischen Druckes
10. Verminderung des Schlagvolumens
11. Verlängerung der systolischen Austreibungszeit
12. Erhöhung des peripheren Widerstandes
13. Erhöhung des Lungengefäßwiderstandes
14. Erhöhung des Koronarwiderstandes
15. Ähnlicher Effekt wie Chinidin (z. B. AV-Überleitungsstörungen)
16. Normalisierung der erhöhten Plättchenaggregabilität [33a]

Die Hauptwirkung ist, wie bereits erwähnt, die Herabsetzung des Sauerstoffverbrauches im Myokard.

Bei oraler Gabe der β-Rezeptorenblocker wird der überwiegende Teil in der Leber abgebaut und nur ein kleiner Teil gelangt in den Kreislauf. Dieser Abbau variiert von Patient zu Patient bis um das 20fache, so daß das Verhältnis zwischen oraler Dosis und Plasmakonzentration extrem unterschiedlich ist. Die individuelle Tagesdosis wird aus diesem Grunde zwischen 40 und 800 mg angegeben [98]. Serumhalbwertzeiten differieren zwischen 90 Minuten und 12 Stunden [55].

Prichard u. Mitarb. [73] zeigten in einem Doppelblindversuch (an einem Krankengut von 16 Patienten), daß der günstigste Effekt bei einer Durchschnittsdosis von 417 mg (80 bis 1280 mg) lag. Eine kontinuierliche Senkung der Effektivität wurde bei der Reduktion der Dosis auf die Hälfte, ein Viertel und ein Achtel beobachtet [73]. Nach manchen Autoren [95] ist keine Besserung bei einer täglichen Dosis von weniger als 160 mg möglich, was nicht mit unseren Erfahrungen übereinstimmt. Eine Faustregel besagt, daß die Ruhefrequenz um 20 Schläge/min reduziert wird oder eine Frequenz von 55 Schlägen/min nicht unterschritten wird [54]. Bei Herzinsuffizienz ist die Gabe von β-Rezeptorenblockern kontraindiziert.

Tabelle 57

Vergleich der Effektivität der Langzeittherapie mit Curantyl und Obsidan bei Patienten mit angiographisch gesicherter Koronaratherosklerose ($p < 0{,}01$) (eigene Untersuchung)

Medikament	Curantyl	Obsidan
Patientenanzahl	26	26
Alter	52 (46—67) Jahre	46 (33—72) Jahre
Postinfarktzustand	13	9
Typische Angina pectoris	17	22
Atypische Angina pectoris	9	4
Glykosidtherapie	13	16
Dosis/die	150—225 mg	75 mg
Behandlungsdauer	5 (4—6) Jahre	1 3/4 (5—3/4) Jahre
beschwerdefrei, gebessert	10 (38,4%)	23 (88%)
gleichbleibend, verschlechtert	16 (61,6%)	3 (12%)

Es ist heute weitgehend akzeptiert, daß die β-Rezeptorenblocker bei der Mehrzahl der Patienten mit belastungsabhängiger oder auch emotionell ausgelöster Angina pectoris die Beschwerden sowie auch die Ischämie-Zeichen im EKG wesentlich vermindern.
Interessant ist jedoch die Tatsache, daß zur Beeinflussung belastungsabhängiger Angina pectoris-Schmerzen die β-Rezeptorenblocker bedeutend höher dosiert werden müssen als zur Linderung der emotionell oder durch geistigen Stress bedingten Angina pectoris. Die Erklärung dafür liegt darin begründet, daß bei Gesunden eine relativ kleine Dosis genügt, um den durch Stress hervorgerufenen Effekten entgegenzuwirken. Demgegenüber ist aber eine größere Dosis erforderlich, um eine belastungsbedingte Tachykardie zu beseitigen [87a].
Über die Steigerung der Belastungstoleranz unter β-Rezeptorenblocker wurde berichtet [33a, 100, 103]. Durch die β-Rezeptorenblockade kommt es insbesondere unter körperlicher Belastung sowohl zur Senkung der Herzfrequenz als auch von dp/dt_{max} [78a]. Es wurde daraufhingewiesen, daß Koronarkranke eine deutlich geringere Fähigkeit zur Kontraktionssteigerung gegenüber Normalpersonen besitzen, so daß angenommen wird, daß der wesentliche therapeutische Ansatzpunkt der β-Rezeptorenblocker die Senkung der Herzfrequenz ist [78a].
Folgende *Nebenwirkungen* können beobachtet werden [90a, 109, 114]:

1. Herzinsuffizienz
2. AV-Blockierungen und intraventrikuläre Erregungsleitungsstörungen

3. Bradykardie
4. orthostatische Hypotonie
5. Kopfschmerzen
6. Nausea
7. Diarrhoe
8. Krämpfe
9. Bronchospasmus
10. allgemeine Müdigkeit
11. Hypoglykämie
12. Verschlechterung latenter peripherer Durchblutungsstörungen

Seltenere vor allem für Practolol beschriebene Nebenwirkungen wie Keratokonjunktivitis, Hautausschläge und Lupoid-Syndrom mit positiven LE-Zellen und ANF, wurden beschrieben. Für Propranolol beobachtete man neben anderen Nebenwirkungen auch Beeinträchtigungen der ZNS-Funktion wie Depressionen, Paranoia, Schlaflosigkeit, Halluzinationen, Verwirrtheit und zerebrales Koma [90a].
Nebenwirkungen sind durchschnittlich bei 5% der Patienten vorhanden.
Kontraindikationen für β-Rezeptorenblocker sind

- Herzinsuffizienz
- Sinusbradykardie
- AV-Block II. und III. Grades
- Asthma bronchiale
- Schock
- Azidose
- Narkose

Über die hier aufgezeigten Wirkungen hinaus gibt es Erscheinungen, deren klinische Bedeutung jedoch noch ungeklärt sind. Diese Effekte sind [109]:

- Hemmung der
  - Noradrenalin-induzierten Erniedrigung der Eosinophilen
  - ADP-induzierte Plättchenaggregation
  - Progesterongenese bei menschlicher Schwangerschaft
  - β-Rezeptoren vermittelte Noradrenalinsekretion von vasokonstriktorischen Nerven
  - Fettmobilisation

- Erhöhung des Plasmaspiegels des Wachstumshormons
- Erhöhung der Plasmakatecholamine
  - während der Belastung
  - bei Hyperthyreose

- Senkung des intraokularen Druckes
- Potenzierung der Druckaktivität (hypertone Reaktion)
- Reduzierung der Tränenflüssigkeit

Erwähnenswert ist, daß β-Rezeptorenblocker 3 bis 4 Tage vor einer Narkose und chirurgischen Eingriffen nach Möglichkeit abgesetzt werden sollten, um die Gefahr eines refraktären Herzstillstandes zu verringern. Besondere Beachtung sollten ältere Patienten mit nachgewiesener basilärer zerebraler Atherosklerose finden.

Ein abruptes Absetzen der β-Rezeptorenblocker nach einer Langzeittherapie kann bei einem kleinen Teil der Patienten (etwa 1—5%) zur Verschlechterung des Krankheitsbildes führen, d. h. zur Beschleunigung des Eintrittes eines plötzlichen Todes bzw. eines Myokardinfarktes, zur erhöhten Plättchenaggregation, die mit einer Zunahme der Anginahäufigkeit und Senkung der Belastungstoleranz verbunden ist [2a, 25b, 61a, 105a]. Deshalb wird ein Ausschleichen empfohlen.
Im Prinzip haben alle bekannten β-Rezeptorenblocker die gleiche Wirkung, d. h. die Blockierung der β-Rezeptoren. Sie differenzieren sich möglicherweise durch eine unterschiedliche Dosierung [41a, 98]. In den USA wird bis jetzt nur das Propranolol verwendet.

3.13.3.3. Kombinationstherapie von Nitroglyzerin und Propranolol

Wiener und Mitarbeiter [91] haben die hämodynamische Wirkung von Propranolol und Nitroglyzerin zuerst getrennt, dann in Kombination bei zwei Patientengruppen überprüft.
Die Gruppe I, die aus 10 Patienten mit koronarer Herzkrankheit bestand, bekam 10 mg Propranolol intravenös. Danach wurden hämodynamische Parameter in Ruhe und nach der Belastung gemessen. Eine zweite ähnliche Gruppe (Gruppe II) aus 9 Patienten bestehend wurde nach Verabreichung von 0,6 mg Nitroglyzerin untersucht. Danach wurde 10 mg Propranolol intravenös mit einer zweiten Dosis von 0,6 mg Nitroglyzerin verabreicht. So wurden die Messungen vor der Behandlung, nach der Verabreichung von Nitroglyzerin allein, nach Propranolol allein und nach der Kombination von Propranolol und Nitroglyzerin durchgeführt. Die Messungen unter Belastung vor der Behandlung ergaben eine 125%ige Steigerung (bis 43 mm Hg) des mittleren Pulmonalarteriendruckes und eine 163% Erhöhung des LVEDP (bis 29 mm Hg). Nitroglyzerin reduzierte den Pulmonalarteriendruck um 45% und den LVEDP um 66% des Belastungsdruckes. Der Tension-Time-Index (TTI) wurde um 21%, die Herzfrequenz um 10% reduziert und der Herzindex um 17% erhöht, der linksventrikuläre Schlagarbeitsindex um 11% und die linksventrikuläre dp/dt um 22% erhöht.
Nach Propranolol stieg der mittlere Pulmonalarteriendruck auf 40 mm Hg, der LVEDP blieb mit 29 mm Hg unverändert und SVI wurde um 16% herabgesetzt.
Kombinierte man Nitroglyzerin und Propranolol, so wurde der mittlere Pulmonalarteriendruck um 33% und LVEDP um 38% herabgesetzt. Der linksventrikuläre Schlagarbeitsindex wurde um 14% reduziert, ebenfalls dp/dt des linken Ventrikels um 30%, Tension-Time-Index um 15% sowie die Herzfrequenz um 13%. Eine signifikante Veränderung des Herzindex im Vergleich zu jenem vor der Behandlung konnte nicht festgestellt werden.
Die Untersucher schlußfolgerten anhand ihrer Untersuchung, daß die Kombination von Nitroglyzerin und Propranolol wichtige Vorteile gegenüber der Einzelverabreichung geben, die darin bestehen, daß die Determinanten des Sauerstoffverbrauches wie die Herzfrequenz, TTI und linksventrikuläre dp/dt herabgesetzt werden und gleichzeitig eine Verbesserung der linksventrikulären Funktion erreicht wird, so daß eine nützliche synergistische, hämodynamische Wirkung erzielt wird.
Die Reduktion der Wandspannung (Senkung des LVEDP und LVEDV), die durch Nitroglyzerin allein eher erreicht wird und die nach dem Laplaceschen Gesetz eine wichtige Determinante des O_2-Verbrauches ist, soll nicht außer acht gelassen werden.

Lecerof und Mitarbeiter [49] haben bei ihren Untersuchungen Oxprenol und Nitroglyzerin in Kombination verwendet und den akuten hämodynamischen Effekt dieser Medikamente mit Hilfe der Rechtsherzkatheterisierung untersucht. Sie kamen zu der Schlußfolgerung, daß Oxprenolol und Nitroglyzerin kombiniert verabreicht werden können, ohne daß der Wirkungsgrad des einzelnen Medikaments herabgesetzt wird. Eine synergistische Wirkung konnten sie jedoch in ihrer Studie nicht feststellen.
Die Klärung des endgültigen Stellenwertes der Kombinationstherapie bedarf weiterer hämodynamischer Untersuchungen.

3.13.3.4. Kalziumantagonisten

Neben den Nitraten und β-Rezeptorenblockern werden die Kalziumantagonisten mehr und mehr in der Therapie der Angina pectoris angewendet.
Sie senken über die Behinderung des Kalzium-Ioneneinstroms in die Zelle den ATP- und Sauerstoffverbrauch, verringern den Kontraktionszustand der glatten Muskulatur und führen somit zu einer Koronardilatation und Erweiterung der peripheren Widerstandsgefäße, was eine Druckentlastung des Herzens zur Folge hat. Daneben scheint eine nitratähnliche Wirkung auf das Venensystem zu bestehen. Es kommt auch hierbei zu einem venösen pooling mit Herabsetzung des Sauerstoffbedarfs zur Steigerung des Sauerstoffangebotes über die Myokardkomponente des koronaren Widerstandes [102]. Die auch bei hohen Dosen nur geringgradige negativ inotrope Wirkung ist ein weiterer Effekt dieser Medikamentengruppe. Die Gefahr der Herzinsuffizienz bzw. die Verschlechterung einer schon vorhandenen Herzinsuffizienz besteht bei ihnen weniger als bei den β-Rezeptorenblockern [108].
Von Interesse ist, daß organische Kalziumantagonisten wie Verapamil und Nifedipin die Automatie des Sinusknotens unterdrücken [112]; das tertiäre Erregungsbildungszentrum wird hingegen auch bei Dosen, die bereits zu einer deutlichen Herabsetzung der Kontraktionskraft führen, nicht wesentlich beeinflußt [101].
Folgende Kalziumantagonisten werden am häufigsten in der Therapie verwendet:

1. Verapamil, 2. Nifedipin, 3. Prenylamin, 4. Perhexilin,

— Verapamil

Verapamil (Isoptin) ist eine den β-Rezeptorenblockern ähnliche Substanz, die sowohl koronarwirksam ist, als auch eine antiarrhythmische Wirkung besitzt [84a].

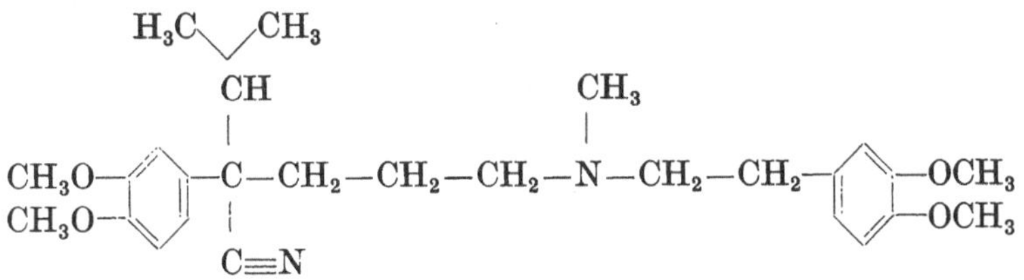

Verapamil

Verapamil bewirkt neben einer Koronardilatation eine Herabsetzung des oxydativen Myokardstoffwechsels durch Hemmung der elektromechanischen Kupplungsprozesse. Dadurch kommt es zur Einsparung an Sauerstoff und energiereichen Phosphaten [32a], was zu einer Ökonomisierung der Herzarbeit führt.

Es läßt die myokardialen β-Rezeptorenblocker praktisch unbehelligt; sie können jedoch den transmembranösen Ca^{++}-Einstrom ins Innere der erregten Myokardfasern durch Blockierung des Ca^{++}-Kanals dosisabhängig vermindern [46]. Verapamil (Isoptin) in einer täglichen Dosierung von 80 mg erwies sich nicht als effektiv, während 120 mg/d im Vergleich zum Placebo zu einer signifikant besseren Belastbarkeit führten [82].
In einer anderen Studie [53] wurden bei der Behandlung der Angina pectoris 120 mg Isoptin 3× täglich mit Propranolol 100 mg 3×/d mit Placebo verglichen. Beide Medikationen waren in der lage, die Angina pectoris-Anfallhäufigkeit zu reduzieren ($0 < 0{,}001$) und die Belastungstoleranz zu erhöhen ($p < 0{,}05$). Deshalb soll man in den Fällen, in denen Propranolol nicht indiziert ist, z. B. bei Bronchopneumonie, oder Asthma bronchiale Isoptin verwenden [82].

— Nifedipin

Nifedipin ist ein neues Koronarpharmakon aus der Gruppe der 1,4-Dihydropyridin-Derivate.

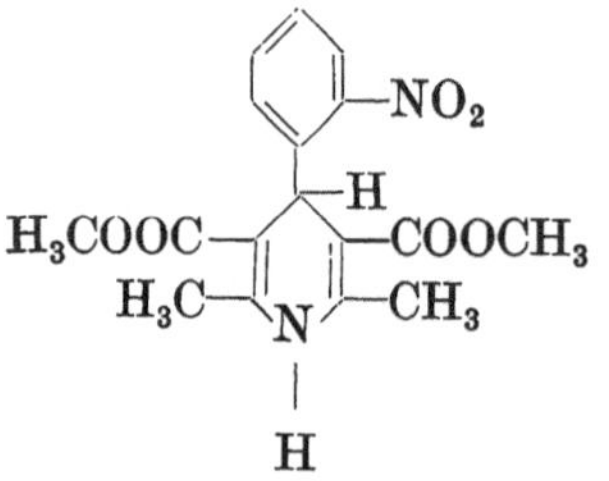

Nifedipin

Diese Strukturformel hat keine Ähnlichkeit mit der anderer Koronarpharmaka.
Der Grundwirkungsmechanismus des Nifedipins ist eine Senkung der Kontraktilität der glatten Gefäßmuskulatur und des Myokards. Es bewirkt eine Hemmung der kalziumabhängigen Myofibrillen-ATPase, die durch die Reduktion des transmembranösen Kalziumeinstroms hervorgerufen wird. Es vermindert den Tonus der glatten Muskulatur der Arterien, besonders der Koronararterien, der Venen sowie der Hautgefäße und der Gefäße der Skelettmuskulatur. Es ist somit antianginös und antihypertensiv wirksam. Unter bestimmten Bedingungen setzt es die Kontraktilität und den Sauerstoffverbrauch des Herzens herab [87b].
Im Hundeexperiment konnte gezeigt werden, daß sich ein protektives Netz funktioneller Kollateralen durch eine Langzeitgabe von Nifedipin herausbildet. Diese Kollateralbildung kann nicht durch eine kalziumantagonistische Wirkung erklärt werden. Neben Nifedipin zeigt nur Fendilin diesen Effekt, für Verapamil und Prenylamin konnte dieses nicht mit Sicherheit gefunden werden [84a].
Es konnte auch nachgewiesen werden, daß bei Gabe von 10—20 mg Nifedipin sublingual der Koronardurchfluß gesteigert und der -widerstand herabgesetzt wird [51a].
Neben den bereits beschriebenen Wirkungen kommt es zur sekundären β-Rezeptorenstimulation, das zur Erhöhung der Herzfrequenz und des dp/dt_{max} führt. Weil aber im Prinzip β-rezeptorenblockerähnliche Wirkungen vorhanden sind, ist die Gabe von Kalziumantagonisten bei manifester Herzinsuffizienz kontraindiziert. Obwohl es in geringerer Dosis nicht zur Herzinsuffizienz führt, ist jedoch bei einer höheren Dosierung an die Manifestation der latenten Herzinsuffizienz zu denken.

— **Prenylamin**

Prenylamin (Falicor) ist eine den β-Rezeptorenblockern ähnlich wirkende Substanz.

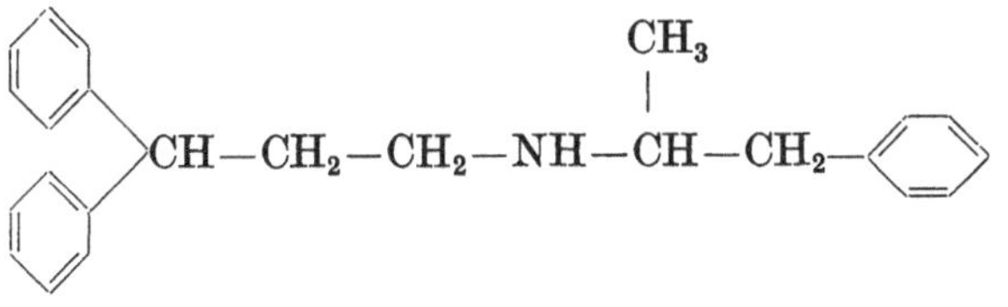

Prenylamin

Es schwächt die sympathische Stimulation ab. Ursache dieser Wirkung ist eine verminderte Aufnahme von Noradrenalin an den sympathischen Nervenendigungen im Myokard und eine Verlangsamung des Kalziumtransportes durch das endoplasmatische Retikulum [84a]. Es führt zu einer Herabsetzung der mechanischen Herzfunktion (Kontraktionskraft, Herzfrequenz und Blutdruck) und damit zu einer Senkung des Sauerstoffverbrauches des Myokards [31a].
Seine Domäne ist ebenfalls die Dauerbehandlung der Angina pectoris. Kontraindikationen sind ähnlich denen der β-Rezeptorenblocker: Herzinsuffizienz, Bradykardie, Hypotonie, AV- und intraventrikuläre Erregungsleitungsstörungen.

— **Perhexilinmaleat**

Perhexilinmaleat (Pexid) verzögert teilweise die durch Belastung ausgelöste Angina pectoris, indem es den myokardialen Energiebedarf durch Senkung der belastungsbedingten Herzfrequenz reduziert. Die Ventrikelfunktion hingegen wird verbessert.

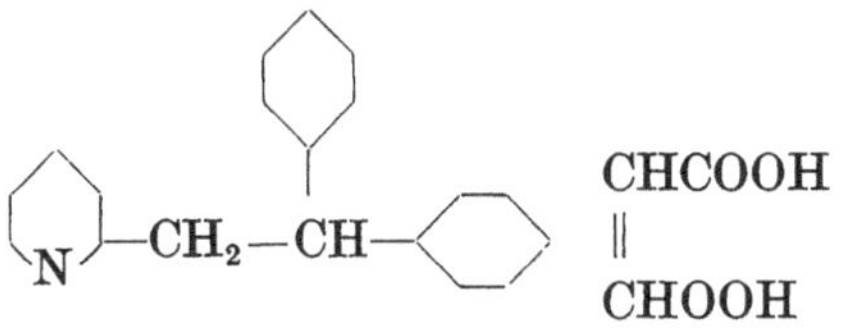

Perhexilin

Außerdem konnte gezeigt werden, daß die myokardiale Laktatextraktion erhöht wird, was auch als Ausdruck der verbesserten Myokardfunktion angesehen werden kann [106].

3.13.3.5. Digitalistherapie

Über die Anwendung von Digitalis-Präparaten bei Patienten mit Angina pectoris existieren unterschiedliche Meinungen [51, 54]. Es sind jedoch noch keine Kenntnisse über die Beeinflussung der Angina pectoris bei optimaler Digitalisierung über Wochen oder Monate vorhanden [54]. Manche Autoren äußerten die Befürchtung, daß die Gabe von Digitalis die Angina pectoris in ihrer Intensität verstärkt [57]. Niederberger und Mitarbeiter [66] konnten bei Gabe von Strophantin (Ouabain) und Laufbandbelastung keine signifikante Veränderung der Arbeitskapazität feststellen und die Angina-pectoris-Anfälle wurden ebenfalls nicht beseitigt. Das betraf Patienten, bei denen keine Herzdilatation und Herzinsuffizienz vorlag.
Obwohl die Herzglykoside den Sauerstoffverbrauch durch verstärkte Kontraktion erhöhen, ist ihre Anwendung bei den meisten Patienten mit Angina pectoris, insbesondere bei älteren mit einer latenten Herzinsuffizienz, berechtigt. Es ist auch zu berück-

sichtigen, daß sich, wie aus den Untersuchungen unseres Arbeitskreises hervorgeht [71], mit der Zunahme der Koronaratherosklerose die Wandspannung des linken Ventrikels erhöht. Bei einer Herzvergrößerung und klinischen Erscheinungen der Herzinsuffizienz ist die Verabreichung von Herzglykosiden selbstverständlich. Folgende Faktoren können die Glykosidempfindlichkeit beeinflussen und sollten bei jedem individuell in Betracht gezogen werden:

1. Änderung der K^+- und Ca^{++}-Ionenkonzentration im Serum
2. Nierenerkrankungen
3. Störungen der Schilddrüsenfunktion
4. Änderung der Körpertemperatur (Fieber)
5. Herzfrequenz
6. Herzgröße
7. Störungen der Koronardurchblutung
8. Myokarditis
9. Schwere der Herzinsuffizienz
10. Alter und Gewicht des Patienten
11. Körperliche Belastung

Bei Gabe von β-Rezeptorenblockern ist die Zugabe von Herzglykosiden bereits zu einer berechtigten Regel geworden [119], was in Übereinstimmung mit anderen Autoren ist. Gleichfalls ist die Anwendung von Digitalis bei anamnestisch bekannter Vorhoftachykardie und absoluter Arrhythmie notwendig.

3.13.3.6. Antiarrhythmika

Bei Extrasystolen und Tachykardien in der Anamnese und während des Anfalls ist eine weitere antiarrhythmische prophylaktische Behandlung notwendig. Wir verwenden in der Regel mit gutem Erfolg Ajmalinbitartrat, β-Rezeptorenblocker und Kalziumantagonisten, wobei auch hier eine individuelle Einstellung von größter Bedeutung ist. Desgleichen ist die Gabe von Kalium, besonders dann, wenn die Patienten unter Diuretika stehen, erforderlich. Bei Bradyarrhythmien ist die Anwendung von Atropin bzw. Sympathikomimetika erforderlich, wobei der durch sympathikomimetische Therapie bedingte gestiegene Sauerstoffverbrauch berücksichtigt werden muß.

3.13.3.7. Sedativa und Tranquilizer

Bei vegetativ labilen und leicht erregbaren Patienten sind zusätzlich Sedativa und Tranquilizern von entscheidender Bedeutung, wobei vor allem solche Medikamente wie Faustan, Rudotel, Meprobamat usw. zur Anwendung kommen. Bei der Anwendung von Barbituraten ist gelegentlich, besonders bei älteren Patienten, eine paradoxe Reaktion zu verzeichnen.

3.13.3.8. Antikoagulantien

Trotz der unterschiedlichen Auffassungen über die Häufigkeit der primären und sekundären Thrombose bei einem Myokardinfarkt [77] ist das Vorkommen einer Thrombose in der Hälfte aller Fälle im allgemeinen akzeptiert. Deshalb ist bei Patienten mit Angina pectoris, insbesondere bei instabiler Angina pectoris, eine Antikoagulantientherapie notwendig, wobei hier die Kontraindikationen sowie Kontrollmöglichkeiten nicht außer acht gelassen werden sollten. Über die Behandlung der Patienten mit Angina pectoris mit

Antikoagulantien besteht keine einheitliche Meinung [17]. Eine kontrollierte Studie zur Antikoagulantientherapie bei Angina pectoris-Patienten aus Norwegen [15] zeigte, daß die Todes- und Myokardinfarkte bei mit Antikoagulantien Behandelten signifikant geringer war. Allerdings ist zu bemerken, daß es sich um ein relativ kleines Krankengut handelte, das nur auf der Basis der Anamnese allein ausgewählt wurde.

Wie die Ergebnisse skandinavischer Untersucher [16] zeigen, läßt sich das Infarktereignis durch konsequente und exakte Anwendung von Antikoagulantien mit der Einstellung auf 10—25% Prothrombinzeit verzögern (s. auch S. 704).

3.13.3.9. Thrombozytenaggregationshemmer

Einige klinische Studien weisen auf eine mögliche Wirkung der Thrombozytenaggregationshemmer bei der Reduktion der Morbidität und Letalität bei Patienten mit IHK hin.

Die Untersuchungen der letzten Jahre beschäftigten sich mit der Rolle der Thrombozyten bei der Hämostase und Thrombose, neuere Studien zeigen, daß ihnen eine Rolle bei entzündlichen Reaktionen, bei immunologisch bedingten Zelluntergängen und bei der Entwicklung von Gefäßläsionen zu kommt, die mit Atherosklerose und Diabetes mellitus einhergehen. Ob diese Prozesse durch die Thrombozytenaggregationshemmer verändert werden können, ist z. Z. noch unerforscht [124]. Pharmaka wie Aspirin, Dipyridamol, Sulfinpyrazon und Clofibrat haben auch eine thrombozytenaggregationshemmende Wirkung. Sie können die Plättchenfunktion durch differente Mechanismen beeinflussen.

Abschließende Ergebnisse zu diesen Problemen liegen jedoch noch nicht vor, und weitere Studien scheinen dafür notwendig zu sein.

Wenn aus bestimmten Gründen keine Antikoagulantien angewendet werden können, greifen wir auf die Thrombozytenaggregationshemmer zurück (s. auch S. 704).

3.13.3.10. Verschiedenes

— Dipyridamol

Auch in neueren experimentellen Arbeiten [59] kommt man zu der Erkenntnis, daß Dipyridamol (Curantyl, Persantin) die Effektivität des myokardialen Kreislaufs durch die Öffnung der Gefäße, die nicht am Gewebeaustausch teilnehmen, herabsetzt.

Obwohl auch beim Menschen nach Verabreichung dieses Pharmakons eine Zunahme der gesamten Koronardurchblutung um 200—300% gezeigt werden konnte, die bis zu einer Stunde anhält, besitzt diese Steigerung keinen positiven therapeutischen Effekt, sondern verschlechtert hingegen oft durch die Veränderung der regionalen Blutverteilung — sogenanntes Coronary steal-Syndrom — die hämodynamische Situation. Steal-Syndrom (Abzapfeffekt) bedeutet, daß das Blut aus den ischämischen Bezirken abgezogen wird. Dies ist verständlich, wenn man die Tatsache berücksichtigt, daß die atherosklerotischen Gefäße nicht über eine Vasodilatation und Reduzierung des Koronarwiderstands in der Lage sind, eine größere Blutmenge aufzunehmen. Demgegenüber bekommen die Myokardbezirke, die nicht von stenosierten Arterien versorgt werden, auf Kosten des ischämischen Gebietes eine größere Blutmenge. Deshalb wird diese Art der Koronardilatation in der amerikanischen Literatur als „maligne Vasodilatation“ bezeichnet.

Unter Ausnutzung dieses Coronary-steal-Syndroms verwendet man Dipyridamol als medikamentösen Belastungstest zur Aufdeckung einer latenten Koronarinsuffizienz [123] (s. S. 211, 263). Neben diesem Steal-Syndrom kommt es zur Steigerung des myokardialen Sauerstoffbedarfs infolge der positiv inotropen Wirkung und der Frequenzzunahme bei eingeschränkter Koronarreserve sowie zur Verminderung des Perfusionsdruckes durch Abfall des arteriellen Druckes. Diese Veränderungen sind als Teilursachen der Koronarinsuffizienz durch Dipyridamol zu diskutieren [120].
Allerdings erweckt Dipyridamol unter einem anderem Wirkungsaspekt in letzter Zeit neue Aufmerksamkeit. Das beruht darauf, daß Thrombosen in den großen Koronararterien mindestens in den ersten Stunden nach ihrer Entstehung mit einem Thrombozytenthrombus in der Mikrozirkulation des ischämischen Gebietes verbunden sind [62]. Dem Dipyridamol wird eine thrombozytenaggreationshemmende Wirkung zugeschrieben.
Adenosin bewirkt eine starke Dilatation der Koronargefäße. Es wird unter hypoxischen Bedingungen vermehrt freigesetzt. Dipyridamol potenziert die Wirkung des Adenosins durch Hemmung des Adenosinabbaues.

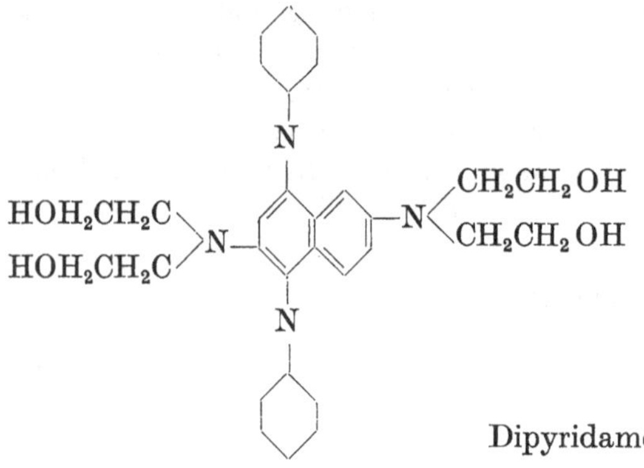

Dipyridamol

Im Tierexperiment konnte man eine Verminderung der Arrhythmiehäufigkeit und Mortalität bei Tieren, die vorher mit Aspirin und Dipyridamol behandelt wurden, feststellen [62]. Auf die umfangreiche, in ihrer Aussage widersprüchliche Literatur über Dipyridamol wird hier nicht weiter eingegangen.

— Karbochromen

Karbochromen (Intensain) hemmt den Abbau des 3′5′-AMP durch die Phosphodiesterase und führt zur Aktivierung der Phosphorylase, der Lipolyse und der Regulierung der Glukoseutilisation und verbessert die Muskelarbeit.
In einer Studie in der Sowjetunion, über die SIMONSON und Mitarbeiter [85] berichteten, wurden gute Resultate allerdings nur anhand klinischer Kriterien mit Karbochromen u. a. erreicht. In dieser Studie wurden in einem Doppelblindversuch Papaverin, Segontin [N-3′-phenyl-propyl-(2′)-]-1,1-diphenyl-propyl(3)-amin), Ustimon (3,3′-[äthylenebis(methylimino)]-dipropylbis (3,4,5-trimethoxibenzoat) Intensain (Karbochromen), Nospa (Isodihydroperparinhydrochlorid), Isoptin und Placebo bei 120 Patienten mit ischämischer Herzkrankheit verglichen.
Gleich gute Resultate wurden mit Intensain, Segontin und Isoptin erreicht. Isoptin war allerdings in 17,4% der Fälle das einzig effektive Medikament.

– Lidoflazin

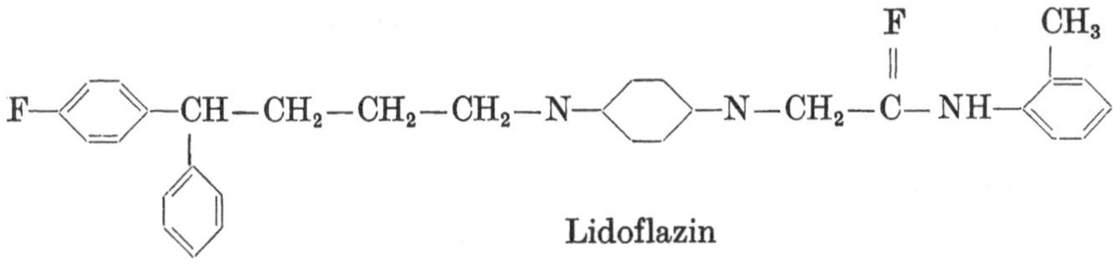

Lidoflazin

Die Wirkung des Lidoflazins wird auf eine Beschleunigung der ATP-Wirkung (Adenosin oder ATP), das eine Vasodilatation bewirkt, zurückgeführt. Eine intramyokardiale Regulationswirkung und ein Einfluß auf den Koronarwiderstand wird dem Medikament zugeschrieben [2]. Das Präparat soll auch die Kollateralzirkulation im Hundemyokard fördern [84].

In Doppelblindversuchen wurden widersprüchliche Befunde in der Klinik erhoben. Während Vohra und Mitarbeiter [90] insgesamt im Vergleich zum Placebo keine bessere Wirkung bis auf eine geringere Herzfrequenz bei der Belastung festgestellt haben, haben Piessen und Mitarbeiter [72] eine höhere Belastungstoleranz während der Therapie ermittelt.

– Trapymin

Trapymin (Rocornal) steigert bei langsamer Infusion von 2 mg/kg KG die koronare Durchblutung vorübergehend bis auf 200%. Bei schneller Injektion sinkt der Blutdruck ab, so daß auch die Koronardurchblutung vorübergehend absinkt, jedoch anschließend auf 160% der Ausgangslage im Tierexperiment steigt [39]. Der genaue Wirkungsmechanismus des Trapymins ist noch nicht bekannt. Es soll sich jedoch anderen Koronardilatatoren gegenüber dadurch auszeichnen, daß es eher die Pulsfrequenz senkt und keinen negativen inotropen Effekt hat.

Wir konnten bei der Beseitigung der Schmerzen nach Vorhofpacing bisher einen positiven Eindruck gewinnen, wobei noch wegen geringer Zahlen keine sichere statistische Aussage möglich ist. Bisher liegen auch keine Mitteilungen über Nebenwirkungen vor [27], was auch mit unseren Erfahrungen übereinstimmt.

– Clofibrat

Auf Grund der Vorstellung, daß durch die Behandlung der Hyperlipidämie die Inzidenz der IHK reduziert wird, wurden zwei große Studien mit Clofibrat (Regadrin) angelegt. Die eine wird durch die WHO koordiniert und bei der anderen handelt es sich um das Coronary-Drug-Project, das vom National Institute of Health in den USA geleitet wird. Die WHO-Studie [40] begann 1965 in Edinburgh und wurde später auf Prag und Budapest ausgedehnt (1966–67). In diese Doppelblindstudie waren 15745 Männer, deren Alter bei Eintritt in die Studie zwischen 30 und 59 Jahren lag, einbezogen. Die durchschnittliche Beobachtungsdauer betrug 5,3 Jahre.

Die Behandlungsgruppe umfaßte 5000 Personen, die zufällig aus dem oberen Drittel der Serumcholesterinverteilung von etwa 30000 untersuchten Personen ausgewählt wurden. Eine Hälfte davon wurde den Probanden zugeordnet, die andere Hälfte erhielt als vergleichbare Kontrollgruppe ein Placebo. Die dritte Gruppe bestand aus 5000 zufällig ausgewählten Männern aus dem unteren Drittel der Serumcholesterinverteilung. Die Behandlungsgruppe erhielt täglich 1,6 g Clofibrat.

Folgende Ergebnisse wurden gewonnen [100a]:

In der Behandlungsgruppe wurden die Serumcholesterinspiegel nur um durchschnittlich 9% gesenkt; der erwartete Wert lag bei 15%. Die Triglyzeridwerte fielen um 20% ab. Die Inzidenz an IHK war gegenüber der Kontrollgruppe um 20% geringer, die des letal endenden Myokardinfarktes sogar um 25%.
Der Anteil der tödlichen Herzattacken war in beiden Gruppen jedoch gleich groß.
Den geringsten Anteil an IHK hatte die Gruppe mit den niedrigen Serumcholesterinwerten.
Die Gesamtmortalität war jedoch in der Clofibrat behandelten Gruppe signifikant höher als in der Placebogruppe. Die altersstandardisierte Mortalität ergab jedoch innerhalb der 3 Gruppen keine eindeutigen Unterschiede. In der Clofibrat-Gruppe kam es häufiger zu Todesfällen, deren Ursache im Leber-Gallenblasensystem oder Darmbereich lagen, und häufiger zu Cholelithiasis und damit verbundener Cholezystektomie.
In das Coronary Drug Project in Amerika wurden 8341 Männer mit Myokardinfarkt in 55 Zentren im ganzen Land einbezogen. Das Alter der Beteiligten lag zwischen 30 und 64 Jahren. An Medikamenten wurden Nikotinsäure, Clofibrat, Oestrogen, D-Thyroxin und Placebo verabreicht.
Es konnte dadurch eine Senkung des Serumcholesterinspiegels von 6% erreicht werden. Eine eindeutige Verminderung der Letalität an IHK bzw. der Gesamtmortalität konnte nicht nachgewiesen werden. Auch in dieser Studie wurde eine höhere Inzidenz an Cholelithiasis beschrieben [25a].
Worauf die höhere Mortalität bei der Anwendung von Clofibrat zurückzuführen ist, ist im einzelnen noch nicht bekannt.
Nach dem gegenwärtigen Erkenntnisstand ist Clofibrat in breitem Maße nicht als lipidsenkendes Medikament bei der Prävention der koronaren Herzkrankheit einzusetzen. Es sollte nur den Patienten vorbehalten bleiben, die eine exzessive, meist heriditär bedingte Hyperlipoproteinämie haben, die diätisch nicht beeinflußbar ist und bei denen eine eindeutige Reduktion der Serumcholesterinwerte durch Clofibrat nachweisbar ist.
In einer anderen Doppelblindstudie über den Zeitraum von 5 Jahren in England [76] an 497 Patienten wurde festgestellt, daß die Todesrate und die nicht-tödliche Infarktrate bei den Patienten mit Clofibrat signifikant niedriger lagen. Der plötzliche Tod trat bei Patienten mit Angina pectoris häufiger auf als bei denen mit Myokardinfarkt in der Anamnese. Allerdings ist diese und eine andere britische Studie [76] wegen methodischer Mängel kritisiert worden [74]. Von den bisherigen Veröffentlichungen lassen sich 4 z. T. stoffwechselmäßig miteinander verknüpfte Reaktionen als Wirkungsmechanismen in Betracht ziehen [47]:

1. Beeinflussung des Cholesterin- bzw. „low-density"-Lipoprotein (=LDL)-Stoffwechsel,
   - Hemmung der Synthese
   - Steigerung des Katabolismus
1. Verminderung der Verfügbarkeit der freien Fettsäuren,
3. Beeinflussung des Triglycerid- bzw. „very-low-density"-Lipoprotein (=VDL)-Stoffwechsels,
   - Hemmung der Synthese
   - Hemmung der Sekretion aus der Leber
   - Steigerung der peripheren Urilisation

- Verminderung der Lipidsynthese in der Leber durch von Clofibrat aus seiner Albuminbindung verdrängtes Thyroxin.

Neben dem lipidsenkenden Effekt fand man, daß Clofibrat eine noradrenalininduzierte Myokardnekrose bei Hunden verhinderte. Darüberhinaus hat es eine hemmende Wirkung auf die Plättchenfunktion. Die Mechanismen dieser Veränderungen sind noch unklar und scheinen nicht mit den Veränderungen der Plasmalipide zusammenzuhängen [124].

— Papaverin

In einer Vergleichsstudie von Papaverin und Nitroglyzerin kommen Barner und Mitarbeiter [11] zu dem Ergebnis, daß Papaverin scheinbar im Gegensatz zum Nitroglyzerin mehr koronardilatatorisch und weniger systemvasodilatatorisch wirkt, so daß, wenn die klinische Effektivität durch eine Erhöhung des Koronardurchflusses erreicht werden sollte, berechtigt ist, mehr von Papaverin Gebrauch zu machen.

— Molsidomin

Diese neue Substanz und sein Metabolit 3-Morpholinosydnonimin wurde im Vergleich mit Nitroglyzerin getestet [105, 107, 117, 118]. Es hat eine ähnliche Wirkung wie Nitroglyzerin, d. h. Verminderung des peripheren Widerstandes sowie auch ein venöses pooling. Im Experiment konnte eine längere Wirksamkeit des Molsidomins im Vergleich zu Nitroglyzerin festgestellt werden [107]. Eine stärkere Senkung des LVEDP als bei Nitroglyzerin wurde ebenfalls gefunden. Molsidomin soll den Koronarperfusionsdruck senken; eine Abnahme der Durchblutung ischämischer oder hypoxischer Myokardbezirke erfolgte jedoch nicht. Anhand ihrer experimentellen Ergebnisse kommen die Autoren zu der Schlußfolgerung, daß eine Tendenz zur Verbesserung der Durchblutung in den Randgebieten festgestellt wurde. Nitroglyzerin hatte in diesem Experiment keine derartige Wirkung [118]. Die linksventrikuläre Kontraktilität wurde von Molsidomin auch in toxischen Dosen im Tierexperiment nicht beeinflußt [105, 117].

Über die Wertigkeit verschiedener Medikamente bei Angina pectoris wurde u. a. von Aronow [3, 4, 5, 6, 7, 8, 9] berichtet.

— Karotissinus-Nerven-Stimulation

Braunwald und Mitarbeiter [20] haben die Karotissinus-Nerven-Stimulation als Therapie bei Angina pectoris verwendet.
Allerdings liegen wenig Erfahrungen auf diesem Gebiet vor und es scheint, daß diese Therapie bei schwererer, gegenüber sonstiger Therapie resistenter und auch nicht für die Koronarchirurgie geeigneter Angina pectoris indiziert ist [26]. Der optimale Frequenzbereich für diese Stimulation wurde noch nicht festgestellt. Die verwendeten Geräte hatten einen Frequenzbereich von 20—200 Hz [18].

— Sauerstoffinhalation

Die Sauerstoffinhalation als eine effektive Therapie bei Patienten mit Angina pectoris ist umstritten [19, 34].
In der Tabelle 58 sind die häufig verwendeten Koronarpharmaka mit Dosierung, Wirkung und Nebenwirkungen sowie Kontraindikation dargestellt.

Tabelle 58 Zusammenstellung häufig verwendeter Koronarpharmaka

Gruppe	WHO-Bezeichnung	DDR-Präparat	Dosierung	Wirkungsmechanismus	therapeutische Wirkung	Nebenwirkungen	Kontraindikationen
1. Nitropräparate	Nitroglyzerin	Nitrangin liquidum 0,25/100 ml	0,3—1 mg (3—10 gtt)	Senkung des koronaren Widerstandes, des peripheren Druckes und Widerstandes im großen Kreislauf mit Verminderung der Herzarbeit und des myokardialen O_2-Verbrauches; erhöhter O_2-Druck im ischämischen Myokardbezirk	Wirkungseintritt nach 1 min, Wirkungsdauer 30 bis 60 min, besonders geeignet zur Behebung des akuten Anfalls	vaskulärer Kopfschmerz, orthostatische Hypotonie, selten Synkopen infolge allgemeiner Hypotonie, in einigen Fällen kann es bei häufiger Anwendung zur Gewöhnung kommen, die jedoch nach Absetzen nach einigen Tagen beseitigt ist	Enzephalorrhagien, Schädeltraumen, Hirn- und Koronarthrombose; intrakranielle Druckerhöhung, Glaukom, Hypotonie
		Nitrangin-Kapseln 0,33 u. 0,8 mg/Kapsel	1—2 Kapseln zerbeißen				
		Nitrangin compositum 0,028/100 ml	4- bis 6mal 10—25 gtt				
	Isosorbiddinitrat		5—10 mg sublingual 5—100 mg oral	wie Nitroglyzerin	Wirkungseintritt sublingual nach 2 min, oral nach 20 min, Wirkungsdauer sublingual 2 Std., oral 2 bis 4 Stunden. Vorsichtiger Beginn mit 5—10 mg, langsam bis auf 40 mg steigern	in 20% der Fälle wie Nitroglyzerin	wie Nitroglyzerin
	Pentaerythryltetranitrat	Pentalong 0,02/Tablette	3mal 10—100 mg oral 20 mg sublingual	wie Nitroglyzerin	schwächer wirksam als Nitroglyzerin oder Isosorbiddinitrat, Wirkungseintritt nach 10 min sublingual, nach 60 min oral, hält	geringer als bei Isosorbiddinitrat	wie Nitroglyzerin
		Pentalong longo 0,02/Dragee					

Tabelle 58 (Fortsetzung)

Gruppe	WHO-Bezeichnung	DDR-Präparat	Dosierung	Wirkungsmechanismus	therapeutische Wirkung	Nebenwirkungen	Kontraindikationen
					länger an, bis 30 min sublingual oral bis 4—5 Stunden		
		Papatral (Papaverin hydrochlorid 0,1 Pentaerythrityltetranitrat 0,01 Methaqualon 0,05)	3mal 1—3 Tabletten oral	wie Nitroglyzerin zusätzlich Sedierung und Vasodilatation	wie bei Pentalong	Übelkeit Hypotonie	wie Nitroglyzerin
2. Betarezeptorenblocker	Propranolol	Obsidan 25 mg/Tablette 5 mg/Ampulle	3mal 25—100 mg oral	Herabsetzung des myokardialen O_2-Bedarfs durch Einschränkung der mechanischen Herzfunktion: Senkung der Kontraktionskraft, des Blutdrucks, des Schlagvolumens, Zunahme des koronaren Widerstandes infolge Engstellung als Ausdruck des Überwiegens der alpha-Rezeptoren	besonders prophylaktisch wirksam bei Patienten mit hyperkinetischem Syndrom bzw. bei nitropräparatresistenter Angina pectoris. Individuell sehr verschiedene Dosis, vorsichtig steigern	Herzinsuffizienz, Blutdruckabfall, Schlaflosigkeit, Diarrhoen, Parästhesien	akuter Infarkt Herzinsuffizienz Asthma bronchiale, Hypotonie, Niereninsuffizienz, Azidose, bradykarde Rhythmusstörungen

Tabelle 58 (Fortsetzung)

Gruppe	WHO-Bezeichnung	DDR-Präparat	Dosierung	Wirkungs-mechanismus	Therapeutische Wirkung	Nebenwirkungen	Kontra-indikationen
	Talilonol	Cordanum 50 mg/Tablette und 10 mg/Ampulle	150—300 mg	wie β-Blocker besonders β_1-Rezeptorenblockade	wie β-Rezeptorenblocker		
3. *Kalzium-antagonisten*	Verapamil	Falicard 40 mg/Dragee und 5 mg/Ampulle	120—360 mg oral	Senkung des ATP- und O_2-Verbrauches über Behinderung des Kalzium-Ionen-einstroms, Senkung des Kontraktions-zustandes der glatten Muskulatur, Koronardilatation, Druckentlastung des Herzens über Senkung des peripheren Widerstandes, venöses pooling	Erweiterung der Koronargefäße mit Durchblutungs-steigerung, Ökonomisierung des O_2-Ver-brauchs im Myokard, Senkung des peripheren Widerstandes	AV-Block I.—III. Grades, negativ inotrope Wirkung, Unterdrückung der Automatie des Sinusknotens	AV-Block I.—III. Grades, manifeste Herzinsuffizienz
	Nifedipin	Corinfar 10 mg/Tabl.	30—60 mg				
	Prenylamin	Falicor 60 mg/Tablette	180—540 mg oral				
4. *Beta-rezeptoren-stimulatoren*	Oxyfedrin	Myofedrin 4 mg/Ampulle 16 mg/Tablette 16 mg/ml	4—8 mg intravenös 3mal 1—3 Tabletten 3mal 15—30 gtt 20—30 gtt perlingual	Stoffwechselsteigerung des Myokards mit Erhöhung des O_2-Bedarfs und Steigerung der Koronardurchblutung	Wirkungseintritt intravenös nach 3—10 min, oral nach 20—30 min, Wirkungsdauer einige Stunden	eine Verstärkung der pektanginösen Beschwerden ist durch eine bei der Koronarsklerose stärkeren Ausmaßes ausbleibende Koronar-dilatation möglich	hämodynamisch bedeutsame Aorteninsuffizienz, akute Alkohol- und Barbituratvergiftung

3.13.3.11. Zusammenfassung

Wie aus den bisherigen Darlegungen hervorgeht, ist eine rationelle und optimale Therapie der Angina pectoris heute noch nicht verfügbar. Folgende Gründe sind dafür verantwortlich:

1. Trotz vieler neuer Kenntnisse sind genaue Regulationsmechanismen der koronaren Durchblutung und Pathophysiologie noch weitgehend unbekannt.
2. Die tierexperimentellen Ergebnisse können nicht ohne weiteres auf den Menschen übertragen werden.
3. Die Wirkungsmechanismen aller antianginösen Substanzen sind noch nicht lückenlos geklärt.
4. Die Therapie des akuten Anfalls bleibt nach wie vor die Domäne der schnell wirkenden Nitropräparate.
5. Für die prophylaktische Behandlung der Angina pectoris-Anfälle haben sich Langzeitnitropräparate in Kombination mit β-Rezeptorenblocker bzw. Kalziumantagonisten als effektiv erwiesen, wobei hier eine individuelle, effektive Dosierung gefunden werden muß.
6. Wegen der multifaktoriellen Auslösemomente, der Spontanremissionen und der unterschiedlichen Prognose ist die Beurteilung der Effektivität der Medikamente erschwert und fast alle bekannten Pharmaka besitzen gleichzeitig Placebo-Effekte.
7. Exakt meßbare Parameter, z. B. die quantitative Beurteilung der Kollateralbildung usw., sind beim Menschen nicht gesichert.
8. Der Hinweis auf die allgemeine Steigerung des Koronardurchflusses bringt keinen sicheren Hinweis auf die regionale Blutverteilung im Myokard, wie auch das negative Beispiel des coronary steal-Syndroms beweist.
9. Von allen sich im Handel befindlichen Medikamenten können die Gruppe der Nitropräparate, der β-Rezeptorenblocker sowie auch ihre Kombination als effektive Pharmaka in der Therapie der Angina pectoris betrachtet werden. Das Mittel der Wahl der Behandlung des akuten Angina pectoris-Anfalles bleibt nach wie vor Nitroglyzerin.

[Zur Therapie der Prinzmetal-Angina und zur Therapie der instabilen Angina pectoris s. S. 271, 277].
Nach den bisherigen Darlegungen ist es verständlich, daß das Hauptproblem bei der Behandlung der Angina pectoris in der Ökonomisierung der Herzarbeit besteht. In dem Sinne sind auch die historischen Worte von Sir William Osler zu verstehen, der 1897 schrieb: "The patients with angina should learn to live within the income of his circulation" [67].

3.12.3.12. Literatur

[1] Ahlquist, P. P.: A study of the adrenotropic receptors. Amer. J. Physiol. **153** (1948) 586

[2] Alfonso, S.; O'Brien, G. S.; Crumpton, C. W.: Enhancement of coronary vasodilating action at ATP and adenosine by lidoflazine. Circul. Res. **22** (1968) 43

[2a] Allen, R.; Genovese, B.: Propranolol withdrawal (Letter to Editor) Ann. Intern. Med. **82** (1975) 431

[3] Aronow, W. S.; Chesluk, H. M.: Evaluation of nitroglycerin in angina in patients on isosorbide dinitrate. Circulation **43** (1970) 61

[4] Aronow, W. S.: The medical treatment of angina pectoris. II. Design of an antianginal drug study. Amer. Heart J. **84** (1972) 132

[5] Aronow, W. S.: Medical treatment of angina pectoris. III. Pharmacology of sublingual nitrites as antianginal drugs. Amer. Heart J. **84** (1972) 273
[6] Aronow, W. S.: The medical treatment of angina pectoris. IV. Nitroglycerin as an antianginal drug. Amer. Heart J. **84** (1972) 415
[7] Aronow, W. S.: The medical treatment of angina pectoris. V. Long-action nitrites as antianginal drugs. Amer. Heart J. **84** (1972) 567
[8] Aronow, W. S.: The medical treatment of angina pectoris. VII. Newer beta-adrenergic blockers as antianginal drugs. Amer. Heart J. **84** (1972) 834
[9] Aronow, W. S.: Medical treatment of angina pectoris. VIII. Miscellaneous antianginal drugs. Amer. Heart J. **85** (1973) 132
[10] Atzenhofer-Baumgartner, K.: Therapy of angina pectoris. Wiener Med. Wschr. **124** (1974) 631
[11] Barner, H. B.; Kaiser, G. C.; Willman, V. L.: Effect of nitroglycerin and papaverine on coronary flow in man. Amer. Heart J. **88** (1974) 13
[12] Becker, L.; Fortuin, N. J.; Pitt, B.: Regional myocardial blood flow in the conscious dog. Circulation Abstr. **39–40** (Suppl. **III–41**) (1969)
[13] Bernstein, L.; Friesinger, G. C.; Lichtlen, P. R.; Ross, R. S.: The effect of nitroglycerin on the systemic and coronary circulation in man and dogs. Circulation **33** (1966) 107
[14] Bing, R. J.; Bennish, A.; Bluemchen, G.; Cohen, A.; Gallagher, J. P.; Zaleski, E. J.: The determination of coronary flow equivalent with incidence counting technic. Circulation **29** (1964) 833
[14a] Black, J. W.; Crowther, A. F.; Shanks, R. G.; Smith, L. H.; Dornhorst, A. C.: A new adrenergic beta-receptor antagonist. Lancet **1** (1969) 1080
[15] Borchgrevink, C. F.: Long-term anticoagulant therapy in angina pectoris. A follow-up study. Lancet **1** (1962) 449
[16] Borchgrevink, C. F.: Long-term anticoagulant therapy in angina pectoris and myocardial infarction. A clinical trial of intensive versus moderate treatment. Acta Med. Scand. Suppl. **359** (1960)
[17] Borden, C. W.: The current status of therapy with anticoagulants. Med. Clinics of North Amer. **56** (1972) 235
[18] Borst, C.; Karemaker, J. M.; Bouman, L. N.; Dunning, A. J.; Shopman, F. J. G.: Optimal frequency of carotid sinus nerve stimulation in treatment of angina pectoris. Cardiovasc. Res. **8** (1974) 674
[19] Bourassa, M. C.; Campeau, L.; Bois, M. A.; Oswaldo, R.: The effects of inhalation of 100 percent oxygen on myocardial lactate metabolism in coronary heart disease. Amer. J. Cardiol. **24** (1969) 172
[20] Braunwald, E.; Epstein, S. E.; Glick, G.; Wechsler, A.; Braunwald, N. S.: Relief of angina pectoris by electrical stimulation of the carotid sinus nerves. New Engl. J. Med. **277** (1967) 1278
[21] Braunwald, E.: Symposium on beta-adrenergic blockade. Amer. J. Cardiol. **18** (1966) 303
[22] Burch, G. E.; McDonald, C. D.: Prolonged bed rest in the treatment of ischemic cardiomyopathy. Chest **60** (1971) 424
[23] Campia, B. C.; Frye, R. L.; Zitnick, R. S.: Effects of nitroglycerin on capacitance vessels. Mayo Clinic Proc. **45** (1970) 573
[24] Carson, R. P.; Wilson, W. S.; Namiroff, M. J.; Weber, W. J.: The effects of sublingual nitroglycerin on myocardial blood flow in patients with coronary artery disease or myocardial hypertrophy. Amer. Heart J. **77** (1969) 579
[25] Clausen, J. P.; Larsen, O. A.; Jensen, J. T.: Physical training in the management of coronary artery disease. Circulation **40** (1969) 143
[25a] Coronary Drug Project Group: Clofibrate and niacin in coronary heart disease. JAMA **231** (1975) 360

[25b] DIAZ, R. G.; FREEMAN, E.; LEVITT, B.: Myocardial infarction after propranolol withdrawal. Amer. Heart J. **88** (1974) 257

[26] DUNNING, A. J.: Electrostimulation of the carotid sinus nerve in angina pectoris. Excerpta Medica: Amsterdam 1971

[27] EISOLD, M.: Erfahrungen in der Therapie mit Rocornal in der Klinik und poliklinischen Sprechstunde. Medicamentum **12** (1971) 69

[28] EPSTEIN, S. E.: Angina pectoris: Pathophysiology, Evaluation and Treatment. Ann. Intern. Med. **75** (1972) 263

[29] FISCH, S.: Antianginal drugs. Part I. The therapeutic role of coronary vasodilators. Amer. Heart J. **71** (1966) 281

[30] FITZGERALD, J. D.: Perspectives in adrenergic beta-receptor blockade. Clin. Pharmacol. Ther. **10** (1969) 292

[31] FITZGERALD, J. D.: Klinische Pharmakologie und Pharmakotherapie, S. 547ff. München—Berlin—Wien: Urban & Schwarzenberg 1971

[31a] FLECKENSTEIN, A.; KAMMERMEIER, H.; DÖRING, H. J.; FREUND, H. J.: Zum Wirkungsmechanismus neuartiger Koronardilatatoren mit gleichzeitig Sauerstoff-einsparenden Myokardeffekten, Prenylamin und Iproveratril. Z. Kreisl.-Forsch. **56** (1967) 716

[32] FLECKENSTEIN, A.: Metabolische Faktoren bei der Entstehung von Myokardnekrosen und Mikroinfarkten. Triangel **14** (1975) 27

[32a] FLECKENSTEIN, A.: Die Zügelung des Myocardstoffwechsels durch Verapamil. Angriffs punkte und Anwendungsmöglichkeiten. Arzneim.-Forsch. **20** (1970) 1317

[33] FRICK, M. H.: The effect of physical training in manifest ischemic heart disease. Circulation- **40** (1969) 433

[33a] FRISHMAN, W. H.; WEKSLER, B.; CHRISTADOULOU, J. P.; SMITHEN, CH.; KILLIP, TH.: Reversal of abnormal platelet aggregability and change in exercise tolerance in patients with angina pectoris following oral propanolol. Circulation **50** (1974) 887

[34] GANZ, W.; MARCUS, H. S.: Failure of intracoronary nitroglycerin to alleviate pacing-induced angina. Circulation **464** (1972) 880

[35] GOLDSTEIN, R. E.; EPSTEIN, S. E.: Medical management of patients with angina pectoris. Progr. Cardiovasc. Dis. **14** (1972) 360

[36] GORLIN, R.; BRACHFELD, N.; MACLEOD, C.; BOPP, P.: Effect of nitroglycerin on the coronary circulation in patients with coronary artery disease or increased left ventricular work. Circulation **19** (1959) 705

[37] GORLIN, R.; BRACHFELD, N.; MESSER, J.; TURNER, J. D.: Physiologic and biochemica aspects of the disorders coronary circulation. Ann. Intern. Med. **51** (1959) 698

[37a] GRAY, R.; CHATTERJEE, K.; VYDEN, J. K.; GANZ, W.; FORRESTER, J. S.; SWAN, H. J. C.: Hemodynamic and metabolic effects of isosorbide dinitrate in chronic congestive heart failure. Amer. Heart J. **90** (1975) 346

[38] HARRISON, T. H.; REEVES, T. J.: Principles and problems of ischemic heart disease. Year Book Medical Publishers Inc., Chicago **1968**

[39] HAUSSCHILD, G.; MODERSOHN, G.; FÜLLER, H.; THOMAS, S.: Rocornal — ein neues koronarwirksames Pharmakon. Medicamentum **12** (1971) 66

[40] HEADY, J. A.: A cooperative trial on the primary prevention of ischaemic heart disease using clofibrate: Design, methods and progress. Bull. Wld. Hlth. Org. **48** (1973) 243

[41] HELFANT, R. H.; KEMP, H. G.; GORLIN, R.: Coronary atherosclerosis, coronary collaterals and their relations to cardiac function. Ann. Intern. Med. **73** (1970) 189

[41a] IMHOF, P.: Zur humanpharmakologischen Profilierung von Betablockern im Hinblick auf die Hypertoniebehandlung. Therapiewoche **33** (1975) 31

[42] KALTENBACH, M.; TIEDEMAN, M. I.; SCHELLHORN, W.: Wirksamkeit fünf verschiedener langwirksamer Nitroderivate auf die Angina pectoris. Dt. Med. Wschr. **97** (1972) 1479

[43] Kaltenbach, M.: Medikamentöse Therapie der Angina pectoris. Prüfung verschiedener Medikamente mit Hilfe von Arbeitsversuchen. Arzneimittel Forschg. **20** (1970) 1304

[44] Khaja, F.; Sanghoi, V.; Mark, A.; Parker, J. C.: Effect of volume expansion on the anginal threshold. Circulation **43** (1971) 824

[44a] Klaus, A. P.; Zaret, B. L.; Pitt, B. L.; Ross, R. S.: Comparative study of sublingual long-acting nitrates. Circulation **48** (1973) 519

[45] Köhler, E.: β-Rezeptorenblocker: Pharmakologie und Therapie. Herz/Kreislauf **4** (1972) 12

[46] Kohlhardt, M.; Bauer, B.; Krause, H.; Fleckenstein, A.: Differentiation of the trans. membrane Na and Ca channels in mammalian cardiac fibres by the use of specific inhibitors- Experientia (Basel) **28** (1972) 288, Pflügers Arch. ges. Physiol. **335** (1972) 309

[47] Lang, P. D.: Zum Wirkungsmechanismus von Clofibrat. Ther. Gegenw. **114** (1975) 204

[48] Lange, R. L.; Reid, M. S.; Tresh, D. D.; Keelan, M. H.; Bernhard, V. M.; Coolidge, G.: Nonathermatous ischemic heart disease following withdrawal from chronic industrial nitroglycerin exposure. Circulation **46** (1972) 666

[49] Lecerof, H.; Malmborg, R. C.: Hemodynamic effects of oxprenolol alone and combined with nitroglycerin in patients with ischemic heart disease. Acta Med. Scand. **192** (1972) 499

[50] Lee, S. J. K.; Srug, Y. E.; Zaragoza, A. J.: Effects of nitroglycerin on left ventricular volume and wall tension in patient with ischemic heart disease. Brit. Heart J. **32** (1970) 790

[51] Lichtlen, P.: Zur Therapie der Angina pectoris in heutiger Sicht. Z. Kreislaufforschg. **61** (1972) 193

[51a] Lichtlen, P.; Engel, H. J.: Coronary dynamics of various antianginal drugs at rest and during exercise measured by the precordial xenon residue detection technique. In: Lichtlen, P.: Coronary angiography and angina pectoris. Symposium of Europ. Soc. Cardiol., Hannover, März 1975. Georg-Thieme, Stuttgart 1975

[52] Lichtlen, P.; Ross, R. S.; Friesinger, G. C.; Bernstein, L.: Die Wirkung von Nitroglycerin auf die Koronardurchblutung am Menschen, unter Berücksichtigung der selektiven Koronarangiographie und Messung der Koronardurchblutung mit Xenon 133. Cardiologia **48** (1966) 371

[53] Livesley, B.; Catley, P. P.; Campbell, R. C.; Cramm, S.: Double-blind evaluation of verapamil, propranolol and isosorbide dinitrate against a placebo in the treatment of angina pectoris. Brit. Med. J. **17** (1973) 375

[54] Logue, R. B.; Robinson, P. H.: Medical management of angina pectoris. Circulation **46** (1972) 1132

[55] Lydtin, H.: Behandlung der coronaren Herzkrankheit mit β-Rezeptorenblockern. Internist **9** (1972) 373

[56] McAlpin, R. H.; Kattus, A. A.; Winfield, M. E.: Effects of a beta-adrenergic blocking agent "Nethalide" and nitroglycerin on exercise tolerance in angina pectoris. Circulation **31** (1965) 869

[57] Malmborg, R. C.: A clinical and hemodynamic analysis of factors limiting the cardiac performance in patients with coronary heart disease. Acta Med. Scand. Suppl. **426** (1965) 177

[58] Mann, G. V.; Carrett, H. L.; Farhi, A.; Murray, H.; Billings, F.: Exercise to prevent coronary heart disease. Amer. J. Med. **46** (1969) 12

[59] Marshall, R. J.; Parratt, J. R.: The effects of dipyridamole on blood flow and oxygen handling in the acutely ischaemic and normal canine myocardium. Brit. J. Pharmacol. **49** (1973) 391

[60] Martin, K.-L.; Kaltenbach, M.: Behandlung der Angina pectoris mit Nitroglycerin und langwirksamen Nitroderivaten. Herz/Kreislauf **6** (1974) 531

[61] Mason, D. T.; Braunwald, E.: The effects of nitroglycerin and amyl nitrite on arteriolar and venous tone in the human forearm. Circulation **32** (1961) 755

[61a] MIZGALA, H. F.; COUNSELL, J.: Acute coronary syndromes following abrupt cessation of propranolol therapy. (Abstr.) Circulation **50** Suppl. II (1974) 235

[62] MOSCHOS, C. B.; LAHIRI, K.; LYONS, M.; WEISSE, A. B.; OLDEWURTEL, H. A.; REGAN, T. J.; NEWARK, N. J.: Relation of microcirculatory thrombosis to thrombus in the proximal coronary artery: Effects of aspirin, dipyridamole and thrombolysis. Amer. Heart J. **86** (1973) 61

[63] NAGER, F.: Die medikamentöse Behandlung der Angina pectoris. Schweiz. Med. Wschr. **102** (1972) 1724

[64] NAGER, F.: Konservative Therapie der Angina pectoris. Schweiz. Med. Wschr. **200** (1970) 855

[65] NEEDLEMAN, P.: Tolerance to the vascular effects of glyceryl trinitrates. J. Pharmacol. Exp. Ther. **171** (1970) 98

[66] NIEDERBERGER, M.; BRUCE, R. A.; FREDERICK, R.; KUSUMI, F.; MORRIOTT, A.: Reproduction of maximal exercise performance in patients with angina pectoris despite ouabain treatment. Circulation **49** (1974) 309

[67] OSLER, W.: Lectures on angina pectoris and allied states. New York 1897

[68] PARKER, J. C.; CASE, R. B.; KHAJA, F.; LEDWICH, J. R.; ARMSTRONG, P. A.: The influence of changes in blood volume on angina pectoris: A study of the effect of phlebotomy. Circulation **41** (1970) 593

[69] PARKER, J. O.; WEST, R. R.; DI GIORGI, S.: The effect of nitroglycerin on coronary blood flow and the hemodynamic response to exercise in coronary artery disease. Amer. J. Cardiol. **27** (1971) 59

[70] PARSI, R. A.; STÜRMER, U.; SEIDEL, R.; WOLFF, B.: Ein Modell zur Einschätzung des Schweregrades der Koronarsklerose mittels unblutiger Untersuchungsmethoden unter Anwendung der Diskriminanzanalyse. Dt. Ges.wesen **29** (1974) 2413

[71] PECH, H. J.; WITTE, J.; ROMANIUK, P.; PORSTMANN, W.; PARSI, R. A.: Zu den Beziehungen zwischen Druck, Volumen und Wandspannung des linken Ventrikels und dem koronarographischen Befund bei Patienten mit ischämischer Herzkrankheit. Dt. Ges.wesen **28** (1973) 1223

[72] PIESSENS, J.; DE GEEST, H.: Long-term evaluation of lidoflazine in angina pectoris based on exercise tolerance. Cardiology **57** (1972) 135

[73] PRICHARD, B. N. C.; GILLAM, P. M. S.: Assessment of propanolol in angina pectoris. Clinical dose response curve and effect on electrocardiogram at rest and on exercise. Brit. Heart J. **33** (1971) 473

[74] RAHLFS, V. W.; BEDALL, F. K.: The effect of clofibrate: A comment on two published studies. J. Chron. Dis. **26** (1973) 517

[75] REICHEK, N.; GOLDSTEIN, R. S.; NAGEL, M.; EPSTEIN, S. E.: Sustained effects of nitroglycerin ointment in patients with angina pectoris. Circulation **50** (1974) 348

[76] Research Committee of the Scottish Society of Physicians: Ischemic heart disease: A secondary prevention trial using clofibrate. Brit. Med. J. **4** (1971) 775

[76a] RIVIER, J. L.: Die Behandlung der Angina pectoris mit Betablockern. Therapiewoche **33** (1975) 57

[77] ROBERTS, W. S.: The significance of thrombi in acute myocardial infarction. Adresse before the annual meeting of the Georgia Heart Association 1971

[78] ROBINSON, B.: Node of action of nitroglycerin in angina pectoris. Brit. Heart J. **30** (1968) 295

[78a] ROSKAMM, H.; STEINNER, J.; LESCH, A.; WINK, K.; SCHNELLBACHER, K.; SCHWENDEL, V.; REINDELL, H.: Die Kontraktilitätsreserve des gesunden linken Ventrikels bei körperlicher Belastung nach β-Rezeptoren-Blockade. Z. Kreisl.forschg. **61** (1972) 802

[79] ROSS, R. S.; BERNSTEIN, L.; FRIESINGER, G. C.; LICHTLEN, P. R.: Trans. Amer. Clin. Climat. Ass. 1966 (zitiert bei LICHTLEN [51], Kapitel 3.12.3.13.)

[80] RUSSEK, H. I.: Propanolol and isosorbide dinitrate asynergism in angina pectoris. Amer. J. Cardiol. **21** (1968) 44

[81] RUSSEK, H. J.: New dimension in angina pectoris therapy. In: Coronary Heart Disease, S. 291. Lippincott Company, Philadelphia **1971**

[82] SANDLER, G.: Investigation of verapamil in the treatment of angina pectoris. Bruxelles Med. **9** (1970) 669

[83] SCHAPER, W.: Fundamentals of coronary therapy. Medikon **4** (1975) 33

[84] SCHAPER, W. K. A.; KHONNEUX, R.; JAGENEAU, A. H. M.: Stimulation of the coronary collateral circulation by lidoflazine (R 7904). Arch. Exp. Path. Pharmacol. **252** (1965) 1

[84a] SCHMIER, J.: Formation of collaterals in association with calcium antagonists. In: LICHTLEN, P.: Coronary angiography and angina pectoris Symposium of Europ. Soc. Cardiol., Hannover, März 1975. Georg-Thieme, Stuttgart 1975

[84b] SIMON, J.: Herzwirksame Pharmaka. Urban & Schwarzenberg, München—Berlin—Wien **1974**

[85] SIMONSON, E.; BERMAN, R.: Comparison of therapeutic effects of coronary drugs in the USSR. Amer. Heart J. **82** (1971) 684

[86] STRAUER, B. E.: Studies concerning the effect of nitroglycerin on the contractile and relaxing properties of the isolated human ventricular myocardium. In: Coronary Heart Disease, Stuttgart **1973**

[87] TAYLOR, H. L.; KLEPETAR, E.; KEYS, A.; PARLIN, W.; BLACKBURN, H.; PUCHNER, T.: Death rates among physically active and sedentary employces of the railroad industry. Amer. J. Publ. Hlth. **52** (1962) 1697

[87a] TAYLOR, S. H.: Die Rolle von Stressfaktoren bei ischämischen Herzkrankheiten und ihre Beeinflussung durch Betarezeptorenhemmer. Therapiewoche **33** (1975) 50

[87b] VATER, W.; HEISE, A.; KAZDA, S.; STOEPEL, K.: Pharmacology of a new calcium antagonistic drug — Nifidipine (Adalat). In: LICHTLEN, P.: Coronary angiography and angina pectoris. Symposium of Europ. Soc. Cardiol., Hannover, März 1975. Georg-Thieme, Stuttgart 1975

[88] VARNAUSKAS, E.; BERGMAN, H.; HOUK, P.; BJÖRNTORP, P.: Haemodynamic effects of physical training in coronary patients. Lancet **II** (1966) 8

[89] VLODAVER, Z.; NEUFELD, H. N.; EDWARDS, I. E.: Pathology of angina pectoris. Circulation **46** (1972) 1048

[90] VOHRA, J. K.; SLOMAN, J. G.: Evaluation of lidoflazine as an antianginal drug. Cardiology **58** (1973) 209

[90a] WAAL-MANNING, H. J.: Problems with practolol. Drugs **10** (1975) 336

[90b] WEDER, U.; GRÜN, G.: Ca^{++}-antagonistische elektromechanische Entkopplung der glatten Gefäßmuskulatur als Wirkungsprinzip vaso-dilatorischer Nitroverbindungen. Naunyn-Schmiedebergs Arch. Pharmacol. Suppl. **277** (1973) 88

[91] WIENER, L.; DWYER, E. M. jr.; COX, J. W.: Hemodynamic effects of nitroglycerin, propranolol and their combination in coronary heart disease. Circulation **39** (1969) 623

[92] WIENER, L.; DWYER, E. M.; COX, J. W.: Left ventricular hemodynamics in exercise-induced angina pectoris. Circulation **38** (1968) 240

[93] WILLIAMS, J. F.; GLICK, G.; BRAUNWALD, E.: Studies on cardiac dimensions in intact unanesthetized man. V. Effect of nitroglycerin. Circulation **32** (1965) 767

[94] WOLFSON, G.; GORLIN, R.: Cardiovascular pharmacology of propranolol in man. Circulation **40** (1969) 501

[95] ZEFT, H. J.; PATTERSON, S.; ORGIAN, E. S.: The effect of propranolol in the long-term treatment of angina pectoris. Arch. Intern Med. (Chicago) **124** (1969) 588

[96] AHLQUIST, R. P.: Present state of alpha- and beta-adrenergic drugs. I. The adrenergic receptors. Amer. Heart J. **92** (1976) 661

[97] AHLQUIST, R. P.: Present state of alpha- and beta-adrenergic drugs. II. The adrenergic blocking agents. Amer. Heart J. **92** (1976) 804

[98] AHLQUIST, R. P.: Present state of alpha- and beta-adrenergic drugs. III. Beta blocking agents. Amer. Heart J. **93** (1977) 117

[99] ARONOW, W. S.: Treatment of angina pectoris. Pharmacology approaches. Postgraduate Med. **60** (1976) 100

[100] BONELLI, J.; MAGOMETSCHNIGG, D.; HITZENBERGER, G.; KAIK, G.: Hämodynamische Veränderungen unter körperlicher Belastung bei Patienten mit koronarer Herzkrankheit vor und nach Mapindolol-Sulfat. Z. Kardiol. **67** (1978) 51

[100a] Committee of Principal Investigators: A co-operative trial in the primary prevention of ischemic heart disease using clofibrate. Brit. Heart J. **40** (1978) 1069

[101] ENDOH, M.; YANAGISAWA, T.; TAIRA, N.: Effects of calcium-antagonistic coronary vasodilators, nifidipine and verapamil on ventricular automaticity of the dog. Arch. Pharmacol. **302** (1978) 235

[102] ENENKEL, W.: Die Therapie der koronaren Herzkrankheit. Wien. Med. Wschr. **127** (1977) 624

[103] EKELUND, L. G.; OLSSON, A. G.; ORÖ, L.; RÖSSNER, S.: Effects of the cardioselective beta-adrenergic receptor blocking agents metoprolol in angina pectoris. Subacute study with exercise test. Brit. Heart J. **38** (1976) 155

[104] EVERLING, F. B.; BECK, O. A.; SCHULTE, K.-L.; HOCHREIN, H.: Wirkungsvergleich von Digitalis und Nitroglycerin bei der koronaren Herzkrankheit mit Belastungsinsuffizienz. Dtsch. med. Wschr. **103** (1978) 561

[105] FIEDLER, V. B.; SCHOLTHOLT, J.: Hemodynamic effects of molsidomine. Arzneim.-Forsch. **28** (II) (1978) 1605

[105a] FRISHMAN, W. H.; CHRISTODOULOU, J.; WEKSLER, B.; SMITHEN, Ch.; KILLIP, T.; SCHEIDT, S.: Abrupt propranolol withdrawal in angina pectoris: Effects on platelet aggregation and exercise tolerance. Amer. Heart J. **95** (1978) 169

[106] GHODS, A.; BARON, D. K.: Klinische Prüfung der Wirksamkeit von Perhexilinmaleat bei Therapie der Angina pectoris. Med. Welt **28** (1977) 391

[107] GRUND, E.; MÜLLER-RUCHHOLTZ, E. R.; LAPP, E. R.; KÖSCH, H.-M.; LOCHNER, W.: Comparative study of nitroglycerin and molsidomine. Effects on the integrated systemic venous bed and the arterial pressure in dogs. Arzneim.-Forsch. **28** (1978) 1624

[108] HEINECKER, R.: Zur Therapie der ischämischen Herzkrankheit mit „Koronartherapeutika". Münch. Med. Wschr. **119** (1977) 7

[109] LYDTIN, H.: Side effects and contraindications of beta-receptor blocking agents. Klin. Wschr. **55** (1977) 415

[110] MATHES, P.; ROMIG, D.; SACK, D.: Inotropic effects of coronary active nitrates. Herz/Kreisl. **8** (1976) 198

[111] MENGDEN, H.-J. v.; JUST, H.; GIESECKE, J.: Kurz- und Langzeittherapie mit Isosorbiddinitrat retard. Elektrokardiographische, vektorkardiographische und ergometrische Befunde. Münch. Med. Wschr. **120** (1978) 1085

[112] ONO, H.; HIMORI, N.; TAIRA, N.: Chronotropic effects of coronary vasodilators as assessed in the isolated, blood-perfused sinuatrial node preparation of the dog. Tohoku J. Exp. Med. **121** (1977) 383

[113] PARSI, R. A.; PECH, H. J.; HEUBLEIN, B.; BERWING, K.; LUDWIG, E.: Nitrangin bei chronischer IHK und akutem Myokardinfarkt. IX. Kongr. der GKA, Karl-Marx-Stadt, Mai 1978

[114] PFEIFFER, H. J.; GREENBLATT, D. J.; KOCH-WESER, J.: Adverse reaction to practolol in hospitalized patients. A report from the Boston Collaborative Drug. Surveillance program. Europ. J. clin. Pharmacol. **12** (1977) 167

[115] RIVIER, J. L.: Die Behandlung der Angina pectoris mit Beta-Blockern. In: SCHWEIZER, W. (Hrsg.): Die Beta-Blocker — Gegenwart und Zukunft. Basel (Bern—Stuttgart—Wien) 1976

[116] ROSKAMM, H. (Hrsg.): Betarezeptorenblocker in der Kardiologie — Problem aus klinischer Sicht. CAGYAO **63** (Suppl. 1) (1978) 1

[117] SCHOLTHOLT, J.; FIEDLER, V. B.; KEIL, M.: Die Wirkung von Molsidomin auf die regionale Verteilung des Herzminutenvolumens des narkotisierten Hundes. Arzneim-Forsch. **28** (II) (1978) 1612

[118] Scholtholt, J.; Fiedler, V. B.; Keil, M.: Die regionale Wirkung von Molsidomin und Nitroglyzerin auf die regionale Durchblutung des normalen und akut-ischämischen Myokards. Arzneim.-Forsch. **28** (II) (1978) 1619

[119] Seifert, S.: Digitalisierung bei Herzinsuffizienz? Ther. der Gegenw. **117** (1978) 1236

[120] Slany, J.; Mösslacher, H.; Kronik, G.; Schmoliner, R.: Einfluß von Dipyridamol auf das Ventrikulogramm bei koronarer Herzkrankheit. Z. Kardiol. **66** (1977) 389

[121] Stegaru, B.; Schaumann, H.-J.; Neuss, H.: Hämodynamische Veränderungen nach Isosorbiddinitrat (ISDN) bei Patienten mit Koronarinsuffizienz. Herz/Kreisl. **8** (1976) 195

[122] Strauer, B. E.: Inotrope Wirkung von Nitraten am isolierten Ventrikelmyokard. In: Rudolph, W., Siegenthaler, W.: Nitrate. Urban & Schwarzenberg, München 1976

[123] Tauchert, M.; Behrenbeck, J.; Hötzel, H.; Hilger, H.: Ein neuer pharmakologischer Test zur Diagnose der Koronarinsuffizienz. Dtsch. med. Wschr. **101** (1976) 35

[124] Weiss, H. J.: Antiplatelet drug — A new pharmacologic approach to the prevention of thrombosis. Amer. Heart J. **92** (1976) 86

[125] Williams, D. O.; Bommer, W. J.; Miller, R. R.; Amsterdam, E. A.; Mason, D. T.: Hemodynamic assessment of oral peripheral vasodilator therapy in chronic congestive heart failure: Prolonged effectiveness of isosorbide dinitrate. Amer. J. Cardiol. **39** (1977) 84

4. Die Koronarangiographie und ihre Bedeutung bei der Diagnostik der ischämischen Herzkrankheit

(von W. PORSTMANN)

4.1. Die Koronarangiographie — eine morphologische Methode

Die angiographische Darstellung der Koronararterien, heute zumeist als *Koronarographie* bezeichnet, wird so durchgeführt, daß wasserlösliches Röntgenkontrastmittel (Kontrastmittel = KM) mit Hilfe von Spezialkathetern direkt vor oder in die Koronararterien injiziert wird. Die Phasen der Kontrastmitteldurchströmung des Koronarsystems (Arterien, Myokard, Venen) werden röntgenologisch festgehalten.
Die Koronarographie erlaubt als einzige diagnostische Methode bereits intra vitam Aussagen über die Morphologie der größeren Koronararterien, die bislang nur postmortal dem Pathologen möglich waren. Sie dient vorzugsweise zum Nachweis obliterierender Prozesse bzw. zu deren Ausschluß beim klinischen Syndrom der Angina pectoris und wäre bei der weiten Verbreitung dieses Syndroms eine der am häufigsten indizierten Untersuchungen beim alternden Menschen.
Da es sich um keine absolut risikolosen Eingriff handelt, müssen sich zur Rechtfertigung seiner Durchführung therapeutische Konsequenzen ableiten lassen. Hierunter versteht man heute in erster Linie rekonstruktive gefäßchirurgische Maßnahmen.
Die perkutane transluminale Koronarangioplastik (PTKA), wie sie erfolgreich zum ersten Mal von GRÜNTZIG [14a] durchgeführt wurde, dürfte sich allmählich einen Platz an der Seite der rein chirurgischen Revaskularisation erwerben. Hierbei handelt es sich um die Dehnung wirksamer zentraler Koronarstenosen mittels spezieller Ballonkatheter. Auch diese Therapieform hat die Koronarographie zur Voraussetzung.
Es darf aber nicht übersehen werden, daß mit zunehmender Perfektion der Untersuchungstechnik die Koronarographie auch zur Klärung kardiologischer Fragestellungen eingesetzt werden kann, die nicht unmittelbar chirurgische Konsequenzen nach sich ziehen. Dies gilt insbesondere für die Beurteilung unklarer klinischer Fälle. Die neue diagnostische Dimension, die durch die Koronarographie erschlossen wurde, muß in der Zukunft in wesentlich größerem Umfange genutzt werden, als dies heute noch der Fall ist. In diesem Rahmen sind technische Einzelheiten und die heute zum Teil schon fast als historisch zu bezeichnenden Entwicklungsschritte der Koronarographie nur andeutbar [37]. Es sei bemerkt, daß es sowohl von der Art der KM-Injektion als auch von der Aufnahmetechnik verschiedene Möglichkeiten gibt, die Koronararterien sichtbar zu machen.
Die Koronarographie stellt höchste Anforderungen an die angiographische Technik. Es geht hierbei nicht um eine mehr oder weniger gelungene KM-Füllung der Koronararterien, sondern um die komplette Auffüllung des gesamten Koronarsystems und dessen optimale röntgenographische Dokumentation unter Einsatz und vor allem fachgerechter Anwendung leistungsfähiger Abbildungssysteme [6, 35, 36, 44].

Diese direkten oder indirekten Systeme (s. u.) wurden zwar in den letzten Jahren erheblich weiterentwickelt, zwingen aber letztlich immer noch zu Kompromissen in der röntgenologischen Aufnahmetechnik. Ein wesentliches Ziel zur Darstellung der Koronararterien ist die möglichst plattenparallele Projektion der Koronarhauptäste. Bei einem sphärischen Gebilde wir dem Herzen ist dieses Ziel nur schwer erreichbar und gelingt angenähert nur bei Aufnahmen aus vielen unterschiedlichen Projektionsrichtungen. Ein solches Vorgehen wird durch die dem Herzmuskel zumutbare KM-Menge begrenzt.

4.2. Die Bedeutung des Röntgen-Kontrastmittels

Die Wahl des richtigen Kontrastmittels spielt bei der Koronarographie eine größere Rolle als bei allen anderen angiographischen Untersuchungen. Die Auslösung des früher so gefürchteten Kammerflimmerns ist im hohen Maße abhängig von den Kationen des verwendeten Kontrastmittels [13, 15, 36]. Nach heute allgemein akzeptierten Ansichten sind es Mischungen von Natrium- und Methylglukaminsalzen des Diatrizoats im Verhältnis 1:6, die die geringste Kardiotoxizität aufweisen (Visotrast). Wir haben uns überzeugen können, daß die Konzentration von 370 mg Jod/ml auch für die selektive Koronarographie gut toleriert wird und daß z. B. Gesamtmengen von 50 ml in 5 Einzelinjektionen zu 10 ml routinemäßig bei der selektiven Verabreichung gut vertragen werden. Hierbei auftretende EKG-Veränderungen in Form erheblicher Deformierung der Kammerkomplexe sind transitorischer Natur und verschwinden nach maximal einer Minute. Sie dienen uns heute als Beweis für die erfolgreiche selektive Applikation des Kontrastmittels. Zwischen den einzelnen Injektionen legen wir eine Pause bis zur Normalisierung des EKG ein. Diesen kurzfristigen EKG-Störungen kommt keine pathologische Bedeutung zu. Bei den semiselektiven Formen der Koronarographie (s. u.) treten sie nicht in Erscheinung.

4.3. Die Technik der Kontrastmittelapplikation

4.3.1. Die semiselektive Koronarangiographie von der Aortenwurzel

Ursprünglich wurde die Koronarographie durch Injektion des Kontrastmittels in die Aorta ascendens durchgeführt. Durch spezielle Katheterformen erfolgte die KM-Applikation in Richtung auf die Koronarostien. Um die Entwicklung dieser Verfahren haben sich in Europa Paulin und Hettler [18, 30] durch Angabe besonderer Katheterformen bemüht. Beide Katheter werden perkutan von der A. femoralis eingeführt (Abb. 86a). Wir haben früher mit einer Variante nach Hettler gearbeitet, haben diese semiselektive Kontrastfüllung aber zu Gunsten der selektiven fast vollkommen verlassen. Die KM-Injektion in die Aorta findet ausnahmsweise noch Anwendung, wenn einmal eine direkte Sondierung nicht gelingt, oder selten auch dann einmal, wenn die Frage auftaucht, ob eine zentrale Enge einer Koronararterie auf einen Spasmus zurückzuführen ist — ausgelöst durch den im Ostium liegenden Katheter, oder, ob es sich um eine möglicherweise sogar operationsbedürftige organische Stenose handelt (Abb. 86b). Im Zweifelsfall sollte man besser eine zusätzliche semiselektive Koronarographie als einen nicht erforderlichen Bypass indizieren. Obwohl bei den semiselektiven Formen keine kardialen Komplikationen auftreten, verschwanden sie aus der Routine, weil die selektiven Verfahren eine bedeutend höhere diagnostische Aussage ermöglichen.

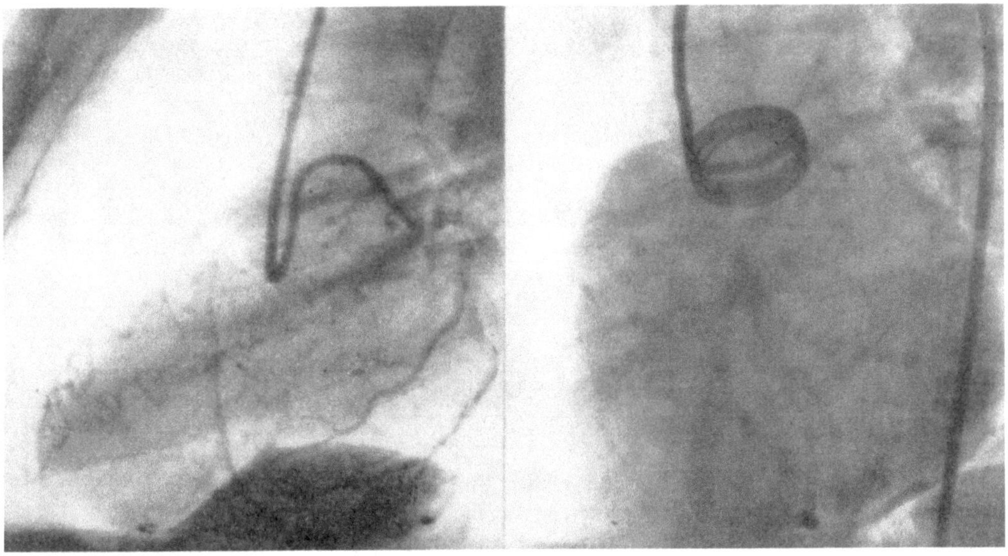

a b

Abb. 86. a — Der Katheter nach HETTLER legt sich mit seinem Bogen in die linke und rechte Semilunarklappe. Die Injektionslöcher sind so angebracht, daß das Kontrastmittel in Richtung der Koronararterie gestrahlt wird.

b — Der Katheter nach Paulin besitzt ein spiralförmiges Ende. Die Injektionslöcher befinden sich an der Außenseite der Spirale und erlauben die Kontrastmittelapplikation in die langsamen Außenschichten des lamellären Blutstromes

4.3.2. Die selektive Koronarangiographie

Für die selektive Koronarographie werden speziell geformte Katheter unter Röntgendurchleuchtung in die Koronarostien eingeführt. Das direkt in die Koronararterien injizierte Kontrastmittel gelangt in wesentlich höherer Konzentration in die feinen Arterienäste und erlaubt deren bessere Erkennung (Abb. 87) oder auch den Einsatz weniger gut auflösender Abbildungssysteme in Form der Bildwandler-Kinematographie (s. u.).

4.3.2.1. Die selektive Koronarangiographie nach operativer Freilegung der rechten A. brachialis

Zur Zeit finden zwei verschiedene selektive Katheterisierungsverfahren Anwendung. Das ältere und ursprünglich am weitesten verbreitete stammt von M. SONES, dessen Name eng mit der Einführung der selektiven Verfahren verknüpft ist [56]. SONES geht von der operativ freigelegten rechten A. brachialis vor und verwendet einen Katheter, der sich für die Sondierung beider Koronarostien eignet und auch in den linken Ventrikel einführbar ist. Das linke Ostium ist mit dieser Methode gelegentlich nicht sondierbar, so daß eine KM-Injektion vom linken Sinus aortae vorgenommen werden muß. Die An-

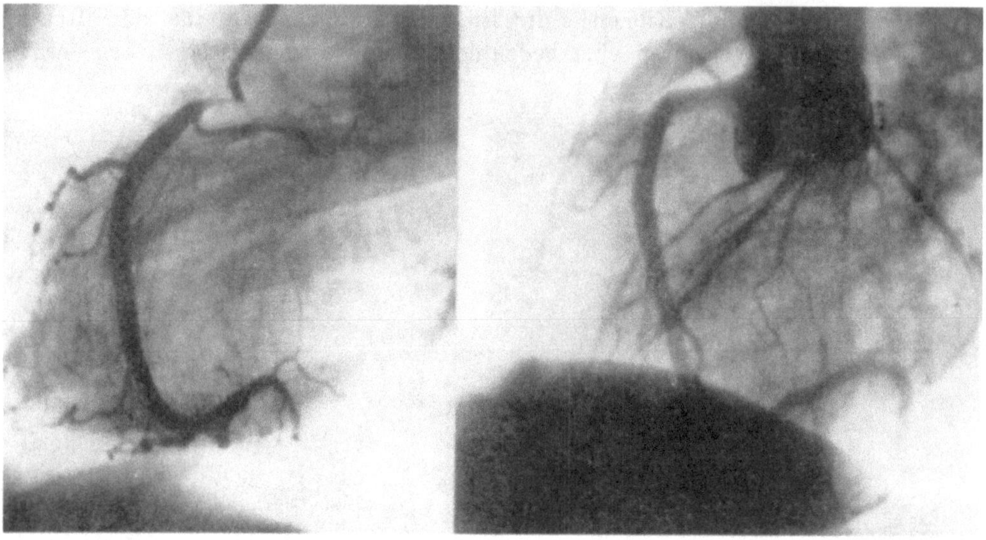

a b

Abb. 87. a — Selektive Koronarographie rechts (Seriographie). Hochgradige zentrale Enge der sonst unauffälligen rechten Koronararterie. — Verdacht auf Spasmus.

b — Semiselektive Darstellung bei demselben Patienten (Seriographie). Jetzt normale Weite der rechten Koronararterie. Es handelte sich demnach um einen katheterinduzierten Spasmus

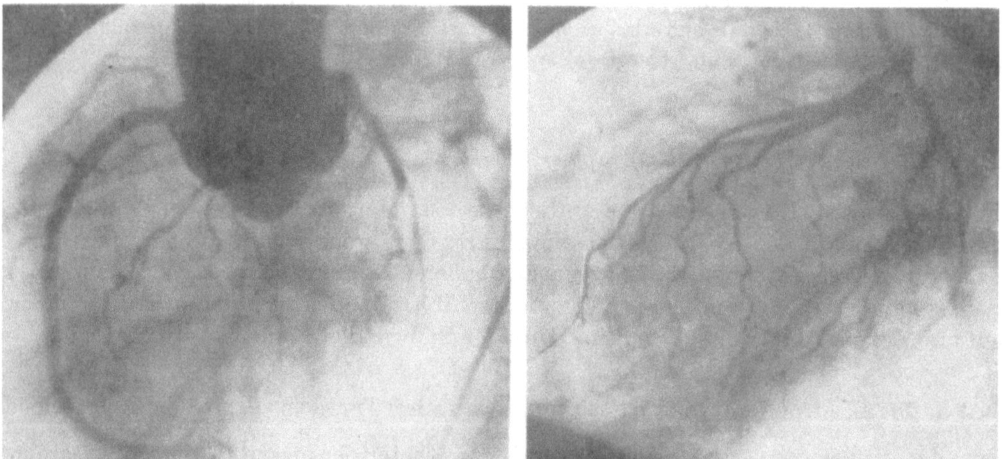

a b

Abb. 88. Qualitätsvergleich zwischen semiselektiver (a) und selektiver Koronarographie (b) am selben Patienten. Die Füllung der linken Koronararterie ist bei selektiver Injektion wesentlich besser. Keine Überlagerung ihrer zentralen Abschnitte wie im linken Bild hänger dieses Verfahrens behaupten, daß es weniger komplikationsbehaftet sei als das anschließend zu erläuternde Verfahren von der A. femoralis [s. u.]. Dies deckt sich nicht mit den Erfahrungen unserer Arbeitsgruppe [42, 46, 47].

4.3.2.2. Selektive Koronarangiographie nach perkutaner Katheterisierung von der A. femoralis

Die selektive Koronarographie von der A. femoralis hat den entscheidenden Vorteil, daß die Katheterisierung *perkutan* durchgeführt werden kann [2, 8, 23, 45]. Elongierte oder stenosierte Beckenarterien können das Vorführen der Katheter unmöglich machen. Das gleiche kann aber auch für die Katheterisierung vom Arm aus gelten. Als echter Nachteil muß die Notwendigkeit zum mehrfachen Katheteraustausch angesehen werden. Rechtes und linkes Koronarostium sowie der linke Ventrikel erfordern jeweils eine andere Katheterform (Abb. 88a, b).

4.3.2.3. Eigene Technik der selektiven Koronarangiographie von der A. femoralis

Wir haben verschiedene Varianten erprobt und verwenden z. Z. für das linke Koronarostium eine Kathederform nach Judkins [23] (Abb. 89). Für das rechte Ostium bewährt sich uns eine ursprünglich von Amplatz [2] angegebene Form mit präformiertem Bogen für den Arcus aortae [2] (Abb. 90). Unsere Katheter fertigen wir aus einem dickwandigen Material von 9 Charriere[1]), das die uns erforderlich erscheinende Torsionsstabilität besitzt. Neben dem stets erforderlichen Endloch besitzen unsere Katheter ein zusätzliches Seitenloch [42]. Dadurch ersparen wir uns u. a. die kontinuierliche Druckkontrolle, die eine Blockierung einer Koronararterie anzeigen soll, aber häufiger auf die Verlegung des singulären Endloches bei Wandkontakt anspricht. Einen Nachteil durch das Weglassen dieser Druckkontrolle haben wir bisher nicht feststellen können.

Mit unseren relativ dicken Kathetern von 9 Charriere haben wir keine nennenswerten Komplikationen am Punktionsort erlebt. Wir sind der Ansicht, daß die meisten Komplikationen bei der Katheterisierung durch Blutgerinnungsvorgänge am und im Katheter entstehen. Seit 20 Jahren verwenden wir deshalb eine allgemeine Heparinisierung des Patienten bei jeder selektiven arteriellen Katheterisierung [39, 40, 43]. Bei der Koronarographie haben wir unsere Standarddosis von 100 E Heparin/kg Körpergewicht sogar verdoppelt, — begrenzen allerdings mit 10000 E. Unsere Letalitätsrate bei der Kononorographie, die im internationalen Maßstab zu den niedrigsten gehört (0,07%), führen wir auf die konsequente Anwendung des Heparins zurück. Durch die Heparinisierung ausgelöste Nachblutungen sehen wir nicht, da wir das Heparin am Schluß der Untersuchung mit äquivalenten Mengen Protaminsulfat neutralisieren (10000 E Heparin = 10 ml Protaminsulfat). Wir verabreichen das Protaminsulfat stets langsam durch den bis in Zwerchfellhöhe zurückgezogenen arteriellen Katheter.

Die selektiven Verfahren haben eine höhere Komplikationsrate als die semiselektiven, weil einmal das dem Myokard in hoher Konzentration angebotene Röntgenkontrastmittel das Auftreten von Kammerflimmern begünstigt [13, 36] und andererseits die Verlegung der Koronarostien durch den Katheter bzw. die damit verbundene Möglichkeit zur Gefäßwandläsion während der KM-Injektion zusätzliche Gefahrenmomente aufweist [30, 48].

Es darf angenommen werden, daß die selektive Koronarographie von allen koronaro-

[1]) Hersteller: VEB Polyplast, Halberstadt.

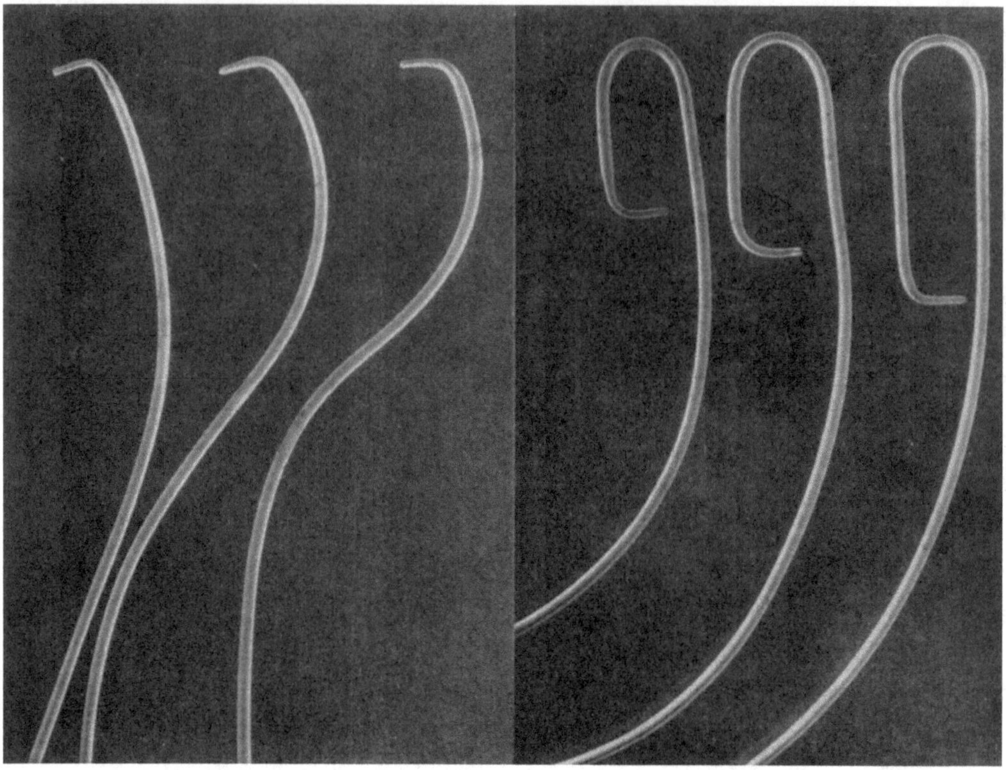

a b

Abb. 89. Katheterformen für die selektive Koronarographie nach JUDKINS [23].

a — Verschiedene Größen für die rechte Koronararterie. Speziell dieser Katheter muß zur Sondierung des rechten Ostiums torquiert werden. Er erfordert Torsionsstabilität, die durch ein eingearbeitetes Drahtgespinnst erreicht wird. Ein ähnlicher Effekt ist durch Katheter mit verdickter Wand zu erzielen;

b — Verschiedene Größen für die linke Koronararterie

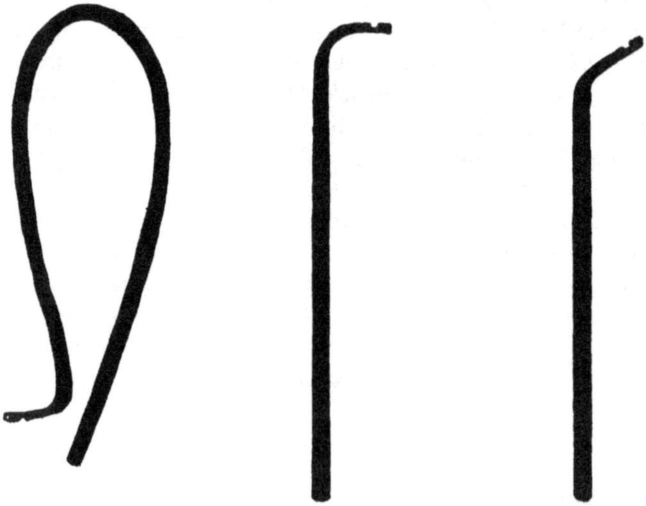

Abb. 90. Katheterformen nach AMPLATZ [2] mit und ohne präparierten Bogen für die rechte Koronararterie, ohne Torsion anwendbar. Rechts eine modifizierte Form zur selektiven Katheterisierung des aortokoronaren Venenbypass

graphischen Verfahren heute die Methode der Wahl ist und daß deren perkutane Variante von der A. femoralis in Zukunft weiter an Bedeutung gewinnt. Sie setzt allerdings eine Perfektion in der Katheterisierungstechnik voraus, die nur bei täglicher Anwendung erworben werden kann. Sie erfordert mehr als jede angiographische Untersuchung die Beherrschung aller Reanimationsmaßnahmen bei bedrohlichen Herz-Kreislauf-Situationen.

4.4. Die röntgenologischen Aufnahmeverfahren für die Koronarangiographie

4.4.1. Die Seriographie im Großformat

Neben den unterschiedlichen Katheterisierungsverfahren gibt es auch zwei prinzipiell verschiedene Aufnahmetechniken, nämlich die direkte Seriographie im Großformat und die indirekte Bildwandler-Kinekoronarographie. „Direkt", weil die Röntgenstrahlung wie bei der konventionellen Röntgenaufnahme direkt bildgebend ist, „indirekt", weil die Röntgenstrahlung ein Leuchtschirmbild erzeugt, das mittels fotographischer Vorrichtungen festgehalten wird. Beide Techniken haben Vor- und Nachteile. Es scheint aber so, daß sich die weitere Entwicklung zugunsten der indirekten Aufnahmeverfahren (Bildwandlerfotografie) vollzieht. Fest steht, daß sowohl Seriographie als auch Kinematographie in der Lage sind, Koronarogramme zu liefern, aus denen im gegebenen Falle die Operations-Indikation nach den derzeitigen Kriterien mit großer Sicherheit gestellt werden kann. Die Seriographie im Großformat ist von allen Abbildungsverfahren dasjenige mit dem größten Informationsgehalt, vorausgesetzt, daß eine technische Abstimmung auf die Besonderheiten der Koronarographie erfolgt [35, 38]. Die Bedienung derartiger Anlagen ist nur wenig automatisiert und deshalb schwerfällig. Sie erfordert große radiologische Sachkenntnis. Der Chirurg bevorzugt dieses Verfahren, weil er das Einzelbild, wenn man vom Lichtkasten absieht, ohne technische Hilfsmittel am Operationstisch verwerten kann.

4.4.2. Die Bildwandler-Kinekoronarangiographie

Die Bildwandler-Kinematographie mit modernen Anlagen besitzt einen hohen Automatisationsgrad. Die Bedienung derartiger Anlagen — einmal abgestimmt auf die Zwecke der Koronarographie — ist einfach. Die neue Bildwandler-Generation mit Cäsiumjodid-Kathode hat eine deutliche Verbesserung der Detailerkennbarkeit mit sich gebracht, so daß die Ergebnisse der Kinekoronarographie unseren derzeitigen diagnostischen Ansprüchen genügen [58]. Dabei ist zu berücksichtigen, daß die kleinformatigen Bildwandler aus physikalischen Gründen das bessere Auflösungsvermögen besitzen. Mehr als 19 cm (7 Zoll) darf der Durchmesser des BW-Primärschirms nicht betragen, wenn man aussagekräftige Kinekoronarogramme haben will. Wichtig ist ferner, daß alle Schritte von der Strahlenerzeugung bis zur Entwicklung des Kinefilms einer ständigen strengen Kontrolle unterliegen müssen. Denn bereits kleinste Qualitätsabweichungen führen zu diagnostisch ungenügenden Filmen [4]. Schwierigkeiten bereitet die Wiedergabe des 35 mm-Kine-Einzelbildes für die Verwendung während der Operation. Noch immer ist die Größe des fotographischen Korns der qualitätsbegrenzende Faktor, besonders für Publikationszwecke.

In der Zwischenzeit ist es zu einer weiteren Qualitätsverbesserung sowohl der Röntgenbildwandler, des Kinefilmmaterials sowie der Verarbeitungs- und Wiedergabetechnik gekommen, so daß heute außer Zweifel steht, daß die Kinekoronarographie die Methode der Wahl ist und wohl auch bleibt.

4.4.3. Die Bildwandler-Mittelformatseriographie

Unsere eigenen Erfahrungen mit der BW-Seriographie im Mittelformat 100 × 100 mm zeigen, daß sie die Kinekoronarographie keinesfalls verdrängen wird. Denn die lückenlose Erfassung aller Bewegungsphasen der Koronararterien während mehrerer Herzzyklen erlaubt oft die Erkennung pathologischer Veränderungen, die bei der Seriographie mit 6 Bildern/s durch Gefäßüberlagerungen verborgen bleiben können. Das Format ist aber ausreichend, um die Information direkt in den Operationssaal zu übermitteln. Im Vergleich zur Seriographie im Großformat (35 × 35 cm) ist die Bilderzeugung weitgehend automatisiert. Heute vertreten wir daher die Ansicht, daß die großformatige Darstellung der Koronararterien nur noch von historischem Interesse ist.
Die Anwendung der simultanen oder auch alternierenden Biplantechnik mittels Seriographie oder auch Kinematographie würde zwar den KM-Verbrauch einschränken, ist aber zeitraubend durch die erforderliche Zentrierung in zwei Ebenen. Sie liefert infolge vermehrter Streustrahlung oder ungünstiger Objekt-Film-Abstände schlechtere Aufnahmen als die Einplantechnik.
Untersuchungs- und Aufnahmetechnik kann man nur im Zusammenhang betrachten. So war z. B. die Entwicklung der indirekten Bildwandlermethoden mit ihrem im Vergleich zur Großformatseriographie ursprünglich schlechteren Auflösungsvermögen nur möglich durch die gleichzeitige Anwendung einer verbesserten Füllungstechnik in Form der selektiven KM-Injektion.

4.4.4. Die Ventrikulographie

Eine röntgenologische Studie der Koronarzirkulation ist heute als unvollständig zu bezeichnen, wenn nicht gleichzeitig auch eine Darstellung des linken Ventrikels erfolgt. Die Ventrikulographie bringt wesentliche Einblicke in die Kinetik des Myokards (s. u.) und hat bei der ischämischen HK einen höheren diagnostischen Stellenwert als die intracardiale Druckmessung in Ruhe. Trotzdem gehört insbesondere die Ermittlung des LVEDP zum Standardprogramm. Es muß allerdings betont werden, daß es keine sicheren Korrelationen zwischen enddiastolischem Ruhe-Druck und der gestörten Kinetik des linken Ventrikels oder aber der Schwere des koronaromorphologischen Befundes gibt.

4.5. Die praktische Durchführung der Koronarangiographie

Die Vorbereitung zur Untersuchung besteht zunächst in einer Aufklärung des Patienten über das Untersuchungsziel und in groben Zügen über das praktische Vorgehen. Zur Ruhigstellung geben wir direkt vor Beginn der Untersuchung 5—10 mg Faustan. Wesentlich ist eine gleichzeitige Atropinmedikation (0,5 mg). Sie verringert die Gefahr von bradykarden Rhythmusstörungen. Unerläßlich für die Untersuchung sind eine

qualitativ einwandfreie Bildwandler-Fernsehdurchleuchtung und eine kontinuierliche EKG-Überwachung mittels Monitor.
In Lokalanästhesie (10—20 ml Xylocytin 1%) wird die Katheterisierung der rechten A. femoralis vorgenommen. Zunächst erfolgt die Einführung eines Ringkatheters (8 Charriere) zur Ventrikulographie. Noch in der Bauchaorta verabreichen wir 10000 E Heparin. Nach Erreichung des linken Ventrikels wird der Katheter frei gelagert. Als erstes erfolgt die intrakardiale Druckmessung. Dann werden 40 ml Visotrast 370 mit einer Einström-

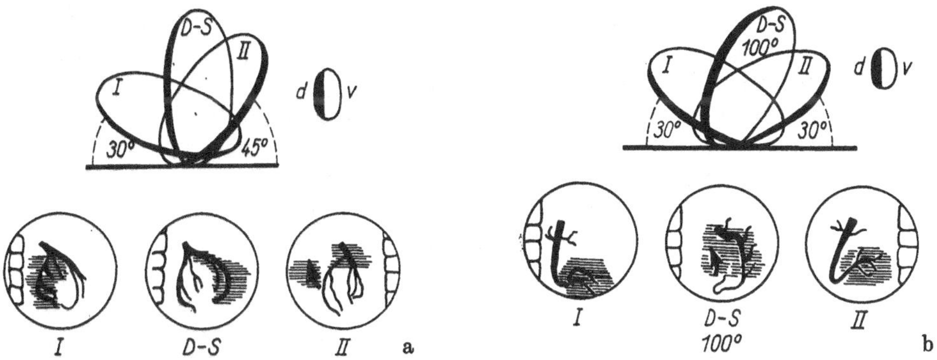

Abb. 91. Standardprojektionen für die selektive Kine-Koronarographie im 35-mm-Format. Die Schemata geben die Drehung des Patienten bei posterior-anteriorem Strahlengang an.
a — Linke Koronararterie in drei Projektionen; b — Rechte Koronararterie in drei Projektionen

geschwindigkeit von 12—15 ml/s injiziert, wobei möglichst keine Extrasystolen auftreten sollen. Kineaufnahmen werden mit 50 Bildern/s im 1. Schrägdurchmesser angefertigt. In besonderen Fällen kann auch eine Biplandarstellung des Ventrikels mittels Kinematographie vorteilhaft sein, besonders wenn es um Kontraktionsstörungen des Ventrikelseptums geht.
Danach wird der Ventrikulographiekatheter gegen den Katheter für das linke Koronarostium (Judkins-Form) ausgetauscht, wobei wir im Normalfall mit der mittleren Größe beginnen. Jeder Katheter wird grundsätzlich in der Aorta descendens kräftig durchspült. Erst danach wird das Koronarostium sondiert. Zu dessen Lokalisation können Probe-Injektionen von Kontrastmittel erforderlich werden. Die linke Koronararterie wird in 3 Projektionen (seitlich, sowie 1. und 2. Schrägdurchmesser) dargestellt. Danach wird der Austausch des Katheters gegen den für das rechte Ostium vorgenommen (alte Amplatz-, selten Judkins-Form). Dieses wird zuerst in Seitenlage des Patienten sondiert. Das Einspringen des Katheters in das Ostium ist leicht zu erkennen. Die Darstellung rechts erfolgt in leicht überkippter Seitenlage (100°) und im ersten und/oder zweiten Schrägdurchmesser (Abb. 91). Je nach Bedarf können zusätzliche Injektionen in unterschiedlichen Drehungen notwendig werden. Halbaxiale Projektionen mit cranio-caudaler Röhrenkippung demaskieren oder verdeutlichen Stenosen im ersten Drittel des R. interventricularis anterior der li. Koronararterie. Hierzu sind allerdings spezielle Aufnahmeanlagen erforderlich. Die Sofortinformation durch ein während der KM-Injektion mitlaufendes Bandspeichergerät erleichtert den Entschluß zur Erweiterung des Untersuchungsprogramms. Pro Injektion geben wir bis zu 10 ml Visotrast 370, d. h. im Standardprogramm also 50—60 ml direkt ins Koronarsystem, lassen uns aber

dabei grundsätzlich vom Füllungsbild auf dem Monitor leiten. Wir halten 25 Bilder/s zumeist für ausreichend, arbeiten mit Cäsium-Jodid-Bildwandler, Format 19 cm, liegen bei Belichtungszeiten von 5 ms und versuchen 85 kV nicht zu überschreiten. Das verwendete Objektiv der 35 mm Arriflex-Kamera gestattet ein "over-framing", dies bedeutet optische Vergrößerung zur besseren Nutzung des rechteckigen Filmformats bei der Abbildung des kreisrunden Bildwandler-Sekundärbildes. Sämtliche Aufnahmen werden in maximal möglicher Inspiration durchgeführt.
Zur Vermeidung von Spasmen und zur optimalen Weitstellung der Koronararterien geben wir vor Sondierung der linken und rechten Koronararterie je 4 Tropfen Nitrangin liquidum und sparen nicht mit diesem Medikament, wenn zwischenzeitlich pectanginöse Beschwerden auftreten. Kurzzeitige Asystolien nach KM-Injektion in eine Koronararterie lassen sich durch einen kräftigen Hustenstoß unterbrechen. Der Patient muß vor Untersuchungsbeginn auf das Kommando zum Husten vorbereitet werden. Die gesamte Untersuchung erfolgt unter ständiger EKG-Kontrolle. Selten einmal unter der KM-Injektion auftretendes Kammerflimmern wird sofort durch extrathorakale Defibrillation beseitigt und ist kein Grund, die Untersuchung abzubrechen. Nach Beendigung der Koronarographie ziehen wir den Katheter bis in Zwerchfellhöhe zurück und verabreichen zur Neutralisation der 10000 E Heparin 10 ml Protaminsulfat langsam in 5 Minuten intraaortal. Endgültige Blutstillung nach Entfernung des Katheters ist unter manueller Kompression in spätestens 10 Minuten erreicht. Aus Sicherheitsgründen wird ein Kompressionsverband für 5 Stunden angelegt. Der Patient erhält 24 Stunden Bettruhe.

4.6. Betrachtungen zur Indikation der Koronarangiographie

Die Frage nach operablen Läsionen an den Koronararterien, eine ursprünglich nur am Rande diskutierte Indikation zur Koronarographie, rückt in den letzten Jahren unter dem Einfluß der sich sprunghaft entwickelnden Koronarchirurgie immer mehr in den Vordergrund. Ihre Beantwortung ist jetzt und auch in Zukunft nur mittels Koronarographie möglich. Kein anderes diagnostisches Verfahren wird in absehbarer Zeit in der Lage sein, aus dem Gros der Patienten mit ischämischer Herzkrankheit jene auszuwählen, bei denen rekonstruktive chirurgische Maßnahmen eine Verbesserung der myokardialen Blutversorgung versprechen.
Die zunehmende Sicherheit, mit der an Zentren mit großer Erfahrung heute koronarographiert wird, führt dazu, die Indikation zu dieser Untersuchung großzügiger zu stellen und die aus ihr ableitbaren therapeutischen Konsequenzen weiter zu fassen. Dies erscheint durchaus berechtigt, denn letztlich können sich sehr wohl therapeutische Konsequenzen ergeben, wenn die Koronarographie bei einem als Simulanten betrachteten Patienten eine schwere stenosierende Koronaratherosklerose nachweist oder aber, wenn ein schwer Koronarkranker ein völlig normales Koronarsystem hat. Aber selbst bei Anerkennung dieser etwas erweiterten Indikation zur Koronarographie und auch bei Berücksichtigung besonderer gutachterlicher Fragestellungen muß es für die Durchführung dieser Untersuchung Grenzen geben. Diese eindeutig zu definieren ist zur Zeit noch nicht möglich. Weder unbegründete Ablehnung noch enthusiastische Überbewertung dieses relativ neuen Verfahrens sind bei der Suche nach einer allgemein akzeptablen Indikation von Nutzen.
Im allgemeinen ist beim alten Menschen mit Angina pectoris die Koronarographie zum

Nachweis der Koronaratherosklerose primär nicht erforderlich. Eine gezielte Anamnese, gründliche klinische Untersuchung sowie die EKG-Diagnostik in Ruhe und gegebenenfalls nach körperlicher Belastung reichen auch heute noch aus, um das Vorliegen einer ischämischen Herzkrankheit mit geringem Aufwand und ausreichender Sicherheit festzustellen.

Die Koronarographie als sehr aussagekräftige morphologische Methode wurde in den letzten Jahren vielfach als Referenzmethode für die Überprüfung zahlreicher klinischer Parameter eingesetzt und hat wertvolle Beiträge zum besseren Verständnis der ischämischen Herzkrankheit erbracht.

Da es weder möglich noch nötig ist, alle Patienten mit Angina pectoris zu koronarographieren, muß eine Auswahl getroffen werden, die von Zentrum zu Zentrum gewisse Unterschiede aufweisen wird. Wir wählen nicht nur nach koronarchirurgischen Gesichtspunkten aus, die ja die einzige absolute Indikation zur Koronarographie abgeben, achten aber sehr darauf, daß möglichst wenig Patienten koronarographiert werden, die im gegebenen Falle nicht auch operiert werden könnten. Das heißt vor allem, daß vermehrt Patienten in jüngeren Jahren mit typischer Angina pectoris und normalem Ruhe-EKG und allenfalls pathologischem Belastungs-EKG einer Koronarographie zugeführt werden müssen. Es bedarf des Hinweises, daß bei Betonung der chirurgischen Indikation Patienten mit mehreren überstandenen Infarkten in der Anamnese kaum noch für die Koronarographie in Frage kommen. Denn in diesen Fällen sind die morphologischen Veränderungen an den Koronararterien meist so ausgeprägt, daß direkte revaskularisierende Eingriffe nur noch selten möglich sind. Wir können heute allerdings noch nicht übersehen, welche Indikationen zur chirurgischen Revaskularisierung sich als auf die Dauer beständig erweisen werden.

Bei der weiten Verbreitung der ischämischen Herzkrankheit und der zunehmenden Perfektion in der Koronarographie besteht die Gefahr, das vorhandene chirurgische Potential zu überfordern. Wartelisten in den chirurgischen Zentren sind aber gänzlich unangebracht, da operationsgünstige morphologische Verhältnisse am Koronarsystem sich in wenigen Monaten ändern können.

Es sollen hier einige Gesichtspunkte zur Koronarographieindikation genannt werden, die nicht vollständig und auch nicht allgemeinverbindlich sein können. Zunehmende Erfahrungen werden zur Abrundung des hier Gesagten beitragen:

- Wir setzen die Koronarographie bevorzugt ein bei jüngeren Patienten, weil hier die Chancen, noch operable Läsionen zu finden, größer sind als bei älteren Patienten.

- Wir bevorzugen für die Koronarographie ferner Patienten mit Angina pectoris ohne Infarktanamnese.

- Die Wahrscheinlichkeit, noch operable Läsionen zu finden, nimmt mit der Zahl der überstandenen Infarkte ab.

- Bei instabiler Angina pectoris sollte koronarographiert werden in der Hoffnung, eine operable Läsion zu finden, deren chirurgische Behandlung den Infarkt verhindern kann [4, 55].

- Nach überstandenem Infarkt und weiter bestehender Angina pectoris (nicht früher als 4—6 Wochen) kann durch die Koronarographie nach einer chirurgischen Revaskularisationsmöglichkeit gesucht werden [55].

- Die Koronarographie im akuten Infarkt aus rein diagnostischen Gründen ist kontraindiziert [55]. Dort, wo die Erfahrungen eines Zentrums operative Eingriffe nach frischen Infarkten möglich erscheinen lassen und wo auch die dafür erforderlichen personellen und materiellen Voraussetzungen gegeben sind, gibt es allerdings auch eine Indikation für die Koronarographie bei akutem Infarkt [11, 28, 49]. Man muß sich aber im klaren sein, daß dann die Letalität der Koronarographie ansteigen wird. Es bedarf allerdings noch des Beweises, daß derartige Operationen das akute Krankheitsbild günstig beeinflussen.

- Eine heute allgemein akzeptierte Indikation zur Koronarographie liegt vor, wenn ein chirurgischer Ersatz von Herzklappen geplant ist. Besonders vor Implantation einer künstlichen Aortenklappe muß überprüft werden, ob die bei Patienten mit Aortenfehlern oft vorhandene Angina pectoris durch Koronarerkrankungen oder durch eine relative Koronarinsuffizienz verursacht wird.

- Vordergründig unter diesen Indikationen betrachten wir den Ausschluß koronarmorphologischer Veränderungen bei Patienten mit unklarem Brustschmerz. Ein normales Koronarangiogramm erlaubt bei fehlender Herzmuskelhypertrophie den Ausschluß einer bedeutsamen kardialen Ischämie. Bei Patienten mit Brustschmerz aber normalem Koronarogramm ist die Wahrscheinlichkeit einer späteren Infarktkomplikation äußerst gering [44].

- Mit zunehmender Erfahrung erlaubt die Koronarographie wahrscheinlich auch eine prognostische Einschätzung der ischämischen Herzerkrankung, die besonders nach überstandenem Herzinfarkt bedeutsam werden kann. Sie könnte richtungsweisend sein für den Weg der Rehabilitation und die Form der Wiedereingliederung in den Arbeitsprozeß. M. Sones konnte nachweisen, daß die Lebenserwartungen von Patienten mit Koronaratherosklerose von der Schwere des koronarographischen Befundes abhängen [27, 54].

4.7. Die diagnostische Aussage der Koronarangiographie

4.7.1. Zur Nomenklatur der Koronararterien

Trotz der enormen Variabilität des Koronararterien-Systems, wie sie bereits von den Anatomen in der ersten Hälfte unseres Jahrhunderts erkannt und ausführlich beschrieben wurde [5, 57], ließ sich ein für die Verständigung unter Spezialisten erforderliches Ordnungsprinzip erzielen. Als verbindlich betrachten wir die Nomenklaturvorschläge des Internationalen Anatomischen Nomenklaturkomitees, Leningrad 1970. Hierin werden allerdings die im anglo-amerikanischen Schrifttum üblichen anatomischen Bezeichnungen, die sich in der angiographischen Literatur eingebürgert haben, nicht berücksichtigt. Trotzdem gibt es keine prinzipiellen Verständigungsschwierigkeiten. Interessant ist es, daß heute in der Koronarographie selbst Vorhofarterien bezeichnet werden, die 1966 (Nomina Anatomica, Paris 1966) noch nicht einmal von den Anatomen benannt wurden.
Ohne auf Einzelheiten einzugehen, gibt die Abbildung 5 die Verläufe der großen Koronararterien auf der Oberfläche des Herzens wieder. Wir verwenden diese Schemata in jedem Einzelfall zur Verständigung innerhalb unserer Arbeitsgruppe und zeichnen im Koronarogramm nachgewiesene Veränderungen an der entsprechenden Stelle ein. Bei

großer Konstanz der Hauptarterien gibt es allerdings bereits zahlreiche Varianten im Hinblick auf Zahl und Ursprungsort der Äste zweiter und dritter Ordnung (Abb. 92). Eine exakte Zuordnung im Koronarogramm ist nur unter Anwendung zahlreicher Projektionsrichtungen möglich. Aus chirurgischer Sicht ist entscheidend, daß aus dem Koronarogramm eine exakte Aussage getroffen werden kann, ob nachgewiesene Veränderungen an Haupt- und Nebenästen unter Berücksichtigung des jeweiligen technischen Standes für einen chirurgischen Eingriff erreichbar sind.

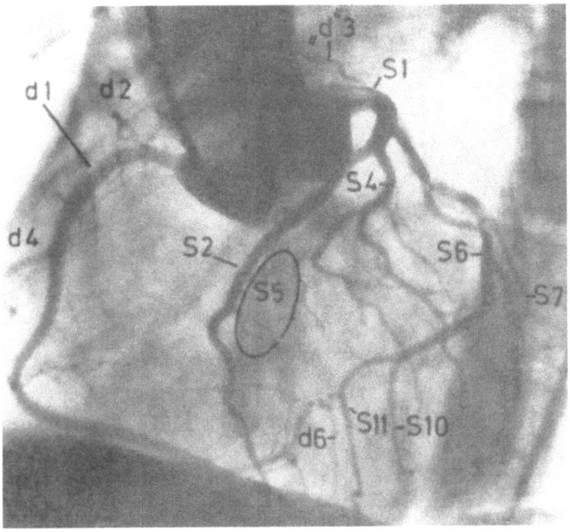

Abb. 92. Semiselektives Koronarogramm (Serientechnik), Normalbefund bei Intermediärtyp.
Die anatomischen Bezeichnungen entsprechen der Abb. 5. Rechte und linke Arterien werden durch den Vorsatz -d- bzw. -s- gekennzeichnet. Als Variation: Ursprung von d 3 aus der linken Koronararterie

4.7.2. *Die arteriellen Versorgungstypen des Myokards*

Bedeutsam für praktische Belange ist auch die Kenntnis der unterschiedlichen arteriellen Versorgungstypen des Myokards. Neben dem sogenannten Intermediärtyp, bei dem beide Koronararterien in etwa gleichem Maße zur Blutversorgung des Herzens beitragen (45%), gibt es ein Überwiegen der rechten (40%) oder der linken Koronararterie (15%). Dies sind anlagebedingte Varianten der Gefäßverteilung, denen nach unseren bisherigen Kenntnissen keine pathologische Bedeutung zukommt (Abb. 93).
Zur Beurteilung der Wirksamkeit eines stenosierenden Prozesses an einer Hauptarterie ist die Kenntnis des vorliegenden Versorgungstypes natürlich von größter Wichtigkeit. Selbst wenn durch fortschreitende Obliteration das Versorgungsmuster infolge Kollateralentwicklung eine starke Umgestaltung erfährt, muß zur richtigen Einschätzung des Prozesses der ursprünglich einmal vorhandene Versorgungstyp erkannt werden. Auf Grund eigener Beobachtungen können wir nicht bestätigen, daß in den meisten Fällen die linke Koronararterie überwiegt [30].

4.7.3. *Zur Quantität und Qualität obstruierender Veränderungen der Koronararterien*

Die Koronarographie erlaubt die Erkennung von obliterierenden Prozessen an den Koronararterien und deren exakte Lokalisation. In jedem Falle ist eine multiplane Darstellung der Koronararterien erforderlich (Abb. 94). Selbst hochgradige Stenosen lassen sich manchmal nur in einer ganz bestimmten Projektion erkennen. Wir wissen heute.

daß wir früher bei Anwendung der semiselektiven Technik durch die Mitfüllung der Aortenwurzel eine Reihe zentraler Stenosen, besonders am Ramus interventricularis anterior, übersehen mußten. Die Aussage über die Bedeutung vorhandener Gefäßwandprozesse für die Hämodynamik ist in ihren beiden Extremen, den eben erkennbaren Plaques und den kompletten Verschlüssen von Arterien, relativ einfach. Schwierig kann die quantitative Einschätzung dessen werden, was zwischen diesen Extremen an verschiedengradigen Stenosen liegt.

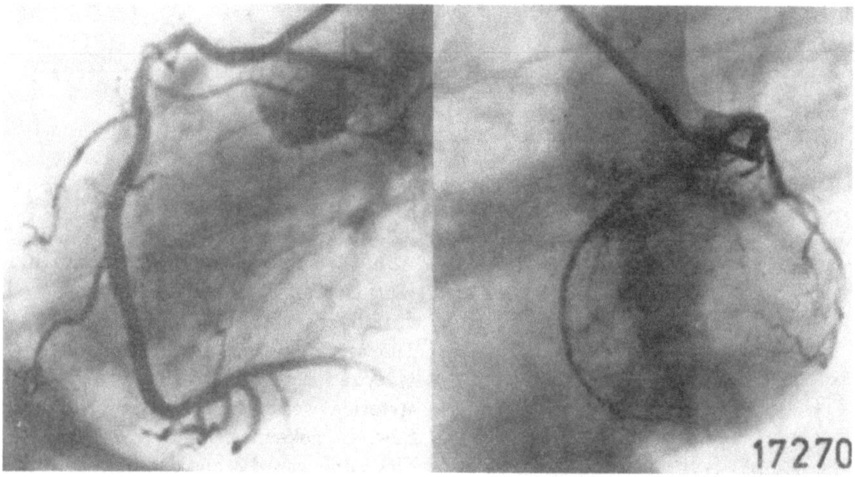

Abb. 93. Selektives Koronarogramm links (b) und rechts (a) (Seriographie). Rechtsversorgungstyp.
Große Abschnitte der Hinterwand des linken Ventrikels werden durch die Endaufzweigungen der rechten Koronararterie versorgt. Der R. interventricularis anterior und R. circumflexus der linken Koronararterie sind anlagemäßig kurz und schmal

Wir vermeiden im allgemeinen eine pseudoexakte Prozentangabe der Lumeneinengung, sondern betrachten eine Stenose als wirksam und in Abhängigkeit von ihrer Lokalisation gegebenenfalls als operationsbedürftig, wenn sie mehr als die Hälfte der Gefäßlichtung einengt. In jedem Fall ist die hämodynamische Wirksamkeit einer Stenose nur bei gleichzeitiger Berücksichtigung ihrer Lokalisation zu beurteilen. Je zentraler eine Stenose liegt, desto bedeutsamer ist sie. Eine Stenose an der überwiegenden Hauptarterie ist ernster zu bewerten als eine gleichgradige an der anderen. Obwohl anatomisch nur 2 Hauptarterien genannt werden, ist es üblich geworden, von ein-, zwei- und dreifachen Gefäßerkrankungen zu sprechen (one-two-three-vessel disease). Hierbei betrachtet man den Ramus interventricularis anterior der linken Koronararterie als besonderes Gefäß. Wegen seiner Bedeutung für die Versorgung des linken Ventrikels, des Ventrikelseptums und als Praedilektionsort der Koronarsklerose mag dieser aus dem Amerikanischen übernommenen Bezeichnung eine gewisse Berechtigung zukommen.
Das in der Abbildung 95 wiedergegebene Schema zeigt die Lokalisation von hämodynamisch bedeutsamen Prozessen an den Koronararterien bei 224 von uns koronarographierten Patienten. Es handelt sich hierbei um komplette Verschlüsse oder um Stenosen, die mehr als 50% des Lumens einengen. Die Häufigkeit von Prozessen an den

zentralen und mittleren Abschnitten stimmt weitestgehend mit Angaben überein, die postmortal vom Pathologen gewonnen wurden [19]. Dies spricht für die Verläßlichkeit intravitaler koronarographischer Befunde an den großen und mittleren Koronararterien. Lediglich Prozesse an den peripheren Abschnitten wurden in der postmortalen Studie häufiger entdeckt. Es ist mit Sicherheit anzunehmen, daß sich diese Diskrepanz durch

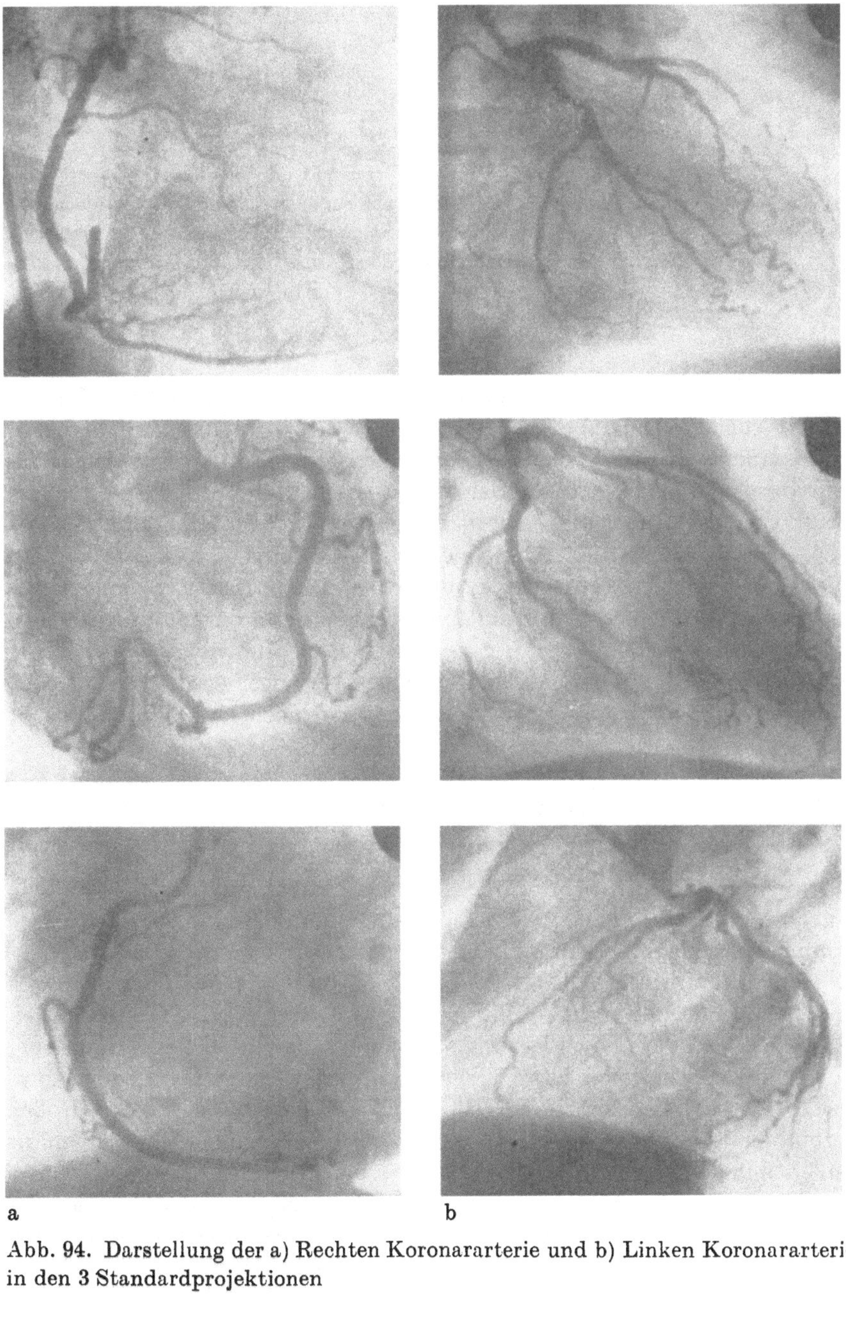

a b

Abb. 94. Darstellung der a) Rechten Koronararterie und b) Linken Koronararterie in den 3 Standardprojektionen die erfolgte erhebliche Verbesserung der Bildwandlerkinematographie bei künftigen Vergleichen verringert. Man hat versucht, die Koronarsklerose — zunächst am anatomischen Präparat [17] — später auch aus dem intravitalen Koronarogramm [31, 33] zu quantifizieren. Ein zentraler Prozeß wird hoch, ein Prozeß an einem peripheren Ast niedrig benotet. Der Grad der jeweiligen Stenose erfährt seinen Niederschlag durch einen Faktor. Selbst der Versorgungstyp wird durch höhere Bewertung von Prozessen an der

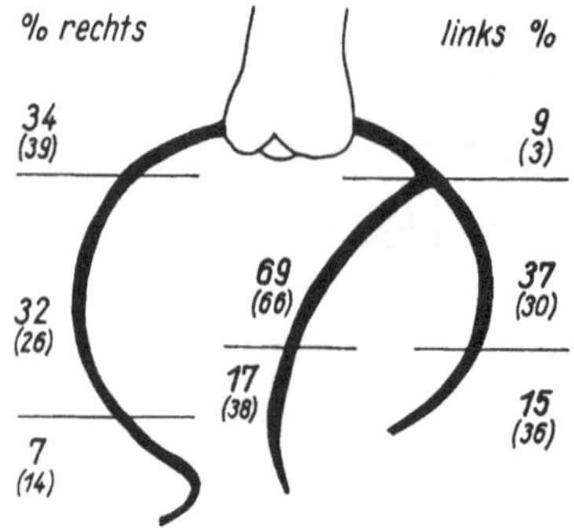

Abb. 95. Vergleich von pathologisch-anatomischen und eigenen koronarographischen Befunden bei 224 Patienten in bezug auf Lokalisation und Häufigkeit von Verschlüssen und wirksamen Stenosen. Die in Klammern gesetzten Zahlen entsprechen postmortalen Befunden [19]

überwiegenden Arterie in die Betrachtung einbezogen. Nach Summation aller Einzelergebnisse resultiert eine Zahl, deren Höhe das Ausmaß angiographisch erkennbarer Veränderungen ausdrückt. Schwierig ist dabei, zumindest für praktische Belange, die Aussage, wieviel Gramm Myokard ein so oder anders geschädigtes Arteriensystem zu versorgen hat und welche Bedeutung einer nachweisbaren Kollateralzirkulation bei der Kompensation der myokardialen Ischämie zukommt. Für eine erste Verständigung über das Ausmaß der Koronarsklerose ist ein derartiger Quantifizierungsversuch gerechtfertigt. Bedeutsam wird eine solche Katalogisierung erst dann, wenn es sich zeigt, daß z. B. die Prognose der ischämischen Herzerkrankung, die Indikation zum chirurgischen Eingriff oder die Spätergebnisse von Revaskularisierungsmaßnahmen von der Höhe der ermittelten Zahl abhängig wird. Hierüber liegen noch keine verbindlichen Erkenntnisse vor.

4.7.4. Die Kollateralzirkulation im Koronarangiogramm

Die Koronarographie läßt bei Verschlüssen oder auch hochgradigen Stenosen sehr oft eine Kollateralzirkulation erkennen. Nur durch lange Erfahrung lernt man einschätzen, ob sie gut oder schlecht ist. Sie fehlt gewöhnlich dann, wenn Verschlüsse von Hauptästen gemeinsam mit ausgedehnten akinetischen Wandbezirken oder größeren Aneurysmen des linken Ventrikels auftreten. Kollateralen können ante- oder häufiger retrograd zur Auffüllung zentral obliterierter Äste führen. Entgegen einer weitverbreiteten Meinung kann man die Durchströmungsrichtung nicht nur aus dem Kinematogramm, sondern auch aus dem Seriogramm ablesen. Trotz der großen Variationsbreite des Koronararteriensystems gibt es einige konstante Hauptkollateralwege zwischen den großen Arterien. So verbinden die Arterien des Ventrikelseptums den Ramus interventricularis anterior der linken mit dem Ramus interventricularis posterior der rechten Koronararterie. Weitere Verbindungen zwischen rechts und links bestehen über Äste an der Vorderfläche des Herzens, wobei besonders die als Vieussenssche Anastomose bezeichnete Verbindung der beiden Konusarterien erwähnenswert ist [21]. An der Unterfläche

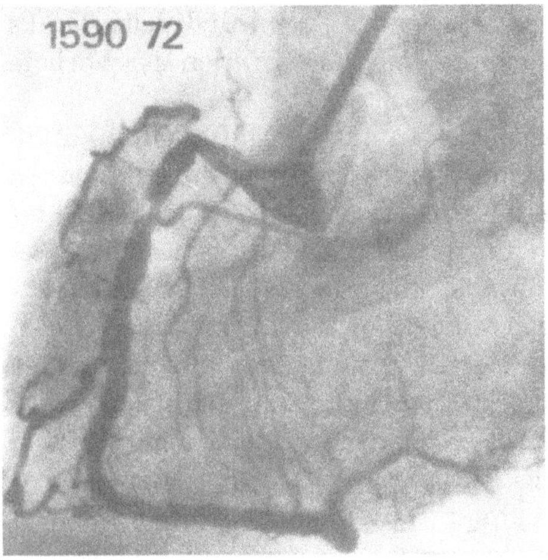

Abb. 96. Selektive Koronarographie rechts bei zentralem Verschluß des R. interventricularis ant. Über erweiterte Septumarterien erfolgt eine Kollateralzirkulation von rechts und links

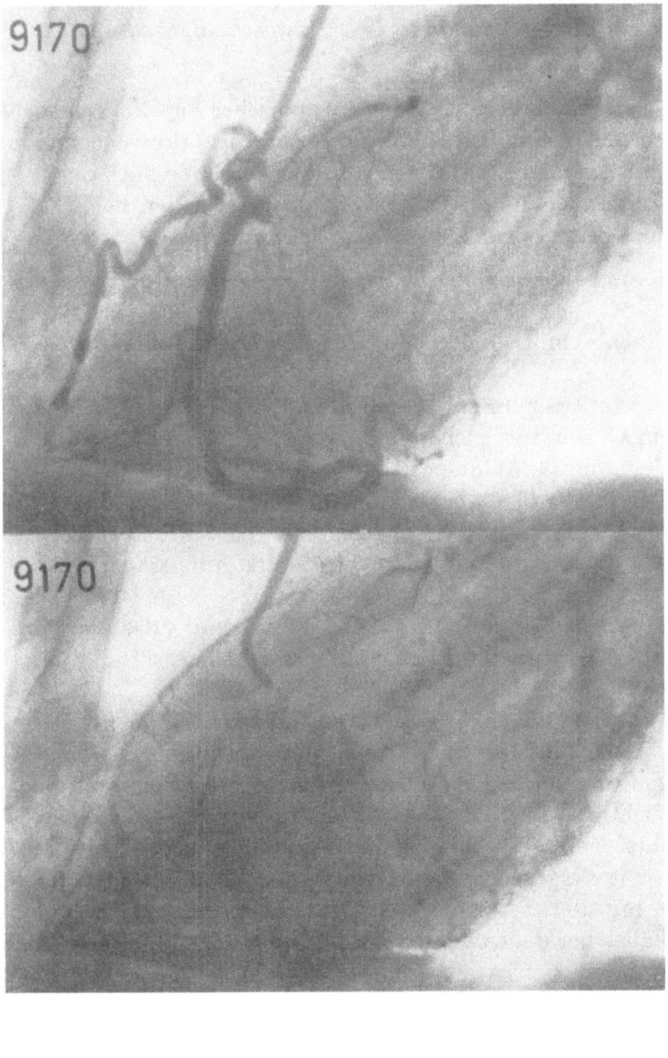

Abb. 97. Selektive Koronarographie rechts bei multiplen Verschlüssen des R. interventricul. ant. Über verschiedene Kollateralbahnen werden noch offene Abschnitte des letzteren segmental aufgefüllt. Wegen seines engen Lumens ist die Anlage eines Bypass nicht möglich. Oben: Frühphase; Unten: Spätphase

gibt es Verbindungen zwischen dem Ramus circumflexus der linken und dem Ramus interventricularis posterior der rechten Koronararterie. Auch die Arterien der Vorhöfe können Kollateralfunktion übernehmen.
Die über Kollateralen gefüllten zentral verschlossenen Hauptäste erhalten ihren Zufluß häufig aus verschiedenen Quellgebieten. In Abhängigkeit vom Injektionsort können sich kontrastfreie und kontrasthaltige Zuflüsse unterschichten, so daß kein exaktes Bild vom tatsächlichen Restlumen entsteht. Dies kann die Entscheidung zu einer Bypassoperation komplizieren. Das Kontrastmittel kann aber auch über verschiedene Kollateralen an den verschlossenen Hauptast herantreten und diesen segmental auffüllen (Abb. 96). Dann ist manchmal die Aussage über dessen Kontinuität erschwert. Es gibt auch regelrechte Wasserscheideneffekte mit unterschiedlicher Strömungsrichtung in verschiedenen Abschnitten eines zentral verschlossenen Gefäßes. Ein Mangel der selektiven Koronarographie besteht darin, daß sie keinerlei Hinweise auf extrakoronare Kollateralen gibt, die zweifellos bei Verschlüssen mehrerer Hauptarterien vorhanden sein müssen [3, 32]. Hierüber kann eine zusätzliche Aortographie Aufschluß geben (Abb. 97).

4.7.5. Die Koronarangiographie als Voraussetzung für die chirurgische Behandlung der Koronaratherosklerose

Die Koronarographie unter besonderer Berücksichtigung chirurgischer Aspekte soll noch eine Anzahl weiterer Fragen beantworten. Diese werden durch operationstechnische Parameter diktiert, beinhalten aber auch die entscheidende Fragestellung nach den Erfolgschancen eines koronarchirurgischen Eingriffs. Folgende Fragen sollen nach Möglichkeit aus dem Koronarogramm beantwortet sein:

a) Ist die vorhandene Veränderung (Stenose oder Verschluß) bedeutsam und zugleich auch chirurgisch angehbar?
b) Ist der poststenotische Gefäßabschnitt weit genug für die Anlage eines Bypass? (Abb. 98).
   Im allgemeinen wird ein Durchmesser unter 1,5 mm als ungeeignet betrachtet. Im Kinematogramm erlaubt ein Größenvergleich mit dem Katheter eine relativ verläßliche Angabe über die Weite des Gefäßlumens.
c) Ist hinter einer Stenose die periphere Strombahn intakt?
   Nur im positiven Falle besteht Aussicht, daß ein angelegter Bypass offen bleibt.
d) Ist der über einen Bypass zu revaskularisierende Myokardbezirk groß genug, um den operativen Eingriff zu rechtfertigen?
e) Handelt es sich bei diesem Bezirk noch um ausreichend funktionierendes Myokard oder liegt Narbengewebe vor, das an der Kontraktion nur noch begrenzt oder überhaupt nicht mehr teilnimmt?
   Hierzu kann die Ventrikulographie eine erste bedeutsame Information liefern.
f) Wie ist die Wandbeschaffenheit des Gefäßes an der Stelle der geplanten Anastomose? Umschriebene Gefäßsklerosen können den Anschluß eines Bypass erschweren oder sogar unmöglich machen. Wichtig ist auch, daß die Arterie im vorgesehenen Anastomosenbereich nicht intramural verläuft (Abb. 99) [33]. Qualitativ gute Kinematogramme lassen diese Fragen mit einiger Sicherheit beantworten. Gelegentlich können Ergänzungsuntersuchungen mit der besser auflösenden Seriographie erforderlich werden. Dennoch gibt es Fälle, bei denen schwere sklerotische Wandprozesse erst intra operationem erkannt werden.

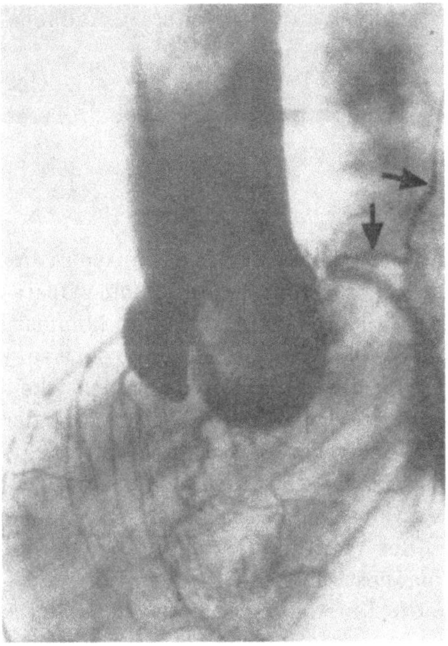

Abb. 98. Semiselektive Koronarographie. Zentrale Verschlüsse der A. coronaria dextra und des R. circumflexus der linken Koronararterie. Ein extrakardiales Kollateralgefäß gewinnt unter Einschaltung von Vorhofarterien Anschluß an den R. circumflexus

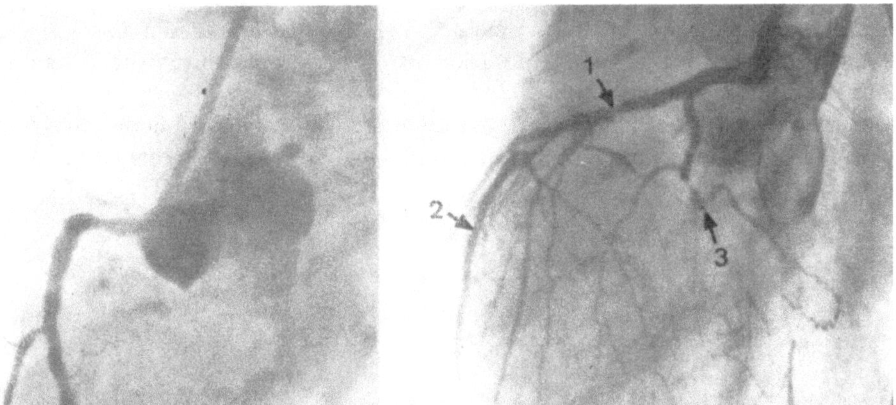

a b

Abb. 99. Selektive Koronarographie rechts und links nach zweimaligem Hinterwandinfarkt bei einem 52jährigem Mann.

a — Rechte Koronararterie mit diffusen Veränderungen im gesamten Verlauf. Nur in der Peripherie wirksame Stenosierung;

b — Linke Koronararterie mit wirksamer Stenose am R. interventricularis ant. (1). Der R. circumflexus ist im ersten Drittel hochgradig stenosiert und direkt dahinter komplett verschlossen (3). Der R. interventricul. ant. ist in der Peripherie weitlumig und glattwandig und eignet sich für die Anlage eines Bypass (2)

g) Ist die Anlage eines Bypass ausreichend oder empfehlen sich weitere Gefäßüberbrückungen?
   Hierzu muß festgestellt werden, daß z. Z. die eindeutige Tendenz besteht, möglichst viele Stenosen an den zentralen Abschnitten der Hauptarterien oder auch größeren Nebenästen durch Bypass zu überbrücken [22, 26].

4.7.6. Die Koronarangiographie in der postoperativen Phase

Neben der Indikation zur praeoperativen Koronarographie existiert nach unserer Meinung auch eine solche in der postoperativen Phase, zumindest so lange, wie eine Operationsmethode noch in der Entwicklung ist oder neue Varianten zur Anwendung kommen. Es zeigt sich, daß in der frühen postoperativen Phase weder klinische Befunde noch subjektive Angaben des Patienten eine sichere Aussage über die Funktionstüchtigkeit eines Bypass erlauben. Wir sind dazu übergegangen, jeden operierten Patienten vor der Entlassung, d. h. 3–4 Wochen nach Bypass-Anlage, zu rekoronarographieren. Daraus konnten wertvolle Hinweise für die operativ-technische Seite, aber auch auf die Unsicherheit klinischer Kriterien zur Einschätzung des Operationsergebnisses gewonnen werden. Die postoperative Koronarographie enthält neben der Ventrikelographie in jedem Fall die Darstellung beider Koronararterien in den diagnostisch bedeutsamen Ebenen – bezogen auf den praeoperativen Befund – sowie die Darstellung des oder der Bypass in 2–3 Projektionen (Abb. 100a, b, 101).
Nicht nur der Nachweis eines gut funktionierenden Bypass, sondern auch Zeichen der Funktionsbeeinträchtigung oder des kompletten Verschlusses erscheinen uns wichtig, denn die Art der postoperativen Rehabilitation wird vorwiegend durch die koronarographischen Resultate bestimmt (Abb. 102).
Zwischen dem gut durchströmten Bypass, der die angeschlossene Peripherie ohne Verzögerung auffüllt und dem kompletten Verschluß gibt es fließende Übergänge. Miß-

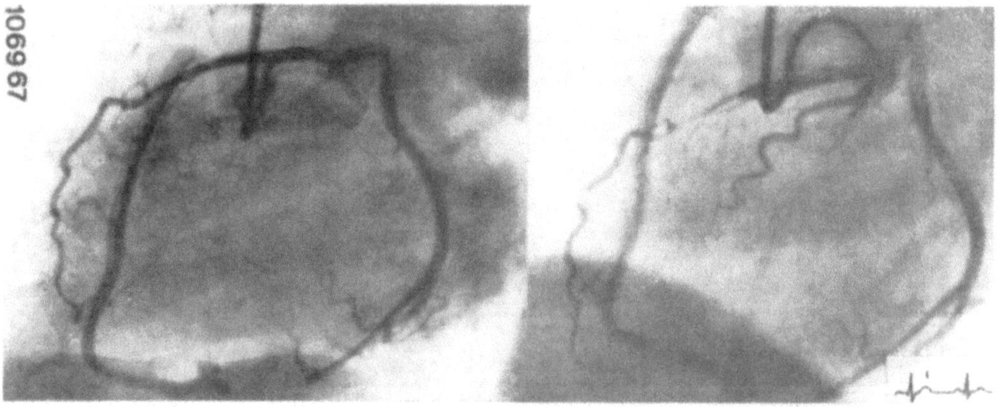

a b

Abb. 100. Semiselektives Koronarogramm in Systole und Diastole (Seriographie)

a – Während der Diastole normales Lumen des R. interventricularis ant.; b – Während der Systole findet sich im mittleren Drittel eine hochgradige Einengung.

Der R. interventricularis ant. taucht an dieser Stelle in den Herzmuskel ein und wird bei dessen Kontraktion zusammengequetscht. In solchen Abschnitten ist die Anlage eines Bypass technisch unmöglich erfolge sind vor allem auf operationstechnische Fehler oder auf eine zu weit gesteckte Indikation zur Operation zurückzuführen. Wir haben die Grenzen des chirurgisch Möglichen durch die postoperative Koronarographie schneller erkannt als dies allein durch klinische Nachbeobachtungen möglich gewesen wäre und konnten dadurch auch schneller erforderliche Konsequenzen ziehen.

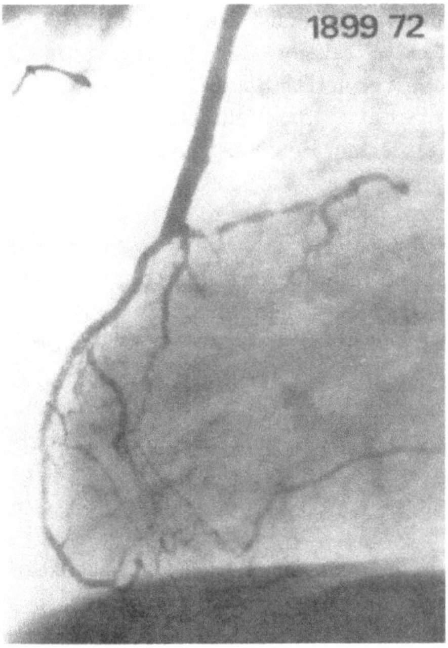

Abb. 101.

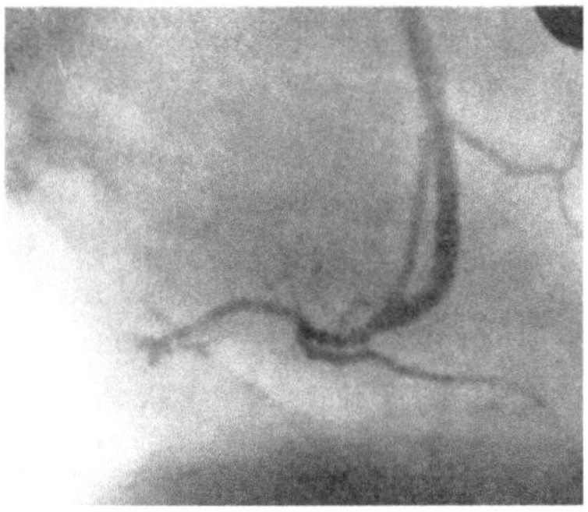

Abb. 102.

Abb. 101. Angiographie eines Venen-Bypass zum zentral verschlossenen R. interventricul. ant. (Seriographie). Gute distale Anastomose. Das Kontrastmittel fließt auch in Richtung des zentralen Verschlusses und stellt weitere schwere Wandveränderungen dar. Die Peripherie wird über den Bypass gut gefüllt

Abb. 102. Angiographie eines Venen-Bypass zur zentral verschlossenen rechten Koronararterie (Kinematographie). Erfolgreiche Revaskularisation eines großen Myokardabschnittes

4.8. Die Ventrikulographie zur Beurteilung der Kinetik des linken Ventrikels

Bereits mehrfach wurde auf die Bedeutung der Kontrastmitteldarstellung des linken Ventrikels (Ventrikulographie) im Rahmen der röntgenologischen Koronardiagnostik hingewiesen. Sie ist Bestandteil einer jeden Koronaruntersuchung und liefert Befunde, die anderweitig nicht zu erhalten sind. Es herrscht allerdings noch keine allgemeine Übereinstimmung über deren Interpretation. Die Deutung, daß die ventrikulographischen Befunde, — speziell solche, die auf Störungen der Kontraktilität schließen lassen, untersuchungstechnisch bedingte Artefakte sind, kann leicht widerlegt werden. Das Kontrastmittel verursacht bei der Durchströmung des Myokards zweifellos deutliche vorübergehende Veränderungen des Erregungsablaufes im EKG. Diese treten jedoch

nur bei selektiver Füllung der Koronararterien und erst 5—6 Systolen nach Injektionsbeginn auf. Die diagnostisch bedeutsamen Herzzyklen, die im Ventrikulogramm verwertet werden, liegen zeitlich vor einer möglichen Beeinträchtigung des Myokards durch das stark verdünnte Kontrastmittel. Aus dem Ventrikulogramm lassen sich enddiastolisches, endsystolisches sowie das Schlagvolumen berechnen. Die Ejektionsfraktion (Angabe des Schlagvolumens in Prozenten des enddiastolischen Volumens) gibt eine zahlenmäßige Vorstellung von der Förderleistung des linken Ventrikels. Liegt sie unter 30% des enddiastolischen Volumens, muß eine schwere Kontraktionsstörung angenommen werden, die chirurgische Revaskularisationsversuche verbietet. Bei den Störungen der Kontraktion aber auch bei Wandhypertrophien gestattet die Ventrikulographie die Unterscheidung zwischen generalisierten und lokalisierten Prozessen. Klappeninsuffizienzen werden ganz eindeutig erkennbar.
Die Darstellung des Ventrikels erfolgt entweder in 2 Ebenen oder im 1. Schrägdurchmesser. Über einen Ringkatheter werden 40 ml Visotrast 370 in etwa 3 s injiziert. Wir benutzen praktisch nur noch die kontinuierliche Injektion, die wir zumeist in der Diastole starten. Versuche mit der intermittierenden Injektion haben wir aufgegeben, weil daraus häufig unzureichende Füllungen oder unerwünschte Extrasystolen resultierten [50, 53]. Ein verwertbares Ventrikulogramm erhält man nur mittels Kinematographie (50 B/s). Die Seriographie ist für diese Untersuchung ungeeignet.
Der normal kontraktile linke Ventrikel ist leicht zu erkennen. Das Ventrikelcavum verkleinert sich in der Systole in allen Abschnitten, auch in seiner Längsachse. Dabei zeigt es in der Spitzenregion ein schlitzförmiges Restlumen. Die beiden Papillarmuskeln werden als Aussparungen sichtbar (Abb. 103). Ein solcher Befund weist bei schweren stenotischen Prozessen an den Koronararterien auf noch funktionstüchtiges Myokard hin und erleichtert die Indikation zum chirurgischen Eingriff.

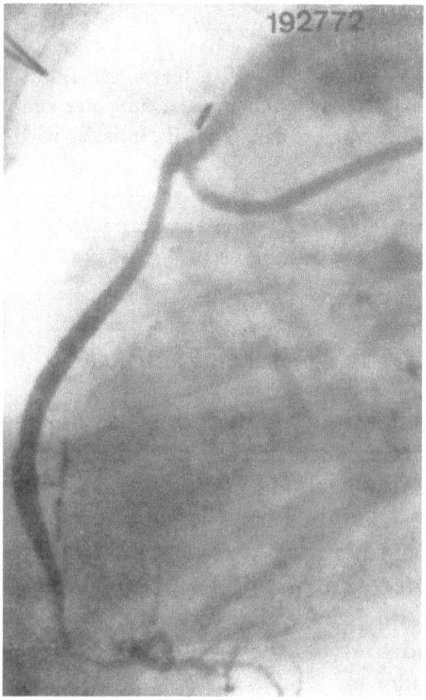

Abb. 103. Angiographie eines Venen-Bypass zur rechten Koronararterie (Seriographie).
Die distale Anastomose zeigt trotz Durchgängigkeit eine starke Lumeneinengung. Ungünstiger Befund im Hinblick auf das Spätergebnis

Bei vielen Patienten mit Koronaratherosklerose finden sich aber Kontraktionsformen des Ventrikels, die ganz augenfällig vom Normalbefund abweichen. Man hat versucht, rein quantitativ umschriebene und generalisierte Störungen der Ventrikelkinetik zu unterscheiden und ist bemüht, auch qualitative Unterschiede des gestörten Kontraktionsablaufs zu erkennen. Dabei spricht man von eingeschränkter (Hypokinesie), fehlender (Akinesie) und paradoxer (Dyskinesie) Beweglichkeit einzelner Wandabschnitte während der Systole [16], (Abb. 104, 105a, b).

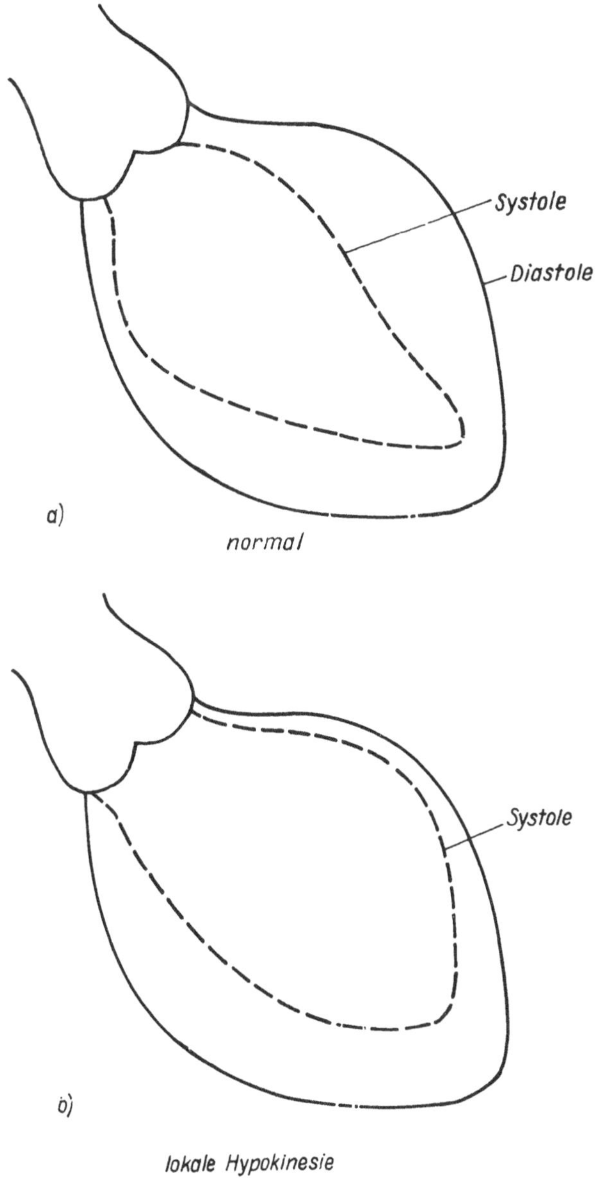

Abb. 104. Schematische Darstellung verschiedener Kontraktionsstörungen des linken Ventrikels. a — Normales Verhalten; b — Lokalisierte Hypokinesie;

Diese Störungen führen in der Regel zu einer Änderung der Ventrikelfunktion. Man ist sich darüber einig, daß sie durch die vorliegende kardiale Ischämie bedingt sind, kann aber im Einzelfall nicht entscheiden, ob es eine rein ischämische Reaktion der Muskulatur oder aber gestörtes Kontraktionsvermögen durch Narbengewebe ist. Rückbildungen derartiger Störungen nach erfolgreicher chirurgischer Revaskularisierung sind

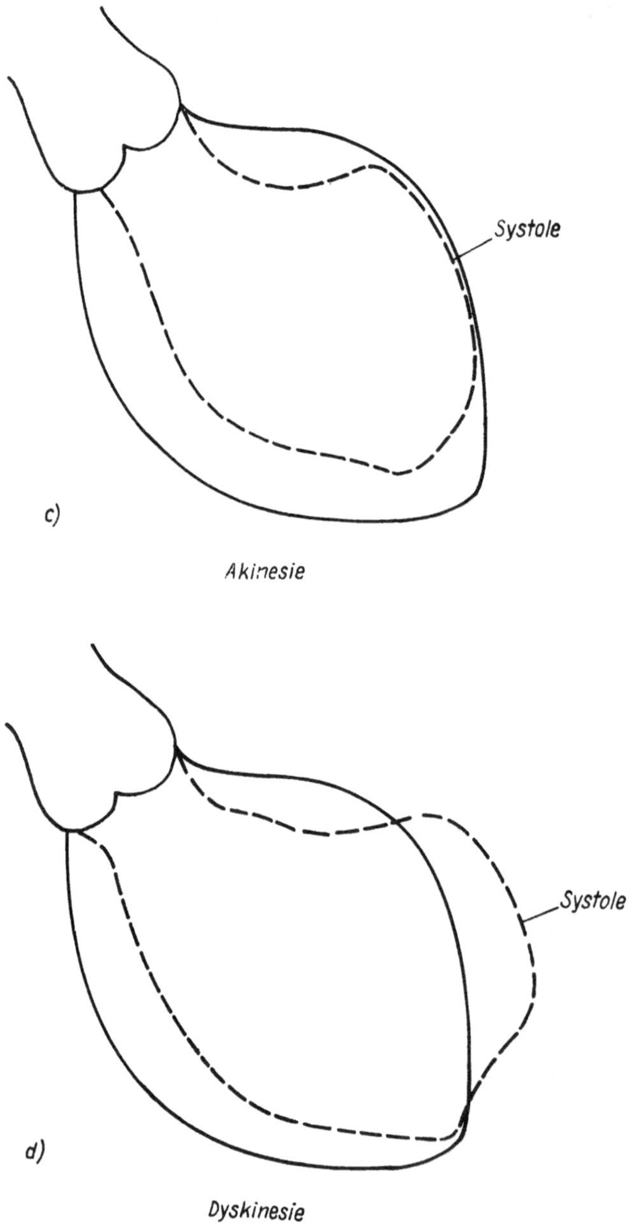

Abb. 104.
c — Lokalisierte Akinesie; d — Lokalisierte Dyskinesie (Aneurysma)

vereinzelt beschrieben worden [7]. Wir haben in eigenen postoperativen Kontrollen gelegentlich eine Verbesserung vorher deutlich gestörter Kontraktionsabläufe, niemals aber eine völlige Normalisierung gesehen.

Besonders problematisch ist die Deutung der sogenannten Dyskinesie, bei der es sich definitionsgemäß um eine systolisch expansive Lateralbewegung von Ventrikelabschnitten handelt. Eine solche ist pathognomonisch für das Aneurysma der Ventrikelwand. Es wäre aber falsch, in jeder Dyskinesie ein Aneurysma sehen zu wollen. Obwohl die genannten Kontraktionsstörungen in den meisten Fällen auf eine mehr oder weniger starke Schwielendurchsetzung des Herzmuskels hinweisen, erscheint es z. Z. noch nicht

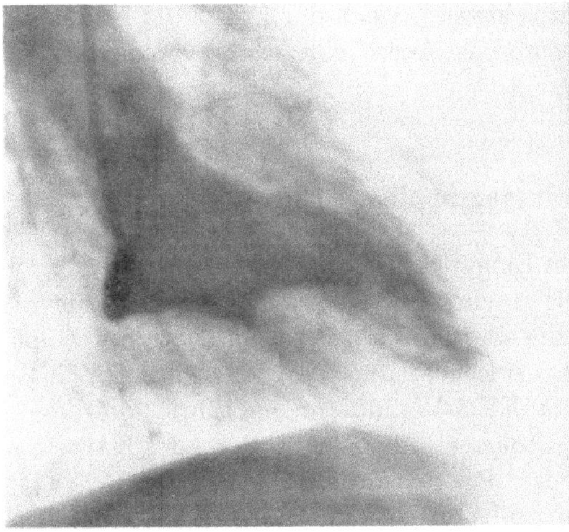

a

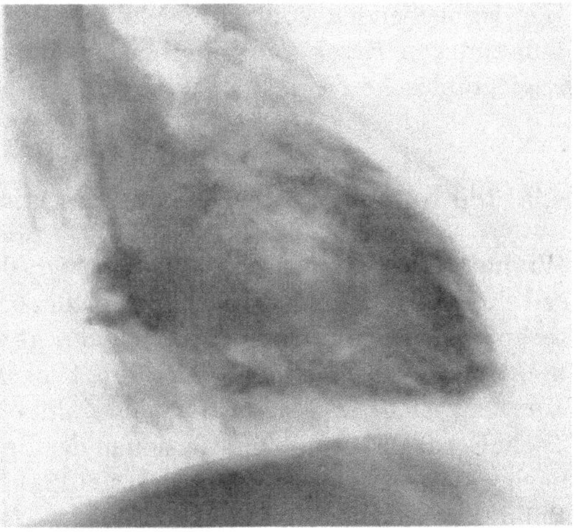

b

Abb. 105. Normales Ventrikulogramm.

a — Endsystole. Am Unterrand des kontrastierten Ventrikels ist der septale Papillarmuskel als Aussparung zu erkennen; b — Enddiastole

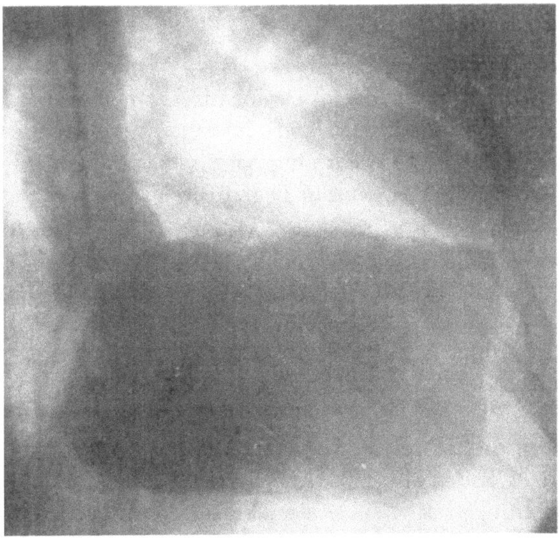

Abb. 106. Kineventrikulographie (50 Bilder/s).

Aufnahme während der Systole. Mangelhafte Kontraktion des linken Ventrikels mit paradoxer Lateralbewegung des antero-lateralen Wandabschnittes bei großem Aneurysma in diesem Bereich

möglich, hieraus sichere Kontraindikationen für die chirurgische Revaskularisation abzuleiten, abgesehen natürlich von eindeutigen großen Aneurysmen und ischämisch bedingten Kardiomegalien mit stark verminderter Ejektionsfraktion (unter 30%), (Abb. 106).
Neben der chirurgischen Revaskularisation des Myokards gewinnt die chirurgische Entfernung nicht mehr revaskularisierbaren myokardialen Narbengewebes oder von Herzwandaneurysmen eine immer größere Bedeutung [10]. Auch hierfür geben Ventrikulographie und Koronarographie wichtige Hinweise. Die endgültige Entscheidung über die Resezierbarkeit eines diagnostizierten Herzwandaneurysmas kann allerdings erst während der Operation getroffen werden. Sie ist abhängig von der Größe der nach der Resektion verbleibenden kontraktionsfähigen Ventrikelwand. Auch der Entschluß zur Kombination von Resektion und Revaskularisation wird durch eine exakte praeoperative angiographische Dignostik erleichert.

4.9. Die Komplikationen bei der Koronarangiographie

Wir unterscheiden Komplikationen am Ort des Eingangs ins Gefäßsystem und am Herzen selbst. Es ist allerdings notwendig, bei dieser Betrachtungsweise auch die Untersuchungstechnik anzugeben. Grundsätzlich kann gesagt werden, daß die semiselektive Technik praktisch keine Komplikationen am Herzen verursacht und wegen der geringen KM-Konzentration im Myokard nicht einmal zu EKG-Veränderungen führt. Mit dieser Technik haben wir zweimal Läsionen der Beckenarterien bei Verwendung des Katheters nach Paulin erlebt, die eine operative Rekonstruktion erforderlich machten.
Bei den selektiven Verfahren von der A. femoralis ausgehend sahen wir — abgesehen von einzelnen Hämatomen — keine Komplikationen am Ort des Eingehens, wohl aber haben wir in Einzelfällen mit stark elongierten oder stenosierten Beckenarterien auf die Durchführung einer Koronarographie verzichten müssen. In solchen Fällen ist es durchaus möglich, einen Katheterisierungsversuch von der rechten A. axillaris aus zu unternehmen.
Bei der selektiven Koronarographie sind immer wieder einzelne Todesfälle durch direkte Schädigung des Herzens beschrieben worden. Iatrogene Verschlüsse kleinerer Arterienäste oder auch chemische Schädigungen durch das Kontrastmittel, die z. B. in der Oberbauchdiagnostik überhaupt nicht klinisch manifest werden müssen, rufen am Koronarsystem oft schwere Erscheinungen hervor und können zum Tode führen. Entscheidend ist, daß es sich in der Regel um Patienten mit bereits stark eingeschränkter oder nicht mehr vorhandener Koronarreserve handelt. Nach Friedberg liegen die Todesfälle bei der Koronarographie an nordamerikanischen Zentren zwischen 0,1 und 2% [12]. In einer kleineren Studie werden sogar 8% Todesfälle angegeben [51]. Die Zentren mit den kleinsten Untersuchungszahlen haben dabei die größten Komplikationsziffern [1]. In einer Sammelstatistik von Kaltenbach und Lichtlen aus 11 Zentren wurden 1970 unter 1798 Untersuchungen 10 Todesfälle (0,55%) erwähnt [24]. Eine französische Sammelstatistik aus 7 Zentren weist unter 3066 Untersuchungen 19 Todesfälle aus (0,62%) [14].
Wir hatten unter nunmehr 3000 Patienten, die mittels der selektiven Koronarographie von der A. femoralis untersucht wurden, 2 Todesfälle zu verzeichnen (0,07%). Beide traten unter den ersten tausend Untersuchungen auf. Im ersten Fall kam es nach der

ersten Kontrastmittelinjektion in die linke Koronararterie zu einem irreversiblen Kammerflimmern bei einer 57jährigen Patientin mit schwerer obliterierender Konorarsklerose (3-Gefäßbefall). Im zweiten Fall entwickelte sich bereits nach der Ventrikulographie ein nicht beherrschbares Lungenödem bei einem 54jährigen Mann, bei dem die Autopsie eine schwere Stammstenose der linken bei obliterierter rechter Koronararterie ergab. In 8 Fällen (0,27%) traten während der Untersuchung Infarkte auf, die sich klinisch und elektrokardiographisch schnell zurückbildeten. Die Häufigkeit von Infarkten während der Koronarographie beträgt entsprechend einer amerikanischen Sammelstatistik 0,15–2,6% [1]. In 3 Fällen erzeugten wir mit dem Katheter Gefäßläsionen in Form von kleinen subintimalen KM-Depots oder auch von kurzstreckigen Wanddissektionen, ohne daß hierbei klinische oder elektrokardiographische Symptome beobachtet wurden. Entscheidend zur Vermeidung ernsthafter Folgen ist die ständige Mitbeobachtung des Füllungsablaufes über ein optimales Monitorbild, das in solchen Fällen die sofortige Unterbrechung der manuellen Kontrastmittelinjektion erlaubt. Auch das zusätzliche Seitenloch an der Katheterspitze vermindert die Gefahr einer ausgedehnteren Dissektion. Bezeichnenderweise beobachteten wir diese Komplikation nur an der rechten Koronararterie, vermutlich weil ihr zentraler Verlauf den Direktkontakt zwischen Katheterspitze und Gefäßwand begünstigt. Durch sofortige Defibrillation reversibles Kammerflimmern sahen wir bei der Verwendung eines Diatrizoats mit hohem Methylglukamin- und niedrigem Natriumgehalt (Visotrast 370) bei 9 Patienten (0,3%). Bei 6 dieser Patienten haben wir die Untersuchung nach Defibrillation fortgesetzt.

Zerebro-vaskuläre Komplikationen, die praktisch in allen Statistiken, wenn auch in einem niedrigen Prozentsatz, ausgewiesen werden, sahen wir nicht in einem einzigen Fall. Wir führen dies neben der Systemheparinisierung auf eine zusätzliche Sicherheitsmaßnahme zurück: Jeder Koronarkatheter wird in der Aorta descendens, ehe er um den Aortenbogen geführt wird, manuell kräftig durchgespült.

Trotz der im Vergleich zu den semiselektiven Verfahren etwas höheren Komplikationsrate der selektiven Koronarographie hat sich letztere heute im internationalen Maßstab durchgesetzt, weil ihre diagnostische Aussage eindeutig besser ist. Man hat immer wieder versucht, die Technik nach Sones und die perkutane Technik von der A. femoralis (Judkins und Amplatz) im Hinblick auf Komplikationen mit tödlichem Ausgang gegeneinander abzuwägen [24]. Noch heute gilt vielfach die Ansicht, daß die Technik nach Sones die gefahrlosere sei [52]. Unsere eigenen ausgezeichneten Ergebnisse mit der perkutanen Katheterisierung von der A. femoralis bei 3000 selektiv koronarographierten Patienten stehen hierzu im Widerspruch. Wir betrachten die allgemeine Heparinisierung des Patienten zu Untersuchungsbeginn (10000 E Heparin) als die entscheidende Maßnahme zur Verhinderung kardialer Komplikationen. Diese Ansicht, die wir bereits seit 1959 konsequent vertreten [39], findet im internationalen Maßstab zunehmende Bestätigung [29, 31, 59, 60].

4.10. Koronarangiographie — gestern und heute

Die Koronarographie hat im Verlauf der letzten 15 Jahre einen mehrfachen Wechsel ihrer Einschätzung erfahren. Die ersten Ergebnisse am Menschen resultierten als Nebenprodukt von selektiven Darstellungen der Aorta bzw. des linken Ventrikels. Sie waren unvollkommen und fanden nur wenig Beachtung. In der folgenden Phase wurden von vielen Arbeitsgruppen tierexperimentell die Voraussetzungen zu einer besseren Darstellung des Koronarkreislaufs untersucht und systematisch entwickelt. Besonders bedeutungsvoll waren hierbei Erkenntnisse über die unterschiedliche Kardiotoxizität der handelsüblichen Röntgenkontrastmittel. Parallel liefen bereits damals erste systematische Anwendungen der Koronarographie am Menschen. In umfangreichen Studien konnte bewiesen werden, daß es möglich ist, bereits intravital atherosklerotische Läsionen der Koronararterien des Menschen sichtbar zu machen. Dennoch fand die Koronarographie keinen breiten Eingang in die kardiologische Diagnostik der ischämischen Herzerkrankung. Die Zurückhaltung des Klinikers gegenüber einer ihm zunächst nicht geläufigen und in ihrem Risiko nicht überschaubaren Methode mag als Hauptursache gelten.

Erst durch die Entwicklung der Koronarchirurgie innerhalb der letzten Jahre wurde die dialektische Beziehung zwischen Morphologie und Funktion wieder gebührend berücksichtigt. Hierzu war es jedoch notwendig, die ungezielten chirurgischen Revaskularisationsversuche am Myokard zu verlassen und auf die gezielte Behandlung vorhandener Gefäßveränderungen in Form der Bypasschirurgie überzugehen. Diese ist ohne Koronarographie nicht denkbar. Es waren also vorzugsweise chirurgische Bedürfnisse, die zur Etablierung der Koronarographie als am Menschen vertretbare Untersuchungsmethode führten.

Methodische und apparative Fortschritte haben die Aussagekraft der Koronarographie in den letzten Jahren erheblich verbessert und ihr Risiko für den Koronarkranken in vertretbare Grenzen gesenkt. Neue Erkenntnisse über die Funktion des linken Ventrikels, ableitbar aus seiner röntgenkinematographisch darstellbaren Kontraktionsfähigkeit, sind eine wertvolle diagnostische Ergänzung zur Koronarangiographie. Die neuen diagnostischen Erkenntnisse über die Morphologie der Koronararterien und den Kontraktionsablauf des linken Ventrikels haben schließlich zur vollen Akzeptierung dieser radiologischen Verfahren geführt.

Heute besteht bereits die Tendenz, die Koronarographie ohne völlige Ausschöpfung einfacherer Methoden und ohne zwingenden Grund einzusetzen. Dabei sollte nicht vergessen werden, daß die einzige absolute Indikation zur Koronarographie die Frage nach operablen Läsionen der Koronararterien bei noch ausreichend funktionstüchtigem Herzen ist und daß die Langzeitergebnisse chirurgischer Eingriffe am Koronarkreislauf sowie ihre Auswirkungen auf die Letalität der ischämischen Herzkrankheit bisher noch nicht überschaubar sind.

Es ist heute möglich, auch einige relative Indikationen zur Koronarographie anzuerkennen. Hierzu zählen die typische Angina pectoris bei normalem Ruhe- und zweifelhaftem Belastungs-EKG bei jüngeren Patienten, der Zustand nach Herzinfarkt, wenn mit anderen Mitteln keine ausreichende prognostische Einschätzung der Erkrankung möglich ist und schließlich Patienten, bei denen es um die Klärung gutachterlicher Fragen geht.

Trotz aller Perfektion ist die Koronarographie noch immer eine aufwendige Methode und wird nur an wenigen Zentren durchgeführt. Bei der großen Verbreitung der ischämischen Herzkrankheit muß deshalb größter Wert darauf gelegt werden, daß die vorhandene Untersuchungskapazität sinnvoll eingesetzt wird, d. h., daß vorzugsweise solche Patienten mit IHK koronarangiographiert werden, denen im gegebenen Fall ein operativer Eingriff an den Koronararterien zugemutet werden kann.

4.11. Literatur

[1] ADAMS, D. F.; FRASER, D.; ABRAMS, H. L.: Hazards of coronary angiography. Semin. Roentgenol. **7** (1972) 357

[2] AMPLATZ, K.; FORMANEK, G.; STRANGER, P.; WILSON, W.: Mechanics of selektive coronary artery catheterisation via femoral approach. Radiology **89** (1967) 1040

[3] ARVIDSSON, H.; MOBERG, A.: Extracardia Anastomoses to the Myocardium. Acta Radiol. **4** (1966) 385

[4] BALTAXE, H. A.; LEVIN, D. C.: Coronary Angiography (Its Role in the Managment of the Patient with Angina pectoris). Circulation **46** (1972) 1161

[5] BANCHI, A.: Morfologia della arteriae coronariae cordis. Arch. Ital. Anat. Embriol. **3** (1904) 87

[6] BÖSCHE, H.; PAULIN, S.: Röntgentechnik der Koronarografie. Röntgenpraxis **17** (1964) 89

[7] BOURASSA, M. G.; CAMPEAU, L.; LESPERANCE, I.; SALTIEL, I.; CASTONGUAY, Y.; GRONDIN, P.; DAVID, P.: Etude de modifications de la dynamique et de la function ventriculaire gouche aprés pontage aorto-cornarien. Arch. malad. du Coer **65** (1972) 417

[8] BOURASSA, M. G.; LESPERANCE, J.; CAMPEAU, L.: Selective coronary arteriography by the percutaneous femoral approach. Amer. J. Roentgen **107** (1969) 377

[9] DÜX, A.: Koronarographie, Methodik, Indikationen und Ergebnisse. Georg Thieme Verlag Stuttgart 1967

[10] FAVALORO, R. G.: Direct and Indirect Coronary Surgery. Circulation **46** (1972) 1197

[11] FAVALORO, R. G.; EFFLER, D. B.; CHEANVECHAI, C.; QUINT, R. A.; SONES, F. M.: Acute coronary insufficiency (Surgical treatment by the saphenous vein graft technic). Amer. J. Cardiol. **28** (1971) 598

[12] FRIEDBERG, CH. K.: Some Comments and Reflections on changing Interests and new Developments in Angina pectoris. Circulation **46** (1972) 1037

[13] GENSINI, G. G.; EIGIORGI, S.: Myocardial toxicity of contrast agents used in angiography. Radiology **82** (1964) 24

[14] GRELLET, J.: Les accidents de la coronarographie selective. J. Radiol. Electrol. **53** (1972) 635

[14a] GRÜNTZIG, A. R.: Perkutane Dilatation von Koronarstenosen. Klin. Wschr. **54** (1976) 543

[15] GUZMAN, S. V.; WEST, I. W.: Cardiac effects of intracoronary arterial injection of various roentgenography contrast media. Amer. Heart J. **58** (1959) 597

[16] HERMAN, M. V.; HEINLE, R. A.; KLEIN, M. D.; GORLIN, R.: Lokalized disorders in myocardial contractions. New Engl. J. Med. **277** (1967) 222

[17] HERZOG, R.; SCHOENMAKERS, J.: Versuch einer objektiven Graduierung der Koronarsklerose. Arch. Kreislaufforschg. **62** (1970) 72

[18] HETTLER, M. G.: Die semiselektive, bilaterale Koronarographie. Fortschr. Roentgenstr. **103** (1965) 249

[19] HIMBERT, J.; LENÈGRE, J.: Les occlusions arteriélles coronares et leurs consaiquences myocardiques dans les cardiopathies par artheroscl?rose coronare. Arch. mal. coer **51** (1958) 441

[20] HYNES, D. M.; VEREL, D.; MOORE, R. D.; BATES, P. F.: Assesment of a technique for coronary arteriography using 70 mm film. Brit. J. Radiol. **42** (1969) 736

[21] JAMES, T. N.: Anatomy of the Coronery Arteries. P. B. Hoeber New York 1961 Zit. VIENSENS-sche Anastomose

[22] JOHNSON, W. D.; FLEMMA, R. J.; LEPLAY, D. jr.; ELLISON, E. H.: Extented treatment of severe coronary artery disease. Ann. Surg. **170** (1969) 3

[23] JUDKINS, M. P.: Selective coronary arteriography: A percutaneous transfemoral technic. Radiology **89** (1967) 815

[24] KALTENBACH, M.; LICHTLEN, P.; FRIESINGER, G. C.: Coronary Heart Disease, 2. Internationales Symposium 1972. Georg Thieme Verlag, Stuttgart, 1973

[25] Lichtlen, P.: Coronary Heart Disease. Georg Thieme Verlag Stuttgart 1971

[26] Manley, J. C.; Johnson, W. D.: Effects of Surgery on Angina and Myocardial function. Circulation **46** (1972) 1208

[27] Moberg, M.; Webster, D.: Zit bei Favaloro, R. C.: Surgical treatment of coronary arteriosclerosis by the saphenous rein graft technique, critical analysis Amer. J. Cardiol. **28** (1971) 493

[28] Mundth, E. D.; Yurchak, P. M.; Buckley, M. J.; Leinbach, R. C.; Kantrowitz, A.; Austen, W. G.: Circulatory assistance and emergency direct coronary artery surgery for shock complicating acute myocardial infarction. New Engl. J. Med. **283** (1970) 1382

[29] Nelson, R. M.; Osborn, A. G.: Systemic heparinization for percutaneous catheter arteriography. Circulation, Suppl. **44** (1971) 205

[30] Paulin, S.: Coronary Angiography. A technical, anatomic and clinical study Acta radiol. Stockholm Suppl. **233**

[31] Paulin, S.; Schlossman, D.: Coronary Angiography. Technique and Normal Anatomy. CRC, Critical Reviews in Clinical Radiology 333 (1973)

[32] Petelenz, T.: Extracoronary blood supply of the Sinu-arterial node Cardiologia **47** (1965) 57

[33] Petrosjan, J. S.; Singerman, L. S.: Klassifikation arteriosklerotischer Veränderungen an den Koronararterien. Allunionssymposium über moderne Methoden der selektiven Angiographie, Moskau 1973. Verlag d. Minist. f. Ges. Wesen UdSSR Moskau 1973

[34] Petrowskij, B. W.; Rabkin, I. Ch.: Klinische Bedeutung der Koronarographie. Allunionssymposium über moderne Methoden der selektiven Angiographie Moskau 1973. Verlag d. Minist. f. Ges. Wesen UdSSR Moskau 1973

[35] Porstmann, W.: Die Technik und Bedeutung der Koronarographie. Heilberufe **14** (1961) 181

[36] Porstmann, W.: Kammerflimmern durch Röntgenkontrastmittel. Fortschr. Röntgenstr. **10** (1965) 36

[37] Porstmann, W.: Zur Methodik der Koronarographie. Radiol. diagn. **1** (1960) 130

[38] Porstmann, W.; Bunk, G.: Klinische Erfahrungen mit dem TuR – Arbeitsplatz für Herz- u. Gefäßidagnostik. Medizintechnik **13** (1973) 141

[39] Porstmann, W.; Geissler, W.: Die retrograde Katheterisierung des linken Ventrikels von der A. femoralis. Fortschr. Röntgenstr. **91** (1959) 14

[40] Porstmann, W.; Geissler, W.; Burgemeister, G.: Die percutane Katheterisierung der vier Herzhöhlen. Fortschr. Röntgenstr. **97** (1962) 449

[41] Porstmann, W.; Iwig, J.: Die intramurale Koronarie im Angiogramm. Fortschr. Röntgenstr. **92** (1960) 129

[42] Porstmann, W.; Romaniuk, P.; Jenssen, S.: Koronarographie bei Koronarsklerose. Zbl. Chir. **98** (1973) 1

[43] Porstmann, W.; Wierny, L.; Münster, W.: Methodik der Gefäßkatheterisierung beim Kleinkind und Säugling. Fortschr. Röntgenstr. **100** (1964) 646

[44] Proudfit, W.: Zit. bei Sones, F. M., Indications and value of coronary arteriography Circulation **46** (1972) 1156

[45] Ricketts, H. J.; Abrams, H. L.: Percutaneous selective coronary cine anteriography. Jama **181** (1962) 620

[46] Romaniuk, P.: Die Koronarsklerose und ihre kardialen Folgen. Dtsch. Ges. Wesen (im Druck)

[47] Romaniuk, P.; Porstmann, W.; Jenssen, S.: Radiologische Diagnostik der ischämischen Herzkrankheit. Radiol. diagn. **14** (1973) 261

[48] Ross, R. S.: Clinical applications of coronary arteriography. Circulation **27** (1963) 107

[49] Scanlon, P. J.; Nemickas, R.; Tobin, J. R.; Anderson, W.; Montoya, A.; Pifarre, R.: Myocardial revascularization during acute phase of myocardial infarction. Jama **218** (Suppl. 2) (1971) 207

[50] Schad, N.: Die intermittierende Kontrastmittelinjektion in das Herz. Georg Thieme Verlag Stuttgart 1967

[51] Selzer, A.; Anderson, W. L.; March, H. W.: Indications for coronary arteriography. Calif. Med. **115** (1971) 1
[52] Sewell, W. H.: Coronary arteriography by the Sones technique — technical Considerations. Amer. J. Roentgenol **95** (1965) 673
[53] Sheldon, W. C.: Coronary Heart Disease. Georg Thieme Verlag, Stuttgart 1971
[54] Sones, F. M.: Persönliche Mitteilung
[55] Sones, F. M.: Indications and Value of coronary Arteriography. Circulation **46** (1972) 1155
[56] Sones, F. M.; Shirey, E. K.: Cine coronary arteriography. Mod. Conc. Cardiovasc. Dis. **31** (1962) 735
[57] Spalteholz, W.: Die Arterien der Herzwand. S. Hirzel Verlag Leipzig 1924
[58] Stieve, F. E.: Das Aufnahmesystem vom Ausgangsschirm des Bildwandlers. Röntgenblätter **25** (1972) 244
[59] Walker, W. J.; Mundall, S. L.; Broderick, H. G.; Prasad, B.; Kim, J.; Ravi, J. M.: Systemic Heparinization for femoral percutaneous coronary arteriography. New Engl. J. Med. **288** (1973) 826
[60] Wallace, S.; Medellin, H.; de Jongh, D.; Gianturco, C.: Systemic Heparinization for Angiography. Amer. J. Roentgenol. **116** (1972) 204

5. Indikationen zur chirurgischen Therapie der koronaren Herzkrankheit einschließlich prä- und postoperativer Behandlung und Komplikationen

Die bisher unbefriedigende vorwiegend medikamentöse Therapie der Patienten mit ischämischer Herzkrankheit regte u. a. die Suche nach einer chirurgischen Lösung an. Dies galt und gilt insbesondere den Patienten, deren Beschwerden medikamentös wenig oder nicht beeinflußbar sind.

Von verschiedenen Revaskularisationsverfahren des Myokards hat die seit 1967 durch Favaloro [20] verwendete aorto-koronare Venenbypass-Operation größere Verbreitung erfahren. Als Interponat wird in der Regel dabei zwischen Aorta und poststenotischem Abschnitt die Vena saphena benutzt (ausführlich s. S. 394). Die relativ geringe Letalität von 2,3% bei den Patienten mit geringerem Risiko und 20% bei denen mit schweren myokardialen Veränderungen [31] auf der einen und Verminderungen bis Beseitigung der Angina pectoris-Anfälle nach der Operation auf der anderen Seite, hat wesentlich zu dieser Verbreitung beigetragen.

Während in den USA im Jahre 1969 nur 5000 solcher Operationen durchgeführt wurden, hat ihre Anzahl im Jahre 1970 20000 erreicht [54]. 1975 lag die Zahl der durchgeführten Operationen bereits bei 54000 [62].

Die Tabelle 59 zeigt die Letalitätsrate und die klinischen Ergebnisse des aorto-koronaren Bypass (zusammengestellt von Mundth und Mitarbeitern [44], im Vergleich zu eigenen Ergebnissen.

Dennoch sind viele Probleme in bezug auf die Indikation, Operationstechnik und Spätergebnisse nicht geklärt. Große prospektive Untersuchungen wurden bereits durchgeführt [65, 74, 78], und die bisherigen Ergebnisse zeigen, daß noch exakter geplante prospektive Studien [76, 77] notwendig sind, um die Wertigkeit dieses Verfahrens endgültig zu beurteilen.

Die größten Studien zum Vergleich der Effektivität einer chirurgischen und/oder medikamentösen Therapie laufen in den USA, wo auch die meisten dieser Operationen durchgeführt werden.

Bis jetzt gibt es 5 randomisierte Studien zur Koronarchirurgie im Vergleich zur medikamentösen Therapie [31a, 51a, 58, 64, 73]. Diese Studien zeigten keine Differenz in bezug auf das Überleben für Patienten mit stabiler [31a, 64, 73] und instabiler [51a, 58] Angina pectoris.

Eine Infarktprävention sowie auch eine Verbesserung der linksventrikulären Funktion durch einen chirurgischen Eingriff konnte ebenfalls nicht nachgewiesen werden.

Im allgemeinen ist jedoch akzeptiert, daß die Operation der medikamentösen Therapie bei Stammstenose der linken Koronararterie überlegen ist [59, 66, 75, 79, 80].

Tabelle 59

Klinische Ergebnisse des aorto-koronaren Bypass nach Mundth und Mitarbeiter [44] ergänzt

Autoren	Anzahl der Patienten	Operations-letalität (%)	Durchgängigkeit des Bypass (%)		Mittlere Zeit der Studie (Monate)	Symptomatische Ergebnisse (Beschwerdefreiheit %)			Mittlere Beobachtungszeit (Monate)	Spätletalität (%/Jahr)
			alle offen	mindestens 1 offen		a	b	c		
Favaloro [19]	1697	3,5	81	—	6,0	—	—	—	—	—
Cooley und Mitarbeiter [14]	1492	7,1	—	—	—	62	—	94	30	2,4
Effler und Mitarbeiter [17]	1323	3,2	84	—	6,0	—	—	—	—	—
Hall und Mitarbeiter [24]	1276	6,6	73	—	7,2	62	—	94	3—27	2,3
Sheldon und Mitarbeiter [52]	1000	4,0	82	84	6,0	—	85	—	22—60	2,5
Sheldon und Mitarbeiter [81]	9031	1,4	84,2	90,5	—		—		16	—
Isom und Mitarbeiter [67]	1172	5,2	70	92	—		91		12—24	—
Proudfit [77]	1400	4	87	—	—		—		13	—
Kouchoukos und Mitarbeiter [32]	548	3,5	75	—	11,0	52	—	60	12	—
Morris und Mitarbeiter [43]	480	6,2	86	—	12,0	—	—	93	25	—
Hutchinson und Mitarbeiter [28]	476	2,3	—	—	—	67	—	89	12	1,5
Manley und Mitarbeiter [37]	368	6,0	81	—	—	70	—	90	12	—
Adam und Mitarbeiter [1]	350	10,0	—	—	—	—	68	84	6—43	—
Kaiser und Mitarbeiter [29]	242	8,7	86	—	12,0	—	—	93	25	—
Anderson und Mitarbeiter [6]	532	3,4	76	87	6,0	33	80	75	48	2,8
Collins und Mitarbeiter [13]	180	5,5	—	—	—	71	—	—	9	—
Aldermann und Mitarbeiter [2]	102	3,9	75	95	11,5	62	—	75	12	5,1
Lawrence und Mitarbeiter [34]	100	5,6	76	—	6,0—12,0	—	67	—	6—24	—
Najmi und Mitarbeiter [46]	100	12,0	—	—	—	72	—	78	4—12	—
Eigene Ergebnisse	187	7,8	65	18	6		81,8		31	1,6

a beschwerdefrei b „ausgezeichnet“ c gebessert

Die Auswahl von Patienten für diese Operation ist unterschiedlich und damit auch einer der wichtigen Gründe für die angegebenen Letalitätsunterschiede.
Die Letalität ist übrigens wesentlich vom Funktionszustand des linken Ventrikels abhängig und wird in einer Arbeitsgruppe diesbezüglich mit 2 bis 11% angegeben [37].
Während in manchen Zentren 85—90% der Patienten mit bedeutsamer Koronarerkrankung operiert werden, wird in anderen Zentren nur bei etwa 10% der koronarographierten Patienten eine Operationsindikation gestellt [48].
Im allgemeinen hat die chirurgische Behandlung bei folgenden Formen der ischämischen Herzkrankheiten zunehmend Anwendung gefunden:

1. Stabile Angina pectoris
2. Instabile Angina pectoris
3. Akuter Myokardinfarkt
4. Chronisches Herzwandaneurysma

Stabile Angina pectoris

Patienten mit schweren medikamentös wenig beeinflußbaren Angina-pectoris-Anfällen kann man in Übereinstimmung mit Russek [50] in 2 Gruppen, sogenannte „poor risk"- und „good risk"-Patienten einteilen.
In Anlehnung an Russek [50] bezeichnen wir als „poor risk" Patienten solche, die eines der folgenden Merkmale aufweisen:

1. Stauungsinsuffizienzerscheinungen in der Anamnese oder gegenwärtig
2. Deutliche Vergrößerung des Herzens
3. Mehrere Myokardinfarkte in der Anamnese
4. Galopprhythmus (in Ruhe)
5. Erhöhter linksventrikulärer enddiastolischer Druck in Ruhe
6. Schwere arterielle Hypertonie (Grad III, IV)
7. Seit längerer Zeit bestehende absolute Arrhythmie
8. Schwer einstellbarer Diabetes mellitus
9. Zerebraler Insult oder zerebrovaskuläre Insuffizienz
10. Fortgeschrittenes Alter (in unserem Arbeitskreis über 60 Jahre wobei hier das biologische Alter nicht unberücksichtigt bleiben sollte)
11. Nieren- und Lebererkrankungen mit bedeutsamen funktionellen Störungen
12. Lungenkrankheiten mit bedeutsamen funktionellen Störungen

Als Kontraindikationen zu einem koronarchirurgischen Eingriff werden von der Cleveland Klinik auch angegeben [61]:

— übermäßige Adipositas
— floride Raucherbronchitis
— aktive Ulkuskrankheiten

Sogenannte „good risk"-Patienten haben keines der obengenannten Merkmale. Die Indikation der „poor risk" Gruppe für die Koronarchirurgie ist problematisch und mit größeren Gefahren verbunden, so daß wir bisher davon Abstand genommen haben.

Die geeigneten Patienten für die Operation sind somit die genannten „goodrisk“-Patienten, wobei hier auch folgende Kriterien für den Erfolg entscheidend sind:

1. Anastomosierbare distale Koronararterie, die angiographisch mindestens ein Lumen von 1,5 mm zeigt und keine diffusen koronaratherosklerotischen Veränderungen im distalen Bereich hat und
2. Möglichst gute Funktion des linken Ventrikels unter Beachtung der hämodynamischen Kriterien in Ruhe und insbesondere nach Belastung sowie nicht bedeutsame Störung der Kinetik des linken Ventrikels, die durch Kinematographie nachzuweisen wäre.

Aus diesem Grunde hat die „Intersociety commission for heart disease resources“ in bezug auf die Beurteilung der ventrikulären Funktion folgende Empfehlung herausgegeben, um ein einheitliches Vorgehen und Auswertemöglichkeiten für die verschiedenen Zentren zu schaffen [37]:

A. Angiographisches Bild

1. Kontraktion in allen Abschnitten normal
2. Abnorme Kontraktion in einem Abschnitt
3. Abnorme Kontraktion in zwei Abschnitten
4. Allgemein gestörte Ventrikelkontraktion

B. LVEDP (mm Hg)

1. < 15
2. 15 bis 20
3. > 20

C. Herzindex (l/min/m²)

1. 2,5 bis 4
2. $< 2,5$
3. $< 2,0$

Tabelle 60
Schweregrad der Veränderungen der linksventrikulären Funktion

Dysfunktion	A	B	C
Normal	1	< 15	2,5–4
Mäßig	2	15–20	$< 2,5$
Schwer	3	> 20	$< 2,0$
Sehr schwer	4	> 20	$< 2,0$

Mit Zunahme der Erfahrungen wurde die Indikation präzisiert; manche Fragen sind noch offen und ein einheitliches Vorgehen in allen Zentren ist noch nicht gegeben [66, 70, 76, 77, 81, 83].
Durch die Einführung der PTKA ist es möglich geworden, bei einem Teil der Patienten mit zentraler Koronararterienstenose, dieses Verfahren als Ersatz für ein koronarchirurgisches Vorgehen zu verwenden [75a] (s. auch S. 341).

5.1. Prä- und postoperative Betreuung der Patienten

Ein wesentlicher Faktor für den Operationserfolg ist die gründliche präoperative Auswahl und Vorbereitung der Patienten sowie eine sorgfältige postoperative Betreuung durch Kardiologen, Anästhesiologen und Chirurgen.
Neben der Routinebetreuung ist zur Klärung wesentlicher Fragen der Beeinflußbarkeit der ischämischen Herzkrankheit durch die Operation eine exakte Erfassung und Dokumentation der meßbaren Daten erforderlich. Auf dieser Vorstellung beruhend haben wir in unserem Arbeitskreis ein abgestimmtes Untersuchungsprogramm erarbeitet, das für die Beantwortung einiger Fragestellungen herangezogen werden soll.
Es umfaßt alle notwendigen anamnestischen, klinischen und paraklinischen Parameter, anhand derer zum Wert der Operation für den Einzelnen Stellung genommen werden kann.
Zu den klinischen Parametern gehören der Status, Größe, Gewicht u. a., zu den paraklinischen Parametern gehören das Ruhe- und Belastungs-EKG, blutchemische Untersuchungen, Röntgen-Thorax, Lungenfunktionsprüfung, Mechanokardiographie und systolische Zeitintervalle, Koronarangiographie und Lävographie sowie teilweise hämodynamische Untersuchungen in Ruhe und unter Belastung.
Die Betreuung der Patienten nach der Entlassung aus der Klinik erfolgt ebenfalls durch ein langfristig geplantes Programm, das neben der Anamnese, dem Status, dem Ruhe- und Belastungs-EKG, blutchemischen Untersuchungen auch eine Rekoronarangiographie und Lävographie sowie hämodynamische Untersuchungen zur Beurteilung des Operationserfolges enthält.

5.2. Komplikationen der aorto-koronaren Bypass-Operationen

5.2.1. Postoperativer Myokardinfarkt

Der Myokardinfarkt ist eine wichtige Komplikation und Todesursache nach koronarchirurgischen Eingriffen. Elektrokardiographisch nachgewiesene Infarkte kurz nach der Operation wurden bei Patienten, die einen aorto-koronaren Bypass bekamen, mit einer Häufigkeit von 5—40% angegeben [5, 8, 11, 14, 18, 19, 21, 26, 27, 33, 38, 42, 51].
Die Tabelle 61 zeigt die Häufigkeit des postoperativen Myokardinfarktes bei verschiedenen Untersuchern, und zwar nach Mundth und Mitarbeiter [44] und erweitert durch eigenes Material und Ergebnisse anderer Gruppen.
Die unterschiedlichen Ergebnisse sind vor allem dadurch bedingt, daß alle drei Säulen der Diagnostik bei akutem Myokardinfarkt durch operative Manipulationen verändert werden.

1. Elektrokardiographie (perikardiotomiebedingte EKG-Veränderungen)
2. Enzyme (Gewebealteration durch die Operation) und
3. Klinik (Wundschmerzen).

Der Elektrokardiographie kommt bei der Diagnostik des postoperativen Infarktes eine bedeutsame Rolle zu. Der Nachweis der Q-Zacken mit gleichzeitiger deutlicher Erhöhung der Enzyme, CPK, SGOT und LDH sichert die Diagnose eines Myokardinfarktes [2, 21]. Eine neu aufgetretene Q-Zacke allein kann jedoch verchiedene Ursachen haben [55]. Assad-Morell und Mitarbeiter [6a] haben bei 397 Patienten die SGOT und CPK am 1.,

2. und 3. Tag nach der Operation bestimmt sowie das EKG und VKG registriert. Der elektrokardiographische und vektorkardiographische Nachweis eines postoperativen transmuralen Myokardinfarktes konnte bei 48 Fällen festgestellt werden. Eine Multivarianzanalyse der SGOT und CPK-Werte des ersten Tages hatte eine wesentliche diagnostische Aussage, was hauptsächlich durch die SGOT bedingt war.

Tabelle 61
Häufigkeit des frühpostoperativen Myokardinfarktes nach aorto-koronaren Bypass-Operationen (modifiziert nach Mundth und Mitarbeitern [44])

Autoren	Anzahl der Patienten	Häufigkeit (%)
Favaloro [19]	1697	5,0
Cooley und Mitarbeiter [14]	1492	14,1
Kouchoukos und Mitarbeiter [33]	548	9,9
Morris und Mitarbeiter [42]	480	11,0
Hutchinson und Mitarbeiter [27]	476	5,0
Manley und Johnson [37]	368	5,0
Brewer und Mitarbeiter [11]	270	15,0
Aldermann und Mitarbeiter [2]	102	6,9
Anderson und Mitarbeiter [5]	79	24,0
Hultgren und Mitarbeiter [26]	50	34,0
Bassan und Mitarbeiter [8]	48	22,0
Ghani und Mitarbeiter [21]	48	21,0
Espinoza und Mitarbeiter [18]	37	30,0
Schrank und Mitarbeiter [51]	35	40,0
Assad-Morell und Mitarbeiter [6a]	397	13,0
Gay und Mitarbeiter [60]	80	8,8
Sheldon und Mitarbeiter [81]	7084	4,2
Proudfit [77]	1400	4,0
Eigene Ergebnisse	187	10,5

Von 61 Fällen, die am ersten Tage einen SGOT-Wert von < 100 IU/l (normal < 24 IU/l) zeigten, hatten 32, d. h. 52%, ein negatives EKG oder VKG. Von 336 Fällen mit negativer SGOT hatten 19 (6%) ein positives EKG oder VKG. SGOT und CPK-Werte nahmen mit der Zahl der angelegten Bypass sowie bei Eröffnung des Ventrikels im Vergleich zum Vorhof mehr zu. Die Autoren schlußfolgern, daß die totalen Serumenzymwerte keine spezifische diagnostische Wertigkeit bei der Erfassung des postoperativen transmuralen Infarktes nach aorto-koronarem Venenbypass haben.

Dem Vektorkardiogramm wurde eine größere Sensitivität bei der Diagnostik des postoperativen Infarktes zugeschrieben [9], obwohl andere Untersucher wie Anderson und Mitarbeiter [5], Schrank und Mitarbeiter [51], und Ghani und Mitarbeiter [21] keinen statistisch signifikanten Unterschied zwischen dem elektrokardiographischen und vektorkardiographischen Nachweis eines postoperativen Myokardinfarktes feststellen konnten.

Brewer und Mitarbeiter [11] fanden keine Korrelation zwischen der Infarkthäufigkeit und den präoperativ gemessenen hämodynamischen Parametern, wie die linksventrikuläre Auswurffraktion und Kontraktilitätsveränderungen. Die Häufigkeit des postoperativen Myokardinfarktes zeigte ebenfalls keine Korrelation zu der Anzahl der betroffenen Gefäße, korrelierte jedoch signifikant zum Schweregrad der Schmerzen vor der Operation. 76% der Infarkt-Patienten befanden sich vor der Operation in der Klasse IV nach der Einteilung der New York Heart Association, während nur 52% der Patienten ohne postoperativen Myokardinfarkt zu dieser Klasse gehörten ($p < 0{,}05$). Auch die Anzahl der Bypass sowie die kardiopulmonale Bypasszeit korrelierte signifikant mit der Häufigkeit des postoperativen Infarktes. Die Infarktrate bei einem oder zwei Bypass betrug 14%; Patienten mit drei Bypass hatten hingegen eine Infarktrate von 36%. Die Infarktrate bei kardiopulmonalem Bypasszeit, von weniger als 120 min lag bei 11%. Dauerte diese Zeit jedoch länger als 120 min, stieg die Rate auf 29%. Dieselben Autoren fanden daneben eine höhere Herzinsuffizienzrate bei Patienten mit postoperativem Infarkt (13%) als bei denen ohne Infarkt (2%).

Schrank und Mitarbeiter [51] stellten schlechtere Spätresultate bei Patienten mit postoperativem Infarkt im Vergleich zu denen ohne Infarkt fest. Die Frühletalität war durch diese Infarkte nicht beeinflußbar. Es bestand jedoch eine statistisch signifikante Zunahme der Zahl der Spättodesfälle, der Häufigkeit der Reinfarkte und Beginn der Stauungsherzinsuffizienz oder Erscheinungen einer Mitralinsuffizienz bei Patienten, die postoperativ einen Infarkt durchgemacht hatten. Diese Arbeitsgruppe konnte ebenfalls eine höhere Persistenz der Angina pectoris bei der Gruppe mit Infarkt im Gegensatz zu denen ohne Infarkt feststellen, obwohl dieser Unterschied statistisch nicht signifikant war.

Manley und Mitarbeiter [37] konnten eine Korrelation zwischen der Häufigkeit des postoperativen Infarktes und dem Verschluß des Bypass nachweisen, ein Befund, der von Anderson und Mitarbeitern [5] nicht bestätigt werden konnte.

Ghani und Mitarbeiter [21] haben die Häufigkeit des postoperativen Infarktes bei Herzklappenoperationen mit der nach aorto-koronarem Bypass verglichen. Die Gesamtinfarktrate betrug 17%, die postoperative Infarktrate lag jedoch mit 21% bei Patienten mit aortokoronarem Bypass höher als mit 14% bei denen mit einer Herzklappenoperation. Diese Differenz war nicht statistisch signifikant. Auch diese Arbeitsgruppe konnte wie Brewer und Mitarbeiter [11] eine größere Häufigkeit des postoperativen Infarktes bei Mehrfachbypass und längerer kardiopulmonaler Bypass-Dauer feststellen.

Eine der Ursachen der Beseitigung der Schmerzen nach dieser Operation kann in solcher Infarzierung liegen. Griffith und Mitarbeiter [22] konnten bei 56 von 71 operierten Patienten eine Verminderung der Beschwerden feststellen. Bei 9 dieser Patienten schien die Verbesserung des Befindens auf einen postoperativ abgelaufenen Infarkt zurückzuführen zu sein. Ungeachtet der Unterschiede bei verschiedenen Arbeitsgruppen hinsichtlich der Häufigkeit des postoperativen Infarktes wird eine durchschnittliche Rate von 10—15% erwartet [44].

Folgende Faktoren können die Infarktrate nach dem aortokoronaren Bypass beeinflussen:

1. Anzahl der Bypass
2. Kardiopulmonale Bypassdauer
3. Intensität der präoperativen Schmerzen
4. Postoperative qualitative und quantitative Diagnostik
5. Chirurgische Erfahrungen und Anzahl der Operationen

Für die genauere Diagnostik ist die Suche nach herzspezifischen Enzymen von entscheidender Bedeutung.
In dieser Hinsicht scheint die Glykogenphosphorylase b erfolgversprechend zu sein.
Aus den Untersuchungen unseres Arbeitskreises zur Erfassung frühpostoperativer Myokardinfarkte bzw. ischämischer Schädigungen des Myokards an 20 Patienten, die mit einem aortokoronaren Bypass versorgt wurden, geht hervor, daß die unmittelbar postoperativ bis 12 Stunden nach der Operation bestimmte Glykogenphosphorylase b Patienten mit Myokardinfarkt oder ischämischen Myokardschädigungen von denen ohne EKG-Veränderungen trennen konnte ($p < 0{,}001$). Das Enzym CK und sein Isoenzym MB war für diese Differenzierung nicht geeignet.

5.2.2. Operationsletalität

Die Hospitalletalität liegt für die aortokoronaren Bypass-Operationen zwischen 2,5 und 12% [12, 14, 44, 54a].
In der Cleveland Klinik wurden in der Zeit von 1967—1975 10744 Patienten einer Bypass-Operation unterzogen. Sie konnten in den letzten 5 Jahren die Hospitalletalität von 8,6% sogar auf 1,7% senken [81].
Eine Reihe sogenannter „Risikofaktoren“ für die intraoperative und postoperative Hospitalletalität wurde untersucht.
Die größte Bedeutung für diese Letalität hat der Funktionszustand des Myokards. Kaiser und Mitarbeiter [29] haben festgestellt, daß die Sterblichkeit bei den Patienten mit Angina pectoris und Stauungsherzinsuffizienz 19% betrug, während dieser Wert bei Patienten ohne Stauungsherzinsuffizienz und mit Angina pectoris bei 3,9% lag.
Kouchoukos und Mitarbeiter [33] ermittelten eine Sterblichkeit von 29% bei 31 Patienten mit aorto-koronarem Bypass und Stauungsherzinsuffizienz, während die Letalität bei 517 Patienten mit Angina pectoris, aber ohne Herzinsuffizienz, 1,9% betrug.
Hämodynamische Parameter des linken Ventrikels, wie die linksventrikuläre Auswurffraktion, der LVEDP, die linksventrikuläre Wanddyskinesie und Mitralinsuffizienz wurden ebenfalls als bedeutsame Faktoren für die Operationsletalität angesehen [13, 25, 30, 38, 47, 49], das auch in Übereinstimmung mit unseren eigenen Erfahrungen steht. Kay und Mitarbeiter [30] haben eine Sterblichkeit von nur 3% bei 529 Patienten mit aortokoronarem Bypass und einer linksventrikulären Auswurffraktion von 45% und 70% gegenüber 31% bei 78 Patienten mit einer Auswurffraktion < 20% festgestellt.
Oldham und Mitarbeiter [47] fanden einen noch größeren Unterschied in der Sterblichkeit in bezug auf diese hämodynamischen Parameter.
Bei 76 Patienten mit einer linksventrikulären Auswurffraktion > 25% betrug die operative Sterblichkeit 4% im Vergleich zu 55% bei einer Auswurffraktion < 25%.
Bei 30 Patienten, bei denen der linksventrikuläre enddiastolische Druck in Ruhe mehr als 18 mm Hg betrug, lag die Sterblichkeit bei 30%; 9% betrug sie hingegen bei 245 Patienten, die einen Ruhe-LVEDP von weniger als 18 mm Hg hatten [47]. Die linksventrikuläre Wanddyskinesie korrelierte ebenfalls mit der Sterblichkeit. Die Letalität betrug 5% bei 135 Patienten ohne linksventrikuläre Dyskinesie vor der Operation; diese Sterblichkeit erhöhte sich auf 16% bei 138 Patienten, die präoperativ eine Dyskinesie hatten [47].

Manley und Mitarbeiter [38] fanden allerdings geringere Unterschiede, vorausgesetzt die Dyskinesie betraf nicht beide Wände des linken Ventrikels.
Die operative Letalität betrug 2% bei 152 Patienten mit normaler linksventrikulärer Funktion, 5% bei 124 Patienten mit Dyskinesie einer Ventrikelwand und 11% bei 92 Patienten mit Dyskinesie von 2 Segmenten. Weder die Anzahl der betroffenen Koronararterien noch die Anzahl der angelegten Bypass scheinen das Operationsrisiko nennenswert zu beeinflussen [44], wobei bereits bei manchen Patienten 6 Bypass angelegt wurden [41].
Ein bedeutsamer Unterschied in der Operationsletalität in bezug auf die Anzahl der betroffenen Gefäße konnte nicht festgestellt werden [17, 38, 47].

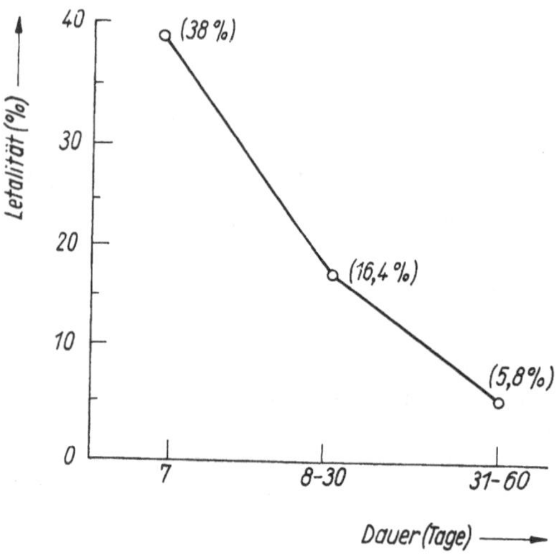

Abb. 107. Abnahme der Operationsletalität mit Zunahme der Zeit nach dem akuten Myokardinfarkt nach Dawson und Mitarbeiter [15]

Wenn die Anzahl der angelegten Bypass geringer war als die Anzahl der betroffenen Gefäße, also keine adäquate Revaskularisation durchgeführt wurde, war die Letalität wesentlich höher. Oldham und Mitarbeiter [47] berichten, daß bei gleicher Anzahl von Bypass und betroffenen Gefäßen die Operationsletalität bei 140 Patienten 8% betrug. Bei 129 Patienten, bei denen die Bypassanzahl geringer war als die Anzahl der betroffenen Gefäße, betrug die Operationsletalität hingegen 14%, ein Unterschied, der statistisch signifikant war. Ähnliche Ergebnisse fanden Manley und Mitarbeiter [38] sowie Hammond und Mitarbeiter [25]. Ruel und Mitarbeiter [49] stellten hingegen eine erhöhte Letalität bei Beteiligung von drei und vier Gefäßen fest.
Ein vor weniger als 2 Monaten vor der Bypass-Operation durchgemachter transmuraler Myokardinfarkt erhöhte die Operationsletalität signifikant [15]. Sie betrug für diese Gruppe von 145 Patienten 14,5% im Vergleich zu 6,9% bei 1194 Patienten mit altem Myokardinfarkt. Bei 361 Patienten ohne Infarkt betrug die Letalität 4,1%.
Die Patienten, die innerhalb von 7 Tagen nach dem Myokardinfarkt operiert wurden, hatten die größte Letalität (38%) im Vergleich zu 16,4% bei den Patienten, die zwischen dem 8. und 30. Tag operiert wurden und 5,8% bei denen, die zwischen dem 31. und 60. Tag nach dem Myokardinfarkt operiert wurden (Abb. 107).
Cooley und Mitarbeiter [14] fanden, daß die Kombination anderer chirurgischer Ein-

griffe mit der Bypass-Operation die Letalität erhöht. Die Gesamtletalität für die alleinige Bypass-Operation bei 1289 Patienten betrug 7,1%; bei der Kombination von Bypass mit Aneurysma-Resektion oder PAECH-Plastik bei 86 Patienten war eine Frühletalität (innerhalb von 30 Tagen) von 16,3% festzustellen. Die Kombination von Bypass mit Klappenersatz bei 84 Patienten war mit einer Frühletalität von 23,8% verbunden. ANDERSON und Mitarbeiter [4] sowie LOOP und Mitarbeiter [36] berichten allerdings über eine geringe Letalität für den Bypass mit Klappenersatz von 14 und 18%. ANDERSON und Mitarbeiter [4] geben eine signifikant höhere Letalität bei Patienten mit Mitralklappenersatz an (28% von 25 Patienten) im Vergleich zu 5% bei 56 Patienten mit Aortenklappenersatz. Dieser Unterschied wurde durch die schwereren linksventrikulären Funktionsstörungen bei den Patienten mit Mitralklappenersatz — insbesondere bei denen mit Papillarmuskeldysfunktion — erklärt. LOOP und Mitarbeiter [36] fanden hingegen keine nennenswerte Erhöhung der Operationsletalität bei Patienten mit Mitralklappenersatz im Vergleich zu jenen mit Aortenklappenersatz.

Der Mitralklappenersatz bei Mitralinsuffizienz war nur bei 13 von 21 Patienten erforderlich. Nur bei 7 von diesen 21 Patienten war eine Papillarmuskeldysfunktion nachweisbar.

Die Gruppe aus der Mayo-Klinik [40] hat bei 12 Patienten, bei denen nach Myokardinfarkt eine Mitralinsuffizienz entstand, einen Mitralklappenersatz und eine Bypass-Operation vorgenommen. Vier dieser 12 Patienten starben intraoperativ und zwei später, einer davon an bakterieller Endokarditis und einer aus ungeklärter Ursache, d. h. die Letalität betrug 50%. (Diese Prozentzahl ist streng genommen wegen der kleinen Gesamtzahlen nicht berechtigt, wird jedoch der Anschaulichkeit halber in den genannten Arbeiten so angegeben.)

Die Erfahrungen der Mayo-Klinik sind denen von ANDERSON und Mitarbeitern [4] und COOLEY und Mitarbeitern [14] ähnlicher als der Gruppe aus der Cleveland-Klinik [36]. Die Operationsletalität nimmt wesentlich mit der Erfahrung des Operationsteams, das aus Chirurgen und Kardiologen besteht, ab. Die höchste Letalität liegt meist bei den ersten 100 Patienten.

HUTCHINSON und Mitarbeiter [28] gaben bei den ersten 100 Patienten eine Letalität von 7% an, während diese bei den folgenden 376 Patienten bei 0,8% lag.

CHALMERS [12] fand bei einer Sammelstatistik, daß die Operationsletalität sich indirekt proportional zur Größe der operierten Gruppe verhielt, so daß in sechs Einzelberichten, deren jeder mehr als 200 Patienten in einer Gruppe umfaßte, die Operationsletalität 4,5% betrug (157 Todesfälle bei 3482 Patienten) (Tab. 62).

Berichte von 8 einzelnen Gruppen, die hingegen 100—200 Patienten einschlossen, zeigten eine Operationsletalität von 9% (113 Todesfälle bei 1255 Patienten). Die Analyse von

Tabelle 62

Zusammenhang zwischen der Anzahl der Operationen und der Operationsletalität

Anzahl der Operationen	Anzahl der Patienten	Letalität (%)	Anzahl der einbezogenen Arbeitsgruppen
100	512	11,9	14
100—200	1255	9,0	8
> 200	3482	4,5	6

14 Berichten, die weniger als 100 Patienten umfaßten, ergab, daß jeder durchschnittlich eine Operationsletalität von 11,9% aufwies (61 Todesfälle bei 512 Patienten).
MILLS und Mitarbeiter [41] berichteten bei ihren ersten 800 Operationen über eine Letalität intra operationem und während der Hospitalphase von 4%. Bei den nächsten 300 Patienten betrug die Letalität 0%, was ähnlich den Erfahrungen unseres Arbeitskreises ist.

Tabelle 63
Risikofaktoren, die die Letalität nach aortokoronarer Bypass-Operation erhöhen (nach MUNDTH und Mitarbeitern [44])

Hauptrisikofaktoren	weitere Risikofaktoren
— Linksventrikuläre Insuffizienz	— Alter
— angiographisch gesicherte kinetische Störung	— Schwere der Angina pectoris
— EF < 20%	— Anzahl der betroffenen Gefäße
— LVEDP > 18 mm Hg	— Anzahl der angelegten Bypass
— Mitralinsuffizienz	— Alte Infarkte
— Kürzlich durchgemachter Myokardinfarkt	— Akute myokardiale Ischämie
— Kombination mit anderen chirurgischen Eingriffen	
— Geringe Erfahrungen und Fertigkeiten des Operationsteams	

Patienten, die ein oder mehrere Jahre nach der aortokoronaren Bypass-Operation verstarben, zeigten zur Zeit der Operation eine höhere Prävalenz der Hypertonie, waren stärkere Raucher und hatten höhere Plasmalipidspiegel als die, die diese Zeit überlebten [56].

5.2.3. Andere Komplikationen

Außer der Letalität als Folge der Operation können u. a. folgende Komplikationen vorkommen, deren Häufigkeit nach dem Krankengut von MILLS und Mitarbeitern [41] zusammengestellt ist:

Kardiovaskuläres Ereignis	1,0%
Reexploration wegen Blutungen	1,3%
Hepatitis	0,6%
Infektion oder Bruch des Sternums	2,3%
Lungenembolie	0,1%

5.3. Bisherige Ergebnisse koronarchirurgischer Eingriffe

Die postoperativen Ergebnisse sind in folgender Hinsicht zu beurteilen:

- Symptomatische Verbesserung der Angina pectoris.
- Verbesserung der linksventrikulären Funktion bei Herzinsuffizienz als Folge der koronaren Herzkrankheit.
- Verbesserung der Überlebenschance

5.3.1. Symptomatische Verbesserung der Angina pectoris

Was die symptomatische Verbesserung betrifft, liegen beeindruckende Früh- und sogar 5-Jahres-Ergebnisse vor (vgl. auch Tab. 59).
Über „ausgezeichnete" symptomatische Resultate, d. h. völlige Beschwerdefreiheit bzw. wesentliche Reduktion der Angina pectoris, wurde bei 67—92% der operierten Patienten, die von 6 Monate bis 5 Jahre kontrolliert wurden, berichtet [1, 2, 6, 13, 14, 17, 19, 24, 27, 29, 33, 34, 37, 43, 46, 52]. Eine völlige Beseitigung der Angina pectoris wurde bei 50—72% der Patienten erreicht.
Im eigenen Krankengut konnte bei 81,8% der Patienten eine völlige Beschwerdefreiheit bzw. eine wesentliche Verbesserung erreicht werden. Die durchschnittliche postoperative Beobachtungszeit betrug 31 Monate (1—7 Jahre).
Wie aus der Abbildung 108 zu ersehen ist, blieben die Beschwerden bei 27% der Patienten gleich; 15% gaben sogar eine Verschlechterung an.
Sheldon und Mitarbeiter [52] konnten bei postoperativen koronarangiographischen Kontrollen eine statistisch signifikante Korrelation bei 279 Patienten zwischen Symptomen (z. B. funktionelle Klassifikation nach New York Heart Association) und der Funktionstüchtigkeit des Bypass feststellen. Waren alle Bypass offen und die Revaskularisation vollständig erfolgte, befanden sich 85% der Patienten im Stadium I, 13,2% im Stadium II und nur 1,8% im Stadium III. Wurden alle Bypass zusammengenommen, ordneten sich 71% in das Stadium I ein. Waren nicht alle Bypass durchgängig, fiel die Zahl im Stadium I auf 68%. Wurde keine Revaskularisation erreicht, befanden sich nur 33% im Stadium I, obwohl nur 5,7% von 279 Patienten vor der Operation in das Stadium I klassifiziert worden waren.

Tabelle 64
Verteilung des Leistungsstadiums nach New York Heart Association bei 183 Patienten (prä- und postoperativ) im eigenen Krankengut

Leistungsstadium	I	II	III
Präoperativ	0	27	156
Postoperativ	83	71	29

Alderman und Mitarbeiter [3], Matloff und Mitarbeiter [39] und Kouchoukos und Mitarbeiter [33] berichteten über ähnliche Ergebnisse und konnten eine signifikante Korrelation zwischen der Verminderung der Beschwerden, der Durchgängigkeit des Bypass und der Laufbandbelastungstoleranz feststellen. Die Kontrolle wurde ein Jahr nach der Operation vorgenommen.
Die Analyse dieser Studie zeigt, daß entweder ein Placeboeffekt oder die Verminderung der Schmerzen durch den Eintritt eines Myokardinfarktes bei den Patienten mit nicht durchgängigem Bypass möglicherweise eine Rolle spielt. Es erhebt sich die Frage, ob bei allen Patienten, bei denen der Bypass durchgängig ist, eine vollständige Revaskularisation erreicht wurde.

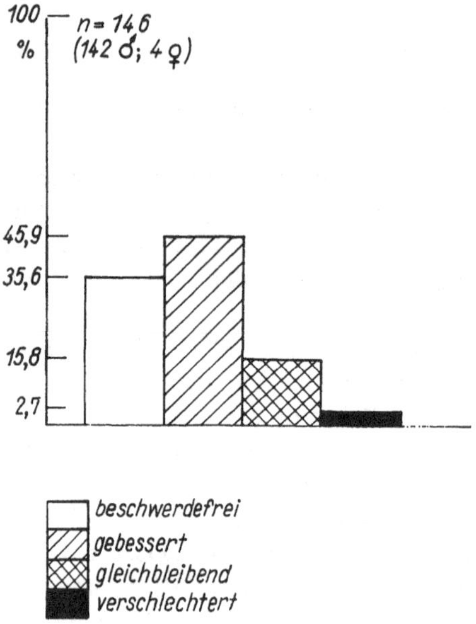

Abb. 108. Klinischer Therapieerfolg nach aorto-koronarem Bypass im eigenen Krankengut.

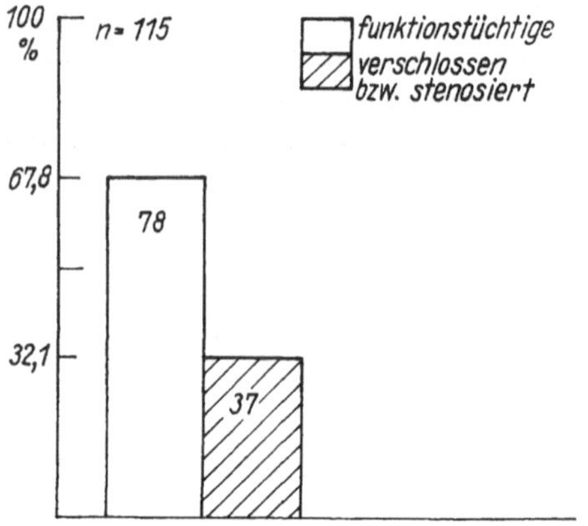

Abb. 109. Angiographisch gesicherte Verschlußquote des aorto-koronaren Bypass im eigenen Krankengut.

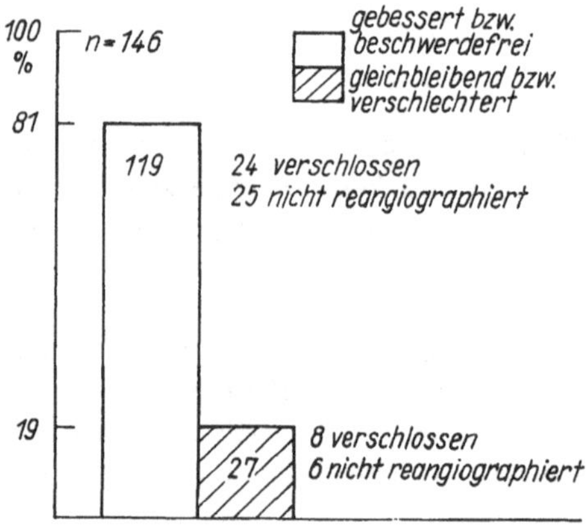

Abb. 110. Verschlußquote bzw. Progredienz aus klinischer Sicht im eigenen Krankengut.

Als objektives Kriterium zur Beurteilung des Operationserfolges wurde die Belastungselektrokardiographie herangezogen.

Bartel und Mitarbeiter [7], Manley und Mitarbeiter [38], Dodek und Mitarbeiter [16], Bergman und Mitarbeiter [10] sowie Guiney und Mitarbeiter [23] konnten zeigen, daß die Ergebnisse der Belastungselektrokardiographie eng mit dem Grad der Symptomenfreiheit und dem Grad der Durchgängigkeit des Bypass verbunden waren.

Lancelin und Mitarbeiter [69] stellten anhand der präoperativen und durchschnittlich 10,1 Monate nach der Operation durchgeführten Untersuchungen an 100 Patienten fest, daß ein positives Belastungs-EKG nach der Bypass-Operation für eine eingeschränkte Funktion bzw. den Verschluß des Bypass spricht. Ein negativer Belastungstest hingegen kann weniger als Beweis für einen Operationserfolg angesehen werden. Bei vollständiger Revaskularisation war kein positives Belastungs-EKG nachweisbar.

In der Tabelle 65 ist die objektive Einschätzung der Bypass-Operation mit Hilfe des Belastungselektrokardiogramms durch verschiedene Untersucher zusammengefaßt.

Tabelle 65

Einschätzung der Effektivität der Bypass-Operation mit Hilfe der Belastungselektrokardiographie durch verschiedene Untersucher

Autoren	Anzahl der Patienten	Leistungsverbesserung (in %)	Durchschnittliche postoperative Kontrollzeit (in Monaten)
Bartel und Mitarbeiter [7]	92	64	2—20
Dodek und Mitarbeiter [16]	45	53	6
Guiney und Mitarbeiter [23]	40	75	3—8
Manley und Mitarbeiter [38]	22	77	12
Bergman und Mitarbeiter [10]	20	70	3,5
eigene	69	40,6	6

Manley und Mitarbeiter [38] konnten feststellen, daß bei durchgängigem Bypass der Durchschnittswert der Belastungstoleranz 91% betrug, während er bei Verschluß eines oder mehrerer Bypass auf 32% sank.

Bei unseren prä- und postoperativen Belastungs-EKG-Kontrollen, die 6 und 18 Monate nach der Operation durchgeführt wurden, konnten wir eine Zunahme der durchschnittlichen Leistungsfähigkeit von 30 Watt feststellen. Diese Leistungszunahme zeigt ebenfalls eine Korrelation zur Durchgängigkeit des Bypass.

Der Einfluß der Zeit auf die Effektivität der Operation wurde bereits von einigen Autoren untersucht [1, 33]. Diese Studien weisen darauf hin, daß die Länge der Kontrollzeit einen negativen Einfluß auf die erreichten positiven Ergebnisse hatte.

Bei Studien von Adam und Mitarbeitern [1] wurde gezeigt, daß die guten Ergebnisse von 82% im 6.—18. Monat postoperativ auf 76% im 18.—24. Monat und auf 69% im 24.—43. Monat reduziert wurden. Obwohl mit der Beobachtungsdauer, wie bereits erwähnt, die positiven Resultate negativ beeinflußt wurden, blieb die Todesrate unverändert.

Alderman und Mitarbeiter [2] weisen darauf hin, daß ein präoperativ durchgemachter Myokardinfarkt die Wahrscheinlichkeit einer völligen Beschwerdefreiheit nach der Operation reduziert. Eine Symptomenfreiheit wurde nur bei 60% der Patienten mit früherem Myokardinfarkt im Vergleich zu 83% ohne Myokardinfarkt erreicht ($p < 0,05$). ADAM und Mitarbeiter [1] konnten ähnliche Befunde erheben.

OLDHAM und Mitarbeiter [47] stellten bei der Analyse der Risikofaktoren wie Hypertonie, Diabetes mellitus, Rauchen, Adipositas, Hyperlipidämie, positive Familienanamnese sowie Zahl der betroffenen Gefäße fest, daß sie, bezogen auf die postoperative Kontrollzeit, scheinbar keinen signifikanten Einfluß haben.

Bei unseren eigenen Analysen der Risikofaktoren zeigte die Hyperlipidämie keinen Unterschied zwischen offenem und verschlossenem Bypass, trennte jedoch statistisch signifikant Patienten mit offenem Bypass von Verstorbenen (χ^2-Test, $P < 5\%$).

5.3.2. Verbesserung der linksventrikulären Funktion

Unterschiedliche Ergebnisse liegen in bezug auf die Effektivität der myokardialen Revaskularisation, Verbesserung der linksventrikulären Funktion und Symptome der Herzinsuffizienz bei koronarer Herzkrankheit vor [32, 35, 43, 45, 53].

MUNDTH und Mitarbeiter [45] berichten über die symptomatische Verbesserung der Stauungsherzinsuffizienz bei 62% der Patienten mit einer Operationsletalität von 15% und Spätletalität von 7% in einer Kontrollzeit von drei Jahren. Dagegen berichten SPENCER und Mitarbeiter [53] über nicht ermutigende Ergebnisse der aorto-koronaren Venenbypass-Operation bei der Therapie der Herzinsuffizienz als primäre klinische Manifestationsform der koronaren Herzkrankheit. In einer Gruppe von 40 Patienten, von denen 60% Angina pectoris hatten, wurden präoperative bei 23 Patienten schwere, bei 11 Patienten mäßige und bei 6 Patienten leichte Stauungsherzinsuffizienzerscheinungen festgestellt.

Die Resektion einer myokardialen Narbe oder eines linksventrikulären Aneurysmas in Kombination mit einem aorto-koronaren Bypass wurde bei 18 Patienten (= 45%) und mit einer Mitralklappenrekonstruktion bei 7 Patienten (= 17,5%) durchgeführt. Ein Einfachbypass wurde bei 15 Patienten und ein Doppelbypass bei 25 Patienten angelegt. Die Frühletalität betrug 17% und die Sterblichkeit binnen eines Jahres 37%.

Klinisch gute Resultate wurden nur bei 20% (= 8 Patienten) erreicht. Keine Verbesserung der linksventrikulären Funktion konnte bei 10 Patienten, die 1—10 Monate nach der Operation kontrolliert wurden, festgestellt werden. Über ähnliche Ergebnisse berichten KOUCHOUKOS und Mitarbeiter [33], MORRIS und Mitarbeiter [43]. Andere Autoren [35, 37] konnten ebenfalls ermutigende Resultate bei ausgewählten Patienten feststellen.

ROSKAMM und Mitarbeiter [79] bestimmten bei 222 Patienten mit koronarer Herzkrankheit hämodynamische Parameter in Ruhe und unter Belastung vor und nach aortokoronarem Bypass.

Nur 10,8% der Patienten hatten eine Eingefäßerkrankung, 59,2% eine Dreigefäßerkrankung, 49,7% bekamen 3 oder 4 Bypass.

Präoperativ hatten nur 7 Patienten keine Angina pectoris unter der Belastung (Fahrradergometrie im Liegen, jede Stufe 6 Minuten), hingegen 154 Patienten diese Belastung postoperativ ohne Angina pectoris absolvierten.

Die präoperative Leistung lag bei 27,4 ± 27,4 W, postoperativ lag sie bei 76,5 ± 33,8 W. Den größten Leistungszuwachs zeigten die Patienten mit Dreigefäßerkrankung.

Präoperativ hatten nur 10,1% der Patienten normale PC-Druckwerte sowie ein normales Herzminutenvolumen in Ruhe und unter Belastung, postoperativ waren es 51,5%.

Die postoperative Normalisierung der hämodynamischen Parameter hing von der Zahl der betroffenen Gefäße (Eingefäßerkrankung — 86%, Dreigefäßerkrankung — 39% Normalisierung) und vom Zustand des linken Ventrikels (ohne Postinfarktzustand — 68,4%, mit Postinfarktzustand — 41%) ab. Diese Autoren kommen zu der Schlußfolgerung, daß der Revaskularisationseffekt durch die Messung des PC-Druckes und des Herzminutenvolumens in Ruhe und unter Belastung erfaßt werden kann. MORRIS und Mitarbeiter [42] geben ein Operationsletalität von 10,5% und eine Spätletalität von 3% bei einer Kontrollzeit bis zu drei Jahren bei 251 Patienten mit Stauungsherzinsuffizienz an. Beste klinische Ergebnisse wurden bei den Patienten erreicht, die eine Angina pectoris hatten und intermittierend Zeichen einer Herzinsuffizienz aufwiesen, eine auf eine oder beide Wände des linken Ventrikels beschränkte Dyskinesie hatten und bei denen eine komplette Revaskularisation durchgeführt wurde [44].

Die bisher wenig vorhandenen prä- und postoperativ vergleichbaren hämodynamischen Untersuchungen [6b, 39a, 79, eigene] erlauben keine abschließende Aussage über die Veränderung der linksventrikulären Funktion nach Bypass-Operation, so daß dieses noch weiteren Untersuchungen vorbehalten bleibt.

5.3.3. Verbesserung der Überlebenschance

Die größten Studien zum Vergleich der Effektivität einer chirurgischen und/oder medikamentösen Therapie laufen in den USA, wo auch die meisten dieser Operationen durchgeführt wurden.

Die bisherigen randomisierten Studien zur Koronarchirurgie (31a, 51a, 58, 64, 73) zeigten in bezug auf das Überleben für Patienten mit stabiler (31a, 64, 73) und instabiler Angina pectoris (51a, 58) keine Unterschiede.

Eine Infarktprävention sowie auch eine Verbesserung der linksventrikulären Funktion durch einen chirurgischen Eingriff konnte ebenfalls nicht nachgewiesen werden.

Im allgemeinen wird jedoch angenommen, daß die Operation der medikamentösen Therapie in der Behandlung der Stammstenose der linken Koronararterie überlegen ist [59, 66, 75, 79, 80].

FARINHA und Mitarbeiter [59] kommen anhand der chirurgischen Behandlung der Koronarstenose zu dem Ergebnis, daß postoperativ nicht nur eine symptomatische Verbesserung und damit eine bessere Lebensqualität, sondern auch eine Lebensverlängerung erreicht wird.

Nicht-randomisierte Studien verschiedener Zentren teilten wiederholt Erfolge koronarchirurgischer Eingriffe mit [60, 61, 66, 81, 82].

HURST und Mitarbeiter [66] stellten die Überlebensraten in einem 5-Jahres-Zeitraum von chirurgisch und medikamentös behandelten Patienten zusammen. Sie lag für chirurgisch Behandelte bei 88% und bei medikamentös Behandelten zwischen 48 und 58%.

Ähnliche Ergebnisse wurden auch für die Zweigefäßerkrankung angegeben, 90% bei Operierten und 65% bei medikamentös Behandelten [20b]. COHN und Mitarbeiter [12a] berichteten über eine 97% Überlebensrate über 5 Jahre für bypass-operierte Patienten mit Dreigefäßerkrankung. Im Vergleich dazu lag diese Rate bei 56% der medikamentös behandelten Patienten.

McINTOSH und Mitarbeiter [72] kommen auf der Basis einer 10-Jahres-Analyse zu der Schlußfolgerung, daß die Bypass-Operation eine Lebensverlängerung bei Patienten mit Stammstenose der linken Koronararterie, bei Dreigefäß- und Zweigefäßerkrankungen bringt; bei Eingefäßerkrankung gibt es keinen Beweis, daß hier die Koronarchirurgie der medikamentösen Therapie zu bevorzugen ist.

Wenn auch die statistischen Angaben der randomisierten Studien und einzelner Zentren nicht einheitlich sind, so ist doch aus der internationalen sowie auch eigenen Erfahrung die Schlußfolgerung erlaubt, daß beide Therapieverfahren nicht als konkurrierend anzusehen sind, sondern sich in einem individuellen Therapieprogramm sinnvoll ergänzen.

5.4. Literatur

[1] Adam, M.; Mitchel, B. F.; Lambert, C. J.; Geisler, G. F.: Long-term results with aorto-coronary artery bypass vein grafts. Ann. Thorac. Surg. **14** (1972) 1

[2] Alderman, E. L.; Matlof, H. J.; Wexler, L.; Shumway, N. E.; Harrison, D. C.: Results of direct coronary-artery surgery for the treatment of angina pectoris. New Engl. J. Med. **288** (1973) 535

[3] Alderman, E. L.; Matlof, H. J.; Shumway, N. E.; Harrison, D. C.: Evaluation of enzyme testing for the detection of myocardial infarction following direct coronary surgery. Circulation **48** (1973) 135

[4] Anderson, R. P.; Bonchek, L. I.; Wood, J. A.; Chapman, R. P.; Starr, A.: The safety of combined aortic valve replacement and coronary bypass grafting. Ann. Thorac. Surg. **15** (1973) 249

[5] Anderson, W. J.; Brundage, B. H.; Cheitlin, M. D.: Vectorcardiographic changes following coronary artery bypass surgery. Amer. Heart J. **87** (1974) 421

[6] Anderson, R. P.; Rahimtoola, S. H.; Bonchek, L. I.; Starr, A.: The prognosis of patients with coronary artery disease after coronary bypass operations: time related progress of 532 patients with disabling angina pectoris. Circulation **50** (1974) 274

[6a] Assad-Morell, J. L.; Wallace, R. B.; Elveback, L. R.; Gau, G. T.; Connolly, D. C.; Barnhorst, D. A.; Pluth, J. R.; Danielson, G. K.: Serum enzyme data in diagnosis of myocardial infarction during or early after aorto-coronary saphenous vein bypass graft operations. J. Thoracic and Cardiovasc. Surg. **69** (1975) 851

[6b] Arbogast, R.; Solignac, A.; Bourassa, M. G.: Influence of aortocoronary saphenous vein bypass surgery on left ventricular volumes and ejection fraction. Amer. J. Med. **54** (1973) 290

[7] Bartel, A. G.; Behar, V. S.; Peter, R. H.; Orgain, E. S.; Kong, Y.: Effects of aorto-coronary bypass surgery on treadmill exercise. Circulation **46** (Suppl. **2**) (1972) 24

[8] Bassan, M. M.; Ostfield, R.; Hoffman, I.; Matloff, J.; Swan, H. J. C.: New Q waves after aorto-coronary bypass surgery: Unmasking of an old infarction. New Engl. J. Med. **290** (1974) 349

[9] Benchimol, A.; Promisloff, S. D.; Desser, K. B.: Electrovectorcardiographic changes after proximal right coronary artery venous bypass graft and distal gas endarterectomy. Amer. J. Cardiol. **30** (1972) 466

[10] Bergman, S. A.; Urschel, H. C.; Blomquist, G.: Pre- and postoperative exercise testing in patients undergoing direct myocardial revascularization. Circulation **44** (Suppl. **2**) (1971) 141

[11] Brewer, D. L.; Bilbro, R. H.; Bartel, A. G.: Myocardial infarction as a complication of coronary bypass surgery. Circulation **47** (1973) 48

[12] Chalmers, T. C.: Randomization and coronary artery surgery. Ann. Thorac. Surg. **14** (1972) 323

[12a] Cohn, L. H.; Boyden, C. M.; Collins, J. J.: Improved long-term survival after aortocoronary bypass for advanced coronary artery disease. Amer. J. Surg. **129** (1975) 380

[13] Collins, J. J.; Cohn, L. H.; Sonnenblick, E. H.; Herman, M. V.; Cohn, P. F.; Gorlin, R.: Determinants of survival after coronary artery bypass surgery. Circulation **47/48** (Suppl. III) (1973) 132

[14] Cooley, D. A.; Dawson, J. J.; Hallmann, G. L.; Sandiford, F. M.; Wukasch, D. C.; Garcia, E.; Hall, R. J.: Aortocoronary saphenous vein bypass: results in 1,492 patients with particular reference to patients with complicating features. Ann. Thorac. Surg. **16** (1973) 380

[15] Dawson, J. T.; Hall, R. J.; Hallman, G. L.; Cooley, D. A.: Mortality in patients undergoing coronary artery bypass surgery after myocardial infarction. Amer. J. Cardiol. **33** (1974) 483

[16] Dodek, A.; Kassebaum, D. G.; Griswold, H. E.: Stress electrocardiography in the evaluation of aortocoronary bypass surgery. Amer. Heart J. **86** (1973) 292

[17] Effler, D. B.; Favaloro, R. G.; Groves, L. K.; Loop, F. D.: The simple approach to direct coronary artery surgery: Cleveland Clinic experience. J. Thorac. Cardiovasc. Surg. **62** (1971) 503

[18] Espinoza, J.; Lipski, J.; Litwak, R.; Donoso, E.; Dack, S.: New Q waves after coronary artery bypass surgery for angina pectoris. Amer. J. Cardiol. **33** (1974) 221

[19] Favaloro, R.: Direct and indirect coronary surgery. Circulation **46** (1972) 1197

[20] Favaloro, R.; Effler, D.; Groves, L.; Sheldon, W.; Sones, F. jr.: Direct myocardial revascularization by saphenous vein graft. Ann. Thorac. Surg. **10** (1970) 97

[20a] Friesinger, C. C.: Coronary angiography after surgery — Introduction. In: Lichtlen, P.: Coronary angiography and angina pectoris. Symp. of Europ. Soc. Cardiol., Hannover, März 1975. Georg-Thieme, Stuttgart 1975

[21] Ghani, M. F.; Parker, B. M.; Smith, J. R.: Recognition of myocardial infarction after cardiac surgery and its relation to cardiopulmonary bypass. Amer. Heart J. **88** (1974) 18

[22] Griffith, L. S. C.; Achuff, S. C.; Conti, C. R.; Humphries, J. O.; Brawley, R. K.; Gott, V. L.; Ross, R. S.: Changes in intrinsic coronary circulation and segmental ventricular motion after saphenous vein coronary bypass graft surgery New Engl. J. Med. **288** (1973) 589

[23] Guiney, T. E.; Rubenstein, J. J.; Sanders, C. A.; Mundth, E. D.: Functional evaluation of coronary bypass surgery by exercise testing and oxygen consumption. Circulation **48** (Suppl. 3) (1973) 141

[24] Hall, R. J.; Dawson, J. J.; Cooley, D. A.; Hallmann, G. L.; Wukasch, D. C.; Garcia, E.: Coronary artery bypass. Circulation **48** (Suppl. 3) (1973) 146

[25] Hammond, G. L.; Poirier, R. A.: Early and late results of direct coronary reconstructive surgery for angina. J. Thorac, Cardiovasc. Surg. **65** (1972) 127

[26] Hultgren, H. N.; Miyagawa, M.; Buck, W.; Angell, W. W.: Ischemic myocardial injury during coronary artery surgery. Amer. Heart J. **82** (1971) 624

[27] Hutchinson, J. E. III.; Green, G. E.; Mekhjian, H. A.; Kemp, H. G.: Coronary bypass grafting in 476 patients consecutively operated on Chest **64** (1973) 706

[28] Hutchinson, J. E. III.; Green, G. E.; Mekhjian, H. A.; Kemp, H. G.: Coronary bypass grafting in 376 consecutive patients, with three operative deaths. J. Thorac. Surg. **67** (1974) 7

[29] Kaiser, G. C.; Barner, H. B.; Willman, V. L.; Mudd, J. G.; Westura, E. W.; Alves, L. E.: Aortocoronary bypass grafting. Arch. Surg. **105** (1972) 319

[30] Kay, J. H.; Redington, J. V.; Mendez, A. M.; Zubiate, P.: Coronary artery surgery for the patient with impaired left ventricular function. Circulation **46** (Suppl. 2) (1972) 49

[31] Kitamura, S.; Echevarria, M.; Kay, J.; Krohn, B.; Redington, J.; Mendez, A.; Zubiate, P.; Dunne, E.: Left ventricular performance of the noncontractile area of the left ventricle and vecascularization of the myocardium. Circulation **45** (1972) 1005

[31a] KLOSTER, F.; KREMKAN, L.; RAHIMTOOLA, S.; GRISWOLD, H.; RITZMANN, L.; NEILL, O.; STARR, A.: Prospective randomized study of coronary bypass surgery for chronic stable angina. Circulation **52** (Suppl. II) (1975) 90

[32] KOUCHOUKOS, N. T.; KIRKLIN, J. W.; OBERMAN, A.: An appraisal of coronary bypass grafting. Circulation **50** (1974) 11

[33] KOUCHOUKOS, N. T.; DOTY, D. B.; BUETTNER, L. E.; KIRKLIN, J. W.: Treatment of postinfarction cardiac failure by myocardial excision and revascularization. Circulation **45** (Suppl. 1) (1972) 72

[34] LAWRENCE, G. H.; RIGGINS, R. C. K.; HIPP, R.; JOHNSTON, R. R.: Status of one hundred patients after coronary artery bypass surgery. Amer. J. Surg. **126** (1973) 277

[35] LEFEMINE, A. A.; MOON, H. S.; FLESSAS, A.; RYAN, T. J.; RAMASWAMY, K.: Myocardial resection and coronary artery bypass for left ventricular failure following myocardial infarction: results in patients with ejection fraction of 40 percent or less. Ann. Thorac. Surg. **17** (1974) 1

[36] LOOP, F, D.; FAVALORO, R. G.; SHIREY, E. K.; GROVES, L. K.; EFFLER, D. B.: Surgery for combined valvular and coronary heart disease. Jama **220** (1972) 372

[37] MANLEY, J. C.; JOHNSON, W. D.: Effects of surgery on angina (pre-and postinfarction) and myocardial function (failure). Circulation **46** (1972) 1208

[38] MANLEY, J. C.; JOHNSON, W. D.; FLEMMA, R. J.; LEPLEY, D.: Objective evaluation of the effects of direct myocardial revascularization on ventricular performance utilizing submaximal ergometer exercise testing. Amer. J. Cardiol. **29** (1972) 277

[39] MATLOF, H. J.; ALDERMAN, E. L.; WEXLER, L.; SHUMWAY, N. E.; HARRISON, D. C.: Wath is the realtionship between the response of angina to coronary surgery and anatomical sucess? Circulation **48** [1]Suppl. III) (1973) 168

[39a] MEESTER, G. T.; VAN DEN BRAND, M.; HUGENHOLTZ, P. G.; TIGGELAAR DE WIDT, I.; BOS, E.; NAUTA, J.: Angiocardiography and functional aspects on the left ventricle after coronary bypass surgery. In: LICHTLEN, P.: Coronary angiography and angina pectoris Symp. of Europ. Soc. Cardiol., Hannover, März 1975, Georg Thieme, Stuttgart, 1975

[40] MERIN, G.; GIULIANI, E. R.; PLUTH, J. R.; WALLACE, R. B.; DANIELSON, G. K.: Surgery for mitral valve incompetence after myocardial infarction. Amer. J. Cardiol. **32** (1973) 322

[41] MILLS, N. L.; OCHSNER, J. L.: Concepts of coronary bypass surgery. Postgraduate Med. **3** (1975) 97

[42] MORRIS, G. C. jr.; HOWELL, J. F.; CRAWFORD, E. S.; REUEL, G. J. jr.; STELTER, W.: Operability of end stage coronary artery disease. Ann. Surg. **175** (1972) 1024

[43] MORRIS, G. C. jr.; REUEL, G. J.; HOWELL, J. F.; LEWIS, J. M.; CRAWFORD, E. ST.; CHAPMAN, D. W.; BEAZLEY, H. L.; WINTERS, W. L.; PETERSON, P. K.: Follow-up results of distal coronary artery bypass for ischemic heart disease. Amer. J. Cardiol. **29** (1972) 180

[44] MUNDTH, E. D.; AUSTEN, W. G.: Surgical measures for coronary heart disease (first of three parts). New Engl. J. Med. **293** (1975) 13

[45] MUNDTH, E. D.; HARTHORNE, J. W.; BUCKLEY, M. J.; DINSMORE, R.; AUSTEN, W. G.: Direct coronary arterial revascularization: treatment of cardiac failure associated with coronary artery disease. Arch. Surg. **103** (1971) 529

[46] NAJMI, M.; USHIJAMA, K.; BLANCO, G.; ADAM, A.; SEGAL, B. L.: Results of aorto-coronary artery saphenous vein bypass surgery for ischemic heart disease. Amer. J. Cardiol. **33** (1974) 42

[47] OLDHAM, H. N. jr.; KONG, Y.; BARTEL, A. G.; MORRIS, J. J. jr.; BEHAR, V. S.; PETER, R. H.; ROSATI, R. A.; YOUNG, G. jr.; SABISTON, D. C.: Risk factors in coronary artery bypass surgery. Arch. Surg. **105** (1972) 918

[48] PEVNICA, J.: Persönliche Mitteilung

[48a] Report of Inter-Society Commission for Heart Disease Resources. Resources for the optimal care of patients with acute myocardial infarction. Study Group on coronary heart disease.

Autoren: YU, P. N.; BIELSKI, M. T.; EDWARDS, A.; FRIEDBERG, CH. K.; GRACE, W. J.; JANUARY, L. E.; LIKOFF, W.; SCHERLIS, L.; WEISSLER, A. M. & Circulation **43** (1971) A-171

[49] RUEL, G. J.; MORRIS, G. C.; HOWELL, J. F.; CRAWFORD, E. S.; SANDIFORD, F. M.; WUKASCH, D. C.: Experience with coronary artery bypass grafts in the treatment of coronary artery disease. Surgery **71** (1972) 586

[50] RUSSEK, H.: Prognosis in severe angina pectoris. Amer. Heart J. **83** (1972) 762

[51] SCHRANK, J. P.; SLABQUAH, J. K.; BECKWITH, J. R.: The incidence and clinical significance of ECG-VCG changes of myocardia. infarction following aortocoronary saphenous vein bypass surgery. Amer. Heart J. **87** (1974) 46

[51a] SELDEN, R.; NEILL, W. A.; RITZMANN, L. W.; OKIES, J. E.; ANDERSON, R. P.: Medical versus surgical therapy for acute coronary insufficiency. N. Engl. J. Med. **293** (1975) 1329

[52] SHELDON, W. C.; RINCON, G.; EFFLER, D. B.; PROUTFIT, W. L.; SONES, F. M.: Vein graft surgery for coronary artery disease: Survival and angiographic results in 1,000 patients. Circulation **48** (Suppl. 3) (1973) 184

[53] SPENCER, F. C.; GREEN, G. E.; TICE, D. A.; WALLSH, E.; MILLS, N. L.; GLASSMAN, E.: Coronary artery bypass grafts for congestive heart failure: a report of experiences with 40 patients. J. Thorac. Cardiovsc. Surg. **62** (1971) 529

[54] STEGEMANN, G.; DITTRICH, H.: Chirurgie der coronaren Herzerkrankung. Internist **13** (1972) 388

[54a] WILSON, W. S.: Aortocoronary bypass surgery. II. An updated review. Heart & Lung **3** (1974) 435

[55] AINTABLIAN, A.; HAMBY, R. I.; HOFFMANN, J.; WEISZ, D.; VOLETI, C.; WISOFF, B. G.: Significance of new Q wave after bypass grafting. Correlations between graft patency, ventriculogram, and surgical venting technique. Amer. Heart J. **95** (1978) 429

[56] BARBORIAK, J. J.; RIMM, A. A.; ANDERSON, A. J.; TRISTANI, F. E.; FLEMMA, R. J.: Risk factors and mortality in patients with aortocoronary vein bypass operation. Cardiology **63** (1978) 237

[57] BLOCK, T. A.; MURRAY, J. A.; ENGLISH, M. T.: Improvement in exercise performance after unseccessfull myocardial revascularization. Amer. J. Cardiol. **40** (1977) 673

[58] CONTI, C. R.: Results of randomized medical/surgical therapy. Read before the American College Cardiology, Las Vegas, März 1977. Zit. nach: Preston, T. A.: The hazard of poorly controlled studies in the evaluation of coionary surgery. Chest **73** (1978) 441

[59] FERINHA, J. B.; KAPLAN, M. A.; HARRIS, C. N.; DUNNE, E. F.; CARLISH, R. A.; KAY, J. H.; BROOKS, S.: Diseases of the left main coronary artery. Surgical treatment and long-term follow-up in 267 patients. Amer. J. Cardiol. **42** (1978) 124

[60] GAY, J.; BENOIT, P.; PASQUIER, G.; FOURNIER, C.; MARCANTONI, J. P.; GERBAUX, A.: Résultats à long terme des pontages aorto-coronaires. I. Aspects clinique. Arch. Mal. Coeur. **70** (1977) 1257

[61] GOLDING, L. R.; GROVES, L. K.: Results of coronary artery surgery in women. Cleveland Clin. Quart. **43** (1976) 114

[62] GRÄDEL, E.: Indikationsstellung zum aorto-koronaren Bypass. Schweiz. Rundschau Med. (PRAXIS) **67** (1978) 927

[63] GREENBERG, B. H.; HART, B.; BOTVINIYK, E. H.; WERNER, J. A.; BRUNDAGE, B. H.; SHAMES, D. M.; CHATTERJEE, K.; PARMLEY, W. W.: Thallium-201 myocardial perfusion scintigraphy to evaluate patients after coronary bypass surgery. Amer. J. Cardiol. **42** (1978) 167

[64] GUINN, G. A.; MATHUR, V. S.: Surgical versus medical treatment for stable angina pectoris: Prospective randomized study with 1- to 4-year follow up. Ann. Thor. Surg. **22** (1976) 524

[65] HALL, R. J.; GARCIA, E.; MATHUR, V. S.; CASTRO, C. M. DE: Coronary artery bypass — are multicenter cooperative random studies misleading? Cardiovasc., Dis. Bull. Texas Heart Inst. **5** (1978) 12

[66] HURST, W. J.; KING, S. B.; LOGUE, R. B.; HATCHER, C. R.; JONES, E. L.; CRAVER, J. M.;

DOUGLAS, J. S.; FRANCH, R. H.; DORNEY, E. R.; COBBS, B. W.; ROBINSON, P. H.; CLEMENTS, S. D.; KAPLAN, J. A.; BRADFORD, J. M.: Value of coronary bypass surgery. Controversies in cardiology. Part I. Amer. J. Cardiol. **42** (1978) 308

[67] ISOM, O. W.; SPENCER, F. C.; GLASSMANN, E.; CUNNINGHAM, J. H.; TEIKO, P.; REED, G. E.; BOYD, A. D.: Does coronary bypass increase longevity? Thor. Cardiovasc. Surg. **75** (1978) 28

[68] KENT, K. M.; BORER, J. S.; GREEN, M. V.; BACHARACH, S. L.; McINTOSH, C. L.; CONKLE, D. M.; EPSTEIN, S. E.: Effects of coronary-artery bypass in global and regional left ventricular function during exercise. N. Engl. J. Med. **298** (1978) 1434

[69] LANCELIN, B.; GUERMONPREZ, J. L.; BOURDENET, J.; MEDARD, C.; WAGNIART, P.; GUIZE, L.; MAURICE, P.: Valeur de l'épreuve d'effort après pontage aorto-coronaire. A propos de 100 cas. Arch. Mal. Coeur **70** (1977) 757

[70] LOOP, F. D.; PROUDFIT, W. L.; SHELDON, W. C.: Coronary bypass surgery weighed in the balance. Amer. J. Cardiol. **42** (1978) 154

[71] McCONAHAY, D. R.; VALDES, M.; McCALLISTER, B. D.; CROCKETT, J. E.; CONN, R. D.; REED, W. A.; KILLEN, D. A.: Accuracy of treadmill testing in assessment of direct myocardial revascularization. Circulation **56** (1977) 548

[72] McINTOSH, H. D.; GARCIA, J. A.: The first decade of aortocoronary bypass grafting 1967 to 1977. A review. Circulation **57** (1978) 405

[73] MURPHY, M. L.; TAKARO, T.; HULTGREN, H. N.; DETRE, K. M.: Surgical versus medical therapy for coronary artery disease: Survival data: A preliminary report of the randomized VA cooperative study. Amer. J. Cardiol. **39** (1977) 286

[74] National Cooperative Study Group of National Heart, Lung and Blood Institute: In acute unstable angina: Medical approach better than previously reported. Clin. Trend. Cardiol. **6** (1977) 1

[75] PASQUIER, G.; FOURNIER, C.; MARCANTONI, J. P.; SANDEMONT, J. P.; CHICHE, F.; MAOUAD, J.; FERNANDEZ, F.; GERBAUX, A.: Résultats à long terme des pontages aorto-coronaires. 2. Aspects angiographique. Arch. Mal. Coeur. **70** (1977) 1265

[75a] PORSTMANN, W.; PARSI, R. A.; ROMANIUK, P.; PECH, H. J.: Die perkutane Koronar-Angioplastik — ein Katheterverfahren zur Behandlung singulärer Koronararterienstenosen Dtsch. Geswesen **34** (1979) 1224

[76] PRESTON, T. A.: The hazard of poorly controlled studies in the evaluation of coronary artery surgery. Chest **73** (1978) 441

[77] PROUDFIT, W. L.: Criticisms of the VA randomized study of coronary bypass surgery. Clin. Res. **26** (1978) 236

[78] READ, R. C.; MURPHY, M. L.; HULTGREN, H. N.; TAKARO, T.: Survival of men treated for chronic stable angina pectoris. A cooperative randomized study. J. Thorac. Cardiovasc. Surg. **75** (1978) 1

[79] ROSKAMM, H.; WEISSWANGE, A.; HAHN, CH.; JAUCH, K. W.; SCHMUZIGER, M.; PETERSEN, J.; RENTROP, P.; SCHNELLBACHER, P.: Hemodynamics at rest and during exercise in 222 patients with coronary heart diesase before and after aorto-coronary bypass surgery. Cardiology **62** (1977) 247

[80] SEYBOLD-EPTING, W.; OGLIETTI, J.; WUKASCH, D. C.; REUL, G. J.; HALL, R. J.; HALLMAN, G. L.; COOLEY, D. A.: Early and late results after surgical treatment of preinfarction angina. Ann. Thor. Surg. **21** (1976) 97

[81] SHELDON, W. C.; LOOP, F. D.: Direct myocardial revascularization — 1976. Cleveland Clin. Quart. **43** (1976) 97

[82] WISOFF, B. G.; FOGEL, R.; VOLETI, C.; WEISZ, D.; HARTSTEIN, M. L.; AINTABLIAN, A.; HAMBY, R. I.; BROOK, S.: Survival after coronary surgery. J. Thorac. Cardiovasc. Surg. **76** (1978) 108

[83] WYNNE, J.; COHN, L. H.; COLLINS, J. J.; COHN, P. F.: Myocardial revascularization in patients with multivessel coronary artery disease and minimal angina pectoris. Circulation **58** (Suppl. 1) (1978) 92

6. Die chirurgische Behandlung der ischämischen Herzkrankheit

(von H. WARNKE)

6.1. Einleitung

Im Rahmen der Therapie der ischämischen Herzerkrankung nehmen heute operative Verfahren einen festen Platz ein.

So sind in den letzten 10 Jahren in der Welt bei etwa 100000 Patienten chirurgische Eingriffe, vorzugsweise der aorto-koronare Venenbypass, die Mammariaimplantation und die Aneurysmaresektion, durchgeführt worden.

Im Gegensatz zu der früher ausschließlich subjektiven Einschätzung der Operationsergebnisse kann heute die Effektivität der chirurgischen Maßnahmen anhand objektiver Parameter wie der Koronarographie, der Laevokardiographie, der intraventrikulären Druckmessung sowie verschiedener Leistungstests kombiniert mit dem Elektrokardiogramm beurteilt werden. Es hat sich erwiesen, daß die kritische Bewertung der Operationsresultate für die Entwicklung effektiver Methoden förderlich ist.

Chirurgische Verfahren zur Behandlung der ischämischen Herzerkrankung werden in großer Vielfalt bereits seit Jahrzehnten praktiziert. Der entscheidende qualitative Sprung in der chirurgischen Therapie trat zweifelsohne durch die Einführung der selektiven Kontrastmitteldarstellung der Herzkranzgefäße durch SONES [69] in den Jahren 1958 bis 1960 ein. Ähnlich den angiographischen Darstellungen anderer Körperregionen ermöglichte die Sichtbarmachung von Gefäßveränderungen am Herzen erstmals die Entwicklung und Anwendung gezielter rekonstruktiver koronarchirurgischer Verfahren. Durch den Einsatz der Herz-Lungen-Maschine, der Defibrillation und Elektrostimulation, der Verbesserung der Anaesthesie und der chirurgischen Technik gewannen die Eingriffe an Sicherheit.

Entsprechend dem Verteilungsmuster der Atherosklerose an den Koronararterien und den Folgezuständen von Koronargefäßstenosen oder -verschlüssen an der Herzmuskulatur ergeben sich für die Behandlung folgende Möglichkeiten:

1. Bei lokalisierten Stenosen und Verschlüssen durch Rekonstruktion oder durch eine Gefäßüberbrückung die Durchblutung des Herzmuskels zu verbessern (direkte Revaskularisation).
2. Bei diffusen Gefäßveränderungen die Revaskularisation des Herzmuskels durch Einpflanzung von extrakardialen Gefäßen zu fördern (indirekte Revaskularisation).
3. Irreversibel aus der Blutversorgung ausgeschaltete aneurysmatisch erweiterte Myokardbezirke und Narben zu resezieren, um den myokardialen Kontraktionsablauf zu verbessern und Embolien aus Parietalthromben sowie tödliche Arrhythmien zu vermeiden.
4. Beim akuten, durch einen Gefäßverschluß bedingten Infarkt durch die sofortige chirurgische Ravaskularisation eine ausgedehnte Herzmuskelnekrose zu verhindern.

Im koronarchirurgischen Krankengut überwiegen mit 83% Patienten im Alter von 40 bis 59 Jahren [36], wobei das Verhältnis Männer zu Frauen 8 zu 1 beträgt [29]. Bei einem vertretbaren Operationsrisiko kann durch koronarchirurgische Eingriffe in einem hohen Prozentsatz der Fälle Beschwerdefreiheit oder eine wesentliche Besserung der Beschwerden erreicht werden [23, 45].

6.2. Direkte Revaskularisationsverfahren

Unter direkten Revaskularisationsverfahren verstehen wir Operationen, die am Koronargefäßsystem selbst angreifen. Es gehören in diese Gruppe der aorto-koronare Bypass, die arterio-koronaren Anastomosen, die Endarteriektomie.

6.2.1. Der aorto-koronare Venenbypass

Von den direkten Eingriffen an den Koronararterien ist der aorto-koronare Venenbypass das am meisten praktizierte Verfahren (Abb. 111 und 112). Die Methode ist von den Kardiochirurgen mit großem Enthusiasmus aufgegriffen worden. Bei der Konzeption ging man von folgenden Annahmen und Voraussetzungen aus:

1. Die Koronararterienerkrankung zeigt häufig wie andere Gefäßerkrankungen proximal eine Stenose und distal davon ein offenes Gefäßsystem. Durch die Überbrückung der zentralen Stenose ist eine „kausale“ Behandlungsmöglichkeit der koronaren Mangeldurchblutung gegeben.
2. Die aorto-koronare Umgehungsanastomose führt bei guter Durchgängigkeit zu einer besseren Sauerstoffversorgung des betroffenen Myokardgebietes und beseitigt dadurch die pektanginösen Beschwerden.
3. Der Saphenabypass hat gleich gute oder bessere Erfolgsaussichten als ähnliche Operationsverfahren bei peripheren Gefäßerkrankungen. Der Bypass ist kürzer als im Extremitätenbereich, das Transplantat dem wechselnden intrathorakalen Druck ausgesetzt und somit weniger thrombosegefährdet. Die gefäßchirurgische Technik ist seit Jahrzehnten erprobt. Die Nachbeobachtungszeit beim Venenpypass an den Extremitäten beträgt bis zu 25 Jahren mit einer Bypassdurchgängigkeit um 60% zehn Jahre nach dem operativen Eingriff.

Nachdem der aorto-koronare Bypass 1963 von Sauvage [62] und Mitarbeitern experimentell beim Hund angewandt wurde, hat ihn Garrett [24] 1965 das erste Mal klinisch durchgeführt. Die gute Funktion konnte 1973 durch Rekoronarographie bestätigt werden [24]. Das Verdienst einer breiten klinischen Anwendung mit ausgezeichneten Frühergebnissen gebührt zweifelsohne Favaloro [18], der 1967 das erste Mal den Bypass in Form der End-zu-End- und End-zu-Seit-Anastomose mit der rechten Kranzarterie praktizierte. Ermutigt durch die günstigen Frühresultate mit dem Bypass bei kurzstreckigen Stenosen an der rechten Kranzarterie wurde die Indikation auf die linke Koronarie und später auf die gleichzeitige Versorgung beider Koronararterien mit dem Doppelbypass ausgeweitet. Seit Anfang 1970 wird auch der multiple Bypass (3 bis 6 Venentransplantate) unter Einbeziehung der Diagonaläste des Ramus interventricularis und der lateralen und diaphragmalen Äste des Ramus circumflexus [36] durchgeführt.

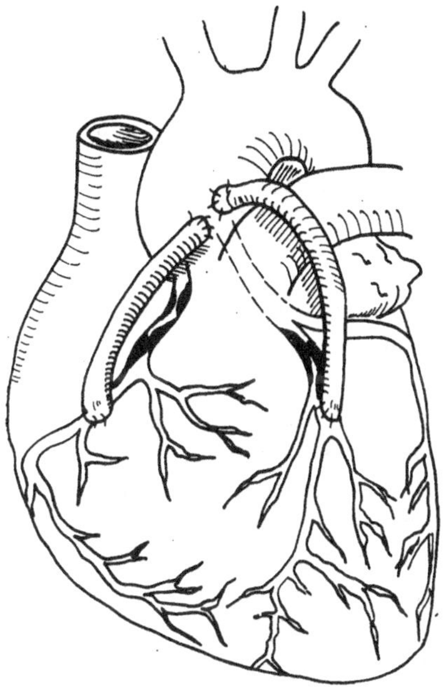

Abb. 111. Schematische Darstellung eines aorto-koronaren doppelten Venenbypass

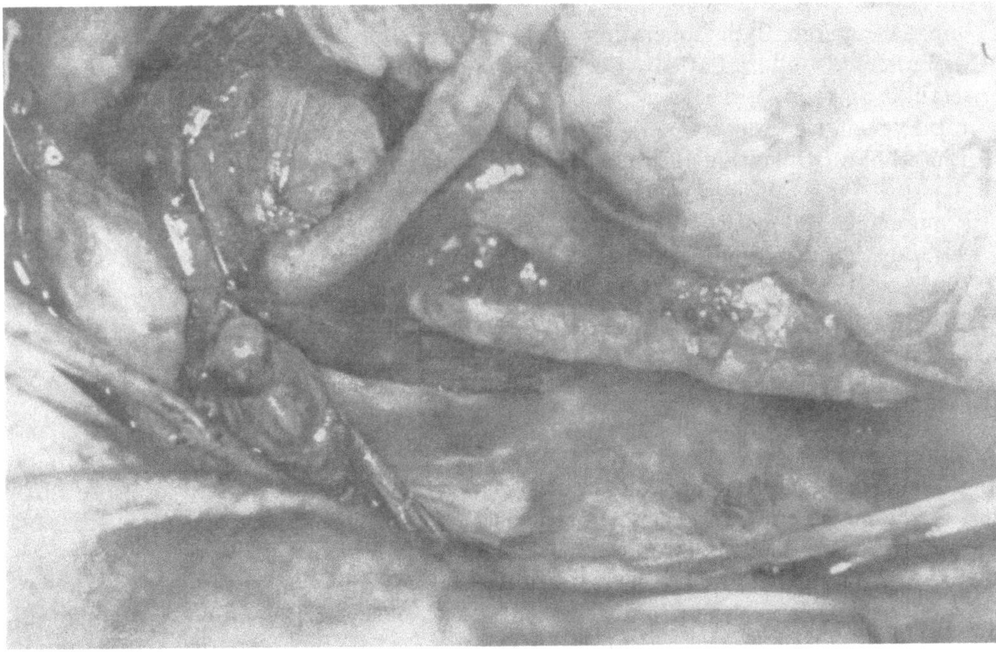

Abb. 112. Das Operationsfoto zeigt einen doppelten aorto-koronaren Venenbypass zur rechten Kranzarterie und zum R. interventricularis ant. der linken Kranzarterie

6.2.1.1. Indikation

1. Eine aorto-koronare Bypassoperation gilt als indiziert, wenn es sich um ein schweres Angina pectoris-Syndrom handelt, das auf eine adäquate medikamentöse Therapie nicht anspricht.
2. Koronarographisch sollte es sich um proximale Stenosen mit distal freiem oder nahezu unauffälligen Koronarbett handeln. Das Lumen sollte über 1,5 mm betragen.
3. Als absolut indiziert gilt die Operation bei hochgradigen Stenosen des Ramus interventricularis anterior oder einer dominanten A. coronaria dextra. Patienten mit Stammstenosen der linken Koronararterie sind besonders gefährdet und der chirurgischen Therapie zugänglich.
4. Limitierend für den Chirurgen ist weniger die Anzahl der erforderlichen Überbrückungen als vielmehr die noch vorhandene Myokardfunktion.
   Es hat wenig Sinn, Endstadien der ischämischen Herzkrankheit zu operieren. Vor einer Bypass-Operation ist es deshalb wichtig zu wissen, ob es sich um ein ischämisches, aber noch revaskularisierbares Myokard oder bereits um eine Myokardfibrose bzw. -narbe handelt, die man nicht mehr durchbluten kann. Bei zusätzlich stärkeren Veränderungen des Ventrikelmyokards kann die Operationsletalität von durchschnittlich 8% auf 30% ansteigen [50, 54, 68].
5. In Fällen mit einer sogenannten „instable Angina“ kann die Durchführung einer Bypass-Operation lebensrettend sein.
6. Im allgemeinen gilt das 65. Lebensjahr als oberste Grenze für die Durchführung einer aorto-koronaren Bypassoperation. Jedoch zeigen die Ergebnisse von Hamby [29], daß man auch ältere Patienten erfolgreich operieren kann, ohne daß die Operationsletalität ansteigt. Der älteste Patient, der mit einem aorto-koronaren Bypass erfolgreich versorgt wurde, war 79 Jahre alt.
   Ein erhöhtes Operationsrisiko liegt vor bei schwerem Diabetes mellitus, Adipositas, fixierter Hypertonie sowie schwerwiegenden pulmonalen und zerebrovaskulären Erkrankungen, die meist eine Kontraindikation darstellen.
7. Als günstig hat sich die Durchführung eines Klappenersatzes in Kombination mit einem aorto-koronaren Bypass erwiesen, wenn hämodynamisch wirksame Kranzgefäßstenosen vorliegen. Die Anzahl der Myokardinfarkte nach Klappenersatz konnte so gesenkt werden [35, 55].

Zusammenfassend ist festzustellen:

Die ideale Indikation für einen Bypass bieten Patienten mit schwerer, anfallsweiser Angina pectoris-Symptomatik, die durch physische und psychische Belastung auslösbar und medikamentös schwer oder nicht mehr zu beeinflussen ist. Angiographisch sind hochgradige zentrale Stenosen an einem dominanten Koronargefäß oder zentrale Stenosen an mehreren Koronargefäßen nachzuweisen, die keine oder wenig interkoronare Anastomosen, aber noch ein funktionstüchtiges Myokard aufweisen. Diese Patientengruppe rekrutiert sich meist aus jüngeren Jahrgängen, die mehrere Risikofaktoren auf sich vereinigen.
Akzeptabel sind Patienten mit mehr als einer Stenose in verschiedenen Ästen, geringen oder mäßigen Myokardveränderungen, einem labilen Hypertonus. Eine generalisierte Atherosklerose und Diabetes mellitus sind oft vorhanden.

Keine Operationsindikation ist gegeben bei asymptomatischen Patienten und nachgewiesenen Koronargefäßveränderungen oder Patienten mit geringen Beschwerden und nachgewiesenen Kranzgefäßstenosen. Bei dieser Patientengruppe können schwere myokardiale Veränderungen mit diffusen Narben vorliegen, so daß der Sauerstoffbedarf des Herzmuskels nur noch gering ist und daher keine pektanginösen Beschwerden vorhanden sind. Eine Operationsindikation ist nicht gegeben bei diffusen Obstruktionen.

Sehr problematisch ist die Beurteilung der Kontraktilitätsstörungen. Kontraktilitätsstörungen können ischämiebedingt und reversibel sein. CHATTERJEE [7] operierte 13 Patienten mit Kontraktionsstörungen und instabiler Angina pectoris. Zwölf Patienten zeigten nach Anlegung eines Bypass eine verbesserte Kontraktilität. Auch auf der Basis dieser Ergebnisse wird ersichtlich, daß Kontraktionsstörungen rein ischämiebedingt sein können und nicht immer Ausdruck einer Fibrose sein müssen. Die präoperative Feststellung, ob noch vitales, revaskularisierbares Myokard vorliegt, ist bisher nicht zuverlässig möglich.

6.2.1.2. Operationstechnik

Sie wird an verschiedenen Zentren unterschiedlich praktiziert. Grundsätzlich wird der Thorax durch eine mediane Sternotomie eröffnet. Vorher gewinnt man durch einen subinguinalen Schnitt ein Stück der V. saphena magna. Sollte das Lumen der Vene im Oberschenkelbereich zu groß sein (über 6 mm), wird der Schnitt distal verlängert, um weiter kaudal einen kleinlumigen Abschnitt zu entnehmen. Von einigen Zentren wird prinzipiell die Unterschenkelvene verwendet. Das Saphenasegment wird umgekehrt eingesetzt, um eine Behinderung des Blutstromes durch die Venenklappen auszuschließen. Nach der Eröffnung des Brustkorbes und des Perikards wird der Patient prinzipiell an die Herz-Lungen-Maschine angeschlossen.

In den meisten Zentren haben sich folgende Bedingungen am besten bewährt:

1. Einsatz der Herz-Lungen-Maschine zur vollständigen Entlastung des Herzens
2. leichte Hypothermie von 32 bis 30 °C
3. Elektrisch induziertes Kammerflimmern mit Abklemmung der Aorta beim Anlegen der distalen Anastomose.

Handelt es sich um Eingriffe an der rechten Koronararterie und dem Ramus interventricularis anterior, kann man den extrakorporalen Kreislauf auch erst nach Fertigstellung der proximalen Anastomose in Gang setzen (einige Zentren operieren rechts ohne extrakorporalen Kreislauf). Die Aorta wird tangential ausgeklemmt und eine etwa 10 mm lange Inzision in die Aortenwand gelegt. Von einigen Zentren wird die Aortenwand dreieckig exzidiert oder ausgestanzt. Die Anastomosierung des umgekehrten Saphenasegments mit der Aorta kann mittels fortlaufenden, aber auch mit Einzelnähten erfolgen. Die Koronararterie eröffnet man distal der aus dem Koronarogramm bekannten Stenose auf einer Länge von etwa 10 mm, nachdem sie vorher freipräpariert und nach kranial und kaudal angeschlungen wurde. Um ein ruhiges Operationsfeld zu erreichen, wird neben der Anschlingung die elektrisch induzierte Herzfibrillation ausgeführt. In den meisten Fällen wird heute die Aorta für die Zeit der Anlegung der distalen Anastomose abgeklemmt. Auch hier erfolgt die Anastomosierung mit Einzelknopfnähten oder durch fortlaufende Nahttechnik. Bei Mehrfachbypässen fängt man mit den schwierigen distalen Anastomosen links an und belangt über die linken proximalen zur proximalen rechten und zur technisch einfachen distalen Anastomose rechts.

6.2.1.3. Effektivität des Bypass

Naturgemäß kann es sich bei allen bisher vorliegenden Berichten nur um Frühergebnisse handeln.

Die Erfolgsquoten werden von verschiedenen Arbeitsgruppen mit 60—90% angegeben [22, 25, 32, 45], wobei die Beurteilung fast ausschließlich auf der Basis subjektiver Kriterien, z. B. der Abnahme der anginösen Beschwerden, erfolgte. Die Beurteilung des Venenbypass anhand einer großen Nachuntersuchungsserie mit Leistungstest steht noch aus. Es fehlt bisher eine einheitlich angewendete Klassifizierung der Schweregrade der ischämischen Herzkrankheit mit objektiven Kriterien, um prä- und postoperativ exakte Vergleiche durchführen zu können. Das operative Risiko scheint nach den bisher vorliegenden Ergebnissen und den eigenen Erfahrungen vertretbar. Es wird von den verschiedenen Operationsgruppen unterschiedlich angegeben und liegt zwischen 1 bis 15% in deutlicher Abhängigkeit von der Schwere der Myokardveränderungen und den Erfahrungen der Operationsgruppen.

Erste Aussagen über die Wirksamkeit des Bypass lassen sich intraoperativ mittels eines elektromagnetischen Flowmeters machen [28, 36, 71]. Derartige Messungen haben eine Beziehung zwischen der Blutdurchströmung im Transplantat und der postoperativen Durchgängigkeit ergeben. Beträgt die Durchströmungsgröße weniger als 20 ml/min, so zeigte sich, daß 50% der Transplantate bereits in den ersten 3 Monaten okkludieren. Bei einem Fluß von 20 bis 40 ml okkludieren 30% der Transplantate innerhalb eines Jahres; bei einer Durchströmungsgröße über 40 ml bleiben 90% der Transplantate für mehr als 2 Jahre offen. Die Anzahl der Frühverschlüsse (innerhalb von 3 Wochen nach der Operation) liegt bei 10—15%. Innerhalb eines Jahres erhöht sich der Prozentsatz an Verschlüssen um weitere 10—15%, so daß im Durchschnitt nach einem Jahr 70—80% der Transplantate offen sind. Das erste Jahr ist das kritische Jahr.

Koronarographische Verlaufsuntersuchungen haben ergeben, daß Verschlüsse nach dem ersten postoperativen Jahr nur in einem geringen Prozentsatz vorkommen und praktisch keine Rolle spielen [44].

Es gibt eine Reihe von Faktoren, welche die Bypassdurchgängigkeit negativ beeinflussen. Dazu gehört das Mißverhältnis zwischen der Weite des Venenvolumens (V. saphena magna-Durchmesser 4 bis 8 mm) und dem Lumen der Kranzarterie (1 bis 3 mm). Bei sehr weiter Vene kommt es zu einem Staudruck im distalen Anastomosenbereich mit Aufhebung der laminaren Strömung, dem Auftreten von Turbulenzen, wenn der periphere Gefäßwiderstand zu hoch ist. Bei langsamer Strömung ist generell die Thromboseneigung erhöht. Die Qualität der Vene ist insofern von Bedeutung, als entzündlich veränderte Gefäße mit einer höheren Verschlußquote behaftet sind. Aneurysmen oder Ektasien der Venentransplantate wurden bisher nicht beschrieben. Problematisch ist dagegen die Entwicklung von fibrösen Intimahyperplasien und Mediahypertrophien im Venentransplantat. Überschießende Intimahyperplasien können zu einem vollständigen Verschluß des Bypass führen, wahrscheinlich als Folge des erheblich gestiegenen intravasalen Druckes und der vorübergehenden Ischämie des Transplantates, die zu histologischen Veränderungen führt [73].

Sind Stenosen an mehreren Kranzgefäßen vorhanden, so ist auf den Grad der Stenosierung exakt zu achten. Bei Gefäßen, die eine Stenose unter 50% aufweisen und trotzdem mit einem Bypass überbrückt werden, kann es zu einer konkurrierenden Strömung zwischen der Koronararterie und dem Bypasseinstrom kommen, die sich gegenseitig behindern und zum frühzeitigen Verschluß eines Gefäßes führen können.

Urschel [71] zeigte, daß dagegen bei zwei hochgradig stenosierten Arterien mit dem Doppelbypass ein elektromagnetisch meßbarer höherer Flow erreicht wurde als mit einem Bypass, wenn der zweite vorübergehend abgeklemmt wurde. Voraussetzung hierfür ist das Vorhandensein von guten Kollateralen bzw. Anastomosen. Die Entscheidung hierüber muß präoperativ auf der Basis der Angiografie gefällt werden.

Weitere Faktoren, die die Bypassdurchgängigkeit negativ beeinflussen, sind eine postoperativ auftretende Hypotonie, postoperative Blutungen, die zur Ausbildung von Hämatomen und Herztamponaden führen. Im Gefolge kann sich eine schwere Fibrose mit Lumeneinengung des Bypass entwickeln. Infektionen, wie die Mediastinitis und Sternumosteomyelitis, führen gleichfalls nicht selten zum Verschluß oder zur Stenose des Bypass. Bedeutung hat auch die Entwicklung eines Postkardiotomiesynstroms, das, wenn nicht konsequent mit Kortikosteroiden behandelt, gleichfalls zum Verschluß des Bypass führen kann. In etwa 10 bis 15% der Fälle sind operationstechnische Fehler bei der Anlegung der proximalen und distalen Anastomose sowie Fehler bei der Längenausmessung des Bypass für Frühverschlüsse verantwortlich. An der aortalen Anastomose kommt bei der Verwendung des umgekehrten Venentransplantats das kleinkalibrige Ende zur Anastomosierung. Hier können bei schlechter Nahttechnik bzw. bei atherosklerotisch veränderter Aortenwand Anastomosenstenosen oder Verschlüsse resultieren. Komplikationen an der distalen Anastomose entstehen meist auf der Basis von Wandveränderungen der Koronararterie. So können Plaques an der Anastomosenstelle vorhanden sein und die Gefäßwand insgesamt eine atherosklerotische Wandschädigung aufweisen. Dadurch kommt es zu Nachblutungen, die eine zusätzliche Übernähung und u. U. Einengung der Anastomose zur Folge haben. Bei einem zu langen Bypass kann es zum sogenannten king-king und damit zur Aufhebung der Strömung im Bypass kommen. Bei zu kurz bemessenem Bypass beeinträchtigt der Zug an beiden Anastomosen die Durchgängigkeit und führt zu frühzeitigen Verschlüssen.

Nach den Angaben von Johnson [36] ist die Früh- und Spätletalität nach Bypass-Operation abhängig von der adäquaten Revaskularisation, d. h. der Überbrückung sämtlicher vorhandenen hochgradigen Stenosen. So sank in seinem Krankengut die Frühletalität und die Re-Infarktquote, nachdem er bei Zwei- und Dreifachstenosen den Doppel- und Dreifachbypass durchführte, während bei Patienten mit Mehrfachstenosen und einem Einfachbypass die Frühletalität eindeutig höher lag. Auch die postoperativen Leistungsparameter muß man in Verbindung mit einer mehr oder weniger gelungenen Revaskularisation sehen. Bis heute ist nicht erwiesen, daß der aorto-koronare Venenbypass die Re-Infarktquote senkt und das Leben der Patienten verlängert. Nach Bypassoperationen ereignen sich in 4—10% der Fälle Infarkte [36, 43, 57], (s. auch Tabelle 61) und zwar vorwiegend in Abschnitten, die nicht revaskularisiert werden konnten.

Abschließend ist festzustellen, daß nach den bisherigen Erfahrungen die Ergebnisse des aorto-koronaren Bypass den mit dem gleichen Verfahren in der Gefäßchirurgie erzielten Ergebnissen ähneln. Ein wichtiger Faktor in bezug auf die Spätergebnisse ist dabei das Fortschreiten des Grundleidens mit einer Verschlechterung des Blutabflusses hinter der Anastomose.

Als möglicher Weg zur Verbesserung der bisher erreichten Resultate zeichnet sich die bevorzugte Anwendung autologer Arterientransplantate ab. KNJASEV [40] benutzte die A. profunda femoris als Bypass-Transplantat, während CARPENTIER [6] und St. EDWARDS [15] die A. radialis verwandten. Die Spätergebnisse sind schlecht. Erwartungsgemäß wird sich mit zunehmender Erfahrung auch die Indikationsstellung für den aortokoronaren Bypass noch ändern.

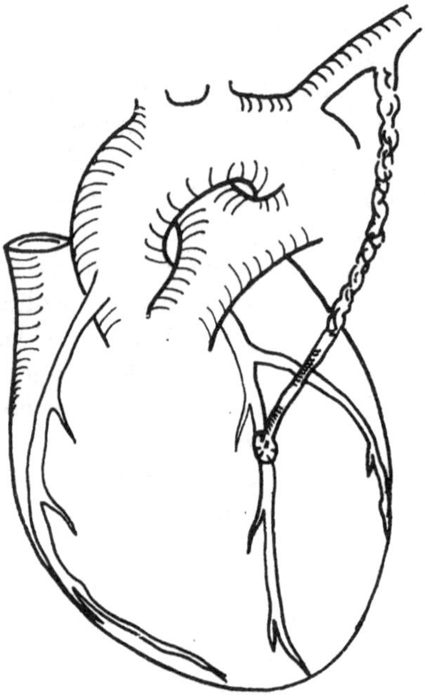

Abb. 113. Direkte Revaskularisation durch eine arteriokoronare Anastomose (sogenannte mammaro-koronare Anastomose)

6.2.2. *Arterio-koronare Anastomosen*

Die z. Z. am häufigsten zur Anastomosierung mit einem stenosierten Kranzgefäß benutzten Systemarterien sind die A. thoracica interna und die A. lienalis. Im Jahre 1967 berichtete KOLESOV [41] als erster über den Gebrauch der A. thoracica interna (mammaro-koronare Anastomose[1]) zur direkten Anastomosierung mit einer erkrankten Koronarie. 1968 erfolgten Mitteilungen von GREEN [27] (Abb. 113).

Folgende Fakten sprechen für den bevorzugten Gebrauch dieser Arterie zur Anastomose mit den Kranzgefäßen:

1. Die Gefäßquerschnitte entsprechen sich viel mehr als die der V. saphena magna und der Kranzgefäße. Normalerweise hat die V. saphena einen 3- bis 4mal so großen Durchmesser wie die Koronararterie. Im Anastomosenbereich resultiert bei der venokoronaren Anastomose eine relative Obstruktion von etwa 70%. Stase und Thrombose können die deletäre Folge sein.

[1]) Bezeichnung nach angloamerikanischen Sprachgebrauch.

2. Während der mittlere Fluß im allgemeinen geringer ist als beim Venenbypass, ist die Flußgeschwindigkeit wesentlich größer und dadurch die Thromboseneigung verringert.
3. Es braucht immer nur eine Anastomose hergestellt zu werden.
4. Es handelt sich um arterio-arterielle Verbindungen.
5. Aus pathohistologischen Untersuchungen ist bekannt, daß atherosklerotische Veränderungen an der Mammaria äußerst selten auftreten, so daß auch aus dieser Sicht günstige Voraussetzungen für eine langfristige Durchgängigkeit gegeben sind.

Während KOLESOV [41] die End-zu-End-Anastomose mittels Nähapparat vorzieht, sprechen sich GREEN [27], EDWARDS [14], LOOP [46], OCHSNER [53] für die End-zu-Seit-Anastomose aus. Über die größten Erfahrungen mit mammaro-koronaren Anastomosen verfügt GREEN [27]. Bei 145 Anastomosen, die bis zu $3^1/_2$ Jahre später nachuntersucht wurden, lagen lediglich zwei Verschlüsse und eine Stenose vor. Das entspricht einer Durchgängigkeitsquote von 98,6%. Über ähnliche gute Ergebnisse berichteten EDWARDS [15] und OCHSNER [53]. EDWARDS [13] empfiehlt für Anastomosen zur rechten Kranzarterie die Mobilisation der A. lienalis. Die Aa. gastricae und die A. gastroduodenalis erwiesen sich als zu kleinkalibrig und zu kurz. Bei einem erforderlichen Dreifachbypass werden zusätzlich beide Aa. thoracicae int. verwendet. Es muß allerdings abgewartet werden, ob ähnliche gute Ergebnisse mit der mammaro-koronaren Anastomose auch von anderen koronarchirurgischen Arbeitsgruppen erreicht werden können.

6.2.3. Endarteriektomie

Eine logische Operation zur Behandlung der Atherosklerose schien die Endarteriektomie zu sein. Sie gehört deshalb schon seit längerer Zeit zu den rekonstruktiven Behandlungsverfahren segmentärer Verschlußprozesse der Koronararterien. Erfahrungen liegen dazu vor von CANNON und Mitarbeiter [4] (1959], SENNING [65] (1961) und EFFLER [17] (1970). Die Endarteriektomie ohne anschließende Erweiterungsplastik war nach den Erfahrungen oben angeführter Autoren mit einer hohen Verschlußquote im Operationsgebiet belastet. SENNING [66] und EFFLER [17] kombinierten daher die Endarteriektomie mit einer Erweiterungsplastik. Als Patch wurden autoplastische Vene, Perikardstreifen oder autoplastische Arterien benutzt. Für die halbgeschlossene Endarteriektomie, die vorwiegend retrograd durchgeführt wurde, wurden spezielle koronare Ringstripper und schneidende Drahtschlingen zur Abtrennung des ausgelösten Intimazylinders entwickelt [4]. Abgangsstenosen der Koronararterien, wie sie besonders nach Aortitis syphilitica beobachtet werden, sollen sich nach DUBOST [12] am günstigsten auf transaortalem Wege endarteriektomieren lassen. Die Mortalität schwankt zwischen 10 und 60%. Als äußerst nachteilig erwies sich die frühzeitige postoperative Thrombosierung des endarteriektomierten Gefäßabschnittes, weshalb die Endarteriektomie heute nur noch von einigen Zentren als vorbereitender Eingriff zur Sicherung des Abstroms beim aorto-koronaren Venenbypass angewendet wird. Das von EFFLER [17] (1964) nach Endarteriektomie beschriebene Schneepflugphänomen, d. h. die Verlegung der koronaren Seitenäste, bei diesem Vorgehen hat sich nicht bestätigt. Bei langstrekkigen Obliterationen der Koronararterien scheint die von SAWYER [63] 1967 angegebene Gasendarteriektomie dem einfachen Verfahren überlegen zu sein. Durch diese Methode kann die Indikation zur Desobliteration der Koronararterien bedeutend erweitert werden, da sie nicht an das Vorliegen isolierter segmentärer Verschlüsse gebunden ist.

Durch die Kombination der Endarteriektomie mit dem aortokoronaren Venenbypass ist die Indikation für den Venenbypass beträchtlich erweitert worden. So können atherosklerotische Markzylinder entfernt werden, um sowohl eine für die Naht brauchbare Gefäßwand zu erhalten, als auch den „run off" zu sichern. Erfahrungen liegen u. a. von URSCHEL [71], DE BAKEY [10], SAWYER [63] vor, die über eine 2-Jahresdurchgängigkeit beim kombinierten Vorgehen von 80 bis 90% berichten. FAVALORO [20] und HARJOLA [30] dagegen berichteten über eine Verschlußquote von 40 bis 50% innerhalb des ersten Jahres (Abb. 114).

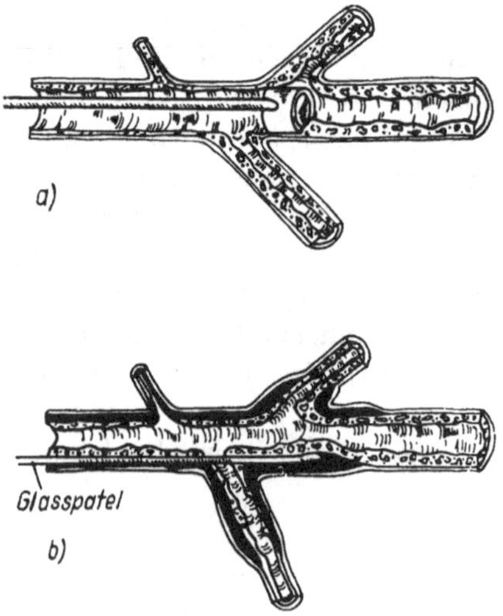

Abb. 114. Schematische Darstellung der Endarteriektomie.

a — Entfernung des Intimazylinders mit einem Dissektor; b — Auslösung des Intimazylinders mit Seitenästen durch Gasinsufflation

6.3. Indirekte Revaskularisationsverfahren

Wir verstehen darunter Operationsverfahren, die nicht direkt am Kranzgefäßsystem angreifen wie

— die Induzierung von Anastomosen durch die Anlagerung gefäßreichen Gewebes an den Herzmuskel (Organokardiopexie),
— die mechanische Irritation des Peri-, Epi- und Myokards zur Erzeugung einer Kardioperikardiopexie,
— die bilaterale Unterbindung der A. thoracica interna zur Ausbildung einer Kollateralzirkulation,
— die Implantation der A. thoracica interna in einen Myokardtunnel.

Sie haben sich bis auf das letztgenannte Verfahren insgesamt als wirkungslos erwiesen.

6.3.1. Mammariaimplantation

Die 1946 von VINEBERG [72] experimentell erprobte Implantation der A. thoracica interna (Mammariaimplantation[1])) hat sich im Verlaufe von Jahrzehnten durchgesetzt (Abb. 115). VINEBERG [72] ging bei der Konzeption seiner Methode von neuen Erkennt-

[1]) Bezeichnung nach angloamerikanischem Sprachgebrauch.

nissen in der Herzdurchblutung aus, der Existenz von myokardialen Sinusoiden und Koronargefäßkammerverbindungen, die untereinander und mit den Kapillaren in Verbindung stehen [26, 76]. Er konnte experimentell zeigen, daß sich die A. thoracica interna mit offenen Seitenästen in einen Myokardtunnel implantieren läßt, ohne daß im Gegensatz zum Skelettmuskel primär ein Hämaton entsteht. VINEBERG [72] nahm an, daß das Blut über eröffnete Sinusoide abfloß, und konnte an Injektionspräparaten

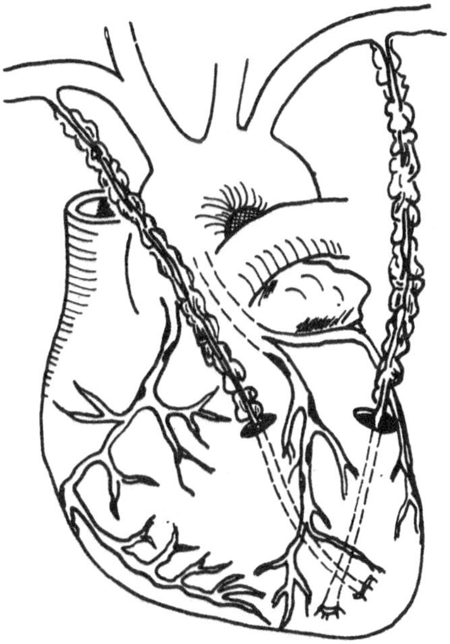

Abb. 115. Schematische Darstellung der Implantation beider Aa. thoracicae internae in einem Myokardtunnel-Verfahren nach VINEBERG (Mammariaimplantation)

demonstieren, daß sich im Laufe von Monaten Gefäßverbindungen zwischen der A. thoracica und den Koronararterien entwickeln. Bereits 1962 gelang SONES [69] durch selektive Mammariografie der angiografische Nachweis der Anastomosen. Von diesem Zeitpunkt an bis zur Einführung des Venenbypass fand das Verfahren eine breite Anwendung.

DITTRICH [11] und PROVAN [59] haben experimentell die Strömung in der implantierten A. thoracica durch elektromagnetische Flußmessungen, Kineangiografie, mit radioaktiven Clearance-Methoden sowie Farbstoffinjektionen verifizieren können, wobei ein Flow in Höhe von 2 bis zu 61 ml/min gemessen werden konnte. PROVAN [59] konnte bisher am überzeugendsten das Prinzip der VINEBERGschen Methode demonstrieren. Sofort nach der Implantation registrierten sie einen Flow von 5,6 ml/min, der nach 30 Wochen 28 ml/min erreichte. Er konnte als erster zeigen, daß die Form der phasischen Stromkurve im Implantat nach einer gewissen Zeit der einer normalen Koronarie ähnelt, d. h. der maximale Fluß in der Diastole zustande kommt.

6.3.1.1. Operationstechnik

Nach Freilegung des Herzens durch mediane Sternotomie wird die A. thoracica interna möglichst weit kaudal am Zwerchfell durchtrennt und mit Seitenästen bis zum 2. Interkostalraum isoliert. Das perivaskuläre Fett wird am distalen Abschnitt abpräpariert und in einen schmalen Myokardtunnel implantiert. SEWELL [67] modifizierte dieses

Vorgehen, indem er Arterie und Vene als geschlossenes Gefäßfettbündel herauspräparierte und in einen Muskeltunnel einzog. Heute wird von den meisten Zentren eine Kombination der VINEBERG- und SEWELL-Technik angewandt und nach Spaltung des Epikards vermittels eines speziellen Dissektors oder einer Klemme der Myokardtunnel hergestellt, der distale Thoracica-Abschnitt aus dem Gefäßfettbündel isoliert und im Schutze eines Katheters in den Muskeltunnel eingeführt. Es ist dabei gleichgültig, ob die Seitenäste unterbunden werden oder offen bleiben.

6.3.1.2. Indikation

Die Operation nach VINEBERG setzt wie die direkten Operationsverfahren eine sorgfältige Indikationsstellung voraus und ist heute infolge der ausgezeichneten Ergebnisse mit den direkten koronarchirurgischen Verfahren auf Patienten mit mehrfachen diffusen Stenosen beschränkt, die eine Bypassoperation nicht zulassen, oder das Revaskularisationsverfahren wird in Kombination mit einem aorto-koronaren Bypass ausgeführt. Folgende Voraussetzungen müssen gegeben sein:

1. Schwere Angina pectoris auf der Basis einer Stenosierung eines oder mehrerer Koronararterienäste über 80% des Lumens.
2. keine Veränderungen auch in den distalen Gefäßabschnitten, so daß sie für einen Bypassanschluß geeignet sind.
3. der Nachweis einer ventrikulären Ischämiezone mit angiografisch sichtbarer Kollateralzirkulation und einem im Implantationsbereich noch nicht fibrotisch veränderten Myokard.

Nach einer amerikanischen Sammelstatistik von MAY [47] konnte durch eine einseitige Thoracica-interna-Implantation in 78% der Fälle eine signifikante klinische Besserung erreicht werden. Die Implantation beider Arterien erbrachte nur in 63% der Fälle einen deutlichen klinischen Erfolg.

FERGUSSON [21], EFFLER und Mitarbeiter [16] konnten an 127 angiographisch nachuntersuchten Patienten beweisen, daß es bei einer über 90prozentigen Stenosierung einer Koronararterie (R. interventricularis ant.) zu einem angiographisch nachweisbaren Anschluß des Implantates an das Gefäßnetz des Myokards bei 85% der Patienten kam. Ohne starke Stenosierung ließen sich myokardiale Anastomosen nur in 11% der Fälle darstellen. Die Letalität liegt für die einfache und doppelte Thoracica-Implantation zwischen 3 und 6%. Es zeigte sich, daß der Patient postoperativ noch von der myokardialen Sauerstoffnot bedroht ist, da sich das Kollateralnetz zur A. thoracica erst im Verlauf von Monaten entwickelt. Todesursachen während der frühen postoperativen Phase sind besonders der Herzinfarkt, schwere Rhythmusstörungen, Lungenentzündungen und die Lungenembolie.

Es gibt deshalb z. Z. wieder eine kritische Einstellung gegenüber dem VINEBERGschen Implantationsverfahren, was im Rückgang der Operationszahlen zum Ausdruck kommt. Hauptangriffspunkte der Kritik sind nach HEGEMANN [32], daß nur etwa $^1/_3$ der mit dem Venenbypass möglichen Blutzufuhr zum Herzen erreicht wird, wobei die Tunnelierung des Herzmuskels in den ersten Wochen immer zu einer vorübergehenden Depression der Herzleistung führt. Nach JOHNSON [36] stellt die Thoracica-Implantation bei richtiger Indikationsstellung ein effektives Verfahren dar, das mit zunehmender Schwere der Veränderungen an den Koronargefäßen unter Umständen die alleinige Durchblutung des

Herzmuskels gewährleistet. Es gibt in seinem Krankengut Patienten, bei denen ausschließlich über die implantierten Thoracicagefäße und ein neugebildetes Gefäßnetz das Herz mit Blut versorgt wird.

6.4. Die chirurgische Behandlung von Herzwandaneurysmen

In mehr als 90% der Fälle ist der Myokardinfarkt im Rahmen einer obliterierenden Koronararterienerkrankung die Ursache für ein Herzwandaneurysma [1]. Aus Sammelstatistiken nach Obduktionsbefunden geht hervor, daß sich bei einem von 10 Infarktpatienten ein Herzwaneaneurysma entwickelt, das nahezu immer im Bereich des linken Ventrikels lokalisiert ist. Die Prognose des chronischen Herzwandaneurysmas ist keineswegs günstig, wie früher immer angenommen wurde. Zwei Jahre nach dem Infarkt sind bereits 50%, 5 Jahre danach 80% der Patienten verstorben. Infarktpatienten ohne Ausbildung eines Aneurysmas haben eine wesentlich höhere Lebenserwartung als solche mit Aneurysma [31]. Die Komplikationen bzw. Todesursachen bei Aneurysmaträgern sind nach Heberer [31] in erster Linie die Herzinsuffizienz, der Reinfarkt, Rhythmusstörungen, arterielle Embolien und die Ruptur des Aneurysmas. Durch eine adäquate chirurgische Behandlung, die in der Resektion des Aneurysmas besteht, lassen sich diese Komplikationen verhindern. Der Eingriff wird seit 1958 nahezu ausschließlich am offenen Herzen unter Einsatz der Herz-Lungen-Maschine vorgenommen [9], was sich in mehrfacher Hinsicht als vorteilhaft gegenüber der Plikation oder der Resektion ohne Einsatz des extrakorporalen Kreislaufs erwiesen hat. In letzter Zeit werden Aneurysmaresektionen häufig mit der Anwendung des aortokoronaren Venenbypass kombiniert [36]. Dadurch läßt sich nicht nur die Lebenserwartung der Aneurysmaträger auf das Niveau der übrigen Infarktpatienten anheben, sondern gleichzeitig auch die Prognose der stenosierenden Koronararterienerkrankung verbessern. Eine Aneurysmaresektion sollte deshalb nur durchgeführt werden, wenn durch die Koronarographie Klarheit über den Zustand der Herzkranzgefäße besteht. In Sammelstatistiken [9, 17, 32, 56] liegt die Operationsletalität der Aneurysmasektion zwischen 10 und 20%, auch bei Kombination der Resektion mit dem Bypass-Verfahren.

6.5. Eigene Erfahrungen in der Behandlung der ischämischen Herzkrankheit

An der Chirurgischen Klinik des Bereiches Medizin (Charité) der Humboldt-Universität wurden vom 15. 6. 1971 bis zum 30. 4. 1978 bei 326 Patienten mit ischämischer Herzerkrankung Eingriffe vorgenommen. 284 Patienten erhielten einen aorto-koronaren Venenbypass (Einfach- bis Vierfachbypass). Bei 12 Patienten wurde eine mammarokoronare Anastomose angelegt. Bei weiteren 13 Patienten erfolgte die Anlage der mammakoronaren Anastomose in Kombination mit einem Venenbypass.

Außerdem wurde bei 12 Patienten ein Herzwandaneurysma reseziert und zusätzlich eine Koronararterienstenose mit einem Bypass überbrückt. Nur in 5 Fällen war eine Bypass-Operation nicht durchführbar, so daß der Plexus präaorticus isoliert reseziert wurde (Tab. 66).

Tabelle 66
Übersicht über das eigene Krankengut bei verschiedenen Operationsverfahren (chronische IHK)

Operation		Anzahl
Aortokoronarer Venenbypass (Einfach-Vierfachbypass)		284
Mammarokoronare Anastomose		12
Mammarokoronare Anastomose und Venenbypass		13
Aneurysmaresektion (z. T. mit Venenbypass)		12
Isolierte Resektion des Plexus cardiacus		5
	Gesamt	326

Die Gesamtletalität bei 284 aortokoronaren Venenbypassoperationen betrug 4,9% wobei die letzten 100 Patienten ohne Todesfall operiert werden konnten. 80% der operierten Patienten wurden innerhalb von 1/2 bis 2 Jahren nach der Operation rekoronarangiographiert; die Transplantatdurchgängigkeit liegt bei 81%.

6.6. Die chirurgische Behandlung des akuten Myokardinfarktes und seiner Komplikationen

Mit der Entwicklung von Koronar-Intensivtherapie-Einheiten haben die postinfarktiellen Rhythmusstörungen als Todesursache an Bedeutung abgenommen. Dagegen ist der im Gefolge eines akuten Myokardinfraktes bei etwa 15% der Patienten auftretende kardiogene Schock bei alleiniger konservativer Behandlung mit einer Letalität von 80 bis 90% belastet. Auch die mechanischen Komplikationen des Myokardinfarktes, wie die Ruptur des Ventrikelseptums, ein Papillarmuskelabriß mit Mitralinsuffizienz oder die Entwicklung eines akuten Aneurysmas bedingen häufig eine tödliche kardiale Insuffizienz. Parallel zur Entwicklung der Diagnostik wurde chirurgischerseits versucht, im akuten Stadium durch die direkte Revaskularisation, die Infarktektomie, den Verschluß eines Ventrikelseptumdefektes und den Klappenersatz die Überlebenschancen der Patienten zu verbessern. Zahlreiche Berichte verschiedener Operationsgruppen [33, 49, 50], liegen vor, aus denen ersichtlich wird, daß das operative Vorgehen gleichfalls mit einer hohen Letalität belastet und noch voller Problematik ist. Da die meisten Patienten an diesen Komplikationen aber innerhalb der ersten 14 Tage nach dem Ereignis trotz medikamentöser Therapie versterben, ist der chirurgische Eingriff aktuell.

Durch den Einsatz von mechanischen Herzentlastungssystemen (intraaortale Ballonpumpe, venoarterieller Bypass usw.) ist es möglich geworden, eine schwere Linksherzinsuffizienz abzufangen, eine Koronarographie und Ventrikulographie und weitere diagnostische Maßnahmen durchzuführen und evtl. chirurgisch vorzugehen.

Die häufigste Anwendung hat bisher die intraaortale Ballonpulsation gefunden. Obgleich in Einzelfällen überzeugende Ergebnisse erreicht werden konnten, ist die Letalität durch die alleinige Anwendung der intraaortalen Ballonpulsation nicht merkbar reduziert worden.

Die Therapie des kardiogenen Schocks scheint nach den bisherigen Erfahrungen erfolgreich zu sein, wenn es gelingt, das Ausmaß der Myokardnekrose möglichst klein zu halten. Eine ursächliche Behandlung des Schocks läßt sich in der Mehrzahl der Fälle nur durch eine akute chirurgische Revaskularisation in Form eines aorto-koronaren Bypass erreichen. Das Ziel der Operation besteht nicht darin, die Muskelzellen des Infarktzentrums zu revitalisieren, sondern die lebensfähigen Muskelzellen der unterperfundierten Periinfarktzone zu retten. Dadurch wird das Ausmaß des Infarktes, für die Pumpfunktion von entscheidender Bedeutung, kleingehalten, lebensbedrohliche Rhythmusstörungen werden verhindert und die Kontraktilität verbessert [37, 49, 60]. In dieser Weise scheint auch die intraaortale Ballonpulsation den Infarkt zu beeinflussen.

Für den chirurgischen Eingriff ist die Zeit zwischen Infarkt und Intervention von entscheidender Bedeutung. Es besteht Einigkeit darüber, daß ein transmuraler Infarkt in den ersten 2 Stunden durch einen effektiven aorto-koronaren Bypass zu beherrschen ist. Nach Untersuchungen von CARPENTIER [5] ist auch ein Intervall bis zu 6 Stunden noch akzeptabel. Derartige Frühfälle, wobei es sich meist um Infarkte handelte, die während des Krankenhausaufenthaltes entstanden sind, wurden von COHN [8], FAVALORO [20], HILL [34], MUNDTH [50], KOLESOV [42] und PIFARRE [58] beschrieben. Es lagen präoperative Infarkte, Zwischenfälle nach Koronarographie wie ein dissezierendes Aneurysma, Thrombosen und Embolien vor.

Betrachtet man aber die heute übliche lange Dauer von Antransport, Diagnostik, konservativem Behandlungsversuch bei einem außerhalb des Krankenhauses aufgetretenen Infarkt, so sind die Chancen einer chirurgischen Revaskularisation gering. Die Gefäßrekonstruktion nach längerer Ischämie führt zu einem hämorrhagischen Infarkt mit fatalen Folgen [5].

Als Alternative käme die Infarktresektion oder eine Kombination von Infarktresektion und Revaskularisation in Betracht. Die experimentellen Erfahrungen besagen, daß durch die Resektion nichtkontraktiler Myokardareale die Herzfunktion im Sinne der Herstellung einer optimalen Kammergeometrie verbessert werden kann. Außerdem kann das Auftreten von lebensbedrohlichen, aus dem hypoxischen Areal induzierten Herzrhythmusstörungen u. U. verhindert werden [33, 51].

Infarktektomien innerhalb der ersten Wochen nach dem Ereignis erbrachten bisher keine befriedigenden Ergebnisse. Die Resektion des Infarktes im kardiogenen Schock ist mit einer hohen Letalität belastet. Vor allen Dingen bereitet die Abgrenzung des zu resezierenden Bezirkes Schwierigkeiten.

Einen wesentlichen Fortschritt erreichte MUNDTH [50] durch die sinnvolle Ausschöpfung aller therapeutischen Möglichkeiten mit folgendem Vorgehen:

1. In den ersten 24 Stunden medikamentöse, elektrotherapeutische Behandlung und Unterstützung des Herzens durch die assistierte Zirkulation.
2. Beim Scheitern der konservativen Maßnahmen Indikation zur Infarktektomie und

Revaskularisation, wenn sich der Kreislauf nur mit assistierter Zirkulation aufrecht erhalten läßt.
3. Durchführung der für den chirurgischen Eingriff notwendigen Diagnostik (Koronarographie, Ventrikulographie).

Von 30 Patienten, bei denen so verfahren wurde, erhielten 29 einen aorto-koronaren Venenbypass und 14 wurden gleichzeitig infarktektomiert. 25% der Patienten lebten nach einem Jahr. Die Analyse des Krankengutes ergab einige generelle Hinweise und Richtlinien für das weitere Vorgehen:

1. Wenn der kardiogene Schock massiv ist und länger als 1—2 Stunden bei intensiver medikamentöser Therapie fortbesteht, sollte eine mechanische Kreislaufunterstützung in Betracht gezogen werden.
2. Von der mechanischen Kreislaufunterstützung (intraaortale Ballonpumpe) ist innerhalb von 24 bis 48 Stunden eine optimale Wirkung zu erwarten. Wenn danach ohne Unterstützung der Herzindex weniger als 2 Liter/min/m^2 beträgt oder der pulmonale Kapillardruck über 20 mm Hg liegt, ist mit großer Wahrscheinlichkeit keine weitere Besserung zu erreichen und die Indikation für einen chirurgischen Eingriff gegeben.
3. Eine Wandbeteiligung von über 60% des linken Ventrikels ist eine Kontraindikation gegen einen chirurgischen Eingriff.
4. Eine Kontraindikation kann das für die Anlegung eines Bypass nicht mehr geeignete Koronargefäßsystem sein.
5. Eine Infarktektomie ist empfehlenswert, wenn sich intraoperativ eine paradoxe Pulsation und ein akutes Aneurysma findet, das
   a) den Kontraktionsablauf des linken Ventrikels behindert,
   b) eine rupturverdächtige Wandverdünnung zeigt,
   c) zu wiederholten ventrikulären Rhythmusstörungen führt.

Zusammenfassend läßt sich zur akuten direkten Revaskularisation und Infarktektomie folgendes feststellen:

— Die günstigsten Ergebnisse sind zu erreichen, wenn es gelingt, einen myokarderhaltenden Eingriff beim drohenden Infarkt durchzuführen.
— Der Erfolg der Behandlung des akuten Infarktes durch einen aorto-koronaren Bypass ist abhängig vom Zeitintervall, der Kreislaufunterbrechung und der Wiederdurchblutung. Nach den bisherigen Erfahrungen dürfen 6 Stunden nicht überschritten werden.
— Eine weitere Chance für einige Patienten besteht in der kombinierten Behandlung — medikamentös + assistierte Zirkulation, Infarktektomie und Revaskularisation.

Ein postinfarzieller Ventrikelseptumdefekt ist zu 2% im Sektionsgut zu finden [22]. Er kommt fast immer im unteren Septum in Verbindung mit einem anteroseptalen Infarkt vor. Die Letalität beträgt 90% innerhalb eines Jahres. Der Verschluß des Defektes ist deshalb auf jeden Fall anzustreben. Am besten bewährt hat sich, den Verschluß unter Resektion des Infarktes von links durchzuführen und den Eingriff erst zwischen 8 Wochen bis zu 6 Monaten nach dem Infarkteintritt vorzunehmen [3, 38]. In jedem Fall ist zusätzlich die Revaskularisation anzustreben.

Beim Hinterwandinfarkt kann es zu einer Beteiligung des posterioren Papillarmuskels mit einer Papillarmuskelruptur oder -dysfunktion und schwerer akuter Mitralinsuffizienz kommen. Dieses Ereignis führt bei 100% der Infarktpatienten zum Tode, wobei 70% bereits innerhalb von 24 Stunden und weitere 20% nach 2 Wochen versterben [61]. Am erfolgversprechendsten scheint der Ersatz der befallenen Mitralklappe durch ein künstliches Klappenventil zu sein. Es gibt bisher keinen Bericht über einen erfolgreichen Eingriff innerhalb von 24 Stunden. Mit zunehmendem zeitlichem Abstand vom Infarktereignis werden auch die Resultate besser. So überlebten nach Angabe von BUCKLEY [3] nur 50% den Klappenersatz, wenn der Eingriff zwei bis zehn Tage nach dem Infarkt vorgenommen werden mußte, während 15 von 18 Patienten die Operation gut überstanden und klinisch gebessert waren, wenn der Eingriff auf drei bis sieben Monate aufgeschoben werden konnte. Auch hier ist es beim jetzigen Stand der chirurgischen Therapie wichtig, alle konservativen Möglichkeiten auszuschöpfen, eine sorgfältige Diagnostik zu betreiben und nicht sofort chirurgisch zu intervenieren. Erfahrungsgemäß ist dies in einem geringen Prozentsatz der Fälle möglich. Anzustreben wäre auch hier eine optimale Versorgung mit Revaskularisation, Infarktektomie und Klappenersatz.

Die bisherigen chirurgischen Erfahrungen sind noch zu gering, um Kriterien für die Operabilität festzulegen. Auf jeden Fall sollte bei der extrem hohen Letalität unter konservativer Therapie bei jüngeren Patienten der Versuch einer chirurgischen Korrektur unternommen werden.

Das Herzwandaneurysma entwickelt sich in der Regel erst innerhalb von Wochen oder Monaten nach dem Infarkt und wird deshalb — bis auf die unter dem Thema Infarktresektion eingangs erwähnten Ausnahmen — gesondert behandelt.

Es ist abzusehen, daß sich die weitere Entwicklung der Koronarchirurgie in Richtung der Behandlung des akuten Infarktes vollziehen wird. Das erfordert eine Verbesserung der Diagnostik, der chirurgischen Technik, den Einsatz der mechanischen Herzunterstützung, insgesamt den Ausbau von interdisziplinären Intensivtherpie-Einheiten, vor allen Dingen aber ein Rettungssystem mit frühzeitiger Erfassung und wirkungsvoller Soforttherapie bis zur Einlieferung in die stationäre Einrichtung. Dadurch wäre es möglich, bei der Senkung der Letalität des akuten Infarktes und seiner Komplikationen einen maßgeblichen Beitrag zu leisten.

6.7. Die Herztransplantation

Nachdem BARNARD [2] und sein Team am 3. 12. 1967 in Kapstadt erstmals erfolgreich ein menschliches Herz verpflanzt hatten, setzte besonders in den Jahren 1968 (2. Hälfte) und 1969 eine Flut von Herztransplantationen ein. Seit 1970 sank die Zahl der durchgeführten Operationen ständig.

Die Herztransplantation befindet sich jetzt in der Phase der kritischen Bewertung des bisherigen Ergebnisses.

Unter den Indikationen zur Herztransplantation bei 122 Patienten stehen die Koronarerkrankungen mit 50% an der Spitze; es folgen mit 21% die Kardiomyopathien, mit 19% Herzklappenerkrankungen und mit 10% kongenitale Herzfehler [52]. Operationsgruppen in Houston und Palo Alto haben Vergleiche angestellt zwischen Patienten, bei denen eine Herztransplantation vorgenommen wurde und denjenigen,

die wegen fehlender Spender nicht operiert werden konnten. Dabei war die Lebenserwartung der operierten Patienten größer als die der vergeblich auf die Spender wartenden Patienten [48, 70]. Die meisten Autoren bezeichnen den eigentlichen operativen Eingriff als technisch nicht schwierig. Die größten Schwierigkeiten liegen auf organisatorischem Gebiet (SEBENING) [64].
Eine Aufschlüsselung der Todesursachenstatistik nach 88 Herztransplantationen [52] ergab

in 37% der Fälle Abstoßung des Transplantates,
in 26% der Fälle Sepsis und Infektion,
in 22% der Fälle Herzversagen,
in 15% der Fälle Nierenversagen.

Das Schicksal des transplantierten Herzens wird weitgehend durch die im Empfängerorganismus ausgelöste Immunreaktion bestimmt. Neben der zellgebundenen Immunreaktion läuft die humorale Reaktion ab, die bei der hyperakuten Abstoßungsreaktion im Vordergrund steht. Das Hauptproblem der Herztransplantation ist — analog der Transplantation anderer Organe — die Verhütung der Abstoßung des Transplantats. Kann dieses Problem gelöst werden, muß man der Herztransplantation bei strengster Indikationsstellung auch einen Platz in der Behandlung von finalen Stadien der ischämischen Herzerkrankungen zugestehen.

6.8. Schlußbemerkung

Wie so oft in der Medizin folgt der stürmischen Entwicklung eines sinnvoll erscheinenden Verfahrens und der optimistischen Beurteilung seiner Ergebnisse eine Phase der kritischen Betrachtung. Dieser Prozeß vollzieht sich zur Zeit in der Koronarchirurgie.
Es ist zu erwarten, daß für Patienten im chronischen Stadium der ischämischen Herzkrankheit die Indikationsstellung weiter präzisiert wird und für die Behandlung des akuten Infarktes neue Möglichkeiten erschlossen werden.

6.9. Literatur

[1] ABRAMS, D. L.; EDELIST, A.; LURIA, M. H.; MILLER, A. J.: Ventricular Aneurysm. A reappraisal based on a study of sixty-five consecutive autopsied cases. Circulation **27** (1963) 164

[2] BARNARD, C. N.: A human cardiac transplant: an interim report of a successful operation performed at Groote Schuur Hospital Cape Town. South African Med. J. **41** (1967) 271

[3] BUCKLEY, M. J.; MUNDTH, E. D.; DAGGETT, W. M.; DESANCTIS, R. W.; SANDERS, C. A.; AUSTEN, W. G.: Surgical therapy for early complications of myocardial infarction. Surgery **70** (1971) 814

[4] CANNON, J. A.; LONGMIRE, W. P. jr.; KATTUS, A. A.: Considerations of the rationale and technique of coronary endarterectomy for angina pectoris. Surgery **46** (1959) 194

[5] CARPENTIER, A.: Vortrag: „Über die Chirurgie der akuten Ischämie des Myokards. XXI. Kongreß der Europäischen Gesellschaft für cardiovasc. Chirurgie, Brüssel 1972

[6] CARPENTIER, A.; GUERMONPREZ, I. L.; DELOCHE, A.; TRECHETTE, C.; DUBOST, CH.: Communications Papers p. 25 XI. Congress of the International Cardiovascular Society, Barcelona 1973

[7] Chatterjee, K.; Swan, H. I. C.; Parmley, W. W.; Sustaita, H.; Mareus, H.; Matloff, J.: Depression of left ventricular function due to acute myocardial ischemia and its reversal after aortocoronary saphenous-vein bypass. New Engl. J. Med. **286** (1972) 1117

[8] Cohn, L. H.; Golm, R.; Herman, M. V.; Collins, J. J.: Aorto-coronary bypass for acute coronary occlusion. J. thorac. cardiovasc. Surg. **64** (1972) 503

[9] Cooley, D. A.; Collins, H. A.; Morris, G. C.; Chapman, D. W.: Ventricular aneurysm after myocardial infarction: Surgical excision with the use of temporary cardiopulmonary bypass. J. A. M. A. **167** (1958) 557

[10] de Bakey, M. E.: Surgery of the coronary arteries. J. Cardiovasc. Surg. **13** (1972) 98

[11] Dittrich, H.: Coronarchirurgie. Department für Biomedizinische Technik der Universität Erlangen—Nürnberg 1972

[12] Dubost, Ch.; Blondeau, Ph.; Pinnica, A.; Wein, M.; Lenfant, Cl.; Passelecq, J.; Guery, J.: Syphilitic coronary obstruction: correction under artificial heart-lung-and profound hypothermia at 10°C. Surgery **48** (1960) 540

[13] Edwards, W. St.; Blakeley, W. R.; Lewis, C. E.; Abrams, J.: Coronary bypass entirely with arteries. Circulation **46** (Suppl. **II**) (1972) 51

[14] Edwards, W. St.; Blakeley, W. R.; Lewin, Ch. H.: Technique of coronary bypass with autogenous arteries. J. thorac. & cardiovasc. Surg. **65** (1973) 272

[15] Edwards, W. St.; Blakeley, W. K.; Lewis, Ch. E.: Communications Papers p. 24. XI. Congress of the International Cardiovascular Society, Barcelona 1973

[16] Effler, D. B.; Groves, L. K.; Sones, F. M.: Myocardial Revascularisation by internal mammary artery Implantation — Clinical Experience. Vasc. Dis. **3** (1966) 42

[17] Effler, D. B.; Sones, F. M.; Favaloro, R.; Groves, L. K.: Myocardial revascularisation: The Cleveland Clinic Experience. Verh. Dtsch. Ges. f. Kreisl.-Forsch. **36** (1970) 147

[18] Favaloro, R. G.: Saphenous vein autograft reolacement of severe segmental coronary artery occlusion — operative technique. Ann. Theor. Surg. **5** (1968) 334

[19] Favaloro, R. G.: Surgical treatment of coronary arteriosclerosis by the saphenous vein graft technique. Amer. J. Cardiol. **28** (1971) 493

[20] Favaloro, R. G.: Diskussion XI. Congress of the International Cardiovascular Society, Barcelona 1973

[21] Fergusson, D. I.; Shirey, E. K.; Sheldon, W. C.; Effler, D. B.; Sones, F. M.: Left internal mammary artery implant-postoperative assessment. Circulation **38** (1968) 24

[22] Friedberg, C. K.: Dieseases of the Heart ed. 3. Philadelphia, W. B. Saunders & Co., 1969, p. 851

[23] Friedberg, C. K.: Caution and coronary artery surgery. Circulation **45** (1972) 727

[24] Garrett, H. E.; Dennis, E. W.; de Bakey, M. E.: Aortocoronary Bypass with saphenous vein graft. Jama. **223** (1973) 792

[25] Glenn, W. W. L.: Some reflections on the coronary bypass operation. Circulation **45** (1972) 869

[26] Grant, R. T.: Development of cardiac coronary vessels in rabbit. Heart. Lond. **13** (1926) 251

[27] Green, G. E.; Sterker, S. H.; Reppert, E. H.: Coronary arterial bypass grafts. Ann. Thorac. Surg. **5** (1968) 443

[28] Grondin, Cl. M.; Lepage, G.; Castongnay, Y. R.; Meere, Cl. P.; Martineau, J. P.; Grondin, P.: Aortocoronary vein graft: Technical modifications that may improve short and longterm results. Canad. J. Surg. **16** (1973) 1

[29] Hamby, R. I.; Wisoff, B. G.; Kolker, P.; Hartstein, M.: Intractable angina pectoris in the 65 to 79 year age group: a surgical approach. Chest **64** (1973) 46

[30] Harjola, D. T.; Valle, M.: Communications Papers, p. 24. XI. Congress of the International Cardiovascular Society, Barcelona, 1973

[31] Heberer, G.; Schramm, G.: Resektion von Ventrikelaneurysmen. Verh. Dtsch. Ges. f. Kreisl.-Forsch. **36** (1970) 167

[32] HEGEMANN, G.: Chirurgische Therapie der Koronarinsuffizienz. Münchn. Med. Wschr. **115** (1973) 213

[33] HEIMBECKER, R. O.; LEMIRE, G.; CHEN, C.: Surgery for massive myocardial infarction: An experimental study of emergency infarctectomy with a preliminary report on the clinical application. Circulation **37** (Suppl. **II**) (1968) 3

[34] HILL, J. D.; KORTH, W. J.; KELLY, J. J.; SELZER, A.; ARMSTRONG, W.; POPPER, R.; COHN, K.: Emergency aorto-coronary bypass for impending or extending myocardial infarction. Circulation **43** (Suppl. **I**) (1971) 105

[35] HUTCHINSON, J. E.; GREEN, G. E.; MEKHJIAN, H. H.; KEMP, H. G.: Aortic valve replacement combined with coronary bypass grafts. New York State J. of Med. **73** (1973) 1299

[36] JOHNSON, W. D.: Surgical Technique of Myocardial Revascularisation: A overview. Bull. N. Y. Acae. Med. **48** (1972) 1146

[37] KEON, W. J.; ABBAS, S. Z.; SHANKAR, K. R.; COHEN, G.; AKYREKLI, Y.; NINO, A. F.: Cardiogenic emergency aorto-coronary venous bypass graft in shock. C. M. A. Journal **105** (1971) 1293

[38] KITAMURA, S.; MENDEZ, H.; KAY, J. H.: Ventricular septal defect following myocardial infarction. J. thorac. and cardiovasc. Surg. **61** (1971) 186

[39] KNIERIEM, H.-J.; MEESSEN, H.; SCHULTE, H. D.: Morphologische Befunde bei Herztransplantationen. Klin. Wschr. **49** (1971) 837

[40] KNJASEV, M. D.: Vortrag: Indikation zur Durchführung des aorto-koronaren Bypass. Allunionskongreß Kardiologie, Moskau 1973

[41] KOLESOV, V. I.: Mammary artery-coronary anastomosis as a method of treatment for angina pectoris. J. Thorac. and cardiovasc. Surg. **54** (1967) 535

[42] KOLESOV, E. V.: Vortrag: Operationen bei drohendem und sich entwickelndem Myokardinfarkt. Allunionskongreß Kardiologie, Moskau 1973.

[43] KOUCHOUKOS, N. T.; KIRKLIN, J. W.: Coronary bypass operations for ischemic heart disease. In: Modern Concepts of Cardiovascular Disease XLI (1972) 47

[44] LESPÉRANCE, J.; BOURASSA, M. G.; SALTIEL, J.; CAMPEAU, L.; GRONDIN, CL. M.: Angiographic changes in aorto-coronary vein grafts: Lack of progression beyond the first year Circulation 48 (1973) 633

[45] LOOGEN, F.; SCHWIEK, M.; KÜBLER, W.: Indikationen zur chirurgischen Behandlung der koronaren Herzerkrankung. Dtsch. med. Wschr. **98** (1973) 853

[46] LOOP, FL. D.; EFFLER, D. B.; SPAMPINATO, N.; GROVEST, L. K.; CHEAUVECHAI, CH.: Myocardial revascularization by internal mammary artery grafts. J. thorac. cardiovasc. Surg. **63** (1972) 647

[47] MAY, A. M.: Vortrag: 10. Int. Congress on diseases of Chest, Washington, 1968

[48] MESSMER, B. J.; NORA, J. J.; LEACHMIN, R. D.; COOLEY, D. A.: Survival time after cardiac allografts. Lancet **1** (1969) 951

[49] MUNDTH, E. D.; BUCKLEY, M. J.; LEINBACH, R. C.; DE SANCTIS, R. W.; SANDERS, CH. A.; KANTROWITZ, A.; AUSTEN, W. G.: Myocardial revascularisation for the treatment of cardiogenic Shock complicating acute myocardial infarction. Surgery **70** (1971) 78

[50] MUNDTH, E. D.; BUCKLEY, M. J.; DAGGETT, W. M.; SANDERS, CH. A.; AUSTEN, W. G.: Surgery for complications of acute myocardial infarction. Circulation **XLV** (1972) 1279

[51] MURRAY, G.: The surgical treatment of coronary thrombosis. Canad. M. Ass. J. **67** (1952) 100

[52] NEWSLETTER: ACS/NIH Organ Transplant Registry Dec. 1969

[53] OCHSNER, J. L.; MILLS, N.: Communications Papers, p. 24. XI. Congress of the International Cardiovascular Society, Barcelona 1973

[54] OLDHAM, H. N.; KONG, Y.; BARTEL, A. G.; MORRIS, J. J.; BEHAR, V. S.; PETER, R. H.; ROSATI, R. A.; YOUNG, W. GL.; SABISTON, D. C.: Risk factors in coronary artery bypass surgery. Arch. Surg. **105** (1972) 918

[55] OURY, J. H.; QUINT, R. A.; ANGELL, W. W.; WUERFLEIN, R. D.: Coronary artery vein bypass grafts in patients requiring valve replacement. Surgery **72** (1972) 1037

[56] PETROVSKIJ, B. V.: Vortrag: Indikationen und Ergebnisse der chirurgischen Behandlung der chronischen Herzaneurysmen nach Myokardinfarkt. Allunionskongreß Kardiologie, Moskau 1973.

[57] PICCONE, V. A.; LEVEEN, H. H.; SAWYER, P.; ORAU, E.: Communications Papers, p. 24, XI. Congress of the International Cardiovascular Society, Barcelona 1973

[58] PIFARRÉ, R.; SPINAZZOLA, A.; NEMICKAS, R.; SCANTON, P. J.; TOBIN, J. R.: Emergency aortocoronary bypass for acute myocardial infarction. Arch. Surg. **103** (1971) 525

[59] PROVAN, I. L.; HAMMOND, G. L.; AUSTEN, G. W.: Flowmeter studies of internal mammary artery function after implantation into the left ventricular myocardium. J. Thorac. Cardiovasc. Surg. **52** (1966) 820

[60] RÖHL, D.; SUMMERS, D.; NACHT, R.; SAUL, B.; WECHSLER, B.; SAWYER, P. N.; RUBIN, R.; KEATES, J.; O'MALLEY, G.; STUCKEY, J.; DENNIS, C.: Intraaortale Ballonpulsation und Versuch akuter Revaskularisation bei Patienten mit kardiogenem Schock nach Herzinfarkt. Thoraxchirurgie **21** (1972) 332

[61] SANDERS, R. J.; NEUBERGER, K. T.; DAVIN, A.: Ruptur of papillary muscles: occurence of rupture of posterior muscle in posterior myocardial infarction. Dis. Chest **31** (1957) 316

[62] SAUVAGE, L. R.; WOOD, ST. J.; EYER, K. M.; BILL, A. H. jr.: Experimental coronary artery surgery: preliminary observations of bypass venous grafts, longitudinal arterio tomies and end-to-end anastomosis. J. thorac. cardiovasc. Surg. **46** (1963) 826

[63] SAWYER, P. N.; PASUPATHY, C. E.; FITZGERALD, J.; KAPLITT, M. J.; COSTELLO, M.; KEATES, J. R. W.; O'MALLEY, G.; SAPOVSKY, A.: Six-year follow-up study in the use of gas endarterectomy. Surgery **72** (1972) 837

[64] SEBENING, F.: Chirurgische Behandlung bei Durchblutungsstörungen des Herzens. Therapie und Ergebnisse: Herztransplantation. Verh. Dtsch. Ges. f. Kreisl.-Forsch. **36** (1970) 173

[65] SENNING, A.: Strip-grafting in coronary arteries; report of a case. J. Thorac. Cardiovasc. Surg. **41** (1961) 542

[66] SENNING, A.: Chirurgische Maßnahmen bei Koronarinsuffizienz. Langenbecks Arch. klin. Chir. **325** (1969) 155

[67] SEWELL, W. H.; KOTH, D. R.: A basic observation on the ability of newly formed capillaries to develop into collateral arteries. Surg. Forum **9** (1958) 227

[68] SPENCER, F. C.; GREEN, G. E.; TICE, D. A.; WALLSH, E.; MILLS, N. L.; GLASSMAN, E.: Coronary artery bypass grafts for congestive heart failure. J. thorac. cardiovasc. Surg. **62** (1971) 529

[69] SONES, F. M.; SHIREY, E. K.: Cine coronary arteriography. Modern Concepts of Cardiovascular Disease **31** (1962) 735

[70] STINSON, E. B.; DONG, E.; SCHROEDER, J. S.; SHUMWAY, N. E.: Cardiac transplantation in man, early results. Am. Surg. **170** (1969) 588

[71] URSCHEL, H. C.; RAZZUK, M. A.; WOOD, R. E.; PAULSON, D. L.: Factors influencing patency of aortocoronary artery saphenous vein grafts. Surgery **72** (1972) 1048

[72] VINEBERG, A. M.: Development of anastomosis between coronary vessels and transplanted internal mammary artery. Canad. M. Ass. J. **55** (1946) 117

[73] VLODAVER, Z.; EDWARDS, J. E.: Pathologic changes in aortic-coronary arterial saphenous vein grafts. Circulation **44** (1971) 719

[74] WEARN, J. T.; MELTIOR, S. R.; LKUMPP, T. G.; ZSCHIESCHE, L. J.: Nature of the vascular communication between the coronary arteries and the chambers of the heart. Amer. Heart. J. **9** (1933) 143

7. Akuter Myokardinfarkt

7.1. Definition und Häufigkeit

Der Herzinfarkt ist eine schwere akute Durchblutungsstörung des Myokards mit charakteristischen Muskelnekrosen verschiedener Flächen- und Schichtausdehnungen [165]. Ein Herzinfarkt wird pathologisch-anatomisch als eine mehrere Zentimeter große [158] oder einige Kubikzentimeter umfassende [309] Herzmuskelnekrose definiert.
Je nach Umfang der Einbeziehung der Wandschichten in das Infarktgeschehen unterteilt man die Myokardinfarkte in

- transmurale und
- nicht-transmurale (ausführlicher s. S. 443).

Wir sprechen vom transmuralen Infarkt, wenn der Prozeß sich vom Endokard bis zum Epikard ausdehnt.
Nicht-transmurale Infarkte können z. B. subendokardial oder subepikardial lokalisiert sein.
Ein subendokardialer Myokardinfarkt ist der Infarkt, der die innere Hälfte der Ventrikelwand nicht überschreitet [97, 247, 290, 322]. Die Papillarmuskeln sind selten der einzige infarzierte Teil des Subendokards [10]. Andere Autoren [168, 322] definierten massive Infarkte, die die innere Hälfte der Ventrikelwand überschreiten, als transmural.
Um die Diagnose des nicht-transmuralen Myokardinfarktes wurde wiederholt diskutiert [420, 424, 433].
Die Inzidenz dieses Infarkttypes wird unterschiedlich beurteilt. Während manche Autoren die klinischen Erscheinungen und EKG-Veränderungen des „nicht-transmuralen Myokardinfarktes und normale Herzkranzgefäße“ als entzündliche Erkrankung des Myokards und/oder Perikards annehmen [433] sind andere bei entsprechenden EKG-Veränderungen (s. S. 443) im Zusammenhang mit der Klinik und Serumenzymerhöhungen der Ansicht, daß ein nicht transmurales Infarktgeschehen vorliegt [420], was auch mit unseren eigenen Erfahrungen übereinstimmt. In letzter Zeit wurde daraufhingewiesen, daß diese Patienten häufig einen transmuralen Myokardinfarkt entwickeln [417].
Die *Häufigkeit* des Herzinfarktes hat in den letzten Jahren deutlich zugenommen, wobei besonders auffallend die Erhöhung des Anteils der Infarktkranken unter 40 Jahren auf 10% [42, 249] ist. Er kann jedoch in jeder Altersgruppe auftreten, sogar bei Jugendlichen [422, eigene Beobachtung].
Die Inzidenzrate des Myokardinfarktes beträgt in der WHO-Studie zwischen 14 (Erfurt — DDR) und 73 (Helsinki — Finnland) für Männer und für Frauen zwischen 2 (Sofia — Bulgarien) und 16 (Helsinki — Finnland) je 10000 Einwohner [38]. Daraus erwächst die Notwendigkeit eines Herzinfarktbekämpfungsprogramms [148].

Die Letalitätsrate wird im Herzinfarktregister der DDR für 1971 mit 64% bei Männern und 75% bei Frauen (4 Wochen nach Infarkteintritt) angegeben [38]; dieses ist fast doppelt so hoch wie die Hospitalletalität des gleichen Jahres, die mit 32% beziffert wird [143a]. Bemerkenswerter Weise liegt die Letalitätsrate der weiblichen Infarktkranken in der Mehrzahl der am WHO-Projekt beteiligten Zentren höher als die der Männer [38].
Wenn wir annehmen, daß 1000 Patienten an einem akuten Myokardinfarkt erkranken, so leben 2 Stunden nach dem Beginn der akuten Symptome nur noch 750. Zwei Tage danach nur noch 650 [117]. Zwei Monate nach dem akuten Ereignis leben nur noch 550. Die Todesrate bleibt dann konstant bei 5% jährlich [217].
Der Herzinfarkt ist auch in der DDR eine häufige Invalidisierungsursache (1972 — 11,4% aller Invalidisierungen [38]).
ACHESON [6], EPSTEIN [94] und TRACY [338], haben Berichte über die Inzidenz, Prävalenz und Letalität an ischämischer Herzkrankheit geschlechtsbezogen in verschiedenen Ländern analysiert.
Die Geschlechtsverteilung ist in bezug auf die verschiedenen Rassen und Länder unterschiedlich. Es bleibt jedoch ein konstanter Befund, daß die Prävalenz des Myokardinfarktes bei Männern mittleren Alters in industrialisierten Ländern höher liegt als bei Frauen des gleichen Alters. Diese höhere Prävalenz wurde gleichfalls in der Göteborger Studie [25] sowie in der Glostrup-Studie [135] nachgewiesen.

Tabelle 67
Prävalenz des Myokardinfarktes (%) bei Männern (M) und Frauen (F) in der Framingham- [75], Tecumseh- [94], Göteborg- [25] und Glostrup-Studie [135] (modifiziert nach BENGTSON [25])

Framingham			Göteborg			Glostrup		Tecumseh		
Alter (Jahre)	M	F	Alter (Jahre)	M	F	M	F	Alter (Jahre)	M	F
30—44	0,2	0	38		0			40—59	2,5	0
45—62	1,6	0,1	46		0,2					
			50	1,2	0	0,9	0			
			54	2,2	0					
			60		1,2					

7.2. Ätiologie

Die häufigste Ursache des Myokardinfarktes ist die Koronaratherosklerose und die damit im Zusammenhang stehenden thrombotischen Veränderungen.
Obwohl die Thrombosehäufigkeit beim Myokardinfarkt unterschiedlich beurteilt und in einer Schwankungsbreite von 7—91% angegeben wird [21, 289, 290, 299, 318, 346, 413], bleibt sie die Hauptursache des transmuralen Herzinfarktes. Neben der Koronaratherosklerose können auch andere Ursachen bei der Entstehung eines Myokardinfarktes infrage kommen (Tabelle 68). Herzinfarkte ohne Koronaratherosklerose sind selten, wurden jedoch schon mehrfach beschrieben (s. S. 529) [19, 41, 61, 93, 146, 178, 256].

Die Meinungen, die die Hauptursache des Infarktes in primären metabolischen Myokardveränderungen sehen [177], konnten nicht bestätigt werden.

Tabelle 68

Infarktauslösende Faktoren

Thrombose auf koronaratherosklerotischer Basis 7–91% [21, 290, 299, 318, 346]
Embolie,
penetrierende und nicht-penetrierende Thoraxtraumen [28, 171]
Koronarographie [91, 128]
Hämorrhagischer Infarkt [302]
Operationen (Klappenersatzoperationen, aorto-koronarer Bypass) [28, 49, 69, 103, 171, 323]
Endokarditis [224, 254]
Toxoplosmose [343]
Elektrischer Strom [175]
Vaskulitis bei Lupus erythematodes visceralis [26]
Ruptur eines Koronararterienaneurysmas
Primär myokardiale Stoffwechselstörungen [177]
Arteriovenöse Fistel der Koronararterien
Lungenembolie
Hypotonie
Aortenvitien
Obstruktive Kardiomyopathien
Thrombozytose
Polycythämia vera
heterozygote Sichelzellanämie wegen erhöhter Thromboseneigung [386]
Syphilis
Koronarvenenthrombose [404]
Antikonzeptiva [382, 383, 441]
Meteorologische und biorhythmische Einflüsse

7.3. Metabolische Veränderungen beim akuten Myokardinfarkt

Die genaueren Kenntnisse über die metabolischen Veränderungen gewinnen zunehmende Bedeutung, da sie in einem engen Zusammenhang mit hämodynamischen Veränderungen in den verschiedenen Phasen des akuten Myokardinfarktes stehen. Neuere Untersuchungen [424a] weisen bereits auf diese Richtung hin.

Die metabolischen Veränderungen können in folgenden Phasen auftreten [262]:

1. Während der Initialphase der akuten Myokardischämie
2. Einige Stunden nach dem Beginn der Symptome, nachdem eine generelle Systemreaktion stattgefunden hat
3. Während der Reparationsphase einige Tage nach dem akuten Ereignis.

Im ischämischen Myokardgebiet gehen schnelle Veränderungen mit einem herabgesetzten regionalen Blutdruck und Blutfluß vor sich. Kollateralen eröffnen sich durch die Stimulation der Metaboliten oder werden z. T. durch Thrombusbildung verschlossen. Die Erniedrigung des Herzminutenvolumens und des arteriellen Blutdruckes können die Gewebsperfusion prompt herabsetzen. Das führt zu dynamischen Veränderungen in der gesamten Herzmuskulatur und nicht nur im Ischämiegebiet und wirkt im Sinne eines Circulus vitiosus.

Die Haupternährungssubstanzen, die sich im Blut befinden, sind freie Fettsäuren, Glukose und Laktat. Die Aufnahme der freien Fettsäuren wird durch ihre Plasmakonzentration bestimmt, und die Aufnahme der Glukose ist durch die zur Verfügung stehende Insulinmenge begrenzt. Bei einer Obstruktion der Koronararterien ist die Verwertung der freien Fettsäuren herabgesetzt und die Glykogen- und Glukosereserven werden freigegeben.

Eine Reihe enzymatischer Veränderungen laufen auf der Zellebene ab (s. Kapitel 5, S. 107). Die Integrität der Zellen im Anoxiegebiet ist gestört und ein Verlust von K^+-, Ca^{++}- und Mg^{++}-Ionen findet statt. Die Aufrechterhaltung einer physiologischen Balance dieser Ionen ist von vitaler Bedeutung.

Zwei andere intrazelluläre Ereignisse finden in dieser akuten Phase statt, die zum Tode der Zelle bzw. zu Rhythmusstörungen führen können: erstens die Azidose, die zur Herabsetzung der Kontraktilität sowie zur Depression des natürlichen Schrittmachers führt, und zweitens die Freisetzung von Katecholaminen. Wahrscheinlich werden dadurch die wesentlichen metabolischen Veränderungen verursacht.

Adrenalin und Noradrenalin sind zwei Hauptkatecholamine, die die Myokardzellen aus dem zirkulierenden Blut aufnehmen. Noradrenalin kann auch in der Myokardzelle synthetisiert werden. Diese Freisetzung findet schnell als Folge der Hypoxie und durch die Stimulation der sympathischen Nerven statt. Sie können zur Schädigung des Myokards führen und Arrhythmien hervorrufen. Die lokale Aktivität der Katecholamine besteht in der Freisetzung von Glykogen, Glukose und freien Fettsäuren.

Die Freisetzung der freien Fettsäuren ist beim Menschen wahrscheinlich noch bedeutsamer als bei den Tieren, weil beim Menschen die Fettreserve größer ist. Bei einer schweren Hypoxie und einer erhöhten Konzentration freier Fettsäuren in der Myokardzelle kann es zu einer Schädigung der Zellmembran kommen.

Neben diesen lokalen Umstellungen können systemmetabolische Veränderungen vorkommen. Die Erhöhung der Adrenalin- und Noradrenalinkonzentration in den ersten 24—48 Stunden nach dem Beginn der Symptome konnte wiederholt nachgewiesen werden [262]. Es besteht jedoch eine Abhängigkeit von der Schwere der Herzfunktionsstörung [440a].

Bereits eine Stunde nach dem Infarkteintritt hat der Plasmaspiegel dieser Katecholamine eine hohe Konzentration erreicht. Später dann korreliert die Höhe des Katecholaminspiegels mit der Schwere des Infarktes [262].

Noradrenalin wirkt über β-adrenerge Rezeptoren auf das Fettgewebe und setzt freie Fettsäuren und Glyzerol frei. Dadurch ist beim akuten Myokardinfarkt bereits eine Stunde nach dem Beginn der Symptome der Plasmaspiegel an freien Fettsäuren und Glyzerol erhöht. Es besteht eine positive Korrelation zwischen Blutkatecholaminen und der Konzentration an freien Fettsäuren [262].

Adrenalin hingegen zeigt an Fettgeweben eine schwache Wirkung. Sein Effekt besteht hauptsächlich darin, daß es die Leber und den Skelettmuskel stimuliert, wodurch es zu einer Erhöhung des Blutzuckerspiegels kommt. Gleichfalls unterdrückt das Adrenalin die Aktivität der β-Zellen des Pankreas, was zu einer Verminderung der Insulinsekretion und zu einer weiteren Steigerung des Blutzuckergehaltes führt. Die Steigerung der Glukagonsekretion trägt ebenfalls zur Erhöhung des Blutzuckerspiegels bei.

Auch der erhöhte Kortisol- und Wachstumshormonspiegel trägt über eine Verminderung des Insulins zu einer weiteren Zunahme der Hyperglykämie bei (s. auch S. 428).

Durch die Erhöhung des Gehaltes an freien Fettsäuren und Glukose im Plasma werden

der ischämischen Myokardzelle adäquate Nährstoffe zur Verfügung gestellt. Ihre Vitalität bleibt dadurch erhalten, wodurch die Überlebenschance der Patienten erhöht wird. Eine extreme Steigerung des Gehaltes an freien Fettsäuren und eine Veränderung der Relation freie Fettsäuren:Glukose führt zur Störung des Myokardstoffwechsels und der Herzmuskelfunktion. In der zweiten Woche nach dem Infarkt ist die Insulinsekretion übernormal, was mit Reparaturprozessen am Myokard einhergeht. Insulin als ein anaboles Hormon steigert die Eiweißsynthese im Muskel. Beide, Insulin und das Wachstumshormon, erhöhen die Inkorporation bestimmter Proteine ins Bindegewebe der sich im Heilungsprozeß befindlichen experimentellen Infarktbezirke, was mit einer Kernreparatur verbunden ist. Wenn die Kerne der Herzmuskelzelle noch vital sind, können die Ribosomen Myosin und Myofibrillen synthetisieren. Deshalb ist anzunehmen, daß eine Reihe von Enzymen und Strukturproteinen für die intakte Myokardzelle erforderlich sind [262].
Man unterscheidet nach metabolischen Gesichtspunkten vier Gruppen von Infarktpatienten [424a].

1. normale Stoffwechsellage	(Laktatextraktion 15–30%)
2. Kohlenhydratmuster	(Laktatextraktion $>$ 30%)
3. Freie Fettsäure-Muster	(arterielle FFS-Konzentration $>$ 800 mmol/l, Myokardextraktion der FFS $\geqq$ 10%, Laktatextraktion $<$ 15%)
4. Muster des metabolischen Zusammenbruchs	(Laktatextraktion $<$ 15%, Myokardextraktion der FFS $>$ 10%)

Die Unterscheidung verschiedener metabolischer Muster in Kombination mit anderen Parametern, scheint uns ein wesentlicher Schritt zur Verbesserung der Therapie des akuten Myokardinfarktes zu sein. Weitere Untersuchungen zur Klärung dieser Probleme sind jedoch noch notwendig.

7.4. Klinisches Bild

Wenn sich auch für die Erfassung und Behandlung des akuten Myokardinfarkts die Einteilung in Prähospital-, Hospital- und Posthospitalphase bewährt hat, ist es von Bedeutung, das klinische Bild und seine Komplikationen im Zusammenhang voran zustellen.
Die klinische Symptomatik und der Verlauf des Infarktes werden eingeteilt in:

1. Prodromalstadium; 2. Akutes und subakutes; 3. Chronisches Stadium (s. S. 441, 656).

7.4.1. Prodromalstadium

Unter dem Prodromalstadium versteht man die Zeit von Beginn der Prodromi bis zum Auftreten des definiten Myokardinfarktes.
Die hier beobachteten Beschwerden können unterschiedlicher Art sein. Ihre Beachtung jedoch hat eine große Bedeutung bei der Erfassung der Gefährdeten in diesem Stadium. Folgende Veränderungen können dazu gerechnet werden:

1. Bisher nicht gekannte präkordiale Schmerzen oder allgemeine „Unannehmlichkeiten“
2. Schweregefühl nach den Mahlzeiten und Druck im Bereich des Herzens

3. Unregelmäßige Herzaktionen
4. Bisher nicht gekannte Müdigkeitserscheinungen
5. Schlafstörungen
6. Atemnot bei Belastung, die nicht nur über-, sondern auch unterschätzt wird
7. Angina pectoris-Beschwerden, die zunehmende Intensität und Anfallshäufigkeit zeigen. Der Patient „spürt" sein Herz auch in Phasen der Schmerzfreiheit
8. Verminderung der Leistungsfähigkeit (manche verlieren etwa 80% ihrer Leistungsfähigkeit bei körperlicher Arbeit, ohne daß eine Angina pectoris auftritt [255])
9. Galopprhythmus
10. Elektrokardiographische Veränderungen (nach manchen Autoren [255] haben 65% Patienten ein normales EKG. Man findet nicht selten eine T-Negativierung oder ST-Strecken-Senkungen)
11. Erhöhte Koagulabilität des Blutes in 90% der Fälle [221]
12. Die Wirkung von Nitropräparaten ist herabgesetzt
13. Enzymwerte liegen an der oberen Grenze der Norm bzw. sind erhöht [221]
14. Besonders beachtenswert sind diese Symptome, wenn sie beim Persönlichkeitstyp A [118] u. Risikofaktorenträgern angetroffen werden.

Durch verschiedene Studien konnte gezeigt werden, daß häufig der Infarkt nicht den Patienten „aus heiterem Himmel" trifft. Zum Beispiel zeigt die Baltimore-Studie, daß ein Viertel aller Patienten, die an einem akuten Herzinfarkt verstarben, den Arzt eine Woche vor dem Tode mit bestimmten Beschwerden aufsuchten [202]. Die Häufigkeit des Vorkommens prodromaler Symptome wird mit 10—100% angegeben. Ein großer Teil der Autoren stellte sie bei $^1/_3$ der Patienten fest [221]. Ähnliche Ergebnisse wurden bei der New Yorker Studie [235], Oxforder Studie [185] und Aberdeen-Studie [324] erzielt. Die Prodromalphase kann 1—10 Tage dauern.

7.4.2. Akutes und subakutes Stadium

Das *akute Stadium* des Infarktes hat charakteristische subjektive und objektive Erscheinungen, die selten übersehen werden können.

— Schmerzen

Im Vordergrund des klinischen Bildes stehen bei etwa 90% der Fälle Schmerzen.
Sie sind meist sehr stark, so daß der Patient nicht ohne schmerzstillende Medikamente auskommt. Ihre Lokalisation und Ausstrahlung gleicht jener der Angina pectoris. Im Gegensatz zur Angina pectoris ist ihr Auftreten nicht unbedingt an körperliche Belastung gebunden. Neben brennendem, drückendem bzw. beengendem retrosternalem Schmerz geht dieser Zustand nicht selten mit Todesangst einher. Die Schmerzen sind konstant, sehr intensiv und verändern sich nicht periodisch.
Die Schmerzintensität ist bei jüngeren Patienten größer als bei älteren sowie bei Patienten mit Herzdekompensation und Postinfarktzuständen. Die Bedingung für die Schmerzempfindung ist die lebende Herzmuskelzelle. Durch Ischämie entstehen saure Metabolite, die ihrerseits durch die Reizung der Nervenendigungen die Schmerzempfindung hervorrufen. Bei einer Nekrose oder Fibrose ist dieser Mechanismus in dem entsprechenden Bereich ausgeschaltet.
Neben den typischen Ausstrahlungen des Schmerzes in den linken Arm bis in den 4. und 5. Finger oder rechten bzw. beide Arme sowie den Hals, kann der Schmerz als atypische

Lokalisation unter der Scapula links, abdominal sowie im Bereich des Unterkiefers meist links vorkommen. Diese atypischen Lokalisationen dürfen besonders bei der Differentialdiagnostik des akuten Abdomens nicht außer acht gelassen werden.
Wir haben selbst die Beobachtung gemacht, daß ein Infarktpatient zuerst wegen angeblicher Zahnschmerzen den Zahnarzt aufsuchte und über diesen zu uns kam!
Die Schmerzen können Stunden bis 3 Tage anhalten, obwohl sie darüber hinaus den Patienten als ständiges Mißempfinden begleiten. Bei leichteren Formen können sie sich periodisch wiederholen. Während der Patient mit Angina pectoris seine Beschwerden durch eine körperliche Ruhigstellung beseitigen kann, tritt dieser Effekt nach eingetretenem Infarkt nicht ein. Der Patient wird unruhig und läuft ständig umher.

— Atemnot

Sie ist neben dem Schmerzen eines der häufigsten Symptome bei akuten Myokardinfarkt. Die Skala reicht von leichter Dyspnoe bis Orthopnoe. Gelegentlich kann bei schweren hämodynamischen Störungen, Bewußtlosigkeit und ausgeprägter Zerebralsklerose die CHEYNE-STOKE-Atmung beobachtet werden.

— Allgemeine Schwäche

Allgemeine Schwäche, die häufig mit kaltem Schweiß einhergeht, kann etwa bei $^2/_3$ der Patienten auftreten. Sie ist besonders bei Patienten mit starken Schmerzen und im Schock festzustellen.

— Palpitationen

Palpitationen, Gefühle der gesteigerten Herzfrequenz bzw. der Unregelmäßigkeit sind eine weitere häufige Empfindung des Patienten in diesem Stadium des Infarktes.

— Schwindelanfälle

Sie können sowohl in der Prodromalphase als auch in der akuten Phase des Infarktes als Folge von Blutdruckschwankungen bzw. als Ausdruck der Minderung der Förderleistung auftreten. Geht der akute Infarkt mit einem kompletten AV-Block oder Kammerflimmern einher, wird das typische Bild des ADAMS-STOKES-Anfalls beobachtet.

— Gastrointestinale Erscheinungen

Diese kommen häufig als Brechreiz und Erbrechen vor. Auch Meteorismus sowie Aufstoßen werden beobachtet. Stuhldrang und Stuhlinkontinenz sind weitere Erscheinungen. Diese gastrointestinalen Symptome kommen häufiger bei inferior-diaphragmalen Infarkten vor.

— Juckreiz

Gelegentlich kann Juckreiz am gesamten Körper auftreten [282].

— Blutdruck

Das Verhalten des Blutdruckes gibt u. a. einen wichtigen Hinweis über die Entwicklung des Infarktes. Seine Veränderungen können von einer reaktiven Hypertonie (20 bis 30 mm Hg über den Ausgangsdruck) in der Anfangsphase — als Folge der erhöhten Katecholaminausschüttung — bis zu einer extremen Hypotonie (50—60 mm Hg und mehr unter dem Ausgangsdruck) im Rahmen eines Schockes reichen.

— Veränderungen des Pulses

Die Veränderung des Pulses in Frequenz und Qualität ist häufig zu beobachten. Meist handelt es sich um eine Sinustachykardie (mehr als 100/min). Die Hälfte bis $^2/_3$ aller

Tabelle 69
Symptome des akuten Myokardinfarktes

Häufigstes Symptom	Schmerzen
	– Dauer: länger als 20 Minuten
	– Lokalisation: hauptsächlich retrosternal
	– Ausstrahlung: am häufigsten
	• linke Schulter
	• linker Arm bis Hand
	seltener
	• Abdomen
	• Hals
	• Kiefer
	• Zähne
	– häufig nicht durch Nitrate beeinflußbar
	– Charakter: • drückend
	• brennend
	• stechend
	• krampfartig
	• beengend (Faßringgefühl)
Andere Symptome	– Angst
	– Atemnot
	– Schweißausbruch
	– Nausea
	– Erbrechen
	– Schwäche
	– Kollaps
	– Bewußtlosigkeit
	– Fieber

Patienten zeigen diese Veränderungen. Eine ausgeprägte Sinustachykardie (Frequenz über 130/min) in der Initialphase des Infarktes gilt als ein prognostisch schlechtes Zeichen. Eine Sinusbradykardie (< 60/min) ist relativ selten, zu Beginn des Infarktes wird sie häufiger beobachtet und durch den Bezold-Jarisch-Reflex erklärt.
Bei etwa 8% der Patienten – besonders bei denen mit inferiorem und subendokardialen Infarkt [257] – kommt es zum AV-Block II. und III. Grades, bei dem die Frequenz etwa um 40/min liegt. Die Qualität des Pulses ist bei extremer Hypotonie filiform und schwach palpabel.
Die Letalität der Patienten mit Sinusbradykardie lag mit 6% weit unter der der Patienten mit Sinustachykardie (26%) und denen, die weder eine Tachykardie noch Bradykardie hatten (15%) [257].

– Fieber

Vor Jahren haben Master und Mitarbeiter [242] geäußert, daß das Fieber eines der Kardinalzeichen der Koronarthrombose und ein Hinweis auf den Schweregrad des Myokardinfarktes sei. Diese Zusammenhänge wurden längere Zeit nicht studiert. Im Jahre 1967 zeigte eine Sammelstatistik von 44 Krankenhäusern in North-Carolina (Professional Activity Study Medical Audit Program: Acute coronary occlusion; its management in

North-Carolina), daß 27% (12—52%) von 1921 Patienten mit akutem Myokardinfarkt mit Antibiotika behandelt wurden. Hauptsymptom zur Indikation war hier das Fieber. Gibbson [123] fand bei der Analyse von 1000 Patienten, die in einer CCU behandelt wurden, folgendes:

334 Patienten mit sicherem Myokardinfarkt hatten in den ersten 7 Tagen in 65,3% der Fälle Fieber mit einer maximalen Inzidenz von 72% am zweiten Tage. Er konnte keine Korrelation zwischen der Höhe der Temperatur, der Leukozytenzahl und dem Enzymspiegel feststellen.

Durch bakteriologische Untersuchungen konnte nachgewiesen werden, daß 18,9% der Patienten mit positivem Bakteriennachweis einerseits einen deutlichen Zusammenhang zu Herzdekompensation und Atelektasen zeigten und andererseits wurden bei ihnen jedoch Blasenkatheter und zentralvenöse Verweilkatheter verwendet. Hohes Fieber oder Fieber, das *länger als 4 Tage* anhielt, war höchstwahrscheinlich durch Infektionen des Respirationstraktes oder des Urogenitalsystems bedingt. Plotz [274] konnte bei 92% seiner 400 Patienten eine erhöhte Temperatur feststellen. In der Regel steigt die Temperatur in den ersten 24 Stunden und erreicht sein Maximum am 2. und 3. Tag; danach fällt es bis zum 7. Tag zur Norm ab. Im allgemeinen werden dabei 39°C nicht überschritten.

In der Tabelle 69 sind die Symptome des akuten Myokardinfarktes zusammengefaßt.

Das *subakute Stadium* ist durch den Rückgang der akuten Symptomatik gekennzeichnet. Eine vollständige Stabilisierung ist jedoch noch nicht erreicht. Im EKG finden sich Zeichen des reaktiven Stadiums (s. S. 440).

Zeitlich gesehen kann dieses Stadium binnen einer bis drei Wochen nach dem akuten Myokardinfarkt erreicht werden, wobei eine klinisch exakte Differenzierung nicht möglich ist.

7.5. Diagnostik des akuten Myokardinfarktes

7.5.1. Anamnestische Eckpunkte

Nach anamnestischen Angaben können folgende Komplexe beantwortet werden:

- Beginn des akuten Ereignisses („wie aus heiterem Himmel“, Entwicklung aus einer stabilen Angina pectoris, Entwicklung aus einer instabilen Angina pectoris)
- Erstinfarkt, Reinfarkt
- auslösende Momente
- vorausgehende andere Erscheinungen ohne Schmerzen (Rhythmusstörungen, Schwindelanfälle, Kollapszustände, Atemnot)

7.5.2. Physikalische Untersuchungen

— Bei der **Inspektion** der Patienten fällt meist ein ängstlicher Gesichtsausdruck, eine blaß-graue Farbe und möglicherweise kalter Schweiß auf. Bei Lungenödem und Vorwärtsinsuffizienz kann eine Akrozyanose vorhanden sein. Durch Gestik (Faustschluß und Pressen der Faust gegen den Thorax) wird dem Arzt von manchen Patienten die Lokalisation und der Charakter ihrer Schmerzen verdeutlicht. Die Zunge ist belegt und im Schock trocken. Die Halsvenen sind im Falle einer Rechtsherzdekompensation bzw. einer Herztamponade gestaut.

— Die **Palpation** eines systolischen Schwirrens über 4 L2 oder über der Spitze, das vorher nicht vorhanden war, muß an eine Komplikation des Infarktes im Sinne einer Ventrikelseptumperforation bzw. Mitralinsuffizienz als Folge der Papillarmuskeldysfunktion denken lassen. Selbstverständlich ist die Palpation der Gefäße der oberen und unteren Extremitäten, um einerseits schon bestehende pathologische Veränderungen zu erfassen und andererseits möglicherweise sich entwickelnde Komplikationen beurteilen zu können.

— Bei der **Perkussion** des Herzens kann eventuell eine Vergrößerung festgestellt werden, die jedoch kein obligates Zeichen ist.

— Die **Auskultation** des Herzens, die genau wie die anderen physikalischen Untersuchungsmethoden mindestens täglich wiederholt werden sollte, bringt wesentliche Informationen über den funktionellen Zustand des Myokards und die Entwicklung des Krankheitsbildes. Die Herztöne sind meist abgeschwächt. Die Abschwächung des I. Herztones wird durch die Herabsetzung der Kontraktionskraft des linken Ventrikels verursacht. Die Abschwächung des II. Herztones ist durch den herabgesetzten arteriellen Druck erklärbar. Ein Galopprhythmus — besonders der präsystolische Galopp — durch den Vorhofton bedingt, kann in den ersten 3 Tagen nachweisbar sein. Dieser kann auch über die akute Phase des Infarktes hinaus bestehen bleiben und für eine myokardiale Insuffizienz oder Verminderung der Compliance sprechen.

CHENG [63] meint, daß alle Patienten mit einer Koronararterienerkrankung einen atrialen Galopp aufweisen. Bei Auftreten des IV. Herztones könne man zwar nicht unbedingt auf die Diagnose Herzinfarkt schließen, aber sein Fehlen würde die Diagnose sehr unwahrscheinlich machen. Einen III. Herzton hält er für verdächtig auf Komplikationen wie Herzwandaneurysma und Papillarmuskeldysfunktion. Die von HILL [151] untersuchten 20 Patienten mit Herzinfarkt hatten alle einen IV. Herzton. Einen zusätzlichen III. Herzton wiesen 13 Patienten auf. 4 Wochen bis 6 Monate später wurden die Patienten erneut untersucht. Hierbei war als Zeichen ihrer Erholung bzw. der Verbesserung der kardialen Funktion der IV. Herzton bei 7 Patienten soweit an den I. Herzton herangerückt, daß man nur noch von einer atrialen Komponente des I. Herztones sprechen konnte. Der ventrikuläre Galopprhythmus fand sich nur noch bei 5 Patienten.

Ein 100% Auftreten des IV. Herztones bei Infarktpatienten fand ebenfalls BENNETT [27]. Er verweist auf die prognostische Bedeutung des Verhältnisses P—IV. Herzton zum P-R-Intervall. Dieses Verhältnis war bei einem komplizierten Verlauf signifikant kleiner und erhöhte sich mit zunehmender Erholung der Patienten. Wir fanden bei $^1/_4$ unseres durch bedside-Katheterisierung untersuchten Krankengutes einen Galopprhythmus. Einen Extraton fand KLUESS [192] zwar nur bei 8 von 46 Patienten mit Herzinfarkt, aber auch er sieht die Suche nach dem Galopp als einfaches und sicheres Hilfsmittel zur prognostischen Beurteilung an. Neun Patienten verstarben an den Folgen des Infarktes, darunter befanden sich 7 Patienten mit Extraton. Bei diesem Krankengut überlebte nur 1 Patient mit Galopprhythmus den Infarkt. Außerdem kann, wie bereits erwähnt, ein bis jetzt nicht vorhandenes systolisches Geräusch über der Spitze Ausdruck einer Papillarmuskeldysfunktion oder -ruptur sein [143]. HEIKILÄ [143] konnte mit Hilfe des Phonokardiogramms bei 107 von 195 Patienten mit akutem Infarkt ein systolisches Geräusch festhalten. Dieses Geräusch war von geringerer Intensität (Grad I—II) und lag meist in hochfrequenten Bereichen, hatte geringe oder keine Fortbildung und könnte bei unaufmerksamer Auskultation überhört werden. Bei 83% der Patienten mit einem systolischen Geräusch konnten anatomisch-pathologische Nekrosen bzw. Fibrosen nach Infarkten im Bereich des Papillarmuskels festgestellt werden.

Ein *Perikardreiben* während des akuten Infarktes ist ein häufiger physikalischer Befund. Dieses Perikardreiben ist ein transitorisches Phänomen und wird mit einer Inzidenz von 8,25% [20] bis 20% [221] angegeben (s. Tab. 70, 71, 72).

DUCLOUX und Mitarbeiter [395] fanden bei einer Zusammenstellung der Ergebnisse von 9 Autoren mit 3628 Myokardinfarktfällen eine Häufigkeit der Perikarditis mit 8,4%, was auch mit den Ergebnissen BARMANS [20] übereinstimmt.

Tabelle 70

Myokardinfarkt mit Perikarditis

Autoren	Häufigkeit (%)
ROSENBAUM und Mitarbeiter [295]	16,00
WOOD [364]	10,00
THADANI und Mitarbeiter [335]	6,80
BARMAN [20]	8,25
DUCLOUX und Mitarbeiter [395]	8,4

Tabelle 71

Anatomische Lokalisation des Infarktes bei Patienten mit und ohne Perikarditis

Lokalisation	Perikarditis	
	mit (%)	ohne (%)
Vorderwand	45	38
Hinterwand	38	52
Kombiniert oder unbekannt	17	10

Tabelle 72

Häufigkeit und Typ der Arrhythmien beim Myokardinfarkt mit und ohne Perikarditis (nach BARMAN und Mitarbeiter [20])

Arrhythmie	Perikarditis	
	mit (%)	ohne (%)
Supraventrikuläre Tachyarrhythmie	35	19
Ventrikuläre Tachykardie	11	8
Kammerflimmern	7	4
Kompletter AV-Block	3	4
Asystolie	2	3
Gesamt	58	38

Es ist am häufigsten zwischen dem 2. und 4. Tag wahrnehmbar und tritt meist bei Infarkten der Vorder- und Lateralwand des linken Ventrikels auf.
Bei Vorderwandinfarkten kommt es bei 53% und bei Hinterwandinfarkten bei 47% zur Perikarditis [395].
Dieses Reiben kann in einem umschriebenen Bezirk des Präkordiums wahrnehmbar sein und dort einige Stunden bis Tage verbleiben. Die Ursache ist eine fibrinöse Perikarditis im Rahmen des akuten Myokardinfarktes und tritt häufiger bei älteren Patienten auf. Seltener kann auch ein seröser oder hämorrhagischer Erguß im Perikard vorhanden sein. STERNBERG (bei [221]) hat diese Form als Perikarditis epistenocardica beschrieben.
Bei den Patienten von BARMAN [20] war bei 77% dieses Reiben bis zum 6. Tag hörbar, während es bei den restlichen 23% bis zum 20. Tag nachweisbar war. Ein Rezidiv während der Hospitalphase wurde nicht beobachtet. Wenn das Reiben mehr als 10 Tage nachweisbar ist, sollte man differentialdiagnostisch das DRESSLER-Syndrom in Erwägung ziehen, wobei hier das Perikardreiben später eintritt und Rezidive aufweist, sowie mit einer febrilen Reaktion, diffusen pulmonalen Infiltraten mit oder ohne Pleurareaktion einhergeht. Eine schnelle Besserung dieser Befunde wird durch Kortikoide bzw. Aspirinpräparate erreicht. BARMAN fand keine Letalitätsunterschiede bei Patienten mit und ohne Perikarditis epistenocardica. Auftretende Komplikationen bei der Antikoagulantientherapie waren dadurch ebenfalls nicht bedingt, obwohl darüber FELL und Mitarbeitern [107] und MILLER [248] berichten.
Es scheint, daß die Hospitalprognose durch die Perikarditis nicht beeinflußt wird. Allerdings können die Adhäsionen als Folge der Perikarditis bei sich möglicherweise anschließenden Bypass-Operationen (Anastomosenstellen) Schwierigkeiten bereiten.
Die **Auskultation der Lunge** besonders im Hinblick auf Rasselgeräusche und ihre Lokalisation ergibt weitere Informationen über die Funktion des linken Ventrikels.
Anhand der klinischen Untersuchungsergebnisse kann bereits eine Einschätzung des Schweregrades der Funktionsstörung des linken Ventrikels wie folgt vorgenommen werden:

Stadium I	Keine Zeichen der Herzinsuffizienz oder des kardiogenen Schocks
Stadium II	Rasselgeräusche in beiden Unterfeldern der Lunge, Oberfelder frei, Galopprhythmus
Stadium III	Rasselgeräusche über der gesamten Lunge (Lungenödem)
Stadium IV	Zeichen der Rechtsherzinsuffizienz
Stadium V	Kardiogener Schock

Eine direkte Korrelation zu hämodynamischen Parametern konnten wir in unseren Untersuchungen nicht immer feststellen.

7.5.3. Laborbefunde

7.5.3.1. Blutbild und plasmatische Veränderungen

— *Leukozytose* ist in den ersten Tagen nach dem akuten Ereignis in 80—98% der Fälle nachweisbar. Sie beginnt bereits in den ersten Stunden des Infarktes, steigt in den nächsten Tagen, um bis zum Ende der ersten Woche wieder zum Ausgangspunkt abzufallen. Eine längerdauernde Leukozytose sowie auch ein wiederholter Anstieg weisen auf Komplikationen hin. Die Zahl der Leukozyten übersteigt in der Mehrzahl der Fälle nicht 15000 bis maximal 20000. Zwischen der Leukozytenzahl und der Prognose des

Infarktes besteht eine enge Beziehung. Die Patienten mit einer hohen Leukozytose haben eine schlechtere Prognose [316]. Nach manchen Untersuchungen beläuft sich die Letalität der Patienten mit 10000—15000 Leukozyten auf 13%, während sie bei einer Leukozytose von mehr als 20000 38% betrug [221].
— Im Anfangsstadium des Infarktes ist eine *Eosinopenie* nachweisbar [106]. Eine normale Eosinophilenzahl spricht mit großer Wahrscheinlichkeit gegen die Diagnose „Infarkt" [221]. Bei Reinfarkten tritt erneut eine Eosinopenie auf.
— Die Zahl der *Lymphozyten* ist beim akuten Myokardinfarkt etwa auf die Hälfte vermindert. Sie machen im Differentialblutbild etwa 10—15% aus.
— Die physikalischen Eigenschaften des Blutes in bezug auf den *Hämatokritwert* und die *Plasmaviskosität* sind wichtige Determinanten des Sauerstofftransportes des Kreislaufes [44, 110]. Die Plasmaviskosität ist ein empfindlicher Indikator der Fibrinogenveränderungen oder der Globulinkonzentration. Sie ist hingegen unempfindlich im Hinblick auf die anderen Plasmabestandteile [81, 138, 139, 357]. Nach dem Myokardinfarkt steigt die Konzentration des *Fibrinogens* auf das 2—3fache [88, 225, 419], deshalb ist eine signifikante Erhöhung der Plasmaviskosität zu erwarten. Manche Autoren beschreiben eine positive Beziehung zwischen der Menge an Fibrinogen und Fibrin und der Sterblichkeit beim akutem Myokardinfarkt. Bei Patienten, bei denen der Fibrinspiegel $\geqq$ 10 µg/ml lag, betrug die Letalität 32%, während sie bei der Gruppe mit einem Fibrinspiegel $\leqq$ 10 µg/ml nur 7% betrug. Außerdem waren Komplikationen bei Patienten mit erhöhtem Fibrinspiegel häufiger [16].
Der *Hämatokritwert* ist bei Patienten mit Myokardinfarkt leicht erhöht [43, 44, 147]. Auf Grund der Erhöhung beider Komponenten ist gleichzeitig auch die Blutviskosität gestiegen.
Bei der Mehrzahl der Patienten — 97% nach PLOTZ [274] — ist im Anfangsstadium eine beschleunigte *Blutsenkungsgeschwindigkeit* zu beobachten. Nur bei kleinen Infarkten kann die BSG normal sein. Die Beschleunigung tritt aber selten in den ersten 24 Stunden nach dem Infarkt auf. Normalerweise findet man sie nach 48 Stunden und fast immer nach 72 Stunden. Die Erhöhung kann 4—36 Tage dauern, nach dieser Zeit ist die Blutsenkung bei der Mehrheit der Patienten normalisiert. Die Beschleunigung übersteigt meist in der ersten Stunde 70 mm nicht [274], obwohl in der Literatur auch höhere Werte beschrieben sind. Höhere Senkungen und zeitlich länger bestehend, lassen an eine Entwicklung von Komplikationen (Reinfarkte, Thrombophlebitiden usw.) sowie an die Vergesellschaftung mit anderen Erkrankungen denken. Bei einer Polyzythämie mit einer bedeutenden Erhöhung des Hämatokritwertes kann die Blutsenkung trotz eines Myokardinfarktes nicht beschleunigt sein. In diesen Fällen ist die Bestimmung des Fibrinogens aussagekräftiger. Eine weitere Möglichkeit der Verfälschung der BSG kann durch eine Rechtsdekompensation gegeben sein, die zu einer niedrigen BSG führt.

7.5.3.2. Thrombozytenadhäsivitäts- und Gerinnungsveränderungen

Mehrere Berichte liegen vor, die unter anderen bereits in einer Übersichtsarbeit von MUSTARD und Mitarbeiter [251] zusammengestellt worden sind und vermuten lassen, daß bei Atherosklerose und Thrombose eine verkürzte Lebensdauer der Thrombozyten vorliegt. Da die Zahl der Thrombozyten sich im Normbereich bewegt, kann abgeleitet werden, daß in einem kompensierten thrombozytolytischen Zustand eine Disproportion zwischen jüngeren und älteren Zellen zugunsten der jüngeren besteht. Es wurde gezeigt, daß Patienten mit Myokardinfarkt mehr Thrombozyten haben, das Volumen größer als normal und die Blutungsneigung reduziert ist. All das kann auf eine erhöhte Zahl der aktiven Thrombozyten zurückgeführt werden [259]. Die Untersuchungen von GOLDENFARB und Mitarbeitern [126] zeigen, daß die Aktivität der Gerinnungsfaktoren VIII und X sowie die ADP-induzierte Thrombozytenaggregation erhöht ist. Demgegenüber ist die Aktivität des Plasminogenaktivators reduziert. Ebenfalls konnte gezeigt werden, daß die Plasmaantiurokinase und Antiplasminaktivität gestiegen sind. Diese Ergebnisse befinden sich z. T. in Übereinstimmung mit denen von COOPERBERG und Mitarbeiter [70], die auch bei Patienten mit älteren und frischeren Infarkten eine Erhöhung des Faktors VIII gefunden haben. MCDONALD und Mitarbeiter [244] haben die Thrombozytenadhäsivität bei 8 weiblichen Patienten mit akutem Myokardinfarkt studiert. Im Vergleich zu einer Kontrollgruppe nahm bei ihnen die Adhäsivität zu. ARDLIE und Mitarbeiter [12] konnten zeigen, daß formierte Thromben aus dem Blut von Patienten mit überstandenem Myokardinfarkt länger und schwerer waren als Thromben der Personen, die keinen Infarkt erlitten hatten. ZAHAVI und Mitarbeiter [373] haben das Ausmaß der ADP-induzierten Thrombozytenaggregation bei männlichen Patienten mit akutem Myokardinfarkt gemessen und fanden eine Erhöhung gegenüber den Kontrollpersonen. Hierbei kann die Frage diskutiert werden, ob die Befunde in der akuten Phase mehr unspezifischen Charakters als auf die Thrombogenese bezogen sind. In letzter Zeit ist dem Defekt der Fibrinolyse als Genese des Myokardinfarktes Aufmerksamkeit geschenkt worden. CHARKABARTI und Mitarbeiter [54] konnten bei ihren Untersuchungen der fibrinolytischen Aktivität des Blutes bei Patienten mit überstandenem Myokardinfarkt zeigen, daß bei Patienten unter 60 Jahren eine signifikante Verminderung der fibrinolytischen Aktivität im Vergleich zu den Kontrollpersonen bestand. TSITOURIS und Mitarbeiter [339] fanden bei der Untersuchung der Seruminhibitoren von Plasmin- und Plasminogenaktivatoren in den ersten 4 Tagen nach akutem Myokardinfarkt bei der Mehrheit der Patienten eine erhöhte Antiplasmin- und Antiurokinaseaktivität.

Auch GIDRON und Mitarbeiter [405] fanden bei 42 Patienten mit akutem Myokardinfarkt eine fortschreitende Verminderung der fibrinolytischen Aktivität mit der längsten Lysezeit am 4. bis 5. Tage nach Beginn der akuten Symptomatik. Damit verbunden war auch ein Anstieg des Fibrinogens, Plasminogens und Antiplasmins, nur das letzte ging parallel mit der Lyseverzögerung. Nach 12—15 Monaten wurden bei 24 nachuntersuchten Patienten normale Lysezeiten und Fibrinogenspiegel gefunden, so daß daraus geschlußfolgert wurde, daß diese Reduktion der fibrinolytischen Aktivität ein vorübergehendes Phänomen des Myokardinfarktes ist. Wenn auch diese Befunde als Stressfolge beim akuten Infarkt als unspezifisch angesehen werden können [54], da keine Vergleichsuntersuchungen vor dem akuten Ereignis vorliegen, müssen sie trotzdem als ein Aspekt beim komplexen hämostatischen Geschehen betrachtet werden. Die Thrombozytenreaktion auf das ADP kann bei diesen Patienten sogar steigen, wenn Medikamente wie Nitroglyzerin, Rauwolfiapräparate, Aspirin und Propranolol nicht verwendet werden [137, 260, 261]. Diese Untersuchungen können sowohl für die Prognose als auch zur Bestimmung der Effektivität einer lipidsenkenden Therapie genutzt werden [126].

7.5.3.3. Hyperglykämie und Glukosurie, hormonelle Veränderungen

Die *Hyperglykämie* und *Glukosurie* wird häufig in den ersten Stunden des akuten Myokardinfarktes gefunden. Der durchschnittliche Wert des Blutzuckers wird mit etwa 200 mg-% angegeben. Wir selbst haben auch bei einzelnen Patienten Werte über

500 mg-% beobachtet. Er normalisiert sich etwa 3—5 Tage nach dem akuten Ereignis. Dauert die Hyperglykämie länger als die angegebene Zeit, liegt ein manifester oder manifest gewordener latenter Diabetes mellitus vor. Es wurde eine hohe Inzidenz von Hyperglykämie oder gestörter Glukosetoleranz bei Nicht-Diabetikern nach dem akuten Myokardinfarkt beobachtet [8, 74, 321]. Folgende Mechanismen wurden erwähnt:

— Verminderung der verfügbaren Menge von Insulin [8, 341].

— Exzessive Ausschüttung von „*Stresshormonen*"

1. Katecholamine [244, 342]
2. Wachstumshormonen [213]
3. Kortisol [223]

Diese Prozesse fördern bekanntlich die Glukoneogenese und Glykogenolyse. Obwohl die Hyperglykämie auch bei nicht-komplizierten Infarkten beobachtet werden konnte [45, 74, 321], gelang der Nachweis der Erhöhung der Katecholamine, des Wachstumshormons und des Kortisols jedoch nur bei komplizierten Infarkten. Bei nicht-komplizierten Infarkten konnte eine Erhöhung nur selten festgestellt werden oder diese Erhöhung war nur kurzfristig [166, 210, 223, 267]. Auch eine Verminderung der Insulinsekretion war bei Patienten mit schwerem Infarkt und kardiogenem Schock häufiger nachweisbar. Taylor und Mitarbeiter [334] sowie Unger und Mitarbeiter [340] vermuten, daß die Konzentration von extrazellulärer Glukose normalerweise durch die antagonistische Wirkung der Pankreashormone — Insulin und Glukagon — in ihrer bemerkenswert geringen Schwankungsbreite gehalten wird. Bei der Überprüfung der Frage, ob die exzessive Ausschüttung von Glukagon als pathogenetischer Faktor für die Hyperglykämie nach einem Myokardinfarkt angesehen werden kann, kommen Laniado und Mitarbeiter [210] zur Feststellung, daß diese Hyperglykämie durch eine passagere nicht-gehemmte Steigerung des Plasmaglukagonspiegels bedingt ist und durch den Stress des akuten Myokardinfarkts verursacht wurde.

7.5.3.4. Andere pathologische Laborbefunde

Nach den Untersuchungen von Syrkis und Mitarbeiter [327] ist eine Senkung des *Serumeisenspiegels* bei Patienten mit akutem Myokardinfarkt deutlicher gewesen als die Erhöhung der SGOT und dauerte auch länger. Deshalb vermuten die Autoren, daß dies als ein zusätzlicher Test für die Diagnose des akuten Myokardinfarkts verwendet werden kann. Feldhusen und Mitarbeiter [105] haben über die Hypoferrämie bei 7 von 8 Koronarverschlüssen berichtet. Myrham und Mitarbeiter [251a] beobachteten eine Senkung des Eisenspiegels bei 47 Patienten mit Myokardinfarkt. Gibbson und Mitarbeiter [122] haben die gleiche Tendenz bei ihren 28 Patienten mit Myokardinfarkt festgestellt. Die deutlichste Senkung des Serumeisenspiegels ist in der ersten Woche nach dem akuten Ereignis zu beobachten [122, 327].

Serumkalziumspiegel. Wiener [442] bestimmt die Kalzium-Konzentrationen bei 18 Patienten mit akutem Myokardinfarkt und fand bei 13 eine Senkung dieses Wertes. Der Plasmaalbuminspiegel sank in der gleichen Zeit ebenfalls ab. Korrigierte man jedoch die Kalziumkonzentration auf eine feste Plasmaalbuminkonzentration, so hebt sich diese scheinbare Hypokalzämie wieder auf.

Die höchste Serumkonzentration von *Nickel* wurde im Zeitintervall zwischen 12 und 36 Stunden nach dem Beginn der Symptome des Myokardinfarkts registriert. Die mittlere Konzentration an Nickel betrug 5,4 $\pm$ 2,7 µg/l bei Patienten mit Myokardinfarkt und

2,6 ± 0,8 µg/l bei den Personen der Kontrollgruppe. In der Zeit von 12—30 Stunden nach dem Infarkt war der Serumnickelspiegel bei 72% der Patienten erhöht. Bei Patienten mit Ischämie ohne Infarkt und einer Kontrollgruppe war keine Erhöhung nachweisbar. Diese Untersuchungen bestätigen die Beobachtungen von D'ALONZO und Mitarbeiter [72], die solche Erhöhung beim Myokardinfarkt sahen.

Serumzinkspiegel. Zink ist ein Bestandteil vieler wichtiger Enzyme. Bei akuter Gewebsschädigung einschließlich des Myokardinfarktes kommt es zur Verminderung der Serumzinkkonzentration.

Patienten mit akutem Myokardinfarkt zeigten innerhalb der ersten 3 Tage einen Abfall der Zinkkonzentration. Es konnte eine gute Korrelation zwischen dem niedrigen Zinkgehalt und den maximalen Werten der Serumenzyme gefunden werden. Ein Absinken des Serumzinkspiegels wird als ein guter diagnostischer Test angesehen. Ein weiterer Abfall hat prognostische Bedeutung [423].

HUME und Mitarbeiter [162] und VALLANCE und Mitarbeiter [440] konnten bei Patienten mit durchgemachtem Infarkt, die 6—12 Stunden nach dem Infarkt untersucht wurden, eine signifikante Senkung der *Leukozyten-Askorbinsäure-Konzentration* nachweisen, die in jedem Falle 12 Stunden nach dem akuten Ereignis vorhanden war. Die Senkung war am größten, als die Leukozytenzahl am höchsten war. Diese maximale Senkung der Askorbinsäure-Konzentration war gleichzeitig mit dem höchsten Plasmakortisolspiegel verbunden. Die Konzentration blieb für die nächsten 2 Wochen unter der Norm. Die Senkung der Askorbinsäure-Konzentration in den Leukozyten in den folgenden 2 Wochen hatte eine Beziehung zur Größe des an der SGOT- und SGPT-Erhöhung gemessenen Myokardinfarktes. Die Autoren vermuten, daß diese Senkung der Konzentration der Askorbinsäure in den Leukozyten durch die Wanderung der Askorbinsäureladung in das infarzierte Myokard und durch die Vermischung von mit Askorbinsäure beladenen und unbeladenen Leukozyten zustande kommt. Diese Annahme befindet sich auch in Übereinstimmung mit den Mitteilungen, bei denen im Herzmuskel von Patienten, die an koronarer Herzkrankheit verstarben, eine höhere Askorbinsäurekonzentration im Gegensatz zu anderen Todesursachen nachweisbar war. Berücksichtigt man

1. daß sich die höchste Askorbinsäure-Konzentration bei Säugetieren in den Nebennieren befindet [193],
2. ihre genaue Rolle im Steroidmetabolismus noch ungeklärt ist [189] und daß
3. ein umgekehrtes Verhältnis zwischen der Menge an Askorbinsäure in den Nebennieren und ihrer erhöhten Aktivität im Stress besteht [36], scheinen die genannten Veränderungen unter dem Einfluß der Nebennieren zustande gekommen zu sein und sind somit als eine Antwort auf den Stress zu verstehen.

Die *Myoglobinurie* scheint früher nachweisbar zu sein als die üblichen Aminotransferasen (SGOT, SGPT), LDH und CPK [300]. Das Myoglobin ist ein porphyrinhaltiges Protein und ein Bestandteil des normalen Herz- und Skelettmuskels. Es konnte gezeigt werden, daß verschiedene Arten der Muskelverletzungen eine Erhöhung des Myoglobingehaltes im Serum und Urin verursachen [47, 77, 92, 169]. Wegen seines kleinen Molekulargewichtes und seiner geringen Bindung zu Serumproteinen ist das Myoglobin schnell vom Blut trennbar, wird durch die Niere filtriert und im Urin ausgeschieden. Aus diesem Grunde ist es unwahrscheinlich, daß nach Muskelverletzungen eine Erhöhung im Serum erfaßt werden kann, wenn nicht sofort danach die Bestimmung erfolgt. Im Urin ist die Erhöhung des Myoglobingehaltes jedoch längere Zeit nachweisbar und von der

Größe der untergegangenen Muskelmasse abhängig [171]. SARANCHAK und Mitarbeiter [300] haben mittels der Radioimmunoassay-Technik und unter Benutzung eines mit Myoglobinantiserum imprägnierten Gels Urin von 60 Patienten mit Myokardinfarkt, 20 Patienten mit Angina pectoris ohne Infarkt und 20 Normalpersonen untersucht. Die Infarktpatienten wiesen bis auf eine Person einen signifikant erhöhten Myoglobingehalt ($\geqq$ 5 mg/ml) im Urin auf, und zwar in Proben, die binnen 48 Stunden nach dem klinischen Beginn des Infarktes gewonnen worden waren. Diese Werte der Myoglobinkonzentration im Urin erreichten weder die Patienten mit Angina pectoris noch die der Kontrollgruppe.

Auf Grund dieser Ergebnisse kommen sie zu der Auffassung, daß es möglich wäre, einen einfachen Latex- oder Agglutinationstest zur Bestimmung der Myoglobinurie zu entwickeln, um somit den akuten Myokardinfarkt früher erfassen zu können.

Ähnliche Ergebnisse fanden auch DONALD und Mitarbeiter [393]. Neben dem Nachweis des Myoglobins im Urin wurde es auch bei Infarktpatienten im Serum mittels Radioimmunoassay bestimmt. HIRAMORI und Mitarbeiter [411] fanden eine frühe Spitzenkonzentration etwa 10 Stunden nach Beginn der akuten Symptomatik, woraus sie schlußfolgern, daß mit dem Serum-Myoglobin eine schnelle und exakte Diagnose bes. bei schweren Fällen gestellt werden kann.

Leichte Ketten des *Serummyosins* wurden mittels Radioimmunoassay bei Patienten mit und ohne Myokardinfarkt bestimmt.

Normale menschliche Seren enthielten durchschnittlich weniger als 2 ng/ml leichtkettiges Myosin; bei Patienten mit akutem Myokardinfarkt stieg dieser Wert auf 10,9 $\pm$ 1,3 ng/ml (4—35 ng/ml) an. Die Autoren [439] schlußfolgern, damit einen biochemischen Indikator mit hoher Sensitivität und Spezifität bei der Diagnostik des akuten Myokardinfarktes gefunden zu haben.

7.5.3.5. Die enzymatischen Veränderungen beim akuten Myokardinfarkt

Die enzymatische Diagnostik des akuten Myokardinfarktes, in den 50er Jahren in die klinische Praxis eingeführt, hat heute einen festen Platz eingenommen. Neben der Klinik und dem Elektrokardiogramm ist sie eine der drei Hauptsäulen der Infarktdiagnostik. Die Suche nach neuen Enzymen wird ständig weitergeführt.

Zu diesem Thema erschienen bereits zahlreiche Publikationen (z. B. LADUE [204, 205, 206], LADUE und Mitarbeiter [207], WROBLEWSKI [368] und einer Reihe anderer Autoren). Es existieren bereits Monographien über die Enzymdiagnostik beim akuten Myokardinfarkt [197, 276].

Bekanntlich spielen die Enzyme eine bedeutende Rolle im biologischen Geschehen und sind häufig in der Mitochondrienmembran lokalisiert. Nach dem Untergang von Gewebe werden die Enzyme meist von den Zellen des Interstitiums abgegeben und werden dann über den Lymph- und Koronarkreislauf des Herzens transportiert. Die Transportrate kann von Enzym zu Enzym variieren und ist für spezielle Enzyme nicht bekannt. Die Enzymausscheidung geschieht in erster Linie über das RES; die Ausscheidung über die Galle und die Niere ist von geringer Bedeutung [119]. Auch bei entzündlichen Prozessen kann eine Erhöhung des Enzymgehaltes nachgewiesen werden (z. B. rheumatische Karditis). Die beim akuten Myokardinfarkt interessierenden Enzyme wirken im Intermediärstoffwechsel auf verschiedene Substrate. Die α-Aminotransferasen (SGOT, SGPT) wirken als Katalysator in einigen Reaktionen (Übertragung der α-Amino-

gruppe der Asparaginsäure auf die α-Ketoglutarsäure, Übertragung der α-Aminogruppe der Alanins auf die α-Ketoglutarsäure.
Die Bedeutung der Serumenzymdiagnostik liegt vor allem auch in der differentialdiagnostischen Abgrenzung von Leber-, Herzmuskel- und Skelettmuskelerkrankungen.
— Die *Kreatinphosphokinase* (CK) und ihr Isoenzym MB nimmt in der Herzinfarktdiagnostik, besonders in der Frühdiagnostik, eine wichtige Stellung ein. Wenn sie auch nicht allein herzspezifisch ist, wurden jedoch nur im Skelettmuskel, Gehirn und Herzmuskel hohe CK-Aktivitäten nachgewiesen [66, 76, 150, 190, 328]. Sehr kleine oder keine CK-Aktivitäten wurden in der Lunge, Leber, Niere, im Pankreas und in den roten Blutkörperchen gefunden [119]. Das gehirnspezifische Isoenzym der CK konnte bis jetzt im Serum nicht nachgewiesen werden, so daß dieser wesentliche Ursprung weitgehend ausgeschlossen werden kann [46, 86, 363].
Nach anfänglichen Schwierigkeiten wurde die neue Methode der aktivierten Rückwärtsreaktion in letzter Zeit zunehmend in die Praxis eingeführt.
In neueren Arbeiten wird unter Anwendung der aktivierten CK-Bestimmung über deutliche Erhöhungen der Kreatinkinase in 95—100% der gesicherten Infarktfälle berichtet [67, 87, 131, 149, 214, 317, 367].
Diese Methode zeigt 50—100fach höhere Aktivitäten als die bisher übliche nicht-aktivierte Vorwärtsreaktion [328]. Eine Lagerung der Seren im Kühlschrank über mehrere Tage ohne nennenswerte Aktivitätsabnahme ist möglich [328]. Die Kreatinkinase katalysiert folgende Reaktion:

$$\text{Kreatin} + \text{ATP} \underset{\text{pH 7}}{\overset{\text{pH 9}}{\leftrightharpoons}} \text{Kreatinphosphat} + \text{ADP}$$

Die häufigen falsch negativen Ergebnisse in früheren Publikationen lassen sich wahrscheinlich auf die methodischen Mängel der nicht-aktivierten Bestimmung zurückführen [329]. Neben schwierigen Abgrenzungen zwischen normalen und pathologischen Werten war ebenfalls der Wert von der Zeit, die zwischen der Blutentnahme und der Enzymbestimmung verging, abhängig [66, 297]. Durch die neue Methode sollen diese Nachteile beseitigt worden sein. In Anlehnung an Szasz und Mitarbeiter [329] sind folgende Feststellungen von praktischer Bedeutung:

1. Eine normale CK-Aktivität in einer Blutentnahme 18—36 Stunden nach dem akuten Ereignis macht einen akuten Myokardinfarkt sehr unwahrscheinlich.
2. Eine erhöhte CK-Aktivität spricht im allgemeinen für eine Herz- oder Skelettmuskelschädigung ohne die Möglichkeit der Aussage über die Pathogenese. Typisch für einen Myokardinfarkt sind die CK-Werte zwischen 100—250 mU/ml, wenn die Blutentnahme etwa 24 h nach dem Infarkt erfolgt [329] (der Normalwert dieser Reaktion liegt bei 50 mU/ml). Die CK-Aktivität übersteigt die GOT-Werte um das Vier- bis Sechsfache. Das Verhältnis CK:GOT:GPT etwa wie 20:4:1 ist für einen komplikationslosen, zwei Stunden alten Herzinfarkt pathognomonisch [329]. Der CK:GOT-Quotient von etwa 5 entspricht ungefähr dem Verhältnis beider Enzyme in der Herzmuskulatur [66, 304]. Da sowohl im Skelettmuskel selbst [66, 304] als auch im Serum nach Schädigung des Skelettmuskels [329] wesentlich höhere Quotientenwerte gefunden werden, ist eine Differenzierung der CK-Erhöhung nach Organursprung möglich [329].
3. Zwischen CK und GOT besteht eine weitgehende Parallelität im Verlauf eines Herz-

infarktes. Die Aktivität beider Enzyme steigt in den ersten 24 Stunden nach Infarkteintritt annähernd gleichzeitig an. Sechs Stunden nach dem Schmerzbeginn ist die Aktivität beider Enzyme meist bereits erhöht. Das Aktivitätsmaximum wird bei SGOT erst 36 Stunden nach dem Infarkt erreicht, während dies bei der CK etwa 24 Stunden nach dem akuten Ereignis der Fall ist. Die relativen Höchstwerte sind vergleichbar [329]. Dieses konstante Verhältnis zwischen CK- und GOT-Aktivität im Zeitraum von 12—36 Stunden nach Infarkteintritt ist die Voraussetzung für die Bildung des CK-GOT-Quotienten. Die Kreatinkinase hat nach neueren Untersuchungen [17, 359] nur eine gering kürzere Halbwertzeit im Blut als die GOT. Dementsprechend beobachtet man bis zum 3. Tag eine deutliche Parallelität in der Aktivitätsabnahme beider Enzyme. Nach dem 3. Tag wird der Aktivitätsabfall der GOT erheblich langsamer.

4. Als Leitenzym in der Infarktdiagnostik wird der CK ein großer Wert beigemessen. Nach Meinung mancher Autoren [329] Abgrenzung zwischen Herz- und Skelettmuskulatur als Quelle der erhöhten CK-Aktivität im Serum dienen.
   SZASZ und Mitarbeiter [329] konnten einen Herzinfarkt ohne erhöhte CK-Aktivität bei zeitgerechter Blutentnahme in ihrem Krankengut nicht beobachten.
5. Trotz dieser hohen Spezifität wird die totale Kreatinphosphokinase-Aktivität dennoch bei vielen Zuständen, z. B. intramuskulären Injektionen [102, 288, 313], großen körperlichen Anstrengungen, z. B. 50 km-Gehen [183], erhöht. Das CK-MB-Isoenzym gilt als ein besonders spezifischer und empfindlicher Indikator für einen akuten Myokardinfarkt [398, 399, 406, 431]. Deshalb ist für die Diagnostik des Infarktes und besonders für die quantitative Diganostik die Differenzierung der *3 Isoenzyme* der Kretinase (Gehirn, Skelettmuskel, Herzmuskel) von großer Bedeutung. Es wurden Methoden entwickelt — Fluoreszenz-scanning [291] und Elektrophorese auf Zelluloseazetat [288] —, die diese Differenzierung ermöglichen. Die letztere Methode soll eine quantitative Bestimmung der Aktivität der verschiedenen Kreatinkinase-Isoenzyme im Serum bei erhöhter bzw. nicht erhöhter totaler Menge Kreatinkinase ermöglichen. Somit ist eine quantitative Bestimmung des Myokardinfarktes gegeben.

Die Höhe der CK-Aktivität wurde auch zur Infarktgröße und der Hämodynamik des linken Ventrikels in Beziehung gesetzt [384, 385, 432].
Trotz dieser Spezifität kann auch dieses Isoenzym nicht als myokardspezifisch angesehen werden, da es bei zahlreichen Skelettmuskelerkrankungen, nach Operationen, bei Intoxikationen und maligner Hypertonie [400] nachgewiesen werden kann. Deshalb erscheint es sinnvoll, den prozentualen Anteil von CK-MB-Aktivität an der Gesamtaktivität der CK zu bestimmen. Dabei fand man, daß nur CK-MB-Aktivitäten von mehr als 6% der Gesamtaktivität für einen akuten Myokardinfarkt sprechen [416, 429]. Angaben über nicht erhöhte CK-MB-Aktivitäten bei gesicherten akuten Myokardinfarkten liegen bis jetzt nur von zwei Arbeitsgruppen vor [401, 443].

— Glutamat — Oxalat — Aminotransferase

1954 erfolgte die Einführung der Bestimmung der Aminotransferase GOT in die klinische Praxis [207]. Die GOT katalysiert folgende Reaktion:

Glutaminsäure + Oxalessigsäure $\rightleftharpoons$ α-Ketoglutarsäure + Asparaginsäure

Trotz mangelnder Organspezifität dieser Aspartat-Aminotransferase liegt die Treffsicherheit bei der Erkennung eines Infarktes zwischen 90 und 95%. Eine Aktivitäts-

zunahme der GOT-Aspartataminotransferase findet man bei 96% aller Infarktpatienten. Ihre Erhöhung im Serum ist jedoch unspezifisch, weil sie in vielen Organen in hoher Konzentration vorkommt [114, 121, 305]. Eine Reihe von Arbeiten über die Bestimmung dieses Enzyms bei Myokardinfarkt wurde veröffentlicht [276].
Wie bereits erwähnt, ist die Erhöhung des Serumspiegels bereits 4—10 Stunden nach dem Infarkt nachweisbar und erreicht seinen Gipfel nach 24—48 Stunden; danach nimmt die Aktivität relativ schnell ab und ist nach 4—7 Tagen wieder normalisiert. Die Normalwerte der GOT liegen wieder zwischen 19—29 U/l [7]. Abweichungen von diesem normalen Verlauf sind möglich [145, 174, 301]. Die SGOT-Aktivität kann sich z. B. schon nach 2 Tagen normalisieren oder 2 Tage nach dem Infarkt erst den Beginn des Anstiegs zeigen. Wir sahen einen Anstieg auch erst nach dem 4. Tag, wobei sie nach weiteren 2 Tagen ihren Gipfel erreichte. Bei kleineren Nekrosen kann die SGOT-Erhöhung gering und nur kurzzeitig sein.
Die SGOT steigt auch bei Lebererkrankungen, infektiöser Mononukleose, akuter Pankreatitis und Porphyrie. Bei Skelettmuskelerkrankungen, wie Dermatomyositis, chronischer Muskeldystrophie, kann auch eine erhöhte SGOT beobachtet werden. Außerdem kann die Verwendung mancher Pharmaka, z. B. Antikoagulantien und Morphin, zur Erhöhung der SGOT führen [115, 235, 369]. Die Erhöhung nach Morphin-Gabe wurde von anderen Autoren nicht bestätigt [276].

— Die *Glutamat-Pyruvat-Aminotransferase* (GPT) ist ausschließlich ein Leberenzym und beim Myokardinfarkt nur geringgradig erhöht. Bei großen Infarkten jedoch wird die obere Grenze des Normwertes überschritten. Liegt eine ungewöhnliche Erhöhung in der akuten Phase des Infarktes vor, so ist an eine Vergesellschaftung mit extrakardinalen Erkrankungen zu denken [23, 378]. Exessive SGPT-Werte werden dann häufiger gesehen, wenn eine schwere Rechtsherzdekompensation, kardiogener Schock, Lungenembolie den akuten Myokardinfarkt komplizieren. Sonst sind sie ein Indikator für die Schädigung der Leberzellen [18, 182] und können zeitweise die Enzymdiagnostik des Infarktes erschweren [23, 28]. Eine endogen bedingte Jahresrhytmik der GPT-Aktivität konnte nach Geschlecht und Alter differenziert, nicht abgeleitet werden [344]. Der Anstieg der GPT-Aktivität im Januar wurde als Auswirkung der Überernährung und des reichlichen Alkoholkonsums am Jahresende gedeutet.
Andererseits ist die gestörte Leberfunktion bei chronischer Stauungsherzinsuffizienz bekannt [23, 60, 226, 286, 356], wobei die Veränderungen der Perfusion, Anoxie, erhöhter venöser Druck sowie Malnutrition als kausale Mechanismen in diesem Zusammenhang diskutiert werden [101, 226, 298, 353]. Dieser Aspekt hat bei Patienten nach Myokardinfarkt bisher nur wenig Beachtung gefunden [2, 96, 201].
Erhard und Mitarbeiter [96] konnten zeigen, daß eine Späterhöhung der SGPT etwa 4 Tage nach dem Gipfel der SGOT mit einer Erhöhung der alkalischen Phosphatase im Serum auftrat. Die Autoren meinen, daß die Bedeutung der gleichzeitigen Erhöhung von GPT und alkalischer Phosphatase als Ausdruck einer gestörten Leberfunktion noch einer weitergehenden Klärung bedarf. Es sei noch einmal erwähnt, daß eine starke Erhöhung der SGPT nicht auf die kardiale Beteiligung zurückzuführen ist, sondern in erster Linie einen Hinweis für eine Lebererkrankung, insbesondere Hepatitis, gibt.
Von Bedeutung ist der Quotient GOT/GPT, der de Ritis-Quotient, der beim Infarkt > 1 ist; im Gegensatz zu Lebererkrankungen, die ein umgekehrtes Verhältnis zeigen.

Damit ist eine Möglichkeit der Differenzierung beider Krankheitsgruppen aus dem Enzymmuster ermöglicht.

— Die *Laktatdehydrogenase (LHD)* als wichtiges Enzym der Glykolyse ist in der Zelle und hauptsächlich im Zytoplasma lokalisiert. Es kommt ubiquitär vor, am meisten in den Zellen der Nieren, des Myokards, des Skelettmuskels, des Pankreas und der Leber. Sie ist ein Metalloenzym, da im Molekül Zink enthalten ist. Zu ihrer Aktivierung benötigt sie das Koenzym Nikotinsäureamidadenindinukleotid (NAD). Da dieses Koenzym im Plasma fehlt, ist die Serum-LDH inaktiv. Die Erhöhung der Serum-LDH beim akuten Myokardinfarkt wurde erstmals von Wroblewsky und Mitarbeiter [370] beschrieben und später von vielen anderen Autoren bestätigt [276]. Heute gehört ihre Bestimmung zu den Standarduntersuchungen der Diagnostik und des Verlaufes des Myokardinfarktes, und sie ist als Enzym der späteren Phase des Infarktes bekannt. Die Normalwerte liegen bei unserer Bestimmungsmethode zwischen 60—170 U/l.
Allerdings messen manche Autoren ihrem Anstieg wegen fehlender Organdifferenzierung kaum mehr Bedeutung als einer erhöhten BSG bei [194]. Die Laktatdehydrogenase zählt wegen ihrer Inhomogenität ($Isoenzyme_{1-5}$) und des unterschiedlichen Umsatzes von Pyruvat durch die einzelnen Isoenzyme zu den am schwierigsten zu bestimmenden Enzymen im Serum mit schlechter Präzision der verwendeten Methoden [7, 114, 191, 287, 305]. Der Herzmuskel ist reich an $LDH\text{-}Isoenzym_{1,2}$, auf deren Bedeutung für die Diagnostik des akuten Myokardinfarktes hingewiesen wurde [431]. Er enthält nur wenig $Isoenzym_{4,5}$. Die gesamte LDH soll nach einem Herzinfarkt verzögert ansteigen und sich für die Diagnostik als weniger sensibel erweisen. Erythrozyten haben eine hohe LDH-Gesamtaktivität; die Konzentration in den roten Blutzellen ist 200mal höher als im Plasma. Die Leukozyten wiederum haben einen 32fach höheren Gehalt an LDH als die Erythrozyten [276]. Die Erythrozyten enthalten bis zu 85% der $LDH\text{-}Isoenzyme_{1,2}$, so daß schon geringe Hämolysen zu falsch positiven Befunden führen können [278].

— Einige Autoren halten die *β-Hydroxibuttersäuredehydrogenase* (β-HBDH) für das wichtigste Enzym beim Herzinfarkt, da sie nur selten falsch negative Ergebnisse liefert und ihre Bestimmung im hämolysefreien Serum unproblematisch ist. So kommt es zum frühzeitigen Anstieg der β-Hydroxibuttersäuredehydrogenase und wegen ihres langdauernden Anstiegs ist sie für die Spätdiagnose klinisch stummer Infarkte von besonderer Bedeutung [114, 306, 307].

— Das Enzym *Glykogenphosphorylase-b* zeigt gegenüber den bisher in der Diagnostik angewandten Enzymaktivitätsbestimmungen keine meßbare Aktivität im Serum gesunder Probanden. Bei Patienten mit einem akuten Myokardinfarkt ist die Phosphorylase-b nach der 4. Stunde nachweisbar und erreicht ihr Maximum zwischen der 20. und 30. Stunde [34, 387]. An der Differenzierung zwischen der herztypischen und der skelettmuskeltypischen Isophosphorylase wird gegenwärtig gearbeitet. Erste Ergebnisse lassen erkennen, daß der Nachweis des herztypischen Isoenzyms möglich ist.

— Infarktgröße und Enzyme

Die Enzyme haben nicht nur in bezug auf die *qualitative* Diagnostik des Infarktes Bedeutung, sondern auch für die *quantitative* Diagnostik zur Bestimmung der Infarktgröße
Es konnte nachgewiesen werden, daß sich z. B. die Höhe des Enzymspiegels proportional zum Volumen des Infarktes verhält [180, 181, 354, 355]. Gleichfalls wurde dies als ein

Tabelle 73 Serumenzyme bei akutem Myokardinfarkt

Enzym	Reaktion	NW	Anstieg, Werte, Zeit	DD Organbezug
CK (CPK)*) Kreatinphosphokinase	ATP + Kreatin ⇌ ADP + CP	bis 27 U/l	bereits 2—4 h nach dem Ereignis nachweisbar; Maximum nach etwa 18 bis 26 h (Erhöhung bis auf das 30fache des NW möglich!); Normalisierung mit 3. bis 6. Tag; Enzym der frühesten Phase	Progressive Muskeldystrophie Dermatomyositis, generalisierte Glykogenose mit neuromuskulärer Manifestation
SGOT*) Serumglutaminsäure-oxalessigsäureamino-transferase	Glutamat + Oxalat ⇌ α-Ketoglutarat + Aspartat	19—29 U/l	24—48 h nach Infarkteintritt erhöht; Erhöhung bis auf das 25fache des NW; SGOT-Aktivität steht im linearen Verhältnis zur Infakrtgröße! Abfall zwischen 3.—6. Tag; Enzym der Frühphase	Leber, Muskulatur
SGPT*) Serumglutaminsäure-pyruvataminotrans-ferase	Glutamat + Pyruvat ⇌ α-Ketoglutarat + Alanin	♀ 10—24 U/l ♂ 13—34 U/l	Maximum nach 48 h; Werte etwa um 100 U/l; Normalisierung um den 4. Tag Enzym der Frühphase	Leber, Muskulatur
LDH Laktatdehydrogenase	Laktat + NAD ⇌ Pyruvat + $NADH_2$	60—170 U/l	Erhöhung nach 24—36 h; Maximum am 2.—4. Tag; Ausgangswerte zwischen 7. bis 16. Tag erreicht; Steigerung bis auf das 7—20fache des NW; Enzym der Spätphase	Leber, Bluterkrankungen, Muskulatur
Glykogenphosphorylase b (GP)	Glykogen + G-1-P ⇌ $Glykogen_{n+1}$ + Phosphat	0,05—0,1	Aktivitätsmaximum 20.—30. Stunde, bis 4.—5. Tag nachweisbar	Myositis, Muskeldystrophie, Enzephalomalazie
γ-GT Gamma-glutamyl-transpeptidase	Transpeptidierung von Poly-γ-glutamylpeptid	bis 30 U/l	Maximum am 10. Tag mit 40—160 U/l Erreichen des NW um den 50. Tag	Leber
MK Myokinase	2 ADP ⇌ AMP + ATP		Maximum nach 6 h	Muskulatur, Cave Hämolyse!
SHBDH Serumhydroxibutter-säuredehydrogenase	AcAc + $NADH_2$ ⇌ β-Hydroxibutyrat + NAD	unter 140 U/l	Maximum etwa nach 48 h mit Werten über 200 U/l; NW um den 13. Tag erreicht	Leber
LDH-Isoenzyme	Anstieg der muskelspezifischen LDH (nach Trennung mit Stärkegelelektrophorese) Fraktion I und V, bei thermischer Inaktivierung thermostabiler Fraktion; DD: perniziöse Anämie, hämolytische Anämie, Muskeldystrophie			

NW = Normalwert. *) = nach Standard DAB 7.

Index für die Prognose verwendet, und es konnte eine signifikante lineare Beziehung zwischen Letalität und Serumenzymspiegel gefunden werden [180]. Weiterhin wurde die Beziehung zwischen der Letalität, der Effektivität der CCU und der Höhe des Enzymspiegels untersucht [57]. Chapman [57] konnte zeigen, daß die Letalität in der CCU fast ausschließlich von der Größe des Infarktes abhängt. Für die Enzyme SGOT und LDH fand er eine noch signifikante lineare Korrelation zwischen Letalität und Enzymspiegel. 93% der Veränderungen in der Letalitätsrate waren durch die Veränderungen des GOT-Spiegels und 96% durch die Veränderungen im LHD-Spiegel erklärbar [57]. Er konnte ferner eine hoch signifikante lineare Korrelation zwischen dem SGOT-Spiegel und der Inzidenz von supraventrikulären und ventrikulären Arrhythmien, komplettem AV-Block, Schenkelblöcken, myokardialer Insuffizienz und sekundärem Herzstillstand feststellen. Somit kam er zu der Schlußfolgerung, daß die Häufigkeit der kardialen Komplikationen eine direkte Beziehung zur Größe des Infarktes hat [58]. Er berücksichtigte ebenfalls die Höhe der SGOT zusammen mit dem Auftreten des kardiogenen Schocks und der Oligurie als Teile eines prognostischen Index' für die Patienten, die auf einer CCU behandelt wurden [59].
Zusammenfassend kann folgendes festgestellt werden:

1. Die Enzymbestimmung ermöglicht die Diagnostik im Frühstadium des akuten Myokardinfarktes eventuell bevor das EKG den Nachweis erbringt.
2. Die qualitative Diagnose eines elektrokardiographisch nicht erfaßbaren Infarktes wird ermöglicht.
3. In Fällen, bei denen im Elektrokardiogramm bereits bekannte pathologische Veränderungen vorhanden sind (wie bei Infarktrezidiven), wird die Diagnose gesichert.
4. Eine Nekrose kann bestätigt und damit von einer Angina pectoris ohne Infarkt differenziert werden.
5. Bei nicht-transmuralen Infarkten (subendokardial, subepikardial), bei denen die Aussage des Elektrokardiogramms nicht eindeutig ist, leistet die Enzymbestimmung einen wesentlichen Beitrag.
6. Sie ermöglicht eine quantitative Diagnostik und schafft somit wesentliche Voraussetzungen für die Beurteilung des Verlaufes und die Prognose der Krankheit.
7. Anhand der sogenannten Enzymmuster und Quotienten der verschiedenen Enzyme ist die Möglichkeit gegeben, myokardiale Erkrankungen von nicht-myokardialen zu trennen.
8. Die Isolierung und Erfassung des herzspezifischen Enzyms, wie z. B. die Phosphorylase-b des Herzens, kann das Spektrum der Aussage erweitern, beispielsweise postoperativer Infarkt nach aorto-koronarem Bypass und Vergesellschaftung des Infarktes mit Leber- und Skelettmuskelerkrankungen.
9. Die Erfassung der Reinfarkte, die bei bereits vorhandenen EKG-Veränderungen (z. B. R-Verluste, ST-Elevationen sowie pathologische Q-Zacken) Schwierigkeiten bereiten, kann durch eine engmaschige enzymatische Kontrolle verbessert werden.
10. Die Voraussetzung für optimale Aussagen besteht allerdings in methodischer Exaktheit, Häufigkeit der Kontrolle und zeitgerechter Blutentnahme.

7.5.4. Elektrokardiographische Diagnostik des Myokardinfarktes

Die Diagnostik des akuten Myokardinfarktes gehört zu den klassischen Anwendungsbereichen der klinischen Elektrokardiographie.
Das Elektrokardiogramm ermöglicht vergleichbar der Enzymdiagnostik eine qualitative und quantitative Erfassung des Myokardinfarktes. Über die quantitative Diagnostik des Infarktes wurden in den letzten Jahren besonders durch die Gruppe um Maroko berichtet [236]. Darüber hinaus bietet es die Möglichkeit, zur Topographie des Infarktes Stellung zu nehmen, was durch die Enzymbestimmung nicht gegeben ist.
Das EKG ist in der Diagnostik des akuten Myokardinfarktes den Enzymen in der Bestimmung der Lokalisation des Myokardinfarktes, in der Frühdiagnostik, in der Bestimmung des Alters des Myokardinfarktes sowie in der Diagnostik der Postinfarktzustände überlegen, die Enzyme dagegen in der Erfassung der Reinfarkte.
Im Prinzip beruht die elektrokardiographische Diagnostik des Infarktes auf drei Gruppen von Veränderungen:

1. Veränderungen des QRS-Komplexes und der ST-Strecke.
2. Je nach Topographie des Infarktes konstante infarktbedingte Veränderungen in den entsprechenden Ableitungen.
3. Je nach dem Entwicklungsstadium des Infarktes Formveränderung der Stromkurve des Herzens mit großer diagnostischer und prognostischer Aussage.

Zu beachten ist jedoch, daß es kein pathognomisches elektrokardiographisches Bild für den Infarkt gibt.

7.5.4.1. Vektorielle Darstellung des akuten Myokardinfarktes

Der akute Verschluß einer Koronararterie führt zur Ischämie und Nekrose des entsprechenden Myokardbezirkes. Das nekrotische Gewebe ist nicht mehr in der Lage Biopotentiale zu erzeugen. Der Summationsvektor wird jetzt nur noch vom umgebenden gesunden Gewebe gebildet. Er erhält in Abhängigkeit vom Sitz und dem Ausmaß der Nekrose eine andere Richtung und einen anderen Betrag. Da das nekrotische Gewebe nicht mehr aktiv die Richtung des Summationsvektors infolge des Potentialverlustes beeinflußt, ist dieser stets von der infarzierten Muskulatur weggerichtet.
Je nach den Projektionsbedingungen dieses Initialvektors auf die Frontalebene (Extremitätenableitungen) oder die Horizontalebene (Brustwandableitungen) kommt es zur Darstellung entsprechender Q-Zacken.
In der unmittelbaren Umgebung der Nekrose (vorwiegend subepikardial) bildet sich die sogenannte „Läsionszone“ aus, die klinisch häufig als Perikarditis epistenocardica in Erscheinung tritt. Diese Zone ist am Ende der Depolarisation weniger stark elektronegativ geladen als die inneren Schichten des Myokards. Dadurch entsteht am Ende der Depolarisation eine Potentialdifferenz, wobei der Vektor auf die relativ elektropositiven bzw. weniger elektronegativen Bezirke gerichtet ist. Daraus kann abgeleitet werden, daß ST-Elevationen in den Ableitungen nachweisbar sind, auf die dieser Vektor zeigt.
Der Hauptvektor der T-Welle ist von der Infarktzone weggerichtet und verläuft mit dem Initialvektor des QRS-Komplexes mehr oder weniger parallel.
Bei lokaler Myokardschädigung sind die Außenschichten noch elektronegativ, während

die Innenschichten bereits wieder elektropositiv geworden sind. Da der Vektor immer zum elektropositiven Bezirk weist (Abb. 116) muß er in der Repolarisationsphase von außen nach innen gerichtet sein.
Die Tabelle 74 zeigt zusammenfassend die drei verschiedenen Intensitätsgrade der Gewebeschädigung nach der Unterbrechung bzw. Reduzierung der myokardialen Durchblutung im EKG.

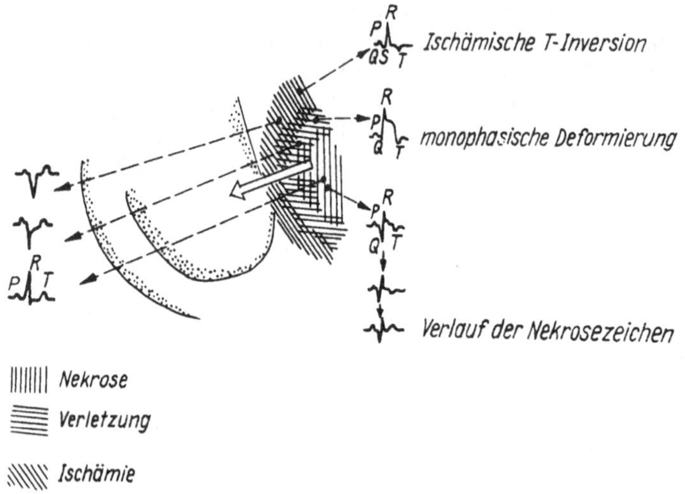

Abb. 116. Schematische Darstellung der elektrokardiographischen Veränderungen bei Myokardinfarkt. Nach Nager, F: Die Diagnose des akuten Herzinfarktes. Fortschritte und Probleme. Schweiz. Rundschau Med. (PRAXIS) 64 (1975) 311 (modifiziert)

Tabelle 74
Abhängigkeit der Vektorrichtung von verschiedenen Formen der myokardialen Schädigung

Intensitätsgrad der Schädigung	Veränderungen an der Myokardzelle	Vektorrichtung
Ischämie	Verlangsamung bioelektrischer Vorgänge, intrazellulärer Kaliumverlust	Vektor zeigt vom ischämischen Bezirk weg
Läsion	Metabolische Veränderungen, z. B. Zerfall energiereicher Phosphate; Azidose bei (rechtzeitiger Therapie noch reversibel)	Vektor zeigt auf die verletzte Zone
Nekrose	Absterben der Myokardzelle, elektrische Aktivität ist erloschen. Bezirk fungiert als inaktiver Leiter	Vektor ist vom nekrotischen Bezirk weggerichtet

7.5.4.2. Der elektrokardiographische Verlauf des akuten Myokardinfarktes

Man unterscheidet elektrokardiographisch drei Stadien im Verlauf eines Infarktes:

— **Akutes Stadium**

Die dem akuten Verschluß einer Koronararterie folgende Ischämie führt im Elektrokardiogramm gelegentlich zu einer flüchtigen T-Überhöhung („Erstickungs-T oder T-en-

dôme"), die im allgemeinen auf eine Innenschichtalteration bezogen wird. Dieses elektrokardiographische Zeichen ist meist nur sehr kurz nachweisbar und wird deshalb selten beobachtet. An der Grenze des ischämischen bzw. nekrotischen Muskelbezirkes entsteht ein Verletzungspotential, das eine monophasische Deformierung des Kammerendteils bewirkt. Die ST-Strecke geht vom absteigenden R-Schenkel ab und ist nach oben kuppelartig oder plateauförmig begrenzt. Die T-Welle ist in der Regel mit einbezogen.
Auf diese akute Ischämie folgt die Nekrose, die zur Veränderung des initialen QRS-Vektors führt. Je nach Größe und Lokalisation der Nekrose kommt es in den entsprechenden Ableitungen zur Ausbildung einer pathologischen Q-Zacke. Sie bildet sich im allgemeinen erst einige Stunden nach dem akuten Verschluß der entsprechenden Koronararterie mit Beginn der Nekrose aus [312]. Nach PARDEE [264, 266] liegt ein pathologisches (infarktbedingtes) Q vor, wenn folgende Kriterien erfüllt sind:

1. In Ableitung III nach EINTHOVEN muß die Amplitude von Q mindestens 25% der größten R-Zacke betragen.
2. Es darf dieser Q-Zacke kein auch noch so kleiner positiver Ausschlag der Hauptschwankung vorangehen, und es muß eine R-Zacke folgen.
3. Es darf kein Rechtstyp vorliegen.

Diese Kriterien wurden durch GOLDBERGER modifiziert, der neben den genannten Bedingungen noch eine Dauer der Q-Zacke von 0,04 s fordert.

Tabelle 75

Differentialdiagnose der Q-Zacke

1. Physiologische Erregungsausbreitung im Septum interventriculare und den Papillarmuskeln
2. Myokardinfarkte
3. Hypertrophie des Septums bzw. der Papillarmuskeln
   (z. B. bei obstruktiven Kardiomyopathien)
4. Erregungsausbreitungsstörungen im Septumbereich
   (z. B. Schenkelblöcke, WPW-Syndrom)
5. Situs inversus
6. Seltenere Erkrankungen des Myokards
   (Amyloidose, Myokardose, Myotonia atrophica, progressive Muskeldystrophie Typ DUCHENNE)
7. Durch Registrierfehler bedingte Q-Zacken
   (Verpolung bzw. Vertauschen von Elektroden, fehlortige Elektrodenanlage, Kabelbrüche u. ä.)

In den Brustwandableitungen wird die R-Zacke über dem infarzierten Gebiet kleiner und kann überhaupt nicht nachweisbar sein, so daß daraus reine QS-Komplexe resultieren. Der Verlust der R-Zacke kann nach eigenen Beobachtungen reversibel sein.
Die Veränderung des Kammerkomplexes ist durch die Unfähigkeit des nekrotischen Gewebes bedingt, bioelektrische Potentiale zu bilden. Der Summationsvektor ändert durch Überwiegen der Vektoren der Gegenseite seinen Betrag und Richtung. In den Brustwandableitungen, die über dem Randgebiet eines transmuralen Infarktes liegen, kommt es zur Reduktion der R-Zacke oder zur Ausbildung eines Q.

— Reaktives Stadium (subakutes Stadium)

Dieses Stadium wird durch die Negativierung der T-Welle eingeleitet. Die T-Welle wird gleichschenkelig spitz negativ und nach PARDEE [265] als „koronares T" und nach HOLZMANN [155] als „terminal negatives T" bezeichnet. Gleichzeitig kehrt die ST-Elevation

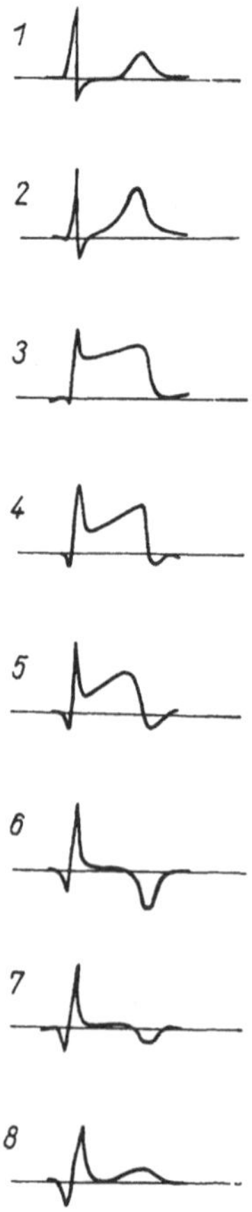

Abb. 117

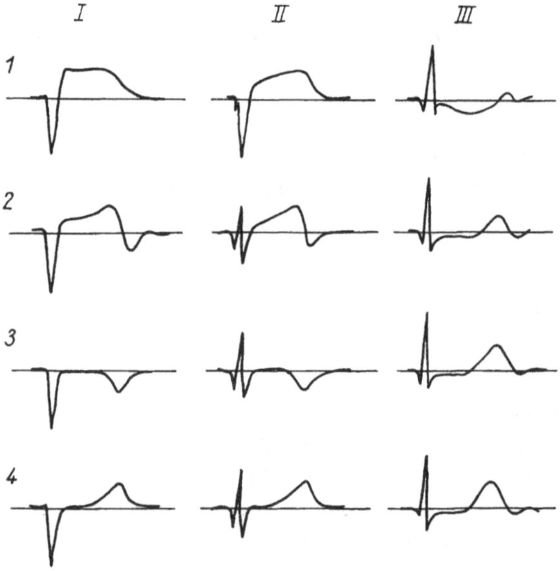

Abb. 118

Abb. 117. Schematisch dargestellter typischer EKG-Verlauf eines Myokardinfarktes in den Extremitätenableitungen.

1 —Normales EKG; 2—4 — Akutes Stadium; 5—7 — Reaktives Folgestadium; 8 — Endzustand oder Postinfarktzustand

Abb. 118. Schematisch dargestellter typischer Verlauf eines Myokardinfarktes im EKG in den Brustwandableitungen.

I — Großer transmuraler Infarkt; II — Nicht ausgedehnter transmuraler Infarkt; III — Subendokardialer Infarkt.

1 — Akutes Stadium; 2 und 3 — Reaktives Folgestadium; 4 — Endstadium oder chronischer Infarkt

allmählich zur isoelektrischen Linie zurück, wobei häufig ein subakutes oder Zwischenstadium durchlaufen wird. Dieses Zwischenstadium ist durch eine bereits gleichschenkelig negative T-Welle und eine noch oberhalb der isoelektrischen Linie verlaufenden ST-Strecke gekennzeichnet.
Die EKG-Veränderungen, die im reaktiven Folgestadium auftreten, werden auf eine Funktionsstörung im Grenzbereich des Infarktes zurückgeführt, in dem es zu einem Überdauern der Erregung kommt.
Das Folgestadium tritt meistens einige Tage nach dem Infarkt auf und kann Monate bis Jahre andauern. Die ST-Elevation ist selten länger als 21 Tage nachweisbar [310, 311]. Noch länger bestehende ST-Elevationen weisen auf eine gestörte Ventrikelkontraktion verschiedener Schweregrade hin.

— Endstadium (chronisches Stadium)

Im End- oder chronischen Stadium kann sich der Kammerendteil wieder völlig normalisieren, d. h. die ST-Strecke ist wieder isoelektrisch und die T-Welle positiv. In diesen Fällen ist das Indiz des abgelaufenen Infarktes nur die noch vorhandene Q-Zacke in den entsprechenden Ableitungen. Eine Rückbildung dieser Q-Zacken jedoch ist möglich, so daß das EKG völlig unauffällig werden kann [11, 33, 172, 173, 234, 263] (s. auch Tab. 29 und 30). Persistierende ST-Elevationen im Zusammenhang mit Q-Zacken geben Hinweise auf vorhandene kinetische Störungen (ausführlich s. S. 665).

7.5.4.3. Zeitliche Beziehungen zwischen dem Infarktstadium im EKG und dem Alter des Myokardinfarktes

Aus dem elektrokardiographischen Infarktstadium kann nur mit größter Vorsicht und Vorbehalt auf das Alter des Infarktes geschlossen werden, da die einzelnen Stadien unterschiedlich schnell durchlaufen werden.

1. *Akutes Stadium*

   Das akute Stadium dauert einige Stunden bis Tage, gelegentlich sogar Wochen, Q-Zacken können noch nach 4—6 Tagen zur Darstellung kommen.

2. *Reaktives Folgestadium*

   Dieses Stadium beginnt meist nach einigen Tagen, seltener bereits nach wenigen Stunden oder erst Wochen. In bezug auf die Veränderungen des Kammerendteils bleiben viele Infarkte auf dem reaktiven Folgestadium stehen. Eine innerhalb von 3 Wochen nicht normalisierte ST-Strecke ist auf kinetische Störungen unterschiedlicher Schwere verdächtig.

3. *Endstadium (chronisches Stadium)*

   Dieses chronische Stadium des Infarktes ist in der Regel nach 2—3 Wochen erreicht, in seltenen Fällen aber auch erst nach Monaten.

7.5.4.4. Elektrokardiographische Lokalisation des akuten Myokardinfarktes

In der Regel ist die Lokalisation der Infarkte mit Hilfe des EKG möglich (Abb. 119). Da die Koronararterien sehr variabel in ihrem Verlauf angelegt sind, kann nur der infarzierte Muskelbezirk lokalisiert aber nicht mit der gleichen Sicherheit auf die den Teil versorgende Arterie geschlossen werden; allgemein gelten jedoch die in der Tabelle 76 wiedergegebenen topographischen Beziehungen.

Ableitungsystem	Einthoven			Goldberger			Wilson									Nehb			Frank		
Lokalisation	I	II	III	aVR	aVL	aVF	V_1	V_2	V_3	V_4	V_5	V_6	V_7	V_8	V_9	D	A	I	X	Y	Z
großer Vorderwandinfarkt	●	●			●			●	●	●	●	●					●	●	●		●
Septalinfarkt							●	●													●
Anteroseptalinfarkt							●	●	●	●							●				●
Lateralinfarkt	●	●			●						●	●	●					●	●		
Supraapikalinfarkt									●	●							●				●
Apikalinfarkt											●	●						●	●		
strikt posteriorer Infarkt							○						●	●	●	●				●	●
Inferior- bzw. Diaphragmalinfarkt		●	●			●										●				●	

○ indirektes Zeichen

Abb. 119. Lokalisation des Infarktes mit Hilfe des Elektrokardiogramms

Tabelle 76

Topografische Beziehungen zwischen den verschlossenen Koronararterien und der Lokalisation des Infarktes

1. Zentraler Verschluß des R. interventricularis ant.	großer Vorderwandinfarkt
2. Septumäste des R. interventricularis post. und ant.	Septuminfarkt
3. Peripherer Verschluß des R. interventricularis ant.	Anteroseptalinfarkt
4. Verschluß des R. diagonalis evtl. auch des posterolateralen Astes des R. circumflexus sin.	Lateralinfarkt
5. Verschluß des Seitenastes des R. interventricularis ant.	supraapikaler Infarkt
6. Peripherer Verschluß des R. interventricularis ant.	apikaler Infarkt
7. Verschluß des atrioventr. Astes des R. circumflexus sin.	posterolateraler Infarkt
8. Verschluß der A. coronaria dext. bzw. R. circumflexus der A. coronaria sin.	inferiorer oder diaphragmaler Infarkt

Nicht jede EKG-Kurve jedoch, die Infarkt- oder infarktähnliche Veränderungen zeigt, darf kritiklos und ohne Kenntnis der klinischen Symptomatik und der Paraklinik als Infarkt bewertet werden.

Folgende Krankheitsbilder sind differentialdiagnostisch abzugrenzen:

Diagnose	*Differentialdiagnose*
Anteroseptalinfarkt	Perikarditis acuta (ST-Elevation)
Septuminfarkt	Linksherzhypertrophie Linksschenkelblock (komplett, inkomplett)
Lateralinfarkt	Kardiomyopathie (Q-Zacken)
Posterolateralinfarkt	Rechtsherzhypertrophie Rechtsschenkelblock (komplett, inkomplett) Lungenembolie (Amplituden des QRS-Komplexes oder ST-Elevation)
Inferiorer oder diaphragmaler Infarkt	Kardiomyopathie Lungenembolie Pericarditis acuta (Q-Zacken, ST-Elevation)

7.5.4.5. Transmurale und nicht-transmurale Myokardinfarkte

Die diagnostischen Schwierigkeiten des akuten Myokardinfarktes nur bei Veränderungen der ST-Strecke und T-Welle ohne gleichzeitige Alteration des QRS-Komplexes sind bekannt [104, 112, 218, 360].
Im allgemeinen werden die Veränderungen der T-Welle als Zeichen des intramuralen Infarktes angesehen, obwohl dem auch andere Ursachen zugrunde liegen können [269].
In vielen Fällen, in denen der QRS-Komplex unverändert erscheint, zeigt das Vektorkardiogramm eine deutliche abnorme QRS-Schleife, die für einen transmuralen Myokardinfarkt spricht [219]. Hierbei stellt die Vektorkardiographie eine Ergänzung der Infarktdiagnostik
Ein tiefes negatives T bei Fehlen anderer elektrokardiographischer Veränderungen wird als Zeichen des subendokardialen Infarktes angesehen [280]. Daneben wurden nicht-transmurale aber ausgedehnte Infarkte, die vom Endokard bis zur Hälfte oder drei Viertel des Abstandes zum Epikard reichten, mit elektrokardiographischen Veränderungen des QRS-Komplexes sowie auch ST- und T-Veränderungen gefunden. Das stimmt auch mit experimentellen und klinischen Beobachtungen von Prinzmetal und Mitarbeitern [279] sowie Massumi und Mitarbeitern [241] überein. Sie stellten sich eine andere Art der Aktivierung der Ventrikelwand vor. Diese Untersucher sind der Auffassung, daß die R-Zacke das Resultat der Aktivierung der äußeren Schichten des Herzens ist und daß das Subendokard zu träge ist, um ein Verletzungspotential zu bilden. Funktionelle Veränderungen in den äußeren Schichten können verantwortlich sein für R-, ST- und T-Veränderungen, die üblicherweise bei subendokardialen Infarkten zu beobachten sind. Sie schlußfolgern daraus, daß bei entsprechendem klinischen Bild eines Myokardinfarktes das Vorliegen eines normalen oder fast normalen EKG für einen subendokardialen Infarkt spricht. Diese ST- und T-Veränderungen unterstützen nur diese Diagnose.
Um die Diagnose des nicht-transmuralen Infarktes dennoch richtig zu stellen, sind tägliche EKG- und Serumfermentkontrollen unumgänglich.
Hierbei möglicherweise auftretende EKG-Veränderungen sind in der Tabelle 83 zusammengestellt.

Tabelle 83

EKG-Veränderungen bei nicht-transmuralen Infarkten

Lokalisation	EKG-Veränderungen
Intramural	• spitzes negatives T • ST-Senkung evtl. ST-Hebung • Q-Zacken • R-Reduktion
Subendokardial	• ST-Senkungen (präkordial) • Q-Zacken • R-Reduktion • spitzes positives T in V_4 bis V_6 • evtl. T-Abflachung oder präterminal negatives T • ST-Hebung in aVR
Subepikardial	• ST-Hebung • spitzes negatives T (koronares T)

7.5.4.6. Atypische Lokalisationen des Myokardinfarktes

Neben den genannten häufigen (typische) Lokalisationen der Infarkte, bezogen auf die Topografie des linken Ventrikels, sind atypisch lokalisierte Infarkte möglich:

— Vorhofinfarkte
— rechtsventrikuläre Infarkte
— Papillarmuskelinfarkte
— Ventrikelseptuminfarkte

— Infarkte des Vorhofes

Vorhofinfarkte sind nicht so selten, wie oft angenommen wird. In Abhängigkeit von der Untersuchungsmethode werden sie im Sektionsgut von am Infarkt Verstorbenen in 1 bis 17% der Fälle gefunden [361], wobei die Kombination eines Vorhofinfarktes mit einem Kammerinfarkt häufiger als der isolierte Vorhofinfarkt ist. Der rechte Vorhof ist von einer Infarzierung und Ruptur häufiger betroffen als der linke [195]. Im Elektrokardiogramm sind 2 Besonderheiten auffällig:

1. Atriale Erregungsbildungs- und -leitungsstörungen
2. Veränderungen der P-Welle und der PQ-Strecke

Die atrialen Rhythmusstörungen (SA-, AV-Blockierungen, Vorhofflattern und -flimmern, supraventrikuläre Tachykardien und Extrasystolien) sind vielfältig, wobei vor allem die häufigen Übergänge von einer in die andere Form charakteristisch ist [71, 211, 315].

• Darstellung der Vorhofinfarkte in den verschiedenen Ableitungen

Die Veränderungen der PQ-Strecke sollen aber nur dann bedeutsam sein, wenn ihre Senkung oder Hebung mindestens 1,5 mm (10 mm = 1 mV) und nicht kürzer als 0,04 Sekunden ist. Außerdem müssen diese Veränderungen mindestens eine Woche nachweisbar sein. Differentialdiagnostisch ist die atriale Form der Perikarditis (Hebung der PQ-Strecke), die Hypertrophie der Vorhöfe, ein linksventrikulärer Infarkt, eine Insuffizienz des linken Ventrikels mit Anstieg des linksatrialen Druckes [56] zu berücksichtigen.

— Rechtsventrikuläre Infarkte

Über den rechtsventrikulären Infarkt gibt es nur wenige kasuistische Beobachtungen [32, 155, 285, 361, 377]. Eine spezielle klinische Symptomatik zeigen sie nicht. Die elektrokardiographischen Veränderungen entsprechen nach verschiedenen Autoren [32, 155, 211, 325, 361] denen des inferior-diaphragmalen Infarktes. Wenn ein inferiorer Myokardinfarkt plötzlich mit einer Rechtsherzdekompensation einhergeht, ist an das Vorliegen eines rechtsventrikulären Infarktes zu denken.

— Isolierte Papillarmuskelinfarkte

Sie kommen als Ausdruck einer subendokardialen Infarzierung relativ selten vor [10, 227, 272, 361] und wurden erstmals 1963 von Philips und Mitarbeitern [272] beschrieben. Bei diesen Patienten (S. 683) findet man in der Regel ein systolisches Geräusch über der Herzspitze, das ein Ausdruck der Papillarmuskeldysfunktion ist und auf eine dadurch bedingte Mitralinsuffizienz zurückgeführt wird. Die EKG-Veränderungen beschränken sich oft nur auf den ST/T-Abschnitt (ST-Elevationen und ST-Senkungen) [62, 361]. Nach Andersen und Mitarbeitern [10] können jedoch auch AV-Überleitungsstörungen, intraventrikuläre Erregungsleitungsstörungen und pathologische Q-Zacken auftreten.

— Ventrikelseptuminfarkte

Ein isolierter Septuminfarkt ist selten, jedoch kommt er in Kombination mit Infarkten der anterioren oder posterioren Wand häufiger vor. Bei etwa $^2/_3$ der Vorderwandinfarkte und $^1/_3$ der Hinterwandinfarkte liegt eine septale Beteiligung vor.

Das hauptversorgende Gefäß des Ventrikelseptum ist der R. interventricularis. ant. der A. coronaria sin., der Äste zu vorderen Hälfte bis $^2/_3$ und zum apikalen Bereich des Septum abgibt. Einer dieser Äste versorgt gleichfalls das Hissche Bündel und die Tawara-Schenkel. Der AV-Knoten wird hingegen nur durch einen kleinen Ast des R. interventricularis post. der A. coronaria dextr. versorgt. Dieser Ast versorgt auch die hintere Hälfte bzw. $^1/_3$ des Septum.

Liegt ein Linksversorgungstyp vor, wird die Versorgung des Septums durch die Äste des R. interventricularis ant. und des R. circumflexus der A. coronaria sin. vorgenommen. Aus dem Grunde ist ein totaler Infarkt und unter Umständen die Ruptur dann zu erwarten, wenn diese beiden Arterien verschlossen sind.

Beim Vorhandensein eines Septuminfarktes ohne Perforation ist die hämodynamische Wirksamkeit weniger von Bedeutung. Die jedoch mit diesem Infarkt verbundenen Überleitungsstörungen können sekundär zu hämodynamisch bedeutsamen Veränderungen führen. Posteriore Infarkte betreffen in der Regel das His-Bündel und der AV-Knoten bleibt ausgespart. Deshalb ist der Block beim posterioren Infarkt inkomplett und passager. Bei anterioren Infarkten hingegen werden beide Schenkel betroffen; der AV-Block ist deshalb häufig komplett und persistiert.

Adams-Stokes-Anfälle wurden in 5% dieser Fälle beobachtet. Eine Bradykardie wurde bei etwa 25% der Patienten nachgewiesen. Die Letalität liegt bei 50%, bei Patienten mit AV-Block. 70% bei AV-Block III° und 10% bei AV-Block I° und II° [303].

• **EKG-Veränderungen bei Ventrikelseptuminfarkten**

Außer den AV-Blockierungen, die in der ersten Woche nach dem Infarkt auftreten, sind folgende elektrokardiographische Veränderungen zu beachten:

Anteriorer Abschnitt des Septums

1. Abnormes QR in V_1 und V_2 oder V_2, V_3 und V_4 mit normalem initialem R in V_1
2. RST-Segment-Elevation von V_1—V_4
3. Abnorme Q-Zacken in V_5 oder V_6
4. Q-Zacken in den rechts präkordialen Ableitungen mit komplettem Rechtsschenkelblock
5. Q-Zacken in den links präkordialen Ableitungen mit Linksschenkelblock
6. Ventrikuläre Extrasystolien mit ausgeprägten Q-Zacken, die von einer R-Zacke und deutlich invertierten oder erhöhten T-Zacke gefolgt sind.

Posteriorer Abschnitt des Septums

1. Prominente oder verbreiterte R-Zacke in V_1 mit positiver T-Zacke
2. Gesenktes ST-Segment von V_1 bis V_4
3. R zu S-Verhältnis > 1 in V_1 und evtl. V_2
4. Knotung des deszendenten Schenkels von R in V_1
5. Keine Q-Zacken oder ST-Segment-Elevationen

Bei ausgeheiltem Infarkt und Fibrosierung des Septums kann die normalerweise vorhandene Q-Zacke in Ableitung I, V_5 und V_6 nachweisbar sein.

7.5.4.7. Die Diagnose des akuten Myokardinfarktes bei Schenkelblockbildern

Die Diagnose des akuten Myokardinfarktes bei gleichzeitig bestehendem Schenkelblock kann dann gesichert werden, wenn weitere Veränderungen in der Gestalt des QRS-Komplexes durch die Verlaufskontrolle nachgewiesen werden können.
Chronische Infarkte hingegen können jedoch übersehen werden [79], besonders auch dann, wenn keine Vor-EKG zum Vergleich vorliegen.
Die wichtigsten differentialdiagnostischen Kriterien zwischen Infarkt und Schenkelblock sind:

— **Linksschenkelblock und Vorderwandinfarkt**

Extremitätenableitungen:

Q-Zacke in I und aVL. Bei kleineren Vorderwandinfarkten gelegentlich rsR-Typ in I und aVL. Sonstige Infarktzeichen fehlen.

Brustwandableitungen:

QS-Komplex in V_1 bis V_4 (bis V_5), linkspräkordial qRs oder QRS-Typ. Mitunter rSR-Typ in V_6 und Potentialverluste in V_5 und V_6.

— **Linksschenkelblock und inferiore Infarkte**

Extremitätenableitungen:

Geknotete R-Zacken in III und aVF können als Hinweis dienen. Sonst Q-Zacke in III (II) und aVF und evtl. koronare T-Wellen in den gleichen Ableitungen. Diese Veränderungen finden sich nur bei inferior-diaphragmalen Infarkten.

Brustwandableitungen:

Bei posterolateralen Infarkten findet man hohe R-Zacken in $V_1(V_2)$ R/S-Verhältnis von 1 oder größer in V_1 (V_2) und Q-Zacken in V_1 bis V_9 sowie Nehb D.
In der Tabelle 77 sind die Infarktzeichen mit der höchsten Sensitivität und Spezifität beim Linksschenkelblock dargestellt.

Tabelle 77
Infarktzeichen mit höchster Sensitivität und Spezifität beim Linksschenkelblock

1. Merkmale mit höchster Sensitivität	
anterior und anteroseptal	Q-Zacke
	R-Reduktion
	CHAPMAN-Zeichen in III, aVF
septal	S-Zacke in aVF
inferior	CABRERA-Zeichen in I, aVL
2. Merkmale mit höchster Spezifität	
anterior und anteroseptal	Q-Zacke in V_5 und V_6
	CHAPMAN-Zeichen in V_6
	W-Form des Kammerkomplexes in V_3 und V_4
septal	W-Form des Kammerkomplexes in V_3 und V_4
inferior	CABRERA-Zeichen in II

CABRERA-Zeichen = Kerbenbildung im zweiten (oberen) Drittel des aszendierenden Schenkels der S-Zacke. (Abb. 120a)
CHAPMAN-Zeichen = Kerbenbildung in der initialen Phase der R-Zacke (Abb. 120b)

Tabelle 78
Elektrokardiographische Infarktzeichen bei bestehendem kompletten Linksschenkelblock

Differenzierungskriterium	Anterior	Septal	Inferior
Q-Zacke	I, aVL, V_5, V_6	—	II, III, aVF
CHAPMAN-*Zeichen* (Kerbenbildung in initialer Phase der R-Zacke)	I, aVL, V_4, V_5 oder V_6	—	
Zeichen nach CABRERA (Kerbenbildung im zweiten oberen Drittel des aszendierenden Schenkels der S-Zacke)	in Ableitungen mit QS oder rS-Form (0,04 bis 0,05)	—	II, III, aVF
SCHERF*sches Zeichen* (linksventrikuläre Extrasystolie, die in einer W-Form die Nekrose demaskiert)	V_3, V_4	—	—
QrS- oder W-Form des Kammerkomplexes	—	V_3, V_4	—
S-Zacke	—	aVF	—

— Rechtsschenkelblock und Vorderwandinfarkt

Extremitätenableitungen:

Infarkt häufig stumm, mitunter r_I-S_{II}-S_{III}-Typ [84], der auch als Diskrepanztyp bezeichnet wird.

Brustwandableitungen:

Rechtspräkordial qR- oder QR-Komplex [156, 380] linkspräkordial verschwindet die typisch plumpe, breite S-Zacke häufig [156]. In den Ableitungen V_3 bis V_6 mitunter auch reine QS-Komplexe. In V_1 und V_2 nicht selten tiefe S-Zacke, während die R-Zacke nicht mehr als 0,05 mV beträgt [156]. Der Infarkt ist nach DRESSLER und Mitarbeitern [84] sicher, wenn das S/R-Amplitudenverhältnis in V_1 (V_2) größer als 10 ist.

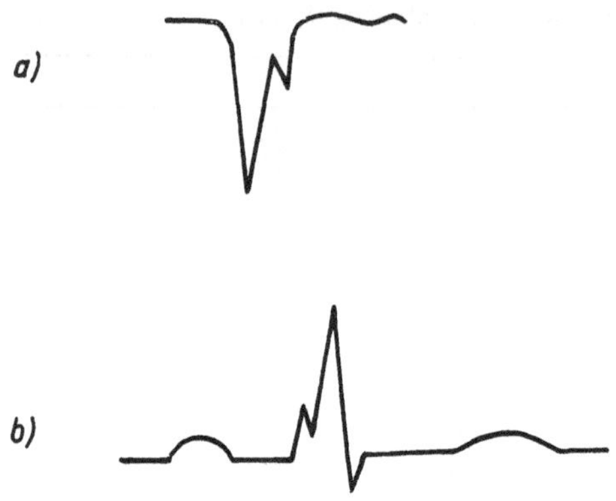

Abb. 120. Elektrokardiographische Zeichen mit höchster Spezifität und Sensitivität bei Myokardinfarkt mit Linksschenkelblock.
a — Zeichen nach CABRERA; b — CHAPMAN-Zeichen

— Rechtsschenkelblock und inferiore Infarkte

In typischen Fällen zeigt der inferior-diaphragmale Infarkt pathologische Q-Zacken in III (II) und aVF. Aber auch ein W-förmig gesplitterter QRS-Komplex erscheint infarktverdächtig [84]. Nach DRESSLER und Mitarbeitern [84] machen pathologische Q-Zacken in der Ableitung II einen inferior-diaphragmalen Infarkt bei Rechtsschenkelblock sehr wahrscheinlich, desgleichen R-Amplituden, die weniger als 0,05 mV betragen und von einer tiefen S-Zacke begleitet werden, bzw. ein S/R-Amplitudenverhältnis in Ableitung II von > 1.

Brustwandableitungen:

Beim posterolateralen Infarkt findet man Q-Zacken in V_7 bis V_9 sowie in Nehb D.
Jede EKG-Kurve, die Zeichen eines Schenkelblockes trägt, sollte genauestens auf gleichzeitig vorhandene Infarktzeichen überprüft werden. Pathologischen Q-Zacken kommt in diesen Fällen die größte diagnostische Aussage zu.
Die Tabelle 79 zeigt die Differenzierung des Rechtsschenkelblocks mit Myokardinfarkt.

Tabelle 80

Elektrokardiographische Kriterien des anterioren Myokardinfarktes bei bestehendem Rechtsschenkelblock

• qR oder QR-Komplex	rechts präkordial
• Typisch plumpe, breite S-Zacke	links präkordial
• Reiner QS-Komplex	$V_3 - V_6$
• S/R-Amplitudenverhältnis	in V_1 (V_2) > 10

Tabelle 81

Elektrokardiographische Kriterien des inferioren Myokardinfarktes bei bestehendem Rechtsschenkelblock

• Pathologische Q-Zacken	III (II), aVF, V_{7-9}, Nehb D
• S/R-Amplitudenverhältnis	in II > 10

– Hemiblöcke und Myokardinfarkt

Die ischämische Herzkrankheit ist für weniger als 41% der linksanterioren Hemiblöcke verantwortlich [294]. Der Myokardinfarkt stellt hierbei eine der wesentlichsten Ursachen dar. Für das Auftreten des linksposterioren Hemiblocks spielt der Myokardinfarkt hingegen eine untergeordnete Rolle.
Bekanntlich können auch Normalpersonen sowie Patienten mit Lungenkrankheiten einen ausgeprägten Linkstyp haben. Die Vektorschleife in der Frontalebene kann charakteristische Veränderungen zeigen, die zu einer Abgrenzung anderer Ursachen eines überdrehten Linkstyps beitragen kann.
Kulbertus und Mitarbeiter [200] kommen nach vektorkardiographischen Untersuchungen von 30 Patienten mit inferiorem Infarkt und abnormer Linksdrehung der elektrischen Achse zu der Schlußfolgerung, daß eine abnorme Linksdrehung durch den Infarkt allein oder durch den gleichzeitig mitbestehenden linksanterioren Hemiblock bedingt sei. Zur Differenzierung dieser beiden Möglichkeiten kann das Vektordiagramm in der Frontalebene beitragen.

– EKG-Diagnostik des Myokardinfarkts bei Hemiblock

Es wurden Versuche unternommen, den linksanterioren Hemiblock und den simultan bestehenden anteroseptalen Infarkt durch die Etagenschreibung zu differenzieren [65]. Bekanntlich sprechen QS, qR, qRS, qrS-Formen in V_1, V_2, V_3 für einen Anteroseptalinfarkt. Bei gleichzeitigem Bestehen des LAH können diese typischen Formen verwischt werden. Wenn die EKG-Ableitungen um einen Interkostalraum nach oben verschoben werden, können diese infarktspezifischen Veränderungen wieder nachgewiesen werden [65]. Dieses Ergebnis ist allerdings nach Levine und Mitarbeiter [219] nicht zuverlässig. In diesen Fällen wird die vektorkardiographische Diagnostik als sicher angesehen.
Bei Infarkt mit homolateralem Hemiblock [linksanteriorem Hemiblock (LAH) und anteroseptalem Infarkt, linksposteriorem Hemiblock (LPH) und inferiorem Infarkt] kann eine kleine Q-Zacke (< 0,045 s) in Ableitung I und aVL und in II, III und aVF für die Diagnostik eines Infarktes oder Hemiblocks sprechen. In einigen Fällen kann die Dauer der Q-Zacke mehr als 0,045 s betragen und mit einem Linkstyp verbunden sein, bei denen die Diagnose des Infarktes klar ist, aber die intraventrikuläre Erregungsleitungsstörung ist vom sogenannten Periinfarktblock fast undifferenzierbar [108]. Noch seltener ist das Vorkommen des Hemiblocks kontralateral zum Infarkt (LPH und anteroseptaler Infarkt, LAH und inferiorer Infarkt). Die Diagnose ist in diesen Fällen noch komplizierter. Leachman und Mitarbeiter [212] fanden nach Durchsicht von 2000 EKG 9 Patienten, bei denen ein kontralateraler Hemiblock mit einem früheren Infarkt vergesellschaftet war. Die Koexistenz von LAH mit inferiorem Infarkt bildete eine initiale r-Zacke in den Ableitungen II, III, aVF und markierte somit das elektro-

kardiographische Zeichen des abgelaufenen Infarktes. Dasselbe Phänomen war ebenfalls bei LPH mit anterolateralen Infarkt vorhanden, nämlich kleine initiale r-Zacken über den Ableitungen I und aVL.

Wenn an Stelle eines früher noch pathologischen Q jetzt eine R-Zacke nachweisbar ist, kann das nicht als Zeichen der Verbesserung des Infarktes angesehen werden, sondern im Gegenteil, diese Veränderung spricht für eine zusätzliche Schädigung, die eine intraventrikuläre Erregungsleitungsstörung hervorruft [212].

Hierbei wurde auf die differentialdiagnostische Bedeutung der Initial-0,025 s-Vektoren hingewiesen. Auch diese Autoren kommen zu der Feststellung, daß eine extreme Linksdrehung der elektrischen Achse des Herzens Folge des Infarktes oder des Hemiblocks sei. Hier bringt die Vektoranalyse einen weiteren Beitrag zur Differentialdiagnostik.

Cook und Mitarbeiter [68] berichten über den Maskierungseffekt des linksposterioren Hemiblocks bei einem anteroseptalen Myokardinfarkt.

Nach Untersuchungen von Mariott und Mitarbeitern [238] an 250 Patienten, die wegen akutem Myokardinfarkt in eine CCU aufgenommen wurden, fanden sich bei 40 Patienten (16%) ein Linksschenkelblock. Davon hatten 38 Patienten einen LAH und nur 2 einen linksposterioren Hemiblock.

7.5.4.8. Diagnose des akuten Myokardinfarktes bei WPW-Syndrom

Die Diagnose des Myokardinfarktes ist bei gleichzeitigem Bestehen eines Wolf-Parkinson-White-Syndroms häufig schwierig [24, 39, 124, 208, 319, 362]. Die Delta-Welle des WPW-Syndroms kann die Q-Zacke des Infarktes maskieren bzw. eine infarktbedingte Q-Zacke imitieren [39, 90, 347]. Die Delta-Welle kann einen inferioren Myokardinfarkt vortäuschen, wenn sie nach oben und links gerichtet ist; ein anterolateraler Infarkt kann nachgeahmt werden, wenn sie nach unten und rechts orientiert ist; einem Anteroseptalinfarkt kann sie ähneln, wenn sie vektoriell betrachtet, nach hinten gerichtet ist und sie kann schließlich ein einem echten posterioren Infarkt ähnliches Bild hervorrufen, wenn sie nach anterior gerichtet ist. Die Bedeutung der SR- und T-Veränderungen während Ischämie und Infarkt des Myokards haben Tamagna und Mitarbeiter [331] anhand eines Katzenmodells und Induktion der verschiedenen Grade der Präexzitation untersucht. Diese Untersucher kamen zu der Feststellung, daß bei geringen Veränderungen des Grades der rechtsventrikulären Präexzitation deutliche Veränderungen im QRS-Komplex und der T-Welle vorkommen. Sie untersuchten weiterhin den Einfluß eines experimentellen Infarktes auf das ST-Segment und die T-Welle und konnten zeigen, daß die T-Veränderungen als Folge der verschiedenen Grade ventrikulärer Fusion nicht mit Sicherheit von den T-Veränderungen als Folge einer Myokardschädigung differenziert werden können. Mit anderen Worten, die Differenzierung zwischen primären und sekundären T-Veränderungen ist nicht mit Sicherheit möglich. Mit Hilfe von Verlaufskontrollen durch das EKG können allerdings Hinweise auf ein ischämisches Geschehen durch die Veränderungen der Repolarisationswelle erbracht werden [216].

Trotz der erwähnten potentiellen Möglichkeit der Differenzierung bleibt der diagnostische Wert der T-Wellen-Veränderung beim WPW-Syndrom unsicher.

Zur Differenzierung kann man mittels pharmakologischer Tests versuchen, das Präexzitations-Syndrom zu beseitigen, um somit die Diagnose zu sichern.

Versuche, das WPW-Syndrom zu beeinflussen, sind folgendermaßen erfolgreich durchgeführt worden:

1. Inhalation vom Amylnitrit
   Dadurch kommt es reflektorisch zur Erhöhung des Sympathikotonus und somit zur Normalisierung des QRS-Komplexes [130].
2. Chinidin- und Procainamidgabe.
   Durch Depression des aberranten Überleitungsweges kommt es zur Normalisierung des QRS-Komplexes [208, 283, eigene Erfahrung].
3. Tachmalingabe
   Es scheint, daß durch Tachmalin eine selektive Blockierung des akzessorischen Weges erreicht wird [199, 283, eigene Erfahrung].

Averill und Mitarbeiter [14] fanden bei Untersuchungen von sonst gesunden Männern mit WPW-Syndrom eine Normalisierung des QRS-Komplexes bei 18 von 56 Patienten mit schnell i. v. injiziertem Atropin 1,2 mg. Bei 13 von diesen 18 Fällen war der Sinusrhythmus durch einen nodalen Rhythmus ersetzt. Gleiche Erfahrungen machten Goldman und Mitarbeiter [125] mit Atropin, wobei jedoch die Atropin-Anwendung bei akuter Ischämie und Infarkt potentiell Gefahren in sich birgt, da es ernsthafte ventrikuläre Arrhythmien hervorrufen kann [240, 379].

— Die diagnostische Wertigkeit der ventrikulären Extrasystolen bei der Differenzierung des WPW-Syndroms vom Myokardinfarkt

Mehrere Untersucher [85, 319] haben die diagnostische Bedeutung der ventrikulären Extrasystolie bei Myokardinfarkt und gleichzeitig bestehendem Linksschenkelblock betont. Diese Möglichkeit gilt auch für das WPW-Syndrom [39].
Ventrikuläre Extrasystolen müssen folgende Eigenschaften zeigen, um eine diagnostische Aussage zu ermöglichen [319]:

1. Der QRS-Komplex muß eine qR- oder qRs-, jedoch keine QS-Form zeigen, da diese QS-Konfiguration bei direkt unter der Elektrode entstandenen Extrasystolen registriert werden kann.
2. Die qR- oder qRs-Form ist dann diagnostisch bedeutsam, wenn sie über Ableitungen registriert werden, die epikardiale Potentiale erfassen und nicht das intrakavitäre Potential wie aVR widerspiegeln.

7.5.4.9. Elektrokardiographische Differentialdiagnostik des Myokardinfarktes

Mit Hilfe des Elektrokardiodiagramms soll eine Abgrenzung des Myokardinfakt gegenüber folgenden Krankheitszuständen ermöglicht werden:

1. Nicht-kardiale Krankheiten mit Thoraxschmerz
2. Kardiale, aber nicht ischämisch bedingte Herzkrankheiten mit Thoraxschmerz
3. Verschiedene Zustände, die elektrokardiographisch Nekrose-, Läsions- oder Ischämiezeichen imitieren können

Zu 1.: In diese Gruppe fallen vor allem die akute Pankreatitis, die Ösophagusruptur, der Spontanpneumothorax, der Herpes zoster u. a., die sowohl zu Thoraxschmerzen als auch gelegentlich zu Veränderungen der Erregungsrückbildung und u. U. zu geringem Anstieg der Aminotransferasen führen kann.

Zu 2.: Zu diesen Krankheitszuständen gehört die akute Perikarditis, das akute Cor pulmonale (Lungenembolie), das Aneurysma dissecans und die große Gruppe der Kardiomyopathien.
Bei diesen Zuständen, besonders bei der Perikarditis und der Lungenembolie, sind Veränderungen von ST und T obligatorisch. An dieser Stelle sei besonders auf die Abgrenzung der Lungenembolie vom inferioren Infarkt hingewiesen.

Zu 3.: Die vielfältigen Möglichkeiten der „Nachahmung" von Ischämie-, Läsions- und Nekrosezeichen im EKG wurden bereits an anderer Stelle ausführlich dargestellt s. Tab. 75, S. 439).

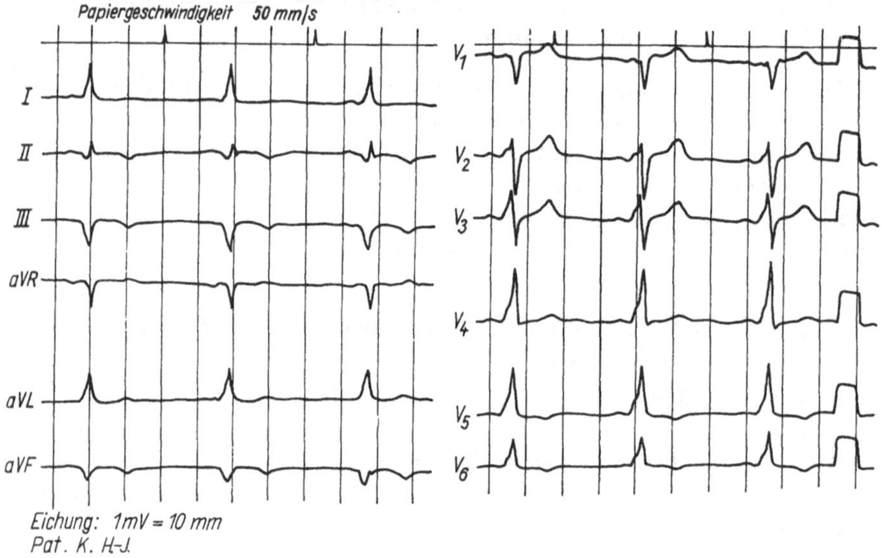

Abb. 121. Patient K., H.-J., ♂, 46 J.
WPW-Syndrom, das mit einem Zustand nach inferiorem Myokardinfarkt verwechselt wurde

7.5.4.10. Infarktdiagnostik mit Hilfe des korrigierten orthogonalen Systems nach FRANK

Das korrigierte orthogonale System nach Frank [116] wurde bei der Infarktdiagnostik im Vergleich zum konventionellen EKG verwendet. Nach Pipberger und Mitarbeiter [89] liegt ein Infarkt vor, wenn die in der Tabelle 81 wiedergegebenen Kriterien erfüllt sind.
Große Vorderwandinfarkte, die teilweise auch die laterale Wand betreffen, zeigen neben dem Q in Ableitungen —Z eine Q-Zacke und R-Reduktion in Ableitung X. Nach Simonson und Mitarbeitern [314] sind die R-Reduktion bzw. der R-Verlust in Ableitung —Z und ein betontes Q in Ableitung X die besten diagnostischen Kriterien.
Inferior-diaphragmale Infarkte bedingen eine Q-Zacke und R-Reduktion in Ableitung Y, da durch die Beeinflussung der normalerweise abwärts gerichteten Vektoren eine Drehung des Summationsvektors nach aufwärts erfolgt.
Posteriore Infarkte werden durch die Vergrößerung der R-Zacke und Abnahme der S-Zacke in Ableitung —Z charakterisiert. Posterobasale Infarkte sind somit das Gegenstück zum Vorderwandinfarkt.

Tabelle 82
Infarktkriterien nach PIPBERGER und Mitarbeiter [89]

	Grenzwerte
1. Vorderwandinfarkte	
Q/R_z*)-Amplitudenverhältnis	$< 0{,}10$
R_z-Dauer	$\geqq 0{,}07$ s
T_z-Amplitude	$> -0{,}05$ mV
2. Hinterwandinfarkte	
Q/R_y-Amplitudenverhältnis	$>0{,}25$
Q_y-Dauer	$\geqq 0{,}03$ s
Q_y-Amplitude	$> -0{,}24$ mV
R_y-Spitzenzeit**)	$\geqq 0{,}06$ s
T_y-Amplitude	$< -0{,}10$ mV
3. Lateralinfarkte	
Q/R_x-Amplitudenverhältnis	$< 0{,}17$

*) Die Indizes x, y, z bedeuten Ableitung X, Y, Z nach FRANK.
**) Dauer von QRS-Anfang bis zur Spitze der R-Amplitude.

TANNENBAUM und Mitarbeiter [332, 333], PORTHEINE [277], OBERWITTLER [258], WILKINSON und Mitarbeiter [358] sowie eine Reihe anderer Autoren [1, 3, 4, 5, 31, 98, 196] wiesen wiederholt darauf hin, daß lokalisierte präkordiale Potential-Verluste (besonders über V_4) mit dem korrigierten orthogonalen EKG nicht sicher genug erfaßt werden können, was auch mit eigenen Erfahrungen übereinstimmt.
TOMINAGA und Mitarbeiter [336] fanden einen R-Verlust in V_4 in 59,1% der Fälle durch Vorderwandinfarkt. Um diesen Informationsverlust zu vermeiden wurden zusätzliche Modifikationen des Systems vorgeschlagen [215, 332]. Auf die Bedeutung des Q/R-Verhältnisses für die Infarktdiagnostik mittels orthogonalem Ableitungssystem nach FRANK wurde hingewiesen [445].
Wenn das Q/R-Verhältnis in Z außer acht gelassen wurde, konnte eine korrekte Infarkt-Diagnose in 21% der Fälle nicht gestellt werden. Weder die Q-Amplitude noch die Q-Dauer hatten die diagnostische Aussage wie das Q/R-Verhältnis [445].
Entsprechend den von der WHO [366] mitgeteilten Kriterien gelten diese Myokardinfarkte als sicher. Alle Patienten wurden außerdem koronarangiographiert und zeigten pathologische Veränderungen am Koronararteriensystem.
Nach PIPBERGER und Mitarbeitern [89] lassen sich mit dem korrigierten orthogonalen EKG nach FRANK 80 bis 84% aller Myokardinfarkte diagnostizieren. Die Anzahl der falsch positiven beträgt dabei 8 bzw. 12%.
Wie unsere bisherigen Erfahrungen zeigen, lassen sich etwa 84,3% aller Postinfarktzustände im korrigierten orthogonalen EKG unter Berücksichtigung vektorieller Parameter nachweisen (demgegenüber 79,9% im konventionellen EKG [434a]).

7.5.4.11. Einige Aspekte der vektorkardiographischen Diagnostik des Myokardinfarktes

Es bestehen wenig Schwierigkeiten, die akute Phase des Infarktes zu diagnostizieren, wenn der QRS-Komplex in seiner Gesamtheit betroffen ist. Erschwert ist die Diagnose dann, wenn der QRS-Komplex nicht betroffen ist. Deshalb wurden viele Versuche unternommen, durch die Vektorkardiographie, die Unzulänglichkeit der Elektrokardiographie zu beseitigen [64, 83, 99, 112, 129, 134, 136, 152, 160, 161, 176, 184, 219, 220, 239, 284 371, 372,]. In letzter Zeit wurde auch ein farbiges Vektorkardiogramm für die Diagnostik des inferioren Myokardinfarkts benutzt. Man konnte durch diese Methode auf einer einzigen Ebene die Diagnose sichern [186]. Einige Untersuchungen weisen darauf hin, daß durch die Vektorkardiographie bei Fällen mit normalem oder unspezifisch verändertem EKG die Diagnose des Infarktes gesichert werden kann [64, 152, 160, 239, 371, 372].

Folgende Fragestellungen sind insbesondere für den Einsatz der Vektorkardiographie geeignet [219]:

1. Die Horizontalebene betreffende Veränderungen (anteriore und posterobasale Myokardinfarkte)
2. Die Frontalebene betreffende Veränderungen (inferiore Infarkte)

Von allen Methoden und Ableitungssystemen der Vektorkardiographie hat sich das FRANKsche System am meisten durchgesetzt.

— Anteriore Infarkte im VKG

Ein isolierter anteroseptaler Infarkt verändert nur den Initialteil der Kurve (in den ersten 0,02 s). Während bei Gesunden die Früh-0,02 s-Vektoren in der Horizontalebene anterior gerichtet sind [83, 161], richten sich bei einem anteroseptalen Infarkt die Initialvektoren nach posterior und in der Regel nach links [64, 161, 239]. Dieser Teil der Kurve kann sogar auch eine konkave nach vorn gerichtete Form haben [239]. Direkt folgende Vektoren können wieder normal anterior gerichtet sein. Der Rest der Schleife zeigt wieder einen normalen Verlauf, d. h. er ist nach posterior gerichtet. Eine genaue Betrachtung des Initialteils der Kurve kann einen Beitrag zur Diagnostik des anterioren Infarktes bringen.

Bei anterioren Infarkten liegt der momentane 0,02 s-Vektor gewöhnlich posterior zum Nullpunkt. Außerdem sind die 0,04 s-Vektoren weiter nach posterior gerichtet als im Normalfall [161, 239]. Allerdings ist die Differenzierung zwischen Myokardinfarkt und linksventrikulärer Hypertrophie nach der Position dieses Initialvektors schwierig [176, 184]. In der Tat können manche Fälle von linksventrikulärer Hypertrophie ähnliche Veränderungen wie beim anterioren Infarkt im Sinne einer kompletten Drehung im Uhrzeigersinn in der Horizontalebene hervorrufen [176]. Manche Autoren versuchten, diese Frage mit Hilfe der skalaren Beurteilung des FRANKschen Ableitungssystems zu lösen [184]. Sie fanden, daß die Linkshypertrophie in 56% der Fälle verifiziert werden konnte, wenn die Höhe der R-Zacke in der Ableitung X gleich oder größer als 1,2 mV war; der Myokardinfarkt hingegen wurde in 10% der Fälle falsch diagnostiziert. Wenn die Summe der R-Zacken in den Ableitungen X und Y gleich oder größer als 2,5 mV war, konnte die linksventrikuläre Hypertrophie in 66% der Fälle richtig erkannt werden, jedoch die falsch positive Diagnose des Myokardinfarktes war auf 12% erhöht. Deshalb besteht die Notwendigkeit nach der Suche weiterer elektrokardiographischer und vektorkardiographischer Kriterien für die genauere Differenzierung der linksventrikulären Hypertrophie und der Vorderwandinfarkte [219].

— Anterolaterale Infarkte im VKG

Diese zeigen frühzeitig nach rechts gerichtete Vektoren, die 0,022 s überschreiten [79]. Je nach der Größe des Infarktes kann die Schleife deutlich abnorm geformt sein und beschreibt eine komplette Drehung im Uhrzeigersinn (+90 bis −170°). Das wichtigste elektrokardiographische Zeichen ist eine signifikante Veränderung der R-Zacke in den linkspräkordialen Ableitungen. Speziell bei diesem Typ des Infarktes kann nur eine T-Negativierung in den erwähnten Ableitungen vorhanden sein [219].

— Inferiore Infarkte im VKG

Das am weitesten verbreitete Kriterium für die Diagnostik des inferioren Infarktes ist die Veränderung der Initial-0,025 s-Vektoren in der Frontalebene, die nach oben vom Nullpunkt und im Uhrzeigersinn gedreht sind [152, 161]. Diese Kriterien sind gültig, wenn sich auch die frühesten Vektoren inferior richten [152, 371]. Somit kann das Vektorkardiogramm ein definitives Zeichen des inferioren Myokardinfarktes zeigen, wenn auch im EKG noch eine initiale R-Zacke in aVF vorhanden ist [152, 371].
Wenn die früh superior gerichteten Vektoren den initial inferior gerichteten Vektoren folgen, muß die Dauer der superior gerichteten Vektoren gleich oder länger als 0,025 s sein, um die Diagnose eines Myokardinfarktes zu rechtfertigen.
Bei Anwendung dieser Kriterien konnten 90% der inferioren Infarkte diagnostiziert werden, während mit Hilfe des EKG nur in 42% der Fälle die Diagnose möglich war.
Hugenholtz und Mitarbeiter [161] kommen bei der Verwendung des Frankschen Systems zu der Schlußfolgerung, daß im Uhrzeigersinn gedreht und nach oben gerichtete Vektoren Zeichen eines inferioren Infarktes sind, auch wenn ihre Dauer weniger als 0,025 s beträgt unter der Voraussetzung, daß der maximale Vektor in der Frontalebene kleiner als 20° ist.
Andere Autoren [64] fanden jedoch dieses Kriterium auch bei 10% der Gesunden. Dieses Ergebnis ist möglicherweise von der Elektrodenlage abhängig [219]. Weiterhin wurde versucht, eine quantitative morphologische Beschreibung des Vektorkardiogramms für den inferioren Myokardinfarkt zu geben; danach wurden auf der Grundlage der Veränderungen des QRS-Komplexes in der Frontalebene verschiedene Gruppen eingeteilt [372].

7.5.4.12. Polarkardiographie

Unter der Polarkardiographie versteht man ein Verfahren zur Aufzeichnung der Größe und Richtung der aufeinanderfolgenden Komponenten des zeitbezogenen Vektors im Herzzyklus.
Dower und Mitarbeiter [80a, 80b] verglichen die elektrokardiographischen und polarkardiographischen Kriterien bei 493 Patienten mit Myokardinfarkt sowie die Aussagen beider Methoden anhand von 78 Autopsien. Sie fanden dabei, daß die Polarkardiographie eine höhere Sensitivität bei der Diagnostik des akuten Myokardinfarktes aufweist. Die von Dower und Mitarbeiter [80c] aufgestellten Kriterien zur Infarktdiagnostik wurden auch von anderen Autoren verwendet [390, 421].
Über die Aussagen und Vorteile der Polarkardiographie wurde mehrfach berichtet [80c, 80d, 394, 421].
Eine weite klinische Anwendung hat diese Methode bis jetzt nicht gefunden, so daß zu ihrem endgültigen Stellenwert noch nichts ausgesagt werden kann.

7.5.4.13. Oberflächenmapping

Das heutige wiedererwachte Interesse am Mapping geht auf TACCARDI [330] zurück, der ein durchdachtes Verfahren zur gleichzeitigen Registierung von 240 Signalen mit einer entsprechenden Rechentechnik aufstellte, so daß vollständige Isotopentialkarten für eine einzige Kammeraktion entstanden.
Unter Mapping versteht man ein Aufzeichnungsverfahren, mit dessen Hilfe die Anordnung der ST-Veränderungen auf dem Epikard oder der Körperoberfläche und damit die Abgrenzung des ischämischen vom normalen Myokard möglich ist [396].
Es werden zwei Mapping-Arten unterschieden:

1. das sogenannte ST-Segment-Mapping (ST-Elevation, ST-Senkung) und
2. das Isopotentiallinienmapping.

Das präkordiale ST-Segment-Mapping (ST-Elevation) wurde von verschiedenen Autoren verwendet [230a, 237, 284a, 284b].
MADIAS und Mitarbeiter [424] untersuchten mit Hilfe von 49 präkordialen Mappingableitungen die ST-Segment-Senkungen. REID und Mitarbeiter [284b] leiteten täglich bei 19 Patienten mit akutem Myokardinfarkt ein präkordiales ST-Segment-Mapping ab und fanden, daß 12 von 14 Patienten mit transmuralem Infarkt, eine weitere Erhöhung der Summe des ST-Segments hatten. 8 von diesen 12 Patienten hatten eine Erhöhung der Serum-Kreatinphosphokinase, die mit einer Infarktextension verbunden war.
KRONENBERG und Mitarbeiter [418] untersuchten die Höhe der Amplitude des ST-Segments nach dem akuten Myokardinfarkt in den FRANKschen Ableitungen und wiesen daraufhin, daß die ST-Segment-Vektoren $> 150\ \mu V$ ein quantitativer Ausdruck der Schwere und potentiell letaler Myokardischämie sein kann.
Das Oberflächenmapping wird als Ergänzung der konventionellen Elektrokardiographie bei der Diagnostik des akuten Myokardinfarktes angesehen. Von 100 Patienten mit gesicherten Postinfarktzustand (Hinterwandinfarkte) hatten mehr als 90% entsprechender Befunde im Oberflächenmapping, während im EKG und VKG diese Veränderung nicht mehr nachweisbar waren [402]. Die Ergebnisse experimenteller Arbeiten über das ST-Segment-Mapping unterstreichen die Komplexität der Interpretation der Daten, die aus multiplen epikardialen und präkordialen Ableitungen, insbesondere der letzteren, entstehen [152a, 436].
Diese Schwierigkeiten bei der Interpretation sind für den menschlichen Infarkt noch größer.
HARDARSON und Mitarbeiter [407] fanden im Durchschnitt eine 34%ige Reduktion der ΣST bei Patienten mit akutem anterioren Myokardinfarkt innerhalb von 3 Stunden nach der ersten Kontrolle ohne therapeutische Intervention ($p < 0{,}05$). Das erste Oberflächenmapping wurde zwischen der 3. bis 6. Stunde nach Beginn der Symptomatik geschrieben. Die Autoren schlußfolgern daraus, daß, obwohl mehrere Faktoren die Höhe der ST-Elevation innerhalb der ersten 48 Stunden nach akutem Myokardinfarkt beeinflussen (z. B. Zeit seit Beginn des Infarktes, Herzfrequenz, Blutdruck, Infarktgröße u. a.), das Oberflächenmapping trotzdem ein nützliches Verfahren für die Bewertung der kurzzeitigen (weniger als 4 Stunden) therapeutischen Interventionen bleibt.
THOMPSON und Mitarbeiter [438] weisen hingegen anhand der Untersuchungen von 38 Patienten, von denen 35 Patienten einen definitiven anterioren oder anterolateralen Myokardinfarkt hatten und bei denen über 10 Tage ein Oberflächenmapping abgeleitet wur-

den, daraufhin, daß das präkordiale ST-Segment-Mapping eine begrenzte Bedeutung bei der Aussage über die Infarktgröße und bei der Überwachung des menschlichen Infarktes zu haben scheint und wird von den Autoren als unzuverlässiges Verfahren zur Bewertung der Infarktgrößenreduktion angesehen. Sie fanden eine breite gestreute Tag-zu-Tag-Variabilität der ST-Segment-Erhöhung, und ein erneutes Ansteigen der ST-Segment-Elevation war nicht immer mit einem Reinfarkt verbunden. Die Autoren meinen deshalb, daß das 12-Ableitungs-EKG eine genügende Information für die klinische Bewertung der ST-Segment-Elevation anbietet [438].

Ein Körperoberflächenisopotentiallinienmapping kann zur Erfassung der Lokalisation und der Größe eines Myokardinfarktes der mittels 12-Ableitungs-EKG nicht oder nur schwer diagnostizierbar ist, beitragen. Je nach der Lokalisation und dem Ausmaß des Myokardinfarktes können charakteristische Mappen aufgezeichnet werden [444].

Die Anzahl der Ableitungen für ein präkordiales Mapping ist nicht einheitlich. Die Elektrodenzahlen variieren von 85 [444] bis 250 [330a]. Um auf Aufeinanderfolge der elektrischen Vorgänge im Herzzyklus genauer zu beurteilen, ist es wünschenwert, alle Ableitungen simultan aufzuzeichnen, was einen großen technischen Aufwand bedeutet. Es wurde wiederholt darauf hingewiesen, das aus der ST-Elevation nicht auf die absolute Größe des Infarktes zu schließen ist [389, 437]. Jedoch konnte gezeigt werden, daß später als 12 Stunden nach dem Beginn der Symptome die ST-Elevation über relativ kurze Zeiträume stabil ist. Wenn die bekannten Variablen, die diese ST-Elevation beeinflussen, konstant bleiben, kann das Mapping als Bezugssystem für schnell wirkende Therapiemaßnahmen bei Patienten mit Infarkt als zusätzliche Methode angesehen werden [407].

Dem ST-Segment-Mapping stehen als alternative Methoden die ST-Vektorkardiographie [7a, 403, 418] und das R-Zacken-Mapping [249a, 409] oder die kombinierte Analyse der ST-Segment- und R-Zacken-Veränderungen in den präkordialen Mappen [408] gegenüber.

Die durch oberflächliches Mapping gewonnen Daten werden manuell bzw. durch Computer ausgewertet. Nach bisherigen experimentellen sowie klinischen Erfahrungen soll dadurch eine bessere Quantifizierung ischämischer Veränderungen möglich sein [35, 236, 330].

Die Bedeutung der hier erörterten Aufzeichnungsverfahren der Herzpotentiale für die klinische Kardiologie ist bis zum heutigen Tag noch nicht endgültig geklärt, so daß eine abschließende Beurteilung nicht möglich ist.

7.5.4.14. Hämodynamik des akuten Myokardinfarktes und EKG

In unserem Arbeitskreis wurde mit Hilfe der Flächenauswertung des 12-Ableitungs-Elektronenkardiogramms eine Korrelation zwischen hämodynamischen und EKG-Parametern in der akuten Phase des Myokardinfarktes [230, 428]. Es konnte gezeigt werden, daß die Größe des LVEDVI und des LVEDP zu schätzen.

Die Ergebnisse sind in den Abbildungen 122 und 123 dargestellt.

Wie aus diesen Abbildungen hervorgeht, wurden bei 26 Patienten mit anteroseptalem Infarkt die Summation der ST-, T- und U-Flächen mit dem linksventrikulären enddiastolischen Druck $r = 0{,}52$ bzw. die Fläche R mit dem linksventrikulären enddiastolischen Volumenindex $r = -0{,}53$ korreliert. Diese beiden wichtigen Parameter der Funktion des linken Ventrikels zeigen eine signifikante Beziehung zu dieser elektrokardiographischen Größe.

Diese Ergebnisse, die ermutigend erscheinen, stehen am Anfang weiterer Untersuchungen

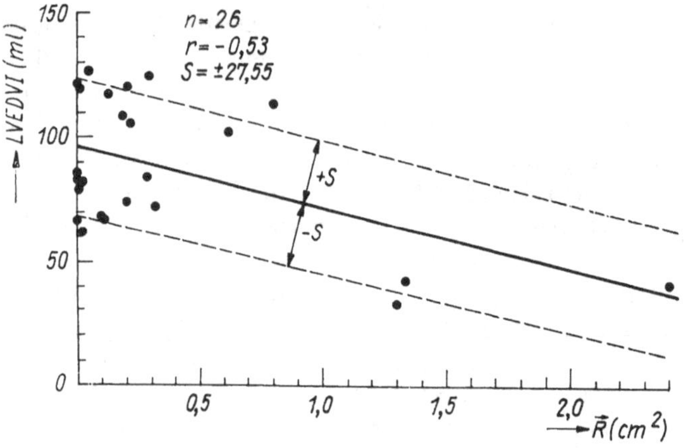

Abb. 122. Beziehung zwischen dem LVEDVI und der Fläche R ($p < 0,01$) bei akutem Anteroseptalinfarkt

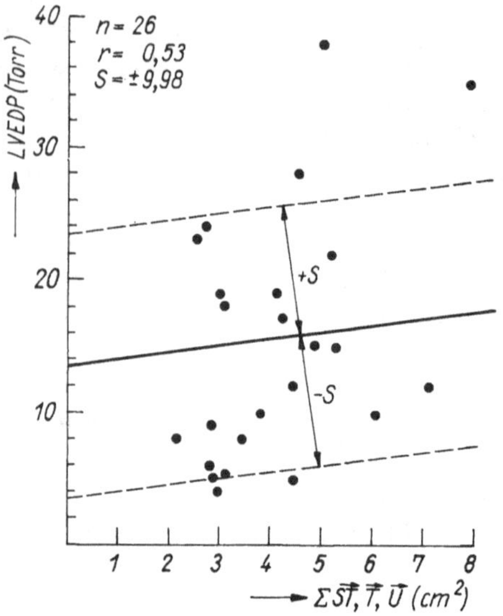

Abb. 123. Beziehung zwischen dem LVEDP und der ST, T, U ($p > 0,01$) bei akutem Anteroseptalinfarkt

zur Verifizierung dieser Beziehungen zwischen hämodynamischen und elektrokardiographischen Parametern und stellen weitere Schritte im Sinne der quantitativen Elektrokardiographie dar.

Die für die chronische IHK bereits nachgewiesene Beziehung zwischen den LVEDP und dem P terminal force konnten wir in unseren Untersuchungen bei Patienten mit akutem Myokardinfarkt nicht finden.

7.5.4.15. Die elektrokardiographische Diagnostik des Myokardinfarktes bei Schrittmacherträgern

Die Diagnose des Myokardinfarktes bei Patienten mit implantiertem Schrittmacher ist mit ähnlichen Schwierigkeiten verbunden, wie sie bei anderen Ursachen der Deformierung des QRS-Komplexes besprochen wurden.

Im Prinzip bestehen drei Möglichkeiten der Diagnostik:

1. Sicherung der Diagnose durch Extrasystolen, Parasystolie.
2. Verlaufskontrolle zu Veränderungen der Morphologie des QRS-Komplexes und der T-Welle.
3. Kurzfristige Ausschaltung des Schrittmachers mit Hilfe eines Magnetes [22, 53] oder durch das Auftreten einer durch den Infarkt ausgelösten Tachykardie bei Demand-Pacemaker, der dadurch ausgeschaltet wird (Abb. 124).

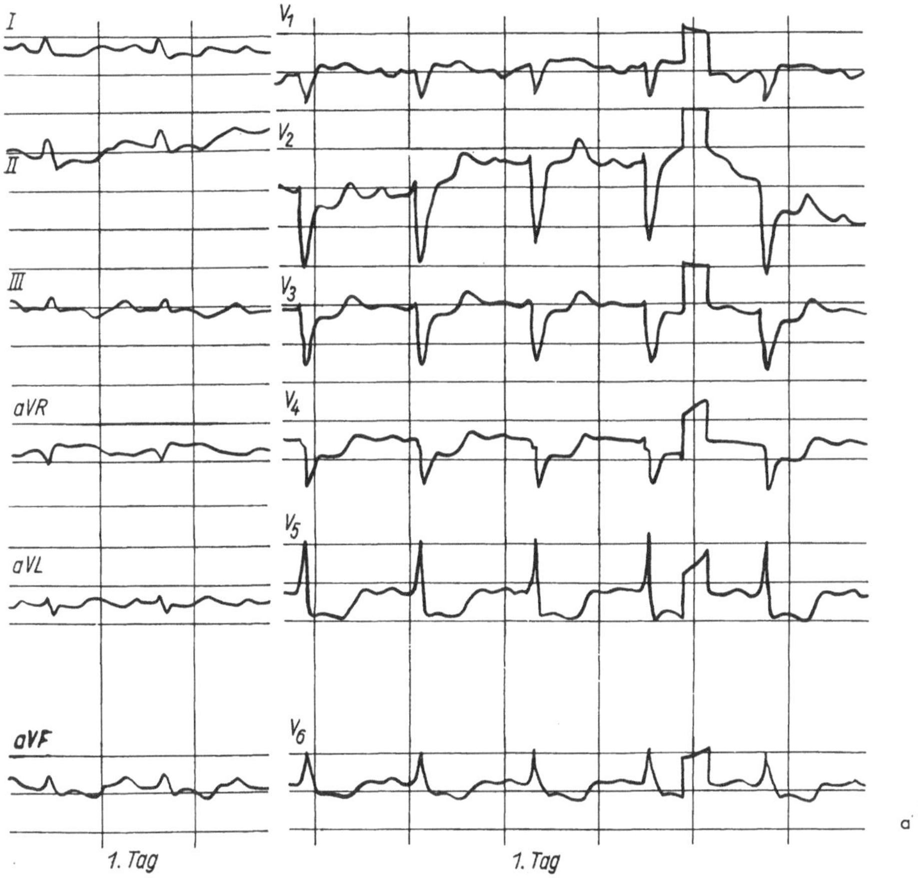

Abb. 124. Klinisch und enzymatisch gesicherter akuter Myokardinfarkt bei Ventrikel-Demand-Pacemaker. Patient O., H., 63 J. ♂ Krbl.-Nr. 247/75

a — Automatische Abschaltung des Pacemakers wegen erhöhter Eigenfrequenz (100/min). Reduktion der R-Zacke in V_3 und QS-Komplex in V_4 sowie horizontale bzw. deszendierende ST-Senkung von mehr als 0,5 mm. V_5 und V_6 mit präterminal negativem T. In den Standardableitungen keine typischen Zeichen eines Myokardinfarktes

7.5.4.16. EKG-Dauerüberwachung bei akutem Myokardinfarkt (EKG-Monitoring)

Mit Hilfe der EKG-Dauerüberwachung, die ein obligater Bestandteil der Intensivstationen ist, können bei Patienten mit akutem Myokardinfarkt sich anbahnende schwere Rhythmusstörungen frühzeitig erkannt und einer Therapie zugeführt werden.

Es wurden bereits verschiedene Systeme für die automatische Erfassung der Rhythmusstörungen mit Alarmanlage und gleichzeitiger Registrierung entwickelt. Die Analyse der Rhythmusstörungen kann on-line oder off-line erfolgen, damit die Letalität in der Hospitalphase weiter gesenkt werden kann [73].

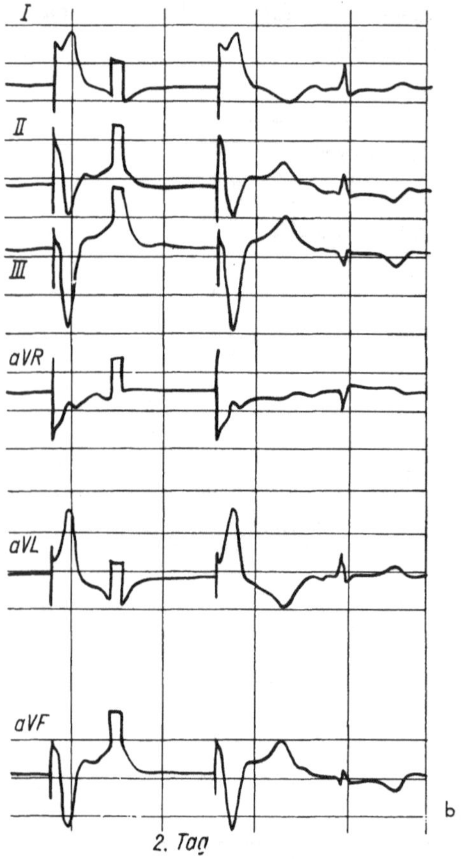

Abb. 124.

b — Nach Rückgang der Tachykardie vorwiegend Pacemaker-Rhythmus. Der Eigenkomplex zeigt eine Lagetypänderung gegenüber dem ersten Tag

Für diese EKG-Überwachung werden verschiedene Elektroden und Ableitungssysteme verwendet. In unserer koronaren Wachstation werden Plattenelektroden und das Kosmonautenableitungssystem verwendet (s. Abb. 146, S. 558).

7.5.4.17. Minnesota-Code

Aus Gründen der besseren Vergleichbarkeit epidemiologischer Untersuchungsergebnisse fand in den letzten Jahren häufig der Minnesota-Code Verwendung.

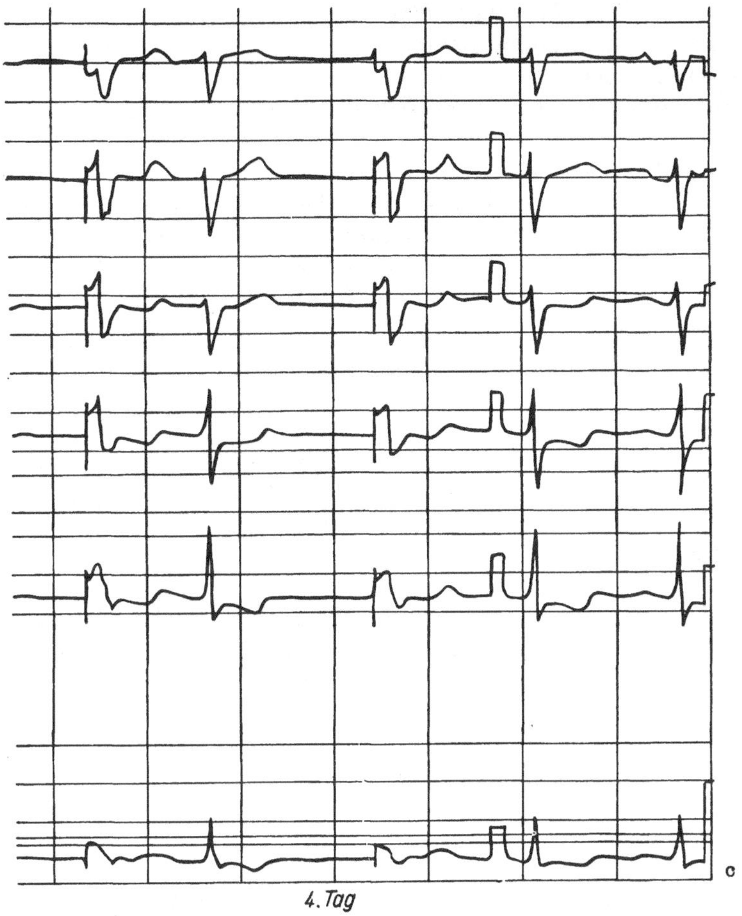

Abb. 124.
c — Das EKG des vierten Tages zeigt Pacemaker- und Eigenrhythmus, wobei der Eigenrhythmus eine Wiederkehr der R-Zacke und Rückgang der ST-Senkung im Vergleich zum ersten Tag zeigt

Die Codierung des QRS-Komplexes im konventionellen Ruhe-EKG wird folgendermaßen vorgenommen [293]:

Q und QS-Typen

(werden nicht unter ventrikulären Erregungsausbreitungsstörungen codiert)

1.1.1. Q/R-Verhältnis 1/3 oder größer und Q-Dauer mindestens 0,03 s, jedoch weniger als 0,04 s einer der Ableitungen I, II, V_{2-6}.
1.1.2. Q-Dauer 0,04 s oder mehr in einer der Ableitungen I, II, V_{1-6}.
1.1.3. Q-Dauer 0,04 s oder mehr und R-Amplitude 3 mm oder größer in aVL.
1.1.4. Q-Dauer 0,05 s oder mehr in Ableitung III und eine Q-Zacke mit einer Amplitude von mindestens 1,0 mm in aVF.
1.1.5. Q-Dauer 0,05 s oder mehr in Ableitung aVF.
1.1.6. QS-Typ in einer der Ableitungen V_{2-6}, wobei eine R-Zacke in den nach rechts benachbarten Brustwandableitungen vorhanden ist.

1.1.7. QS-Typ durchgehend in allen Ableitungen von V_{1-4}, V_5 oder V_6.
1.2.1. Q/R-Verhältnis 1/3 oder größer und Q-Dauer mindestens 0,02 s, aber weniger als 0,03 s in einer der Ableitungen I, II, V_{2-6}.
1.2.2. Q-Dauer mindestens 0,03 s, aber weniger als 0,04 s in einer der Ableitungen I, II, V_{2-6}.
1.2.3. QS-Typ in Ableitung II.
1.2.4. Q-Dauer von mindestens 0,04 s, aber weniger als 0,05 s in Ableitung III und eine Q-Zacke mit einer Amplitude von mindestens 1,0 mm in Ableitung aVF.
1.2.5. Q-Dauer von mindestens 0,04 s, aber weniger als 0,05 s in Ableitung aVF.
1.2.6. Q-Amplitude von 5 mm oder mehr in Ableitung III oder aVF.
1.2.7. QS-Typ in den Ableitungen V_{1-3}.
1.2.8. R-Amplitude abnehmend auf 2 mm oder weniger (und Fehlen von Code 2., 7.3. oder 7.3.) zwischen einer der Ableitungen V_2 und V_3, V_3 und V_4 und V_5 oder V_5 und V_6.
1.3.1. Q/R-Verhältnis von mindestens 1/5, jedoch weniger als 1/3 und Q-Dauer von mindestens 0,02 s, jedoch weniger als 0,03 in einer der Ableitungen I, II, V_{2-6}.
1.3.2. QS-Typ (bei Fehlen des Codes 3.1.) in Ableitung V_1 und V_2.
1.3.3. Q-Dauer von mindestens 0,03 s, jedoch weniger als 0,04 s und R-Amplitude von 3 mm oder mehr in Ableitung aVL.
1.3.4. Q-Dauer von mindestens 0,03 s, jedoch weniger als 0,04 s in Ableitung III und eine Q-Zacke mit einer Amplitude von mindestens 1,0 mm in Ableitung aVF.
1.3.5. Q-Dauer von mindestens 0,03 s, jedoch weniger als 0,04 s in Ableitung aVF.
1.3.6. QS-Typ in Ableitung III und aVF.

Dieser Teil des Minnesota-Codes wird zur Erfassung der elektrokardiographischen Veränderungen beim akuten Myokardinfarkt verwendet, woraus meist keine konkrete Diagnostik gestellt werden kann.

7.5.4.18. Die Aussagekraft des konventionellen EKG zur Erfassung des akuten Myokardinfarktes

Für die Diagnostik und Lokalisation des Myokardinfarktes ist das EKG unentbehrlich. Akute Infarkte lassen sich in etwa 80% und chronische bestenfalls zu 50% nachweisen, wobei besonders Hinterwandinfarkte mit Schenkelblöcken diagnostische Schwierigkeiten bereiten [269].

Die elektrokardiographische Diagnostik des akuten Myokardinfarktes ist im allgemeinen nicht schwierig, wenn die Läsion groß und transmural ist. Erschwert wird die Diagnostik, wenn sie klein und subendokardial lokalisiert ist [229, 281].

Alonso und Mitarbeiter [9] konnten 84% der transmuralen und 21% der nicht transmuralen Infarkte diagnostizieren. Murphy [250] gibt dieses Verhältnis mit 61% und 36% an. Ohne Berücksichtigung des Infarkttypes betrug die Gesamtaussagekraft 86%. Erhardt [96] konnte bei seiner Untersuchung 94% der transmuralen Infarkte im EKG diagnostizieren, im Gegensatz zu 31% der subendokardialen. Ohne Berücksichtigung des Infarkttyps war die Diagnose in 80% der Fälle möglich.

Weiss und Mitarbeiter [350] sowie Woods und Mitarbeiter [365] konnten ähnliche prozentuale Anteile in ihrem Material finden. Kibe und Mitarbeiter [180] sowie Rosenberg und Mitarbeiter [296] fanden 71 bzw. 72% an gesamtdiagnostischer Aussage; ältere Autoren dagegen, z. B. Paton [270] fanden 44% und McCain 57% [243].

Viele Faktoren, wie z. B. auch die unterschiedlichen diagnostischen Kriterien für transmurale und subendokardiale Infarkte, können diese Diskrepanzen in den statistischen Angaben hervorrufen.

Der Posterolateralinfarkt hat im konventionellen 12 Ableitungen umfassenden Elektrokardiogramm keine klassischen Infarktzeichen. In den Brustwandableitungen V_{7-9} sind Q-Zacken und ST-Elevationen zu erwarten. Bereits Wilson [360] wies auf diese Tatsache hin und gab zur Diagnostik abnorme R-Zacken und eine T-Erhöhung rechtspräkordial an. Für die exakte Beurteilung der hochlateralen Infarkte gibt es noch Lücken und besondere Aufmerksamkeit sollte in der Frontalebene den Ableitungen aVL und aVF gewidmet werden.

Ein positiver EKG-Befund in der akuten Phase des Myokardinfarktes kann sich wieder vollkommen zurückbilden. Papp und Mitarbeiter [263] beobachteten das in 28 von 109 Infarktfällen. Nur in 69% aller Infarkte bleibt eine signifikante Q-Zacke unverändert bestehen [172]. Nach Kaplan und Mitarbeitern [173] haben 6% aller Patienten mit transmuralem und 34% mit nicht-transmuralem Infarkt 3 Jahre nach Infarkteintritt ein normalisiertes Elektrokardiogramm.

Ursache dieser Normalisierung dürfte in der Ausbildung interkoronarer Anastomosen liegen, die somit zu einer Verbesserung der Sauerstoffversorgung des Myokards beitragen. Daneben kommt es zur Verkleinerung des Infarktareals infolge Schrumpfung des Bindegewebes und Hypertrophie der umgebenden Herzmuskelzellen. Nach Reinfarkten kann durch Änderung des Betrages und der Richtung der Vektoren eine „Neutralisierung der elektrokardiographischen Infarktkriterien" erreicht werden, so daß formal der Kurvenverlauf normalisiert erscheint [269].

Zusammenfassend kann festgestellt werden:

1. Akute transmurale Myokardinfarkte sind etwa zu 80 bis 90% mit dem konventionellen EKG diagnostizierbar.
2. Relativ kleine Infarkte, die weniger als 10% der linksventrikulären Masse betreffen, und Infarkte, die ungünstige Projektionsbedingungen haben, führen im EKG nicht zur Ausbildung typischer Infarktzeichen.
3. Innen- und Mittelschichtinfarkte sind häufig elektrokardiographisch stumm, da es zu einer gelegentlichen Aufhebung der Vektoren kommen kann.
4. Ventrikelabschnitte, die erst spät depolarisiert werden, müssen ebenfalls keine Q-Zacken hervorrufen. Hier ist lediglich manchmal eine Splitterung des QRS-Komplexes nachweisbar, was eine Infarktdiagnostik nicht immer mit Sicherheit zuläßt.
5. Kleine chronische Infarkte und myokardiale Ischämien sind mit dem konventionellen Ruhe-EKG nur in 50% der Fälle nachweisbar.
6. Bei Infarktrezidiven ist die EKG-Diagnostik erschwert, da es durch die gegenseitige Aufhebung der Vektoren zu keiner Ausbildung der klassischen Infarktkriterien im EKG kommen kann.
7. Ein Postinfarkt-EKG kann völlig normalisiert werden, so daß ein sicherer Ausschluß eines durchgemachten Infarktes bei Vorhandensein nur *eines* EKG ohne Verlaufskontrolle nicht möglich ist.
8. Tägliche EKG-Kontrollen (12 Ableitungen) mit Markierung der Elektrodenpositionen sind wünschenswert und tragen erheblich zur Verbesserung der diagnostischen, therapeutischen und prognostischen Aussagen bei.

9. Zur einheitlichen Erfassung und Beurteilung des Elektrokardiogramms, besonders bei epidemiologischen Studien, sind standardisierte Kriterien, wie z. B. die von der WHO vorgeschlagenen für das Herzinfarktregister erforderlich.
10. Auf diagnostische Schwierigkeiten bei gleichzeitigem Bestehen u. a. von Schenkelblockbildern und WPW-Syndrom ist bereits hingewiesen worden.
11. Inwieweit vorhandene Lücken in der elektrokardiographischen Diagnostik durch die Vektorkardiographie, Polarkardiographie, Hochfrequenz-Elektrokardiogramme oder Oberflächen-Mapping zu schließen sind, bedarf weiterer Untersuchungen.
12. Die quantitative Elektrokardiographie zur Bestimmung der Größe des Infarktes sowie zur Beurteilung der Hämodynamik als Bezugssystem für Verlaufskontrollen, zur Beurteilung der Therapie-Effektivität sowie für prognostische Aussagen steht noch am Anfang ihrer Entwicklung.

7.5.5. Mechanokardiographie und systolische Zeitintervalle beim akuten Myokardinfarkt

Die Beurteilung der myokardialen Funktion beim akuten Myokardinfarkt mittels unblutiger Methoden hat naturgemäß große praktische Bedeutung. Systolische Zeitintervalle (STI) werden neben der Beurteilung der Myokardfunktion bei der chronischen ischämischen Herzkrankheit auch zur Beurteilung der Myokardfunktion beim akuten Myokardinfarkt angewendet. Totouzas und Mitarbeiter [337] fanden eine Verkürzung der elektromechanischen Systole ($Q_{II.HT}$) bei Patienten mit akutem Myokardinfarkt kurz nach ihrer Krankenhausaufnahme. Sie konnten gleichfalls zeigen, daß eine allmähliche Verlängerung dieses Intervalls im Laufe der klinischen Heilung nachweisbar ist. Diese Veränderungen kann man in Verbindung mit erhöhtem Katecholamingehalt erklären, der auch im Urin in den ersten Tagen nach dem Infarkt nachgewiesen wurde [345]. Die Untersuchungen von Harris und Mitarbeitern [142] zeigen, daß Isoprenalin die systolischen Zeitintervalle verkürzt. Diamant und Mitarbeiter [78] sowie Gunnar und Mitarbeiter [133] konnten eine Beziehung zwischen der Veränderung der systolischen Zeitintervalle und der Schwere des Infarktes feststellen. Allerdings zeigen die gemessenen Absolutwerte zwischen den einzelnen Arbeitsgruppen eine große Streubreite. Bei einzelnen Patienten fand man eine gute Korrelation zwischen der Veränderung der systolischen Zeitintervalle und des Herzindex nach einem Myokardinfarkt [120, 308].
Die Streubreite der Absolutwerte der Zeitintervalle ist bekanntlich von der Anwendung verschiedener Geräte [30], vom Beurteiler (Observer) und von der sogenannten „normalen“ Population abhängig [203], so daß eine absolute Vergleichbarkeit der Ergebnisse nicht möglich ist. Unter Beachtung dieser Aspekte hat die Methode eine Bedeutung bei der Verlaufskontrolle bestimmter Patienten oder Patientengruppen. Weil bekannt ist, daß manche Medikamente die systolischen Zeitintervalle beeinflussen, wie z. B. Digitalis-Präparate [351], β-Rezeptorenblocker [142, 163] oder Nitrokörper (eigene Untersuchungen), sollte diese Tatsache bei der Verlaufsbeurteilung der STI berücksichtigt werden. Die Untersuchungen von Dowling und Mitarbeitern [82] an 15 Patienten mit gesichertem unkomplizierten Myokardinfarkt ohne die Zeitintervalle beeinflussende Medikamente (Digitalis und Diuretika) zeigten folgende Ergebnisse:

— Bei den meisten dieser Patienten wurde eine Verkürzung der elektromechanischen Systole ($Q_{II.A}$) und eine Verkürzung der Austreibungszeit des linken Ventrikels festgestellt.

— Eine signifikante Veränderung der systolischen Zeitintervalle, gemessen von Tag zu Tag an verschiedenen Gruppen, konnte nicht nachgewiesen werden.
— Eine individuelle Veränderung war erkennbar, aber nicht konstant.
— Das Verhältnis von der PEP zur linksventrikulären Austreibungszeit war ebenfalls verändert, zeigte jedoch keine signifikanten Unterschiede zwischen den Gruppen.

Anhand dieser Ergebnisse kommen die Autoren zu der Schlußfolgerung, daß die STI bei der Tag-zu-Tag-Kontrolle der Patienten nicht nutzbringend war. Sie äußerten weiterhin die Erwartung, daß durch die Verwendung der Computer-Technik subtilere Veränderungen bei der Verlaufsbeobachtung erfaßt werden können. Besondere Bedeutung kommt dem dann zu, wenn eine Volumenbelastung bzw. medikamentöse Therapie angewendet wird, um die latente linksventrikuläre Insuffizienz frühzeitig zu diagnostizieren. Solche Art von „Belastungstest" wurde in Form der Veränderung der

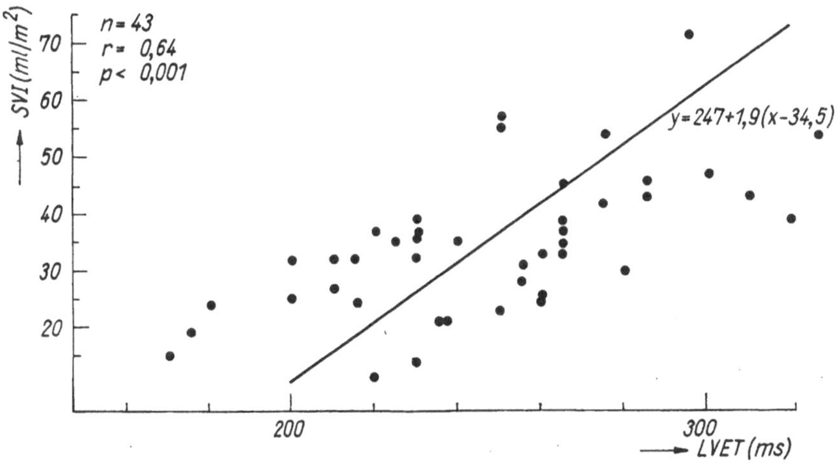

Abb. 125. Beziehung zwischen dem Schlagvolumenindex und der linksventrikulären Austreibungszeit im eigenen Krankengut

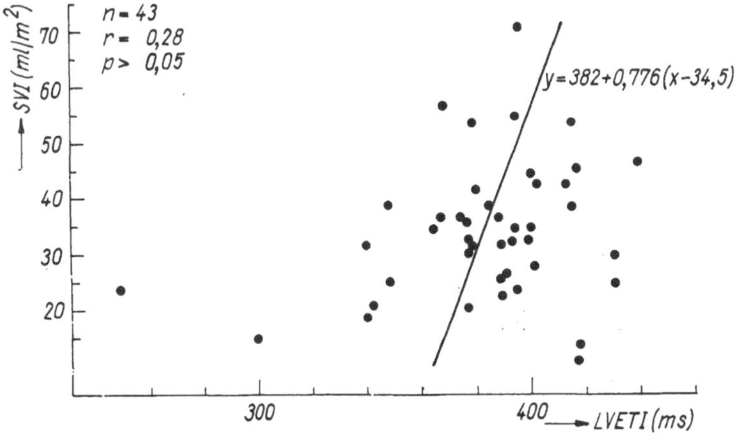

Abb. 126. Beziehung zwischen dem Schlagvolumenindex und dem linksventrikulären Austreibungszeitindex im eigenen Krankengut

Vorlast (preload) durch die Verwendung einer peripheren venösen Stauung (unblutiger Aderlaß) bei 17 Patienten, darunter nur 4 mit akutem Myokardinfarkt und normalem Füllungsdruck, durchgeführt [179]. Die Autoren kommen zu der Schlußfolgerung, daß durch die Veränderung der Vorlast und dadurch bedingte Veränderung der Zeitintervalle ein genauerer Index der linksventrikulären Funktion als bei der Messung der STI allein gewonnen wird. Allerdings ist auch hier zu bemerken, daß es sich um ein kleines Krankengut handelt, wodurch eine weitergehende Aussage nicht möglich ist.

Wir konnten bei unseren Patienten mit akutem Myokardinfarkt auf der Koronarwachstation folgendes feststellen:

Bei 25 Patienten mit akutem Myokardinfarkt wurden insgesamt 43 vergleichende Messungen in Verbindung mit hämodynamischen Untersuchungen durchgeführt. Bei den

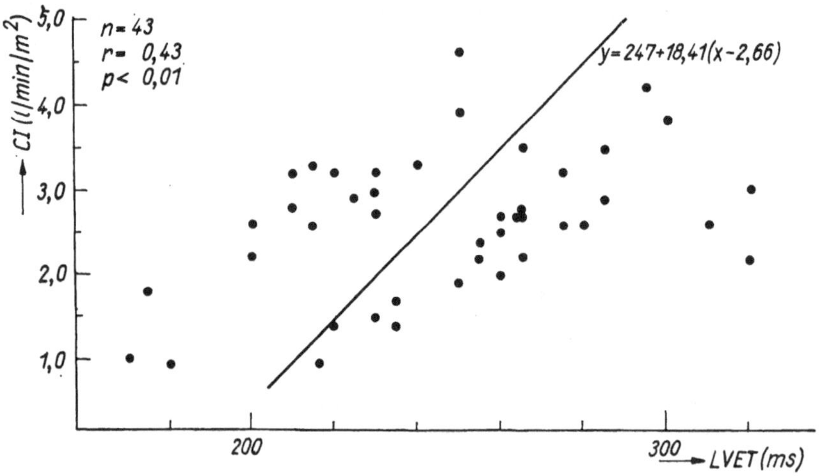

Abb. 127. Beziehung zwischen dem Herzindex und der linksventrikulären Austreibungszeit im eigenen Krankengut

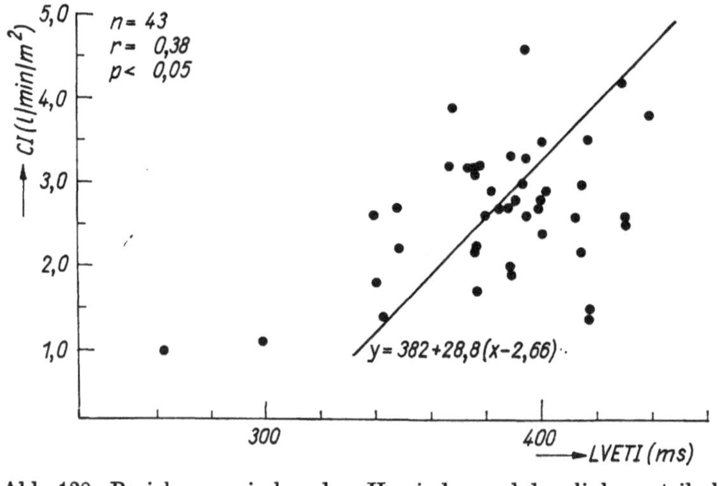

Abb. 128. Beziehung zwischen dem Herzindex und dem linksventrikulären Austreibungszeitindex im eigenen Krankengut

Patienten mit Mehrfachmessungen erfolgten die Untersuchungen jeweils am nächsten Tag.
Es wurden folgende Intervalle bestimmt:

1. LVET (Steilanstieg bis zur Incisur des Karotispulses)
2. $Q_{II.A}$ Intervall vom Beginn der elektrischen Depolarisation bis zur ersten hohen Frequenz der Aortenkomponente des II. HT
3. PEP: $Q_{II.A}$ − LVET

Dazu wurden auch die von WEISSLER vorgeschlagenen Frequenzkorrekturen verwendet. Das zeigt die Beziehung zwischen dem Schlagvolumenindex und der linksventrikulären

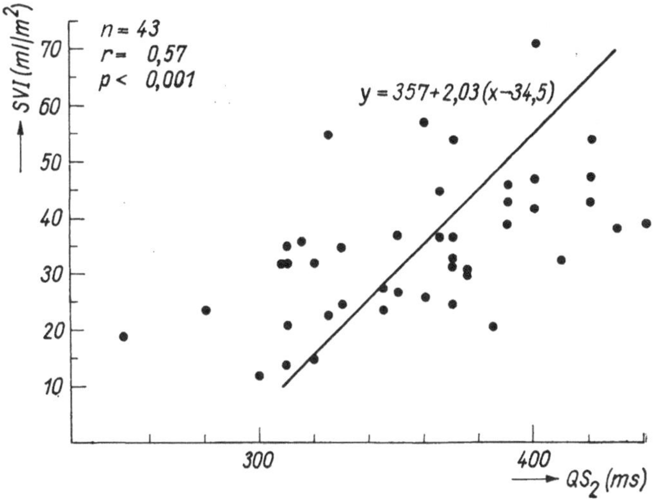

Abb. 129. Beziehung zwischen dem Schlagvolumenindex und der elektromechanischen Systole im eigenen Krankengut

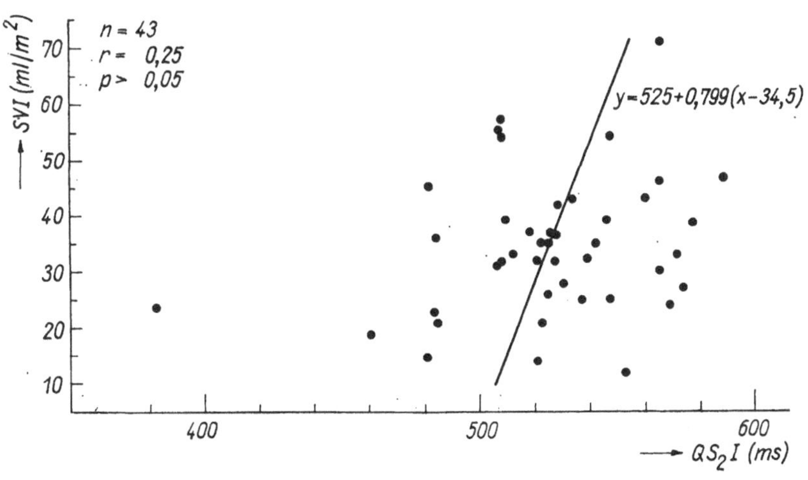

Abb. 130. Beziehung zwischen dem Schlagvolumenindex und der elektromechanischen Systole (frequenzkorrigiert) im eigenen Krankengut

Austreibungszeit. Bei 43 Messungen ergibt sich ein Korrelationskoeffizient von r = 0,64 (Abb. 125). Interessant ist, daß sich die Punkte auf etwa 2 Geraden konzentrierten. Auf der rechten Geraden liegen die Ventrikel, die zum Auswurf des gleichen Schlagvolumens eine längere Zeit benötigen. Hier befinden sich die Werte aller Patienten mit einem linksventrikulären systolischen Druck von über 140 mm Hg. Weiterhin befinden sich auf der rechten Geraden hauptsächlich die Werte von Patienten mit einem normalen linksventrikulären enddiastolischen Volumen und mit einem erhöhten linksventrikulären enddiastolischen Druck.

Die Abbildung 126 zeigt die Beziehung zwischen Schlagvolumenindex und dem linksventrikulären Austreibungszeitindex. Hier ergibt sich eine nicht signifikante Korrelation mit einem Korrelationskoeffizienten von r = 0,28.

In der Abbildung 127 ist die Beziehung zwischen dem Herzindex und der linksventrikulären Austreibungszeit dargestellt. Hier ergibt sich ein Korrelationskoeffizient von

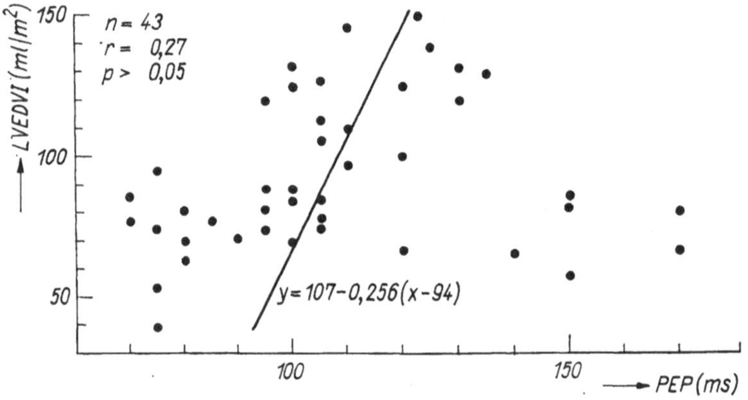

Abb. 131. Beziehung zwischen dem linksventrikulären enddiastolischen Volumenindex und der Anspannungszeit im eigenen Krankengut

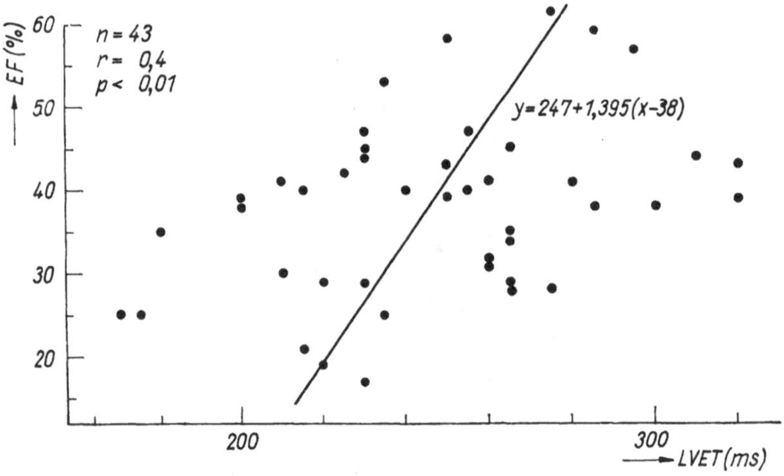

Abb. 132. Beziehung zwischen der Auswurffraktion und der linksventrikulären Austreibungszeit im eigenen Krankengut

0,43. Wird wiederum die Austreibungszeit nach WEISSLER frequenzkorrigiert, so sinkt der Korrelationskoeffizient auf r = 0,38 [351a] (Abb. 128).
In der Abbildung 129 sind die Beziehungen zwischen SVI und QS_2 wiedergegeben. Es errechnet sich eine signifikante Korrelation mit einem Korrelationskoeffizienten von 0,57. Wird auch die elektromechanische Systole frequenzkorrigiert, so sinkt der Korrelationskoeffizient auf 0,25 (nicht signifikant) (Abb. 130). Die Beziehungen zwischen dem linksventrikulären enddiastolischen Volumenindex und der PEP wurden in der Abbildung 131 zum Ausdruck gebracht. Es ergibt sich eine nicht signifikante Korre-

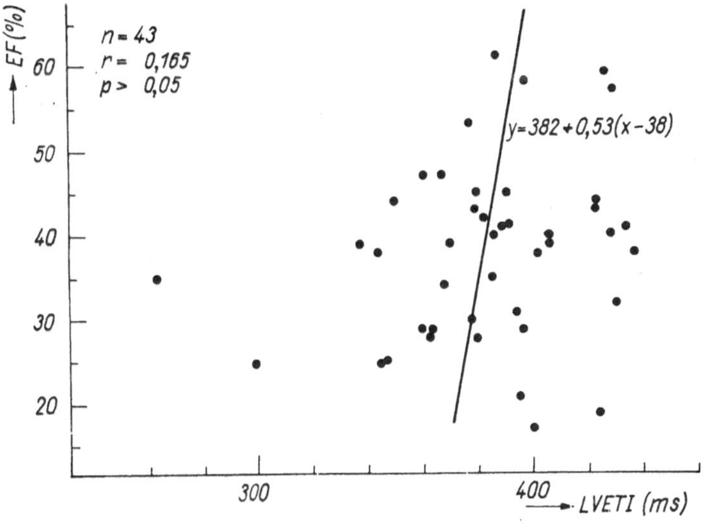

Abb. 133. Beziehung zwischen der Auswurffraktion und dem linksventrikulären Austreibungszeitindex im eigenen Krankengut

lation mit einem Korrelationskoeffizienten von r = 0,27. Die Austreibungsfraktion zur linksventrikulären Austreibungszeit ins Verhältnis gesetzt, zeigte eine positive Korrelation mit einem Korrelationskoeffizient von r = 0,40.
Der Korrelationskoeffizient war mit r = 0,165 nach der Frequenzkorrektur schlechter als vorher [Abb. 132, 133].
Nach BRAUNWALD [39a] ist die Austreibungszeit abhängig

1. vom Schlagvolumen
2. von der Kontraktilität
3. von der Nachlast und
4. von der Herzfrequenz

Um umgekehrt aus der Austreibungszeit das Schlagvolumen zu bestimmen, müssen die genannten anderen Parameter mit berücksichtigt werden, d. h. die entsprechenden Austreibungszeiten müssen korrigiert werden.
Bemerkenswert ist, daß alle frequenzkorrigierten Zeitintervalle einen kleineren Korrelationskoeffizienten in bezug auf den Schlagvolumenindex und den Herzindex als die nicht korrigierten hatten. Das legt den Schluß nahe, daß die Frequenzkorrektur nach WEISSLER [351], die bei 211 gesunden Probanden ermittelt wurde, beim akuten Myokardinfarkt wahrscheinlich nicht verwendet worden ist. Beim akuten Myokard-

infarkt scheint die Austreibungszeit unseres Erachtens stärker von dem veränderten Schlagvolumen abzuhängen als von der Frequenz. Insgesamt kann anhand unserer vorläufigen Ergebnisse festgestellt werden, daß eine signifikante Korrelation u. a. zwischen dem Schlagvolumenindex und der linksventrikulären Austreibungszeit besteht, was jedoch noch an einem größeren Krankengut zu überprüfen ist.

7.5.5.1. Apexkardiographie

Eine weitere nicht-invasive Methode, die in den letzten Jahren für die Beurteilung der Herzfunktion bei akutem Myokardinfarkt mit herangezogen wurden, ist die Apexkardiographie. Abgesehen von unterschiedlichen Abnahmesystemen (piezoelektrische Pulsabnehmer, Halbleitersysteme), die eine globale bzw. quantitative Beurteilung der Kurve erlauben, ist allen gemeinsam, daß sie eine Aussage über die Herzfunktion bei verschiedenen Herzfehlern machen können. Wie bereits erwähnt, ist in vielen Arbeiten durch die Apexkardiographie auf die Beurteilung der Herzfunktion bei chronisch ischämischer Herzkrankheit hingewiesen worden [12a, 80, 141]. Hingegen liegen nur wenige Mitteilungen über die Anwendung und Aussagefähigkeit der Apexkardiographie in der akuten Phase des Myokardinfarktes vor [348, 349]. Wayne [348, 349] berichtet über 60 Patienten mit akutem Myokardinfarkt, bei denen eine abnorme systolische Kurve während ihres Krankenhausaufenthaltes registriert wurde. In der Regel fand sich eine überhöhte a-Welle; gelegentlich war sie aber bei Infarktpatienten unter 40 Jahren normal. Bei akutem Myokardinfarkt bestehen die gleichen Einschränkungen für die Apexkardiographie wie für die chronische IHK.

7.5.6. Röntgen-Untersuchung bei akutem Myokardinfarkt

7.5.6.1. Konventionelle Aufnahmetechnik

Die Thorax-Röntgen-Aufnahme ist zu einer diagnostischen Komponente und einem sensitiven Indikator für den Zustand der Patienten geworden, die in die koronare Wachstation aufgenommen wurden [246].

Die Anwendung der Röntgen-Diagnostik bei Patienten mit Myokardinfarkt ist aus zwei Gründen unerläßlich:

1. Im Gegensatz zur chronischen IHK ist die Beurteilung der Herzgrößenveränderungen, der Lungen und des Gefäßbandes ein entscheidender Beitrag zur Beurteilung der Entwicklung des Krankheitsbildes.
2. Die intrakardialen und intravasalen instrumentellen diagnostischen und therapeutischen Eingriffe (Stimulationselektrode, Druckmessungen, Anwendungen von Assist-Systemen wie die intraaortale Ballonpumpe) machen eine bed-side-Röntgendiagnostik unerläßlich.

Grosser und Mitarbeiter [132] verglichen die Röntgen-Thoraxaufnahmen mit klinischen und hämodynamischen Untersuchungsbefunden.

Sie fanden in der Mehrzahl der Fälle eine Übereinstimmung zwischen dem Druck in der A. pulmonalis und den röntgenologischen Veränderungen. Mit Hilfe kurzfristiger Kontrollen konnte in allen Fällen eine Verlaufskontrolle durchgeführt werden.

Die Bed-side-Röntgenaufnahme des Thorax kann für die Verlaufskontrolle dann wertvoll sein, wenn die Aufnahmebedingungen gleich gehalten werden (Lage des Patienten u. a.). Die in den letzten Jahren zunehmende Verbreitung von Swan-Ganz-Ballon-Kathetern und damit verbundene Komplikationen [113, 246] erfordern eine genaue Lokalisation des Katheters in der A. pulmonalis. Deshalb sollten mehrere Röntgenaufnahmen innerhalb der ersten 24 Stunden nach der Einführung des Katheters gemacht werden [113].

7.5.6.2. Computertomographie

Die Computertomographie befindet sich in bezug auf die Beurteilung der Wandkinetik des linken Ventrikels noch im experimentellen Stadium, und die ersten Ergebnisse lassen auf einen erfolgreichen klinischen Einsatz hoffen [410, 430].

7.5.7. Echokardiographie beim akuten Myokardinfarkt

Für die Beurteilung der linksventrikulären Funktion und Kinetik bei akutem Myokardinfarkt und seinen Komplikationen wurde in den letzten Jahren sowohl im Experiment als auch in der Klinik zunehmend die Echokardiographie eingesetzt [30a, 56a, 70a, 176a, 176b, 276a, 318a, 322a, 330b, 392, 425, 426, 434].

Corya und Mitarbeiter [70a] zeichneten auf der koronaren Wachstation bei 64 Patienten mit akutem transmuralem Myokardinfarkt (28 Patienten mit Vorderwandinfarkt, 33 mit inferiorem Myokardinfarkt und 3 mit anteriorem und inferiorem Infarkt) Echokardiogramme auf. In diese Studie waren nur Patienten mit Erstinfarkt einbezogen. Bei 92% der Fälle konnte ein verwertbares Echokardiogramm geschrieben werden. Eine Übereinstimmung zwischen der elektrokardiographischen Lokalisation des Infarktes und den kinetischen Störungen des linken Ventrikels im Echokardioagramm konnte bei 84% der Patienten festgestellt werden.

Daneben wurde bei 30% der Fälle eine Hyperkinesie im nicht-infarzierten Gebiet beobachtet.

Der linksventrikuläre Innendurchmesser korrelierte mit den klinischen Zeichen der Herzinsuffizienz ($p < 0{,}005$) und war bei 50% der Patienten vergrößert.

Über die Beurteilung des Mitralklappenschlusses, der den LVEDP widerspiegelt, konnte festgestellt werden, daß bei 33% ein erhöhter LVEDP vorhanden war, was jedoch nicht durch eine Druckmessung überprüft wurde.

Aus der Größe des linksventrikulären Innendurchmessers und dem Verhalten des Mitralklappenschlusses konnte eine Vorhersage über die Hospitalletalität gemacht werden.

Die Untersucher kommen anhand ihrer Untersuchungen zu der Schlußfolgerung, daß die Echokardiographie ein nützliches Verfahren zur Diagnostik und Verlaufskontrolle der Patienten mit akutem Myokardinfarkt ist.

Roy und Mitarbeiter [434] fanden bei einem Patienten mit klinischen und enzymatischen Zeichen eines akuten Myokardinfarktes ohne EKG-Veränderungen ein großes dyskinetisches Segment der posterolateralen Wand im Echokardiogramm. Die anschließend durchgeführte Lävographie bestätigte die echokardiographischen Befunde.

Anhand ihrer experimentellen Untersuchungen an 20 Hunden mit geschlossenem Thorax bei denen über einen Katheter Blutgerinnsel selektiv in den R. circumflexus gespritzt und simultan Echokardiogramme, das EKG und die linksventrikuläre Hämodynamik registriert wurden, kommen Stefan und Mitarbeiter [322a] zu dem Ergebnis, daß die Echokardiographie sowohl transmurale als auch nicht-transmurale Infarkte der posterioren Wand des linken Ventrikels erfassen kann. Im Gegensatz dazu konnten nicht-transmurale posteriore Myokardinfarkte im EKG nicht diagnostiziert werden.

Chapelle und Mitarbeiter [56a] untersuchten echokardiographisch 22 Patienten innerhalb der ersten 72 Stunden nach Beginn der Schmerzsymptomatik. Bei 11 Patienten wurde simultan eine hämodynamische Untersuchung (Ap-Druck, Bestimmung des Herzminutenvolumens mittels Farbstoffdilution, systolische Zeitintervalle) vorgenommen. Als echokardiographische Parameter wurden die mittlere zirkumferentielle Faserverkürzungsgeschwindigkeit, die Maximalgeschwindigkeit der Bewegung der Hinterwand des linken Ventrikels, die endsystolischen und enddiastolischen Durchmesser des linken Ventrikels sowie die Auswurffraktion verwendet.

Sie konnten keine Korrelation zwischen den echokardiographischen und hämodynamischen Parametern finden. Jedoch war ein Zusammenhang zwischen der Reduktion der V_{CE} und der Auswurffraktion und einer ungünstigen Prognose nachweisbar (4 von 5 Patienten mit diesen Ergebnissen starben). Anhand dieser Untersuchungen schlußfolgern sie, daß bei Reduktion der V_{CE} eine Digitalistherapie indiziert ist.

Pombo und Mitarbeiter [276a] haben bei 9 Patienten in der akuten Phase des Myokardinfarktes das HMV mittels Ultraschalltechnik und Farbstoffdilution bestimmt und fanden einen Korrelationskoeffizienten von r = 0,901 für das Schlagvolumen und r = 0,881 für das Herzminutenvolumen zwischen diesen beiden Methoden.

Sie konnten ebenfalls feststellen, daß das Schlagvolumen bei Patienten mit inferiorem Myokardinfarkt, echokardiographisch bestimmt, größer war als durch Farbstoffdilution ermittelt. Auswertbare Echokardiogramme konnten sie nur von 60% der Patienten ableiten, wobei die kleine Zahl der untersuchten Patienten die prozentuale Angabe nicht rechtfertigt. Die endgültige Einschätzung der Aussagekraft der Echokardiographie für die Volumetrie des linken Ventrikels gerade bei Patienten mit kinetischen Störungen steht noch aus [220a], so daß nur bedingt eine Aussage mittels TM-Verfahren über das Verhalten des enddiastolischen und endsystolischen Volumina und der daraus abgeleiteten Größen möglich ist [414]. Es ist zu erwarten, daß bei Verbesserung der Auflösung des 2-dimensionalen B-Bild-Verfahrens eine höhere Aussagekraft erreicht wird [435].

Trotz der noch relativ geringen Erfahrungen mit der Echokardiographie bei akutem Myokardinfarkt und einigen noch bestehenden technischen Problemen, scheint sie jedoch auch in Kombination mit der Doppler-Ultraschall-Technik eine nützliche Methode zur Funktionsbeurteilung auch beim akuten Myokardinfarkt zu sein. (s. auch S. 514)

7.5.8. Blutgasanalytische Untersuchungen beim akuten Myokardinfarkt — Säure-Basen-Status

Es ist bekannt, daß sofort nach einem Kreislaufstillstand eine metabolische Azidose eintritt. Manche Untersuchungen zeigen, daß die Azidose sowie auch die Alkalose möglicherweise die Vorbedingungen für die Entwicklung des Kammerflimmerns sind und auch eine erfolgreiche Behandlung dieser Komplikation erschweren [15, 111]. Es bestehen allerdings unterschiedliche Meinungen in bezug auf die Bedeutung der Bestimmung des Säure-Basen-Status bei den Patienten mit akutem Myokardinfarkt.

Während bei manchen Untersuchungen keine signifikante Korrelationen zwischen dem pH-Wert und der Schwere des Myokardinfarkts festgestellt wurde [109, 222], konnten andererseits auch signifikante Beziehungen zwischen niedrigen pH-Werten und der Letalität gefunden werden [273].

Gleichfalls wurde von Kirby [187] eine Beziehung zwischen der pH- und Standardbikarbonat-Senkung und der Letalität festgestellt. Patienten mit akutem Myokardinfarkt und Arhrythmien haben niedrigere pH- und Standardbikarbonatwerte als Patienten mit akutem Infarkt und Sinusrhythmus [222]. Ein niedriger Standardbikarbonatwert, ein niedriger Basenüberschuß und niedrigere pH-Werte gehen mit einer hohen Letalität und einer hohen Inzidenz von Hypotonie, Schock und manifestem Lungenödem in den ersten Tagen einher [144].

Während LJUNGSTRÖM [222] keine Beziehung zwischen dem arteriellen p_{CO_2}, pH- oder Standardbikarbonatwert zu der Schwere des Infarktes oder irgend einem Faktor im prognostischen Index nach PEEL und Mitarbeitern [271] gefunden hat, betont NEAVERSON [253] die Bedeutung der Azidose für die Prognose der Patienten mit Myokardinfarkt. Er stellte fest, daß je früher die Azidose auftritt, um so höher die Letalität liegt. Ein bedeutsames Basendefizit innerhalb der ersten 12 Stunden hatte eine Letalität von 28%, innerhalb 12—24 Stunden eine Letalität von 9% und zwischen 24—48 Stunden von 5% zur Folge.

HELMERS und Mitarbeiter [144] konnten bei Patienten mit einem niedrigen arteriellen p_{O_2} und p_{CO_2} die höchste Letalität sowohl in der CCU als auch auf der Normalstation feststellen. Schock und manifestes Lungenödem wurden bei diesen Patienten häufiger festgestellt. Das Lungenödem war mit einem hohen arteriellen p_{CO_2} vergesellschaftet, während die linksventrikuläre Insuffizienz ohne Lungenödem eine Korrelation zu niedrigen arteriellen pO_2 hatte. Unter den Patienten mit niedriger arterieller Sauerstoff- und Kohlendioxidspannung befanden sich viele mit supraventrikulärer Tachykardie, Vorhofflattern und -flimmern, Linksschenkelblock einschließlich Hemiblöcken. Kammerflimmern wies eine enge Beziehung zum niedrigen arteriellen p_{O_2} und hohen p_{CO_2} auf. POGGI und Mitarbeiter [275] konnten zeigen, daß Patienten mit niedrigerem p_{O_2} eine schlechtere Prognose und schwerere klinische Erscheinungen eines Lungenödems hatten.

Nach dem Vergleich mit dem Röntgen-Thorax kamen sie zu der Überzeugung, daß die Bestimmung des p_{O_2} die Erfassung der mäßigen kardialen Insuffizienz erlaubt und Hinweise für die Therapie gibt, um eine weitere Verschlechterung zu verhindern. TONKIN und Mitarbeiter [336 a] konnten zeigen, daß die verzögerte Rückkehr des Sauerstoffdruckes zur Norm für längere Zeit eine Sauerstofftherapie bei Patienten mit schweren Infarkten notwendig macht. Die Blutgasanalyse wurde unter Bedingungen der Zimmerluftatmung und Anreicherung der Einatemluft mit etwa 40% Sauerstoff (über eine Nasensonde verabreicht) untersucht. Der Grad der arteriellen Hypoxämie hatte eine gute Korrelation zum Grad der linksventrikulären Insuffizienz. Die Veränderungen des pH-Wertes und p_{O_2} zeigten keine Besonderheiten.

Nachstehend sind einige Normalwerte der arteriellen Gasanalyse aufgezeigt [252]:

arterielle Sauerstoffspannung (in Torr) pO_2	95,00
arterielle Kohlendioxidspannung (in Torr) pCO_2	41,00
arterieller pH-Wert	7,38

Wiederholte Bestimmungen der Blutgase und des Säure-Basen-Status sollten bei der Überwachung und Behandlung der Patienten mit akutem Myokardinfarkt vorgenommen werden.

7.5.9. Isotopendiagnostik des akuten Myokardinfarktes

Die Verwendung von Radionukliden für die qualitative und quantitative Diagnostik des Myokardinfarktes sowie auch für die koronare Durchfluß- und regionale Durchblutungsbestimmung hat in den letzten Jahren großes Interesse gefunden.
Bereits im Jahre 1954 zeigten LOVE und Mitarbeiter [228], daß radioaktives Kalium und ihm ähnliche Elemente im Myokard gespeichert werden.
Seitdem versuchten mehrere Gruppen durch die Verwendung von Nukliden die regionale Myokardperfusion experimentell und klinisch zu bestimmen.
Folgende Radionuklide wurden dabei verwendet:

Kalium [27, 37, 164]
Cäsium [40, 245, 292]
Rubidium
Thallium [55]
Technetium-99-m-pyrophosphat, Technetium-(SN)-Tetrazyklin [153, 268, 415]
Gallium [198]
Quecksilber-Verbindungen [52, 127, 159, 231, 232, 233]
N-Ammonium [140, 157]
J-Ölsäure [100]
J-Tolouidin-Blau [51]

7.5.9.1. Cold-spot-Szintigraphie

CARR und Mitarbeiter [50] stellten 1964 die Möglichkeit der Diagnostik eines Infarktes durch die Verwendung von ^{131}Cs und Photoscanning fest. Diese Autoren konnten zeigen, daß beim experimentell erzeugten Infarkt am Kaninchen im infarzierten Bereich wenig oder gar keine Radioaktivität nachweisbar war. Dieser Bezirk erschien auf dem myokardialen Scan als „kalte Zone“ (cold-spot).
In der Arbeit von ROMHILT und Mitarbeitern [292], die ^{129}Cs verwendeten, konnten im Experiment Infarkte etwa 1 Stunde nach dem Koronarverschluß festgestellt werden. Bei 25 von 28 Patienten mit gesichertem Myokardinfarkt konnte auch die Lokalisation und Größe des Infarktes erfaßt werden, falsch negative Befunde zeigten Patienten mit einem inferioren Myokardinfarkt. Bei Verwendung von Kalium [374, 375] konnte bei 22 von 25 Patienten mit gesichertem Myokardinfarkt der Myokarddefekt der entsprechenden Region gezeigt werden, der mit der elektrokardiographischen Topographie und Ventrikulographie übereinstimmte. Alle Patienten mit Vorderwandinfarkt konnten diagnostiziert werden, während die Darstellung nur bei 5 von 8 Patienten mit inferiorem Infarkt möglich war. Wie aus den beiden Untersuchungen hervorgeht, bleibt die Diagnostik der inferioren und subendokardialen Myokardinfarkte noch unbefriedigend. Die Darstellung der inferioren Infarkte ist aus folgenden Gründen erschwert:

1. Diese Infarkte sind im allgemeinen klein.
2. Die Aktivität der Nachbarorgane wie Leber und Magen erschwert die Bestimmung der Fläche [374].

Die Radionuklide Cäsium und Kalium haben sich für diese Untersuchungen am meisten durchgesetzt. ^{129}Cs hat den Vorteil, ein großes Energiespektrum zu besitzen, das günstiger für die Darstellung mit der Szintillations-Kamera ist. Allerdings hat es den Nachteil einer verzögerten myokardialen Clearence, so daß optimale Bilder erst 30—90 min nach der Injektion zu erhalten sind. Diese Techniken können einen akuten Infarkt bzw. fibrotische Herde darstellen, ohne daß eine Differenzierungsmöglichkeit zwischen „chronisch" und „akut" möglich ist.

7.5.9.2. Hot-spot-Szintigraphie

Im Gegensatz zu der sogenannten „cold-spot"-Technik, die die Infarktregion als Herd reduzierter Aktivität darstellt, wird bei der „hot-spot"-Technik die Infarktregion durch eine erhöhte Aktivität gekennzeichnet. Diese Methode wurde nur für die Darstellung des akuten Infarktes verwendet. Bei den ersten Versuchen hatte man Quecksilber-203-Chlormerudin [52, 127, 231, 232, 233] und Fluoreszin [159] genommen.

Holman und Mitarbeiter [153] haben über ihre Erfahrungen mit Technetium-99-m-Pyrophosphat und 99-m-Tc(Sn)tetrazyklin bei 28 Patienten berichtet. Das akute Infarktgebiet ist als Region mit erhöhter Aktivität sichtbar. Alle 14 Patienten mit definitivem Myokardinfarkt und 2 von 5 Patienten, bei denen der Infarkt nicht sicher war, hatten abnorme Szintigramme.

Die Szintigraphie zeigte bei 8 Patienten ohne klinische Zeichen einer koronaren Herzkrankheit und bei einem Patient mit wiederholten Arrhytmien ohne Infarkt ein normales Bild. Zehn von 14 gesicherten Myokardinfarkten waren transmural und die übrigen 4 intramural. Allerdings lag auch hier der Gipfel der Aktivität 1—3 Tage nach dem Beginn der Thoraxschmerzen. Alte Myokardinfarkte haben dagegen das Tc(Sn)-Tetrazyklin nicht gespeichert, was sich als vorteilhaft gegenüber dem „cold-spot" erweist. Es kann erwartet werden, daß mit Entwicklung weiterer Verbindungen markierten Technetiums mit schnellerer Blutclearence und selektiver Affinität zum Infarktgebiet die Sichtbarmachung des Infarktes früher erfolgen kann. Diese Entwicklung kann pathophysiologische Verlaufsdokumentationen bei einzelnen Patienten ermöglichen [153]. Die Messung der Myokardperfusion kann mittels inerter „Gas-wash-out-Technik" beispielsweise durch Verwendung von Xenon [48, 154] oder mit markierten Partikeln [13, 352] erfolgen. Diese Methoden verlieren jedoch wegen der notwendigen intrakoronaren Injektion ihre praktische Bedeutung. Außerdem ist es auch dadurch nicht möglich, zwischen akuten und chronischen Infarkten zu unterscheiden.

Die Tabelle 84 zeigt den Vergleich zwischen elektrokardiographischer und szintigraphischer Lokalisation des akuten Myokardinfarktes.

Bei 203 Patienten mit Verdacht auf akuten Myokardinfarkt wurde eine Myokardszintigraphie durchgeführt [391]; 70 dieser Patienten hatten einen gesicherten Infarkt, von ihnen hatten 65 ein positives Myokardszintigramm. Nur 4 Patienten, bei denen das Szintigramm zwischen der 18. und 72. Stunde nach Beginn der Symptome angefertigt wurde, zeigten einen negativen Befund. Bei einem Patienten war das Szintigramm technisch bedingt nicht auswertbar. Die Myokardszintigraphie identifizierte 94,2% der Infarktpatienten richtig, während 92% der Patienten ohne Infarkt ein negatives Szintigramm zeigten.

Ein falsch positives Myokardszintigramm ergab sich bei 8% der Untersuchten, davon hatten 2 Patienten eine ventrikuläre Tachykardie mit anschließender Kardioversion und 8 Patienten einen Postinfarktzustand. Bei 5,8% der Patienten wurde ein falsch negatives Szintigramm erhalten, darunter waren sogar 2 Patienten mit einem großen

Tabelle 84

Vergleich zwischen elektrokardiographischer und szintigraphischer Lokalisation des Myokardinfarktes nach Holman und Mitarbeiter [153]

Fall-Nr.	Lokalisation	
	EKG	Scintiscan
Akuter transmuraler Infarkt		
1	anterior	anterior
2	anterior	anterior
3	anterior	anterior
4	anterior	anterior
5	anterior	anterior
6	diaphragmal	diaphragmal
7	diaphragmal	diaphragmal
8	inferolateral	apikal
9	anteroinferior	apikal
10	anteroseptal	anterior
Akuter nichttransmuraler Infarkt		
11	anterior	anterior
12	anterior	anterior
13	anterior	anterior
14	anteroinferior	apikal
Nicht sicherer akuter Infarkt		
15	anteroseptal	keine Differenz
16	nicht bestimmbar	lateral
17	anterior	keine Differenz
18	anterolateral	lateral
19	inferior	keine Differenz

Infarkt. Eine mögliche Erklärung für diesen diskrepanten Befund wird im unterbrochenen Durchfluß im betroffenen Myokardareal gesehen.

Die bereits vorhandenen kinetischen Störungen als Folge früherer Infarkte können die falsch positiven Befunde bewirken. Deshalb ist in diesen Fällen ein positives Technetium-Pyrophosphat-Szintigramm nicht als Ausdruck des akuten Myokardinfarktes anzusehen [381, 391].

Ahmad und Mitarbeiter [381] untersuchten die Sensitivität und Spezifität der 99-m-Technetium-Pyrophosphat-Szintigraphie für die Diagnostik des akuten Myokardinfarktes. Bei 115 Patienten wurden Myokardszintigramme angefertigt; 31 davon hatten einen gesicherten transmuralen und 17 einen nicht-transmuralen Myokardinfarkt. Bei 29 von 31 Patienten mit transmuralem Infarkt fanden sich annähernd übereinstimmende Lokalisationen im EKG und Szintigramm.

Positive Szintigramme wurden jedoch auch bei 31 von 67 Patienten ohne Myokardinfarkt gefunden. Sie vertreten anhand ihrer Ergebnisse die Meinung, daß auch ein positives Szintigramm nicht spezifisch für einen Myokardinfarkt ist.

Bei den meisten Patienten wird das positive Technetium-Pyrophosphat-Szintigramm 1 Woche nach dem akuten Infarkt negativ [268]. Bleibt das Szintigramm jedoch weiterhin positiv, so wird das als Frühzeichen der Entwicklung eines linksventrikulären Aneurysmas angesehen [381].

Olson und Mitarbeiter [427] haben bei 68 Patienten in der akuten Phase des Myokardinfarktes sowie 15,9 ± 8,8 Wochen später eine 99-m-Technetium-Pyrophosphat-Szintigraphie durchgeführt. Nach dieser Untersuchung hatten alle Patienten mit akutem Myokardinfarkt (= 100%) sowie 1 von 46 Patienten der Kontrollgruppe (= 2%) ein positives Szintigramm. Bei Kontrolluntersuchungen 6—37 Wochen nach dem Infarkt

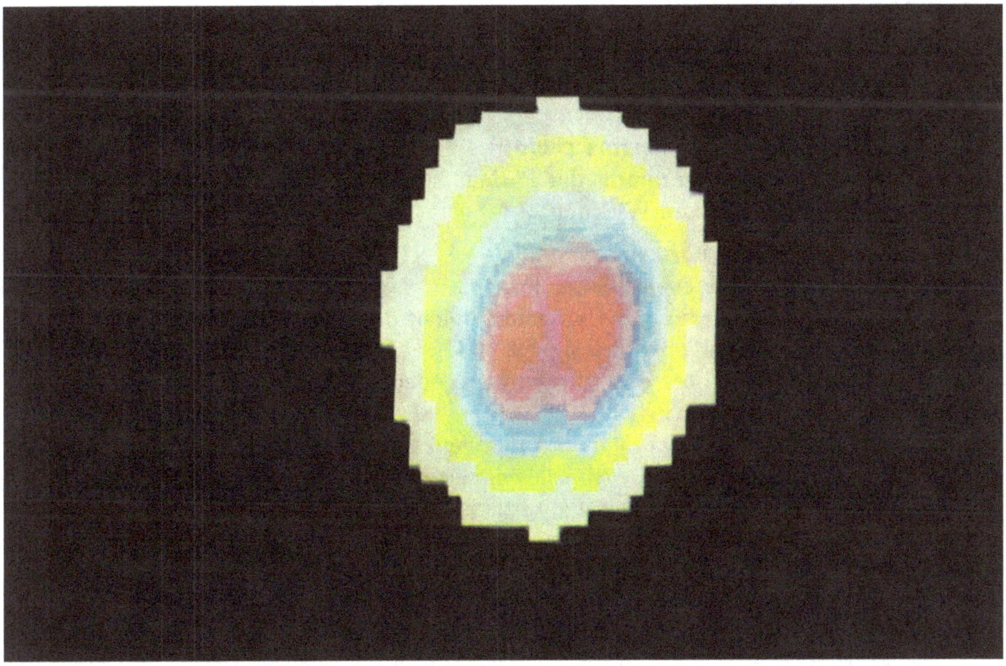

Abb. 134. Koronarszintigraphie links nach selektiver Injektion von 3,25 mCi 99 m-Tc Makroaggregaten. Die Koronarszintigraphie wurde in Zusammenarbeit mit der Nuklearmedizinischen Klinik des Bereichs Medizin (Charité) der Humboldt-Universität zu Berlin (Leiter: Prof. Dr. sc. med. J. Correns) durchgeführt

hatten noch 57% der Patienten ein positives Myokardszintigramm, obwohl nur bei einem Patienten ein Verdacht auf Infarktrezidiv bestand.

Die positiven Szintigramme wurden bei Patienten mit kompensierter Stauungsherzinsuffizienz (= 41%), persistierender Angina pectoris (= 77%) und EKG-Zeichen der linksventrikulären kinetischen Störungen (= 51%) gefunden.

Diese persistierenden positiven Myokardszintigramme haben nach den Untersuchungen von Olson und Mitarbeiter [427] prognostische Bedeutung, da sie vor allem bei Patienten mit schweren Formen der IHK vorkommen.

Transmurale und nicht-transmurale Myokardinfarkte konnten ebenfalls szintigraphisch unterschieden werden. Patienten mit transmuralem Myokardinfarkt hatten Myokardszintigramme höherer Intensitätsgrade mit einem regionalen Verteilungsmuster, die subendokardialen Infarkte hingegen zeigten geringere Intensitätsgrade und ein diffuses Verteilungsmuster.

Nach den bisherigen Erfahrungen mit der Isotopentechnik ist der Stellenwert noch nicht endgültig geklärt und die Methode bleibt wegen des hohen apparativ-technischen Aufwandes nur den Zentren vorbehalten.

7.5.10. Zusammenstellung der klinischen und paraklinischen Befunde

I. Klinik

- *Schmerzen*
  - intensiver und länger (mehr als 20 min) als bei Angina pectoris
  - Auslösung nicht an körperliche Belastung gebunden
  - mitunter Todesangst
  - Ausstrahlung wie bei Angina pectoris
  - Trotz der Schmerzen nimmt der Patient keine Ruhestellung ein
  - verminderte Nitrangin-Wirkung
- *Dyspnoe* verschiedener Formen
- allgemeine *Schwäche* bei etwa 2/3 der Patienten
- *Palpitationen* (Tachykardie und Unregelmäßigkeit des Herzschlages)
- *Schwindelanfällle* bis zur Bewußtlosigkeit (ADAMS-STOKES-Anfälle bei Kammerflimmern oder AV-Block III°)
- *Gastrointestinale Beschwerden* (Brechreiz, Erbrechen, Meteorismus, Aufstoßen, Stuhldrang usw.)
- blaß-graue *Farbe des Gesichts*, evtl. schweißbedeckt, u. U. Akrozyanose
- *Blutdruck* im allgemeinen Hypotonie, aber auch z. T. reaktive Hypertonie
- *Pulsfrequenz.* Meist Sinustachykardie, z. T. Sinusbradykardie, Arrhythemien
- *Pulsqualität.* Bei Hypotonie, filiformer, schwach palpabler Puls
- *Fieber* bei mehr als 50% der Patienten bis 39 °C selten bis 39,5 °C
- leise Herztöne, Galopprhythmus, Extrasystolen, Perikardreiben in etwa 10% der Fälle, evtl. vorher nicht vorhandenes Geräusch möglicherweise mit Schwirren (Ventrikelseptumperforation, Papillarmuskeldysfunktion)

II. Enzyme (CK, Glykogenphosphorylase-b, SGOT, SGPT, LDH erhöht)

III. EKG-Veränderungen (bes. Q-Zacken, ST-T-Veränderungen)

IV. Mechanokardiographie (im *PKG* III. und IV. Herzton evtl. Geräusche, Analyse der *systolischen Zeitintervalle*, meist Verkürzung der elektromechanischen Systole (QII_A) und Verkürzung der Austreibungszeit des linken Ventrikels, *ACG*-abnormer Verlauf der systolischen Kurve, erhöhte a-Welle)

V. Sonstige paraklinische Befunde und Untersuchungen

- *Blutbildveränderungen* (Leukozytose 15000—20000, Eosinopenie, Lymphopenie, Hämatokriterhöhung)
- *Blutsenkungsbeschleunigung*
- *Fibrinogenerhöhung*
- erhöhte *Blutviskosität*
- erhöhte *Thrombozytenaggregation*
- *Hyperglykämie* um 200 mg% und ggf. *Glykosurie*

- *Serumeisenspiegel* erniedrigt
- *Serumnickel* erhöht
- *Leukozytenaskorbinsäurekonzentration* erniedrigt
- *Hormonspiegelveränderungen* (Katecholamine, Wachstumshormone und Kortisol vermehrt)
- *Myoglobinurie*
- *Blutgasveränderungen* (pO_2 erniedrigt, evtl. pCO_2 erhöht und pH erniedrigt)
- *Thorax-Röntgen-Untersuchung* (normal bis vergrößertes Herz, evtl. Lungenstauung)
- *Atemfrequenz* beschleunigt
- *Ultraschallkardiographie* (Kontraktilität, Wandkinetik und Zeitvolumina)
- *Myokardszintigraphie, Nuklidventrikulographie*
- *Hämodynamische Untersuchung des rechten und linken Ventrikels* (verschiedene Reaktionsmuster)
- *Angiokardiographische Untersuchungen* (wenn Operation vorgesehen, Beurteilung der Funktion und Kinetik des linken Ventrikels, Beurteilung der Morphologie der Koronararterien).

Tabelle 85
Befunde zur Diagnostik des akuten Myokardinfarktes

Hauptbefunde	Zusätzliche Befunde
Klinik*)	BB*)
Elektrokardiogramm*)	BSG*)↑
Enzymbestimmungen*)	BZ*)↑
	Blutgasveränderungen*)
	Fibrinogen*)↑
	Blutviskosität ↑
	Thrombozytenaggregation ↑
	Eisen im Serum*) ↓
	Nickel im Serum ↑
	Leukozytenaskorbinsäurekonzentration ↓
	Hormonspiegelveränderungen
	Myoglobinurie
	Thorax-Röntgen-Untersuchung*)
	Echokardiographie
	Hämodynamik des rechten und linken Ventrikels
	Myokardszintigraphie, Nuklidventrikulographie
	Angiokardiographie

*) Untersuchungen werden im Routineprogramm durchgeführt.

7.5.11. WHO-Kriterien der Diagnose des akuten Myokardinfarktes

Entsprechend den Vorschlägen der WHO gilt ein frischer Myokardinfarkt *als sicher*, wenn folgende Kriterien erfüllt sind:

1. Das EKG zeigt eindeutige aufeinanderfolgende Veränderungen
   oder

2. die Anamnese ist typisch oder atypisch, das EKG zweifelhaft, die Serumenzyme sind aber erhöht
   oder
3. die Anamnese ist typisch, das EKG normal und die Serumenzyme sind erhöht
   oder
4. autopischer Nachweis eines frischen Myokardinfarktes und/oder eines frischen Koronarverschlusses.

Als unzweifelhafte oder eindeutige EKG-Veränderungen im Sinne eines akuten Myokardinfarktes werden gewertet:

1. Die Entwicklung einer pathologischen Q-Zacke
   (sie muß mindestens 0,1 mV tief sein, wobei alleinige Veränderungen der Q-Zacke in den Ableitungen III und aVF nicht berücksichtigt werden).
   1.1. Die Q-Amplitude in der Ableitung I darf nicht weniger als 20% der R-Amplitude in der Ableitung I betragen. Die Ableitung aVL sollte der Ableitung I sehr ähnlich sein.
   1.2. Die Kombination der Q-Zacke in den Ableitungen II, III und aVF. Die Q-Amplitude sollte mindestens 25% der größten R-Amplitude in der Ableitung II ausmachen und nicht weniger als 0,03 s in der Ableitung II oder III betragen.
   1.3. Eine Q-Zacke in den Ableitungen V_1, V_2 und V_3, wobei die Dauer des QRS-Komplexes 0,10 s nicht überschreitet.
   1.4. In den Ableitungen V_4 und V_5 muß die Q-Amplitude größer als 0,4 mV und in V_6 größer als 0,2 mV sein.
2. Die Entwicklung eines Verletzungspotentials, der länger als 24 Stunden besteht.
   Die ST-Segment-Elevation in den Ableitungen I, II, III, aVL, aVF, V_5 und V_6 muß mindestens 0,1 mV und in den Ableitungen V_1 und V_2, V_3, V_4 mindestens 0,2 mV betragen.

Als *zweifelhafte EKG-Veränderungen werden angesehen (frischer Infarkt):*

1. Ein Verletzungspotential, das sich innerhalb von 24 Stunden wieder zurückbildet
2. Ein konstant bleibendes „Verletzungspotential"
3. Eine symmetrische Negativierung der T-Welle
4. Ein Schenkelblock mit zusätzlichen Q-Zacken
5. Eine pathologische Q-Zacke im EKG, die keine Veränderung zeigt

Ein Myokardinfarktgeschehen gilt bei folgender Befundkonstellation als möglich:

Typische Anamnese, wobei das EKG zweifelhafte oder keine Veränderungen im Sinne eines frischen Infarktes oder andere Abnormitäten zeigt und die Fermente zweifelhaft erhöht oder normal sind. Eine typische Anamnese liegt nur dann vor, wenn der retrosternale Schmerz folgende Charakteristika zeigt:

1. Er breitet sich über die ganze Brust aus und kann lokalisiert bleiben oder in die Schultern, Arme, Unterkiefer oder das Abdomen ein- oder doppelseitig ausstrahlen
2. Er ist gegenüber Nitroverbindungen resistent
3. Er hält länger als 20 Minuten an
4. Er ist ungewöhnlich heftig und bisweilen mit Todesangst verbunden

Für den Kliniker kann als **Faustregel** gelten, daß jeder Patient mit typischer oder atypischer Anamnese und einem entsprechendem klinischen Befund (Blutdruckabfall, Schocksymptome, plötzliche Herzrhythmusstörungen oder Herzinsuffizienz usw.) solange als Infarkt betrachtet werden muß, bis auf Grund der Enzymuntersuchungen und der EKG-Kontrolle (*1—2 EKG/Tag, über mindestens 3—5 Tage*) ein Infarktgeschehen unwahrscheinlich ist und eine andere Ursache für die klinischen Symptome gefunden worden ist.

7.6. Literatur

[1] ABARQUEZ, R. F.; FREIMANN, A. H.; REICHEL, F.; LADUE, J. S.: The praecordial electrocardiogram during exercise. Circulation **22** (1960) 1061

[2] ABER, C. P.; BRUNT, P. E.; JONES, E. W.; RICHARDS, T. G.; SHORT, A. H.; BERNSTEIN, V.: Liver function after myocardial infarction. Lancet **1** (1966) 1391

[3] ABILDSKOV, J. A.; HISEY, B. L.; INGERSON, W. E.: The magnitude and orientation of ventricular excitation vectors in the normal heart and following myocardial infarction. Amer. Heart J. **55** (1958) 104

[4] ABILDSKOV, J. A.; STREET, W. W.; SOLOMON, N.; TOOMAJIAN, A. H.: Clinical observations with the Frank precordial lead system. Circulation **17** (1958) 1069

[5] ABILDSKOV, J. A.; WILKINSON, R. S. jr.: The relation of precordial and orthogonal leads. Circulation **27** (1963) 58

[6] ACHESON, R. M.: The etiology of coronary heart disease. A review from the epidemiological standpoint. Yale J. Biol. Med. **35** (1962) 143

[7] AGRESS, C. M.; KIM, H. C.: Evaluation of enzyme tests in the diagnosis of heart disease. Amer. J. Cardiol. **6** (1960) 641

[7a] AKIYAMA, T.; HODGES, M.; BIDDLE, T. L.; ZAWROTNY, B.; VANGELLOW, C.: Measurement of ST-segment evalution in acute mycoardial infarction in man. Amer. J. Cardiol. **36** (1975) 155

[8] ALLISON, S. P.; CHAMBERLAIN, M. J.; HINTON, P.: Intravenous glucose tolerance, insulin, glucose and free fatty acids levels after myocardial infarction. Brit. Med. J. **4** (1969) 776

[9] ALONSO, D. R.; SCHEIDT, S.; POST, M.; KILLIP, T.: Pathophysiology of cardiogenic shock. Quantification of myocardial necrosis clinical, pathologic and electrocardiographic correlations. Circulation **48** (1973) 588

[10] ANDERSEN, J. A.; FISCHER-HANSEN, B.: Isolated acute myocardial infarction of papillary muscles of the heart. Clinicopathological study of 9 cases. Brit. Heart J. **35** (1973) 781

[11] ANDERSEN, N.; SKJAEGGESTAD, Ö.: The electrocardiogram in patients with previous myocardial infarction. Acta Med. Scand. **176** (1964) 123

[12] ARDLIE, N. G.; KINLOUGH, R. L.; SCHWARTZ, C.: In vitro thrombosis and platelet aggregation in myocardial infarction. Brit. Med. J. **1** (1966) 888

[12a] ARONOW, W. S.; CASSIDY, J.; UYEYAMA, R. R.: Resting and postexercise apexcardiogram correlated with maximal treadmill stress test in normal subjects. Circulation **44** (1971) 397

[13] ASHBURN, W.; BRAUNWALD, E.; SIMON, A. L.; PETERSON, K. L.; GAULT, J. H.: Myocardial perfusion imaging with radioactive labeled particles injected directly into the coronary circulation of patients with coronary artery disease. Circulation **44** (1971) 851

[14] AVERILL, K. H.; FOSMOE, R. J.; LAMB, L. E.: Electrocardiographic findings in 67,375 asymptomatic subjects: 4. Wolff-Parkinson-White syndrome. Amer. J. Cardiol. **6** (1960) 108

[15] AYRES, S. M.; GRACE, W. J.: Inappropriate ventilation and hypoxemia as causes of cardiac arrhythmias. Amer. J. Med. **46** (1969) 495.

[16] BAELE, C.; MUSSCHE, M.; VERMEIRE, P.; PANNIER, R.: Assay of fibrinogen and fibrin degradation products D. F. P. Arch. Mal. Coeur Vaiss. **66** (1973) 427

[17] BÄR, U.; OHLENDORF, S.: Studien zur Enzymelimination. I. Halbwertzeiten einiger Zellenenzyme beim Menschen. Klin. Wschr. **48** (1970) 776

[18] BANG, N. U.; IVERSEN, K.; JAGT, T.; TOBIASSEN, G.: Serum glutamic-oxaloacetic transaminase activity as an index of centrilobular liver cell necrosis in cardiac and circulatory failure. Acta Med. Scand. **164** (1959) 385

[19] BARCALA, R. P.: Acute myocardial infarction in the presence of patent coronary arteries. J. Thorac. Cardiovasc. Surg. **65** (1973) 786

[20] BARMAN, P. C.; KRISHNASWAMI, V.; GERACI, A. R.: Pericarditis in acute myocardial infarction. New York State J. Med. **73** (1973) 645

[21] BARNES, A. B.; BALL, R. G.: The incidence and situation of myocardial infarction in one thousand consecutive postmortem examinations. Amer. J. Med. Sci. **183** (1932) 215

[22] BATHEN, J.; ABRAHAMSEN, A. M.: Case Report: Electrocardiographic diagnosis of acute myocardial infarction in patients with implanted pacemakers. Brit. Heart J. **35** (1973) 1336

[23] BATSAKIS, J. G.; BRIERE, R. O.: Interpretive enzymology. Charles C. Thomas, Springfield, Illinois 1967

[24] BELLET, S.: Clinical disorders of the heart beat, 3rd ed., Philadelphia, 1971, Lea & Febiger, p. 493

[25] BENGTSSON, C.: Ischaemic heart disease in women. A study based on a randomized population sample of women and women with myocardial infarction in Göteborg, Sweden. Göteborg,1973

[26] BENISCH, B. M.; PERVEZ, N.: Coronary artery vasculitis and myocardial infarction with systemic lupus erythematosus. New York State J. Med. **74** (1974) 873

[27] BENNETT, K. R.; SMITH, R. O.; LEHAN, P. H.; HELLEMS, H. K.: Correlation of myocardial ^{42}K uptake with coronary arteriography. Radiology **102** (1972) 117

[28] BENREY, J.; PRICE, E. C.; MASSIN, E. K.; BOWERS, J. C.; COOLEY, D. A.: Coronary occlusion secondary to nonpenetrating chest trauma. Texas Med. **71** (1975) 60

[29] BERGSTRÖM, K.; SÄWE, U.: Improved diagnosis of acute myocardial infarction by frequent serum enzyme determinations. Acta Med. Scand. **193** (1973) 515

[30] BERWING, K.; PARSI, R. A.; STREHMEL, G.; HEUBLEIN, B.; WITTE, J.: Die systolischen Zeitintervalle bei der Verwendung unterschiedlicher Registriersysteme und Pulsabnehmer. Dt. Ges.wesen **29** (1974) 1924

[30a] BLEIFELD, W.; MATTHEY, D.; HANRATH, P.: Acute myocardial infarction. IV. Left ventricular wall stiffness in the acute phase and in the convalescent phase. Europ. J. Cardiol. **2** (1974) 191

[31] BLOCK, P.; KORNREICH, F.; VAMECQ, G.: The electrical surface information of the ECG with respect to different VCG lead system. Coll. electrocardiologicum 1972, Dresden

[32] BOCKEL, P.: Zur EKG-Diagnose von Herzinfarkten. Ärtzl. Wschr. **10** (1955) 9

[33] BÖHM, C.: Über elektrokardiographische Spätveränderungen nach Herzinfarkten. Med. Welt **15** (1962) 798

[34] BÖHM, M.; KRAUSE, E.-G.; WILL, H.; WOLLENBERGER, A.: Glykogenphosphorylase b, ein neuer Serumenzymtest für den akuten Herzinfarkt. Dr. Ges.wesen **28** (1973) 1073

[35] BOINEAU, J. P.; BLUMENSCHEIN, S. D.; SPACH, M. S.; SABISTON, D. C. jr.: Relationship between ventricular depolarization and electrocardiogram in myocardial infarction. J. Electrocardiol. **1** (1968) 233

[36] BOOKER, W. M.; DACOSTA, F. M.; TUREMAN, J. R.; FROIX, C.; JONES, W.: The relation of ascorbic acid to adrenocortical function during cold stress. Endocrinology **56** (1955) 413

[37] BOTTI, R. E.; MAC INTYRE, W. J.; PRITCHARD, W. H.: Identification of ischemic ares of the left ventricle by visualization of ^{43}K myocardial distribution. Circulation **47** (1973) 486

[38] BÖTHIG, S.; BÖTHIG, I.; AURISCH, R.; BREITKREUZ, K.; SAJKIEWICZ, K.: Inzidenz und Letalität des Herzinfarktes in einer großstädtischen Population. Dtsch. Ges.wesen. **34** (1979) 186

[39] Brackbill, Th. A.; Dove, J. T.; Murphy, G. W.; Barold, S. S.: The diagnosis of myocardial infarction in the Wolff-Parkinson-White syndrome. Chest **65** (1974) 493

[39a] Braunwald, E.; Covell, J. W.; Maroko, P. R.; Ross, J. jr.: Effects of drugs and of counterpulsation on myocardial oxygen consumption. Circulation **40** (Suppl. IV) (1969) IV-220

[40] Brochier, M.; Planiol, T.; Garner, G.; Archambaut, D.; Raynaud, R.: La Scintigraphie du myocarde et de ses lesions. Arch. Mal. Coeur **64** (1971) 921

[41] Brest, A. N.: Myocardial infarction without obstructive coronary artery disease. Amer. Heart J. **88** (1974) 219

[42] Brummer, P.; Brummer, P.: Has the prevalence of coronary sclerosis and coronary heart disease increased? Acta Med. Scand. **189** (171) 231

[43] Burch, G. E.; dePasquale, N. P.: The hematocrit in patients with myocardial infarction. Jama **180** (1962) 63

[44] Burch, G. E.; dePasquale, N. P.: Hematocrit, viscosity and coronary blood flow. Dis. Chest **48** (1965) 225

[45] Burckhardt, P.; Felber, J.-P.; Perret, Cl.: Adrenocortical, insulin and metabolic changes in response to acute myocardial infarction. Helv. Med. Acta **36** (1971/73) 277

[46] Burger, A.; Richterich, R.; Aebi, H.: Die Heterogenität der Kreatin-Kinase. Biochem. Z. **339** (1964) 305

[47] Bywaters, E. G. L.: Ischemic muscle necrosis. Jama **124** (1944) 1103

[48] Cannon, P. J.; Dell, R. B.; Dwyer, E. M.: Measurement of regional myocardial perfusion in man with ^{133}Xenon and a scintillation camera. J. Clin. Invest. **51** (1972) 964

[49] Caramanian, M.; Perrotin, M.; Guerinon, J.; Maurice, P.: Infarctus du myocarde apres remplacement valculaire aortique. Etude anatomique. Arch. Mal. Coeur **66** (1973) 343

[50] Carr, E. A. jr.; Gleason, G.; Shaw, J.: The direct diagnosis of myocardial infarction by photoscanning after administration of cesium —131. Amer. Heart J. **68** (1964) 627

[51] Carr, E. A. jr.; Carroll, M.; diGiulio, W.: The use of radioiodinated toluidine blue for myocardial scintigrams. Amer. Heart. J. **86** (1973) 631

[52] Carr, E. A.; Beierwaltes, W. H.; Patno, M. E.; Gleason, G.; Bartlett, J. D.; Wegst, A. V.: The detection of experimental myocardial infarcts by photoscanning. Amer. Heart J. **64** (1962) 650

[53] Center, S.; Berger, R. A.; Tarjan, P.: The diagnosis of acute myocardial infarction in patients with permanent pacemakers. Arch. Intern. Med. **127** (1971) 932

[54] Chakrabarti, R.; Hocking, E. D.; Fearnley, G. R.: Reaction pattern to three stresses — electroplexy, surgery and myocardial infarction — of fibrinolysis and plasma fibrinogen. J. Clin. Path. **22** (1969) 659—662

[55] Chandra, R.; Braunstein, P.; Thein, A.: Thallium isotopes as myocardial scanning agents. Presented at the Radiological Society of North America, December, 1971

[56] Chandraratua, P. A. N.; Hodges, M.: Electrocardiographic evidence of left atrial hypertension in acute myocardial infarction. Circulation **47** (1973) 493

[56a] Chapelle, M.; Benaim, R.; Senikies, A.; Chiche, P.: Evaluation de la fonction contractile du myocarde par echocardiographie, au stade initial de l'infarctus du myocarde. Coeur **13** (1974) 21

[57] Chapman, B. L.: Correlation of mortality rate and serum enzymes in myocardial infarction test of efficiency of coronary care. Brit. Heart J. **33** (1971) 643

[58] Chapman, B. L.: Relation of cardiac complications to SGOT level in acute myocardial infarction. Brit. Heart J. **34** (1972) 890

[59] Chapman, B. L.; Gray, C. H.: Prognostic index for myocardial infarction treated in a coronary care unit. Brit. Heart J. **35** (1973) 135

[60] Chavez, I.; Sepulveda, B.; Ortega, A.: The functional value of the liver in heart disease. Jama **121** (1943) 1276

[61] Cheng, T. O.; Bashour, T.; Singh, B. K.; Kelser, G. A.: Myocardial infarction in the absence of coronary arteriosclerosis. Amer. J. Cardiol. **30** (1972) 680
[62] Cheng, T. O.; Bashour, T.; Kelser, G. A. jr.; Weiss, L.; Bacos, J.: Variant angina of Prinzmetal with normal coronary arteriograms. A variant of the variant. Circulation **47** (1973) 476
[63] Cheng, T. O.: Diastolic murmur caused by coronary artery stenosis. Ann. Intern. Med. **72/4** (1970) 543
[64] Chou, T.; Helm, R.: Clinical vectorcardiographie. New York, Grune & Stratton, 1967
[65] Clementy, J.; Choussat, A.; Lardeau, Ph.; Besse, P.; Dallocchio, M.: Hemiblocs gauches anterieurs simulant un infarctus anteroseptal interet de derivations precordiales etagees. Arch. Mal. Coeur **65** (1972) 1451
[66] Colombo, J. P.; Richterich, R.; Bossi, E.: Serum-Kreatin-Phosphokinase: Bestimmung und diagnostische Bedeutung. Klin. Wschr. **40** (1962) 37
[67] Coodley, E. L.; Evaluation of enzyme diagnosis in myocardial infarction. Amer. J. Sci. **256** (1968) 300
[68] Cook, G. A.; Holman, B. L.; Westmoreland, N.; Temte, J. V.; Zweiman, F.; Lown, B.: Localization, detection and sizing of myocardial infarction with technetium-99m-tetracycline and electrophysiological techniques. Amer. J. Cardiol. **33** (1974) 131
[69] Cooley, D. A.; Dawson, J. J.; Hallman, G. L.; Sandiford, F. M.; Wukasch, D. C.; Garcia, E.; Hall, R. J.: Aortocoronary saphenous vein bypass: results in 1,492 patients with particular reference to patients with complications features. Ann. Thorac. Surg. **16** (1973) 380
[70] Cooperberg, A. A.; Teitelbaum, J. I.: The concentration of antihemophilic globulin (AHG) in patients with coronary disease. Ann. Intern. Med. **54** (1961) 899–907
[70a] Corya, B. C.; Rasmussen, S.; Knoebel, S. B.; Feigenbaum, H.: Echocardiography in acute myocardial infarction. Amer. J. Cardiol. **36** (1975) 1
[71] Cushing, E. H.; Feil, H.; Stanton, E. J.; Wartmann, W. B.: Infarction of the cardiac auricles (atria). Brit. Heart J. **4** (1942) 17
[72] D'Alonso, C. A.; Pell, S.; Fleming, A. J.: The role and potential role of trace metals in disease. J. Occup. Med. **5** (1963) 71
[73] Danford, H. G.; Danford, D. A.; Mielke, J. E.; Ryan, Th. A.; Peterson, L. F.: Remote electrocardiographic monitoring in acute myocardial infarction. Integration into the overall system of coronary care. Jama **223** (1973) 998
[74] Datey, K. K.; Nanda, N. C.: Hyperglycemia after acute myocardial infarction. New Engl. J. Med. **276** (1967) 262
[75] Dawber, T. R.; Moore, F. E.; Mann, G. V.: Coronary heart disease in the Framingham Study. Amer. J. Publ. Hlth. **47** (Suppl.) (1957) 4
[76] Dawson, D. M.; Fine, I. H.: Creatine kinase in human tissues. Arch. Neurol. **16** (1967) 175
[77] deLangen, C. D.: Myoglobin and myoglobinuria. Acta med. Scand. **124** (1946) 213
[78] Diamant, B.; Killip, T.: Indirect assessment of left ventricular performance in acute myocardial infarction. Circulation **42** (1970) 579
[79] Diedrich, K.; Schröder, R.: Nicht erkannte Myokardinfarkte. Eine vergleichende Untersuchung der pathologisch-anatomischen und elektrokardiographischen Befunde. Med. Welt **14** (1963) 722
[80] Dimond, E. G.; Benchimol, A.: Correlation of intracardial pressure and precordial movements in ischemic heart disease. Brit. Heart J. **25** (1963) 389
[80a] Dower, E. G.; Horn, H. E.; Ziegler, W. B.: The polarcardiograph. Diagnosis of myocardial infarction. Amer. Heart J. **69** (1965) 369
[80b] Dower, G. E.: Polarcardiography. Charles Thomas, Springfield, Illinois 1971
[80c] Dower, G. E.; Osborne, J. A.: Polarcardiographic study of hospital staff-abnormalities found in smokers. J. Electrocardiol. **5** (1972) 273

[80d] Dower, G. E.; Osborne, J. A.: A summary of some important findings in clinical polarcardiography. B. C. Med. J. **17** (1975) 370

[81] Dintenfass, L.: Blood microrheology — viscosity factors in blood flow, ischaemia and thrombosis. Butterworth & Co., Ltd., London, 1971

[82] Dowling, J. T.; Sloman, G.; Urquhart, C.: Systolic time interval fluctuations produced by acute myocardial infarction. Brit. Heart J. **33** (1971) 765

[83] Draper, H. W.; Pfeffer, C. J.; Stallman, F. W.; Littman, D.; Pipberger, H. V.: Corrected orthogonal electrocardiogram and vectorcardiogram in 510 normal men (Frank lead system). Circulation **30** (1964) 853

[84] Dressler, W.; Roesler, H.; Schwager, A.: The electrocardiographic signs of myocardial infarctions in presence of bundle branch block. I. Myocardial infarction with left bundle branch block. Amer. Heart H. **39** (1950) 217 u. 545

[85] Dressler, W.: A case of myocardial infarction masked by bundle branch block but revealed by occasional premature ventricular beats. Amer. J. Med. Sci. **206** (1943) 361

[86] Dubo, H.; Park, D. C.; Pennington, R. J. T.; Kalbag, R. M.; Walton, J. N.: Serum-creatine-kinase in cases of stroke, head injury, and meningitis. Lancet **II** (1967) 743

[87] Duma, R. J.; Siegel, A. L.: Serum creatine phosphokinase in acute myocardial infarction. Arch. Intern. Med. **115** (1965) 443

[88] Eastham, R. D.; Morgan, E. H.: Plasma fibrinogen levels in coronary artery disease. Lancet **11** (1963) 1196

[89] Eddleman, E. E.; Pipberger, H. V.: Computer analysis of the orthogonal electrocardiogram and vectorcardiogram in 1002 patients with myocardial infarction. Amer. Heart J. **81** (1971) 608

[90] Eichert, W.: Wolff-Parkinson-White syndrome simulating myocardial infarction. Ann. Intern. Med. **21** (1944) 907

[91] Elias, C.; Campeau, L.; Bourassa, M. G.; Lesperance, J.: Ischaemic necrosis of the myocardium after selective coronarography. Arch. Malad. Coeur **65** (1972) 182

[92] Eliot, R. S.; Shafer, R. B.; Gibas, M. A.: Demonstration of myoglobinemia in football players. Arch. Phys. Med. Rehabil. **48** (1967) 229

[93] Eliot, R. S.; Baroldi, G.; Leone, A.: Necropsy studies in myocardial infarction with minimal coronary luminal reduction due to atherosclerosis. Circulation **39** (1974) 1127

[94] Epstein, F. H.; Ostrander, L. D. jr.; Johnson, B. C.; Payne, M. W.; Hayner, N. S.; Keller, J. B.; Francis, T. jr.: Epidemiological studies of cardiovascular disease in a total community — Tecumseh, Michigan. Ann. Intern. Med. **62** (1965) 1170

[95] Epstein, F. H.: The epidemiology of coronary heart disease. A review. J. Chron. Dis. **18** (1965) 735

[96] Erhardt, L. R.; Sjögren, A.; Säwe, U.: Late rise in SGPT after acute myocardial infarction. Acta Med. Scand. **196** (1974) 47

[97] Erhardt, L. R.: Clinical and pathological observations in different types of acute myocardial infarction. Acta Med. Scand. (Suppl. **560**) (1974) 7

[98] Erikssen, J.; Müller, C.: Comparison between scalar and corrected orthogonal electrocardiogram in diagnosis of acute myocardial infarcts. Brit. Heart J. **34** (1972) 81

[99] Evans, R. W.; Mershon, J. C.; Edgett, J.; Nelson, W. P.: Diagnostic changes of acute myocardial infarction in the electrocardiogram and vectorcardiogram with coexisting complete left bundle branch block. Electrocardiol. **4** (1971) 267

[100] Evans, J. R.; Gunton, R. W.; Baker, R. G.; Beanlands, D. S.; Spears, J. C.: Use of radioiodinated fatty acid for photoscans of the heart. Circ. Res. **16** (1965) 1

[101] Evans, J. M.; Zimmermann, H. J.; Wilmer, J. G.; Thomas, L. J.; Ethridge, C. B.: Altered liver function of chronic congestive heart failure. Amer. J. Med. **13** (1952) 704

[102] Fässler, B.; Vorburger, C.: Veränderungen der Kreatinphosphokinase — Aktivität im Serum nach intramuskulärer Injektion. Schweiz. Med. Wschr. **103/8** (1973) 311

[103] FAVALORO, R.: Direct and indirect coronary surgery. Circulation **46** (1972) 1197

[104] FEIL, H.: The problems of acute coronary attacks without classic electrocardiographic signs of acute myocardial infarction. Progr. Cardiovasc. Dis. **1** (1958) 165

[105] FELDHUSEN, U.; LASSEN, N. A.: Serum iron after coronary occlusion and traumatic injuries. Acta Med. Scand. **150** (1954) 53

[106] FELDMAN, J.; SILVERBERG, C.; BIRENBAUM, A.; JICK, S.: Changes in the circulating blood eosinophils following. acute myocardial infarction. Amer. J. Med. Sc. **223** (1952) 168

[107] FELL, S. C.; RUBIN, I. L.; ENSELBERG, CH. D.; HURWITT, E. S.: Anticoagulant induced hemopericardium with temponade. New Engl. J. Med. **272** (1963) 670

[108] FERNANDEZ, F.; SCEBAT, L.; LENEGRE, J.: Characteristiques electrocardiographiques et criteres diagnostiques des "hemiblocs gauches". Arch. Mal. Coeur **64** (1971) 153

[109] FILLMORE, S. J.; SHAPIRO, M.; KILLIP, T.; Arterial oxygen tension in acute myocardial infarction. Serial analysis of clinical state and blood gas changes. Amer. Heart J. **79** (1970) 620

[110] FINCH, C. A.; LENFANT, C.: Oxygen transport in man. New Engl. J. Med. **286** (1972) 407

[111] FLEMMA, R. J.; YOUNG, W. G.: The metabolic effects of mechanical ventilation and respiratory alkalosis in postoperative patients. Surgery **56** (1964) 36

[112] FLOWERS, N. C.; JOHNSON, J. C.; HORAN, L. G.: Effect of VCG sensitivity to dipole content in detecting infarctional changes. J. Electrocardiol. **7** (1974) 1

[113] FOOTE, G. A.; SCHABEL, S. I.; HODGES, M.: Pulmonary complications of the flow-directed bloon-tipped catheter. N. Engl. J. Med. **290** (1974) 927

[114] FORSTER, G.: Zur Enzymdiagnostik von Herzinfarkt und Myopathien. Schweiz. Med. Wschr. **97** (1967) 329

[115] FOULK, W. T.; FLEISCHER, G. A.: The effect of opiates on the activity of serum transaminase. Proc. Mayo Clinic **32** (1957) 405

[116] FRANK, E.: An accurate, clinically practical system for spatial vectorcardiography. Circulation **13** (1956) 737

[117] FULTON, R. M.: Zitiert bei KÜHN, P.: Frühmobilisation nach dem akuten Myokardinfarkt. Schweiz. Med. Wschr. **103** (1973) 65

[118] FRIEDMAN, M.; ROSENMAN, R. H.: Association of specific overt behavior pattern with blood and cardiovascular findings. Blood cholesterol level, blood clotting time, incidence of arcus senilis, and clinical coronary artery disease. Jama **169** (1959) 1286

[119] GALEN, R. S.: The enzyme diagnosis of myocardial infarction. Human Pathology **6** (1975) 142

[120] GARRARD, C. L.; WEISSLER, A. M.; DODGE, H. T.: The relationship of alterations in systolic time intervals to ejection fraction in patients with cardiac disease. Circulation **42** (1970) 455

[121] GERLACH, U.: Pathophysiologische Grundlagen für die ärztliche Beurteilung von Enzymbestimmungen im Serum. Med. Welt **15** (1964) 740

[122] GIBSON, I. I.; KELLY, A. M.; WANG, I.: Serum values following myocardial infarction. Scot. Med. J. **14** (1969) 171

[123] GIBSON, T. C.: The significance of fever in acute myocardial infarction: A reappraisal. Amer. Heart J. **87** (1974) 439

[124] GOEL, B. G.; HAN, J.: Manifestation of the Wolff-Parkinson-White syndrome after myocardial infarction. Amer. Heart J. **87** (1974) 633

[125] GOLDMAN, I. R.; COSBY, R. S.; GRIFFITH, G. C.: The effect of atropine on the cardiac mechanism in anomalous atrioventricular conduction. Amer. Heart J. **40** (1950) 903

[126] GOLDENFARB, P. B.; CATHEY, M. H.; ZUCKER, ST.; WILBER, P.; CORRIGAN, J. J.: Changes in the hemostatic mechanism after myocardial infarction. Circulation **43** (1971) 538

[127] GORTEN, R. J.; HARDY, L. B.; MCCRAW, B. H.; STOKES, J. R.; LUMB, G. D.: The selective uptake of Hg ^{203}-chlormerodrin in experimentally produced myocardial infarcts. Amer. Heart J. **72** (1966) 71

[128] Granett, J. R.; Mandel, G. B.; Solomon, N.; Bobroff, L. M.; Scheuer, J.: Myocardial infarction associated with coronary angiography. Chest **65** (1974) 680

[129] Gray, W.; Corbin, M.; King, J.; Dunn, M.: Diagnostic value of vectorcardiogram in strictly posterior infarction. Brit. Heart J. **34** (1972) 1163

[130] Grayzel, J.: Electrocardiographic criteria in the differential diagnosis of pre-excitation (Wolff-Parkinson-White) syndrome and arteriosclerotic heart disease. New Engl. J. Med. **259** (1958) 369

[131] Griffiths, P. D.: ATP: Creatine phosphotransferase in the diagnosis of acute chest pain. Brit. Heart J. **28** (1966) 199

[132] Grosser, K. D.; Heller, A.; du Mesnil de Rochemont, W.; Flügel, G.: Hämodynamische und röntgenologische Hinweise zur Diagnostik der Herzinsuffizenz bei akutem Myokardinfarkt. Dtsch. Med. Wschr. **99** (1974) 802

[133] Gunnar, R.; Sinno, Z.; Loeb, H.; Bessinger, H.; Chuquimia, R.: Rahimtoola, S.: Left ventricular performance during first two days after acute myocardial infarction. Circulation **42** (Suppl. III) (1970) 162

[134] Ha, D.; Kraft, D. I.; Stein, P. D.: The anteriorly oriented horizontal vector loop: The problem of distinction between direct posterior myocardial infarction and normal variation. Amer. Heart J. **88** (1974) 408

[135] Hagerup, L.; From Hansen, P.: 50-ars undersögelsen i Glostrup 1964—1965. Ungeskr. Laeg. **130** (1968) 1145

[136] Hamilton, Ch. A.; Bewer, R.; Starke, H.; Stratbucker, R.: Scalar and vectorcardiographic residua of inferior myocardial infarct. J. Electrocardiol. **5** (1972) 163

[137] Hampton, J. R.; Harrison, M. J. G.; Honour, A.; Mitchell, J. R.: Platelet behaviour and drugs used in cardiovascular disease. Cardiovasc. Res. **1** (1967) 101

[138] Harkness, J.: The viscosity of human blood plasma: Its measurement in health and disease. Biorheology **8** (1971) 171

[139] Harkness, J.; Whittington, R. B.: The viscosity of human blood plasma. Its change in disease and on the exhibition of drugs. Rheol. Acta **10** (1971) 55

[140] Harper, P. V.; Lathrop, K. A.; Krizel, H.; Lambares, N.; Stark, V.; Hoffer, P. B.: Clinical feasibility of myocardial imaging with $^{13}NH_3$. J. Nucl. Med. **13** (1972) 278

[141] Hartmann, H.; Snellen, H. A.: The apexcardiogram. Third European Congress of Cardiology. Rom 1960, Amsterdam, Pars Atlanta B, S. 711

[142] Harris, W. S.; Schoenfeld, C. D.; Weissler, A. M.: Effects of adrenergic receptor activation and blockade on the systolic preejection period, heart rate, and arterial pressure in man. J. Clinical Invest. **46** (1967) 1704

[143] Heikkilä, J.: Mitral incompotence complicating myocardial infarction. Brit. Heart J. **29** (1967) 162

[143a] Heine, H.; Kant, H.: Krankheiten des Kreislaufsystems. In: Akademie für Ärztliche Fortbildung der DDR. Das Gesundheitswesen der Deutschen Demokratischen Republik 1973. Berlin, 1973

[144] Helmers, C.; Hofvendahl, S.; Mogensen, L.; Lundman, T.; Nyquist, O.; Säwe, U.; Wester, P.: Arterial oxygen and carbon-dioxide tension in patients with acute myocardial infarction. Cardiology **58** (1973) 335

[145] Henley, K. S.; Schmidt, E.; Schmidt, F.: Serum enzymes. Jama **174** (1960) 977

[146] Herbert, W. H.: Coronary artery disease. New York State J. Med. **73** (1973) 2863

[147] Hershberg, P. I.; Wells, R. E.; McGandy, R. B.: Hematocrit and prognosis in patients with acute myocardial infarction. Jama **219** (1972) 855

[148] Herzinfarktbekämpfungsprogramm der DDR. Forschungsverband Herz-Kreislauf-Krankheiten. Berlin 1974

[149] Hess, J. W.; MacDonald, R. P.; Natho, G. J. W.; Murdock, K. J.: Serum creatine phosphokinase: Evaluation of a commercial spectrophotometric method. Clin. Chem. **13** (1967) 994

[150] HESS, J. W.; MACDONALD, R. P.; FREDERICK, R. J.; JONES, R. N.; NEELY, J.; GROSS, D.: Serum creatine phosphokinase (CPK) activity in disorders of heart and skeletal muscle. Ann. Intern. Med. **61** (1964) 1015

[151] HILL, J.: The diagnostic value of the atrial gallop in acute myocardial infarction. Amer. Heart J. **78** (1969) 194

[152] HOFFMANN, I.; TAYMOR, R. C.; GOOTNICK, A.: Vectorcardiographic residua of inferior infarction: Seventy-eight cases studied with the Frank system. Circulation **29** (1964) 562

[152a] HOLLAND, R. P.; BROOKS, H.: Precordial and epicardial surface potentials during myocardial ischemia in the pig. Circul. Res. **37** (1975) 471

[153] HOLMAN, B. L.; LESCH, M.; ZWEIMAN, F. G.; TEMTE, J.; LOWN, B.: GORLIN, R.: Detection and sizing of acute myocardial infarction with ^{99}Tc(SN) tetracycline. New Engl. J. Med. **291** (1974) 159

[154] HOLMAN, B. L.; JEWITT, D.; COHN, P. F.; ADAMS, D. F.; ADELSTEIN, S. J.; GORLIN, R.: The effect of rapid atrial pacing on regional myocardial blood flow. Circulation **48** (Suppl. **4**) (1973) 64

[155] HOLZMANN, M.: Klinische Elektrokardiographie. Stuttgart **1965**.

[156] HOLZMANN, M.: Zu neuen Möglichkeiten elektrokardiographischer Diagnostik mit His-Bündel Ableitungen und Elektrostimulation. Schweiz. Med. Wschr. **102** (1972) 1529

[157] HOOP, B.; SMITH, T. W.; BURNHAM, C. A.; CORELL, J. E.; BROWNELL, G. L.; SANDERS, C. A.: Myocardial imaging with $^{13}NH_4^+$ and a multicrystal positron camera. J. Nucl. Med. **14** (1973) 181

[158] HORT, W.: Herzinfarkt. Grundlagen und Probleme. Springer Berlin—Heidelberg—New York **1969**

[159] HUBNER, P. J. B.: Radioisotopic detection of experimental myocardial infarction using mercury derivative of fluorescein. Cardiovasc. Res. **4** (1970) 509

[160] HUGENHOLTZ, P. G.; RYAN, T. J.; WOERNER, T.; LEVINE, H. D.: Recognition of anterior wall infarction in patients with left ventricular hypertrophy: A study of the Frank vectorcardiogram. Circulation **27** (1963) 386

[161] HUGENHOLTZ, P. G.; FORKNER, E. C. jr.; LEVINE, H. D.: A clinical appraisal of the vectorcardiogram in myocardial infarction: II. The Frank system. Circulation **24** (1961) 852

[162] HUME, R.; WEYERS, E.; ROWAN, T.; REID, D. S.; HILLIS, W. S.: Leucocyte ascorbic acid levels after acute myocardial infarction. Brit. Heart J. **34** (1972) 238

[163] HUNT, D.; SLOMAN, G.; CLARK, R. M.; HOFFMAN, G.: Effects of beta-adrenergic blockade on the systolic time intervals. Amer. J. Med. Sci. **259** (1970) 97

[164] HURLEY, P. J.; COOPER, M.; REBA, R. C.; POGGENBURG, K. J.; WAGNER, H. N. jr.: ^{43}KCl: A new radiopharmaceutical for imaging the heart. J. Nucl. Med. **12** (1971) 516

[165] Ischaemic Heart Disease Registers. Report of the 4th Working Group. WHO Copenhagen 1970

[166] JEWITT, D. E.; MERGER, C. J.; REID, D.; VALORI, C.; THOMAS, M.; SHILLINGFORD, J. P.: Free noradrenaline and adrenaline excretion in relation to the development of cardiac arrhythmias and heart failure in patients with acute myocardial infarction. Lancet **1** (1969) 635

[167] JOHANSSON, B. W.: External cardiac massage. Acta Mad. Scand. **176** (1964) 319

[168] JOHNSON, W. J.; ACHOR, R. W. P.; BURCHELL, H. B.; EDWARDS, J. E.: Unrecognised myocardial infarction. Arch. Intern. Med. **103** (1959) 253

[169] KAGEN, L. J.: Immunologic detection of myoglobinuria after cardiac surgery. Ann. Intern. Med. **67** (1967) 1183

[170] KAGEN, L. J.: Myoglobinemia and myoglobinuria in patients with myositis. Arthritis Rheum. **14** (1971) 457

[171] KAISER, I.; SCHWACKE, H.: Traumatischer Herzinfarkt beim Fußballspiel. Eine klinische Verlaufsstudie einschließlich der Koronarographie. Z. Kardiologie **62** (1973) 805

[172] KALBFLEISCH, J. M.; SHADAKSHARAPPA, K. S.; CONRAD, L. L.; SARKAR, N. K.: Disappearance of the Q-deflection following myocardial infarction. Amer. Heart J. **76** (1968) 193

[173] KAPLAN, B.-M.; BERKSON, D. M.: Serial electrocardiograms after myocardial infarction. Ann. Intern. Med. **60** (1964) 430

[174] KATTUS, A. A.; WATANABE, E.: Diagnostic and prognostic significance of serum transaminase levels in coronary occlusive disease. Circulation **15/4** (1957) 502

[175] KELLER, B.: Über den Strominfarkt. Zeitschr. f. Kreisl. Forschg. **61** (1972) 29

[176] KENNEDY, R. J.; VARRIALE, P.; ALFENITO, J. C.: Textbook of vectorcardiography. New York, Harper and Row, 1970

[176a] KERBER, R. E.; ABBOUND, F. M.: Echocardiographic detection of regional myocardial infarction. Circulation **48** (1973) 997

[176b] KERBER, R. E.; ABBOUND, F. M.; MARCUS, M. L.; ECKBERG, D. L.: Effect of inotropic agents on the localized dyskinesis of acutely ischemic myocardium. Circulation **49** (1974) 1038

[177] KERN, B.: Der Myokard-Infarkt. Seine myokardiale Pathogenese und Prophylaxe, dargestellt am Grundriß der Linksmyokardiologie. Karl F. Haug Verlag, Heidelberg, 1969

[178] KHAN, A. H.; HAYWOOD, L. J.: Myocardial infarction in nine patients with radiologically patent coronary arteries. New Engl. J. Med. **291** (1974) 427

[179] KHANNA, P. K.; SHAH, P. M.; KRAMER, D. H.; SCHAEFER, R. A.; TAGER, I.: Effects of altered preload on left ventricular systolic time intervals in acute myocardial infarction. Brit. Heart J. **35** (1973) 1102

[180] KIBE, O.; NILSSON, N. J.: Observations on the diagnostic and prognostic value of some enzyme tests in myocardial infarction. Acta Med. Scand. **182** (1967) 597

[181] KILLEN, D. A.; TINSLEY, E. A.: Serum enzymes in experimental myocardial infarcts. Arch. Surg. **92** (1966) 418

[182] KILLIP, T.; PAYNE, M. A.: High serum transaminase activity in heart disease. Circulatory failure and hepatic necrosis. Circulation **21** (1960) 646

[183] KINDERMANN, W.: Infarktunabhängiger Kreatinkinase-Anstieg. Dt. Med. Wschr. **24** (1974) 1339

[184] KINI, P. M.; EDDLEMAN, E. E. jr.; PIPBERGER, H. V.: Electrocardiographic differentiation between left ventricular hypertrophy and anterior myocardial infarction. Circulation **42** (1970) 875

[185] KINLEN, L. J.: Incidence and presentation of myocardial infarction in an english community. Brit. Heart J. **35** (1973) 616

[186] KINOSHITA, S.; KOBAYASHI, T.: "Color Vectorcardiograms" recorded in 2 cases of inferior myocardial infarction. Amer. J. Cardiol. **31** (1973) 796

[187] KIRBY, B. J.: Hyoxaemia and acidosis in: D. G. Julian and M. F. Ljungström, B. Johansson, B. W. Sievers, J. Oliver, Acute myocardial infarction, Livingstone, Edinburgh and London 1968

[188] KIRBY, B. J.; MCNICOL, M. W.: Acid-base status in acute myocardial infarction. Lancet **2** (1966) 1054

[189] KITABCHI, A. E.: Ascorbic acid in steroidogenesis. Nature (London) **215** (1967) 1385

[190] KLEINE, T. O.: Zur Lokalisation der Creatinkinase (CK) in Mitochondrien und Mikrosomen von Skelettmuskel, Herz und Hirnrinde des Menschen. Klin. Wschr. **43** (1965) 504

[191] KLENOW, W.; BONITZ, K.; LAURENTIUS, P.: Das diagnostische Spektrum beim Herzinfarkt. Dt. Med. Wschr. **92** (1967) 7

[192] KLUESS, C. O.: Alarmierende auskultatorische Befunde beim Myocardinfarkt. Münch. Med. Wschr. **103** (1961) 2463

[193] KNOX, W. E.; GOSWAMI, M. N. D.: Ascorbic acid in man and animals. In: H. SOBOTKA and C. P. STEWART (Hrsg.). Advances in Clinical Chemistry, Vol. 4, p. 121. Academic Press, New York and London, 1961

[194] Koch, C.-D.: Kritische Beurteilung von Serum-Enzymaktivitätsbestimmungen zur Diagnose des Herzinfarktes. Dt. Med. Wschr. **99** (1974) 127

[195] Kohn, R. M.; Harris, R.; Gorham, L. W.: Atrial rupture of the heart: Report of case following atrial infarction and summary of seventy-nine collected from the literature. Circulation **10** (1954) 221

[196] Kornreich, F.: Comparison of different VCG lead systems for masscreening purpose. Coll. electrocardiolog., Dresden 1972

[197] Korowkin, B. F.: Fermente in der Diagnostik des Myokardinfarktes. Verlag Medizin, 1965

[198] Kramer, R. J.; Golldstein, R. E.; Hirshfeld, J. W.; Roberts, W. C.: Johnston, G.; Epstein, St. E.: Accumulation of Gallium-67 in regions of acute myocardial infarction. Amer. J. Cardiol. **33** (1974) 861

[199] Kulbertus, H. E.; Collignon, P. G.: Ventricular pre-excitation simulating anteroseptal infarction. Dis. Chest **56** (1969) 461–463

[200] Kulbertus, H. E.; Collignon, P.; Humblet, L.; Deleval-Rutten, F.: Left axis deviation in inferior infarction; vectorcardiographic recognition of coneomitant left anterior hemiblock. Chest **60** (1971) 362

[201] Kuliszkiewicz, M.; Graczyk, H.; Szczeklik, A.: Clinical value of bromsulphophthalein test in early stage of myocardial infarction. Pol. Tyg. lek. **27** (1972) 698

[202] Kuller, L.: Sudden death in arteriosclerotic heart disease: The case for preventive medicin. Amer. J. Cardiol. **24** (1969) 617

[203] Kumar, S.; Spodick, D. H.: Study of the mechanical events of the left ventricle by atraumatic techniques. Comparison of methods of measurement and their significance. Amer. Heart J. **80** (1970) 401

[204] LaDue, J. S.: The significance of serum glutamic oxalacetic transaminase serum glutamic-pyruvic transaminase and lactic dehydrogenase activity in heart disease. Proc. R. Virchow Soc. **15** (1956) 14

[205] LaDue, J. S.: Laboratory aids in diagnosis of myocardial infarction. J. Amer. Med. Ass. **165** (1957) 1776

[206] LaDue, J. S.: Alterations in the serum activity of some myocardial enzymes in heart disease. Significance of serum glutamic oxaloacetic transaminase, serum glutamic-pyruvic transaminase and lactic dehydrogenase activity in heart disease. Geriatrics **12** (1957) 528

[207] LaDue, J. S.; Wroblewski, F.; Karmen, A.: Serum glutamic oxalacetic transaminase activity in human transmural myocardial infarction. Science **120** (1954) 497

[208] Laham, J.: Le syndrome de Wolff-Parkinson-White Actualites Electrocardiographiques. Paris, Maloine SA, 1969, p. 175–184

[209] Laniado, S.; Geller, J.: Growth hormone and cortisol elevation in cardiogenic shock in man. Circulation **42** (Suppl. **III**) (1970) III-177

[210] Laniado, S.; Segal. P.; Esrig, B.: The role of glucagen hypersecretion in the pathogenesis of hyperglycemia following acute myocardial infarction. Circulation **48** (1973) 797

[211] Lauer, H.; Frey, J. G.: Vorhofinfarkt und Elektrokardiogramm. Z. Kreisl. Forschg. **37** (1948) 211

[212] Leachman, R. D.; Angelini, P.; Lufschanowski, R.: Electrocardiographic signs of infarction masked by coexistent contralateral hemiblock. Chest **62** (1972) 542

[213] Lebowitz, H. E.; Schultz, K. T.; Matthews, M. E.; Scheele, R.: Acute metabolic response to myocardial infarction. Circulation **39** (1969) 171

[214] Lehmann, V.; Raeder, S.: Serumenzymer ved infarctus cordis. Nord. Med. **79** (1962) 2497

[215] Lemmerz, A. H.: Korrigierte orthogonale Ableitungen in der klinischen Elektrokardiographie Med. Klinik **61** (1966) 334

[216] Lepeschkin, E.: Pre-excitation syndrome. In: Luisada, A. A. (Hrsg.). Clinical Cardiology, Cardiology (Vol. 3), New York, McGraw Hill, 1959, p. 97

[217] Leren, P.: The effect of plasma-cholesterol-lowering diet in male survivors of myocardial infarction Acta Med. Scand. Suppl. 466 (1966)
[218] Levine, H. D.: Non-specific of the electrocardiogram associated with coronary artery disease. Amer. J. Med. **15** (1953) 344
[219] Levine, H. D.; Young, E.; Williams, R. A.: Electrocardiogram and vectorcardiogram in myocardial infarction. Circulation **45** (1972) 83
[220] Lichtlen, P.: Klinische Vektor-Elektrokardiographie Springer, Berlin—Heidelberg—New York, 1969
[220a] Linhardt, J. W.; Mintz, G. S.; Segal, B. L.; Kawai, N.; Kottler, M. N.: Left ventricular volume measurement by echocardiography. Fact or fiction? Amer. J. Cardiol. **36** (1975) **36** (1975) 114
[221] Liptak, O.: Koronary Syndrom. Obzor, 1968, Bratislava
[222] Ljungström, B.; Johansson, B. W.; Sievers, J.: Arterial pO_2, pCO_2, pH and standard bicarbonate in patients with an acute myocardial infarction. Cardiologia **51** (1967) 138
[223] Logan, R. W.; Murdock, W. R.: Blood levels of hydrocortisone transaminase and cholesterol after myocardial infarction. Lancet **2** (1966) 521
[224] Loire, R.; Bozio, A.: L'incarceration ostiale coronarienne de vegetations d'endocardite infectieuse aortique. Arch. Mal. Coeur **66** (1973) 1557
[225] Losner, S.; Volk, B. W.: Fibrinogen concentration in various clinical conditions. Amer. J. Med. Sci. **232** (1965) 276
[226] Losowsky, M. S.; Ikram, H.; Snow, H. M.; Hargreave, F. E.; Nixon, P. G. F.: Liver function in advanced heart disease. Brit. Heart J. **27** (1965) 578
[227] Lotto, L.; Zucker, I. R.; Bernstein, A.: Clinical and pathologic observations in acute papillary muscle infarction. Vascular Dis. **3** (1966) 168
[228] Love, W. D.; Romney, R. B.; Burch, G. E.: A comparison of the distribution of potassium and exchangeable rubidium in the organs of the dog using rubidium-86. Circ. Res. **2** (1954) 112
[229] Lown, B.; Vassaux, C.; Hood, W. B. jr.; Fakhro, A. M.; Kaplinsky, E.; Roberge, G.: Unresolved problems in coronary care. Amer. J. Cardiol. **20** (1967) 494
[230] Ludwig, E.: Die quantitative Erfassung des akuten anteroseptalen Myokardinfarktes und einiger kinetischer Störungen des linken Ventrikels mittels Flächenauswertung des Elektrokardiogramms. Dissertation Humboldt-Universität, Berlin, Berlin 1976
[230a] Madias, J. E.; Venkataraman, K.; Hood, W. B. jr.: Precordial ST-segment mapping. I. Clinical studies in the coronary care unit. Circulation **52** (1975) 799
[231] Malek, P.; Vavrejn, B.; Ratusky, J.; Kronrad, L.; Kolc, J.: Detection of myocardial infarction by in vivo scanning. Cardiologia **51** (1967) 22
[232] Malek, P.; Ratusky, J.; Vavrejn, B.; Kronrad, L.; Kolc, J.: Ischaemic detecting radioactive substances for scanning cardiac and skeletal muscle. Nature **214** (1967) 1130
[233] Malek, P.; Kolc, J.; Vavreja, B.; Hratusky, J.; Kronrad, L.: Mercurascan test in ischaemic of the heart muscle caused by permanent ligature of the coronary artery. Rev. Czech. Med. **17** (1971) 11
[234] Malmcrona, R.; Soderholm, B.; Bjorntorp, P.; Thulesius, O.; Heymann, F.: Myocardial infarction in the younger age group. II. Follow-up observation with special reference to capacity for work. Acta Med. Scand. **171** (1962) 59
[235] Manse, C. F.; Wroblewski, F.: Limitations of serum enzyme alterations in the differential diagnosis of myocardial infarction (Abstract). Circulation **18** (1958) 755
[236] Maroko, P. R.; Braunwald, E.: Modification of myocardial infarction size after coronary occlusion. Ann. Intern. Med. **79** (1973) 720
[237a] Maroko, P. R.; Libby, P.; Covell, J. W.; Sobel, B. E.; Ross, J. jr.; Braunwald, E.: Precordial ST segment evaluation mapping: an atraumatic method for assessing alterations in the extent of myocardial ischemic injury. The effects of pharmacologic and hemodynamic interventions. Amer. J. Cardiol. **29** (1972) 223

[238] MARRIOTT, H. J. L.; HOGAN, P.: Hemiblock in acute myocardial infarction. Chest 58 (1970) 342

[239] MASSIE, E.; WALSH, T. J.: Clinical vectorcardiography and electrocardiography. Chicago, Year Book Publishers, 1960

[240] MASSUMI, R. A.; MASON, D. T.; AMSTERDAM, E. A.; DE MARIA, A.; MILLER, R. R.; SCHEINMAN, M. M.; ZELIS, R.: Ventricular fibrillation and techycardia after intravenous atropine for treatment of bradycardia. New Engl. J. Med. 287 (1972) 336

[241] MASSUMI, R. A.; GOLDMAN, A.; RAKITA, L.; KURAMOTO, K.; PRINZMETAL, M.: Studies on the mechanism of ventricular activity: XVI. Activation of the human heart. Amer. J. Med. 19 (1955) 832

[242] MASTER, A. M.; DACK, S.; JAFFE, H. L.: Coronary thrombosis: An investigation of heart failure and other factors in its course and prognosis. Amer. Heart J. 13 (1937) 330

[243] McCAIN, F. H.; KLINE, E. M.; GILSON, J. S.: A clinical study of 281 autopsy reports on patients with myocardial infarction. Amer. Heart J. 39 (1950) 263

[244] McDONALD, L.; EGDILL, M.: Changes in coagulability of the blood during various phases of ischaemic heart disease. Lancet 1 (1959) 1115

[245] McGEEHAN, J. T.; RODRIGUEZ-ANTUNEZ, A.; LEWIS, R. C.: Cesium-131 photoscan. Jama 204 (1968) 123

[246] McLOUD, T. C.; PUTMAN, C. E.: Radiology on the Swan-Ganz Catheter and associeted pulmonary complications. Radiology 1 (1975) 19

[247] MILLER, D. R.; BURCHELL, H. B.; EDWARDS, J. E.: Myocardial infarction with and without acute coronary occlusion. Arch. Intern. Med. 88 (1951) 597

[248] MILLER, R. L.: Hemopericardium with the use of anticoagulant therapy. Jama 209 (1969) 1362

[249] MOLL, A.; HAMMACHER, F.: Der Infarkt im jüngeren Lebensalter. Georg Thieme Verlag, Stuttgart 1962

[249a] MULLER, J. E.; MAROKO, P. R.; BRAUNWALD, E.: Evaluation of precordial electrocardiographic mapping as a means of assessing changes in myocardial injury. Circulation 52 (1975) 16

[250] MURPHY, G. K.: Clinical-pathologic and medicolegal aspects of coronary artery disease. Ohio State Med. J. 69 (1973) 105

[251] MUSTARD, J. F.; PACKHAM, M. A.: In: K. M. BRINKHOUS, R. W. SHERMER, and F. K. MOSTOFI (Hrsg.). The Platelet Baltimore, Maryland 1971

[251a] MYRHAM, G.; WILANDER, D.: Inflamatery anemia and serum iron changes in myocardial infarction. Acta Med. Scand. 151 (1955) 407

[252] NAVRATIL, M.; KADLEC, K.; DAUM, S.: Patofysiologie Dychani. Statni Zdravotnicke Nakladatelstvi, Praha 1966

[253] NEAVERSON, M. A.: Metabolic acidosis in acute myocardial infarction. Brit. Med. J. 2 (1966) 383

[254] NICOLAS, G.; BOUHOUR, J. B.; GODIN, J.-F.; HOREAU, J.: Coronary embolism in defectious endocarditis. Ann. Cardiol. Angiolog. 21 (1972) 285

[255] NIXON, P. G. F.; BETHELL, H. J. N.: Coronary death — how unexpected? Brit. Med. J. 2 (1971)

[256] NIZET, P. M.; ROBERTSON, L.: Normal coronary arteriogram following myocardial infarction in a 17 year old boy. Amer. J. Cardiol. 28 (1971) 715

[257] NORRIS, R. M.; MERCER, C. J.; YEATES, S. E.: Sinus rate in acute myocardial infarction. Brit. Heart J. 34 (1972) 901

[258] OBERWITTLER, W.: Vergleiche zwischen elektrokardiographischen und vektorkardiographischen Untersuchungen in 495 Fällen mit Zustand nach Herzinfarkt. Med. Welt 18 (1967) 607

[259] O'Brien, K. P.; Taylor, P. M.; Croxson, R. S.: Prophylactic lidocaine in hospitalized patients with acute myocardial infarction. Med. J. Australia **2** (1973) 36

[260] O'Brien, J. R.: Effects of salicylates on human platelets. Lancet **1** (1968) 779

[261] O'Brien, J. R.: Platelet aggregation. Clin. Path. **15** (1962) 446

[262] Oliver, M. F.: The metabolic response to a heart attack. Heart & Lung **4** (1975) 57

[263] Papp, C.; Smith, K. S.: Electrocardiographic patterns in slight coronary attacks. Brit. Heart J. **13** (1951) 17

[264] Pardee, H. E. B.: Clinical aspects of the electrocardiogram. Lewis, London 1941

[265] Pardee, H. E. B.: Heart disease and abnormal electrocardiogram with special reference to coronary "T" wave. Amer. J. Med. Sci. **169** (1925) 270

[266] Pardee, H. E. B.: Significance of an ECG with large Q-wave in lead III. Arch. Intern. Med. **46** (1930) 470

[267] Parkash, R.; Parmley, W. W.; Horvat, M.; Swan, H. J. C.: Serum cortisol, plasma free fatty acids, and urinary catecholamines as indicators of complications in acute myocardial infarction. Circulation **43** (1972) 736

[268] Parkey, R. W.: A new method for radionuclide imaging of acute myocardial infarction in human. Circulation **50** (1974) 540

[269] Parsi, R. A.; Semmler, H.: Die ischämische Herzkrankheit im EKG unter besonderer Berücksichtigung der Belastungskardiographie. VEB Gustav Fischer Verlag Jena 1977

[270] Paton, B. C.: The accuracy of diagnosis of myocardial infarction. A clinico-pathologic study. Amer. J. Med. **23** (1957) 761

[271] Peel, A. A. F.; Semple, T.; Wang, I.; Lancaster, W. M.; Dall, J. L.: A coronary prognostic index for grading the severity of infarction. Brit. Heart J. **24** (1962) 745

[272] Phillips, J. H.; dePasquale, N. P.; Burch, G. E.: The electrocardiogram in infarction of the anterolateral papillary muscle. Amer. Heart J. **66** (1963) 338

[273] Pilcher, J.; Nagle, R. E.: Acid-base imbalance and arrhythmias after myocardial infarction. Brit. Heart J. **33** (1971) 526

[274] Plotz, M.: Coronary heart disease, angina pectoris, myocardial infarction. New York, 1957

[275] Poggi, L.; Francois, G.; Djiane, P.; Bory, M.; Serradimigni, A.: Oxymetrie arterielle et radiographie thoracique a la phase augue de l'infarctus du myocarde. Coeur **10** (1971) 293

[276] Pojer, J.; Ninger, E.; Sevela, M.; Tovarek, J.: Enzymologie Srdecniho Infarktu. Statni Zdravotnicke Makladatelstvi, Prag 1963

[276a] Pombo, J. F.; Russell, R. O.; Rackley, C. E.; Foster, G. L.: Comparison of stroke volume and cardiac output determination by ultrasound and dye dilution in acute myocardial infarction. Amer. J. Cardiol. **27** (1971) 630

[277] Portheine, H.: Können die korrigierten orthogonalen Ableitungen das konventionelle EKG-Ableitungssystem ersetzen? „Arthur-Weber zum 90. Geburtstag". Arthur-Weber-Stiftung von Franz Büchner, Freiburg i. Br. 1969

[278] Preston, J. A.; Batsakis, J. G.; Briere, R. O.: Serum "alpha-hydroxybutyrate dehydrogenase". A clinical and laboratory evaluation in patients with myocardial infarction. Amer. J. Clin. Path. **41** (1964) 237

[279] Prinzmetal, M.; Shaw, C. M. jr.; Maxwell, M. H.; Flamm, E. J.; Kimura, N.; Rakita, L.; Bordùas, J.-L.; Rothman, S.; Kennamer, R.: Studies on the mechanism of ventricular activity: VI. The depolarization complex in pure subendocardial infarction; Role of the subendocardial region in the normal electrocardiogram. Amer. J. Med. **16** (1954) 469

[280] Pruitt, R. D.; Klakeg, C. H.; Chapin, L. E.: Certain clinical states and pathologic changes associated with deeply inverted T Waves in the precordial electrocardiogram. Circulation **11** (1955) 517

[281] Pruitt, R. D.; Dennis, E. W.; Kinard, S. A.: The difficult electrocardiographic diagnosis of myocardial infarction. Prog. Cardiovasc. Dis. **6** (1963) 85

[282] PUDDU, V.: A case of acute myocardial infarction with an atypical symptomatology: Cutaneous itching. Amer. Heart J. **82** (1972) 431

[283] PUECH, J.; LATOUR, H.; HERTAULT, J.; GROLLEAU, R.: L'Ajmaline injectable dans les tachycardies paradoxystiques et le syndrome de WPW. Comparison avec la Procainamide. Arch. Mal. Coeur **57** (1964) 897

[284] RECKE, S. H.; GLÜCK, A.: Vektorkardiographische Diagnostik inferiorer Myokardinfarkte bei rS-Typ in III und aVF. Herz/Kreisl. **6** (1974) 278

[284a] REID, D. S.; PELIDES, L. J.; SHILLINGFORD, J. P.: Surface mapping of RS-T segment in acute myocardial infarction. Brit. Heart J. **33** (1971) 370

[284b] REID, P.; FLAHERTY, J.; TAYLOR, D.; KELLY, D.; WEISFELDT, M. L.; HUMPHRIES, J. O.; ROSS, R. S.; PITT, B.: Myocardial-infarct extension detected by precordial S-T-segment mapping. N. Engl. J. Med. **290** (1974) 123

[285] REINDELL, H.; DELIUS, W.: Über Erfahrungen mit Belastungs-(Arbeits-)Elektrokardiogramm. Klin. Wschr. **20** (1941) 497

[286] RICHMAN, S. M.; DELMAN, A. J.; GROB, D.: Alterations in indices of liver function in congestive heart failure with particular reference to serum enzymes. Amer. J. Med. **30** (1961) 211

[287] RICHTERICH, R.: Klinische Chemie. 3. Aufl. Karger: Basel 1971

[288] ROBERTS, R.; HENRY, PH. D.; WITTEEVEEN, S. A. G. J.; SOBEL, B. E.: Quantification of serum creatine phosphokinase isoenzyme activity. Amer. J. Cardiol. **33** (1974) 650

[289] ROBERTS, W. C.: Coronary arteries in fatal acute myocardial infarction. Circulation **35** (1972) 215

[290] ROBERTS, W. C.; BUJA, L. M.: The frequency and significance of coronary arterial thrombi and other observations in fatal acute myocardial infarction. Amer. J. Med. **52** (1972) 425

[291] ROE, C. R.; LIMBIRD, L. E.; WAGNER, G. S.; NERENBERG, S. T.: Combined isoenzyme analysis in the diagnosis of myocardial injury: Application of electrophoretic methods for the detection and quantification of the creatine phosphokinase MB isoenzyme. J. Lab. Clin. Med. **80** (1972) 577

[292] ROMHILDT, D. W.; ADOLPH, R. J.; SODD, V. J.; LEVENSON, N. I.; AUGUST, L. S.; NISHIYAMA, H.; BERKE, R. A.: Cesium-129 myocardial scintigraphy to detect myocardial infarction. Circulation **48** (1973) 1242

[293] ROSE, G. A.; BLACKBURN, H.: Cardiovascular survey methods. WHO, Geneva 1968

[294] ROSENBAUM, M. B.; ELIZARI, M. V.; LAZZARI, J. O.: The Hemiblocks. Oldsmar, Florida, Tampa Tracings, 1970

[295] ROSENBAUM, F. F.; LEVINE, S.: Prognostic value of various clinical electrocardiographic features of acute myocardial infarction. Ibid **68** (1941) 913

[296] ROSENBERG, B. A.; MALACH, M.: Acute myocardial infarction in a city hospital. IV. Clinical-pathologic correlations. Amer. J. Cardiol. **6** (1960) 272

[297] ROTTHAUWE, H.-W.; CERQUEIRO, M.: Die Haltbarkeit der Serum-Kreatin-Phosphokinase. Klin. Wschr. **41** (1963) 876

[298] SAFRAN, A. P.; SCHAFFNER, F.: Chronic passive congestion of the liver in man. Electron microscopic study of cell atrophy and intralobular fibrosis. Amer. J. Path. **50** (1967) 447

[299] SAPHIR, O.; PRIEST, W. S.; HAMBURGER, W. M.; KATZ, L. N.: Coronary arteriosclerosis, coronary thrombosis and the resulting myocardial changes. Amer. Heart J. **10** (1935) 567

[300] SARANCHAK, H. J.; BERNSTEIN, SZ. H.: A new diagnostic test for acute myocardial infarction. The detection of myoglobinuria by radioimmunodiffusion assay. Jama **228** (1974) 1251

[301] SCEBAT, L.; RENAIS, J.; LENEGRE, J.: Les enzymes seriques dans le diagnostic des lesion myocardiques d'origine coronarienne. I. La transaminase glutamice — exalacetique. Arch. Mal. Coeur Rev. Atherosclerose **179** (1960)

[302] SCHACHENMAYER, W.; HAFERKAMP, O.: Der hämorrhagische Herzinfarkt. Dt. Med. Wschr. **92** (1972) 1172

[303] SCHECHTER, D. CH.: Cardiac structural and functional changes after myocardial infarction. IV. Ventricular septal dysfunction and rupture. New York State J. Med. **74** (1974) 1439
[304] SCHMIDT, E.; SCHMIDT, F. W.: Enzym-Muster menschlicher Gewebe. Klin. Wschr. **38** (1960) 957
[305] SCHMIDT, E.; SCHMIDT, F. W.: Enzymfibel. Boehringer: Mannheim 1969
[306] SCHNEIDER, K. W.; HEISE, E. R.; LEHMANN, F. G.: Die diagnostische Bedeutung verschiedener Enzymreaktionen für die Diagnose des Herzinfarktes. Med. Klin. **58** (1963) 2075
[307] SCHNEIDER, K. W.; LEHMANN, F. G.; SCHERING, G.: Die enzymatische Diagnostik des Herzinfarktes. III. Mitteilung: LDH-Isoenzyme beim Herzinfarkt. Enzym. Biol. Clin. **6** (1966) 52
[308] SCHOENFELD, C. D.; ROBINSON, J. L.; WEISSLER, A. M.; WARREN, J. V.: The left ventricular systolic time intervals in myocardial infarction. Clin. Res. **15** (1967) 411
[309] SCHOENMACKERS, J.: Koronararterien-Herzinfarkt. In: BARGMANN, W.; DOERR, W. (Hrsg.): Das Herz des Menchen, Bd II. Stuttgart 1963
[310] SEMMLER, H.; LEMKE, L.: Die EKG-Veränderungen bei Herzwandaneurysmen. Z. Inn. Med. **24** (1969) 176
[311] SEMMLER, H.; LEMKE, L.: Das chronische Herzwandaneurysma. Med. Klinik **64** (1969) 1559
[312] SEMMLER, H.: Der Herzinfarkt im Notbereitschaftsdienst. Dt. Ges.wesen **23** (1968) 555
[313] SIDELL, F. R.; CULVER, D. L.; KAMINSKIS, A.: Serum creatine phosphokinase activity after intramuscular injection. Jama **229** (1974) 1894
[314] SIMONSON, E.; TUNA, N.; OKAMOTO, N.; SOTOBATA, I.; ABEL, H.; BRODY, D.; ESTES, E. H.; HELM, R. H.; HUGENHOLTZ, P. G.: Vektorkardiographische Kriterien mit hoher diagnostischer Treffsicherheit. Z. Kreisl. Forschg. **56** (1967) 1243
[315] SLAPAK, L.: Über die Mitbeteiligung der Vorhöfe beim Myokardinfarkt. Cardiologia (Basel) **22** (1953) 228
[316] SMITH, F. J.; KEYES, J. W.; DENHAM, R. M.: Myocardial infarction: A study of the acute phase in 920 patients. Amer. J. Med. Sci. **221** (1951) 508
[317] SMITH, H. I.: Diagnostic value of serum-creatine kinase in a coronary-care unit. Lancet **II** (1967) 178
[318] SMITH, C.; VIEWEG, W. V. R.: Acute transmural myocardial infarction. Jama **229** (1974) 811
[318a] SMITH, M.; RATSHIN, R. A.; HARRELL, F. E.; RUSSELL, R. O.; RACKLEY, C. E.: Early sequential changes in left ventricular dimensions on filling pressure in patients after myocardial infarction. Amer. J. Cardiol. **33** (1974) 363
[319] SODI-PALLARES, D.; CISNEROS, F.; MEDARNO, G. A.: Electrocardiographic diagnosis of myocardial infarction in the presence of bundle branch block (right and left) ventricular premature beats and Wolff-Parkinson-White syndrome. Progr. Cardiovasc. Dis. **6** (1963) 107
[320] SOLOMON, H. A.; EDWARDS, A. L.; KILLIP, T.: Prodromata in acute myocardial infarction. Circulation **40** (1969) 463
[321] SOWTON, E.: Cardiac infarction and the glucose tolerance test. Brit. Med. J. **1** (1962) 84
[322] SPAIN, D. M.: Coronary atheromatous disease — clinical pathological correlations. Cardiovasc. Clin. **4** (1972) 53
[322a] STEFAN, G.; BING, R. J.: Echocardiographic findings in experimental myocardial infarction of the posterior left ventricular wall. Amer. J. Cardiol. **30** (1972) 629
[323] STORSTEIN, O.; EFSKIND, L.; TORGERSEN, O.: The mechanism of myocardial infarction following prosthetic aortic valve replacement. Acta Med. Scand. **193** (1973) 103
[324] STOWERS, M.; SHORT, D.: Warning symptoms before major myocardial infarction. Brit. Heart J. **32** (1970) 833
[325] STRASSER, H.: Rechtsseitige Myokardinfarkte. Schweiz. Med. Wschr. **93** (1963) 329
[326] SUNDERMANN, F. W. jr.; NOMOTO, S.; PRADHA, A. M.; LEVINE, H.; BERNSTEIN, ST. H.; HIRSCH, R.: Increased concentration of serum nickel after acute myocardial infarction. New Engl. J. Med. **283** (1970) 896

[327] Syrkis, I.; Machtey, I.: Hypoferremia in acute myocardial infarction. J. Amer. Geriatrics Soc. **21** (1973) 28

[328] Szasz, G.; Busch, E.-W.; Farchs, H.-B.: Serum-Kreatinkinase. I. Methodische Erfahrungen und Normalwerte mit einem neuen handelsüblichen Test. Dt. med. Wschr. **15** (1970) 829

[329] Szasz, G.; Busch, E.-W.; Farchs, H.-B.: Serum-Kreatinkinase. II. Erfahrungen beim Herzinfarkt und anderen kardiologischen Erkrankungen mit der aktivierten Rückwärtsreaktion. Dt. med. Wschr. **96** (1971) 980

[330] Taccardi, B.: Distribution of heart potentials on the thoracic surface of normal subjects. Circ. Res. **12** (1963) 341

[330a] Taccardi, B.; de Ambroggi, L.; Domenica, R.: Chest maps of heart potentials in right bundle branch block. J. Electrocardiol. **2** (1969) 109

[330b] Tallury, V. K.; de Pasquale, N. P.; Burch, G. E.: The echocardiogram in papillary muscle dysfunction. Amer. Heart J. **83** (1972) 12

[331] Tamagna, I. G.; Butterworth, J. S.; Poindexter, C. A.: Wolff-Parkinson-White syndrome with myocardial infarction: An experimental study. Amer. Heart J. **35** (1948) 948

[332] Tannenbaum, O.; Gesell, H.; Schlack, J. A.: A simple corrected orthogonal lead system of electrocardiography: Correlation with the conventional twelvelead electrocardiogram and clinical information. Amer. Heart J. **65** (1963) 349

[333] Tannenbaum, O.; Gesell, H.; Schlack, J, A.: Comparison of a good orthogonal lead system and one additional chest lead with the conventional 12-lead electrocardiogram. Circulation **35** (1967) 146

[334] Taylor, S. H.; Saxton, C.; Majid, P. A.; Dykes, J. R. W.; Ghosh, P.; Stoker, J. B.: Insulin secretion following myocardial infarction. Lancet **2** (1969) 1373

[335] Thadani, U.; Chopra, M. P.; Aber, C. P.; Portal, R. W.: Pericarditis after acute myocardial infarction. Brit. Med. J. **2** (1971) 135

[336] Tominaga, S.; Strasser, Th.; Blackburn, H.: Serial electrocardiographic changes in myocardial infarction. Amer. J. Cardiol. **29** (1972) 767

[336a] Tonkin, A.; Wilson, D.; Richmond, D. R.: Arterial hypoxaemia in acute myocardial infarction. Aust NZ J. Med. **3** (1974) 593

[337] Toutounaz, R.; Gupta, D.; Samson, R.; Shillingford, J.: Q-second sound interval in acute myocardial infarction. Brit. Heart J. **31** (1969) 462

[338] Tracy, R. E.: Sex difference in coronary disease: Two opposing views. J. Chron. Dis. **19** (1966) 1245

[339] Tsitouris, G.; Stathopoulou, R.; Tsevrenis, I.: Serum inhibition of plasmin and of plasmin activation in thrombotic diseases. J. Atheroscler. Res. **7** (1967) 425

[340] Unger, R. H.: Glucagon physiology and pathophysiology. New Engl. J. Med. **285** (1971) 443

[341] Vallance-Owen, J.; Ashton, W. L.: Cardiac infarction and insulin antagonism. Lancet **1** (1963) 1226

[342] Valori, C.; Thomas, M.; Shillingford, J. P.: Urinary excretion of free noradrenaline and adrenaline following acute myocardial infarction. Lancet **1** (1967) 127

[343] van der Horst, R.; Klenerman, P.; Schonland, M.; Gotsman, M.: Fatal myocardial necrosis. Probably due to toxoplasma myocarditis. S. A. Med. J. **46** (1972) 949

[344] Wahls, E.; Arndt-Hanser, A.; Orlowske, A.: Gibt es jahreszeitliche Schwankungen der GPT-Aktivität im Serum? Dt. Med. Wschr. **27** (1974) 1437

[345] Wallace, A. G.; Klein, R. F.: Editorial. Role of catecholamines in acute myocardial infarction. Amer. J. of the Med. Sci. **258** (1969) 139

[346] Walston, A.; Hackel, D. B.; Estes, E. H.: Acute coronary occlusion and the "Power failure" syndrome. Amer. Heart J. **79** (1970) 613

[347] Wasserburger, R. H.; White, D. A.; Lindsay, E. R.: Noninfarctional QS II, III, AVF complexes as seen in the Wolff-Parkinson-White syndrome and left bundle branch block. Amer. Heart J. **64** (1962) 617

[348] WAYNE, H. H.: The apexcardiogram in ischemic heart disease and myocardial infarction. Clinical Med. **78** (1971) 22–28

[349] WAYNE, H. H.: Serial apexcardiograms, phonocardiograms and carotid tracings in myocardial infarction. Circulation **38** (Suppl. VI) (1968) 203

[350] WEISS, M. M.; WEISS, M. M. jr.: The electrocardiogram in myocardial infarction. Diagnostic accuracy. Arch. Intern. Med. **101** (1958) 1126

[351] WEISSLER, A. M.; SCHOENFELD, C. D.: Effect of digitalis on systolic time intervals in heart failure. Amer. J. Med. Sci. **259** (1970) 4

[352] WELLER, D. A.; ADOLPH, R. J.; WELLMAN, H. N.; CARROLL, R. G.; KIM, O.: Myocardial perfusion scintigraphy after intracoronary injection of ^{99}mTc-labeled human albumin microspheres. Circulation **46** (1972) 963

[353] WEST, M.; GELB, D.; PILZ, C. G.: Serum enzymes in disease. VII. Significance of abnormal serum enzyme levels in cardiac failure. Amer. J. Med. Sci. **241** (1961) 350

[354] WEST, M.; ESHCHAR, J.; ZIMMERMANN, H. J.: Serum enzymology in the diagnosis of myocardial infarction and related cardiovascular conditions. Med. Clin. North Amer. **50** (1966) 171

[355] WHITBY, G.: The enzyme response of the myocardium to ischaemia and infarction. In: JULIAN, D. G., and OLIVER, M. F. (Hrsg.). Acute myocardial infarction. Livingstone, Edinburgh and London, 1968

[356] WHITE, T. J.; LEEVY, C. M.; BRUSCA, A. M.; GNASSI, A. M.: The liver in congestive heart failure. Amer. Heart J. **49** (1955) 250

[357] WHITMORE, R.: Rheology of the circulation. Oxford, 1968, Pergamon Press, Inc. p. 34

[358] WILKINSON, R. S.; RABINOWITZ, R.; MELTZER, S.; ABILDSKOV, J. A.: Clinical observations with an orthogonal lead system. Circulation **25** (1962) 43

[359] WILKINSON, J. H.: Clinical significance of enzyme activity measurements. Clin. Chem. **16** (1970) 882

[360] WILSON, F. N.; JOHNSTON, F. D.; ROSENBAUM, F. F.; ERLANGER, H.; KOSSMAN, C. E.; HECHT, H.; COTRIM, N.; MENEZES DE OLIVEIRA, R.; SCARSI, R.; BARKER, P. S.: The precordial electrocardiogram. Amer. Heart J. **27** (1944) 19

[361] WOIDAK, E.: Atypisch lokalisierte Herzinfarkte aus klinischer und elektrokardiographischer Sicht. Inaug.-Diss. Med. Fak. Humboldt-Univ., Berlin 1967

[362] WOLFF, L.; RICHMAN, J. L.: The diagnosis of myocardial infarction in patients with anomalous atrioventricular excitation (Wolff-Parkinson-White syndrome). Amer. Heart J. **45** (1953) 545

[363] WOLINTZ, A. H.; JACOBS, L. D.; CHRISTOFF, N.; SOLOMON, M.; CHERNIK, N.: Serum and cerebrospinal fluid enzymes in cerebrovascular disease. Arch. Neurol. (Chic.) **20** (1969) 54

[364] WOOD, P.: Diseases of heart and circulation, edited by W. SOMMERVILLE, Philadelphia, J. P. LIPPINCOTT, 1958, p. 779

[365] WOODS, J. D.; LAURIE, W.; SMITH, W. G.: The reliability of the electrocardiogram in myocardial infarction. Lancet **II** (1963) 265

[366] World Health Organization, Regional Office For Europa, Copenhagen: Working Group on Ischemic Heart Disease Registers. Operating Protocol, Report (Part II). Copenhagen 12–14 May 1969

[367] WORTHY, E.; WHITEHEAD, P.; GOLDBERG, D. M.: Advantages and limitations of a simplified colorimetric assay for ATP: creatine phosphotransferase activity of human serum. Enzym. Biol. Clin. **11** (1970) 193

[368] WROBLEWSKI, F.: Enzymes in medical diagnosis. Sci. Amer. **205** (1961) 99

[369] WROBLEWSKI, F.; MANSE, C.: Effects of certain anticoagulants on serum enzyme activity. JAMA **167** (1958) 2163

[370] WROBLEWSKI, F.; LADUE, J. S.: Lactic dehydrogenase activity in blood. Proc. Soc. exp. Biol. Med. (N. Y.) **90** (1955) 210

[371] Young, E.; Williams, C.: The frontal plane vectorcardiogram in old inferior myocardial infarction. Circulation **37** (1968) 604

[372] Young, E.; Levine, H. D.; Vokonas, P. S.; Kemp, H. G.; Williams, R. A.: Gorlin, R.: The frontal plane vectorcardiogram in old myocardial infarction: II. Mid-to-late QRS changes. Circulation **42** (1970) 1143

[373] Zahavi, J.; Dreyfuss, F.: An abnormal pattern of adenosine diphosphate-induced platelet aggregation in acute myocardial infarction. Thromb. Diath. Haemorrh. **21** (1969) 76

[374] Zaret, B. L.: Radionuclides and regional myocardial perfusion. Amer. J. Med. Sci. **267** (1974) 138

[375] Zaret, B. L.; Strauss, H. W.; Martin, N. D.; Wells, H. P.; Flamm, M. D.: Noninvasive regional myocardial perfusion with radioactive potassium. New Engl. J. Med. **288** (1973) 809

[376] Zaret, B. L.; Strauss, H. W.; Martin, N. D.; Wells, H. P.; Flamm, M. D. jr.: Non-invasive regional myocardial perfusion with radioactive potassium. Study of patients at rest, with exercise and during angina pectoris N. Engl. J. Med. **288** (1973) 809

[377] Zaus, E. A.; Kearns, W. M.: Massive infarction of the right ventricle and atrium. Report of a case. Circulation **6** (1952) 593

[378] Zimmerman, H. J.; West, M.: Serum enzyme levels in the diagnosis of hepatic disease. Amer. J. Gastroent. **40** (1963) 387

[379] Zipes, D. P.; Knoebel, S. B.: Rapid rate-dependent ventricular ectopy: Adverse responses to atropine-induced rate increase. Chest **62** (1972) 255

[380] Zuckermann, R.: Grundriß und Atlas der Elektrokardiographie. Leipzig 1959

[381] Ahmad, M.; Dubiel, J. P.; Logan, K. W.; Verdon, T. A.; Martin, R. H.: Limited clinical diagnostic specifity of technetium-99m stannous pyrophosphate myocardial imaging in acute myocardial infarction. Amer. J. Cardiol. **39** (1977) 50

[382] Bandet, M.; Maisonneuve, D.; Normand, J.-P.; Boschat, J.; Mathivat, A.: Infarctus du myocarde et contraceptifs oraux. Ann. Med. Interne **6—7** (1978) 459

[383] Benacerraf, A.; Veron, P.; Morin, B.; Castillo-Fenoy, A.; Chapuis, A.; Ziskind, B.: Infarctus du myocarde aprés contraceptifs oraux. Nov. Pres. med. **6** (1977) 22

[384] Bleifeld, W.; Hanrath, P.; Mathey, D.; Bussmann, H.; Effert, S.: Die Bedeutung der akuten Infarktgröße für die Hämodynamik des linken Ventrikels. Dtsch. med. Wschr. **101** (1976) 1677

[385] Bleifeld, W.; Mathey, D.; Hanrath, P.; Bussmann, H.; Effert, S.: Infarct size estimated from serial serum creatine phosphokinase in relation to left ventricular hemodynamics. Circulation **55** (1977) 303

[386] Botreau-Roussel, P.; Drobinski, G.; Levy, R.; Vachon, J. M.; Nivet, M.; Grosgogeat, Y.: Infarctus du myocarde et drépanocytose hétérozygote. Arch. Mal. Coeur **70** (1977); 141

[387] Böhm, M.; Rabitzsch, G.; Krause, E. G.; Läuter, J.; Koschel, M.; Lembcke, J.; Parsi, R. A.; Heinrich, H. G.; Wollenberger, A.; Baumann, R.: Wertigkeit der Serum-Glykogenphosphorylase b und der Serum-Kreatinphosphokinase in der Diagnostik des akuten Herzinfarktes — eine vergleichende Studie mittels Varianz- und Diskriminanzanalyse. Dtsch. Ges.wesen **33** (1978) 159

[389] Braunwald, E.; Maroko, P. R.: ST-segment mapping — realistic and unrealistic expectations. Circulation **54** (1976) 529

[390] Bruce, R. A.; Li, Y. B.; Pao, Y. L.; Dower, G. E.; Trimble, S.; Hofer, V.: Polarcardiographic criteria for myocardial infarction in chinese men. J. Electrocardiol. **9** (4) (1976) 309

[391] Cowley, M. C.; Mantle, J. A.; Rogers, W. J.; Russell, R. O.; Rackley, W. J.; Logic, J. R.: Technetium-99m stannous pyrophosphate myocardial scintigraphy. Circulation **56** (1977) 192

[392] Dickele, M.-Cl., Dale, G.; Rum, P.; Mossard, J. M.; Voegtlin, R.: Etude echocardiographique des infarctus du myocarde. Ann. Cardiol. Angeoil. **25** (1976) 373

[393] DONALD, T. G.; CLOONAN, M. J.; NEALE, C.; WIECKEN, D. E. L.: Exretion of myoglobin in urine after acute myocardial infarction. Brit. Heart J. **39** (1977) 29

[394] DOWER, G. E.; OSBORNE, J. A.: The woodward polar-ECG service: A complete system for computer aided cardiology. 4th Intern. Cong. Electrocardiol., Balatonfüred 1977

[395] DUCLOUX, G.; PAUCHANT, M.; BERTRAND, M.; WAREMBOURG, H.: Péricarditis et infarctus du myocarde. Ann. Cardiol. Angéiol. **25** (1976) 479

[396] DURRER, D.; VAN OOSTEROM, A.: Eigenarten des elektrischen Mappings auf dem Epikard und der Körperoberfläche. Verh. Dtsch. Ges. Kreisl.forschg. **44** (1978) 38

[397] ENGEL, J.; PAGE, H. L.; CAMPELL, W. B.: Coronary artery spasm as the cause of myocardial infarction during coronary arteriography. Amer. Heart J. **91** (1976) 501

[398] FERLITSCH, A.; MATEJCEK, E.; STEINBEREITHNER, K.: Zur differentialdiagnostischen Wertigkeit der CK-Isoenzyme bei akutem Myokardinfarkt. Dtsch. med. Wschr. **101** (1976) 312

[399] FERLITSCH, A.; ZILCHER, H.; GLOGAR, D.: Zur diagnostischen Wertigkeit der CK-Isoenzyme. Dtsch. med. Wschr. **102** (1977) 1701

[400] FLENKER, I.: Akuter Myokardinfarkt ohne erhöhte CK-MB-Aktivitäten. Dtsch. med. Wschr. **103** (1978) 175

[401] FLENKER, I.; RICKEN, D.; SABIN, G.: Akuter Myokardinfarkt: CK-MB-Isoenzymbestimmung. Diagnostik **10** (1977) 1701

[402] FLOWERS, N. C.; HORAN, L. G.; SOHI, G. S.; HAND, R. CH.; JOHNSON, J. C.: New evidence for inferoposterior myocardial infarction on surface potential maps. Amer. J. Cardiol. **38** (1976) 576

[403] FOERSTER, J. M.; VERA, Z.; JANZEN, D. A.; FOERSTER, S. F.; MASON, D. T.: Evaluation of precordial orthogonal vectorcardiographic lead ST-segment magnitude in the assessment of myocardial ischemic injury. Circulation **55** (1977) 728

[404] FOURNIER, CL.; MALKEY, C.; NGUYEN-VAN-TUYEN, G.; BARRILLON, A.; GERBAUX, A.: Thrombose veineuse et infarctus du myocarde. Arch. Mal. Coeur **70** (1977) 279

[405] GIFRON, E.; MARGALIT, R.; OLIVEN, A.; SHALITIN, Y.: Effect of myocardial infarction on components of fibrinolytic system. Brit. Heart J. **39** (1977) 19

[406] HACKL, J. M.; HAID, B.; PUSCHENDORF, B.; DIENSTL, F.; DWORZAK, E.: Differentialdiagnose von Skelettmuskel- und Herzmuskeltrauma bei polytraumatischen Verletzungen durch Bestimmung der herzspezifischen Kreatinphosphokinase (CKMB). Wien. klin. Wschr. **90** (1978) 595

[407] HARDARSON, TH.; HENNING, H.; O'ROURKE, R. A.; KARLINER, J. S.; RYAN, W.; ROSS, J. jr.: Variability, reproducibility, and applications of precordial ST-segment mapping following acute myocardial infarction. Circulation **57** (1978) 1096

[408] HENNING, H.; HARDARSON, T.; FRANCIS, G.; O'ROURKE, R. A.; RYAN, W.; ROSS, J. jr.: Approach to the estimation of myocardial infarct size by analysis of precordial ST-segment and R-wave maps. Amer. J. Cardiol. **41** (1978) 1

[409] HILLIS, D. L.; ASKENAZI, J.; BRAUNWALD, E.; RADVANY, P.; MULLER, J. E.; FISHBEIN, M. C.; MAROKO, P. R.: Use of changes in epicardial QRS-complex to assess interventions which modify the extent of myocardial necrosis following coronary artery occlusion. Circulation **54** (1976) 591

[410] HILLIS, D. L.; BRAUNWALD, E.: Myocardial ischemia. N. Engl. J. Med. **296** (1977) 971 1034, 1093

[411] HIRAMORI, K.; SUMIYOSHI, T.; MOGETTI, S.; HONDA, T.; KIMATA, S.; HIROSAWA, K.; KAWAI, H.; KONDO, A.; IWAASA, M.; MIYOSHI, K.: Rapid, sensitive detection of myoglobinaemia by improved counterimmunoelectrophoresis in cases with acute myocardial infarction. Amer. Heart J. **96** (1978) 187

[412] HOOD, W. B.: Non transmural myocardial infarction. Chest **70** (1976) 2

[413] HORIE, T.; SEKIGUCHI, M.; HIROSAWA, K.: Coronary thrombosis in pathogenesis of acute myocardial infarction. Brit. Heart J. **40** (1978) 153

[414] HUGENHOLTZ, P. G.; ROELANDT, J.; HAGEMEIJER, F.: Non-invasive tools for left ventricular

function in myocardial infarction. In: KAINDL, F.; PACHINGER, O.; PROBST, P. (Hrsg.): The first 24 hours in myocardial infarction. G. Witzstrock, Baden-Baden, Köln, New York1977

[415] KELLY, T. C.; BAUTOVICH, G.; CROCKER, E.; MCLAUGHLIN, A.; MORRIS, J. G.: "Hot spot" myocardial scanning. Experiences with a mobile nuclear camera in a coronary care unit. Med. J. Aust. **2** (1977) 519

[416] KLAPDOR, R.; HARM, K.; KUGLER, G.: Fortschritte in der Differentialdiagnose des Herzinfarktes. Dtsch. med. Wschr. **102** (1977) 1399

[417] KOSSOWSKI, W. A.; MOHR, B. D.; RAFII, S.: Superimposition of transmural infarction following acute subendocardial infarction: Hoe frequent? Chest **69** (1976) 758

[418] KRONENBERG, M. W.; HODGES, M.; AKIYAMA, T.; ROBERTS, D. L.; EHRICH, D. A.; BIDDLE, TH. L.; YU, P. N.: ST-segment variations after acute myocardial infarction. Circulation **54** (1976) 756

[419] KROSCH, H.; SCHÄBITZ, J.; SCHNEIDER, K. G.: Zum Verhalten der Blutviskosität beim Herzinfarkt. Dtsch. Ges.wesen **32** (1977) 1543

[420] KUBICEK, F.: Der nicht transmurale Myokardinfarkt. Dtsch. med. Wschr. **103** (1978) 1278

[421] LERMAN, J.; BRUCE, R. A.; MURRAY, J. A.: Correlation of polarcardiographic criteria for myocardial infarction with arteriographic and ventriculographic findings (substantiation of transmural and presentation of non-transmural criteria). J. Electrocardiol. **9** (**3**) (1976) 219

[422] LEWIS, J. M.; HARRELL, J. E.; RICKMAN, F. D.; WILLIAMS, T. W.; CRAWFORD, E. S.; JACKSON, D.: Myocardial infarction in a teen-ager. Heart & Lung **6** (1977) 691

[423] LOW, W. J.; IKRAM, H.: Plasma zinc in acute myocardial infarction. Diagnostic and prognostic implications. Brit. Heart J. **38** (1976) 1339

[424] MADIAS, J. E.; HOOD, W. B. jr.: Precordial ST-segment mapping. 4. Experience with mapping of ST-segment depression in anterior transmural myocardial infarction. J. Electrocardiol. **9** (**4**) (1976) 315

[424a] MUELLER, H. S.; AYRES, S. M.: Metabolic responses of the heart in acute myocardial infarction in man. Amer. J. Cardiol. **42** (1978) 363

[425] NIEMINEN, M.: Echocardiography in coronary care unit (Abstr. I/278). 7th Europ. Congr. Cardiol., Amsterdam 1976

[426] NIEMINEN, M.; HEIKKILÄ, J.: Echoventriculography in acute myocardial infarction. II. Monitoring of left ventricular performance. Brit. Heart J. **38** (1976) 271

[427] OLSON, H. G.; LYONS, K. P.; ARONOW, W. S.; BROWN, W. T.; GREENFIELD, R. S.: Follow-up technetium-99m stannous pyrophosphate myocardial scintigrams after acute myocardial infarction. Circulation **56** (1977) 181

[428] PARSI, R. A.: Assessment of severity of chronic ischemic heart disease and acute myocardial infarction with the help of ECG. Adv. Cardiol. **19** (1977) 220

[429] PRELLWITZ, W.; KAPP, S.; NEUMEIER, D.; GEMMP-FRIEDRICH, W.: Bedeutung der Aktivitätsbestimmungen der Isoenzyme der Aldolase und Kreatinkinase mit Hilfe immunologischer Methoden. Krankenhausarzt **50** (1977) 950

[430] RITMAN, E. L.: Quantitative transaxial imaging of the heart. Europ. J. Cardiol. **5** (1977) 203

[431] ROE, CH. R.: Diagnosis of myocardial infarction by serum isoenzyme analysis. Ann. Clin. Lab. Sci. **7** (1977) 201

[432] ROGERS, W. J.; MCDANIEL, H. G.; SMITH, L. R.; MANTLE, J. A.; RUSSELL, R. O.; RACKLEY, C. E.: Correlation of angiographic estimates of myocardial infarct size and accumulated release of creatine kinase MB isoenzyme in man. Circulation **56** (1977) 199

[433] ROSKAMM, H.; SAMEK, L.; CHERCHEZ, P.; RENTROP, P.; WERNER, H. O.; GERCKE, W.; DEUSS, M.; SCHMEISSER, H. J.; STÜRZENHOFECKER, P.; BENESCH, L.: Der nicht transmurale Herzinfarkt — ein diagnostisches Problem. Dtsch. med. Wschr. **103** (1978) 497

[434] ROY, P.; TAJIK, A. J.; CHESEBRO, J. H.; ELLIOTT, C. M.; SMITH, H. C.: Echocardiographic observations in a patient with acute myocardial infarction with a nondiagnostic electrocardiogram. Mayo Clin. Proc. **51** (1976) 313

[434a] SEMMLER, H.: Die klinische Wertigkeit des korrigierten orthogonalen Ruhe-EKG nach FRANK im Vergleich zur konventionellen Elektrokardiographie (EINTHOVEN I, II, III, GOLDBERGER aVR, aVL, aVF und WILSON V_1-V_6) in Ruhe für die Erfassung der Koronaratherosklerose Promotion B-Arbeit, Humboldt-Universität zu Berlin, 1979

[435] SCHUBART, G. W. A.: Neuere technische Entwicklungstendenzen in der medizinischen Ultraschalldiagnostik. Acta Medicotechnica **25** (1977) 117

[436] SCHUBEL, B.: Tierexperimentelle Untersuchungen zur Aussagefähigkeit verschiedener Methoden zur Bestimmung der Randzone des akuten Myokardinfarktes unter besonderer Berücksichtigung des epikarialen Elektrogramms. Promotion-B, Humboldt-Universität zu Berlin 1978

[437] SURAWICZ, B.: The disputed ST-segment mapping: Is the technique ready for wide application in practice? Amer. J. Cardiol. **40** (1977) 137

[438] THOMPSON, P. L.; KATAVATIS, V.: Acute myocardial infarction. Evaluation of precordial ST segment mapping. Brit. Heart J. **38** (1976) 1020

[439] TRAHERN, C. A.; GERE, J. B.; KRAUTH, G. H.; BIGHAM, D. A.: Clinical assessment of serum myosin light chains in the diagnosis of acute myocardial infarction. Amer. J. Cardiol. **41** (1978) 641

[440] VALLANCE, B. D.; HUME, R.; WYERS, E.: Reassessment of changes in leucocyte and ascorbic acid after acute myocardial infarction. Brit. Heart J. **40** (1978) 64

[440a] VALORT, C.: Role of catecholamines in myocardial infarction in: KAINDL, F.; PACHINGER, O.; PROBST, P.: The first 24 hours in myocardial infarction. Verlag G. Witzstrock, Baden-Baden Köln, New York 1977

[441] WATERS, D. D.; HALPHEN, CH.; THEROUX, P.; DAVID, P. R.; MIZGALA, H. F.: Coronary artery disease in young women. Clin-ical and angiographic features and correlations with risk factors. Amer. J. Cardiol. **42** (1978) 41

[442] WIENER, K.: Plasma calcium in acute myocardial infarction. Ann. clin. Biochem. **14** (1977) 45

[443] WIRZ, P.; BLUM, J.; BRUNNER, H. H.: Beeinflussung der Aktivität des Kreatinphosphokinase-Isoenzyms durch Droperidol beim akuten Myokardinfarkt. Tag. Schweiz. Ges. Kardiol. Montreaux 1977

[444] YAMADA, K.; TOYAMA, J.; SUGENOYA, J.; WADA, M.; SUGIYAMA, S.: Body surface isopotential maps — clinical applications to the diagnosis of myocardial infarction. Japan. Heart J. **19** (1978) 28

[445] ZENNER, R. J.; CLEMENT, D. L.: Diagnosis of myocardial infarction by the orthogonal vectorcardiogram. Acta Cardiol. **32** (1977) 449

7.7. Hämodynamische Veränderungen bei akutem Myokardinfarkt

7.7.1. Experimentelle und klinische Untersuchungen bei akutem Myokardinfarkt

Eine Reihe experimenteller Arbeiten befaßt sich mit den verschiedenen Aspekten der Funktion des linken Ventrikels nach einem Koronarverschluß [1, 3, 10, 17, 22, 23, 25, 27, 34, 35, 46, 53, 61, 64, 65, 66, 67, 68, 70, 74, 79, 80, 81, 100, 104, 115, 122].
Versuche zur Klärung der pathophysiologischen Grundlage und zur Beeinflussung der Ischämie sind in der Aktualität dieses Problems im Rahmen der Bekämpfung der Herz-Kreislaufkrankheiten begründet.
Die experimentellen Untersuchungen sind jedoch mit drei Einschränkungen behaftet:

1. Die Unterbindung eines oder mehrerer Äste der Koronararterien bei einem sonst gesunden Koronararteriensystem sowie auch funktionstüchtiger Ventrikelmuskulatur entspricht nicht den Verhältnissen, wie sie bei Koronarpatienten angetroffen werden.
2. Die Organ- sowie auch Gesamtreaktionen der als Modell verwendeten Spezies können nicht unbedingt auf den Menschen übertragen werden.

3. Die experimentellen Bedingungen und das methodische Vorgehen sind nicht immer den klinischen Bedingungen gleichzusetzen.

Diese Einschränkungen lassen keine direkte Übertragung gewonnener Ergebnisse auf die Klinik zu. Deshalb stützten sich die Kenntnisse über die Hämodynamik bei akutem Myokardinfarkt in erster Linie auf klinische Daten wie Herzfrequenz, Blutdruck, Rhythmusstörungen, Lungenstauung, Schock, Auskultationsphänomene wie Galopprhythmus sowie Zeichen einer manifesten kardialen Dekompensation, Röntgenuntersuchungen, die jedoch nicht immer in quantitativer Übereinstimmung mit hämodynamischen Parametern stehen.

Daneben können elektrokardiographische und enzymatische Untersuchungen einen Hinweis auf die Größe des betroffenen Muskelgebietes geben [19] (s. auch S. 434, 456).

Die klinischen Zeichen einer manifesten Herzinsuffizienz sprechen allerdings eher für eine fortgeschrittene Leistungsminderung des Herzens, die dann meist irreversibel und wenig therapiezugänglich ist.

Aus diesem Grunde ergab sich die Notwendigkeit der Suche nach Möglichkeiten der Früherfassung der kardialen Leistungsminderung und der sich möglicherweise anbahnenden lebensbedrohlichen Komplikationen, wie z. B. kardiogener Schock.

Bekanntlich reduzierte die Einführung der koronaren Wachstationen die Letalität an akutem Myokardinfarkt von etwa 30% auf 15 bis 18% [52, 59], bzw. von 35% bis 30% auf 26—16% [20, 58]. Diese Reduktion ist vor allem durch die Prävention und Behandlung der Rhythmusstörungen erreicht worden [33, 72, 84, 110]. Trotzdem überleben 10—20% und u. U. mehr Patienten diese Phase nicht. Das ist in erster Linie durch den kardiogenen Schock und andere manifeste Formen der Herzinsuffizienz bedingt.

Ein klinisch bereits etablierter kardiogener Schock geht gewöhnlich mit einem hohen Grad der myokardialen Schädigung einher, die etwa 40% oder mehr der Masse des linken Ventrikels ausmacht [50, 87, 109]. Diese massive Beteiligung des linksventrikulären Myokards kann sofort oder sukzessiv erfolgen. Nach unseren eigenen Erfahrungen stellt dieses allmähliche Fortschreiten der myokardialen Schädigung ein wesentliches Problem dar. Die Extension eines Myokardinfarktes, wenn sie auch häufig klinisch nicht erfaßt wird, läßt sich jedoch gewöhnlich autoptisch bei den am kardiogenen Schock Verstorbenen nachweisen [109].

Aus diesem Grunde ist verständlich, daß der Eingrenzung und Verhinderung der Ausweitung des geschädigten Gebietes mittels verschiedener Pharmaka und Eingriffe große Aufmerksamkeit geschenkt wurde [12, 37, 75, 76, 85].

Die Erfassung der myokardialen Beteiligung allerdings und entsprechende Formen der Behandlung befinden sich gegenwärtig noch im experimentellen Stadium [11, 75]. Die Grenzen und Möglichkeiten sowie potentiellen Gefahren und Indikationen solcher Art der Therapie sind noch nicht endgültig geklärt.

Um die geeignete Therapie bei bestimmten Patientengruppen oder dem einzelnen Patienten zu finden bzw. die Effektivität der Therapie zu messen, sind valide Kriterien für die Beurteilung der Funktionsveränderungen zu erarbeiten.

Ein wesentlicher Aspekt dabei sind die hämodynamischen Untersuchungen, die uns die Möglichkeit einer differenzierten und in ihrer Wirkung meßbaren Therapie bieten.

In den letzten 20 Jahren wurden hämodynamische Messungen des rechten Herzens, des kleinen Kreislaufs und in den letzten Jahren zunehmend des linken Ventrikels durchgeführt [2, 5, 6, 7, 8, 9, 15, 16, 21, 26, 29, 30, 31, 32, 34, 36, 38, 39, 43, 44,

45, 47, 48, 49, 60, 69, 71, 73, 77, 78, 82, 83, 89, 93, 95, 96, 98, 101, 102, 103, 106, 107. 108, 111, 117, 118, 119, 120, 121, 125, 130, 132, 137, 138, 142, 143].
Dabei wurden besonders die Druckwerte wie der Füllungsdruck des linken Ventrikels (linksventrikulärer enddiastolischer Druck — LVEDP) oder seine Äquivalente, der Pulmonalkapillardruck (PC-Druck) bzw. der enddiastolische Druck der A. pulmonalis (PAEDP) gemessen.
Daneben bestimmten einige Arbeitsgruppen das Herzminutenvolumen mittels Farbstoffdilution [40, 57, 60, 69, 83, 106, 108, 116, 120], Thermodilution [42, 44], Radiokardiographie nach FICK [77, 86], Wasserstoff [123] und Echokardiographie [91].
Volumetrische Untersuchungen des linken Ventrikels in der akuten Phase des Myokardinfarktes wurden relativ wenig durchgeführt [6, 138, 139, 142, 143].
Wir haben 28 Patienten mit akutem Myokardinfarkt auf unserer koronaren Wachstation untersucht; davon hatten 18 Patienten einen transmuralen anteroseptalen und 10 Patienten einen inferioren Myokardinfarkt. Die Diagnose des Myokardinfarktes wurde klinisch, elektrokardiographisch und enzymatisch gesichert.

7.7.2. *Kompensationsmechanismen bei akutem Myokardinfarkt*

Zur Kompensation des infarzierten Gebietes können folgende Mechanismen in Frage kommen:

1. Erhöhung der Vorlast, 2. Erhöhung der Steifigkeit, 3. Herabsetzung der Nachlast, 4. Erhöhung der Kontraktilität im nicht-infarzierten Myokard, 5. Wechselwirkung der genannten Mechanismen.

Versagen diese Kompensationsmechanismen, muß die Herzleistung proportional zur Größe des Infarktes sinken.

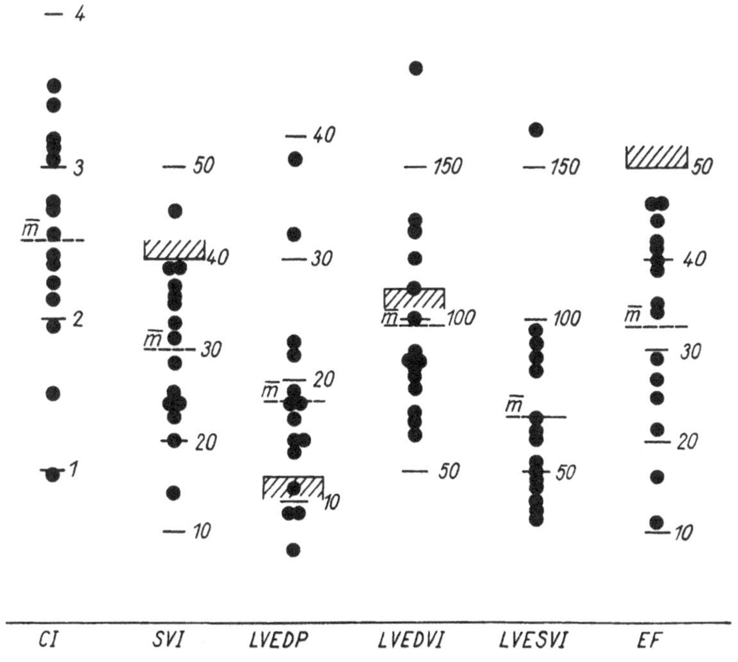

Abb. 135. Am eigenen Krankengut gemessene hämodynamische Parameter.
▨ Normalwert; m Mittelwert

Tabelle 85

Einige hämodynamische Parameter des linken Ventrikels bei Patienten mit akutem Myokardinfarkt im eigenen Krankengut

Name	Alter	Geschlecht	CI	SVI	LVEDP	EF	SWI	LVEDVI	gestorben (+)
K., E.	65	♀	1,98	28	14	28	32	97	+
D., O.	62	♂	2,59	42	25	23	38	181	
R., E.	43	♀	4,18	71	10	57	108	126	
Sch., A.	59	♂	2,37	23	28	27	∅	86	+
G., H.	47	♂	2,90	43	10	38	60	113	
F., G.	59	♀	1,51	14	23	17	17	81	+
K., B.	68	♂	2,56	18	18	26	26	120	
L., O.	68	♂	3,07	36	4	37	37	77	+
R., H.	38	♂	3,50	45	17	44	44	132	
T., A.	76	♂	2,73	33	4	41	∅	83	
W., H.	55	♂	2,75	35	19	29	33	120	
B., F.	61	♂	1,90	23	17	43	34	53	
K., C.	70	♀	0,98	24	22	35	24	69	+
S., A.	66	♂	2,31	20	32	11	22	182	+
S., W.	72	♂	2,88	35	14	42	59	84	
W., N.	43	♂	2,67	39	18	44	∅	89	
B., W.	59	♂	2,83	27	5	41	∅	66	
Q., G.	62	♂	3,24	54	7	61	85	89	
K., M.	72	♀	2,47	25	7	32	45	77	
G., E.	64	♂	2,39	28	12	40	51	71	
K., K.	56	♀	3,15	37	15	29	49	129	
Sch., E.	61	♀	3,13	35	19	40	49	86	+
K., H.	62	♂	2,42	34	12	32	69	106	
Sch., K.	66	♂	2,22	31	9	47	48	67	
D., H.	63	♂	3,39	25	11	41	36	62	+
M., K.	64	♀	3,79	47	37	38	45	125	+
B., I.	49	♀	2,59	43	28	44	56	97	+
Schm., F.	62	♂	2,67	37	9	35	53	106	
$\overline{M}$	60,4 ± 9,5 Jahre		2,68 ± 0,67 (l/min/m²)	34,2 ± 27,5 (ml/m²)	16,9 ± 6,4 (mm Hg)	36,3 ± 11,4 (%)	46,6 ± 20,5 (gm/m²)	99,0 ± 32,3 (ml/m²)	
Unsere Normwerte			3,20 l/min/m²	40 ml/m²	12 mm Hg	50%	40 gm/m²	110 ml/m²	

7.7.2.1. Erhöhung der Vorlast

– LVEDP

Über das Verhalten des Füllungsdruckes des linken Ventrikels bei akutem Myokardinfarkt liegt bereits eine umfangreiche Literatur vor (Zusammenstellung bei [143]).
Bei einem normalen enddiastolischen Volumen tritt eine Veränderung des enddiastolischen Druckes im Verhältnis zur Größe des Infarktes nach der Charakteristik der Compliance des Infarkt- und Nicht-Infarkt-Bezirkes ein. Wie aus unseren Ergebnissen hervorgeht, ist auch die Dehnbarkeit des linken Ventrikels bei akutem Myokardinfarkt reduziert (Tab. 85, Abb. 135).
Das Infarktgebiet mit herabgesetzter Dehnbarkeit bewirkt eine echte Verbesserung der Ventrikelfunktionskurve bei der Eliminierung einer systolischen Expansion eines Gebietes. Das ist jedoch mit einer Erhöhung des enddiastolischen Druckes vergesellschaftet. Diese scheinbare Verschiebung der Ventrikelfunktionskurve findet ohne Kontraktilitätsveränderungen statt. Demnach werden die Veränderungen der Ventrikelfunktionskurve durch die Änderungen der Compliance oder der Kontraktilität verursacht. Deshalb ist in Situationen, in denen nur die Compliance verändert ist, die Interpretation der Ventrikelfunktionskurve besonders dann irreführend, wenn der ventrikuläre enddiastolische Druck als Index des Ventrikelvolumens benutzt wird.
Obwohl das infarzierte Gewebe eine Woche nach dem Infarkt beim Menschen eine normale passive Länge-Spannungskurve hat, zeigt das Gewebe des chronischen Aneurysmas stets eine minimale Dehnbarkeit. In Tierexperimenten findet man eine Steifigkeit des infarzierten Areals nach einem Eingefäßverschluß am 3–5 Tag nach dem Infarkt [55]. Es ist jedoch verständlich, daß die Übertragung dieser Ergebnisse auf den Menschen nicht ohne weiteres möglich ist.
Der zeitliche Verlauf der Compliance-Veränderungen ist eng verbunden mit den mechanischen Konsequenzen des Myokardinfarktes.
Wenn die globale Kontraktilität des infarzierten Gebietes so herabgesetzt ist, daß es zu einer paradoxen Pulsation kommt, endet die Entspannung in einem Circulus vitiosus von Dilatation, erhöhter intramyokardialer Spannung, erhöhter regionaler Myokardhypoxie und weiteren Infarzierungen.
Tritt im Infarktgebiet eine erhöhte Steifigkeit ein, so wird da, mechanisch gesehen, für die Herzfunktion vorteilhaft. In solchen Fällen können die Patienten mit großen Infarkten möglicherweise ein adäquates Schlagvolumen aus einem normalen LVEDV aufweisen, allerdings mit einem erhöhten enddiastolischen Druck [55].
Um die gleiche Leistung mit einer nicht verminderten Compliance zu erreichen, ist eine ausgeprägte, unter Umständen nicht erreichbare Steigerung des enddiastolischen Druckes und enddiastolischen Volumens notwendig.
Russel und Mitarbeiter [105] betrachteten als optimalen Füllungsdruck des linken Ventrikels bei Patienten mit akutem Myokardinfarkt einen LVEDP zwischen 20 und 24 mm Hg, der nach der Meinung dieser Autoren das höchste Herzminutenvolumen erreichen kann. Bei unseren Untersuchungen lag dieser optimale Bereich zwischen 10 und 20 mm Hg. Nach Braunwald und Mitarbeitern [14] sowie Stott und Mitarbeitern [113] beträgt der Durchschnittswert des atrialen Beitrags zum LVEDP und LVEDV bei Personen ohne Herz-Kreislauf-Erkrankungen etwa 18,4% bzw. 20%. Dieser Betrag ist sogar bei Patienten mit akutem Myokardinfarkt mit 39,9% anzusetzen [95]. Deshalb

repräsentiert der LVEDP, der die atriale Komponente enthält, den realen Füllungsdruck des linken Ventrikels. Andererseits kann jedoch die Erhöhung des LVEDP nicht immer als Zeichen der linksventrikulären Insuffizienz angesehen werden, wie auch bereits von anderen Autoren gezeigt wurde [13, 94, 95].

Wegen der einfacheren Erreichbarkeit und der engen Korrelation zwischen dem LVEDP und dem PAEDP bei Patienten ohne akuten Myokardinfarkt wurde vielfach der PAEDP als Äquivalent des linksventrikulären Füllungsdruckes benutzt, was jedoch nicht uneingeschränkt möglich ist.

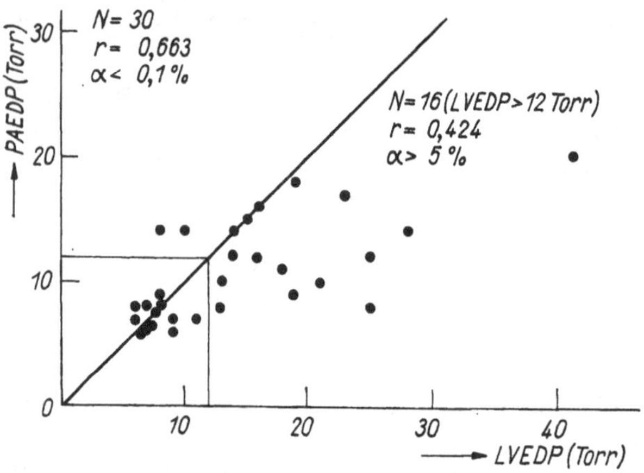

Abb. 136. Zusammenhang zwischen dem PAEDP und dem LVEDP im eigenen Krankengut

Der Vorteil der Bestimmung dieses Parameters besteht vor allem darin, daß er für Verlaufskontrollen bei Patienten mit akutem Myokardinfarkt ohne Katheterisierung des linken Ventrikels, die als Routinemethode nicht pauschal empfohlen werden kann [82, 143], geeignet ist.

Die simultanen Bestimmungen des LVEDP und PAEDP ergaben auch für den akuten Myokardinfarkt eine gute Korrelation [67a, 95a, 109a, 131, 148]. Die Ergebnisse solcher simultanen Messungen bei unseren Untersuchungen in der akuten Phase des Myokardinfarktes zeigt Abbildung 136.

In Übereinstimmung mit anderen Autoren [67a, 82, 93, 95a, 107, 109a, 116, 121, 131, 148] wird deutlich, daß zwar eine signifikante Korrelation jedoch keine Übereinstimmung der gemessenen Werte vorliegt. Bei Werten > 12 mm Hg wird der LVEDP, der als PAEDP gemessen wird, unterschätzt. Das gleiche ist nachweisbar, wenn der linksventrikuläre enddiastolische Druck vor der a-Welle bestimmt wird.

Manche Autoren [148] fanden für Vorderwandinfarkte bessere Korrelationskoeffizienten zwischen dem LVEDP und dem PAEDP als bei Hinterwandinfarkten. In der Enddiastole besteht ein Gleichgewicht zwischen diesen beiden Systemen, was jedoch durch aktive oder passive Veränderungen der Dehnbarkeit, durch Widerstandsänderungen im Bereich der Lungenvenen und durch Veränderungen der Vorhofaktionen gestört werden kann [149]. Dadurch kommt es zu einer Differenz zwischen dem LVEDP und dem PAEDP. Es ist zu beachten, daß der Beitrag der Vorhofkontraktion für die Höhe des enddiastolischen Ventrikeldruckes bei akutem Myokardinfarkt eine besondere Bedeutung hat [95a, 98a, 121].

Für die klinische Verlaufskontrolle wird unter Beachtung der Regressionsgeraden die

Messung der Pulmonaldrucke als Äquivalent des linksventrikulären Füllungsdruckes als ausreichend [130, 134, eigene] angesehen.
Es besteht, wie aus der Abbildung 137 hervorgeht, keine Beziehung zwischen dem LVEDP und dem ZVD, so daß diese Werte nicht analog verwendet werden können [143], was auch in Übereinstimmung mit anderen Autoren steht [49a]. Man sollte deshalb, wenn schon eine Katheterisierung des rechten Herzens vorgenommen wird, den PAEDP messen. Wenn es nur die Möglichkeit der Messung des ZDV gibt, sollte ein höherer Wert als 15 cm Wassersäule ein Hinweis dafür sein, keine weiteren Infusionen wegen der Gefahr der Lungenstauung zu verabreichen.

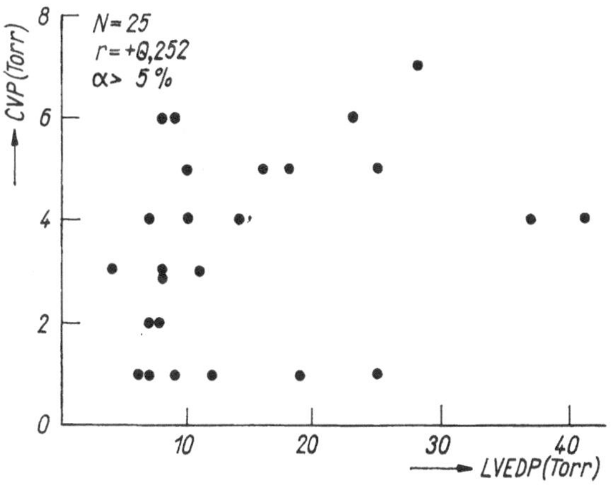

Abb. 137. Zusammenhang zwischen dem ZVD und dem LVEDP im eigenen Krankengut

– LVEDV

Aus den wenigen Mitteilungen zum Verhalten des LVEDP bei kompliziertem und unkompliziertem Myokardinfarkt geht hervor, daß der Anstieg des LVEDP nicht regelmäßig von einem Anstieg des LVEDV begleitet ist [16a, 51a, 92, 101a, 102, 112, 138, 139, 140, 141, 142].
Bei unseren Patienten lag der durchschnittliche Wert des LVEDVI nur bei 32% oberhalb des Normwertes unserer Arbeitsgruppe (s. Tabelle 85, Abb. 135)
Die Bestimmung des LVEDV erfolgte mit der selektiven Thermodilutionsmethode [142] und der Berechnung mit der Formel nach Holt [60]. Diese Relation ist auch bei einer größeren Patientengruppe etwa gleichgeblieben (35%) [142]. Ein Vergleich mit einer Patientengruppe mit gesicherter Koronaratherosklerose mit und ohne Postinfarktzustand zeigte, daß im Gegensatz zum LVEDP hier keine größeren Differenzen nachweisbar waren [132].
Auch die Infarktlokalisation hatte auf die Höhe des linksventrikulären enddiastolischen Volumenindex keinen Einfluß.
Eine lineare Regression zwischen dem LVEDP und dem LVEDVI bestand in unseren Untersuchungen nicht (r = 0,37). Daraus kann die Schlußfolgerung gezogen werden, daß in der akuten Phase des Myokardinfarktes die Herabsetzung der globalen diastolischen Dehnbarkeit als Kompensationsmechanismus eine wichtige Rolle spielt.
Die Kontraktionsstörung eines großen Myokardareals führt offensichtlich zu einer kompensatorischen Erhöhung des linksventrikulären enddiastolischen Druckes und Volumens. Wenn noch eine Vorlastreserve im Sinne des Frank-Starling-Gesetzes vorhanden

ist [145, 146], kommt es zu einer weiteren Kompensation und zur Förderung eines ausreichenden Schlagvolumens.
Bei unkompliziertem Myokardinfarkt ist der vorherrschende hämodynamische Reaktionstyp ein reversibler Anstieg der globalen diastolischen Steifigkeit; dieser Mechanismus reicht bei komplizierten Infarkten wahrscheinlich nicht mehr aus, um eine adäquate Förderleistung zu vollbringen [139].
Der Grad der Vorschädigung des Herzens bestimmt u. a. die Vorlastreserve in dem Sinne, daß bei Herzen mit schweren kinetischen Störungen die Vorlastreserve reduziert ist. Um die Vorlastreserve genau einschätzen zu können, ist die Kenntnis der Ausgangswerte, also der Werte vor dem akuten Ereignis, bedeutungsvoll, die aber in der Regel unbekannt sind. Aus diesem Grunde ist die Aussage über die Häufigkeit und das Ausmaß der Volumenänderungen bei verschiedenen Patientengruppen unterschiedlich [51a, 138, 139, 140, 141, 142]. Wie auch aus unseren Ergebnissen hervorgeht, ist die Kompensationsmöglichkeit über die Erhöhung des LVEDV bei Patienten mit akutem Myokardinfarkt begrenzt. Liegt ein großer Myokardinfarkt vor, kommt es u. a. zur Dilatation des linken Ventrikels, um die Förderleistung aufrecht zu erhalten. Diese Dilatation selbst ist jedoch wegen der daraus resultierenden Steigerung des Sauerstoffverbrauches unökonomisch. Weiterhin ist der Grad der Dilatation des Herzens durch die Grenze der Dehnbarkeit eingeschränkt.
Die Veränderung der Herzgröße im Verlauf des akuten Myokardinfarktes ist von großer klinischer Bedeutung, da eine progressive Zunahme der Herzgröße mit einer schlechten Prognose verbunden ist [62].

7.7.2.2. Erhöhung der Steifigkeit

Der Verlauf der diastolischen Druck-Volumen-Kurve bestimmt die präsystolischen Kontraktionsbedingungen, die wiederum für die Höhe des Auswurfvolumens von entscheidender Bedeutung sind.
Folgende Faktoren gelten als Determinanten der Druck-Volumen-Beziehung:

1. Größe der Variabilität der aktiven [150] oder passiven [65a] Veränderungen der Druck-Volumen-Kurve
2. viskös-elastische Eigenschaften der Ventrikelwand [144]

und

3. dynamische Faktoren der Ventrikelfüllung [133].

Bei akutem Myokardinfarkt kann angenommen werden, daß alle diese genannten Faktoren für die Lage der Druck-Volumen-Kurve Bedeutung haben.
Da aus methodischen Gründen eine direkte und simultane Messung der Druck-Volumen-Kurve bei akutem Myokardinfarkt schwierig ist, werden von einigen Arbeitsgruppen, u. a. von uns, der Differentialquotient dp/dv durch $\Delta P/\Delta V$ ersetzt.
Für die Bestimmung der linksventrikulären Compliance wurden verschiedene Formeln angewendet [28, 34, 41]:

$$\frac{V}{P};\ \frac{V - \text{LVESV}}{P};\ \frac{\text{LVEDV}}{\text{LVEDP}}$$

Der Vergleich dieser Compliance-Werte zu denen von Patienten mit chronischer ischämischer Herzkrankheit zeigt signifikante Unterschiede (Abb. 138).
In experimentellen und klinischen Untersuchungen konnte eine Herabsetzung der diastolischen Dehnbarkeit bzw. eine Steigerung der globalen Wandsteifigkeit bei akutem Myokardinfarkt nachgewiesen werden [4, 6, 51a, 65b, 111a, 112, 113a, 114, 114a, 126, 127, 137, 139, 142, 147]. Der Verlust an diastolischer Dehnbarkeit führt bei gleichbleibendem diastolischen Volumina zu einer Erhöhung des Füllungsdruckes. Daher ist die Erhöhung des LVEDP in der akuten Phase des unkomplizierten Myokardinfarktes nicht mit einer myokardialen Insuffizienz gleichzusetzen.

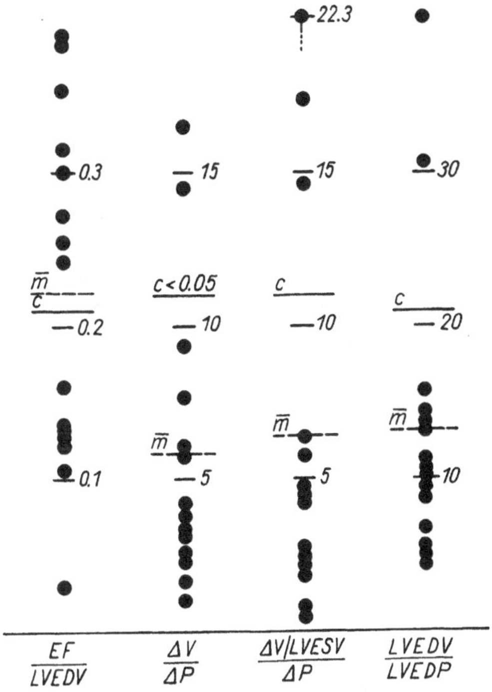

Abb. 138. Compliance-Werte bei chronischer ischämischer Herzkrankheit und akutem Myokardinfarkt im eigenen Krankengut. c Patienten mit chronischer IHK; m̄ Mittelwert

Bei Normovolämie ist die Erhöhung des Füllungsdruckes der günstigste Weg die zur Verfügung stehende Energie für die Aufrechterhaltung der Pumpleistung ökonomisch einzusetzen [128].
Das Ausmaß des Verlustes an globaler diastolischer Dehnbarkeit ist wesentlich von der Größe des infarzierten Gebietes abhängig [4]. Bertrand und Mitarbeiter [127] fanden eine Abhängigkeit der Steifigkeitszunahme von der Infarktlokalisation. Was die Steifigkeit anbelangt, besteht keine einheitliche Auffassung über die Einbeziehung des nicht-infarzierten Gebietes.
Matthes und Mitarbeiter [137] sehen die Änderung der diastolischen Steifigkeit ausschließlich im infarzierten Gebiet, während andere Untersucher [4, 139] das ischämische Myokard als Ursache der variablen Änderung der regionalen Steifigkeit ansehen. Dafür sprechen auch unsere eigenen Ergebnisse, die auf eine Zunahme der $\Delta P/\Delta V$-Werte bei frequenzinduzierter Ischämie hinweisen [132].
Zwischen der myokardialen Kontraktilität und der Veränderung der Ruhe-Dehnungs-

kurve gibt es keine zwingende Beziehung [65a, 135, 150], das bedeutet, daß eine akute Abnahme oder Zunahme der Kontraktilität nicht eine Zunahme oder Abnahme der diastolischen Dehnbarkeit nach sich zieht. Abbildung 139 (S. 512) zeigt das Verhältnis zwischen der diastolischen Wandsteifigkeit und dem Quotienten aus SVI/LVET.

7.7.2.3. Herabsetzung der Nachlast

Die Größe der Nachlast gewinnt für die Beurteilung der Herzfunktion in der akuten Phase des Myokardinfarktes eine besondere Bedeutung. Die Ermittlung der Nachlast ist aus zwei Gründen erforderlich:

1. zur Einschätzung der Therapieeffektivität besonders bei Nachlast-Anstieg mit Herabsetzung des „basalen" Kontraktionszustandes [119a, 145, 146]

und

2. zur Einschätzung des Koronararterienperfusionsdruckes.

Die Senkung der Nachlast beginnt sich in Kombination mit der Reduktion der Vorlast in der Therapie des akuten Myokardinfarktes durchzusetzen und ist als Kompensationsfaktor für die Herzfunktion anzusehen.
Eine nicht den Erfordernissen angepaßte Senkung der Nachlast kann zu einer kritischen Hypoperfusion der Randzone und damit zur Extension des Infarktes führen, während der Anstieg der Nachlast im Zusammenhang mit einer Reduktion der Kontraktilität und einer eingeschränkten Vorlastreserve zur Minderung der linksventrikulären Förderleistung führt.
Die Messung des mittleren Aortendruckes ist über einen zusätzlichen arteriellen Katheter möglich. Die Bestimmung der mittleren Wandspannung, die während der auxotonen Kontraktionsphase entwickelt wird, ist methodisch nicht einfach zugänglich.
Es wird in manchen Publikationen der linksventrikuläre systolische Druck als Parameter der Nachlast verwendet, was dem realen Nachlastwert jedoch nur bedingt entspricht [132].
Aus den bisher erwähnten Gründen geht hervor, daß zu einem hämodynamischen Monitoring bei Patienten mit akutem Myokardinfarkt, das die Voraussetzung einer differenzierten Therapie ist, auch die Bestimmung der Nachlast gehört.

7.7.2.4. Erhöhung der Kontraktilität

Die Infarzierung eines umschriebenen Myokardbezirkes ruft eine erhöhte Belastung des nicht infarzierten Gebietes hervor, um die notwendige Förderleistung zu garantieren.
Das Schicksal der Patienten ist vor allem auch von der kontraktilen Funktion und Reserven des nicht-infarzierten Gebietes abhängig. Ein Teil der Kontraktionskraft des Restmyokards wird dazu in Anspruch genommen, um die veränderte linksventrikuläre Wandspannung auszugleichen [50b]. Durch eine erhöhte Vordehnung in den Restmyokardregionen (regionaler Frank-Starling-Mechanismus) [147] und vermehrter Katecholaminausschüttung ist eine verstärkte Verkürzung des überlebenden Myokards trotz verringerter basaler Kontraktilität möglich [114, 136].
Daher ist die Steigerung der Ventrikelleistung vom vorher bestehenden Kontraktilitätszustand des Myokards abhängig. Weil u. a. die Erhöhung der Herzleistung durch die Steigerung der Kontraktilität bedingt ist, kommt es mit zunehmender Größe des In-

farktes zu einer weiteren Reduzierung dieser Kompensationsmöglichkeit. Berücksichtigt man, daß bei einem Infarkt ein hoher Katecholaminspiegel besteht, ist anzunehmen, daß der kontraktile Zustand des gesunden Myokards sein Maximum oder fast Maximum erreicht hat.

Aus den globalen hämodynamischen Meßgrößen lassen sich keine direkten Rückschlüsse auf den Funktionszustand des Myokards ziehen. Eine Differenzierung zwischen der Änderung der Kontraktilität im Restmyokard und dem Einfluß der veränderten Wandsteifigkeit im infarzierten Abschnitt ist aus globalen Parametern wie der Auswurffraktion und V_{pm} nicht möglich.

Die Kontraktilitätsparameter der isovolumetrischen Phase brachten auch für den akuten Myokardinfarkt nicht den erwarteten Nutzen.

Die Parameter der auxotonen Phase hingegen besitzen gerade bei akutem Myokardinfarkt eine größere Bedeutung (66a, 90, 129, 132].

Viele Patienten mit akutem Myokardinfarkt haben ein dp/dt_{max} des linken Ventrikels und Verkürzungsgeschwindigkeit des kontraktilen Elementes (V_{CE}) innerhalb des Normbereiches [47, 88]. Bei den Patienten, bei denen eine starke Herabsetzung von V_{CE} oder dp/dt gesichert werden konnte, war der Schock klinisch bereits ausgeprägt und die Überlebenschance gering [88].

Unsere eigenen Untersuchungen zeigen [132, 142], daß die Auswurffraktion in der akuten Phase des Myokardinfarktes die größte Empfindlichkeit aufweist (s. Tab. 85 und Abb. 135, S. 503, 504).

Durch die Nachlastabhängigkeit können wegen der Konstanz der Vorlast aus dem Verhalten des Ventrikels mit ansteigendem oder abfallendem Schlagvolumen wichtige Hinweise für das Kontraktionsverhalten des linken Ventrikels gewonnen werden.

7.7.2.5. Wechselbeziehung der Kompensationsmechanismen zur Aufrechterhaltung der Pumpleistung

Das Schlag- und das Herzminutenvolumen sind das Endergebnis der Wechselbeziehungen verschiedener Kompensationsmechanismen (Zunahme der Kontraktilität des nichtinfarzierten Gebietes, Erhöhung der Wandsteifigkeit im Ischämie- bzw. Anoxiebereich, passive und aktive Veränderungen der Druck-Volumen-Kurve, reflektorische Beeinflussung von Vor- und Nachlast, Herzfrequenzsteigerung), deren Ziel die Aufrechterhaltung einer adäquaten Pumpfunktion des Herzens und damit der Versorgung des Organismus ist. Der jeweils vorherrschende Kompensationsmechanismus wird wesentlich von der Größe des kontraktionsgestörten Segments bestimmt.

— Herzminutenvolumen

Bleifeld und Mitarbeiter [6] haben festgestellt, daß in der Regel in der Initialphase des akuten Myokardinfarktes die Funktion des linken Ventrikels im Vergleich zu gesunden Personen immer gestört war. Das konnte in Form der Herabsetzung von Herzminutenvolumen, Schlagvolumen, Schlagarbeit, Herzminutenarbeit und mittlerer systolischer Auswurfrate sowie durch eine Erhöhung des linken Ventrikeldruckes bestätigt werden. Dieselbe Arbeitsgruppe konnte nachweisen, daß kein Patient mit einem Herzindex $< 1{,}5\ ml/m^2$ überlebte [2]. Diese Autoren kommen zu der Schlußfolgerung, daß der Myokardinfarkt fast immer mit einem herabgesetzten Herzminutenvolumen oder herabgesetzter Schlagarbeit verbunden ist.

Nur bei etwa 5% der Patienten wurde ein Herzindex > 4,0 l/min/m² bei normalem Füllungsdruck des linken Ventrikels (Hyperfunktion) festgestellt [33a].
LETAC und Mitarbeiter [69] teilten ihre Patienten in drei Gruppen ein:

— Unkomplizierter Infarkt
— Infarkt mit Rhythmusstörungen oder Herzinsuffizienz
— Infarkt mit kardiogenem Schock

Sie konnten einen signifikanten Unterschied in bezug auf den Herzindex unter diesen Gruppen feststellen ($p < 0{,}01$). MASERI und Mitarbeiter [77] haben bei der Mehrheit der Patienten mit akutem Myokardinfarkt eine Herabsetzung des altersbezogenen Herzminutenvolumens festgestellt.
WEBER und Mitarbeiter [120] kommen bei der Analyse ihrer Ergebnisse zu der Schlußfolgerung, daß der primäre hämodynamische Parameter, der in der Lage ist, Überlebende von Verstorbenen zu trennen, nicht das Herzminutenvolumen, sondern der Schlagarbeitsindex zu sein scheint, was auch durch unsere Untersuchungen bestätigt werden konnte (Abb. 140).

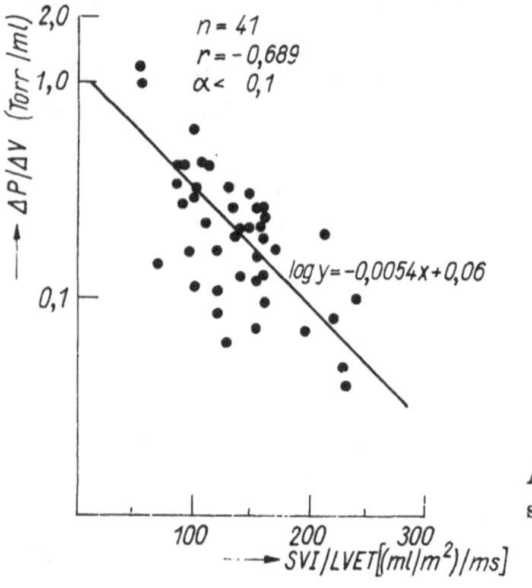

Abb. 139. Verhältnis zwischen diastolischer Wandsteifigkeit und SVI/LVET im eigenen Krankengut

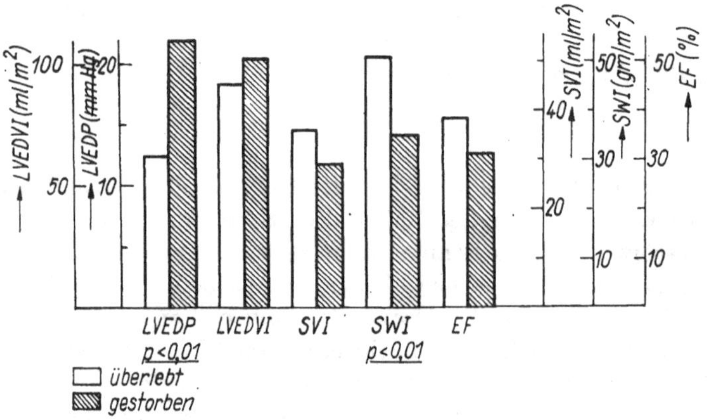

Abb. 140. Aussage verschiedener hämodynamischer Parameter für die Prognose

Tabelle 86
Herzindex bei unkomplizierten und komplizierten Myokardinfarkt

Autoren	Jahr	Anzahl der Patienten	HI (l/min/m²) unkomplizierte Myokardinfarkte	Komplikationen andere	Komplikationen Schock	Streubreite
Broch und Mitarbeiter [15]	59	—	3,03		2,04	
Fluck und Mitarbeiter [33]	67	—				2,5—5,5
Gunnar und Mitarbeiter [45]	66	23	3,80		1,66—2,65 12 Patienten	
Cohn und Mitarbeiter [21]	67	9				3,2
Weil und Mitarbeiter [120a]	68	20				1,3
Ramo und Mitarbeiter [98]	70	19				1,4—4,0
Hamosh und Mitarbeiter [47]	71	40	2,98	2,63 14 Patienten	1,50 12 Patienten	
Resnekov und Mitarbeiter [101]	73	—				2,2
Iwasaki und Mitarbeiter [57]	74	—		1,96	1,98	
Freis und Mitarbeiter [38]	52	—	3,40	2,90	1,80	
Gilbert und Mitarbeiter [42a]	54	—		1,90	1,00	
Gamill und Mitarbeiter [40]	55	—	4,30		2,90	
Motte und Mitarbeiter [83]	71	34 15 anteroseptal 19 posterior				2,0
Bleifeld und Mitarbeiter [9]	72	34 27 ohne 7 mit				2,0 18 Patienten 2,0 12 Patienten
Letac und Mitarbeiter [69]	71	33	2,79 ± 0,55 7 Patienten	1,96 ± 0,36 12 Patienten	1,2 ± 0,34 14	
Walinski und Mitarbeiter [118]	74	14				1,21—3,2
Russel und Mitarbeiter [105]	70	19				1,0—4,9
Wolk und Mitarbeiter [124]	72	56	2,5 ± 0,6 23 Patienten	2,2 ± 0,60 33 Patienten		
Parsi und Mitarbeiter [143]	75		2,68 ± 0,67 28 Patienten			

Eine tridimensionale Analyse von Schlagarbeitsindex, Herz-Index und LVEDP unterstützte diese Konzeption. Mit Hilfe einer Diskriminanzanalyse konnte gezeigt werden, daß diese drei Parameter mit 100% Sicherheit in der Lage sind, eine Trennung der Subgruppen der Patienten mit kardiogenem Schock zu treffen. Der LVEDP und der Herz-Index zusammen konnten in 97% der Fälle eine Differenzierung vornehmen. Nach unseren eigenen Erfahrungen sowie in Übereinstimmung mit anderen Autoren [44, 120, 124] kann festgestellt werden, daß eine Tendenz zur Verminderung des Herz-Index' vorliegt. Je größer der Infarkt und seine Komplikationen, um so geringer ist der Herz-Index. Dennoch reicht er als alleiniger Parameter nicht aus, die Entwicklung und Prognose in jedem Falle zu beurteilen.

Bei unseren eigenen Untersuchungen betrug der Herzindex $2{,}87 \pm 0{,}5$ l/min/m² bei Überlebenden im Vergleich zu $2{,}52 \pm 0{,}9$ l/min/m² bei Verstorbenen, bei denen keine statistische Signifikanz festgestellt werden konnte.

Die Tabelle 86 und Abbildung 135 zeigt den Durchschnittswert des Herzindex' bei Myokardinfarkten mit und ohne kardiogenem Schock bei verschiedenen Untersuchern.

7.7.3. Kinetische Störungen bei akutem Myokardinfarkt

Die Größe und Lokalisation der Myokardnekrose sowie der Umfang der hypoxischen Randzone bestimmen das Ausmaß der infarktbedingten Kontraktionsstörungen.

Im Zusammenhang mit dem Grad der Vorschädigung bei chronischer IHK führen reversible und irreversible Asynergien des regionalen Kontraktionsablaufes zu einer Beeinträchtigung der globalen Ventrikelfunktion [50a, 139, 147].

Heikkilä und Mitarbeiter [50a] konnten echokardiographisch bei allen akuten transmuralen Myokardinfarkten kinetische Störungen (Hypokinetien, Akinesien und Dyskinesien) nachweisen.

Überschritt das asynerge Areal 25—30% des linken Ventrikels, so fanden sie eine positive Korrelation (Zunahme) zum linksventrikulären enddiastolischen Volumen bzw. eine negative Korrelation (Abnahme) zur Auswurffraktion.

7.7.4. Dynamische Entwicklung der einzelnen Parameter bei akutem Myokardinfarkt

Die verschiedenen physiologischen und mechanischen Faktoren wie z. B. die Größe des Infarktes, die Kontraktilität, Compliance, die Herzgröße sowie die mechanische Belastung, haben während der Entwicklung des akuten Myokardinfarktes einen eigenen zeitlichen Verlauf und Wirkungsumfang.

Obwohl genügend Informationen über die einzelnen Faktoren vorhanden sind, reichen die Kenntnisse über den dynamischen Verlauf und ihre Wechselbeziehungen nicht aus.

7.7.4.1. Kontraktilität

Die dynamische Entwicklung der Kontraktilität des nicht-infarzierten Gebietes scheint folgendermaßen vor sich zu gehen:

Sofort nach dem Infarkt findet keine Veränderung des kontraktilen Zustandes des Myokards statt. Mit der Stimulation der Katecholaminausschüttung durch Schmerzen oder Reduktion der Gewebsperfusion steigt die Kontraktilität des nicht-infarzierten Muskels normalerweise an [114].

Abgesehen von iatrogenen Einflüssen, Medikamenten usw. [114] sind weitere Veränderungen des kontraktilen Zustandes hauptsächlich von der Infarktgröße abhängig. Überlebt der Patient, normalisiert sich die Kontraktilität des Rest-Myokards. Bei Verstorbenen war die Stimulation des überlebenden Myokards nicht für die Erhaltung des Lebens ausreichend. Mit dem Verlust der Kompensationsmechanismen wird die Masse des lebenden Muskels fortschreitend reduziert. Seine Kontraktilität ist kurz vor dem Tod maximal herabgesetzt [114].

7.7.4.2. Compliance (Dehnbarkeit)

In den ersten Minuten bis einige Stunden nach dem akuten Myokardinfarkt scheint außer Elektrolyt- und Wassergehaltverschiebungen keine andere substantielle Veränderung im Myokard stattzufinden [114]. Die Strukturelemente, die prinzipiellen Determinanten des passiven Länge-Spannungs- (length-tension) Verhältnisses, d. h. das elastische und fibrotische Gewebe, können sich weder sofort numerisch vermehren, noch ist eine bedeutsame Reparatur möglich. Trotzdem treten sofort funktionelle Veränderungen ein. Direkte Beobachtungen bei der Operation sowie im Experiment [56], zeigen, daß die systolische Auswuchtung des infarzierten Gebietes gleichzeitig mit der des umgebenden gesunden Muskelgewebes stattfindet. Die paradoxen Bewegungen beginnen sofort nach dem Ausfall der Kontraktilität im infarzierten Gebiet.
Weiterhin zeigen die Druck-Volumen-Verhältnisse, die eine Stunde nach experimentellem Myokardinfarkt bestimmt wurden, daß die globale Compliance des linken Ventrikels leicht erhöht ist [34]. Das ist wahrscheinlich mit einer Entspannung nicht infarzierten Gewebes verbunden, welches wiederholt passiv während der Systole gedehnt ist.
Kompensationsmechanismen für die Entspannung existieren möglicherweise besonders bei kleineren Infarkten. Wenn manche Sarkomere im infarzierten Segment noch kontraktil bleiben, schützen die passiven elastischen Elemente vor einer exzessiven Dehnung und somit wird eine Entspannung (Relaxation) verhindert. Das gleiche tritt ein, wenn hypoxische Sarkomere einer Kontraktion ausgesetzt sind oder wenn das infarzierte Gewebe (Gebiet) ödematös ist. Aus diesem Grunde ist der zeitliche Verlauf der Compliance-Änderung nach dem Myokardinfarkt wahrscheinlich variabel, obwohl sie primär in erster Linie von der Infarktgröße abhängig ist. Jedoch ist möglicherweise eine bedeutende Steifigkeit der linken Ventrikelwand ein Resultat bei den Überlebenden eines Myokardinfarkts [28].

7.7.5. Zusätzliche mechanische Belastungen, die zu einer Funktionsstörung des Herzens führen

Wenn das bereits geschädigte Herz einer zusätzlichen Belastung ausgesetzt wird, z. B. einer Mitralinsuffizienz als Folge eines Papillarmuskelabrisses, ist dieses Herz nicht in der Lage, seinen normalen Füllungsdruck aufrecht zu erhalten, so daß es zum Lungenödem bzw. zum Tod kommen kann.
Es wurden hämodynamisch schwere Mitralinsuffizienzen bei kardiogenem Schock beschrieben, die aber auskultatorisch stumm waren [36].
Die Mitralinsuffizienz bzw. die paradoxen Bewegungen des Ventrikelaneurysmas führen beide zu einer Verminderung des Vorwärts-Schlagvolumens.

Zusammenfassend kann folgendes festgestellt werden:

Nach den Untersuchungen anderer Autoren sowie auch unseren [9, 24, 66, 88, 99] gibt es keinen Parameter, der allein in der Lage ist, eine exakte Information über die Funktion des linken Ventrikels in der akuten Phase des Myokardinfarktes zu geben, so daß eine komplexe Betrachtung verschiedener Parameter erforderlich ist.

7.8. Zusammenfassung der hämodynamischen Veränderungen bei akutem Myokardinfarkt

1. Bei Eintritt eines Myokardinfarktes kommt es generell zu einer Störung der linksventrikulären Funktion in Abhängigkeit von der Größe und der Lokalisation des Myokardinfarktes.
2. Das Ausmaß dieser Störungen ist auch abhängig von der Effektivität der Kompensationsmechanismen („Kompensationsreserve"), und der jeweils vorherrschende Kompensationsmechanismus wird von der Größe des kontraktionsgestörten Gebietes bestimmt.
3. Die Pumpfunktionsstörungen des linken Ventrikels als Folge des akuten Myokardinfarktes stellen ein wesentliches Problem dar und sind die Haupttodesursachen auf der Intensivstation. Diese Beeinträchtigung der myokardialen Funktion kann auf zwei Hauptfaktoren und ihre Wechselbeziehung zurückgeführt werden:
   - Ischämie und Nekrose
   - Rhythmusstörungen, die zu einer unökonomischen Arbeit des Herzens und möglicherweise zum Kammerflimmern und plötzlichen Tod führen
4. Alle bisher gemessenen Druck- und Volumenparameter haben ihre Einschränkungen und können nicht allein die Breite der Funktion des linken Ventrikels wiedergeben. Sie können nur in einer sinnvollen Synopsis betrachtet werden und durch die Bewertung ihrer dynamischen Entwicklung wesentliche Informationzn geben.
5. Zur Beurteilung der Funktion des linken Ventrikels in der akuten Phase des Myokardinfarktes ist die Erfassung mehrerer Parameter erforderlich:
   - Vorlastparameter (LVEDP bzw. PAEDP)
   - Nachlastparameter (mittlerer Aortendruck)
   - Parameter der Pumpfunktion (SV, HMV, EF).
6. Das hämodynamische Monitoring ist nach bisherigen Erkenntnissen und Möglichkeiten ausgedehnt und komplizierten Myokardinfarkten zur Durchführung einer optimalen differenzierten Therapie vorbehalten.
7. Der Vergleich der hämodynamischen Parameter bei anteroseptalem und inferiorem Infarkt zeigt zwar die Tendenz, daß die anterioren Infarkte hämodynamisch bedeutsamer waren als inferiore; signifikante Unterschiede konnten jedoch statistisch nicht gesichert werden.
8. Nach unseren bisherigen Kenntnissen ist gegenwärtig für die genaue Beurteilung der Funktion des linken Ventrikels und die Bestimmung der Art der Therapie (z. B. Volumensubstitution, vasopressorische oder vasodilatatorische Substanzen, assistierte Zirkulation oder chirurgische Eingriffe) die Volumen- und Druckbestimmung erforderlich.

9. Auf der Grundlage dieser Untersuchungen können unterschiedliche Muster der Funktion des linken Ventrikels nach dem Myokardinfarkt und seiner entsprechenden Therapie erarbeitet werden.
10. Durch diese hämodynamischen Parameter ist die Möglichkeit gegeben, eine Aussage über die Prognose der Patienten zu machen.
11. Letztlich besteht die Aufgabe, durch die simultane Anwendung der nicht-invasiven Methoden ein praktikables und effektives diagnostisches System für die breitere Anwendung in der Praxis zu finden, das die Basis einer rationellen Therapie darstellen kann.

7.9. Literatur

[1] Agress, C. M.; Rosenberg, M. J.; Jacobs, H. I.; Binder, M. J.; Schneiderman, A.; Clark, W. G.: Protracted shock in the closed-chest dog following coronary embolization with graded microspheres. Amer. J. Physiol. **170** (1952) 536

[2] Bennett, E. D.; Smithen, C. S.; Sowton, E.: An assessment of the haemodynamic alterations in acute myocardial infarction using the systolic time intervals. Thorax **26** (1971) 632

[3] Benzing, G.; Stockert, J.; Nave, E.; Tsuei, Y. G.; Kaplan, S.: Evaluation of canine left ventricular contractility. Cardiovasc. Res. **8** (1974) 313

[4] Bleifeld, W.; Mathey, D.; Hanrath, P.; Effert, S.: Myokardiale Steifigkeit des linken und rechten Ventrikels nach frischem Myokardinfarkt. Verh. Dt. Ges. Kreisl.forschg. **39** (1973) 281

[5] Bleifeld, W.; Hanrath, P.; Mathey, D.: Akuter Myokardinfarkt. X. Veränderungen der Hämodynamik des rechten und linken Ventrikels vom akuten Stadium zur Rekonvaleszenz. Dt. med. Wschr. **99** (1974) 1049

[6] Bleifeld, W.; Mathey, D.; Hanrath, P.: Acute myocardial infarction VI. Left ventricular wall stiffness in the acute phase and in the convalescent phase. Europ J. Cardiol. **2/2** (1974) 191

[7] Bleifeld, W.: Acute myocardial infarction. V. Left and right ventricular haemodynamics in cardiogenic shock. Brit. Heart J. **36** (1974) 822

[8] Bleifeld, W.; Hanrath, P.; Mathey, D.; Heinrich, K. W.; Merx, W.: Akuter Myokardinfarkt. II. Hämodynamik des rechten Ventrikel. Z. Kardiol. **62** (1973) 701

[9] Bleifeld, W.; Hanrath, P.; Merx, W.; Heinrich, K. W.; Effert, S.: Akuter Myokardinfarkt. I. Hämodynamik des linken Ventrikels. Dt. med. Wschr. **97** (1972) 1807

[10] Borer, J. S.; Kent, K. M.; Goldstein, R. E.; Epstein, S. E.: Nitroglycerin-induced reduction in the incidence of spontaneous ventricular fibrillation during coronary occlusion in dogs. Amer. J. Cardiol. **33** (1974) 517

[11] Braunwald, E.; Maroko, P. R.: The reduction of infarct size — An idea whose time (for testing) has come. Circulation **50** (1974) 206

[12] Braunwald, E.; Covell, J. W.; Maroko, P. R.; Ross, J. jr.: Effects of drugs and of counterpulsation on myocardial oxygen consumption. Circulation **40** (Suppl. **IV**) (1969) IV-220

[13] Braunwald, E.; Ross, J. jr.: Editorial: The ventricular enddiastolic pressure: Appraisal of its value in the recognition of ventricular failure in man. Amer. J. Med. **34** (1963) 147

[14] Braunwald, E.; Brockenbrough, E.; Frahm, C. J.; Ross, J. R.: Left atrial and left ventricular pressures in subjects without cardiovascular disease: Oberservations in eighteen patients studied by transseptal left heart catheterization. Circulation **24** (1961) 267

[15] Broch, O. J.; Humerfelt, S.; Haarstad, J.; Myhre, J. R.: Hemodynamic studies in acute myocardial infarction. Amer. Heart J. **57** (1959) 522

[16] Brochier, M.; Raynaud, R.; Planiol, T.; Fauchier, J.; Pellais, A.; Archambaud, D.: Interest of cardiac scanning recording (Myocardial and cavitary) in the acute phase of myocardial infarction. Arch. Mal. Coeur **67** (1974) 431

[16a] Broder, M. I.; Cohn, J. N.: Evolution of abnormalities in left ventricular function after acute myocardial infarction. Circulation **46** (1972) 731

[17] Brown, A. H.; Niles, N. R.; Braimbridge, M. V.; Austen, W. G.: Retrograde insufflation of gaseous oxygen into the coronary sinus as a means of myocardial maintenance. Arch. Surg. **105** (1972) 622

[18] Burch, G. E.; dePasquale, N. P.; Phillips, J. H.: Clinical manifestations of papillary muscle dysfunction. Arch. Intern. Med. **112** (1963) 112

[19] Chapman, B. L.: Correlation of mortality rate and serum enzymes in myocardial infarction test of efficiency of coronary care. Brit. Heart H. **33** (1971) 643

[20] Chasow, E.: Zit. bei I. K. Schwazabaja, Moskau, Verlag Medizin 1975 „Ischemitscheskaja bolesn zerdza"

[21] Cohn, J. N.; Broder, M.; Franciosa, J. A.; Guima, N. H.; Limas, G.: Relation importance of preload anf afterload as determinants of left ventricular performance in acute myocardial infarction. J. Clin. Invest. **51** (1972) 20

[22] Corday, E.; Lang, T. W.; Meerbaum, S.; Gold, H.; Hirose, S.; Rubins, St.; Dalmastro, M.: Closed chest model of intracoronary occlusion for study of regional cardiac function. Amer. J. Cardiol. **33** (1974) 49

[23] Cote, P.; Harrison, D. C.; Basile, J.; Schroeder, J. S.: Hemodynamic interaction of procainamide and lidocaine after experimental myocardial infarction. Amer. J. Cardiol. **32** (1973) 937

[24] daLuz, P.; Afifi, A. A.; Liu, V.; Shubin, S. H.; Weil, M. H.: Objective index of hemodynamic status for quantitation of severity and prognosis of shock complicating myocardial infarction. Amer. J. Cardiol. **29** (1972) 258

[25] Davidson, D. M.; Covell, J. W.; Malloch, Ch. I.; Ross, J. jr.: Factors influencing indices of left ventricle contractility in the conscious dog. Cardiovasc. Res. **8** (1974) 299

[26] Degre, S.; Messin, R.; Haissly, J.-C.; Demaret, B.; Vandermoten, P.; Salhadin, Ph.; Denolin, H.: Hemodynamique de l'infarctus du myocarde stabilise. Ann. Cardiol. Angeiol. **22** (1973) 139

[27] Deuvaert, F. E.; Cohn, L. H.; Collins, J. J. jr.: The detection of ischemic myocardium by surface pH measurements. Surgery **74** (1973) 437

[28] Diamond, G.; Forrester, J. S.; Hargis, J.; Parmley, W. W.; Danzig, R.; Swan, H. J. C.: Diastolic pressure-volume relationship in the canine left ventricle. Circul. Res. **29** (1971) 267

[29] Dissman, W.; Buschmann, H. J.; Meyer, V.; Thimme, W.; Schröder, R.: Haemodynamische Veränderungen nach akutem Myokardinfarkt. Klin. Wschr. **45** (1967) 801

[30] Feild, B. J.; Russell, R. O.; Moraski, R. E.; Soto, B.; Hood, W. P.; Burdeshaw, J. A.; Smith, K.; Maurer, B. J.; Rackley, Ch. E.: Left ventricular size and function and heart size in the year following myocardial infarction. Circulation **50** (1974) 331

[31] Feild, B. J.; Russell, R. O.; Dowling, J. T.; Rackley, C. E.: Regional left ventricular performance in the year following myocardial infarction. Circulation. **46** (1942) 679

[32] Fillmore, S. J.; Guimaraes, A. C.; Scheidt, St. S.; Killip, Th.: Blood-gas changes and pulmonary hemodynamics following acute myocardial infarction. Circulation **45** (1972) 583

[33] Fluck, D. C.; Valentine, P. A.; Treister, B.; Higgs, B.; Reid, D. N.; Steiner, R. E.; Mounsey, J. P. D.: Right heart pressures in acute myocardial infarction. Brit. Heart J. **29** (1967) 748

[33a] Forrester, J. S.; Chatterjee, K.: Swan, H. J. C.: Hemodynamic monitoring in infarction Jama **226** (1973) 60

[34] Forrester, J. S.; Diamond, G.; Parmley, W. W.; Swan, H. J. C.: Early increase in left ventricular compliance following acute myocardial infarction. J. Clin. Invest. **51** (1972) 598

[35] Forrester, J.; Diamond, G.; Ganz, W.; Swan, J. H. C.: Acute myocardial infarction: Myocardial perfusion and metabolism. Amer. J. Cardiol. **29** (1972) 263

[36] Forrester, J. S.; Diamond, G.; mcHugh, T. J.; Swan, H. J. C.: Filling pressures in the right and left sides of the heart in acute myocardial infarction. New Engl. J. Med. **285** (1971) 190

[37] Franciosa, J. A.; Limas, C. J.; Guiha, N. H.; Rodriguera, E.; Cohn, J. N.: Improved left ventricular function during nitroprusside infusion an acute myocardial infarction. Lancet **I** (1972) 650

[38] Freis, E. D.; Schnaper, H. W.; Johnson, R. J.; Schreiner, G. E.: Hemodynamic alterations in acute myocardial infarction. I. Cardiac output, mean arterial pressure, total peripheral resistance, central and total blood volumes, venous pressure and average circulation time. J. Clin. Invest. **31** (1952) 131

[39] Friesen, W. G.: Sequential circulatory changes following acute myocardial infarction in man determination of optimal heart rate at each stage of the infarction by atrial pacing. Circulation **47** (1973) 465

[40] Gammil, J. F.; Applegarth, J. J.; Reed, C. E.; Fernald, J. D ; Antenucci, A. J.: Hemodynamic changes following acute myocardial infarction using the dye injection method for cardiac output determination. Ann. Intern. Med. **43** (1955) 100

[41] Ganz, W.; Donoso, R.; Marcus, H.; Swan, H. J. C.: Coronary hemodynamics and myocardial oxygen metabolism during oxygen breathing in patients with and without coronary artery disease. Circulation **35** (1972) 763

[42] Ganz, V.; Tamura, K.; Wallace, J. C.: Measurement of great cardiac vein and coronary sinus flow in man by continuous local thermodilution. Circulation **37** (Suppl. 6) (1968) 6

[42a] Gilbert, R. P.; Goldberg, M.; Griffin, J.: Circulatory changes in acute myocardial infarction. Circulation **9** (1954) 847

[43] Gratziansky, N. A.: Pressure in the right ventricle in patients with myocardial infarction Kardiologija **10** (1970) 36

[44] Grosser, K.-D.; Heller, A.; du Mesnil de Rochemont, W.; Flügel, G.: Hämodynamische und röntgenologische Hinweise zur Diagnostik der Herzinsuffizienz bei akutem Myokardinfarkt. Dt. Med. Wschr. **99** (1974) 802

[45] Gunnar, R. M.; Loeb, H. S.; Pietras, R. J.; Tobin, J. R. jr.: The hemodynamic effects of myocardial infarction and results of therapy. Med. Clin. N. Amer. **54** (1970) 235

[46] Guyton, A. C.: Circulatory physiology: Cardiac output and its regulation. Saunders Philadelphia—London 1963

[47] Hamosh, P.; Cohen, J. N.: Left ventricular function in acute myocardial infarction. J. Clin. Invest. **50** (1971) 523

[48] Hamosh, P.; Cohn, J. N.; Engelman, K.; Broder, M. J.; Freis, E. D.; Systolic time intervals and left ventricular function in acute myocardial infarction. Circulation **45** (1972) 375

[49] Hanrath, P.: Akuter Myokardinfarkt: VIII. Korrelation hämodynamischer Meßgrößen mit der links- und rechtsventrikulären Austreibungszeit. Z. Kardiol. **63** (1974) 328

[49a] Hanrath, P.; Bleifeld, W.; Merx, W.; Heinrich, K. W.; Brunner, E.: Akuter Myokardinfarkt. III. Die Bedeutung des zentralvenösen Druckes für die Funktion des linken Ventrikels. Z. Kardiol. **62** (1973) 718

[50] Harnarayan, C.; Bennett, M. A.; Pentecost, B. L.; Brewer, D. B.: Quantitative study of infarcted myocardium in cardiogenic shock. Brit Heart J. **32** (1970) 728

[50a] Heikkilä, J.; Nieminen, M.: Echoventriculographic detection, localisation and quantification of left ventricular asynergy in acute myocardial infarction. Brit. Heart J. **37** (1975) 46

[50b] Heikkilä, J.; Tabakin, B. S.; Hugenholtz, P. G.: Quantification of function in normal and infarcted regions in the left ventricle. Cardiovasc. Res. **6** (1972) 516

[51] HEUBLEIN, B.; PORSTMANN, W.; SCHRÖDER, G.; ROMANIUK, P.; WITTE, J.; PARSI, R. A.; PECH, H. J.; SCHEEL, M.: Volumetrie des linken Ventrikels mittels Thermodilution bei Patienten mit Ischämischer Herzerkrankung. Dt. Ges.wesen **35** (1974) 1634

[51a] HEUBLEIN, B.; PARSI, R. A.; PECH, H. J.: Hämodynamik des linken Ventrikels beim akuten Myokardinfarkt. Z. ges. inn. Med. 30 (1975) 180

[52] HOFVENDAHL, S.: Influence of treatment in a coronary care unit on prognosis in acute myocardial infarction. A controlled study in **271** cases. Acta Med. Scand. Suppl. **519** (1971) 9

[53] HOLMAN, B. L.; DEWANJEE, M. K.; IDOINE, J.; FLIEGEL, CH. P.; DAVIS, M. A.; TREVES, S.; PER ELDH: Detection and localization of experimental myocardial infarction with ^{99}mTc-tetracycline. J. Nuclear Med. **14** (1973) 595

[54] HOLT, J.P. : Indicator-dilution methods: Indicators injection, sampling and mixing problems in measurement of ventricular volume. Amer. J. Cardiol. **18** (1966) 208

[55] HOOD, W. B.: BIANCO, J. A.; WHITING, R. B.: Experimental myocardial infarction. IV. Reduction of left ventricular compliance ih the healing phase. J. Clin. Invest. **49** (1970) 1316

[56] HOOD, W. B.; MCCARTHY, B.; LOWN, B.: Myocardial infarction following coronary ligation in dogs: Hemodynamic effects of isoproterenol and acetylstrophanthidin. Circ. Res. **21** (1967) 191

[57] IWASAKI, T.; MAEDA, K.: Hemodynamic studies in acute myocardial infarction. Japan. Circ. J. **38** (1974) 485

[58] JANUSCHKJEWITSCHUS: Zit. bei I. K. SCHWARZABAJA, „Ischemitscheskaja boljesn zerdza" Moskau, Verlag Medizin, 1975

[59] JULIAN, D. G.; OLIVER, M. F. (Eds.): Acute Myocardial Infarction. London, E. & S. Livingstone, 1968

[60] KAHN, J. C.; MELMAN, S.; EPOIS, A.; ROUDY, G.; BOURDARIAS, J. P.; MATHIVAT, A.: Correlation of clinicalh emodynamic and laboratory data in the acute stage of myocardial infarction. Arch. Mal. Coeur **66** (1973) 609

[61] KAPLINSKY, E.; HOOD, W. B.; LOWN, B.: Effect of exercise on arrhythmias following experimental acute myocardial infarction. Angiology **24** (1973) 713

[62] KAZAMIAS, T. M.; GANDER, M. P.; ROSS, J.: Serial changes in left ventricular size in acute myocardial infarction (Abstr.) Circulation **42** Suppl. 3 (1970) 171

[63] KAZEMI, H.; PARSONS, E. F.; VALENCA, L. M.; STRIEDER, D. J.: Distribution of pulmonary blood flow after myocardial ischemia and infarction. Circulation **41** (1970) 1025

[64] KEZDI, P.; KORDENAT, R. K.; MISRA, S. N.: Reflex inhibitory effects of vagal afferents in experimental myocardial infarction. Amer. J. Cardiol. **33** (1974) 853

[65] KHAN, M. I.; HAMILTON, J. T.; MANNING, G. W.: Early arrhythmias following experimental coronary occlusion in conscious dogs and their modification by beta-adrenoceptor blocking drugs. Amer. Heart J. **86** (1973) 347

[65a] KISSLING, G.; SEGARRA-DOMENEC, J.; JACOB, R.: Nachkontraktionen als Ursache einer spätdiastolischen „Tonuszunahme" des Herzens. Z. Kreisl.forschg. **58** (1969) 34

[65b] KITAMURA, K.; SAKAI, K.; KANO, T.: Cardiodynamics in myocardial infarction. Japan. Circul. J. **38** (1974) 473

[66] KJEKSHUS, J. K.; MJOS, O. D.: Effect of inhibition of lipolysis on infarct size after experimental coronary artery occlusion. J. Clin. Invest. **52** (1973) 1770

[66a] KOSTUK, W. J.; EHSANI, A.; KARLINER, J. S.; ASHBURN, W. L.; PETERSON, K. L.; ROSS, J.; SOBEL, B. E.: Left ventricular performance after myocardial infarction assessed by radioisotop angiocardiography. Circulation **47** (1973) 242

[67] KULLMANN, R.; JUNK, H. G.: Differential sympathetic response during coronary occlusion. Res. Exper. Med. **160** (1973) 317

[67a] LAL, R.; LOEB, H. S.; SINNO, M. Z.; RAHIMTOOLA, S. H.; CHUQUIMIA, R.; ROSEN, K. M.; GUNNAR, R. M.: Relationship between ventricular and pulmonary artery diastolic pressures in uncomplicated acute myocardial infarction. Circulation **43** Suppl. **2** (1971) 189

[68] Lang, T. W.; Corday, E.; Gold, H.; Meerbaum, S.; Rubins, S.; Constantini, C.; Hirose, S.; Osher, J.; Rosen, V.: Consequence of reperfusion after coronary occlusion Amer. J. Cardiol. **33** (1974) 67

[69] Letac, B.; Guize, L.; Labrousse, J.; Gerbaux, A.; Himbert, J.; Lissac, J.: Etude hemodynamique de 33 cas d'infarctus myocardiques recents. Coeur **10** (1971) 365

[70] Limet, R. R.; Lazarus, M.; Schwartz, A. S.; Sordahl, L. A.; Strashun, A.; Manning, R.; Kennedy, J. H.: Hemodynamic and ultrastructural evaluation of experimental myocardial infarctectomy. J. Thor. Cardiovasc. Surg. **67** (1974) 243

[71] Loeb, F. S.; Chuquimia, R.; Sinno, M. Z.; Rahimtoola, S. H.; Rosen, K. M.; Gunnar, R. M.: Effects of low-flow oxygen on the hemodynamics and left ventricular function in patients with uncomplicated acute myocardial infarction. Chest **60** (1971) 352

[72] Lown, B.; Amarasingham, R.; Neuman, J.: New method for terminating cardiac arrhythmias: use of synchronized capacitor discharge. JAMA **182** (1962) 548

[73] Malmcrona, R.; Varnauskas, E.: Hemodynamics in acute myocardial infarction. Acta Med. Scand. **175** (1964) 1

[74] Marlon, A. M.; Adams, M. H.; Wexler, L.; Harrison, D. C.: Angiographic demonstration of collateral development in experimental coronary artery occlusion with ameroid constrictors. Invest. Radiology **8** (1973) 131

[75] Maroko, P. R.; Kjekshus, J. K.; Sobel, B. E.; Watanabe, T.; Covell, J. W.; Ross, J. jr.; Braunwald, E.: Factors influencing infarct size following coronary artery occlusion. Circulation **43** (1971) 67

[76] Maroko, P. R.; Braunwald, E.; Covell, J. W.; Ross, J. jr.: Factors influencing the severity of myocardial ischemia following experimental coronary occlusion (abstr.) Circulation **40** (Suppl. **III**) (1969) III-130

[77] Maseri, A.; Pesola, A.; Contini, C.; L'Abatte, A.; Donato, L.: Hemodynamique pulmonaire et coronarienne dans la phase aigue de l'infarctus du myocarde. Arch. Mal. Coeur **66** (1973) 401

[78] Mathey, D.; Bleifeld, W.; Hanrath, P.; Effert, S.: Attempt to quantitative relation between cardiac function and infarct size in acute myocardial infarction. Brit. Heart J. **36** (1974) 271

[79] McNamara, J. J.; Soeter, J. R.; Suehiro, G. T.: Myocardial viability after transient ischemia (abstr.) Amer. J. Cardiol. **31** (1972) 146

[80] Meesmann, W.: Untersuchungen zur Pathophysiologie und Therapie des Herzinfarktes. Arch. Kreisl.-Forschg. **36** (1961) 212

[81] Meesmann, W.: Änderungen der intrakardialen Dynamik beim akuten Kranzgefäßverschluß. Z. ges. exp. Med. **131** (1959) 200

[82] Merx, W.; Bleifeld, W.; Hanrath, P.; Heinrich, K. W.; Nowak, H.: Akuter Myokardinfarkt. IV. Beziehungen zwischen linksventrikulärem Füllungsdruck und enddiastolischem Pulmonalarteriendruck Z. Kardiol. **62** (1973) 835

[83] Motte, G.; Perrault, M.; Lorente, P.; Coumel, P.; Gourgon, R.; Bauvrain, Y.: Haemodynamic exploration in the acute stage of myocardial infarction III. Site of necrosis and ventricular functions. Arch. Mal. Coeur **64** (1971) 1377

[84] Mounsey, P.: Intensive coronary care: Arrhythmias after acute myocardial infarction. Amer. J. Cardiol. **20** (1967) 475

[85] Mueller, H.; Ayres, S. M.; Giannelli, S.; Conklin, E. F.; Mazzara, J. T.; Grace, W. J.: Effect of isoproterenol, l-norepinephrine and intra-aortic counterpulsation on hemodynamics and myocardial metabolism in shock following acute myocardial infarction. Circulation **45** (1972) 335

[86] Murphy, G. W.; Glick, G.; Schreiner, B. F. jr.; Yu, P. N.: Cardiac output in acute myocardial infarction. Serial determination by precordial radioisotope dilution courves. Amer. J. Cardiol. **11** (1963) 587

[87] PAGE, D. L.; CAULFIELD, J. B.; KASTOR, J. A.; DESANCTIS, R W.; SANDERS, C. A.; Myocardial changes associated with cardiogenic shock. New Engl. J. Med. **285** (1971) 133

[88] PARMLEY, W. W.; DIAMOND, G.; TOMODA, H.; FORRESTER, J. S.; SWAN, H. J. C.: Clinical evaluation of left ventricular pressures in myocardial infarction. Circulation **45** (1972) 358

[89] PARSI, R. A.; HEUBLEIN, B.; PECH, H. J.: Bedside-Katheterisierung des linken Ventrikels – eine neue Möglichkeit zur Beurteilung der Herzfunktion. Dt. Ges.wesen **27** (1972) **1916**

[90] PETERSON, K. I.; SKLOVEN, D.; LUDBROOK, P.; UTHER, J. B.; ROSS, J.: Comparison of isovolumic and ejection phase indices of myocardial performance in man. Circulation **49** (1974) 1088

[91] POMBO, J.; RUSSELL, R. O. jr.; RACKLEY, C. E.; FOSTER, G. L.: Comparison of stroke volume and cardiac output by ultrasound and dye dilution in acute myocardial infarction. Circulation **40** (Suppl. **III**) (1969) III-162

[92] RACKLEY, C. E.; RUSSELL, R. O.: Left ventricular function in acute and chronic coronary artery disease. Ann. Rev. Med. **26** (1975) 105

[93] RACKLEY, C. E.; RUSSELL, R. O.: Left ventricular function in acute myocardial infarction and its clinical significance. Circulation **45** (1972) 231

[94] RAHIMTOOLA, S. H.: Left ventricular end-diastolic and filling pressures in assessment of ventricular function. Chest **63** (1973) 858

[95] RAHIMTOOLA, S. H.; DIGILIO, M. M.; EHSANI, A.; LOEB, H. S.; ROSEN, K. M.; GUNNAR, R. M.: Changes in left ventricular performance from early after acute myocardial infarction to the convalescent phase. Circulation **46** (1972) 770

[95a] RAHIMTOOLA, S. H.; LOEB, H. S.; EHSANI, A.; SINNO, M. Z.; CHUQUIMIA, R.; LAL, R.; ROSEN, K.; GUNNAR, R. M.: Relationship of pulmonary artery to left ventricular diastolic pressures in myocardial infarction. Circulation **46** (1972) 283

[96] RAHIMTOOLA, S. H.; SINNO, M. Z.; CHUQUIMIA, R.; LOEB, H. S.; ROSEN, K. M.; GUNNAR, M. S.: Effects of ouabain on impaired left ventricular function in acute myocardial infarction. New Engl. J. Med. **287** (1972) 527

[97] RAHIMTOOLA, S. H.; DIGILIO, M. M.; SINNO, M. Z.; LOEB, H. S.; ROSEN, K. M.; GUNNAR, R.: Cardiac performance three to eight weeks after acute myocardial infarction. Arch. Intern. Med. **128** (1971) 220

[98] RAMO, B. W.; MYERS, N.; WALLACE, A. G.; STARMER, F.; CLARK, D. O.; WHALON, R. E.: Hemodynamic findings in 123 patients with acute myocardial infarction. Circulation **42** (1970) 567

[98a] RAMO, B. W.; MEYERS, N.; STARMER, F.; WALLACE, A. G.; WHALEN, R. E.: The effects of atrial systole on left ventricular stroke volume in patients with acute myocardial infarction. Circulation **42** Suppl. **3** (1970) 374

[99] RATSHIN, R. A.; RACKLEY, C. E.; RUSSELL, R. O.: Hemodynamic evaluation of left ventricular function in shock complicating acute myocardial infarction. Circulation **45** (1972) **127**

[100] REDWOOD, D. R.; SMITH, E. R.; EPSTEIN, S. E.: Coronary artery occlusion in the conscious dog. Effects of alterations in heart rate and arterial pressure on the degree of myocardial ischemia. Circulation **46** (1972) 323

[101] RESNEKOV, L.: Hemodynamic effects of acute myocardial infarction. Med. Clin. N. Amer. **57** (1973) 243

[101a] RIGO, P.; MURRAY, M.; STRAUSS, H. W.; TAYLOR, D.; KELLY, D.; WEISFELDT, M.; PITT, B.: Left ventricular function in acute myocardial infarction evaluated by gated scintigraphy. Circulation **50** (1974) 678

[102] RIGO, P.; STRAUSS, H. W.; TAYLOR, D. R.; KELLY, D. T.; WEISFELDT, M. L.; PITT, B.: Left ventricular function in patients with nontransmural myocardial infarction. Amer. J. Cardiol. **33** (1974) 165

[103] Roudy, G.; Bardet, J.; Normand, J.-P.; Bourdarias, J.-P.; Mathivat, A.: Comparative study of polmonary artery and left ventricle diastolic pressure at the acute phase of myocardial infarction. Arch. Mal. Coeur **66** (1973) 809

[104] Rushmer, R. F.; Watson, N.; Harding, D.; Baker, D.: Effects of acute coronary occlusion on performance of right and left ventricles in intact unanaesthetized dogs. Amer. Heart J. **66** (1963) 522

[105] Russell, R. O.; Hunt, D.; Rackley, C. E.: Left ventricular hemodynamics in anterior and inferior myocardial infarction. Amer. J. Cardiol. **26** (1970) 658

[106] Russell, R. O. jr.; Hunt, D.; Potanin, C.; Rackley, Ch. E.: Hemodynamic monitoring in a coronary intensive care unit. Arch. Intern. Med. **130** (1972) 370

[107] Saadjian, A.; Arnould, J. L.; Trigano, J. A.; Torresani, J.; Jouve, A.: La pression telediastolique ventriculaire gauche a la phase aigue de l'infarctus du myocarde. Arch. Mal. Coeur **67** (1974) 869

[108] Scheidt, S.; Wilner, G.; Fillmore, S.; Shapiro, M.; Killip, T.: Objective hemodynamic assessment after acute myocardial infarction. Brit. Heart J. **35** (1973) 908

[109] Scheidt, S.; Alonso, D. R.; Post, M. R.; Killip, T.: Quantification of myocardial damage in cardiogenic shock (abstr.) Circulation **44** (Suppl. **II**) (1971) 46

[109a] Scheinmann, M.; Evans, T.; Weiss, A.; Rapaport, E.: Relationship between pulmonary artery end-diastolic pressure and left ventricular filling pressures in patients with shock. Circulation **47** (1973) 317

[110] Schröder, R.: Medikamentöse Behandlung hämodynamischer Komplikationen bei akutem Myokardinfarkt. Internist **13** (1972) 380

[111] Scripcaru, G.; Covic, M.: Etude de la dynamique de la systole du ventricule gauche dans l'infarctus du myocarde. Arch. Mal. Coeur **65** (1971) 1243

[111a] Smith, M.; Russell, R. O.; Feild, B. J.; Rackley, C. E.: Left ventricular compliance and abnormally contraction segments in post-myocardial infarction patients. Chest **65** (1974) 368

[112] Smith, M. K.; Ratshin, R. A.; Harrell, F. C.; Russell, R. O.; Rackley, Ch. E.: Early sequential changes in left ventricular dimentions and filling pressure in patients after myocardial infarction. Amer. J. Cardiol. **33** (1974) 423

[113] Stott, D. K.; Marpole, D. G. F.; Bristow, J. D.; Kloster, F. E.; Griswold, H. E.: The role of left atrial trasdport in aortic and mitral stenosis. Circulation **41** (1970) 1031

[113a] Swan, H. J. C.; Chatterjee, K.; Ganz, W.: Hemodynamic measurements in the choise and evaluation of therapeutic interventions. In: Russek, H. (Hrsg.) Cardiovascular disease — new concepts in diagnosis and therapy Verlag Urban & Schwarzenberg, München 1974

[114] Swan, H. J. C.; Forrester, J.; Diamond, G.; Parmley, W.: Significance of compliance in acute myocardial infarction. Circulation **44** (Suppl. **II**) (1971) 231

[114a] Swan, H. J. C.; Forrester, J. S.; Diamond, G.; Chatterjee, K.; Parmley, W. W.: Hemodynamic spectrum of myocardial infarction and cardiogonic shock. A conceptual model. Circulation **45** (1972) 1097

[115] Tricot, J. F.; Leandri, J.; Ridoux, G.; Schwartz, K.; DeMendonca, Hollmann, K. H.; Verley, J. M.; Cachera, J. P.: Preservation du myocarde ischemique par'l hypothermie. Etude biochimique et morphologique au cours de la circulation extra-corporelle. Arch. Mal. Coeur **8** (1974) 967

[116] Trigano, J.-A.: Infarctus du myocarde hemodynamique ventriculaire gauche en phase aigue. Presente et publiquement soutenue devant la Faculte de Medecine de Marseille, le 25 Fevrier 1974

[117] Vermeire, P.; van den Bogaert, P.; Bossaert, L.; Heyndrickx, G.; van Durme, J. P.; Pannier, R.: Effects analgesiques et repercussions hemodynamiques et respiratoires de l'association fentanyl-droperidol a la phase aigue de l'infarctus du myocarde. Arch. Mal. Coeur. **66** (1973) 421

[118] Walinsky, P.; Chatterjee, K.; Forrester, J.; Parmley, W. W.; Swan, H. J. C.: Enhanced left ventricular performance with phentolamine in acute myocardial infarction. Amer. J. Cardiol. **33** (1974) 37

[119] Warembourg, H.; Bertrand, N. E.; Ducloux, G.; Pauchant, M.; Ginestet, A.; Ketelers, J. Y.; Carre, A.; Delbecque, H.: Le glucagon a la phase aigue de l'infarctus du myocarde. Arch. Mal. Coeur **66** (1973) 449

[119a] Watanabe, T.; Covell, J. W.; Maroko, P. R.; Braunwald, E.: Effects of increased arterial pressure and positive inotropic agents on the severity of myocardial ischemia in the acutely depressed heart. Amer. J. Cardiol. **30** (1972) 371

[120] Weber, K. T.; Ratshin, R. A.; Janicki, J. S.; Rackley, Ch. E.; Russell, R. O.: Left ventricular dysfunction following acute myocardial infarction. Amer. J. Med. **54** (1973) 697

[120a] Weil, M. H.; Shubin, H.: Shock following acute myocardial infarction current understanding of hemodynamic mechanism. Progr. Cardiovasc. Dis. **11** (1968) 1

[121] Weisse, A. B.; Narang, R.; Haider, B.; Regan, T. J.: Right and left heart pressures in acute myocardial infarction. Cardiovasc. Res. **7** (1973) 251

[122] Wiggers, C. J.: The functional consequences of coronary occlusion. Ann. Intern. Med. **23** (1945) 158

[123] Wittenberg, S. M.; Klocke, F. J.; Falsetti, H.: Use of constant-ration injection of a non-circulating indicator (H_2) for measuring cardiac output in valvular regurgitation (abstr.) Clin. Res. **17** (1969) 271

[124] Wolk, M. J.; Scheidt, St.; Killip, Th.: Heart failure complicating acute myocardial infarction. Circulation **45** (1972) 1125

[125] Zaret, B. L.; Pitt, B.; Ross, R. S.: Determination of the site, extent and significance of regional ventricular dysfunction during acute myocardial infarction. Circulation **45** (1972) 441

[126] Arnould, J. L.; Saadjian, A.; Ziza, B.; Torresani, J.; Jouve, A.: Left ventricular compliance in acute myocardial infarction (Abstr. II/208). 7th Europ. Congr. Cardiol., Amsterdam 1976

[127] Betrand, M. E.; Lefebre, J. M.; Carre, A. G.; Rosseau, M. A.; Laisne, C. C.; Lekieffre, J. P.: Left ventricular compliance in recent myocardial infarction. In: Kaindl, F.; Pachinger, O.; Probst, P. (Hrsg.): The first 24 hours of myocardial infarction. Verlag G. Witzstrock, Baden-Baden, Köln, New York 1977

[128] Brettschneider, H. J.; Hellige, G.: Pathophysiologie der Ventrikelkontraktion — Kontraktilität, Inotropie, Suffizienzgrad und Arbeitsökonomie des Herzens. Verh. Dt. Ges. Kreisl.forschg. **42** (1976) 14

[129] Bussmann, W. D.: Comparative study of velocity indices in the ejection and pre-ejection period (Abstr. I/61). 7th Europ. Congr. Cardiol., Amsterdam 1976

[130] Engelmann, L.: Enddiastolischer Pulmonalarteriendruck und seine Bedeutung in der hospitalen Frühphase des akuten Myokardinfarktes. Dt. Ges.wesen **32** (1977) 682

[131] Herbert, W.: Left ventricular compliance and pulmonary artery enddiastolic pressure. New York State J. Med. **77** (1977) 344

[132] Heublein, B.; Pech, H. J.: Linksventrikuläre Funktion bei chronisch-ischämischer Herzkrankheit in Ruhe und unter Belastung sowie bei akutem Myokardinfarkt. Promotion-B-Arbeit, Humboldt-Universität zu Berlin, 1978

[133] Kennish, A.; Yellin, E. L.; Frater, R. W. M.: Determinance of dynamic left ventricular diastolic stiffness in the dog (Abstr. I/371). 7th Europ. Congr. Cardiol., Amsterdam 1976

[134] Kiss, E.; Prachar, H.; Jobst, Ch.; Kolienia, G.; Nobis, N.; Spiel, R.; Enenkel, W.: Pulmonalarteriendruckverhalten nach Myokardinfarkt. Wien. klin. Wschr. **88** (1976) 521

[135] Limbourg, P.; Just, H.; Lang, K. F.: Left ventricular function after acute myocardial infarction. Europ. J. Intens. Care Med. **2** (1976) 7

[136] Mathes, P.: Die kontraktile Funktion des überlebenden Herzmuskels nach Koronarverschluß. Klin. Wschr. **55** (1977) 463

[137] Mathes, P.; Blömer, H.: Regional myocardial function and compliance in experimental myocardial infarction. In: Kaindl, F.; Pachinger, O.; Probst, P. (Hrsg.): The first 24 hours in myocardial infarction Verlag G. Witzstrock, Baden-Baden, Köln, New York 1977

[138] Müller, J. H. A.; Weser, Ch.: Funktion des linken Ventrikels in der Akutphase des Myokardinfarktes. Zschr. inn. Med. **32** (1977) 70

[139] Müller, J. H. A.; Weser, Ch.; Weigand, J.: Beziehungen zwischen der Größe des kontraktionsgestörten Myokardareals und einzelnen funktionellen Parametern in der akuten Phase des Myokardinfarktes (Quantitative angiokardiographische Diagnostik). Zschr. inn. Med. **32** (1977) 193

[140] Nieminen, M.: Echocardiography in coronary care unit (Abstr. I/278). 7th Europ. Congr. Cardiol., Amsterdam 1976

[141] Nieminen, M.; Heikkilä, J.: Echoventriculography in acute myocardial infarction. II Monitoring of left ventricular performance. Brit. Heart J. **38** (1976) 271

[142] Parsi, R. A.; Heublein, B.; Pech, H. J.: Linksventrikuläre Funktion beim akuten Myokardinfarkt. In: Kaindl, F.; Pachinger, O.; Probst, P. (Hrsg.): The first 24 hours in myocardial infarction. Verlag G. Witzstrock, Baden-Baden, Köln, New York 1977

[143] Parsi, R. A.; Heublein, B.; Pech, H. J.; Ludwig, E.; Berwing, K.; Böhm, M.: 4. Mitteilung: Hämodynamische Veränderungen bei akutem Myokardinfarkt. Dt. Ges.wesen **32** (1977) 581

[144] Pogatsa, G.; Dubecz, E.; Gabor, G.: The role of myocardial edema in the left ventricular myocardial stiffness. Basic Res. Cardiol. **71** (1976) 263

[145] Ross, J.: The concept of afterload mismatch and its implications in the clinical assessment of cardia contractility. Japan. Circul. J. **40** (1976) 865

[146] Ross, J.: Afterload mismatch and preload reserve: a conceptual framework for the analysis of ventricular function. Progr. Cardiovasc. Dis. **28** (1976) 255

[147] Theroux, P.; Ross, J.; Franklin, D.; Covell, J. W.; Bloor, C. M.; Sasayama, S.: Regional myocardial function and dimensions early and late after myocardial infarction in the unanesthetized dog. Circul. Res. **40** (1977) 158

[148] Torresani, J.; Saadjian, A.; Ziza, B.; Arnould, J. L.; Jouve, A.: Significance of pulmonary diastolic pressures in acute myocardial infarction (Abstr. II/200). 7th Europ. Congr. Cardiol., Amsterdam 1976

[149] Urbaszek, W.; Schauer, J.; Günther, K.; Modersohn, D.; Pankau, H.; Achenbach, H.: Zur Interpretation des pulmonalarteriellen Druckes bei ischämischer Herzkrankheit (IHK). Dt. Ges.wesen **31** (1976) 195

[150] Wezler, K.: Rangwert und Zusammenwirken der physikalischen und regulativen Kräfte der Herzdynamik. In: Reindell, H.; Roskamm, H.: Herzkrankheiten. Springer-Verlag, Berlin, Heidelberg, New York 1977

7.10. Myokardinfarkt im Alter

Die Besonderheiten des Myokardinfarkts im Alter wurden von verschiedenen Autoren herausgestellt [4, 5, 9, 15, 17, 21, 23, 26]. Die Altersgrenze wird von den einzelnen Autoren jedoch nicht einheitlich gesetzt.

In manchen Arbeiten setzt man sich mit der von der WHO definierten Grenze für geriatrische Forschungen von 60 Jahren auseinander; sie wird auch im allgemeinen akzeptiert [15].

Pathy [21] diskutiert die Myokardinfarktsymptome im Alter anhand der Analyse von

484 Patienten mit gesichertem Myokardinfarkt. Nach dieser Analyse sind bei alten Patienten folgende Symptome zu beachten (s. auch Tabelle 87, S. 528):

1. Dyspnoe

Plötzliches Auftreten von Dyspnoe oder Verstärkung der bereits vorhandenen Atembeschwerden ist die häufigste Symptomatik bei älteren Menschen. Eine linksventrikuläre Insuffizienz, die zum Lungenödem führen kann, ist oftmals vorhanden. Auch treten häufig Zeichen der Rechtsherzinsuffizienz auf, besonders dann, wenn bereits Infarkte durchgemacht wurden.

2. Thoraxschmerzen

Thoraxschmerzen oder Druckgefühl konnten in weniger als 20% der Fälle mit Myokardinfarkt festgestellt werden. Hierin besteht Übereinstimmung mit eigenen Erfahrungen und den Angaben verschiedener Autoren, die eine fehlende Schmerzsymptomatik beim Myokardinfarkt im Alter häufig beobachteten.
Die genaue Anamneseerhebung ist bei alten Patienten und besonders bei denen mit zerebrovaskulärer Insuffizienz erschwert. Schließt man diese Unsicherheit aus, so findet man zu 60,4% schmerzlose Infarkte [21].
Verschiedene Faktoren wurden für die Schmerzlosigkeit des Myokardinfarktes im Alter in Betracht gezogen:

— Verminderung der Schmerzempfindlichkeit [2]
— allmähliche Verengung der Koronararterien [11, 14]
— gleichzeitig bestehende Herzinsuffizienz [10, 27]
— früherer Myokardinfarkt [12]
— Ischämie der „stummen Areale" des Myokards [13]
— leichte Grade der Ischämie, die nicht ausreichen, eine Schmerzsymptomatik hervorzurufen, jedoch bei längeren Bestehen zum Myokardinfarkt führen [25].

In den meisten Berichten liegen die Prozentangaben über Schmerzlosigkeit und Dyspnoe als Symptome des akuten Myokardinfarktes nahe beieinander [7, 20, 24]. Andere Autoren wiederum [9] konnten bei 45 von 50 Infarktpatienten mit einem Durchschnittsalter von 84,3 Jahren (80—95 Jahre) eine Angina pectoris feststellen. Nach EISNER und Mitarbeiter [6] machen sie nur 5% aller akuten Myokardinfarkte aus.

3. Akut auftretende psychische Störungen

Obwohl diese Symptomatik nicht für einen Myokardinfarkt spezifisch ist, sondern auch durch verschiedene Medikamente, zerebrale Ereignisse u. a. bedingt sein kann, sollte man jedoch den akuten Myokardinfarkt als auslösenden Faktor nicht außer acht lassen.

4. Schwindel- und synkopale Anfälle

Schwindel- und synkopale Anfälle bei akutem Myokardinfarkt als Zeichen der Vorwärtsinsuffizienz sind eines der häufigsten Symptome des Myokardinfarktes im Alter.

5. Schlaganfall als Frühzeichen des Myokardinfarktes

Man betrachtet den Myokardinfarkt als häufigste Ursache zerebraler Embolien [3]. Obwohl nicht bei allen autopsierten Patienten eine zerebrale Embolie nachweisbar war, kann jedoch eine Reduktion des zerebralen Perfusionsdruckes als Folge des herabgesetzten Herzminutenvolumens Ursache des Hirninfarktes ohne oder mit Nachweis

einer Thrombosierung sein. In diesen Fällen ist das Intervall zwischen Herz- und Gehirnereignis selten größer als 48 Stunden [21].
Hypertoniepatienten sind infolge des herabgesetzten Blutdruckes besonders hirninfarktgefährdet [16]. 64% aller arteriellen Embolien nach dem Myokardinfarkt betreffen die Hirnarterien [28]. Deshalb sollte man bei Patienten mit Apoplexie unbedingt ein 12-Ableitungs-EKG schreiben, um einen Myokardinfarkt erfassen zu können. Infarktähnliche Bilder im EKG sind bei zerebrovaskulären Ereignissen beschrieben [1, 18] ohne daß autoptisch ein Myokardinfarkt nachweisbar war. Lungenembolien treten bei 15% der ins Krankenhaus aufgenommenen Patienten [8] auf. Auch Embolisierungen der Extremitäten können als Infarktfolge auftreten; u. U. sind sie das einzige Symptom des Myokardinfarktes im Alter [21].

6. *Rhythmusstörungen*

Arrhythmien sind häufige Erscheinungen des Myokardinfarktes im Alter, Herzklopfen jedoch wird weniger angegeben. Evans und Mitarbeiter [7] konnten bei 30% der Patienten mit schmerzlosem Infarkt Herzklopfen bei verschiedenen Arrhythmien feststellen.

7. *Schwächegefühl*

Schwächegefühl kann ein dominierendes Symptom sein und 6—7 Wochen anhalten. Häufig findet man es mit einer Hypotonie vergesellschaftet [21]. Diffuses Schwitzen und Husten können ebenfalls als Symptom des Infarktes auftreten.

8. *Erbrechen*

Häufiges Erbrechen, das einige Tage andauern kann, ist bei etwa 3% der älteren Patienten nachweisbar und u. U. das einzige Symptom.

9. *Renale Funktionsstörungen*

Die im Alter normalerweise vorhandene Einschränkung der Nierenfunktion kann durch den akuten Myokardinfarkt verschlechtert werden, so daß diese Symptomatik, wie zunehmende Lethargie, Müdigkeit, Schwäche und Appetitlosigkeit auf Grund eines erhöhtem Rest-N, im Vordergrund steht.

Unter Beachtung der bisherigen Ausführungen können Myokardinfarkte im Alter mit atypischen Leitsymptomen verlaufen und dadurch zu Fehldiagnosen führen. Diese atypischen Leitsymptome, wie fortschreitende Herzinsuffizienz, Lungenödem, kardiogener Schock, zerebrale Symptome und periphere Embolien, sind bei älteren Patienten häufig und sollen bei über 65jährigen bei 80% aller Infarkte das klinische Bild beherrschen [19]. Bei unseren eigenen Untersuchungen konnte festgestellt werden, daß der Schlagvolumenindex bei den Patienten mit akutem Myokardinfarkt, die älter als 60 Jahre waren, deutlicher reduziert war. Der Myokardinfarkt kann jedoch auch durch die Symptomatik einer anderen Krankheit verdeckt sein, z. B. durch zerebrale Ereignisse.
Unter Berücksichtigung der Tatsache, daß in 10—20% aller akuten Myokardinfarkte die typischen diagnostischen Kriterien der Nekrose im EKG als Veränderungen des QRS-Komplexes fehlen und lediglich unspezifische Veränderungen nachweisbar sind [22], sollte hierauf bei älteren Menschen beim Vergleich bereits vorliegender Elektrokardiogramme besonders geachtet werden.

Tabelle 87

Analyse der Symptomatik des akuten Myokardinfarktes im Alter (nach PATHY [21])

Gruppe	Erscheinungsart	Anzahl der Fälle
1.	Plötzliche Atemnot oder Wiederauftreten von Herzinsuffizienz	97
2.	Beginn mit Thoraxschmerz	94
3.	Akute zerebrale Symptome	61
4.	Plötzlicher Tod	37
5.	Synkopale Anfälle	33
6.	Schlaganfall	33
7.	Schwindel, Schwindelgefühl oder Ohnmacht	26
8.	Ischämie der Extremitäten	24
9.	Herzklopfen	23
10.	Niereninsuffizienz	16
11.	Wiederholtes Erbrechen	14
12.	Schwäche	14
13.	Lungenembolie	10
14.	Unruhe	7
15.	Husten	3
16.	Schwitzen	2

Der plötzliche Herztod durch den akuten Koronarverschluß ist häufiger bei jüngeren Infarktkranken als bei älteren zu beobachten [21]. PATHY [21] stellte bei 37 Patienten seines Krankengutes dieses Ereignis fest.

Aus den genannten Gründen ist eine sorgfältige Beobachtung der klinischen und paraklinischen Parameter in der akuten Phase des Myokardinfarktes auf Intensivstationen notwendig, um sich anbahnende Komplikationen frühzeitig erfassen und behandeln zu können.

7.11. Literatur

[1] BURCH, G. E.; MYERS, R.; ABILDSKOV, J. A.: A new electrocardiographic pattern observed in cerebrovascular accidents. Circulation **9** (1954) 719

[2] CARR, J. G.: The symptomes and diagnosis of coronary occlusion. Illinois Med. J. **68** (1935) 155

[3] CARTER, A. B.: Cerebral infarction. Pergamon Press, Oxford 1964

[4] CHATURVEDI, N. C.; WALSH, M. J.; SCAVIA, K.; SHIVALINGAPPA, G.; SHANKS, B.; LYNAS, P.; MCKAY, A.; COURTNEY, D.; CUMMING, K.; BARBER, J. M.; MAC BOYLE, D.: Myocardial infarction in the elderly. Lancet **I** (1972) 280

[5] DE'THOMATIS, ODDONE, G.: L'infarcto miocardio nel paziente anziano. Minerva Cardioangiologica **19** (1971) 449

[6] EISNER, M.; SCHWEIZER, W.: Warum überstehen wir Myokardinfarkte? Berichte über 164 autoptisch kontrollierte Fälle. Dt. Med. Wschr. **90** (1965) 767

[7] EVANS, W.; SUTTON, G. C.: Painless cardiac infarction Brit. Heart J. **18** (1956) 259

[8] EVANS, W.: Diseases of the Heart and Arteries. E. & S. Livingstone, Edinburgh and London 1964

[9] Gouffault, J.; Pony, J. C.; Daubert, J. C.; Paulet, J.; Mattheyses, M.: L'infarctus du myocarde de la 9e decenuie. Ouest Medical **27** (1974) 1479
[10] Hamman, L.: Remarks on the diagnosis of coronary occlusion. Ann. Intern. Med. **8** (1934) 417
[11] Hamman, L.: Symptoms of coronary occlusion. Bull. J. Hopk. Hosp. **38** (1926) 273
[12] Hay, J.: Certain aspects of coronary thrombosis. Lancet **2** (1933) 429
[13] Herrick, J. B.: Coronary artery in health and disease (Harvey Lecture). Amer. Heart J. **6** (1931) 589
[14] Herrick, J. B.: Clinical features of sudden obstruction of the coronary arteries. Jama **59** (1912) 2015
[15] Klepacki, Z.; Fiedorowicz, J.; Jakubowska, D.; Mroczek, H.; Pedich, W.; Stogowski, A.: Analiza kliniczna zawalu serca u osob po 60 roku zycia. Wiad. Lek. **23** (1970) 19
[16] Low-Beer, T.; Phear, D.: Cerebral infarction and hypertension. Lancet **1** (1961) 1303
[17] Matusowa, A. P.; Schabanow, W. A.: Naruschenija mikrozirkuljazii krowi w ostrom periode infarkta miokarda po dannjim biomikroskopii sosudow konjunktiwji glasnowo jaloka. Klin. Med. **4** (1972) 45
[18] Menon, I. S.: Electrocardiographic changes simulating myocardial infarction in cerebrovascular accident. Lancet **2** (1964) 433
[19] Nager, F.: Die Diagnose des akuten Herzinfarktes. Fortschritte und Probleme. Schweiz. Rundschau Med. Praxis **64** (1975) 311
[20] Papp, C.: Acute cardiac infarction without pain. Brit. Heart J. **14** (1952) 250
[21] Pathy, M. S.: Myocardial infarction in the elderly. Modern Geriatrics July 1971
[22] Pruitt, R. D.; Dennis, E. W.: The difficult electrocardiographic diagnosis of myocardial infarction. In: Ch. K. Friedberg (Hrsg.) Modern trends in Diseases of coronary arteries and ischemic heart disease. Grune & Stratton, New York 1964
[23] Roche, P.; Carli, A.; Lescure, J.: L'infarctus du myocarde des sujets de plus de 70 ans evolution et incidences therapeutiques. Coeur **11** (1972) 349
[24] Roseman, M. D.: Painless myocardial infarction: a review of the literature and analysis of two hundred and twenty cases. Ann. Intern. Med. **41** (1954) 1
[25] Snow, P. J. D.; Jones, A. M.; Daber, K. S.: A clinico-pathological study of coronary heart disease. Brit. Heart J. **18** (1956) 435
[26] Sugiura, M.; Okada, R.: A clinoco-pathological study on the natural history of myocardial infarction in the age. Japan. Circul. J. **36** (1972) 2
[27] Wearn, J. T.: Thrombosis of the coronary arteries with infarction of the heart. Amer. J. Med. Sci. **165** (1923) 250
[28] Wright, I. S.; Marple, C. D.; Beck, D. F.: Myocardial infarction: Its clinical manifestations and treatment with anticoagulants. Grune & Stratton, New York 1954

7.12. Myokardinfarkte ohne Koronaratherosklerose

Die Koronaratherosklerose ist in der überwiegenden Mehrheit der Fälle als Hauptursache des Myokardinfarktes anzusehen. Nach den Angaben von Proudfit und Mitarbeitern [20] macht sie 99% aus.

In unserem eigenen Krankengut zeigten die Patienten mit Myokardinfarkt in mehr als 95% der Fälle koronaratherosklerotische Veränderungen im Koronarogramm. Dennoch liegen mehrere Berichte über Myokardinfarkte und sogar transmurale Myokardinfarkte mit normalem Koronarogramm vor [2, 3, 4, 5, 6, 7, 8, 10, 11, 13, 15, 16, 17, 18, 19, 24, 26, eigene Beobachtungen).

Es wurde auf verschiedene Ursachen des akuten Myokardinfarktes hingewiesen, die in der Tabelle 88 zusammengestellt sind.

Tabelle 88

Ursachen des akuten Myokardinfarktes

- koronarogen
  - atherosklerotisch (95–99%)
  - nicht-atherosklerotisch
    - Trauma
    - Entzündung (Koronariitis)
    - Lues
    - Koronaraneurysma
    - Aneurysma dissecans der Koronararterien
    - Thromboembolie
- nicht-koronarogen
  - metabolisch
  - obstruktive Kardiomyopathie
  - Aortenfehler
  - Anämie
  - Hypotonie
  - Lungenembolie
  - gestörte Hb-Sauerstoffdissoziation
  - Schwangerschaft
  - Antikonzeptiva

In Übereinstimmung mit eigenen Beobachtungen liegen mehrere Berichte über Patienten mit Postinfarktzustand und normalen Koronararterien vor. Als Ursache dieses angiographischen und lävographischen Befundes wurde u. a. eine rekanalisierte Koronarthrombose angenommen [3, 4, 7, 13].

Ein wichtiges Problem ist der sogenannte metabolische Infarkt, der in letzter Zeit viel diskutiert und dessen Häufigkeit überschätzt wurde (s. S. 85). Ihm liegt die Vorstellung zu Grunde, daß hierbei primär metabolische Veränderungen im Myokard vor sich gehen. Der Mangel an energiereichen Phosphaten, wenn er eine kritische Grenze unterschreitet, ruft nicht nur einen Verlust der Kontraktilität, sondern auch schwere Strukturschäden an den Myokardfasern hervor. Dieses Defizit kann prinzipiell folgende Ursachen haben [12]:

1. Hemmung der ATP-Synthese infolge Hypoxie, Ischämie, Substratmangel sowie durch Vergiftung von Atmung, Glykolyse oder oxydativer Phosphorylierung, wobei natürlich in praxi die kausale Bedeutung koronarer Durchblutungsstörungen dominiert.
2. Eine exzessive Steigerung des ATP-Verbrauches. Hier kann der ATP-Konsum im Tätigkeitsstoffwechsel in Folge einer entfesselten mechanischen Aktivität des Herzens – speziell unter dem Einfluß von β-adrenergen Katecholaminen – derart in die Höhe getrieben werden, daß nicht mehr genügend energiereiches Phosphat für die Erhaltung und Regeneration der Zellsubstanz übrig bleibt.
3. Eine Kombination beider Möglichkeiten kann bestehen, die allerdings schwerwiegender ist.

Raab [21, 22] weist darauf hin, daß nicht nur die experimentelle Überdosierung von Transmittersubstanzen durch Injektionen, sondern auch die exzessive Freisetzung aus körpereigenen Depots bei einer Vielzahl von experimentell erzeugten Streßformen (Cannonsche „Notfallreaktion") Myokardnekrosen zur Folge haben kann.

In den letzten 15 Jahren wurden vielfach unter Verwendung hoher Dosen von Isoproterenol pathophysiologische Studien zur Entstehung nicht-koronarogen bedingter Myokardnekrosen durchgeführt [12].

Durch ihre Experimente konnte die Gruppe um Fleckenstein [12] zeigen, daß bei Dosiserhöhung von Isoproterenol an Ratten disseminierte Strukturläsionen bis zu konfluierenden Infarkt ähnlichen Nekrosearealen hervorgerufen werden konnten. Eine weitere Erkenntnis war, daß der für die Myokardfasern deletäre Zusammenbruch der ATP- und Kreatinphosphatfraktion nach Katecholaminüberdosierung infolge der Überladung des Faserinneren mit Ca^{++}-Ionen zustande kommt.

Nach diesen Ergebnissen kommt man zu der Schlußfolgerung, daß die Katecholamine nicht per se faserzerstörend wirken, sondern erst über den Umweg einer exzessiven Förderung der transmembranären Ca^{++}-Inkorporation [12].

Die Folge einer sympathischen Überstimulation des Myokards wurden von FLECKENSTEIN wie folgt zusammengefaßt [12]:

1. Massive Zunahme des transmembranären Ca^{++}-Einstroms
2. Verarmung an ATP und Kreatinphosphat
3. Zusätzliche Schädigung der Mitochondrienfunktion und -struktur, wenn die Ca-Konzentration im Zytoplasma ansteigt, mit regelrechten Verkalkungen der Mitochondrien

Wenn das daraus resultierende Defizit die kritische Grenze überschreitet, sind auch hier wie bei Hypoxie und Ischämie morphologisch faßbare Strukturschäden unvermeidbar.

Nach Beobachtungen von SELYE [25] sowie BAJUSZ [1] wird die Entstehung von Myokardnekrosen durch Vorbehandlung mit bestimmten Kortikosteroiden sehr begünstigt. Nach RONA und Mitarbeiter [23] erhöhen Kortikosteroide den toxischen Effekt des Isoproterenols. FLECKENSTEIN [12] erklärt auch diesen Mechanismus der Nekrosenpotenzierung auf Grund seiner experimentellen Ergebnisse durch die Beeinflussung der myokardialen Ca^{++}-Inkorporation. Die Nekrosebildung wird erleichtert oder induziert, wenn sich die äquilibrierte Kationenrelation zugunsten von Ca^{++} verschiebt. Das Übergewicht von Mg^{++}, K^{+} oder H^{+} bei Ratten im Experiment zeigt sich dagegen kardioprotektiv. Schließlich wurden auf der Grundlage dieser Vorstellung verschiedene Ca^{++}-antagonistische Substanzen experimentell auf ihre Verteilungs- und Schutzeffekte in bezug auf den myokardialen Schmerz überprüft.

Es wurde die Schlußfolgerung gezogen, daß die Kontrolle und prophylaktische Ausschaltung dieser zu Myokardnekrosen führenden Faktoren auch in der Praxis sinnvoll erscheint.

7.13. Literatur

[1] BAJUSZ, E.: Conditioning factors for cardiac necroses. Karger, Basel/New York 1963

[2] BARCALA, R. P.: Acute myocardial infarction in the presence of patent coronary arteries. J. Thorac. Cardiovasc. Surg. **65** (1973) 786

[3] BENN, M.; ERBEL, R.; SPILLER, P.; KREUZER, H.; NEUHAUS, K. L.: History of myocardial infarction without coronary obstruction by arteriography (Abstract). In: LICHTLEN, P. (Hrsg.): Coronary angiography and angina pectoris. Symp. Europ. Soc. Cardiol. Hannover March 1975, Thieme-Verlag Stuttgart 1975

[4] BOURASSA, M. G.; PASTERNACK, A.: Angina pectoris in patients with normal angiogram. In: LICHTLEN, P. (Hrsg.): Coronary angiography and angina pectoris. Symp. Europ. Soc. Cardiol. Hannover March 1975, Thieme Verlag, Stuttgart 1975

[5] BREST, A. N.: Myocardial infarction without obstructive coronary artery disease. Amer. Heart J. **88** (1974) 219

[6] Bruschke, A. V. G.; Bruyneel, K. J. J.; Bloch, A.; van Herpeng, G.: Acute myocardial infarction without obstructive coronary artery disease demonstrated by selective cinearteriography. Brit. Heart J. **33** (1971) 585
[7] Campeau, L.; Lesperanca, J.; Bourassa, M. G.; Ashekian, P. B.: Myocardial infarction without obstructive disease at coronary arteriography. Can. Med. Assoc. J. **99** (1968) 837
[8] Cheng, T. O.; Bashour, T.; Singh, B. K.; Kelser, G. A.: Myocardial infarction in the absence of coronary atherosclerosis: caused by coronary spasm. Amer. J. Cardiol. **30** (1972) 680
[9] Cheng, T. O.; Bashour, T.; Kelser, G. A. jr.; Weiss, L.; Bacos, J.: Variant angina of Prinzmetal with normal coronary arteriogram. Circulation **47** (1973) 476
[10] De Pasquale, N. P.; Bruno, M. S.: Normal arteriography in a patient with clinical evidence of myocardial infarction. Chest **63** (1973) 618
[11] Eliot, R. S.; Bratt, G.: The paradox of myocardial ischemia and necrosis in young women with normal coronary arteriograms — relation to abnormal hemoglobin-oxygen dissociation. Amer. J. Cardiol. **23** (1969) 633
[12] Fleckenstein, A.: Metabolische Faktoren bei der Entstehung von Myokardnekrosen und Mikroinfarkten. Triangel **14** (1975) 27
[13] Guermontprez, J. L.; Ponsonaille, J.; Fouchard, J.; Maurice, P.: Myocardial infarction and normal angiogram. In: Lichtlen, P. (Hrsg.): Coronary angiography and angina pectoris. Symp. Europ. Soc. Cardiol. Hannover March 1975, Thieme Verlag Stuttgart 1975
[14] Herbert, W. H.: Coronary artery disease. New York State J. Med. **73** (1973) 2863
[15] Khan, A. H.; Haywood, L. J.: Myocardial infarction in nine patients with radiologically patent coronary arteries. New Engl. J. Med. **291** (1974) 427
[16] KimbiRis, D.; Segal, B. L.; Munir, M.; Katz, M.; Likoff, W.: Myocardial infarction in patients with normal patent coronary arteries as visualized by cinearteriography. Amer. J. Cardiol. **29** (1972) 724
[17] Likoff, W.: Myocardial infarction in subjects with normal coronary arteriograms. Amer. J. Cardiol. **28** (1971) 742
[18] Nizet, P. M.; Robertson, L.: Normal coronary arteriogram following myocardial infarction in a 17 year old boy. Amer. J. Cardiol. **28** (1971) 715
[19] Potts, K. H.; Stein, P. D.; Houk, P. C.: Transmural myocardial infarction with arteriographycally normal coronary arteries. Chest **62** (1972) 549
[20] Proudfit, W. L.; Shirey, E. K.; Sones, G. M. jr.: Selective cine coronary arteriography. Circulation **33** (1966) 901
[21] Raab, W.: Hormonal and neurogenic cardiovascular disorders. The Williams and Wilkins Comp., Baltimore 1953
[22] Raab, W.: Neurogenic multifocal destruction of myocardial tissue (Pathogenic mechanism and its prevention). Rev. Canad. Biol. **22** (1963) 217
[23] Rona, G.; Chappel, Cl.; Kahn, D. S.: The significance of factors modifying the development of isoproterenol-induced myocardial necrosis. Amer. Heart J. **66** (1963) 389
[24] Sasse, L.; Wagner, R.; Murray, F. E.: Transmural myocardial infarction during pregnancy. Amer. J. Cardiol. **35** (1975) 448
[25] Selye, H.: Elektrolyte, Stress und Herznekrose. Schwabe, Basel 1960
[26] Sidd, J. J.; Kemp, H. G.; Gorlin, R.: Acute myocardial infarction in a nineteen-year-old student in the absence of coronary obstructive disease. New Engl. J. Med. **282** (1970) 1306

7.14. Myokardinfarkt und Antikonzeptiva

Der Myokardinfarkt bei jüngeren menstruierenden Frauen ist selten und macht nur einen geringen Teil der Häufigkeit bei gleichaltrigen Männern aus [3].
Wegen der zunehmenden Tendenz der Infarkthäufigkeit besonders bei jüngeren Frauen

wurden andere als Risikofaktor wirkende Einflüsse, wie orale Antikonzeptiva, diskutiert [4, 5, 7, 9, 10, 12, 13, 14].
Wiederholte Infarkte wurden bei einer noch menstruierenden 40jährigen Frau festgestellt, die allerdings seit nur zwei Wochen vor dem Ereignis Antikonzeptiva genommen hatte [4]. Bei dieser Patientin wurde ein Koronararterienspasmus als wahrscheinliche Ursache diskutiert.
Sichere Zusammenhänge zwischen der Dauermedikation von oralen Antikonzeptiva und dem Auftreten von Myokardinfarkten liegen noch nicht vor.
DEAR und Mitarbeiter [5] beschrieben 2 Patientinnen mit einem unter Einnahme von Antikonzeptiva eingetretenem Infarkt, bei denen fokale Läsionen der Koronararterien bei sonst unauffälligen Koronararterien nachweisbar waren. Sie vertreten die Ansicht, daß möglicherweise Antikonzeptiva fokale endokardiale vaskuläre Veränderungen verursachen oder aber daß diese koronarangiographischen Veränderungen Zeichen einer Koronarthrombose sind.
ALTHOFF [2] berichtet über 11 jüngere Frauen aus seinem Sektionsgut, die eines plötzlichen Todes verstarben. 4 dieser Verstorbenen nahmen regelmäßig Antikonzeptiva ein. Bei drei von ihnen ließ sich eine akute Koronarthrombose autoptisch nachweisen. Auch die Ovarien dieser Frauen wiesen eine deutliche Atrophie auf.
Für einen möglichen Zusammenhang zwischen Koronarthrombose und Antikonzeptiva könnten sprechen:

1. Auftreten einer Hyperkoagulabilität [6a, 8, 9, 10, 11, 14] und
2. eine geringere Infarkthäufigkeit in den Jahren, in denen noch keine Ovulationshemmer zur Verfügung standen [6].

Gegen eine entscheidende ursächliche Bedeutung der Antikonzeptiva für den Myokardinfarkt und plötzlichen Tod sprechen [2], daß auch Frauen ohne langfristige Einnahme oraler Antikonzeptiva die gleichen koronarmorphologischen Veränderungen (hochgradige stenosierende Koronaratherosklerose) aufwiesen und daß eine Thrombosierung bei einer Frau mit Dauermedikamenten oraler Antikonzeptiva nicht gefunden wurde.
Inwieweit orale Antikonzeptiva als Risikofaktor für die Entstehung der Atherosklerose mitwirksam werden, bleibt noch offen, da widersprüchliche klinische [11] und experimentelle Ergebnisse [1] vorliegen.

Eigene Beobachtung

Pat. B., Ch., ♀ geb. 1949 Krbl.-Nr. 1805/71, 413/77

1967 hatte die Patientin postpartal eine Beckenvenenthrombose. Bis Januar 1970 erfolgte die Einnahme von Ovosiston®. Im März 1970 bekam sie aus Wohlbefinden heraus plötzlich einen akuten transmuralen Myokardinfarkt, der elektrokardiographisch und enzymatisch gesichert war. Im EKG zeigte sich das Bild eines großen Vorderwandinfarktes.
Nach diesem Ereignis hat die Patientin nach physischer und psychischer Belastung eine Angina pectoris.
Die 1 Jahr nach dem Myokardinfarkt durchgeführte Koronarangiographie und Lävographie zeigte normale Koronararterien sowie einen hypokinetischen Bezirk im ventro-lateralen Wandabschnitt des linken Ventrikels.
Das Belastungs-EKG war bereits bei 3′ 75 Watt pathologisch (2 mm horizontal gesenkte ST-Strecke).
Die Patientin ist wegen der weiterbestehenden Angina pectoris sowie der herabgesetzten körperlichen Leistungsfähigkeit nur bedingt arbeitsfähig.

7.15. Literatur

[1] ALMÉN, T.; HÄRTEL, M.; NYLANDER, G.; OLIVECRONA, H.: The effect of estrogen on the vascular endothelium and its possible relation to thrombosis. Surg. Gynec. Obstet. **140** (1975) 938

[2] ALTHOFF, H.: Der akute Koronartod bei jüngeren Frauen. Med. Klin. **72** (1977) 1871

[3] BENGSTON, O.: Ischemic heart disease in women. Acta scand med. Suppl. 549 (1973)

[4] CIRAULO, D. A.: Recurrent myocardial infarction and angina in a woman with normal coronary angiograms. Amer. J. Cardiol. **35** (1974) 923

[5] DEAR, W. D.; JONES, W. B.; Myocardial infarction associated with the use of oral contraceptives. Ann. Intern. Med. **74** (1971) 236

[6] DOTZAUER, G.; NAEVE, W.: Weitere signifikante Zunahme der Koronarthrombose. Dtsch. med. Wschr. **84** (1959) 1237

[6a] ENGEL, H. J.; HUNDESHAGEN, H.: LICHTLEN, P.: Transmural myocardial infarction in young women taking oral contraceptives. Evidence of reduced regional coronary flow in spite of normal coronary arteries. Brit. Heart J. **39** (1977) 477

[7] GLANCY, D. L.; MARCUS, M. L.; EPSTEIN, S. E.: Myocardial infarction in young women with normal coronary angiograms. Circulation **44** (1971) 495

[8] GRAEFF, H.; BATTIS, P.; HAFTER, R.; ZANDER, J.: Evaluation of hypercoagulability in users of oral contraceptives Klin. Wschr. **55** (1977) 175

[9] INMAN, W. H. W.; VESSEY, M. P.: Investigation of death from pulmonary, coronary and cerebral thrombosis and embolism in women of child-bearing age. Brit. med. J. **2** (1968) 193

[10] INMAN, W. H. W.; VESSEY, M. P.; WESTERHOLM, B.; ENGELUND, A.: Thromboembolic disease and steroidal content of oral contraceptives. A report to the commitee on safety of drugs. Brit. med. J. **4** (1970) 203

[11] LUDWIG, H.: Nebenwirkungen von Ovulationshemmern auf Blutgerinnung, Kreislauf und Stoffwechsel. Internist **13** (1972) 286

[12] MANN, J. I.; INMAN, W. H. W.: Oral contraceptives and death from myocardial infarction. Brit. med. J. **9** (1975) 245

[13] MANN, J. I.; INMAN, W. H. W.; THOROGOOD, M.: Oral contraceptive use in older women and fatal myocardial infarction. Brit. med. J. **10** (1976) 445

[14] ZIMMERMANN, K. G.; SIEGENTHALER, W.: Herzinfarkt und Ovulationshemmer. Dtsch. med. Wschr. **100** (1975) 1441

7.16. Myokardinfarkt in der Schwangerschaft und postpartal

Die atherosklerotische Herzkrankheit ist als Ursache eine Herzinfarktes während der Schwangerschaft unwahrscheinlich. Dennoch wurden einzelne Fälle beschrieben, bei denen das Infarktereignis während der Schwangerschaft elektrokardiographisch und enzymatisch gesichert wurde [2, 3, 6, 8].

Bei in einzelnen Fällen durchgeführter Koronarangiographie konnten keine pathologischen Veränderungen der Koronararterien festgestellt werden, so daß andere Mechanismen für die Entstehung des Infarktes diskutiert wurden.

In zwei Studien, deren jede 40000 Entbindungen umfaßte, war ein akuter Myokardinfarkt selten; er schien jedoch häufiger bei älteren Multigravida vorzukommen [2, 3]. In einer dieser Studien hatten von drei Infarktpatientinnen zwei das akute Ereignis post partum [3]

GLANCY und Mitarbeiter [4]·sowie SASSE und Mitarbeiter [6] konnten bei ihren Patientinnen anamnestisch keine Angina pectoris vor dem Myokardinfarkt feststellen. Die Koronarangiogramme waren in diesen Fällen normal.

In einem Fall von SASSE und Mitarbeitern [6] zeigten die Enzyme (CK) und Aminotransferasen (SGOT) vier Tage nach den Thoraxschmerzen keine Abweichungen von der Norm. Die LDH kann normalerweise bei 18% der Schwangeren erhöht sein [2, 8].

Im Zusammenhang mit vektor- und elektrokardiographischen Veränderungen, die für einen transmuralen inferioren Myokardinfarkt sprachen, kam es auch zum Rückgang der LDH-Werte.

Bei der zweiten Patientin von SASSE und Mitarbeitern [6] waren sowohl enzymatische als auch vektor- und elektrokardiographische Zeichen beweisend für einen akuten transmuralen Vorderwandinfarkt.

Eine vier Monate nach dem akuten Ereignis durchgeführte Koronarangiographie war unauffällig und mit Recht betrachten die Autoren den Rückgang eines atherosklerotisch bzw. thrombotisch bedingten Verschlusses einer Koronararterie als unwahrscheinlich.

Beide Patientinnen bekamen die Schmerzen in Rückenlage im dritten Trimester nach dem Ablauf der durch die Schwangerschaft bedingten maximalen Belastung.

Rückenlage im dritten Trimester der Schwangerschaft reduziert die Uterusdurchblutung [5] sowie den venösen Rückstrom über die V. cava inf. zum Herzen.

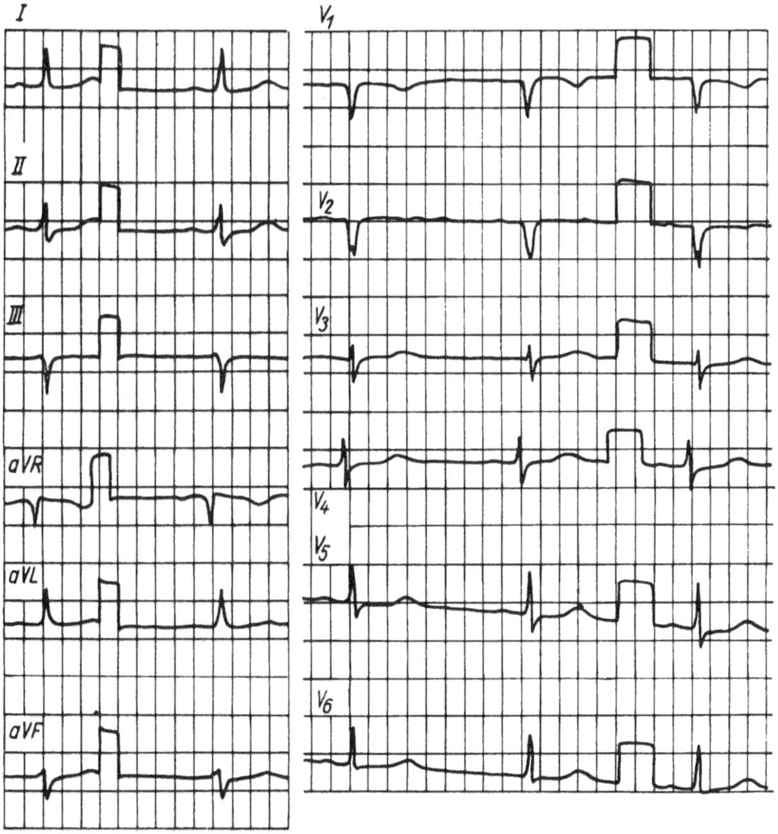

Abb. 141. Patientin K., E., 34 J. ♀. Anteroseptaler Myokardinfarkt während der Schwangerschaft

Der Uterus produziert bei Frauen ohne Nieren Renin [1]; menschliches Chorion enthält 160mal mehr Renin als das mütterliche Plasma [7]. Längerdauernde Rückenlage führt zu erhöhter Reninausschüttung und Angiotensin-Produktion, die einen Koronararterienspasmus hervorruft [6]. Sasse und Mitarbeiter [6] vertreten diese Hypothese als Erklärung des Infarkteintritts bei normalen Koronararterien während der Schwangerschaft.

Eigene Beobachtung

Pat. K., E., ♀ geb. 1940, Krbl.-Nr. 1298/76

Die Patientin, die im Mai 1975 im 2. Monat schwanger war, bekam in Ruhe starke retrosternale Schmerzen mit Ausstrahlung in den Rücken und den linken Arm. Enzymatisch und elektrokardiographisch wurde ein akuter Myokardinfarkt gesichert. Das EKG zeigte einen transmuralen Anteroseptalinfarkt (Abbildung 141). 14 Tage nach dem akuten Ereignis trat erneut eine Angina pectoris auf. Seit September 1975 ist die Patientin beschwerdefrei. Die Entbindung erfolgte im Dezember 1975 durch eine Sectio caesarea. Die im Juni 1976 durchgeführte Koronarangiographie und Lävographie zeigte ein unauffälliges Koronararangiogramm und eine geringgradige hypokinetische Kontraktionsstörung der Ventrikelwand mit erhöhtem enddiastolischen Volumen. Die Auswurffraktion betrug 56%. Die Patientin ist weiterhin berufstätig und fühlt sich relativ wohl.

Eine Indikation zur Interruptio ist vom Allgemeinzustand der Patientin und dem Funktionszustand des kardiovaskulären Systems abhängig. In der Regel kann die Schwangerschaft ausgetragen werden, die allerdings einer sorgfältigen Betreuung durch Gynäkologen und Kardiologen bedarf.

7.17. Literatur

[1] Capelli, J. P.; Wesson, J. G. jr.; Aponte, G. E.; Faraldo, C.; Jaffe, E.: Characterization and source of a renin-like enzyme in anephric humans. J. Clin. Endocrinol. Metab. **28** (1968) 221

[2] Fletcher, E.; Knox, E. W.; Morton, P.: Acute myocardial infarction in pregnancy. Brit. Med. J. **3** (1967) 586

[3] Ginz, B.: Myocardial infarction in pregnancy. J. Obstet, and Gynaecol. Br. Commonw. **77** (1970) 610

[4] Glancy, B. L.; Marcus, M. L.; Epstein, S. E.: Myocarcial infarction in young women with normal coronary arteriograms. Circulation **44** (1971) 495

[5] Page, E. W.: On the pathogenesis of pre-eclampsia and eclampsia. J. Obstet. Gynaecol. Br. Commonw. **79** (1972) 883

[6] Sasse, L.; Wagner, R.; Murray, F. E.: Transmural myocardial infarction during pregnancy. Amer. J. Cardiol. **35** (1975) 448

[7] Skinner, S. L.; Lumbers, E. R.; Symonds, E. M.: Renin concentration in human fetal and maternal tissues. Amer. J. Obstet. Gynecol. **101** (1968) 529

[8] Stone, M. L.; Lending, M.; Slobody, L. D.; Mestern, J.: Glutamic oxalacetic transaminase and lactic dehydrogenase in pregnancy. Amer. J. Obstet. Gynecol. **80** (1960) 104

7.18. Traumatisch bedingte Myokardinfarkte

Traumatisch bedingte Myokardinfarkte spielen besonders bei Begutachtungsfragen eine wesentliche Rolle.

Über eine Ruptur der rechten Koronararterie als Folge eines nicht-penetrierenden Thoraxtraumas [6], sowie ähnliche Traumen beim Sport, z. B. Fußballspiel [10, eigene Beobachtung s. u.] wurde berichtet. Benrey und Mitarbeiter [4] beschrieben einen posttraumatischen Verschluß des R. interventricularis ant. Drei Wochen nach dem Thoraxtrauma kam es bei dem Patienten zur Entwicklung einer Herzinsuffizienz. Durch die Koronarangiographie konnte ein Verschluß des R. interventricularis. ant. sowie ein großes anteroapikales Aneurysma des linken Ventrikels nachgewiesen werden. Die anderen Koronararterien zeigten keine pathologischen Veränderungen.

Den Verschluß einer Koronararterie nach einem nicht-penetrierenden Thoraxtrauma konnten STERN und Mitarbeiter [21a] bei einem 16jährigen Jungen beobachten.

Im Zusammenhang mit der Beurteilung der unfallbedingten Verschlechterung eines bereits bestehenden Herzleidens kommt der Koronaratherosklerose eine große Bedeutung zu.

Nach dem Unfall ist die Frage, ob und in welchem Umfang eine Vorschädigung vorhanden war, schwer zu beantworten, da wie bekannt, schwere koronaratherosklerotische Veränderungen ohne klinische Manifestation verlaufen können.

MEYERING [11] betont, daß häufig ein rein zufälliges Zusammentreffen zwischen einem präexistenten Herzschaden und stumpfen Thoraxtraumen zu erwarten ist. Andererseits reagiert das vorgeschädigte Herz stärker auf ein Trauma als das gesunde.

Die Prognose der Patienten mit koronaratherosklerotischen Veränderungen, die solche Traumen erleiden, ist schlechter als die herzgesunder Patienten [12, 13].

Mit zunehmendem zeitlichen Abstand vom Unfallereignis treten die Auswirkungen des Traumas gegenüber denen der schicksalsmäßig progredienten Koronaratherosklerose in den Hintergrund [2, 22].

Auch heute noch ist bei Gutachten eine umstrittene Frage, welche Zeit zwischen Thoraxtrauma und erstem Auftreten kardialer Symptome für die Annahme des Unfallzusammenhanges anzunehmen ist. Die Ansichten reichen von der prinzipiellen Skepsis gegenüber versicherungsrechtlichen Ansprüchen überhaupt [11, 24] bis zur Zubilligung eines freien Intervalls von mehreren Wochen oder gar Monaten [2, 20, 23, 25].

Einige Autoren vertreten sogar die Meinung, daß gerade das freie Intervall für eine traumatische Schädigung des Herzens charakteristisch ist [8, 23].

Aus experimentellen Untersuchungen ist bekannt, daß das Herz stumpfe Thoraxtraumen mit einer Sofortreaktion beantwortet [15, 16]. Aus diesem Grunde sind viele Untersucher [1, 3, 5, 7, 9, 14, 18, 19, 21, 25] der Auffassung, daß zwischen dem Thoraxtrauma und den ersten subjektiven und/oder objektiven Symptomen von seiten des Herzens sehr enge zeitliche Beziehungen bestehen müssen [12].

Die klinische Erfahrung bestätigt ebenfalls, daß die bedrohlichen und prognostisch ernster zu bewertenden Herzkontusionen meist schon unmittelbar nach dem Unfall zu einem schweren Krankheitsbild führen. Daher rechnet man im allgemeinen mit einem beschwerdefreien Intervall von 24 Stunden, das auch wir bei Gutachten berücksichtigen.

Nach einem stumpfen Thoraxtrauma besteht die absolute Notwendigkeit der sofortigen EKG-Registrierung und der Bestimmung der Serumenzyme. Verlaufskontrollen sollten unabhängig vom Ausgangsbefund und von der Aufnahmeklinik (Chirurgie, Orthopädie u. a.) veranlaßt werden.

ROSENKRANZ [17] schlägt vor, folgende Gesichtspunkte für die Annahme einer traumatischen Herzschädigung zu beachten:

1. Die Gewalteinwirkung muß stoßartig im Bereich des Präkordiums erfolgen. Allgemeine Thoraxprellungen, Gewalteinwirkungen auf der rechten Brustkorbseite bzw. herzferne Traumen lassen zwar eine Herzschädigung nicht ausschließen, machen sie aber wenig wahrscheinlich.

2. Aus tierexperimentellen Untersuchungen ergibt sich, daß das Herz stumpfe Thoraxtraumen mit einer Sofortreaktion beantwortet, für deren Ausmaß der zeitliche Einfall des Traumas in bestimmte Phasen der Herzaktion bedeutsam ist. Deshalb müssen auch bei Thoraxverletzten zwischen dem Trauma und dem Auftreten der ersten kardialen Erscheinungen sehr enge zeitliche Beziehungen bestehen. Im allgemeinen wird man nur mit einem beschwerdefreien Intervall von 24 Stunden rechnen dürfen. Nach mehreren Tagen oder gar Wochen ist ein ursächlicher Zusammenhang unwahrscheinlich, es sei denn, die Erscheinungen der traumatischen Herzschädigung wurden zunächst durch andere, gleichzeitig entstandene Verletzungen überdeckt.
3. Bei der gutachterlichen Beurteilung des Zusammenhangs von erst längere Zeit nach dem Unfall manifest gewordenen Herzschäden müssen entsprechende Brückensymptome nachweisbar, bzw. unfallunabhängige Ursachen mit hinreichendem Wahrscheinlichkeitsgrad auszuschließen sein.
4. Eine für den Verletzten entscheidende Verschlechterung eines schon vor dem Unfall bestehenden Herzleidens durch ein stumpfes Thoraxtrauma kann nur dann als wahrscheinlich unterstellt werden, wenn dessen Ausmaß im weiteren Verlauf erhebliche Progredienz erkennen läßt. Ansonsten ist unter Berücksichtigung dessen, daß ein vorgeschädigtes Herz auf stumpfe Thoraxtraumen empfindlicher reagieren kann als ein gesundes, eine zeitlich abgrenzbare Verschlechterung zu diskutieren.

Tabelle 89

Vorschläge zur Bemessung der Erwerbsminderung nach traumatischer Herzschädigung (nach ROSENKRANZ [17])

Art der Herzfunktionsstörung	Erwerbsminderung (%)	Dauer (Monate)
1. Flüchtige Herzrhythmusstörungen	0	—
2. Elektrokardiographisch nachweisbare, passagere Innen- oder Außenschichtschädigung bzw. Erregungsausbreitungsstörung, belastungsabhängige Herzrhythmusstörungen	20—30	6
3. Anhaltende bzw. reaktive Veränderungen der vorgenannten Art, einfachere Herzrhythmusstörungen in Ruhe, latente Herzinsuffizienz	30—40	6—12
4. Kompensierte bzw. latent dekompensierte Vitien, schwerere Herzrhythmusstörungen in Ruhe (z. B. absolute Arrhythmie bei Vorhofflimmern oder -flattern)	40—60	6—24 (evtl. dauernde Erwerbsminderung)
5. Dekompensierte Vitien bzw. manifeste Herzinsuffizienz	70—100	ohne Belastungsfähigkeit dauernd
6. Myokardinfarkt	100 50 30	6 6 (evtl. dauernde Erwerbsminderung)

Für die Annahme eines ursächlichen Zusammenhanges zwischen stumpfem Brustkorbtrauma und nachweisbarer Herzschädigung ist stets ein hoher Wahrscheinlichkeitsgrad zu fordern. Hypothetische oder theoretische Möglichkeiten der Entstehung und des Verlaufs einer traumatischen Herzschädigung sind für die gutachtliche Beurteilung unmaßgeblich.
In der Tabelle 89 sind Vorschläge zur Bemessung der Erwerbsminderung nach traumatischer Herzschädigung zusammengestellt [17].

Eigene Beobachtungen

Beispiel 1:

Patient B. H., ♂ geb. 1934 (Krankenblatt Nr.: 0090/75)

Der 39jährige Patient erlitt 1973 3,5 Wochen nach einem Verkehrsunfall, bei dem er mit dem Thorax auf das Lenkrad schlug, einen akuten Myokardinfarkt im Vorderwand-Spitzenbereich, der klinisch und paraklinisch gesichert wurde.
Die nach eineinhalb Jahren durchgeführte Koronarangiographie wegen eines Gutachtens erbrachte normale Gefäßverhältnisse am Hauptstamm der A. coronaria sin., dem R.circumflexus und der A. coronaria dext. Im distalen Drittel des R. interventricularis ant. konnte ein rekanalisierter thrombotischer Prozeß von etwa 2 cm Länge mit umschriebener Akinesie der Herzspitze im Lävogramm nachgewiesen werden.

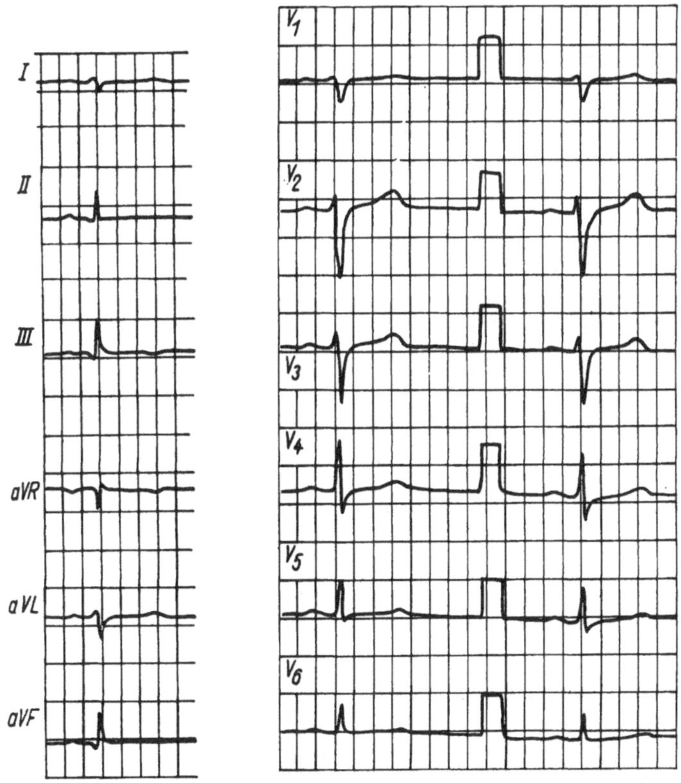

Abb. 142. Patient B. H., 39 J. ♂, Krbl.-Nr.: 0090/75. Traumatischer Myokardinfarkt. Diskrete Zeichen eines abgelaufenen Myokardinfarktes (relative R-Reduktion in V_3)

Die traumatische Genese dieser Veränderungen erscheint wahrscheinlich, da sowohl die Form als auch die Lokalisation des Prozesses in der Peripherie des R. interventricularis ant. nicht dem üblichen Erscheinungsbild einer degenerativen Koronarerkrankung entspricht. Daneben findet sich im übrigen Koronararteriensystem kein Anhalt für koronaratherosklerotische Veränderungen.

Beispiel 2:

Patient A. A., ♂ geb. 1934 (Krankenblatt Nr.: 0282/73)

Während eines Fußballspiels erlitt der 38jährige Patient 1973 ein stumpfes Thoraxtrauma. Unmittelbar danach traten Schwindelgefühl sowie stechende und drückende Schmerzen retrosternal auf, die in den linken Arm ausstrahlten. Unter dem Verdacht eines Myokardinfarktes erfolgte die Einweisung ins Krankenhaus. Der Verdacht bestätigte sich sowohl laborchemisch als auch elektrokardiographisch; der Myokardinfarkt war anteroseptal lokalisiert.
Die 5 Monate nach dem Myokardinfarkt durchgeführte Koronarangiographie zeigte eine mehr als 50% kurzstreckige Stenose des R. interventricularis ant. kurz vor dem Abgang des R. diagonalis. Im Bereich des R. circumflexus und der A. coronaria dext. waren keine wesentlichen Veränderungen nachweisbar. Es fand sich im Vorderwandbereich des linken Ventrikels ein 6 × 8 cm großes akinetisches Areal.

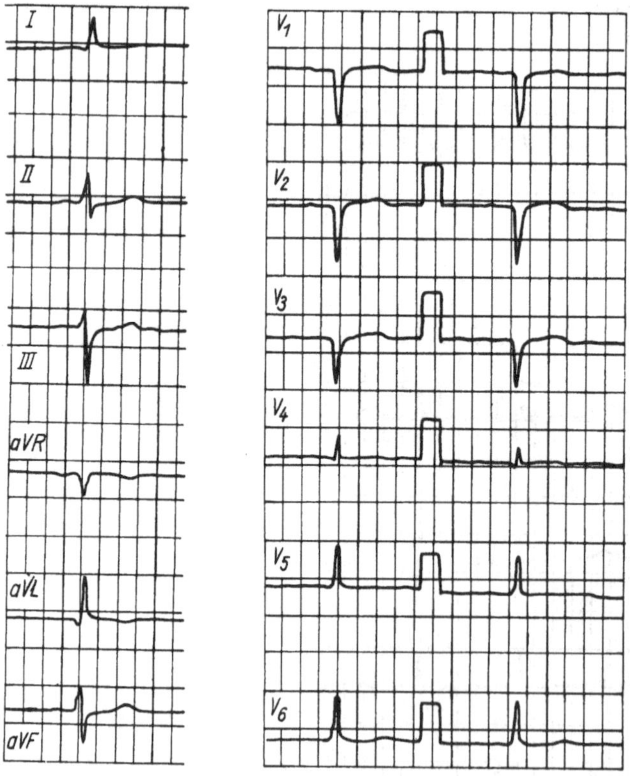

Abb. 143. Patient A., A., 39 J. ♂ Krbl.-Nr.: 0282/73. Traumatischer Myokardinfarkt. Im EKG Zeichen eines abgelaufenen anteroseptalen Myokardinfarktes. Geringe ST-Elevation in V_2 und V_3. R-Verlust in V_1—V_3, angedeutete Q-Zacke und R-Reduktion in V_4

7.19. Literatur

[1] Baumgartl, F.; Hohenbleicher, R.: Stumpfe Herztraumen, 88. Tg. d. dtsch. Ges. f. Chirurgie, München, 1971

[2] Beeler, E.: Beitrag zur Frage des Herzschadens nach stumpfer Gewalteinwirkung. Arch. Kreisl. Forschg. **27** (1957) 236

[3] Behrenhoff, K.: Beitrag zur Problematik des stumpfen Herztraumes. Med. Welt **17** (1966) 459

[4] Benrey, J.; Price, E. C.; Massin, E. K.; Bowers, J. C.; Cooley, D. A.: Coronary occlusion secondary to nonpenetrating chest trauma. Texas Med. **71** (1975) 60

[5] Grosse-Brockhoff, F.: Herztraumen durch stumpfe Gewalteinwirkung. Langenbecks Arch. klin. Chir. u. Dt. Z. Chir. **282** (1955) 300

[6] Heyndrickx, G.; Vermeire, P.; Goffin, Y.; van der Bogaert, P.: Rupture of the right coronary artery due to nonpenetrating chest trauma. Chest **65** (1974) 577

[7] Hilmer, W.: Commotio cordis in der Gutachtertätigkeit. Münch. Med. Wschr. **99** (1957) 1730

[8] Hochrein, M.: Entstehung und Beurteilung der traumatischen Coronarinsuffizienz. Dt. Med. Wschr. **75** (1950) 490

[9] Kaiser, K.; Schoen, H.: Zur Begutachtung indirekter traumatischer Herzschädigungen. Dt. Med. Wschr. **84** (1959) 147

[10] Kaiser, I.; Schwacke, H.: Traumatischer Herzinfarkt beim Fußballspiel. Eine klinische Verlaufsstudie einschließlich der Koronarographie. Z. Kardiol. **62** (1973) 805

[11] Meyering, H.: Herz und Trauma. Münch. Med. Wschr. **95** (1953) 1007

[12] Rosenkranz, K. A.; Fritze, E.: Herzschäden nach stumpfen Brustkorbtraumen. Z. Kreisl.-Forschg. **49** (1960) 832

[13] Rosenkranz, K. A.; Fritze, E.: Herzinfarkt und Brustkorbtrauma. Hefte Unfallheilk. **75** (1963) 29

[14] Rosenkranz, K. A.: Die traumatische Herzschädigung — Begutachtung, versicherungsrechtliche Bedeutung. Fortschr. Med. **87** (1969) 1437

[15] Rosenkranz, K. A.: Die traumatische Herzschädigung. Jäger-Druck, Speyer 1970

[16] Rosenkranz, K. A.: Commotio und Contusio cordis. 88. Tg. dt. Ges. f. Chirurgie, München 1971

[17] Rosenkranz, K. A.: Die traumatische Herzschädigung II. Klinische Beobachtungen und versicherungsrechtliche Bedeutung. Herz/Kreislauf **8** (1972) 301

[18] Schlomka, G.: Commotio cordis und ihre Folgen (die Einwirkung stumpfer Brustkorbtraumen auf das Herz). Erg. inn. Med. Kinderheilk. **47** (1934) 1

[19] Schlomka, G.: Die Bedeutung der commotio cordis und ihre Folgen für den ärztlichen Sachverständigen. Ärztl. Sachverst. Z. **40** (1934) 87

[20] Spiegelhoff, W.; Watrin, H.: Aktuelles zur Beurteilung des traumatischen Herzschadens. Mschr. Unfallheilk. **58** (1955) 193

[21] Spühler, O.: Zur Frage der Commotio cordis. Schweiz. Med. Wschr. **18** (1937) 571

[21a] Stern, Th.; Wolf, R. Y.; Reichart, B.; Harrington, O. B.; Crosby, V. G.: Coronary artery occlusion resulting from blunt trauma. Jama **230** (1974) 1308

[22] Tillmann, A.: Autopsiebefunde nach stumpfen Thoraxtraumen. Schweiz. Med. Wschr. **86** (1956) 648

[23] Weigl, E.: Die Herzläsion als Folge stumpfer Brustkorbtraumen. Zbl. Chir. **90** (1965) 2509

[24] White, P. D.; Glendy, R. E.: Trauma and heart disease. In: Brahdy, L. and Kahn, S.: Trauma and Disease, Lea und Febiger, Philadelphia 1937.

[25] Zekert, F.; Kolme, P.: Pathologische EKG-Befunde bei stumpfen Thoraxtraumen. 88. Tag. d. dtsch. Ges. f. Chirurgie, München 1971

7.20. Betreuungs- und Behandlungsphasen der Patienten mit akutem Myokardinfarkt

7.20.1. Prähospitalphase

7.20.1.1. Sterblichkeit

Wie bereits erwähnt, sterben mehr als die Hälfte, nach manchen Autoren sogar bis $^2/_3$ [14, 30, 35, 40, 69] aller Patienten mit akutem Myokardinfarkt außerhalb des Krankenhauses, ohne daß eine medizinische Betreuung vorgenommen werden konnte. Die Mehrzahl der plötzlichen Todesfälle außerhalb des Krankenhauses ist durch ein Kammerflimmern bedingt [69].

Eine Anoxie führt zu einem primären Kammerflimmern. Persistiert diese Anoxie, geht dieses Kammerflimmern in eine Asystolie über, die eine schlechtere Prognose hat. Nach Angaben von Wernberg und Mitarbeiter [72a] überleben 25% der Patienten mit Kammerflimmern 24 Stunden und 10% von denen werden nach Hause entlassen. Bei der Asystolie, AV-Block III. Grades und schweren Bradykardien überlebten nur 2,3% der Patienten 24 Stunden; nur 0,4% davon werden nach Hause entlassen. Dieses steht auch in Übereinstimmung mit Pantridge und Mitarbeiter [44].

Einer der wichtigsten Gründe dieser Sterblichkeit ist das nicht rechtzeitige Erreichen eines Krankenhauses oder einer koronaren Wachstation. In der DDR ereignen sich jährlich 2000 Herzinfarkttodesfälle außerhalb der eigenen Wohnung und des Krankenhauses [68a]. Im Idealfall der Versorgung sollten alle Patienten mit einer akuten Koronarinsuffizen oder akutem Myokardinfarkt in kurzer Zeit ins Krankenhaus gelangen können. Das Edinburgher Modell [14] umfaßte 1298 Episoden akuter koronarer Ereignisse unter der Bevölkerung Edinburghs jünger als 70 Jahre. Die allgemeine Sterberate innerhalb der ersten 4 Wochen nach dem Infarkt betrug 42%, während die Hospitalsterblichkeit bei 17% lag. 50% aller Todesfälle in den ersten 4 Wochen nach dem akuten Ereignis fanden in den ersten 2 Stunden statt. Nur ein Viertel dieser Todesfälle ereignete sich im Krankenhaus.

Tabelle 90

Ort des Todeseintritts bei akutem Myokardinfarkt (nach Duncan und Mitarbeitern [4])

Ort	Todesfälle (Anzahl)	(%)
Zu Hause	248	45,8
Auf der Arbeitsstelle	27	5,0
Auf der Straße	52	9,6
An anderen Orten	41	7,8
In der Ambulanz	9	1,7
Auf dem Weg in die Klinik	16	2,8
Im Krankenhaus	148	27,4
Gesamt	541	100,0

Wie auch aus der Tabelle 90 hervorgeht, liegt der Hauptanteil der Letalitätsrate in der Zeit, in der sich der Patient noch im häuslichen Milieu befindet.
Etwa 30% der Patienten, die binnen 24 Stunden starben, hatten bereits einen Infarkt durchgemacht. 60% von ihnen hatten eine Manifestationsform der ischämischen Herzkrankheit [14]. Deshalb müssen die Patienten mit einem anamnestisch erfaßten Infarkt oder einer Angina pectoris als hoch gefährdet angesehen werden.
Wenn Patienten mit einem akuten Myokardinfarkt bereits während der Prähospitalphase behandelt wurden, wird nicht nur die Hospitalletalität auf 8—10% [16, 32, 44] sondern auch die prähospitale Sterblichkeit reduziert.

7.20.1.2. Modelle zur Lösung der Probleme der Prähospitalphase

Wenn in der Prähospitalphase eine kardio-pulmonale Reanimitation, Herzmassage und Defibrillation in dem Zeitraum weniger als 5 Minuten nach dem Myokardinfarkt durchgeführt würde, könnten 60% der Patienten unter 70 Jahren wieder ein aktives Leben führen. Bei den Patienten, die bereits prähospital behandelt wurden, trat ein kardiogener Schock nur in 5% der Fälle auf. Die Praxis des prähospitalen kardialen Notfalldienstes konnte mindestens 5,8 Menschen/100000 Einwohner jährlich retten [12].
Deshalb wurden verschiedene Modelle für die Bewältigung der Probleme dieser Phase erarbeitet. Weil das jedoch nicht durch das medizinische Personal allein zu beherrschen war, betraute man auch Polizisten und Feuerwehrmänner mit diesem Problem. Ein Beispiel dafür ist das „Oregon coronary ambulance project".
Da die Notwendigkeit der akuten Hilfe beim Myokardinfarkt heute im allgemeinen akzeptiert wird und die Erfahrungen der Intensivtherapie gezeigt haben, daß die Hospitalletalität durch diese Form der Betreuung von 30 auf etwa 15% reduziert wurde [22, 24], liegt es nahe, dieses System an Ort und Stelle des akuten Ereignisses für den Patienten nutzbar zu machen. Daraus resultieren verschiedene bereits prähospital angewendete Modelle der Bekämpfung des Infarktes und seiner Komplikationen. Jedoch gibt es noch eine Reihe ungelöster technologischer sowie auch medizinischer Probleme für die Realisierung solcher Programme und seiner Verwendung als allgemeingültiges System. Im einzelnen sind folgende Aspekte bei der Lösung zu betrachten:

1. Vorbereitung und Training einer erforderlichen Anzahl von Personen, die in akuter Notsituation eine richtige erste Hilfe leisten können.
2. Ausrüstung mobiler Einheiten zur Bekämpfung der Komplikationen (Schnellhilfewagen mit der Möglichkeit zur Defibrillation, elektrischen Stimulation und Schockbekämpfung).
3. Einrichtung eines den Bedürfnissen gerecht werdenden Stützpunktsystems.
4. Sachgerechte Aufklärungsarbeit unter den Patienten und ihren Angehörigen, um möglichst wenig Zeit zwischen Ereignis und erster medizinischer Versorgung vergehen zu lassen.
5. Einbeziehung aller praktizierenden Ärzte und Schwestern in die Erkennung und Beherrschung der prodromalen Symptome und ihrer Folgen.
6. Ausreichende Errichtung von koronaren Wachstationen.

Zu 1: Vorbereitung und Training

Bedauerlicherweise muß festgestellt werden, daß in keinem Lande der Welt entsprechend der Häufigkeit dieses Ereignisses eine genügende Anzahl von aktiv handelnden Personen vorhanden ist. Die Anzahl der Ärzte und des mittleren medizinischen Personals reicht noch nicht aus, um diesen Aufgaben gerecht zu werden, so daß eine breitere Schicht der Bevölkerung in die Lösung dieses Problems einbezogen werden muß. Das bedeutet, daß sowohl die Aus- und Weiterbildung für in der Medizin Tätige zur akuten kardialen Notfallbekämpfung, als auch die Ausbildung von Laien für diese medizinischen Aufgaben verstärkt werden muß.
Das steht in Übereinstimmung mit Gillmann [64], der durch eine 5-Jahres-Analyse von 1079 Patienten mit akutem Herzanfall zu der Schlußfolgerung kam, daß 231 Patienten (21,4%) noch am Notfallort starben. Diese Zahl kann auch durch den Notarztwageneinsatz nicht reduziert werden. Es könnte eine Senkung der Sterblichkeit erreicht werden wenn u. a. folgende Schritte für die Aus- und Weiterbildung der aktiv handelnden Personen unternommen würden:

- *Ausbildung der Ärzte*

Hierbei ist zu berücksichtigen, daß bereits während des Studiums der theoretischen und praktischen Bekämpfung kardialer Notfälle größere Beachtung geschenkt werden sollte. Dadurch soll dem Studenten und dem jungen Arzt Sicherheit bei der Begegnung mit diesen Krankheitsbildern gegeben werden. Diese Unterweisung darf nach dem Studium nicht beendet sein, sondern eine ständige Weiterbildung und Ergänzung auf diesem Gebiet ist erforderlich.

- *Mittleres medizinisches Personal*

Auch hier sollte bereits in den Fachschulen die Grundlage für die Vermittlung von Kenntnissen über die Komplikationen und ihre Symptomatik geschaffen werden. Nach dem Examen sollte die Weiterbildung für das Verhalten bei diesen Notfällen für alle Schwestern regelmäßig durchgeführt werden.
Außerdem muß die Möglichkeit zur Ausbildung als Fachschwester für kardiologische Intensivtherapie weiter ausgebaut und genutzt werden.

- *Rote-Kreuz-Organisation*

Als gute Basis für die Verbreitung der Erkenntnisse und Einsatz für die Bekämpfung der akuten kardialen Notfälle bietet sich die Rote-Kreuz-Organisation an.

- *Andere Formationen*

Außer den bisher erwähnten Gruppen ist von entscheidender praktischer Bedeutung die Heranziehung von Einrichtungen des Betriebsgesundheitswesens, Feuerwehr, Polizei, der Armee u. a.

Zu 2 und 3. Mobile Einheiten und Stützpunktsystem

Die Erfahrungen verschiedener Autoren [2, 9a, 16, 29, 43, 65, 66, 73] haben gezeigt, daß der Einsatz dieser mobilen koronaren Einheiten bei der Reduktion der Letalität in der Prähospitalphase eine große Bedeutung hat.
Eine mobile koronare Wachstation (mobile CCU) ist nach der Definition der WHO eine „Einrichtung, die es spezifisch ausgebildetem Personal erlaubt, Infarktpatienten zu

Hause oder anderwärts so rasch wie möglich zu erreichen, eine unverzügliche Notfallbehandlung einzuleiten und den Patienten während des Transports zur Klinik weiterhin zu beobachten und zu behandeln" [56a]. Die Aufgabe dieser mobilen koronaren Einheiten besteht darin, so schnell wie möglich an den Ort des Ereignisses zu gelangen, Rhythmusstörungen zu erfassen und zu behandeln sowie eine kardio-pulmonale Wiederbelebung durchzuführen. Danach erfolgt unter Dauerbeobachtung und Notfalltherapie der Transport in die koronare Wachstation. Verschiedene Varianten dieser mobilen Einheiten sind heute bereits im Einsatz.
Allein in den USA waren 1973 mehr als 30 Varianten im Einsatz, die den jeweiligen örtlichen Bedingungen angepaßt waren [19].
Diese Varianten können in folgende Gruppen eingeteilt werden:

— den Krankenhäusern angeschlossene Einheiten existieren in folgenden Besetzungsformen:

1. Mit Ärzten besetzt oder
2. Kontakt zu Bereitschaftsärzten über Funk und Telemetrie.
3. Besetzt mit einer Schwester und paramedizinischem Personal in Verbindung mit dem Arzt im Rettungsamt, der Verbindung zu in Krankenhäusern tätigen Ärzten über Funk und Telemetrie herstellen kann und
4. Einheiten ohne Arztkontakt, die mit einer Schwester und paramedizinischem Personal besetzt sind.

— Nicht an Krankenhäuser angeschlossene Einheiten sind in folgender Weise organisiert:

1. Besetzt mit paramedizinischem Personal, das mit Krankenhausärzten über Funk und Telemetrie verbunden ist und
2. paramedizinische Rettungsteams ohne ärztlichen Kontakt.

Eine weitere Form der Rettungsstationen außerhalb des Krankenhauses sind Einrichtungen für die erste Hilfe bei Patienten mit „Koronaranfall", z. B. in Betrieben, großen Verwaltungseinrichtungen, Sportstadien, Flughäfen, großen Bahnhöfen. Sie haben die Aufgabe, die schnelle erste Hilfe bei der Erfassung und Kontrolle der Arrhythmien und Durchführung der Wiederbelebung zu leisten. Daraus leitet sich die Notwendigkeit des Vorhandenseins von Defibrillatoren und EKG-Monitoring ab. Nach dem ersten erfolgreichen Versuch von CARVETH [9], der eine solche Einheit in einem Stadion in Nebraska einsetzte, wurden ähnliche Einheiten auch in New York und New Orleans gebildet.
Nach der Auffassung von GRACE [19] sollen die Möglichkeiten zur Reanimation und EKG-Überwachung bei Veranstaltungen mit mehr als 25000 Personen gegeben sein. Über solche Einrichtungen haben 1972 KASSANOFF und Mitarbeiter [25] berichtet.
Damit das paramedizinische Personal diesen Aufgaben gerecht werden kann, muß es eine gesonderte Ausbildung für diesen Einsatz erhalten.
Es gibt bereits Modelle für diese Art der Ausbildung, die auch ihre Effektivität in der Praxis bereits erwiesen haben. Hierbei ist besonders das „Oregon Coronary Ambulance Project" [50] erwähnenswert, in dessen Rahmen „Notfallmedizintechniker" (emergency medicine technicians) zum Einsatz kommen, die in der Lage sind, selbständige Hand-

lungen zur Behebung einer kardialen Notfallsituation auszuführen. Die Ausbildung dieser Gruppe enthält folgende Themenkomplexe:

- Anatomie, Physiologie, Pathologie
- Elektrokardiographie der Rhythmusstörungen
- Klinik der kardialen Notfälle unter besonderer Berücksichtigung der Vitalfunktionen
- Registrierung der Befunde
- Defibrillation
- intravenöse Therapie
- pharmakologische Grundlagenkenntnisse von Pharmaka, die bei der Reanimation verwendet werden
- endotracheale Intubation

Für diesen Kursus wird ein Minimum von 81 Stunden theoretische Ausbildung und 150 Stunden Training vorgesehen.

Die Mitarbeiter solcher Gruppen müssen eine genaue Dokumentation über die von ihnen behandelten Patienten führen.

Die statistischen Ergebnisse dieses Projektes mit 4jähriger Erfahrung von September 1969 bis September 1973 zeigten, daß 1808 Fälle mit Verdacht auf Myokardinfarkt eingewiesen wurden. Etwa $^1/_3$ davon hatten einen gesicherten Infarkt.

Die Gesamtanzahl von behandelten Patienten mit Herzstillstand einschließlich Patienten, die sich bereits in Agonie befanden, bevor sie der EMTCV erreichte, beliefen sich auf 200 Fälle. Nach der Behandlung durch den EMTCV konnten 81 Patienten überleben und die Notfallstation erreichen; 38 davon waren Langzeitüberlebende.

Auf der Grundlage der Analyse dieses Projektes kommt Rose [50] zu folgenden Schlußfolgerungen:

1. Das medizinische Hilfspersonal ist in der Lage, die lebensbedrohlichen Arrhythmien zu erkennen und die Grundsätze der mobilen koronaren Einheiten zu beherrschen.
2. Ein solches Training muß intensiv und kontinuierlich unter Anleitung des Arztes geschehen.
3. Das Hilfspersonal muß kontinuierliche Unterstützung und Aufsicht durch den Arzt der Notfallabteilung erhalten.
4. Als Ergebnis dieses Trainings und der Verbesserung der Arbeit der mobilen Einheit konnte eine qualitative Steigerung der Arbeit der Notfallstationen erreicht werden.
5. Der bedeutendste Einzelfaktor ist die sofortige und effektive kardiopulmonale Resuszitation.
6. Der nächste bedeutende Faktor ist die Verfügbarkeit eines Überwachungssystems und des Defibrillators sowie von Personal mit entsprechenden Kenntnissen.
7. Eine erfolgreiche mobile koronare Überwachung setzt ein intensives und kontinuierliches Interesse von seiten der Mediziner und eine entsprechend finanzielle Unterstützung voraus.
8. Den Ärzten muß bewußt sein, daß sie die Verantwortung für folgende Maßnahmen tragen:
   - Aufklärung und Belehrung der Patienten, daß sie schneller Hilfe suchen müssen.
   - Schulung aller in den kardialen Notfalldienst einbezogenen Personen über Fragen der kardiopulmonalen Reanimation.
   - Schulung auch der Nicht-Mediziner über Fragen der kardiopulmonalen Reanimation.

Ein weiteres Modell ist ein Pilot-Programm, das im Harbor General Hospital angewendet wurde [31]. Die vorhandenen paramedizinischen Arbeitskräfte wurden durch ein spezielles Training befähigt, notwendige Geräte und Medikamente in Notfallsituationen einzusetzen. Das Ziel dieses Programms war, eine mobile intensive Überwachungseinheit (im angelsächsischen Sprachgebiet MICU genannt) herauszubilden, die in der Lage ist, einem breiten Spektrum medizinischer Notfälle unter entfernter Anleitung eines Arztes durch die Verwendung von Telemetrie sachgerecht zu begegnen. In diesem Programm wurde der Erkennung und Behandlung kardio-pulmonaler Notfälle besondere Bedeutung beigemessen. Die für diesen Kurs ausgewählten 18 Personen absolvierten 180 theoretische Ausbildungsstunden zu Labor- und klinischen Themen. Daran schlossen sich 6—9 Monate klinische Praxis (Hospitation) in einer mobilen Intensiv-Überwachungseinheit (MICU) an, die am Krankenhaus stationiert und mit einer kardiologischen Schwester besetzt ist. Insgesamt haben die Kursteilnehmer 300 Stunden theoretische und praktische Ausbildung erhalten (im Detail s. [31]).
Nach dem Erwerb dieser Qualifizierung ist dieser Personenkreis auf Grund einer gesetzlichen Sonderbestimmung zur Anwendung von 6 Medikamentengruppen berechtigt [31]:

1. Antiarrhythmika
2. Vagolytika
3. Analgetika
4. alkalisierende Stoffe
5. chronotrop wirkende Substanzen
6. Vasopressiva

Yu [58] berichtete über eine mobile koronare Wacheinheit (MCCU) und MICU in 26 Städten der USA im Jahre 1970. MCCU waren im allgemeinen vollständiger ausgerüstet, häufig mit Ärzten und Schwestern besetzt und wurden nur bei kardiologischen Notfällen eingesetzt. Die MICU dagegen waren weniger vollständig ausgerüstet und nur mit Hilfspersonal besetzt. Ihr Einsatz war für alle Notfälle vorgesehen.
Der Autor stellte die Ergebnisse von 5 MCCU (A—E) im Jahre 1970 zusammen (s. Tab. 91).
Um die Verzögerung der ersten Hilfe bei akutem Myokardinfarkt zu reduzieren, müßten folgende Komponenten der Verzögerungszeit beeinflußt werden:

1. Patientenverzögerungszeit (Entscheidungszeit)
2. Ärztliche Verzögerung
3. Transportverzögerung
4. Hospitalverzögerung

Dabei muß berücksichtigt werden, daß die erste Komponente (Patientenverzögerungszeit) nach verschiedenen Autoren [15, 19, 21, 37, 45, 50, 55, 58] die wichtigste ist.
Die Strategie für eine erfolgreiche Arbeit in der Prähospitalphase muß alle diese Aspekte berücksichtigen. Eine vorläufige Analyse von MICU und MCCU zeigt, daß 35% der Patienten, die reanimiert wurden, das Krankenhaus verlassen konnten. Es besteht die Vorstellung, daß, wenn nur die Hälfte der Patienten in den USA, die durch den akuten Herztod außerhalb des Krankenhauses sterben, durch die MCCU oder MICU betreut werden würden, jährlich 40000 Menschen zu retten wären. Es existiert die echte Möglichkeit daß die Überlebensrate noch höher als 35% liegen kann [32]. Deshalb ist verständlich, daß die Inter-Society Commission for Heart Diseases Resources [26] bei der

Tabelle 91

Ergebnisse 5 mobiler koronarer Wachstationen nach Yu [58]

	A	B	C	D*)	E	Gesamtzahl
Einsatzmonate	25	21	10	$3^1/_2$	6	—
Transportierte Fälle	956	948	503	98	27	2532
Transportierte akute Myokardinfarkte	131	218**)	236	36	12	633
Prozentualer Anteil an akuten Myokardinfarkten bei transportierten Fällen	14	23**)	47	37	44	25
Arrhythmiebehandlung	61	168	180**)	22	3	434
Reanimierte Patienten, die lebend ins Krankenhaus kamen	9	23	77	5	0	114
Reanimierte Patienten, die lebend das Krankenhaus verließen:						
Anzahl	2	8**)	29	1	—	40
%	22	35**)	38	20	—	35

*) Zahlen bis zur Jahreshälfte.
**) Geschätzte Zahlen.

Auswertung der optimalen Betreuung der Patienten mit akutem Myokardinfarkt ein Netzsystem der koronaren Betreuung vorschlägt, das 3 Ebenen oder Kategorien von medizinischen Einrichtungen umfaßt:

1. Lebensrettungsstützpunkte oder -stationen
2. Koronare Wachstationen mit angeschlossenen intermediären Überwachungseinheiten
3. Regionale Referenzzentren

Im nationalen Maßstab kann das Ziel, die optimale Betreuung der Patienten mit akutem Myokardinfarkt, nicht erreicht werden, wenn diese 3 Ebenen oder Kategorien des vernetzten Systems für die koronare Betreuung nicht effektiv im ganzen Land eingesetzt werden.

Schließlich müßten in Übereinstimmung mit Yu [58] folgende Maßnahmen zur Reduzierung der Sterblichkeit durch den akuten Myokardinfarkt, die vor allem in der Prähospitalphase und damit in den ersten Stunden nach dem akuten Ereignis wichtig sind, Berücksichtigung finden:

— Verkürzung der Verzögerung der ersten Hilfe
  1. Erziehung der Öffentlichkeit. Aufklärung über frühe Warnsymptome und Zeichen des akuten Myokardinfarkts über Notwendigkeit und Wichtigkeit einer frühen medizinischen Betreuung, speziell bei koronargefährdeten Patienten.
  2. Ausbildung und Erziehung der Mediziner für diese Aufgaben.
  3. Entwicklung von Möglichkeiten, Patienten mit Infarktverdacht schnell erste Hilfe zukommen zu lassen.

— Errichtung von sog. Lebensrettungsstationen (life support station) zur Erfassung, Überwachung und Stabilisierung der Rhythmusstörungen

1. Stationäre
   — Notfallabteilungen der Krankenhäuser
   — in Gebieten, in denen viele Angestellte an Werktagen konzentriert sind
   — in Gebieten, mit großer Verkehrsdichte (Bahnhöfe, Flughäfen)
   — in Gebieten, in denen sich periodisch zahlreiche Menschen ansammeln (Fußballstadien, Demonstrationen usw.)

2. Bewegliche
   — mobile koronare Wachstationen
   — mobile Intensivbetreuungs-Einheiten

In einer 6-Jahresstatistik der Gesamteinsätze eines Ludwigshafener Notarztwagens [70] waren 2269 kardiologische Notfälle, von denen 377 (16%) reanimiert werden mußten, 21,5% davon erfolgreich [65].
Die Entwicklung der Intensivmedizin, der schnellen medizinischen Hilfe und der dringlichen medizinischen Hilfe auch für akute kardiale Notfälle hat in der DDR ebenfalls beachtliche Fortschritte erzielt [71]. Es wurden innerhalb von 10 Jahren (1968—1978) 2088 Patienten mit Herzkreislaufkrankheiten, von denen 50% einen akuten Myokardinfarkt hatten, auf einer Intensivabteilung mit vorgeschalteter Rettungsstelle eines großen Berliner Krankenhauses behandelt [74].

Zu 4: Zeitintervall zwischen akutem Ereignis und medizinischer Betreuung

Es ist noch einmal zu betonen, daß die größte Zeitverzögerung durch die Patienten selbst oder durch ihre Angehörigen oder Kollegen verursacht wird [21, 37]. Die Bedeutung der sogenannten „Entscheidungszeit" wurde auch u. a. durch Tjoe und Mitarbeiter [55] bestätigt. Seine Analyse zeigte, daß die Mehrheit der Patienten die Entscheidung, einen Arzt aufzusuchen, innerhalb der ersten 24 Stunden getroffen hat. Tatsächlich konsultierten jedoch nur 41% der Patienten innerhalb der ersten 2 Stunden den Arzt. Das Alter der Patienten beeinflußte diese Entscheidung nicht. Auch bestand keine Beziehung dazu, ob der Patient selbst oder ein anderer diese Entscheidung traf. Allerdings lag eine höhere Inzidenz der Selbstentscheidung bei einem Alter unter 60 Jahren (60% der unter 60jährigen trafen selbst diese Entscheidung, hingegen nur 40% der über 60jährigen). Die Dauer der Entscheidungsfindung wurde auch nicht davon beeinflußt, ob der Patient bereits einen Infarkt durchgemacht hatte, oder ob dieses Ereignis zum ersten Mal auftrat. Ein statistisch bedeutsamer Unterschied in der Entscheidungsfindungszeit trat zwischen der Woche und dem Wochenende auf. Am kürzesten war sie, wenn die Symptome zwischen 24 Uhr und 8 Uhr wochentags auftraten; am längsten hingegen, wenn sie am Wochenende zwischen 8 Uhr und 16 Uhr vorkamen. Andere Autoren wiederum sind der Auffassung, daß keine Unterschiede in der Entscheidungszeit zwischen Arbeitstagen und Nicht-Arbeitstagen zu finden waren [15].
Aus der Abbildung 144 geht die Verteilung der Entscheidungszeiten hervor [14].
Lamm [67] faßt die Ergebnisse der europäischen WHO-Studie über das Myokardinfarkt-Register aus 17 Gemeinden zusammen.
Die Zeit zwischen dem Beginn der Symptome und dem Erreichen des Krankenhauses betrug $3^1/_2$ Stunden.

Die Zeit zwischen dem Anruf des Patienten bis zur Untersuchung durch den Arzt macht ca. 25% der Gesamtverzögerungszeit aus. Die Hauptursache dieser Verzögerung (ca. 50%) liegt in der Transportzeit. Gerade hier hat die mobile Koronareinheit ihren Haupteinsatz. Die dritte Komponente der Verzögerung ist der Patient selbst. Innerhalb der ersten Stunde nach Beginn der Symptome haben nur die Hälfte der Patienten den Arzt angerufen oder eine Rettungsstelle aufgesucht. Beim Vergleich dieser Zeiten in den verschiedenen Zentren fand man einen großen Unterschied, z. B. in Heidelberg 30 min und in Baden 200 min.

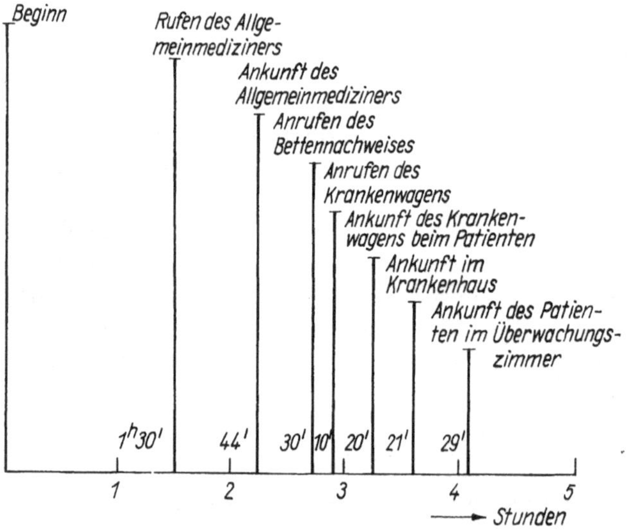

Abb. 144. Verteilung der Entscheidungszeiten nach DUNCAN und Mitarbeiter [4]

Die Dauer der Prähospitalphase in der DDR wurde von 4 auf $3^1/_2$ Stunden (Medianzeit) in den letzten 3 Jahren gesenkt [59]. Die Gesamtdauer der Prähospitalphase in Ludwigshafen (BRD) lag bei 6 Stunden, die Medianzeit bei 3 Stunden [70].
Aus den erwähnten Angaben ist ersichtlich, daß die Kenntnisse des Patienten über die Bedeutung der Symptomatik sowie auch seine Entscheidung zum Hilferufen einen wesentlichen Einfluß auf die Medianzeit haben und von besonderer Wichtigkeit sind. Deshalb ist die Aufklärung im nationalen Maßstab unter Anwendung aller geeigneter Mittel, z. B. durch populärwissenschaftliche Publikationen über die koronare Herzkrankheit, wie z. B. die von BLOCH und Mitarbeitern [8], erforderlich. Durch die Nutzung der Massenmedien kann die Effektivität dieser Bemühungen erhöht werden. Eine wesentliche Aufmerksamkeit dabei soll der Sachlichkeit und Abgewogenheit der Information der Bevölkerung geschenkt werden.

Zu 5: Bedeutung der prodromalen Symptome

Bei der Analyse der Verzögerungszeit bis zum Erreichen des Krankenhauses zeigte sich, daß die Verzögerung durch den Arzt 19—32% der gesamten Verzögerungszeit ausmacht und daß sie der zweitwichtigste Faktor der Prähospitalphase des akuten Myokardinfarkts ist [55]. Genaue Kenntnisse der prodromalen Erscheinungen und ihre richtige Einschätzung reduzieren diesen Anteil der Verzögerungszeit.

Herrick, der 1912 [21a] zum ersten Mal in diesem Jahrhundert den akuten Myokardinfarkt beschrieben hat, kannte schon prodromale Symptome. In den letzten Jahren sind einige retrospektive Studien zur Erfassung dieser prodromalen Symptome angelegt worden. Solomon und Mitarbeiter [52] berichten über eine New Yorker Studie an 100 Patienten, von denen 65% 2 Monate vor dem akuten Ereignis Symptome zeigten. Die häufigsten Beschwerden waren Thoraxschmerzen. Diese Schmerzen traten in der Regel häufiger und zunehmend auf. Bei nur 14% der Patienten wurde eine einzige Episode in diesem Zeitraum festgestellt. Körperliche Aktivität und Emotionen waren meist auslösende Faktoren, jedoch hatten nur 29% der Personen bereits in Ruhe Schmerzen. Diese Anfälle waren kurzzeitig und überschritten in der Mehrzahl der Fälle nicht 15 Minuten. Andere Prodromalsymptome waren Brennen im Thorax, Dyspnoe, Schwindelgefühl, Schwäche und Müdigkeit.

Kuller und Mitarbeiter [30] fanden in der Baltimore-Studie ähnliche Ergebnisse, ebenso ermittelten Stowers und Mitarbeiter [54], daß nur etwa $^1/_3$ der Patienten mit Prodromi den Arzt konsultierte.

In der Oxforder Studie [26] befragte Kinlen Patienten mit akutem Myokardinfarkt sowie Verwandte plötzlich Verstorbener. Er fand, daß 49% der Infarktpatienten und 33% der plötzlich Verstorbenen Thoraxschmerzen oder epigastrische Schmerzen hatten. Die Symptomatik begann entweder einen Monat vor dem Ereignis oder der Charakter der Schmerzen wurde in dieser Zeit deutlich verändert. Bei den plötzlichen Verstorbenen wurden auch andere Symptome wie Müdigkeit, Energielosigkeit, Leistungsabfall, Kältegefühl aber auch gelegentlich völliges Wohlbefinden retrospektiv festgestellt (ausführlicher s. S. 419).

Zu 6: Prähospitale Therapiemaßnahmen

Handelt es sich bei der Erstuntersuchung um einen unkomplizierten Myokardinfarkt, werden bereits erste Maßnahmen der Basistherapie eingeleitet.

Die wesentlichste ist, durch physische und psychische Ruhigstellung den Sauerstoffverbrauch zu reduzieren. Das soll durch eine optimale Lagerung des Patienten entsprechend den Erfordernissen (Kopftieflage und Beinhochlage bei Hypotonie und Schock, sitzende Haltung bei Hochdruck) erreicht werden. Der Patient soll möglichst auf einer harten Unterlage, wie Fußboden o. ä. gelagert werden, um ggf. gute Bedingungen zur Reanimation zu haben. Die Vermeidung von Wärmeverlusten und das Fernhalten störender äußerer Einflüsse sind weitere wichtige Maßnahmen der Erstversorgung. Günstig wirkt sich die Zufuhr von Frischluft oder Sauerstoff aus. Dies steht auch in Übereinstimmung von Gillmann und Mitarbeiter [64].

Mit diesen allgemeinen Maßnahmen parallel sollte die Schmerzbekämpfung und Sedierung gehen sowie ggf. ein venöser Zugang geschaffen werden.

Über die prophylaktische Gabe von Antiarrhythmika (vor allem Lidocain, Xylocitin®) besteht weiterhin keine einheitliche Meinung. Während eine Reihe von Autoren [3, 4, 5, 17, 28, 33, 34, 36, 47, 48, 51, 53, 60, 62, 63, 72] diese Arrhytmieprophylaxe befürworten, halten andere [6, 7, 10, 11, 13, 27, 39, 56, 61, 68] sie nicht für effektiv und indiziert. Die endgültige Klärung dieser Frage bedarf weiterer exakter Untersuchungen.

Liegt jedoch ein komplizierter Myokardinfarkt vor (Linksherzinsuffizienz, Rhythmusstörungen, kardiogener Schock) wird entsprechend den Erfordernissen mit der Therapie begonnen, um eine weitere Verschlechterung zu verhindern. (Ausführlich zur Behandlung der Komplikationen s. S. 609.)

Zu 7: Koronare Wachstationen

Die für die Bevölkerung ausreichende Zahl von Intensiveinheiten mit 6—10 Betten, sind ein weiteres Bindeglied im System der Erfassung und Behandlung des Infarktes und seiner Komplikationen. Die Einheiten, die weniger als 4 und mehr als 10 Betten haben, bieten personelle und ökonomische Probleme.
Die Größe der Räume muß so gewählt werden, daß sowohl die notwendigen Geräte zur instrumentellen Diagnostik und Therapie als auch genug Bewegungsfreiheit zur Reanimation vorhanden sind. Die Mindestfläche beläuft sich auf 9 m²; wünschenswert sind 16 m² [42].
Der Sinn der Errichtung von koronaren Wachstationen besteht in:

1. Konzentration gefährdeter Patienten.
2. Hochspezialisierte Betreuung durch entsprechend ausgebildete Ärzte und Schwestern.
3. Kontinuierliche Überwachung einiger Vitalfunktionsparameter.
4. Konzentration moderner apparativer Ausrüstung zur Diagnostik und Therapie.

Folgende Ausrüstung ist erforderlich:

1. Oszilloskop am Bett des Patienten.
2. Zentrales Sichtgerät im Zentralen Überwachungsraum.
3. Monitoring-System für die Überwachung der Herzfrequenz mit optischer und akustischer Alarmauslösung sowie EKG-Registrierung.
4. Mehrkanal-Elektrokardiograph-Direktschreiber im Zentralen Überwachungsraum mit Möglichkeit der EKG-Registrierung für jedes Bett.
5. Elektrokardiograph-Speichergerät.
6. Defibrillator.
7. Pacemaker zur externen und internen Stimulation.
8. Mobiles Röntgengerät mit Bildverstärker und Fernsehkette für intravasale und intrakardiale instrumentelle Eingriffe.
9. Beatmungsmöglichkeiten (manuell und apparativ).
10. Intubationsbesteck.
11. Absauggeräte.
12. Sauerstoffzuleitung (Maske und Sonde).
13. Bestecke zur arteriellen und venösen Katheterisierung.
14. Betten mit der Möglichkeit des Röntgens und der Reanimation.
15. Sterile Wäsche zu instrumentellen Eingriffen.
16. Narkosegerät.
17. Aerosolgeräte (Ultraschall).
19. Pneumothoraxabsauggeräte.
20. Geräte für Blutgasanalyse
21. Blutdruckapparate.
22. Stethoskop.
23. evtl. rechnergestützte EKG-Überwachungsanlagen zur off-line und on-line Verarbeitung des EKG.

Die aufgeführte technische Ausrüstung muß als Grundausrüstung betrachtet werden, wobei spezielle Forschungszentren mit weiteren Möglichkeiten, wie intraaortale Ballonpumpe, elektronische Meßwertverarbeitung der Vitalfunktionsparameter in Form von

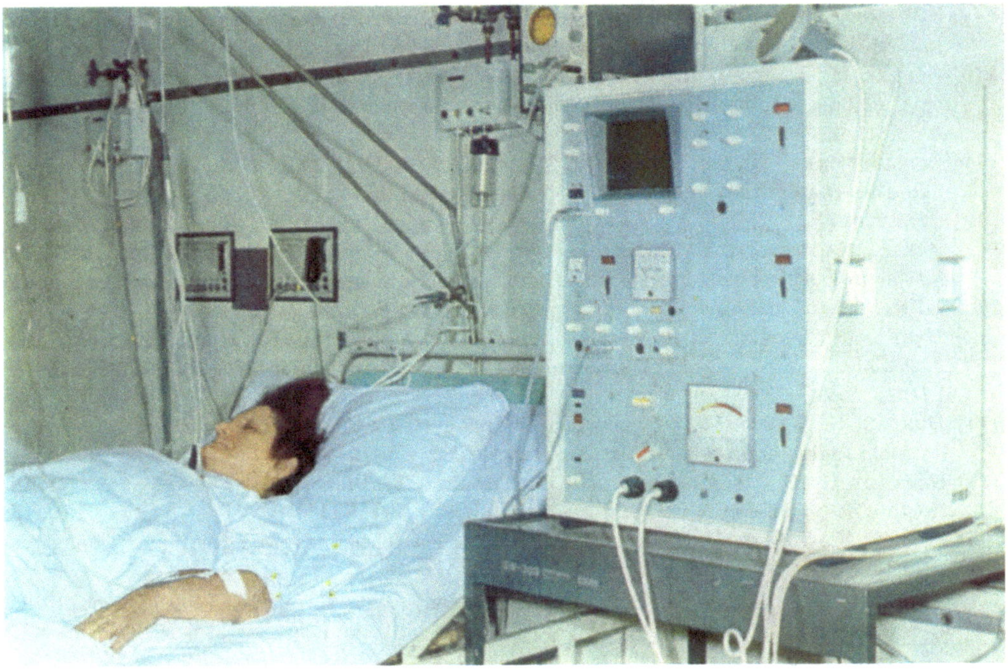

Abb. 145. Intensivzimmer unserer koronaren Wachstation. Die Beobachtung des Patienten wird über eine Fernsehkamera gewährleistet (während der Nacht ist über Infrarotlicht die Übertragung ermöglicht)

off-line sowie on-line bis zu bettnahen Möglichkeiten der angiokardiographischen Diagnostik zum Zweck der chirurgischen Therapie des akuten Myokardinfarktes und seiner Komplikationen, ausgerüstet sind.

7.20.1.3. Literatur

[1] ADGEY, A. A. J.; ALLEN, J. D.; GEDDES, J. S.; JAMES, R. G. G.; WEBB, S. W.; ZAIDI, S. A.; PANTRIDGE, J. F.: Acute phase of myocardial infarction. Lancet **2** (1971)

[2] ALDRICH, R. F.; STILLEMAN, R.; McCORMACK, R.: Sudden coronary artery disease death in a community and the prospective role of mobile coronary care (Abstr.). Circulation **40** (Suppl. **3**) (1970) 83

[3] BASSAN, M. M.; WEINSTEIN, S. R.: Use of lidocaine by continous infusion. Amer. Heart J. **87** (1974) 302

[4] BENNET, M. A.; WILNER, J. M.; PENTECOST, B. L.; Controlled trial of lignocaine in prophylaxis of ventricular arrhythmias complicating myocardial infarction. Lancet **2** (1970) 909

[5] BERNSTEIN, K.; BERNSTEIN, M.; GRIFFITHS, J.; PERETZ, D. J.: Lidocaine intramuscular in acute myocardial infarction. JAMA **219** (1972) 1027

[6] BLEIFELD, W.; MERX, W.; HEINRICH, K. W.; EFFERT, S.: Lidocain zur Arrhythmieprophylaxe beim frischen Infarkt. Verh. Dtsch. Ges. Inn. Med. **78** (1972) 1035

[7] BLEIFELD, W.; MERX, W.; HEINRICH, K. W.; EFFERT, S.: Controlled trial of prophylactic lidocaine in acute myocardial infarction. Europ. J. Clin. Pharmacol. **6** (1973) 119

[8] BLOCH, A.; FELIX, J.; BLACKBURN, H.; BOURQUIN, C.: Les maladies coronarienne. F. Hoffmann — La Roche & Cie, S. A. Bale 1972

[9] CARVETH, S.: Cardiac resuscitation program at the Nebraska football stadium. Chest **53** (1968) 8

[9a] Chazow, E.: Experience with the work of specialized first-aid service and specialized units for treating patients with myocardial infarction. Arch. klin. Med. **216** (1969) 258

[10] Chopra, M. P.; Thadani, U.; Portal, R. W.; Aber, C. P.: Lignocaine therapy for ventricular ectopic activity after acute myocardial infarction. A double-blind trial. Brit. Med. J. **3** (1971) 668

[11] Collinsworth, K. A.; Kalman, S. M.; Harrison, D. C.: The clinical pharmacology of lidocaine as an antiarrhythmic drug. Circulation **50** (1974) 1217

[12] Crampton, R. S.; Michaelson, S. P.; Wynbeek, A.; Miles, J. R.; Gascho, J. A.; Stillerman, R.; Aldrich, R. F.: Reduction of pre-hospital, ambulance and hospital coronary death by the pre-hospital emergency cardiac care system: A rationale for training emergency medical technicians, nurses and physicians. Heart & Lung **3** (1974) 742

[13] Darby, S.; Cruckshank, J. C.; Bennet, M. A.; Pentecost, B. L.: Trial of combined intramuscular and intravenous lignocaine in prophylaxis of ventricular tachyarrhythmias. Lancet **1** (1972) 817

[14] Duncan, B.; Fulton, M.: Events surrounding an acute heart attack. Community aspects of unstable angina and the heart attack. Heart & Lung **4** (1975) 50

[15] Erhardt, L. R.; Sjögren, A.; Säwe, U.; Thorell, T.: Prehospital phase of patients admitted to a coronary care unit. Acta med. Scand. **196** (1974) 41

[16] Fulton, M.; Julian, D. G.; Oliver, M. F.: Sudden death and myocardial infarction. Circulation **40** (Suppl. **4**) (1969) 182

[17] Gianelly, R.; von der Groeben, J. O.; Spivack, A. P.; Harrison, D. C.: Effect of lidocaine on ventricular arrhythmias in patients with coronary heart disease. N. Engl. J. Med. **277** (1967) 1215

[18] Grace, W. J.: The mobile coronary care unit ans the intermediate coronary care unit in the total system approach to coronary care. Chest **58** (1970) 363

[19] Grace, W. J.: Prehospital care and transport in acute myocardial infarction. Chest **63** (1973) 469

[20] Grace, W. J.: Emergency cardiac care outside the hospital — a symposium. Heart & Lung **3** (1974) 733

[21] Hackett, T. P.; Cassem, N. H.: Factors contributing to delay in responding to the signs and symptoms of acute myocardial infarction. Amer. J. Cardiol. **24** (1969) 651

[21a] Herrick, J. B.: Clinical features of sudden obstruction of the coronary arteries. JAMA **59** (1912) 2015

[22] Hofvendahl, S.: Influence of treatment in a coronary care unit on prognosis in acute myocardial infarction. Acta med. Scand. Suppl. **519** (1971) 1

[23] Hofvendahl, S.: Influence of treatment in a coronary care unit on prognosis in acute myocardial infarction. A controlled trial in 271 cases. Acta med. Scand. Suppl. **519** (1971) 9

[24] Julian, D. G.; Oliver, M. F. (Hrsg.): Acute myocardial infarction. E & S Livingstone, London 1968

[25] Kassanoff, U.; Walter, W. H.; Burge, D.; Whaley, W.: Stadium coronary care. JAMA **221** (1972) 397

[26] Kienlen, L. J.: Incidence and presentation of myocardial infarction in a english community. Brit. Heart J. **35** (1973) 616

[27] Koch-Weser, J.; Klein, S. W.; Foo-Canto, L. L.; Castor, J. A.; de Scantis, R. W.: Antiarrhythmic prophylaxis with procainamide in acute myocardial infarction. N. Engl. J. Med. **281** (1969) 1253

[28] Kubicek, F. S.: Erfahrungen mit Xylocain in der Prophylaxe und Behandlung der Rhythmusstörungen bei akutem Herzinfarkt. Wien. klin. Wschr. **85** (1973) 423

[29] Kuller, L.; Lillianfeld, A.; Fisher, R.: An epidemiological study of sudden death in adults. Medicine **46** (1967) 341

[30] KULLER, L.; LILIENFELD, D.; FISHER, R.: Epidemiological study of sudden and unexpected death due to arteriosclerotic heart disease. Circulation **34** (1976) 1056
[31] LEWIS, A. J.; AILSHIE, G.; CRILEY, J. M.: Pre-hospital cardiac care in a paramedical mobile intensive care unit. Calif. Med. **117** (1972) 1
[32] LEWIS, R. P.; WARREN, J. V.: Factors determining mortality in the pre-hospital phase of acute myocardial infarction. Amer. J. Cardiol. **33** (1974) 152
[33] LIE, K. I.; WELLENS, H. J.; VAN CAPELLE, F. J.; DURRER, D.: Lidocaine in the prevention of primary ventricular fibrillation. A double-blind randomized study of 212 consecutive patients. N. Engl. J. Med. **291** (1974) 1324
[34] LOWN, B.; VASSAUX, C.; Lidocaine in acute myocardia linfarction. Amer. Heart J. **76** (1968) 586
[35] McNEILLY, R. H.; PEMBERTON, J.: Duration of last attack in 998 fatal cases of coronary artery disease and its relation to possible cardiac resuscitation. Brit. Med. J. **3** (1968) 139
[36] MOGENSEN, L.: Ventricular tachyarrhythmias and lignocaine prophylaxis in acute myocardial infarction. Acta med. Scand. Suppl. **513** (1970) 1
[37] MOSS, A. J.; WYNAR, B.; GOLDSTEIN, S.: Delay in hospitalization during the acute coronary period. Amer. J. Cardiol. **24** (1969) 659
[38] MOSS, A. J.; GOLDSTEIN, S.: The prehospital phase of acute myocardial infarction. Circulation **43** (1970) 737
[39] NAGER, F.: Prophylaxe und Therapie infarktbedingter Rhythmusstörungen. Schweiz. Med. Wschr. **102** (1972) 1836
[40] NORRIS, R. M.: Prognosis in myocardial infarction. Heart & Lung **4** (1975) 75
[41] OLIN, H. S.; HACKETT, T. P.: Denial of pain in acute myocardial infarction. JAMA **190** (1964) 977
[42] OLIVER, M. F.; JULIAN, D. G.; BROWN, M. G.: Intensive coronary care. WHO Geneve 1974
[43] PANTRIDGE, J. F.; GEDDES, J. S.: A mobile intensive-care unit in the management of myocardial infarction. Lancet **2** (1967) 271
[44] PANTRIDGE, J. F.: Mobile coronary care. Chest **58** (1970) 229
[45] PANTRIDGE, J. F.: Prehospital coronary care. Brit. Heart J. **36** (1974) 233
[46] PANTRIDGE, J. F.; ADGEY, A. A. J.: Pre-hospital coronary care. The mobile coronary care unit. Amer. J. Cardiol. **24** (1969) 666
[47] PIPPIG, L.: Die Behandlung des akuten Myokardinfarktes. Med. Welt **21** (1970) 639
[48] PITT, A.; LIPP, H.; ANDERSON, S. T.: Lignocaine given prophylactically to patients with acute myocardial infarction. Lancet **1** (1971) 612
[49] Report of Intersociety Commission for Heart Disease Resources. Circulation **43** (1971) 171 A
[50] ROSE, L. B.; ROSE, B. K.: Fundamentals of mobile coronary care: A training mannual for emergency medical technicians. Melcom Press, New York 1974
[51] RYDEN, L.; WALDENSTRÖM, A.; WINSNER, V.; ORTENGREN, B.: Blood levels of lidocaine after various infusion rates in patients with acute myocardial infarction. Amer. Heart J. **89** (1975) 470
[52] SOLOMON, H.; EDWARDS, A. L.; KILLIP, T.: Prodromata in acute myocardial infarction. Circulation **40** (1969) 463
[53] SPRANG, K.: Prophylaxe wichtiger Rhythmusstörungen. Med. Welt **22** (1971) 539
[54] STOWERS, M.; SHORT, D.: Warning symptoms before major myocardial infarction. Brit. Heart J. **32** (1970) 833
[55] TJOE, L.; LURIA, M. H.: Delays in reaching the cardiac care unit: An analysis. Chest **61** (1972) 617
[56a] WHO-Report: The role of mobile coronary care units: Report on a working group. Moscow, Copenhagen WHO Regional office for Europe 1970
[56] Umfrage. Intern. Praxis **15** (1975) 15
[57] YU, P. N.: A stratified system of coronary care. Circulation **44** (1971) 979
[58] YU, P. N.: Prehospital care of acute myocardial infarction. Circulation **45** (1972) 189
[59] ANDERS, G.; EISEN, G.; MÖCKEL, S.: The community control of myocardial infarction in the GDR (abstr. 291). Transact. Europ. Soc. Cardiol. I (1978) 75

[60] BARBER, J. M.; MCBOYLE, D.; HUSSAIN, Z.; KELLY, J. G.; MCDEVIT, D. G.: Simple lidocaine regimen for transit to hospital after myocardial infarction. Brit. Heart J. **39** (1977) 136

[61] BECK, O. A.; HOCHREIN, H.: Behandlung von Ektopien und Tachykardien bei akutem Myokardinfarkt. Dtsch. med. Wschr. **102** (1977) 201

[62] DANCHY, D. T.; ARONOW, W. D.: Assessing antiarrhythmic actions I. Lidocaine. Drug Therapy **6** (1976) 80

[63] FIEHRING, H.: Prähospitale antiarrhythmische Therapie. In: KAINDL, F.; PACHINGER, O.; PROBST, P.: The first 24 hours in myocardial infarction. Verlag G. Witzstrock, Baden-Baden, Köln, New York 1977

[64] GILLMANN, H.; NEUMANN, R.; ROTHENBERGER, W.: Prähospitalphase und Erstversorgung beim Herzinfarkt. Internist **18** (1977) 329

[65] GILLMANN, H.: Notarztwageneinsatz in Ludwigshafen. In: KAINDL, F.; PACHINGER, O.; PROBST, P.: The first 24 hours in myocardial infarction. Verlag G. Witzstrock, Baden-Baden, Köln, New York 1977

[66] KÜHN, P.; MLCZOCH, J.; BERGMANN, H.: Erfahrungen mit mobilen Notarzteinheiten in Österreich. In: KAINDL, F.; PACHINGER, O.; PROBST, P.: The first 24 hours in myocardial infarction. Verlag G. Witzstrock, Baden-Baden, Köln, New York 1977

[67] LAMM, G.: The prehospital phase of acute myocardial infarction — some characteristics affecting care. In: KAINDL, F.; PACHINGER, O.; PROBST, P.: The first 24 hours in myocardial infarction. Verlag G. Witzstrock, Baden-Baden, Köln, New York 1977

[68] LÖFMARK, R.; ORINIUS, E.: Restricted lignocaine prophylaxis in acute myocardial infarction. Acta med. Scand. **201** (1977) 89

[68a] OTTO, W.; HEMPEL, W.-E.; GOEBEL, H.: Sozio-Biorhythmus der Herzinfarktsterblichkeit — Subzyklus der Wochentage Zschr. inn. Med. 32 (1977) 462

[69] PANTRIDGE, J. F.: The efficiency of mobile coronary care. In: KAINDL, F.; PACHINGER, O.; PROBST, P.: The first 24 hours in myocardial infarction. Verlag G. Witzstrock, Baden-Baden, Köln, New York 1977

[70] ROTHENBERGER, W.; HORNUNG, E.; GILLMANN, H.: Therapeutische Möglichkeiten in der Prähospitalphase. Verh. Dtsch. Ges. Kreislaufforschg. **44** (1978) 108

[71] SCHEIDLER, K.: Einige Bemerkungen zur Intensivmedizin. Dtsch. Ges.wesen **33** (1978) 2017

[72] SINGH, J. B.; KOCOT, S. L.: Controlled trial of intramuscular lidocaine in the prevention of premature ventricular contractions associated with acute myocardial infarction. Amer. Heart J. **91** (1976) 430

[72a] WERNBERG, M.; THOMASSEN, A.: Prognosis after cardiac arrest occurring outside intensive care and coronary care. Acta anaesth. scand. **23** (1979) 69

[73] WESER, CH.: Die akute Phase des Myokardinfarktes aus intensiv-medizinischer Sicht (organisatorische, diagnostische und therapeutische Probleme). Promotion B-Arbeit, Humboldt-Universität zu Berlin 1976

[74] WESER, CH.; HENKEL, CH.: Zur Versorgung akuter Komplikationen der Herz-Kreislauf-Erkrankungen auf einer Intensivabteilung mit vorgeschalteter Rettungsstelle. Dtsch. Ges. wesen **33** (1978) 2026

7.20.2. Hospitalphase

7.20.2.1. Koronare Wachstation

Wie bereits erwähnt, ist es durch die Betreuung der Patienten auf koronaren Wachstationen gelungen, die Letalität an akutem Myokardinfarkt zu reduzieren [229, 249, 281], obwohl einige Studien dieses nicht bestätigten konnten [4, 97, 247].
Auch in kleineren Krankenhäusern bewährt sich diese Einrichtung, wenn die Zahl der behandelten Infarktpatienten nicht unter 60 pro Jahr liegt [284].

In der Tabelle 92 ist die Sterblichkeit an akutem Myokardinfarkt in einer koronaren Wachstation (CCU) und nicht-koronaren Wachstation (Nicht-CCU) zusammengestellt. Eine Analyse von 4900 Patienten, die im Zeitraum von 1962 bis 1972 von 13 Arbeitsgruppen in sieben verschiedenen Ländern mit akutem Myokardinfarkt auf koronaren Wachstationen behandelt wurden, zeigte, daß die Letalität im Durchschnitt 18% (16 bis 22%) betrug, während die Hospitalletalität vor 1963 durchschnittlich bei 30% lag [45, 98, 108]. Diese Ergebnisse wurden auch von MICHAUD und Mitarbeitern [144] bestätigt. Die durchschnittliche Zeit des Aufenthaltes auf diesen Wachstationen wird in größeren Statistiken mit 4,5 Tagen angegeben [137, 144], was mit unserer eigenen Praxis übereinstimmt.

Anschließend erfolgt die Verlegung auf die Normalpflegestation. Da ein Teil der Patienten noch nach den ersten 5 Tagen als Risikopatienten zu betrachten ist, z. B. Patienten mit großem Vorderwandinfarkt, mit Erregungsbildungs- oder -leitungsstörungen bei Aufnahme, muß auf diesen Nachfolgestationen auch die Möglichkeit der EKG-Überwachung und Reanimation bestehen, so daß manche Autoren diese Station als „intermediäre koronare Wachstation“ bezeichnen, um die Kontinuität der Überwachung zu garantieren [274]. Diese „semiintensive Station“ oder auch „intermediäre Station“ soll räumlich mit der koronaren Wachstation verbunden sein, so daß beide eine funktionelle Einheit bilden.

Im Prinzip haben die koronaren Wachstationen zwei Hauptaufgabengebiete:

1. Früherfassung und Behandlung der Rhythmusstörungen.
2. Früherfassung und Bekämpfung der Pumpfunktionsstörungen.

— Früherfassung und Behandlung der Rhythmusstörungen

Zur Erfassung der Rhythmusstörungen und ihrer Behandlung wird die Aufzeichnung und Speicherung des EKG angewendet, das in gut ausgerüsteten Einrichtungen einer Computerdiagnostik zugeführt und jederzeit einer Analyse unterzogen werden kann. Außerdem werden gekoppelt mit Grenzwerten der Frequenz oder Anzahl der Extrasystolen pro Zeiteinheit Alarmsignale ausgelöst. Bei der rechnergesteuerten Analyse

Tabelle 92
Vergleich der Sterblichkeit an akutem Myokardinfarkt auf koronaren (CCU) und nicht-koronaren Wachstationen (Nicht-CCU)

	Nicht-CCU		CCU	
	Anzahl der Patienten	Sterblichkeit (%)	Anzahl der Patienten	Sterblichkeit (%)
CHRISTIANSEN und Mitarbeiter [39]	244	41,0	171	18,0
HOFVENDAHL [82]	139	35,0	132	17,0
KILLIP und Mitarbeiter [95]	100	30,0	250	28,0
LANGHORNE [107]	60	37,0	70	13,0
LAWRIE und Mitarbeiter [108]	—	22,0	400	18,0
NORRIS und Mitarbeiter [153]	545	20,0	300	17,0
ROBINSON [178]	200	34,0	200	27,0
MACMILLAN und Mitarbeiter [120]	400	26,5	—	15,6
ASTVAD und Mitarbeiter [4]	603	39,0	118	41,0

besteht eine Fehlerquote in der Größenordnung von 20—30% [143], so daß eine generelle Anwendung von Rechnern in der EKG-Analyse auf allen Intensivstationen gegenwärtig noch nicht empfohlen werden kann.
Für die Aufzeichnung des Elektrokardiogramms werden verschiedene Ableitungstechniken verwendet: mittels perkutaner und subkutaner Elektroden.
Wir benutzen für die Dauerüberwachung der Patienten durch das EKG das sogenannte Kosmonautenableitungssystem, das in der Abbildung 146 dargestellt ist.
Es wurden auch verschiedene Versuche unternommen, das intrakardiale Elektrogramm über Mikroelektrodenkatheter abzuleiten, um störungsfreie Kurven zu gewinnen [12].

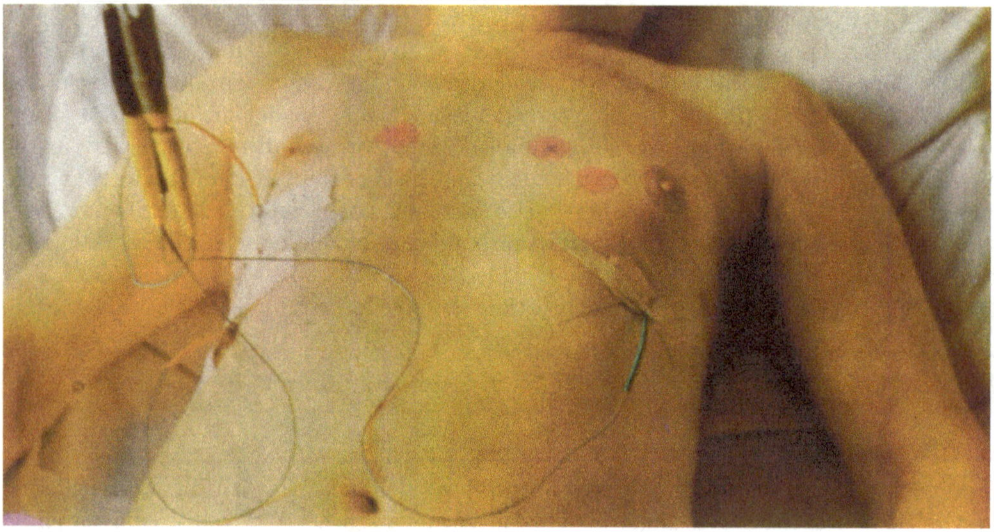

Abb. 146. Kosmonautenableitungssystem

Für die genauere Analyse kann dann die intrakardiale Elektrokardiographie und besonders die His-Bündel-Elektrokardiographie angewendet werden [183, 185]. Zur Therapie der Rhythmusstörungen s. S. 622.

— Früherfassung und Behandlung der Pumpfunktionsstörungen

Bei hämodynamischen Untersuchungen ist die Erfassung des Füllungsdruckes des linken Ventrikels bzw. seines Äquivalents, der enddiastolische Druck in der A. pulmonalis, erstrebenswert. Daneben ist die Messung der Zeitvolumina, u. a. die Bestimmung des Herzminutenvolumens, bedeutsam. Diese beiden Parameter können mit einem Katheter (Swan-Ganz mit Thermistor zur Thermodilution) erfaßt werden.
In hochspezialisierten Einrichtungen können die direkte Katheterisierung des linken Ventrikels durchgeführt und darüber hinaus Druckparameter sowie Volumina des linken Ventrikels (endsystolisches Volumen, enddiastolisches Volumen) und Auswurffraktion ermittelt werden. Dieses Verfahren wird auch in unserem Arbeitsbereich verwendet. (Ausführlich s. S. 501). In letzter Zeit hat in zunehmendem Maße die Zeitvoluminabestimmung mit Hilfe der Echokardiographie Eingang gefunden [12] (dazu s. auch S. 471). Zur Therapie der Pumpfunktionsstörungen s. S. 629, 648.

7.20.2.2. Grundsätze der Therapie des akuten Myokardinfarktes

Die Therapie des akuten Myokardinfarktes ist in allen drei Phasen der Betreuung — Prähospital-, Hospital- und Posthospitalphase — als eine Einheit anzusehen.
Diese komplexe Therapie enthält folgende Hauptkomponenten:

— Die *Basistherapie*, die für jeden Infarktpatienten durchzuführen ist, ungeachtet der Tatsache, ob ein komplikationsloser oder komplizierter Verlauf vorliegt.
— Die *Therapie* der *Komplikationen.*
— *Neuere Aspekte der Therapie* des akuten Myokardinfarktes.

Die *Basistherapie* umfaßt:

1. Reduzierung der Herzarbeit durch Ruhigstellung.
2. Schmerzbeseitigung und Ausschaltung anderer ungünstiger Faktoren (z. B. Meteorismus, Obstipation u. a.).
3. Diät.
4. Antithrombotische Behandlung.
5. Arrhythmie-Prophylaxe und antiextensive Maßnahmen.
6. ggf. Unterstützung der Herzleistung durch Glykosidtherapie.
7. Prophylaxe sekundärer Infektionen, besonders bei älteren Patienten.
8. Rehabilitation.

Die *Behandlung der Komplikationen* umfaßt:

1. Die Therapie der Rhythmusstörungen (s. S. 622).
2. Die Therapie des kardiogenen Schocks (s. S. 636).
3. Die Therapie der Herzinsuffizienz (s. S. 648).
4. Die chirurgische Behandlung, z. B. Korrektur der Septumperforation, Infarktektomie u. ä. (s. S. 406).

Basistherapie

— **Reduzierung der Herzarbeit durch Ruhigstellung**

Die Ruhigstellung und Reduzierung der Aktivität der Patienten mit unkompliziertem Infarkt muß individuell angepaßt („maßgeschneidert“) sein.
Das Ziel besteht jedoch darin, eine Aktivierung des Patienten ab zweitem Krankheitstag anzustreben. Das soll so geschehen, daß er ohne Hast, aber zunehmend auf eine Frühentlassung aus der stationären Einrichtung vorbereitet wird.

• **Bettruhe**

Die Zeit der Bettruhe hat im Laufe der Jahrzehnte eine ständige Verkürzung erfahren, wie aus Tabelle 93 ersichtlich ist.
Die Dauer der verordneten Bettruhe variierte bei elf Ärzten zwischen 7,4 und 15,2 Tagen [49], und machte somit 30—65% des Hospitalaufenthaltes aus. Anderen Angaben zufolge schwankt die Bettruhe je nach dem behandelnden Arzt von 5—13,3 Tagen [49].

Tabelle 93

Tendenz der Verkürzung der Liegedauer von Patienten

Autoren	Jahr	Dauer der Bettruhe
LEWIS [115]	1937	8 Wochen
LEVINE [113]	1940	4–8 Wochen
WHITE [216]	1945	1 Monat
PRICE [167]	1946	3 Monate
BRUMMER und Mitarbeiter [28]	1956	16 Tage
WOOD [220]	1956	1 Monat
BRUMMER und Mitarbeiter [29]	1961	12 Tage
FRIEDBERG [59]	1966	minimal 2–3 Wochen
LAL und Mitarbeiter [103]	1948	8 Tage
NAUGHTON und Mitarbeiter [149]	1969	2 Tage
DUKE [49]	1971	10,5 ± 5,1 Tag
HARPUR und Mitarbeiter [75]	1971	8 bzw. 21 Tage

• **Frühmobilisation**

Unter Frühmobilisation werden die Bemühungen beschrieben, den Patienten in der Phase der Passivität zu aktivieren. Angestrebt wird eine Verbesserung der körperlichen und emotionalen Ökonomie, was nicht voneinander zu trennen ist [248].

Die Frühmobilisierung gehört auch heute noch zu den umstrittenen Maßnahmen in der Behandlung der Patienten mit akutem Myokardinfarkt, obwohl zahlreiche Zentren mit Erfolg dieses Therapieprinzip anwenden [83c].

Auf der Basis dieser Frühmobilisation wird eine Verkürzung des Krankenhausaufenthaltes erreicht, so daß ROYSTON [180] 40% seiner Patienten innerhalb von 14 Tagen aus der Klinik entlassen konnte. BOYLE und Mitarbeiter [22] entließen 62% ihrer Patienten bis einschließlich zum 10. Tag. TUCKER und Mitarbeiter [205] erreichten eine mittlere Aufenthaltsdauer von 8,5 Tagen und 89% der überlebenden Patienten konnten am 10. Tag entlassen werden.

PFISTERER und Mitarbeiter [269] stellten fest, daß die Dauer des Krankenhausaufenthaltes bei konventionell behandelten Patienten mit akutem Myokardinfarkt durchschnittlich bei 31,4 Tagen und bei Frühmobilisierten bei 25,8 Tagen lag, was einer Reduktion der Aufenthaltsdauer von 5,6 Tagen (18%) entspricht.

Die Autoren schlußfolgern daraus, daß aus einer früheren und schnelleren Mobilisation, unterstützt durch eine gezielte Physiotherapie und unter Berücksichtigung der Schwere des Myokardinfarktes, kein erhöhtes Risiko für das Auftreten einer Herzinsuffizienz oder eines Reinfarktes oder des plötzlichen Todes resultiert. Es liegen jedoch wenige Studien [91] über die Langzeitprognose dieser frühmobilisierten Patienten vor.

40% aller wegen eines akuten Myokardinfarktes aufgenommen Patienten, die keine „Risikofaktoren" aufwiesen, überlebten den 6. Tag. 68% davon konnten am 7. Tag nach Hause entlassen werden. Innerhalb von 3 Monaten nach dem akuten Ereignis verstarb keiner von ihnen [38].

Diese „Risikofaktoren" waren:

1. Permanente Sinustachykardie (f > 100 min) mindestens über eine Stunde in den ersten 48 Stunden des Krankenhausaufenthaltes.

2. Persistieren einer ST-Segment-Elevation von mehr als 2 mm in einer Ableitung 6 Tage nach dem Infarkt mit Ausnahme der Ableitung aVR.
3. Angina pectoris-Anfälle, die noch nach 48 Stunden bzw. bis zum 7. Tag opiatbedürftig waren.
4. Erregungsbildungs- und -leitungsstörungen ventrikuläre Extrasystolen (multifokal, mit R-on-T-Phänomen oder mehr als 5/min), ventrikuläre Tachykardien, Kammerflimmern, AV-Block II. und III. Grades, Links- oder Rechtsschenkelblock 48 Stunden oder bis zum 7. Tag nach dem Infarkt.

Lown und Mitarbeiter [119] sind der Auffassung, daß die Patienten ohne Komplikationen innerhalb der ersten Woche nach Krankenhausaufnahme keinen speziellen Nutzen von einem Aufenthalt länger als 10—12 Tage haben. Die Entlassung aus dem Krankenhaus erfolgte etwa $2^1/_2$ bis 3 Wochen nach der Aufnahme [46]. Lamers und Mitarbeiter [105] vertreten die Meinung, daß Patienten mit unkomplizierten Infarkt nach 9 Tagen mobilisiert und nach 3 Wochen nach Hause entlassen werden können. Es wird jedoch betont, daß die Dauer der Bettruhe sowie des Krankenhausaufenthaltes nicht schablonenartig, sondern individuell gehandhabt werden muß.
Wegen der ständigen Aktualität dieser Frage erscheinen einige Bemerkungen notwendig. Solange keine regenerationsfördernde Behandlung für den zerfallenden Herzmuskel möglich ist, obwohl auch die Forschung auf diesem Gebiet Fortschritte macht [165], liegt das Ziel der Therapie in der Vollendung der Vernarbung.
Experimentelle Arbeiten konnten zeigen, daß eine kleine dickwandige Narbenbildung durch 6tägige Ruhigstellung beim Hund erzielt werden konnte. Dauerte die Ruhigstellung nach dem experimentell erzeugten Infarkt nur 3 Tage, so kam es zur Bildung einer dünnwandigen Narbe mit aneurysmatischer Ausbuchtung des Infarktgebietes [203].
Eine Ruhigstellung von 6 Wochen wurde häufig auf der Basis relativ begrenzter Studien empfohlen, die zeigten, daß eine solche Zeit notwendig ist, um das Infarktgebiet in eine relativ feste Narbe umzuwandeln. Tierversuche weisen nach, daß 2—3 Wochen notwendig sind, um die Kollateralzirkulation zu entwickeln und somit den unterbrochenen Blutkreislauf zu ergänzen [59]. Bei einer sehr frühzeitigen und stärkeren Belastung kann u. a. die Aneurysmabildung begünstigt werden (eigene Beobachtungen).
Bekanntlich ist die Erfassung dieser Aneurysmen im Frühstadium sehr schwierig. Exakt ausgewertete Langzeitbeobachtungen zu dieser Problematik nach frühzeitiger Mobilisierung, stehen gegenwärtig noch aus.
Eine Kontraindikation zur Frühmobilisation liegt vor, wenn folgende Befunde vorliegen (modifiziert nach Jeschke [83c] und Roskamm und Mitarbeiter [277])

1. Ruhepuls über 100/min
2. Nachweis deutlicher ST-Hebungen über den 6. Tag hinaus ($>$ 0,2 mV)
3. Persistieren oder Wiederauftreten von heterotopen ES und/oder Salven von Extrasystolen
4. Persistieren oder Wiederauftreten der Angina pectoris
5. Temperaturen über 38^5 °C oder ansteigender Temperaturverlauf
6. Persistieren oder Wiederauftreten der Serumenzyme und Leukozytose

Die unter 1.—3. genannten Faktoren sprechen in der Regel für einen großen Herzinfarkt, der mit einer Aneurysmabildung oder Herzinsuffizienz einhergehen kann. Das unter

4. genannte Symptom kann auf eine Extension des Myokardinfarktes hindeuten [277]. Beim gegenwärtigen Entwicklungsstand scheint uns etwa folgendes Schema einen Kompromiß bei unkompliziertem Verlauf darzustellen:

1.—5. Tag Bettruhe (Liegen), Massage, Atemgymnastik
6.—10. Tag Physische Rehabilitation im Liegen.
11.—15. Tag Physische Rehabilitation im Sitzen.
ab 16. Tag Aufstehen und physische Rehabilitation außerhalb des Bettes.

Ähnlich diesem Vorgehen sind die Empfehlungen der WHO [248] für den unkomplizierten Myokardinfarkt:

3— 5 Tage Bettruhe
ab 10.—12. Tag Bewegungsübungen im Liegen
ab 17.—19. Tag Bewegungsübungen im Sitzen
ab 24.—26. Tag Bewegungsübungen in aufrechter Haltung.

Nach Verlegung aus der Intensivstation werden die krankengymnastischen Übungen von 10 bis 30 min pro Tag gesteigert. Bis zur Entlassung soll die körperliche Belastbarkeit bis auf 2 Stunden/Tag durch Gymnastik und Laufen gesteigert werden.
Kontraindikationen zur weiteren Steigerung der Belastung und evtl. Rückstufung in ein niedrigeres Belastungsstadium sind [248]:

1. Pulsanstieg um mehr als 30 Schläge/min bzw. Pulsabfall um mehr als 10 Schläge/min während der Übung
2. Auftreten bzw. Verstärkung von Herzrhythmusstörungen während oder nach den Übungen
3. Atemnot, Angina pectoris und Ermüdungserscheinungen
4. Blässe, kalter Schweiß, Schwindel, Blutdruckabfall

Das Tempo der Frühmobilisierung richtet sich nach den klinischen Befunden des Patienten. Finden sich noch Stauungsherzinsuffizienzzeichen werden anfangs nur passive Bewegungsübungen durchgeführt.
Kam es in der Frühphase zum Kammerflimmern spricht dieses nicht unbedingt gegen eine Frühmobilisierung, wenn in der nachfolgenden Zeit eine elektrische Stabilität erreicht wurde [277]. Neben dieser physischen Konditionierung spielt die psychische Rehabilitation in der Folgezeit eine wesentliche Rolle im weiteren Gesundungsprozeß, was in der Führung des Patienten berücksichtigt werden muß.
In Übereinstimmung mit Roskamm und Mitarbeiter [277] scheint das wichtigste Prinzip bei der Frühmobilisierung zu sein, „keine Dogmatisierung und Pauschalisierung“ vorzunehmen. Mit der Frühmobilisierung muß eine nahtlose Überwachung des Patienten verbunden sein, um sich möglicherweise anbahnende Komplikationen frühzeitig erfassen und behandeln zu können.

— Schmerzbekämpfung und Ausschaltung anderer ungünstiger Faktoren

Der Myokardinfarkt, der mit Angst- und Schmerzzuständen vergesellschaftet ist, bewirkt eine „Notfallreaktion“ des Organismus, die sich durch den Anstieg der Katecholamine und der freien Fettsäuren zeigt [4a, 83d, 208b]. Diese pathobiochemischen Veränderungen sind wiederum mit dem Auftreten von Rhythmusstörungen und einer Infarktextension einhergehend [4a, 130, 154a].

Eine wirksame Sedierung ist deshalb eine absolute Notwendigkeit. Am ehesten bietet sich dazu das Diazepam (Faustan) an, da es fast keine negativen Auswirkungen auf die Hämodynamik und Atmung hat [80a]. In einer randomisierten Doppelblindstudie wurde Diazepam auf seine Wirksamkeit überprüft [262].
Folgende Effekte wurden beobachtet: gute Sedierung, Abnahme von Angst und Unruhe, Reduktion des Analgetikaverbrauchs. Eine ventrikuläre Extrasystolie wurde nur in den ersten 12 Stunden der Behandlung beobachtet, während sie bei der Kontrollgruppe über den gesamten Beobachtungszeitraum vorhanden waren.

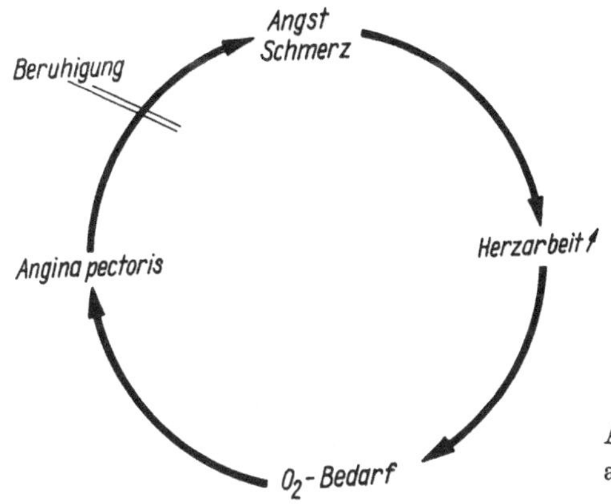

Abb. 147. Wechselwirkung von Angst und Schmerz auf die Angina pectoris

Die Adrenalin- und Dopaminausscheidung im Urin nahm signifikant ab. Desgleichen sanken die Plasmakatecholamine, und die freien Fettsäuren fielen rascher und stärker ab als in der Kontrollgruppe. Beide Faktoren sind für ein geringes Auftreten von Arrhythmien verantwortlich [262, 266]. Auch eine „koronardilatierende" Wirkung wurde bei Diazepam gefunden [1a, 83b].
Neben Diazepam kann ggf. auch Phenobarbital verwendet werden, daß außerdem eine Herabsetzung der Kammertachykardiebereitschaft bewirken soll [59].
Um den in Abbildung 147 dargestellten Regelkreis zu unterbrechen, sind neben Sedativa auch Analgetika notwendig.
Man sollte gleich zu Beginn der Symptomatik diese Medikamente in einer ausreichenden Dosierung geben.
Wenn trotz Sedativa und Analgetika die Schmerzen nicht beseitigt werden können, sind Opiate, wie Morphin, Pethidin, angezeigt. Folgende Nebenwirkungen können jedoch dabei auftreten: Übelkeit, Erbrechen und Schwindelzustände (bei 40—50% der Patienten) [189a, 201a]. Mit einem Abfall des mittleren arteriellen Druckes um 5—10 mm Hg muß gerechnet werden [119a, 204b].

— **Diät**

Innerhalb der ersten 24 Stunden ist eine leichte Kost zu empfehlen, die einen geringen Fett- und Cholesterolgehalt hat [69].
2000 kcal in 2000 ml Flüssigkeit am Tage, die die zu beobachtenden Stickstoffverluste weitgehend ausgleicht, ist für die meist übergewichtigen Patienten in der Regel ausreichend [265].

Es ist eine exakte Flüssigkeitsbilanz aufzustellen und das Körpergewicht ist nach den ersten 2 Tagen täglich zu kontrollieren [46]. Das Rauchverbot ist unbedingt einzuhalten.

— Antithrombotische Behandlung

Obwohl die Häufigkeit der Koronarthrombose mit 7—96% angegeben wird [23, 50, 57, 73, 88, 158, 177, 196], ist nach allgemeinen Erfahrungen die antithrombotische Behandlung günstig. Wenn auch manche Autoren [162, 279] keine antithrombotische Therapie durchführen, ist die Verhütung thrombembolischer Komplikationen als positiv zu bewerten [1, 11, 77, 121].
Es konnte festgestellt werden, daß bei nicht mit Antikoagulantien behandelten Patienten die Letalität mit 77,5% etwa dreimal so hoch lag als bei behandelten (21,6%) [187]. Dabei stehen folgende Verfahren zur Auswahl:

1. Thrombolytische (Streptokinase, Fibrinolysin, Urokinase).
2. Gerinnungshemmende (Heparin, Antikoagulantien).
3. Thrombozytenaggregationshemmende (z. B. Micristin).

Welches dieser Verfahren zur Anwendung kommt, richtet sich nach der jeweiligen klinischen Situation und den Möglichkeiten der Überwachung und Kontrolle sowie nach der vom akuten Ereignis bis zum Beginn der Therapie vergangenen Zeit.

• Thrombolytische Therapie

Die enthusiastische Anwendung der thrombolytischen Therapie bei akutem Myokardinfarkt hat anhand der Ergebnisse von Multi-center-Studien [10, 26, 223] die in sie gesetzten Hoffnungen nicht erfüllt.
Die Analyse der internationalen Studien erbringt die in der Tabelle 94 zusammengefaßten widersprüchlichen Ergebnisse.
Zehn große Multi-center-Studien waren nicht genügend in bezug auf die Dosis, Dauer der Therapie und Methoden der Randomisierung vergleichbar. Ergebnisse von 6 dieser Zentren, in der Regel Krankenhäuser, zeigten, daß die Streptokinase die Sterblichkeit reduziert. Die restlichen 4 Studien aus koronaren Wachstationen erbrachten widersprüchliche Ergebnisse. Zwei davon zeigten keinen Effekt und zwei, die noch liefen, zeigten eine ähnliche Tendenz wie in den Krankenhäusern, jedoch auch ohne statistische Signifikanz. Es konnte keine Gruppe herausgestellt werden, die besonders von dieser Therapie profitierte.
Die Autoren der australischen Studie [10] kommen zu der Ansicht, daß die Streptase-Therapie bei über 60jährigen, bei denen, die einen Infarkt in der Anamnese aufweisen und denen, die einen Peel-Index über 17 haben, nutzbringend sein kann.
Auf Grund der Analyse der europäischen Studie [195] kann festgestellt werden, daß die Indikation für die thrombolytische Therapie in den koronaren Wachstationen noch weiterer Klärung bedürfen.
In einer anderen Studie [67] kommt man zur Schlußfolgerung, daß primär jüngere Patienten und Patienten im schweren Krankheitszustand möglicherweise von der thrombolytischen Therapie einen Nutzen haben.
In neueren Arbeiten [26] wurde gezeigt, daß die Sterblichkeit in einer Doppel-Blind-

Tabelle 94

Kontrollierte Studien zur Streptokinase (SK)-Wirkung beim frischen Herzinfarkt (modifiziert nach Breddin und Mitarbeiter [26])

Autoren	Fibrinolysegruppen						Kontrollgruppen		
	n	Infarkt-alter (h)	SK Initial-dosis (E)	SK Dauer-dosis (E)	SK Behand-lungsdauer (h)	Letalität (%)	n	Letalität (%)	Signifikanz P
Schmutzler und Mitarbeiter [185a]	297	< 12	meist 250000	166000	18	14,1	261	21,7	0,031
Körtge und Mitarbeiter [97a]						8,7*)		16,1*)	0,012*)
Amery und Mitarbeiter [1]	84	< 72	125000 in 30 min	100000	72	17,9	83	0,5	0,500
Verstraete und Mitarbeiter [208a]	357	< 24	250000 in 20 min	100000	24	19,0	339	27,4	0,011
Heikinheimo und Mitarbeiter [77]	219	< 72	600000 in 1 h	wechselnd	1—48	9,0	207	9,2	nicht signifikant
Dioguardi und Mitarbeiter [45a]	164	< 12	250000	150000	12	11,5	157	11,4	nicht signifikant
Gormsen [68a]	67	< 24	250000	137000	20	23,8	68	29,4	nicht signifikant
O'Sullivan [155a]	230	< 24	250000	100000	18	10,9	227	12,8	nicht signifikant
Breddin und Mitarbeiter [26]									
Pilot-Studie	134	< 12	250000 in 30 min	200000	3	18,7	95	21,1	nicht signifikant
Doppelblindstudie	102	< 12	250000 in 30 min	200000	3	12,8	104	27,6	0,010

*) Frühtodesfälle bis 24 h nach Krankenhausaufnahme ausgenommen.

Studie mit Streptase und nachfolgender Heparintherapie und Plazebo mit nachfolgender Heparintherapie, in der Streptase-Gruppe 12,7% von 102 Patienten und in der Kontrollgruppe 27,9% von 104 Patienten betrug. Die Unterschiede waren mit einer Irrtumswahrscheinlichkeit unter 1% statistisch signifikant. Die Autoren schlußfolgern nach der Auswertung ihrer Studien, daß mit einer Kurzzeit-Fibrinolyse-Therapie in einer Dosierung von 750000 E/3 h und nachfolgender Heparintherapie (1000 IE/h über 48 Stunden) die Letalität bei akutem Infarkt kleiner oder mittelgroßer Ausdehnung signifikant gesenkt werden kann, besonders dann, wenn die Streptokinase-Behandlung möglichst früh nach dem Infarkt beginnt. Bei Patienten mit Schocksymptomen und Kranken mit sehr großen Infarkten ist die Therapie offenbar ebensoweng wirksam wie andere Behandlungsmaßnahmen. Eine ähnliche Studie mit Urokinase brachte keinen Behandlungserfolg [31].

Nach den neuesten Vorstellungen [151] werden angesichts der widersprüchlichen Ergebnisse der fibrinolytischen Behandlung mit Streptase andere Wirkungsmechanismen in den Vordergrund gestellt. Danach soll die Mikrozirkulation in der Peripherie durch eine Reduktion der Blutviskosität mit Hilfe der Fibrinogenolyse und nach Lösung möglicher Mikrothromben oder dünner Fibrinfilamente im Terminalgefäßsystem der lokale Blutfluß gesteigert werden. Durch diese Verbesserung der Durchblutung des Infarktrandgebietes wird die Extension des Infarktes verhindert und die energetische Situation des Myokards verbessert. Diese Autoren zeigen ebenfalls, daß der totale periphere Widerstand nach fibrinolytischer Therapie mit Streptokinase um 21% reduziert ist. Dadurch tritt eine Reduktion der Arbeit des Herzens ein.

Aus dem Dargelegten geht hervor, daß der endgültige Stellenwert dieses Medikamentes in der Behandlung des akuten Myokardinfarktes noch nicht vollständig geklärt ist.

Im Falle der Entscheidung für die Therapie muß man beachten, daß die Effektivität der thrombolytischen Therapie in einem Zeitraum von mehr als 10 Stunden nach dem Beginn der akuten Symptomatik deutlich eingeschränkt ist.

Die rasche Rückbildung der Infarktzeichen unter der thrombolytischen Therapie dürfte in einer Fibrinolyse im Bereich der Mikrozirkulation zu suchen sein.

Richtlinien zur Therapie mit Streptase und Kontraindikationen sind den Tabellen 95 und 96 zu entnehmen.

Tabelle 95

Richtlinien zur Streptokinasebehandlung

1. Tag

initial 250000—500000 E Streptokinase

dann weiter: 100000 E/h über 24 h

gleichzeitig Antikoagulantien oral

(12—18 mg Falithrom bzw. 10—16 mg Chlorathrombon)

50—100 mg Prednisolut (allergische Reaktionen!)

2. Tag

5000 IE Heparin/4 h

6—9 mg Falithrom bzw. 10 mg Chlorathrombon

3. Tag

1,5—4,5 mg Falithrom bzw. 2—6 mg Chlorathrombon

Tabelle 96

Kontraindikationen einer Streptasetherapie

1. Streptokokkenerkrankungen in den letzten 3 Monaten
2. Streptokokkenallergie
3. Streptokinasetherapie während der letzten drei Monate
4. Sonstige Kontraindikationen wie bei Antikoagulantien (s. d.)

Die notwendige Überwachungsintensität der Streptasetherapie wird unterschiedlich beurteilt. Sie reicht von strenger Kontrolle in einem Speziallabor über ein Minimalprogramm bis zu keiner Laborkontrolle. Es hat sich gezeigt, daß die Gefahr einer Embolisation bzw. einer Blutung überschätzt wird.
Die Kontrolluntersuchungen sind in der Tabelle 97 zusammengefaßt.

Tabelle 97

Kontrolle der Streptokinasebehandlung

Vor Beginn sowie 30 min, 60 min und 12 h nach Beginn
Bestimmung von:

a) Streptokinasetoleranztest
b) Thrombinzeit (normal 20 s), die auf das 3- bis 4fache verlängert sein soll
c) Hitzefibrin, das auf $^1/_3$ bis $^1/_5$ des Ausgangswertes erniedrigt sein soll
d) Plasminogen, das auf 10 bis 20% der Norm erniedrigt sein soll
e) Thromboplastinzeit

Bei einer Thrombinzeit $>$ 100 s und Plasminogenwerten $<$ 10% ist stündlich weniger Streptase (etwa 50000 bis 70000 E/h) zu infundieren. Bei umgekehrten Verhältnissen (Thrombinzeit $<$ 80 s und relativ hoher Plasminogenkonzentration $>$ 20%) ist die Streptaseinfusion zu erhöhen (etwa 100000 bis 150000 E/h).

Im allgemeinen genügt die Bestimmung der Streptokinasetoleranz und der Thrombinzeit.
Die regelmäßige Kontrolle der Thromboplastinzeit dient besonders der Nachbehandlung mit Antikoagulantien, da durch sie der Quick-Wert gesenkt wird. Die thrombolytische Therapie wird im allgemeinen nicht über 24—36 Stunden geführt. Daraus leitet sich die Notwendigkeit einer überbrückenden Behandlung mit Heparin ab, und zwar solange, bis die volle Wirkung der Antikoagulantien eingetreten ist.
Heparin wird etwa mit 30000 IE/24 h dosiert. Wegen der vorangegangenen Streptaseapplikation ist hier, obwohl die Dosierung geringer als üblich ist, die Blutungsgefahr höher.

- **Gerinnungshemmende Therapie**

In Übereinstimmung mit Ribner und Mitarbeiter [275] rechtfertigen folgende Gründe die Anwendung von Antikoagulantien bei akutem Myokardinfarkt:

— Prophylaxe der Embolisierungshäufigkeit von Herzwandthromben ins Gehirn, die Nieren und die Extremitäten

— Prophylaxe tiefer Beinvenenthrombosen
— Prophylaxe der Infarktextension
— Beeinflussung der Hospitalletalität.

Die Autoren [275] empfehlen nach dem gegenwärtigen Stand jeden Patienten mit definitivem Myokardinfarkt oder Infarktverdacht mit Antikoagulantien zu behandeln, wenn keine entsprechenden Kontraindikationen vorliegen, was auch in Übereinstimmung mit anderen [290] und eigene Praxis ist.
Der Beginn der Antikoagulatientherapie kann entweder durch initiale Heparingabe (intravenös oder Dauerinfusion 10—15000 IE alle 4—6 Stunden) oder direkt durch die Gabe von Kumarin- bzw. Indandionderivaten erfolgen (s. Tabelle 98 und 99).

Tabelle 98
Antikoagulantienbehandlung

1. Heparin und Antikoagulantien
1. Tag 60000—80000 IE Heparin + 18 mg Falithrom bzw. 16 mg Chlorathrombon
2. Tag 60000—80000 IE Heparin + 9 mg Falithrom bzw. 10 mg Chlorathrombon
3. Tag 3 mg Falithrom bzw. 4 mg Chlorathrombon
4. Tag u. folgende 1,5—6 mg Falithrom bzw. 2—6 mg Chlorathrombon

2. Antikoagulantien

a) Indandionderivate

1. Tag 16—24 mg Chlorathrombon
2. Tag 10—12 mg Chlorathrombon
3. Tag 2—4 mg Chlorathrombon
4. Tag und folgende Tage 2—6 mg Chlorathrombon

b) Kumarinderivate

1. Tag 18—21 mg Falithrom
2. Tag 9 mg Falithrom
3. Tag 1,5—6 mg Falithrom
4. Tag u. folgende 1,5—9 mg Falithrom

(Dosierung ab 4. Tag in Abhängigkeit von der Thromboplastinzeit)

Tabelle 99
Kontraindikationen zur Antikoagulantienbehandlung

1. Bekannte hämorrhagische Diathesen
2. Ulzeration des Magen-Darm-Traktes
3. Gastrointestinale Blutungen
4. Ausgeprägte Atherosklerose
5. Schwere Hypertonie
6. Kurz vorher erfolgte Operationen, besonders neurochirurgische
7. Postoperative Drainagen
8. Schwere degenerativ-entzündliche Leber- und Nierenerkrankungen
9. Schwere Stoffwechselstörungen
10. Floride bakterielle Endokarditis
11. Floride Tuberkulose

Dabei ist zu beachten, daß bei Heparingabe über 48 Stunden von Beginn an Falithrom oder Chlorathrombon mit verabreicht werden müssen. Die Kontrolle der Antikoagulantientherapie erfolgt im allgemeinen durch die Bestimmung des Quick-Wertes, der zwischen 15 bis 25% liegen soll.

Als Ergänzung sollte jedoch von Zeit zu Zeit die Erfassung des intrinsic-Systems mit Hilfe der Thrombelastographie, dem Heparintoleranztest und der Rekalzifizierungszeit erfolgen. Daneben kann die Bestimmung der Prothrombin- und Prokonvertinzeit nach Owren, die im Wirkungsoptimum bei 10—20% liegt, eingesetzt werden. Bei der Antikoagulantientherapie sind die in der Tabelle 99 wiedergegebenen Kontraindikationen zu berücksichtigen.

Beachtenswert ist ferner die Erfahrung, daß nicht die Laborwerte allein für das Auftreten von Blutungen entscheidend sind, sondern in erster Linie klinische Symptome wie Zahnfleischbluten, Blut im Urin u. a.

Antidots der Antikoagulantien sind: PPSB-Fraktion — in schweren Fällen, Antifibrinolytika (ε-Aminokapronsäure, PAMBA, Contrykal), Vitamin K_1 (hierbei ist zu beachten, daß die Wirkung bei intravenöser Gabe nach 6—8 Stunden bzw. bei oraler Applikation erst nach 12 Stunden zu erwarten ist!).

Von manchen Autoren [181] wird die intravenöse Heparingabe beim akuten Myokardinfarkt wegen der über eine Aktivierung der Lipoproteinlipase und damit verbundenen Erhöhung der freien Fettsäuren möglicherweise ausgelösten Rhythmusstörungen abgelehnt [175]. Kurien und Mitarbeiter [101, 102] fanden, daß hierbei die nicht mehr an Albumin gebundenen freien Fettsäuren einen Detergentieneffekt auf die Zellmembran ausüben würden. Dadurch kommt es zu einem Kationenverlust und somit zur Begünstigung ektoper Schrittmacheraktivitäten.

Analog der Prophylaxe der postoperativen peripheren Venenthrombose und Lungenembolie mit kleinen subkutanen Heparindosen von 5000 IE alle 12 Stunden [88a, 166a], wurde diese Form der Heparintherapie auch bei akutem Myokardinfarkt angewendet [210a].

Warlow und Mitarbeiter [210a] gaben in einer randomisierten Studie 127 Patienten mit akutem Myokardinfarkt 5000 IE Heparin alle 12 Stunden über 10 Tage. Diese Therapie begann binnen 12 Stunden nach dem Myokardinfarkt. In dieser Doppelblindstudie hatten die Heparinbehandelten nur in 3,2% der Fälle eine Unterschenkelvenenthrombose, während die Kontrollgruppe diese Komplikation zu 17,2% aufwies. Die Venenthrombose wurde mit jodmarkiertem Fibrinogen nachgewiesen.

Blutungskomplikationen traten nicht auf. Die Effektivität dieser Therapie in bezug auf die Verhütung der Lungenembolie bei akutem Myokardinfarkt, der Entstehung von Wandthromben bzw. einer peripheren arteriellen Embolie wurde noch nicht nachgewiesen [275].

Eine Antikoagulantientherapie mit der sogenannten Standarddosis („große Dosis“) ist hingegen zur Vermeidung der Lungen- und peripheren Embolien wirksam [239a]. (s. auch S. 704)

- **Thrombozytenaggregationshemmende Therapie**

Die Funktion der Thrombozyten in bezug auf die Entstehung und Begünstigung von Thrombosen beim Myokardinfarkt hat in der letzten Zeit größere Aufmerksamkeit gefunden.

Adhäsion und Aggregation der Thrombozyten stellen die Initialphase der Thrombenbildung dar. Sie sind als potentielle auslösende Faktoren für die Entstehung ischämischer Störungen der Organe (z. B. am Herzen Auslösung eines Myokardinfarktes) zu betrachten und deshalb vorbeugend zu bekämpfen.
Sullivan und Mitarbeiter [202a] sowie Harker [74] berichteten, daß bei Patienten, die einen Herzfehler aufwiesen und die man einer Klappenersatzoperation unterzogen hatte, Dipyridamol die Thrombozytenadhäsion effektiv hemmte, wodurch Komplikationen wie Thrombosen verhindert wurden.
Verschiedene Substanzen wurden als Thrombozytenaggregationshemmer verwendet, wie z. B. Dextran [34], Aspirin [212], Dipyridamol [61], Prostaglandin E_1 [51], Glyceril-Guiacolate [194], Clofibrat [54] und Azetylsalizylsäure (Micristin).
Die Verwendung dieser Medikamente ist relativ neu. Die Ergebnisse sind noch nicht überzeugend und Langzeitstudien stehen noch aus [20, 34, 61, 173].

— Arrhythmie-Prophylaxe und antiextensive Maßnahmen

Im Rahmen der Basistherapie ist die intravenöse Gabe der Sodi-Pallares-Lösung (s. auch S. 587) alle zwei Tage zu empfehlen.
Die Empfehlung einer pauschalen antiarrhythmischen Therapie z. B. mit Xylocitin, Chinidin oder Tachmalin beim akuten Myokardinfarkt bleibt noch eine offene Frage, weil hierzu widersprüchliche Ergebnisse vorliegen [14, 17, 87, 154, 207].
Die Xylocitintherapie verwenden wir nur bei Patienten mit einer ventrikulären Extrasystolie oder Tachykardie.

— Unterstützung der Herzleistung durch Glykoside

Über die Indikation der Digitalisierung beim akuten Myokardinfarkt bestehen unterschiedliche Auffassungen [41, 83, 186, 190, 204a]. Einige Autoren vertreten die Meinung, daß die Glykosidgabe kurz nach dem Auftreten des Infarktes bzw. innerhalb der ersten 24 Stunden ein erhebliches Risiko darstellt.
Dieses erhöhte Risiko wird damit begründet, daß der nach dem Infarkt aufgetretene erhöhte Katecholaminspiegel die toxische Digitaliswirkung erhöht und durch den positiv inotropen Effekt den ohnehin erhöhten Sauerstoffbedarf des Myokards weiter steigert, was die Extension des Infarktes begünstigen kann.
Daneben wurde experimentell nachgewiesen, daß die Digitaliskonzentration in normalen, ischämischen und infarzierten Gebieten unterschiedlich ist; dieser Gradient wird für die Auslösung von Arrhythmien verantwortlich gemacht [204a].
Die Angst vor einer erhöhten Arrhythmiebereitschaft scheint jedoch übertrieben zu sein. Schenk und Mitarbeiter [182] zeigten, daß in bezug auf die Rhythmusstörungen keine Unterschiede zwischen mit oder ohne Glykosiden behandelten Infarktpatienten bestehen.
Dennoch ist beim akuten Myokardinfarkt der Trend erkennbar, eine Digitalisierung vorzunehmen, wobei der Zeitpunkt ihres Beginns nicht einheitlich gehandhabt wird.
Unsere eigenen hämodynamischen Untersuchungen in der akuten Phase des Myokardinfarktes zeigen, daß in der Regel bei größeren Infarkten eine myokardiale Insuffizienz vorliegt [19] und deshalb eine Digitalisierung indiziert ist. Der LVEDP steigt u. a., wenn mehr als 25% der Kammermuskulatur ausgefallen sind [3]. Auch Patienten mit chronisch ischämischer Herzkrankheit ohne akutes Ereignis zeigten bei subtileren hämodynamischen Untersuchungen eindeutige Hinweise für eine Herzinsuffizienz, obgleich

klinisch keine Dekompensationszeichen nachweisbar waren. Wir konnten selbst zeigen, daß mit Zunahme des Schweregrades der Koronaratherosklerose die Wandspannung des linken Ventrikels stieg. Die Erhöhung der Wandspannung war durch die Vergrößerung des linken Ventrikels und einer Erhöhung des LVEDP bedingt [161], das auch mit einer Steigerung des Sauerstoffverbrauchs einhergeht.
Die Untersuchungen von Kötter und Mitarbeiter [253] zeigten ebenfalls, daß bei Patienten mit chronisch-ischämischer Herzkrankheit ohne klinisch nachweisbare Herzinsuffizienz die linksventrikuläre Funktion in Ruhe und unter Vorhofstimulation nach Digoxin verbessert wurde. Die Autoren [253] kommen wie wir auch zur Schlußfolgerung, daß die erwartete Steigerung des Sauerstoffverbrauchs durch die Erhöhung der Kontraktilität, wahrscheinlich durch eine Reduktion des linksventrikulären enddiastolischen Volumens, die mit einer Senkung des Sauerstoffverbrauchs verbunden ist, kompensiert wird. Ähnliche positive Ergebnisse wurden auch von Vogel und Mitarbeiter [287] in der Klinik, sowie von Vatner und Mitarbeiter [286] experimentell gefunden.
Die Indikation zur Digitalistherapie beim akuten Myokardinfarkt ist von der Kontraktilität des nichtinfarzierten Myokards abhängig.
Ein weiterer Gesichtspunkt besteht darin, daß es sich hierbei häufig um ältere Patienten handelt, so daß diese Frage nicht nur vom Koronargefäßsystem aus betrachtet werden kann, sondern auch von der Myokardzelle, die einem Alterungsprozeß unterliegt, der zu einer Kontraktilitätsminderung und damit zu einer latenten Insuffizienz führt. Bedenkt man, daß dieser Leistungsknick um das 55. Lebensjahr angegeben wird [64] erscheint eine Glykosidtherapie bei älteren Patienten von Nutzen. Dies setzt eine strenge Überwachung der Therapie voraus. Zur Art des Glykosids ist zu erwähnen, daß jedes genuine Herzglykosid bei der Therapie des Herzinfarktes eingesetzt werden kann.
Entscheidend ist die Beachtung der Abkling- und Resorptionsquote. Steht ein dringender Einsatz im Vordergrund oder ist eine Bradykardie vorhanden, kann z. B. von Strophanthin Gebrauch gemacht werden. Ansonsten werden Digoxin, Lanatosid C oder Digitoxin verwendet. Eine langsame bzw. eine mittelschnelle Sättigung, die etwa 75% der Vollsättigung erreichen sollte, ist empfehlenswert. Von einer schnellen Sättigung ist Abstand zu nehmen. Über die Wirkung der Herzglykoside am menschlichen Koronararteriensystem ist wenig bekannt. Auf Grund experimenteller Befunde ist man jedoch der Ansicht, daß sie einen koronar-konstriktorischen Effekt haben. Deshalb wird die Meinung vertreten, daß eine intravenöse Bolusinjektion von schnellwirkenden Glykosiden bei Patienten mit akutem Myokardinfarkt nicht ratsam ist [208].

— Prophylaxe sekundärer Infektionen, besonders bei älteren Patienten

Die Prophylaxe sekundärer Infektionen ist besonders bedeutungsvoll bei älteren Menschen mit Myokardinfarkt und Lungenerkrankungen in der Anamnese mittels eines Breitbandantibiotikums.

— Rehabilitation

Rehabilitation ist die Summe aller Bemühungen, die darauf gerichtet sind, daß der kranke Mensch sobald wie möglich und auf Dauer als selbständiges und vollwertiges Mitglied der Gesellschaft leben kann [248].
Ziel der Rehabilitation nach dem Infarkt ist es, die Wiederaufnahme der ausgeübten Tätigkeit zu erreichen. Ob und in welchem Maße die Prognose der Infarktpatienten durch die Rehabilitation beeinflußt wird, steht noch offen. In diesem Zusammenhang

hat eine besondere Arbeitsgruppe der WHO ein Programm zur sekundären Prophylaxe (Prophylaxe eines Reinfarktes) vorgeschlagen.
Inzwischen liegen eine Reihe von Arbeiten vor, die sich mit dieser Problematik beschäftigen [15, 16, 55, 70, 83a, 85, 90, 91, 99, 142, 147a, 148, 202, 214].
Die WHO-Arbeitsgruppe teilte auf ihrer Tagung in Freiburg/i. Br. [2] die Rehabilitation in drei Phasen ein:

Phase I — akute Phase (Hospitalzeit)
— Hospitalzeit durchschnittlich 3 Wochen bei komplikationslosem Verlauf.
Phase II — Konvaleszenzphase
Phase dauert durchschnittlich 8 Wochen.
Phase III — Postkonvaleszenzphase
nicht beschränkte Dauer, kann über Jahre dauern oder den Rest des Lebens des Patienten umfassen.

• *Phase I*

Frühmobilisation — ein durch Bewegungstherapie vorbereitetes frühzeitiges Aufstehen der Patienten mit Herzinfarkt zur

- Verhütung der Inaktivitätshypotrophie der Herz- und Skelettmuskulatur sowie der Venostase.
- Einflußnahme auf die Ökonomisierung der vegetativen Funktionen.
- Frühe psychische Rehabilitation durch psychologische Führung (s. auch S. 677).
- Reduzierung des Krankenhausaufenthaltes.
- Einflußnahme auf die Möglichkeiten des weiteren Arbeitseinsatzes (alter bzw. neuer Beruf).

Die Phase I gilt als beendet, wenn der Patient ohne Aufsicht im Flur allein spazieren gehen, Treppen steigen und sich entsprechend den Erfordernissen selbst versorgen kann. Zu diesem Zeitpunkt erfolgt die Entlassung aus dem Krankenhaus.
Dieses Ziel soll durch eine Konzentration Infarktkranker in den entsprechenden Herzinfarkt-Stationen erreicht werden. Das dort tätige Kollektiv soll ständig weiterqualifiziert werden. Daneben soll durch eine zentrale Erarbeitung von Richtlinien für die Durchführung der Frühmobilisation eine Vereinheitlichung im Vorgehen und in der Vergleichbarkeit der Ergebnisse erreicht werden. (Tab. 100, 101)

• *Phase II*

Vorbereitung zur Reintegration in das gesellschaftliche Leben durch ärztlich kontrolliertes und für den Patienten angepaßtes Training mit steigenden Anforderungen, damit eine möglichst wieder optimale psychische und physische Leistungsfähigkeit erreicht wird.
Die Phase II ist beendet, wenn der Patient wieder in den Arbeitsprozeß eingegliedert werden kann.
Die Phase II soll realisiert werden durch:

- Sicherung eines gleitenden Überganges der Phase I in die Phase II durch die Nutzung und Einbeziehung aller technischen, materiellen und personellen Voraussetzungen unter Einbeziehung aller geeigneten Einrichtungen des staatlichen Gesundheitswesens.

Tabelle 100
Schema für krankengymnastische Übungen in der Phase I der Rehabilitation von Patienten mit Herzinfarkt (Programm I) [79]

Art der Übungen	A: 1.—7. Tag min	B: 8.—14. Tag min	C: 15.—21. Tag min	D: 22.—28. Tag min
1. Atemführung	1—2	1—2		
2. Dynamische Übungen der kleineren Muskelgruppen	2—4	3—5		
3. Isometrische Übungen	1—2	3—5		
4. Atemübungen		2—3	5—10	5—10
5. Kopfbewegungen	0—1	0—1	0—1	0—1
6. Schultergürtellockerung	0—1	0—1	0—2	1—2
7. Dynamische Übungen der großen Muskelgruppen		3—4	5—8	8—12
8. Koordinationsübungen		3—4	5—8	5—8
9. Passiver und aktiver Lagewechsel	ab 4. Tag passives Sitzen	ab 8. Tag am Bettrand	15. Tag ein Gang ums Bett	Spazierengehen im Freien
10. Leichte Widerstandsübungen	1—2	1—2	1—2	
11. Entspannungsübungen	1—2	1—2	3—5	3—5
12. Gehen (10—500 m)			2—10	10—25
13. Treppensteigen				2—8
14. Ausführungen der Übungen	liegend	liegend und am Bettrand sitzend	auf dem Hocker sitzend	sitzend, stehend, gehend
Gesamtzeit pro Tag	5—12	15—30	25—45	35—60

Patient ohne Komplikationen = 0

Tabelle 101

Schema für krankengymnastische Übungen in der Phase I der Rehabilitation von Patienten mit Herzinfarkt (Programm II) [79]

Art der Übungen	A: 1.–7. Tag min	B: 8.–15. Tag min	C: 16.–27. Tag min	D: 22.–29. Tag min	E: 30.–45. Tag min
1. Atemführung	1–2	1–2			
2. Dynamische Übungen der kleinen Muskelgruppen	2–4	3–5			
3. Isometrische Übungen	1–2	1–2	1–2		
4. Atemübungen		2–3	4–5	5–8	5–9
5. Kopfbewegungen	0–1	0–1	0–1	0–1	0–1
6. Schultergürtellockerung	0–1	0–1	0–1	1–2	1–2
7. Dynamische Übungen der großen Muskelgruppen		3–4	5–6	6–8	5–8n
8. Koordinationsübungen		3–5	5–6	5–6	5–10
9. Passiver und aktiver Lagewechsel	liegen	8. Tag sitzen passiv, 10. Tag sitzen aktiv	21. Tag ein Gang ums Bett	Gehen im Zimmer, Korridor	Spazierengehen im Freien
10. Leichte Widerstandsübungen		1–2	2–5	2–5	
11. Entspannungsübungen	1–2	1–2	2–3	3–4	4–5
12. Gehen (10–500 m)			1–2	3–10	15–30
13. Treppensteigen					2–5
14. Ausführungen der Übungen	liegend	liegend	liegend und am Bettrand sitzend	auf dem Hocker sitzend	sitzend, stehend, gehend
Gesamtzeit pro Tag	5–10	15–25	25–30	30–40	40–70

Patienten mit Komplikationen = K

— Erarbeitung standardisierter Belastungstests.
— Erarbeitung variabler Programme mit Kontrollkriterien für die Phase II unter stationären und ambulanten Bedingungen.
— Erarbeitung sozialer Maßnahmen für die Phasen II und III.
— Entscheidung über den beruflichen Einsatz und Einleitung geeigneter Maßnahmen zur Wiedereingliederung in den Arbeitsprozeß (Tab. 102).

Tabelle 102
Energieverbrauch für einige Tätigkeiten nach Kühn [99]

	MET *)
Ruhiges Sitzen	1,0
Schreibtischarbeit	1,5
Autofahren	1,5
Bewegen schwerer Lasten	3,0
Stehende Arbeit (Tankstelle)	2,7
Fließbandarbeit mit Heben von etwa 20 kg Lasten	3,5
Maurerarbeit	4,0
Gehen (5 km/h)	3,0
Servieren	4,2
Heben von Lasten (30—40 kg)	7,5
Schieben von Lasten (Möbel 35 kg)	8,0
Autowaschen	2,7
Reiten, Segeln	3,5
Radfahren (9 km/h)	4,0
Tanzen, Basketball (ohne Wettbewerb)	5,0
Schwimmen	8,0
Fußball	12,0

*) MET (metabolisches Äquivalent) = Energiebedarf bei ruhigem Sitzen, dem etwa 1,2 cal/min bzw. eine Sauerstoffaufnahme von 3,5—4 ml/kg Körpergewicht/min entsprechen.

- *Phase III*

Das Ziel der Phase III besteht in der Erhaltung bzw. weiteren Erhöhung der in der Phase II gewonnenen Leistungsfähigkeit in psychischer und physischer Hinsicht durch ein regelmäßiges Training.
Das Herzinfarktbekämpfungsprogramm [79] sieht vor, die Realisierung dieser Phase durch folgendes zu sichern:

- Qualifizierte ambulante Betreuung durch die Fachärzte für Innere Medizin oder Allgemeinmedizin unter Beratung mit den Kreiskardiologen.
- Schaffung regelmäßiger Trainingsmöglichkeiten einschließlich Arbeitstherapie durch Mithilfe aller staatlichen und gesellschaftlichen Institutionen.
- Ausbildung und Qualifizierung geeigneter haupt- und nebenamtlicher Übungsleiter zur Durchführung des Trainings.
- Koordinierte interdisziplinäre Zusammenarbeit aller an der Realisierung Beteiligten.

- *Kurverschickung*

Im Prinzip sind alle Herzinfarktpatienten nach dem Abschluß der Phase I und einer entsprechenden Übungs- und Trainingstherapie für eine Kurverschickung geeignet.

Folgende Zustände sind als Kontraindikationen zu betrachten:

1. Manifeste Herz-Kreislaufinsuffizienz.
2. Akute Infektionskrankheiten.
3. Stoffwechselentgleisungen wie z. B. bei Diabetes mellitus.
4. Ernsthafte Rhythmusstörungen (gehäufte salvenartige Extrasystolien supra- und ventrikuläre Tachykardien, AV-Überleitungsstörungen mit Bradykardien, tachykarde absolute Arrhythmien, Herzwandaneurysmen, Aortenstenosen, schwere Hypertonie).

Patienten, die zur Kurverschickung nicht geeignet sind, können, wenn eine Indikation zur Rekonditionierungsbehandlung vorliegt, in die dem örtlichen Gesundheitswesen angeschlossenen Rehabilitationsstätten oder zur kardiologischen Kurorttherapie in den klinischen Kurraum eingewiesen werden [79].

Der Zeitraum der Kurverschickung sollte bei Frührehabilitationskuren in der Regel nicht mehr als 4 Wochen nach Abschluß der Phase I hinausgeschoben werden. Die für die Indikation „Herzinfarkt-Frührehabilitation" notwendige Kurdauer beträgt 5 bis 6 Wochen [79].

Bei der Rehabilitation Infarktkranker und sekundärer Prävention ist ein komplexes Vorgehen notwendig, und zwar durch:

— Nutzung der durch das Gesetzbuch der Arbeit gegebenen Schonarbeit für die entsprechenden Patienten.
— Erarbeitung schriftlicher Anleitungen zur Gesundheitserziehung, zur Durchführung und Effektivitätskontrolle der Trainingstherapie.
— Nutzung spezialisierter Einrichtungen zur intensiven Rekonditionierung unter ärztlicher Aufsicht.

In den ersten Tagen kommt der psychischen Führung der Patienten eine besondere Bedeutung zu.

Die Rehabilitation soll unterbrochen werden, wenn folgende Faktoren vorhanden sind [90]:

1. Plötzliche Verminderung der körperlichen Leistung mit/oder ohne klinische Befunde.
2. Herzinsuffizienzerscheinungen.
3. Unbeeinflußbare Angina pectoris.
4. Therapieresistente multifokale ventrikuläre Extrasystolien.
5. Infarktrezidiv.

In manchen Zentren leben die Patienten für die Dauer von 4 Monaten [90] in Heimen in der Nähe des Krankenhauses und das Rehabilitationsprogramm wird mindestens 3 Monate nach dem akuten Infarkt in Form sogenannter Erhaltungsphasenrehabilitationsprogramme durchgeführt.

Die Tabelle 103 zeigt ein solches Programm.

— *Einiges zur Belastbarkeit der Patienten nach Myokardinfarkt*

Wie bereits erwähnt, soll die Frühmobilisierung und weitere Belastung der Patienten individuell nach dem Verlauf der Krankheit bestimmt werden.

Das wichtigste Element ist das individuell dosierte 15minütige Training am Übungsergometer, wobei als zentrale Steuer- und Kontrollgröße die Pulsfrequenz herangezogen wird [251].

Tabelle 103

Rehabilitationsprogramm nach KELLERMANN [90]

Allgemeine Maßnahmen

- Gewichtskontrolle
- Verbot des Zigarettenrauchens

Physische Maßnahmen: Körperliches Trainingsprogramm

- Trainingshäufigkeit: 2–3 mal/Woche
- Dauer jedes Trainings: 60/min
- Methode: Intervalltraining
- Intensität: 70% der maximalen Leistung, gemessen an der Herzfrequenz
- Kalorienausgabe: 2–9 cal/min

Klinische Maßnahmen:

- Medikamente, wenn indiziert:
  Antiarrhythmika
  β-Rezeptorenblocker
  Nitrate
  Antihyperlipämika
- Systematische Kontrolluntersuchungen der klinischen und funktionellen Befunde (3–4mal/Jahr)

Psychologische Maßnahmen

- Gruppentherapie, wenn indiziert
- Familienberatung
- Berufsberatung, wenn notwendig

In der ersten Woche der Anschlußheilbehandlung soll die Pulsfrequenz ein bestimmtes Limit nicht überschreiten, die nach WHO-Empfehlungen bis zum 50. Lebensjahr bei 120/min und im höheren Alter bei 110/min liegen.

Werden die Patienten mit Herzglykosiden oder β-Rezeptorenblocker behandelt, liegen diese Werte um 10 Schläge/min niedriger. In den späteren Phasen der Rehabilitation bzw. der Wiederholungsheilverfahren wird ein individuell dosiertes 70%-Training empfohlen (70%-Wert = Trainingsfrequenz, ist die Differenz zwischen dem Ruhepuls und dem maximalen Ergometerpuls plus Ruhepuls.) Diese Trainingsfrequenz reduziert sich ebenfalls um 10 Schläge/min, wenn Herzglykoside oder β-Rezeptorenblocker gegeben werden. Der Zeitpunkt einer Belastungstoleranzprüfung mittels Fahrradergometrie oder Laufband wird im allgemeinen in der 3. Woche nach Myokardinfarkt angegeben [236, 244, 258, 276, 282].

Belastungstests wurden aber auch bereits eine Woche nach Aufnahme ins Krankenhaus bei unkompliziertem Myokardinfarkt durchgeführt und empfohlen [250].

Bei unkomplizierten Infarkten ist folgendes Rehabilitationsschema von HALHUBER [72] unter Berücksichtigung der individuellen Leistungsbreite empfohlen worden (Tabelle 104).

In der Tabelle 105 sind äquivalente körperliche Tätigkeiten zu ergometrisch erstellten Wattleistungen zusammengestellt.

Entscheidend für die Effektivität des Trainings ist, daß es systematisch durchgeführt wird und adäquat ist. Eine einmalige sporadische Belastung ist nicht nutzbringend, sondern kann im Gegenteil noch größere gesundheitliche Schäden hervorrufen.

Tabelle 104

Rehabilitationsschema nach HALHUBER [72]

Ausheilungsstadium nach Herzinfarkt	Wattleistung	Art der Bewegungstherapie
IV (2. bis 8. Woche Frühmobilisation)	0 nicht oder nur gering belastbar	Atemübungen, dynamische Belastung einzelner Muskelgruppen, Koordinationsschulung (Bedside-Gymnastik)
III (4. bis 12. Woche Anschlußheilverfahren)	25 und 50 Watt über 6 je Minuten gut vertragen	Ergometertraining, aufbauendes Ausdauertraining (Wandern usw.)
II. (Wochen bis Jahre Koronartraining)	75 und 100 Watt über je 6 Minuten gut vertragen	aufbauendes Ausdauertraining (Wandern, Schwimmen, Rudern, Radfahren, Skiwandern)
I (Jahre)	125 bis 150 Watt über je 6 Minuten gut vertragen	Voll belastbar, Ausdauertraining

Tabelle 105

Äquivalente körperliche Tätigkeiten zu ergometrisch erstellten Wattleistungen (nach HALHUBER [72])

Watt/min	Art der Tätigkeit
25	Gehen 4,2 km/h (ebener Weg, glatter Boden, leichte Schuhe, normalgewichtig)
40	Gehen 5,4 km/h (Bedingungen wie oben)
50	Gehen 2,5 km/h 10% Steigung, sonst wie oben
	Gehen 4 km/h (ebener Stoppelacker, schwere Schuhe, Normalgewicht)
	Brustschwimmen 18 bis 20 m/min (ruhiges Wasser)
	Treppensteigen 1 Stufe/s [94]
80	Gehen 6,5 km/h 10 % Steigung (Bedingungen wie oben)
100	Brustschwimmen 30 m/min (ruhiges Wasser)
	Treppensteigen 1 Stufe/0,5 s [94]

Kriterien für ein effektives Kreislauftraining nach HOLLMANN [83b] sind:

1. Dynamische Belastung des Organismus.
2. Mindestdauer von 5 bis 6 Minuten.
3. Mehr als 50% der maximalen Leistungsfähigkeit.
4. Mehr als ein Sechstel (etwa 17%) der Skelettmuskulatur muß eingesetzt werden. (Als Beispiel ist zu erwähnen, daß ein Bein etwa 20% der gesamten Skelettmuskulatur, 1 Arm etwa 5% und der Rumpf etwa 43% ausmachen.)

Von isometrischer Belastung soll Abstand genommen werden, da sie wegen der durch Preßatmung bedingten intrathorakaler Druck- und Volumenschwankungen ungünstig ist.

Die ergometrische Leistungsprüfung nach dem Myokardinfarkt wird zur Beurteilung der elektrischen Stabilität, der Arbeitsfähigkeit sowie zur Einschätzung der Prognose als Ausgangspunkt herangezogen.
Werden diese Belastungstests mit hämodynamischen Untersuchungen kombiniert (Messung des LVEDP oder des PAEDP, Bestimmung des HMV, des SWI, der EF u. a. Parameter in Ruhe und unter Belastung) und in geeigneten Abständen kontrolliert, können daraus Informationen über die Therapieeffektivität und verschiedene hämodynamische Reaktionsmuster gewonnen werden.
Über den positiven Effekt des Trainings für die Ökonomisierung der Herzarbeit liegen zahlreiche Berichte vor (s. bei [252]).

— *Arbeitsfähigkeit nach dem Myokardinfarkt*

Die Einstellung zur Arbeitsfähigkeit der Patienten nach dem Myokardinfarkt hat in den letzten Jahren eine wesentliche Wandlung erfahren.
Kellermann [90] konnte in seiner Studie feststellen, daß 91% der Patienten zur Arbeit zurückkehren, ohne daß sie einem medizinischen Rehabilitationsprogramm unterzogen wurden. 92% dieser Gruppe begannen innerhalb 6 Monate mit der Arbeit, 80% arbeiteten im alten Beruf und 10% nahmen eine leichtere Tätigkeit auf.
In dieser Studie spielt das Alter in bezug auf die Wiederaufnahme der Arbeit keine Rolle.
Die Tabelle 106 zeigt die Zahl der Patienten, die nach einem Myokardinfarkt zur Arbeit zurückkehrten.

Tabelle 106
Prozentualer Anteil der Wiederaufnahme der Arbeit nach Myokardinfarkt

Autoren	Land	(%)
Kellermann [90]	Israel	91%
Malmkrona und Mitarbeiter [122]	Schweden	83—88%
Higgins und Mitarbeiter [80]	USA	80%
Master und Mitarbeiter [136]	USA	70%
Sharland [191]	Großbritannien	86%
Vuopala [209]	Finnland	79%
Vuopala [209]	Nord-Finnland	35%

In einer randomisierten Studie in Cottbus-DDR mit 189 Patienten wurde festgestellt, daß in einem Zeitraum von 4 bis 6 Monaten 54% der rehabilisierten Patienten voll arbeitsfähig waren, demgegenüber nur 16% der Nicht-Rehabilitierten.
Nach einem Jahr waren 80% der Rehabilitierten in den Arbeitsprozeß eingegliedert, in der Kontrollgruppe hingegen nur 55%.
Wie auch aus den Angaben der Tabelle 106 ersichtlich ist, wird die Frage der Arbeitsfähigkeit nicht einheitlich behandelt.
Hierbei sind verschiedene soziale Bedingungen sowie auch die Einstellung der behandelnden Ärzte zu diesem Problem entscheidend. Das Hauptziel der Behandlung der Patienten

mit akutem Myokardinfarkt muß darin bestehen, eine volle Wiedereingliederung einschließlich der Arbeitsfähigkeit zu erreichen. Die individuelle Problematik der Patienten soll jedoch nicht außer acht gelassen werden.

7.20.2.3. *Neuere Aspekte der Therapie des akuten Myokardinfarktes*

Basierend auf der Grundkonzeption, daß die Ischämie und Nekrose des Myokards als Ergebnis des Mißverhältnisses zwischen Sauerstoffverbrauch und -angebot zu betrachten ist, hat man gerade in unserem Jahrhundert der Erforschung und der Kontrolle des myokardialen Sauerstoffverbrauches große Aufmerksamkeit geschenkt [24, 53, 134, 179].
In der letzten Zeit wurden von der Gruppe um Braunwald [24, 134] die Fragen der Reduktion in der Infarktgröße mittels verschiedener Substanzen, die zu einer Verminderung des Sauerstoffverbrauches des Myokards führen, intensiv bearbeitet. Gleichfalls wurde nachgewiesen, daß einerseits positiv inotrope Substanzen und andererseits Tachykardie, die beide zu einer Erhöhung des Sauerstoffverbrauches führen, zu einer Vergrößerung und Intensivierung der ischämischen Läsion führen [133].
Inzwischen sind eine Reihe von Substanzen und Verfahren untersucht worden, die zu einer Erhöhung bzw. zu einer Reduktion des Sauerstoffverbrauches führen und damit eine Extension des Infarktes bewirken oder verhindern.
Diese Substanzen und Verfahren wurden von Braunwald und Mitarbeitern [24] zusammengestellt (Tab. 107). Nachfolgend werden einige Substanzen näher besprochen, die bereits klinisch angewendet worden sind.

Tabelle 107

Eingriffe, die die Myokardläsion als Folge des Koronarverschlusses verändern (nach Braunwald u. Mitarbeiter [24])

1.	Eingriffe, die eine myokardiale Läsion herabsetzen
1.1.	*Durch Verminderung des myokardialen Sauerstoffverbrauches*
1.1.1.	Propranolol [131, 133, 134, 164, 201, 211]
1.1.2.	Practolol*) [117, 163]
1.1.3.	Herzglykoside bei Herzinsuffizienz [127, 211a]
1.1.4.	Gegenpulsation
	— intraaortale Ballonpumpe*) [110, 114, 129]
	— externe Gegenpulsation [84]
1.1.5.	Nitroglyzerin*) [13, 66, 81, 174, 197]
1.1.6.	Durch Herabsetzung der Nachlast bei Hypertonie-Patienten
	— Arfonad*) [192]
1.1.7.	Durch Hemmung der Lipolyse
	— β-Pyridylcarbinol [96]
1.2.	*Durch erhöhte myokardiale Sauerstoffzufuhr*
1.2.1.	Direkt
1.2.1.1.	Koronararterien-Reperfusion [18, 65, 106, 130, 140]
1.2.1.2.	Erhöhung des arteriellen pO_2 [132]
1.2.1.3.	Thrombolytische Substanzen*) [166]
1.2.2.	Durch Kollateralgefäße
1.2.2.1.	Erhöhung des koronaren Perfusionsdruckes durch Methoxamin, Neosynephrin, Noradrenalin [131, 133, 134, 172, 197]
1.2.2.2.	intraaortale Ballon-Gegenpulsation [110, 114, 129]

Tabelle 107 (Fortsetzung)

1.2.2.3.	externe Gegenpulsation [84]
1.2.3.	Durch Erhöhung der Plasmaosmolalität
1.2.3.1.	Mannitol [109, 218]
1.2.3.2.	Hypertone Glukoselösung [126]
1.3.	*Durch Erhöhung des anaeroben Sauerstoffwechsels* (*angenommen*)
1.3.1.	Glukose-Insulin-Kalium-Lösung [126]
1.3.2.	Hypertone Glukoselösung [126]
1.4.	*Durch Beschleunigung des Transportes energieliefernder Substrate an die ischämische Zone* (angenommen)
1.4.1.	Hyaluronidase*) [125, 128]
1.5.	*Durch Schutz gegen autolytische und heterolytische Prozesse (angenommen)*
1.5.1.	Hydrokortison [116]
1.5.2.	Cobra-venom-Faktor [124]
2.	*Eingriffe, die die myokardiale Läsion vergrößern*
2.1.	Durch Erhöhung des Sauerstoffbedarfes
2.1.1.	Isoproterenol [25, 131, 133, 134, 138, 211]
2.1.2.	Glucagon [111, 131]
2.1.3.	Strophantin [131]
2.1.4.	Bretylium-tosylate [131]
2.1.5.	Tachykardie [131, 172, 192, 193]
2.2.	*Durch Herabsetzung der myokardialen Sauerstoffzufuhr*
2.2.1.	Direkt
	– Hypoxämie [170]
	– Anämie [222]
2.2.2.	Durch Kollateralgefäße – Reduktion des koronaren Perfusionsdruckes (Blutung) [131, 133, 134, 172]
2.2.3.	Durch Herabsetzung der vorhandenen Substrate (Hypoglykämie) [118]

*) bereits klinisch angewendet

— *Vasodilatorische Therapie bei akutem Myokardinfarkt*

Die Vasodilatatoren wurden in der letzten Zeit auch zur Behandlung des akuten Myokardinfarktes verwendet [260].
Im Prinzip kann man diese Pharmaka nach ihrem Hauptwirkungsmechanismus in drei Gruppen einteilen:

1. Pharmaka mit überwiegend venösem Angriffspunkt (z. B. Nitrate)
2. Pharmaka vor allem mit Angriffspunkt an den Arteriolen (z. B. Hydralazin)
3. Pharmaka mit Wirkung auf beide Gefäßsysteme (z. B. Natrium-Nitroprussid)

Zu 1: Pharmaka mit überwiegend venösem Angriffspunkt

- Nitroglyzerin

Trotz vieler experimenteller und klinischer Angaben über die Wirkungsmechanismen des Nitroglyzerins sind jedoch bis heute nicht alle Aspekte geklärt.
Sein Wirkungsmechanismus besteht hauptsächlich in einer Vorlastreduktion, was sich in der Senkung des linksventrikulären enddiastolischen Druckes und Volumens sowie des enddiastolischen Druckes in der A. pulmonalis ausdrückt.

Seine Wirkungsdauer liegt ungefähr bei 20 Minuten. Verschiedene Untersucher, u. a. wir selbst, verwendeten das Nitroglyzerin bei akutem Myokardinfarkt [32, 33, 66, 267]. Somit können folgende Haupteffekte erreicht werden:

1. Verbesserung der Förderleistung.
2. Verminderung des venösen Drucks und der Lungenstauung.
3. Antiarrhythmische Wirkung

Diese Meinungen stehen im Gegensatz zu der noch immer geltenden Vorstellung, daß Nitroglyzerin beim akuten Myokardinfarkt kontraindiziert ist. Das wurde vor allem damit begründet, daß der hypotensive Effekt des Nitroglyzerins den Perfusionsdruck der Koronararterien vermindert und dadurch die Ischämie steigert. Goldstein und Mitarbeiter [68] konnten unter einer Bypass-Operation nach Nitroglyzeringabe eine Senkung des kollateralen Widerstandes um 26% messen. Obwohl der Aortendruck um 19% sank, veränderte sich der retrograde Flow nicht. Kent und Mitarbeiter [93] fanden tierexperimentell bei Unterbindung des R. interventricularis. ant. eine Kammerflimmerschwelle von 30 ± 6 m A. Bei der gleichen Versuchsanordnung konnte unter intravenöser Nitroglyzeringabe die Kammerflimmerschwelle auf 55 ± 3 m A angehoben werden. Sie stieg weiter an, wenn durch Phenylephrin die Senkung des arteriellen Drucks verhindert wurde. In einem ähnlichen Versuch von Borer und Mitarbeitern [21] starben nach Unterbindung des R. interventricularis. ant. und des Septumastes 12 von 13 Tieren; bei einer mit Nitroglyzerin vorbehandelten Gruppe starben dagegen nur 7 von 14. Bussmann und Mitarbeiter [32] fanden nach Nitroglyzerinpräparaten (Isosorbitdinitrat) einen Abfall des LVEDP von 18 ± 7 auf 12 ± 8 mm Hg und eine geringe Vergrößerung des Herzminutenvolumens. Dieselbe Arbeitsgruppe [33] fand nach sublingualer Gabe von 0,8 bis 1,6 mg Nitroglyzerin ein Anstieg des HMV von 3,9 ± 0,8 auf 4,7 ± 1,7 l/min. Unsere Untersuchungen [267] an Patienten mit akutem Myokardinfarkt, die 0,33 mg Nitrangin-Kapseln erhielten, brachten folgende Ergebnisse:

Der linksventrikuläre enddiastolische Druck wurde statistisch bedeutsam gesenkt (von durchschnittlich 27 ± 3 mm Hg auf 14 ± 4 mm Hg) ($p < 0{,}05$), die Herzfrequenz, der SVI, der linksventrikuläre systolische Druck, der LVEDVI und der LVESVI sowie die Auswurffraktion zeigten keine signifikante Differenz vor und nach Nitrangin. Dies ist in Übereinstimmung mit Massie und Mitarbeiter [260]. Sie fanden, daß bei Patienten mit erhöhtem Füllungsdruck des linken Ventrikels die Herzfrequenz, der arterielle Blutdruck und das HMV in der Regel unverändert bleiben; während bei Patienten mit normalem oder leicht erhöhtem Füllungsdruck möglicherweise ein Abfall des Schlagvolumens mit einer Tachykardie und Hypotonie auftreten kann.
Seltener kann eine ausgeprägte Bradykardie und Hypotonie nach Applikation von Nitroglyzerin auftreten, deren Ursache nicht geklärt ist [235]. Dieses Phänomen tritt auch bei Patienten mit chronischer IHK in höherer Dosierung (0,8—1,6 mg) auf (eigene Beobachtung).
Wegen der passageren Wirkung des sublingual applizierten Nitroglyzerins wurde von manchen Untersuchern [55a] der Versuch unternommen, dieses Medikament intravenös zu verabreichen.
Bei der Behandlung von 12 Patienten mit akutem Myokardinfarkt durch intravenöse Infusion von Nitroglyzerin konnte der Füllungsdruck des linken Ventrikels von durchschnittlich 22 ± 2 mm Hg auf 12 ± 1 mm Hg reduziert werden ($p < 0{,}001$). Das

war gleichzeitig mit einer Herabsetzung des arteriellen Blutdrucks von durchschnittlich 7 mm Hg verbunden ($p < 0,05$). Der Schlagarbeitsindex erfuhr keine signifikante Veränderungen, was für eine Verbesserung der linksventrikulären Funktion und/oder eine Veränderung der linksventrikulären Compliance spricht. Bei sechs Patienten, bei denen ein präkordiales Mapping durchgeführt wurde, konnte eine Senkung von $\sum$ ST festgestellt werden ($p < 0,001$). FLAHERTY und Mitarbeiter [55a] schlußfolgern, daß diese Ergebnisse für eine verbesserte Funktion des linken Ventrikels und eine Veränderung des Ausmaßes der myokardialen Ischämie sprechen. Eine längere Infusion von Nitroglyzerin kann möglicherweise eine Extension des Infarktes verhindern.
Nach bisherigen Kenntnissen ist zu vermuten, daß die vasodilatatorische Therapie und hier besonders Nitroglyzerin nur differenziert beim akuten Myokardinfarkt unter hämodynamischem Monitoring angewendet werden kann und daß hier noch keine exakte Indikationsstellung erarbeitet worden ist.
Daneben kann Nitroglyzerin auch in Salbenform perkutan verwendet werden, was in letzter Zeit größere Aufmerksamkeit gefunden hat. [225, 285]

- Isosorbiddinitrat

Das Isosorbiddinitrat (ISDN) hat dem Nitroglyzerin ähnliche Wirkungen, jedoch hält seine Wirkung länger an (90 Minuten und mehr). Deshalb ist es für die kontinuierliche Therapie der Pumpinsuffizienz günstiger [257]. ISDN wird in der Regel in einer Dosierung von 2,5 oder 5 mg alle 2 bis 3 Stunden sublingual verabreicht. Die Dosis kann auch bis auf 20 mg alle 1 bis 2 Stunden erhöht werden, bis Kopfschmerzen, Tachykardie und Hypotonie die höhere Dosierung begrenzen [260].
Isosorbiddinitrat oral (58b, 230, 289) ist noch länger wirksam 4 bis 6 Stunden [278] jedoch die Reaktion darauf ist noch unterschiedlicher besonders bei Patienten mit einer gestörten peripheren Perfusion.

Die hämodynamischen Veränderungen als Folge der Nitrokörperwirkung führen zur Reduktion des Sauerstoffverbrauchs und daraus resultiert die berechtigte Vorstellung, daß diese Pharmaka zur Vermeidung einer Infarktextension beitragen können [13, 66, 81, 174, 197]. Die bisherigen Ergebnisse sind jedoch nicht einheitlich [21a, 227, 228].

Zu 2: Pharmaka mit überwiegendem Angriffspunkt an den Arteriolen (*z. B. Hydralazin*)

Über die Anwendung des Hydralazins bei akutem Myokardinfarkt liegen keine Berichte vor; bei Patienten mit erhöhtem Füllungsdruck im Rahmen einer chonischen Herzinsuffizienz führte dieses Medikament über eine Reduktion des peripheren Gefäßwiderstandes zu einer Erhöhung des Herzminutenvolumens um ca. 50% [232, 241, 261].

Zu 3: Pharmaka mit Angriff auf beide Gefäßsysteme (*z. B. Natrium-Nitroprussid*)

Natrium-Nitroprussid wurde bereits bei Patienten mit akutem Myokardinfarkt wiederholt eingesetzt [36, 58a, 156, 206, 228].
CHATTERJEE und Mitarbeiter [36] haben bei 27 von 38 Patienten mit Myokardinfarkt Natrium-Nitroprussid verwendet. Sie infundierten bei diesen Patienten mit einer Geschwindigkeit von 16—200 μg/min. Bei 11 Patienten kam Phentolamin in einer Dosierung von 0,1 bis 2 mg/min zum Einsatz. Während der Infusion wurden der arterielle Blutdruck, Druck im rechten Vorhof, der Pulmonalarteriendruck, der PC-Druck und das Herzminutenvolumen überwacht. Die Infusionsgeschwindigkeit wurde solange erhöht, bis der mittlere arterielle Druck nicht mehr als 20 mm Hg unter dem Ausgangs-

druck lag oder eine signifikante Reduktion des Pulmonalkapillardrucks erreicht wurde. Dann wurde die Infusionsgeschwindigkeit konstant gehalten. Es wurde darauf geachtet, daß, wenn der Gefäßwiderstand im großen Kreislauf nach dem initialen Abfall durch die Stimulation des Renin-Angiotensin-Systems anstieg, die Infusionsrate erhöht wurde. Eine Verbesserung der Auswurfleistung fanden UEBIS und Mitarbeiter [206] durch Gabe von Natrium-Nitroprussid. Dabei stieg das Herzminutenvolumen von $4{,}3 \pm 0{,}6$ auf $5{,}2 \pm 1{,}1$ l/min. Diese Ergebnisse befinden sich auch in Übereinstimmung mit CHATTERJEE und Mitarbeitern [35]. Wie bereits erwähnt, kommt es durch Nitroprussid zur Herabsetzung des Gefäßwiderstandes im großen und kleinen Kreislauf mit Senkung des Pulmonalarteriendruckes, des Druckes im rechten Vorhof und des linksventrikulären Füllungsdrukkes. Der mittlere arterielle Druck war ebenfalls leicht oder mäßig reduziert. Der Herzindex war bei der Gruppe II mit einen linksventrikulären enddiastolischen Druck > 15 mm Hg und mit einem Schlagarbeitsindex > 20 g · m/m² und der Gruppe III mit einem LVEDP > 15 mm Hg und mit einem SWI < 20 g · m/m² erhöht; Gruppe I hatte einen enddiastolischen Füllungsdruck < 15 mm Hg und die Mehrzahl der Patienten in dieser Gruppe zeigte keine klinische Symptomatik der linksventrikulären Insuffizienz. In der Gruppe III war die Mehrheit der Patienten hypoton und 8 von diesen hatten das klinische Bild des kardiogenen Schocks. Sogar in dieser Gruppe war durch die vasodilatatorische Therapie eine Steigerung von 20—30% des Herzindex und Schlagvolumens sowie eine Senkung von etwa 35% des linksventrikulären Füllungsdruckes möglich. In der Gruppe I war durch die vasodilatatorische Therapie eine Senkung des Füllungsdruckes des linken Ventrikels und gleichfalls eine Senkung des Schlagvolumenindex nachweisbar.

CHATTERJEE und Mitarbeiter [233] konnten anhand der Untersuchungen an 40 Patienten mit akuter Herzinsuffizienz, bei denen der Füllungsdruck des linken Ventrikels mehr als 15 mm Hg und der Schlagarbeitsindex weniger als 20 g · m/m² betrug, zeigen, daß simultan mit der Herabsetzung des linksventrikulären Füllungsdruckes der Herzindex bei fast jedem Patienten zunahm. Sie schlußfolgerten daraus, daß Natrium-Nitroprussid bei solchen Fällen das Mittel der Wahl ist [260]. Zu gleichen positiven Ergebnissen kommen auch KUPPER und Mitarbeiter [254].

Kombiniert man Natrium-Nitroprussid mit Dopamin, so kann die Förderleistung weiter gesteigert werden [264]. Es ist jedoch zu bemerken, daß durch die Anwendung von Sympathikomimetika der Sauerstoffverbrauch des Herzens gesteigert werden und daraus eine Zunahme der Infarktgröße resultieren kann [123, 127, 133]. Möglicherweise wird auch die Gabe von Dobutamin, einem spezifischen β_1-Stimulator, der in niedriger Dosierung die Herzfrequenz und den Blutdruck nicht beeinflußt, der Therapieeffekt günstiger als beim Dopamin [242, 283].

- Phentolamin

Der α-Rezeptorenblocker Phentolamin bewirkt eine arterielle und venöse Vasodilatation. Die hämodynamische Wirkung des Phentolamins bei Patienten mit akutem Myokardinfarkt ist ähnlich der des Natrium-Nitroprussids [92, 210]. Es kommt zu einer signifikanten Reduktion des LVEDP, des peripheren arteriellen Gefäßwiderstandes mit einer geringen Senkung des arteriellen Druckes. Bei Patienten mit erhöhtem Füllungsdruck des linken Ventrikels führt es zu einer signifikanten Steigerung des HMV.

Phentolamin wird gewöhnlich in einer Dosierung von 0,1 mg/min als Infusion gegeben. Die häufigste Nebenwirkung ist eine Tachykardie, in deren Gefolge ein Wiederauf-

treten der myokardialen Ischämie ist. Dies ist einer der Gründe, weshalb sich Phentolamin der Therapie des akuten Myokardinfarktes nicht durchgesetzt hat.
Der Effekt der vasodilatatorischen Therapie für den regionalen Myokardstoffwechsel und die mechanische Funktion bei Patienten mit akutem Myokardinfarkt ist nicht bekannt. Experimentelle Modelle [35] lassen jedoch die Vermutung zu, daß eine Verbesserung der regionalen metabolischen und mechanischen Funktion nach Behandlung mit Vasodilatantien möglich ist.
Es scheint, daß die Senkung des arteriellen Blutdrucks als Folge der vasodilatatorischen Therapie die vorhandene myokardiale Ischämie nicht verstärkt [35]. Weiterhin kommen CHATTERJEE und Mitarbeiter [35] zu der Ansicht, daß bei schwerer Hypotonie zur Erhöhung des arteriellen diastolischen Drucks zuerst Assist-Systeme verwendet werden sollten, bevor vasodilatatorische Medikamente zur Verbesserung der Hämodynamik eingesetzt werden können.

Zusammenfassend sollten folgende Aspekte beim gegenwärtigen Stand der Kenntnisse Berücksichtigung finden:

1. Bei ausgeprägter Hypotomie ist die Gabe von Nitropräparaten zu vermeiden.
2. Die Anwendung ist dann gerechtfertigt, wenn ein erhöhter diastolischer Füllungsdruck des linken Ventrikels mit und ohne arterieller Hypertonie vorhanden ist.
3. Liegt ein erhöhter LVEDP bei normalem arteriellen Druck vor, ist Nitroglyzerin bzw. Isosorbiddinitrat zu bevorzugen; wenn eine Erhöhung des LVEDP jedoch mit einer arteriellen Hypertonie einhergeht, ist für Natrium-Nitroprussid zu entscheiden.
4. In jedem Fall sollte mit einer geringen Dosis begonnen werden, um die individuelle Reaktion des Patienten zu prüfen.
5. Stellt man jedoch fest, daß bei Verwendung von vasodilatatorischen Substanzen der arterielle Blutdruck schneller als der Füllungsdruck des linken Ventrikels sinkt und das Herzminutenvolumen nicht steigt, muß man diese Therapie abbrechen.
6. Das bedeutet, daß die Gabe solcher Präparate dann in Erwägung zu ziehen ist, wenn die Möglichkeit zur Messung der hämodynamischen Parameter besteht.
7. Die Klärung des endgültigen Stellenwertes der Anwendung dieser Gruppe von Pharmaka bleibt weiteren Forschungen anhand eines größeren Krankengutes mit exakten hämodynamischen Messungen vorbehalten (Tabelle 106, Abbildung 148, S. 588).

— *Therapie mit β-Rezeptorenblockern bei akutem Myokardinfarkt*

Zur Verhinderung der Extension des Infarktes durch die Herabsetzung des Sauerstoffverbrauches (wie auch in der Tabelle 110 zusammengestellt), wurden experimentell sowie klinisch Propranolol [131, 133, 134, 147b, 164, 201, 211, 243, 268], Practolol [5a, 52, 117, 163] und Pindolol [245] eingesetzt.
Die endgültige Indikation ist auch hier noch nicht geklärt. Inwieweit positive Effekte der β-Rezeptorenblocker sowohl als antiarrhythmische Substanz als auch ökonomisch für den Sauerstoffhaushalt des Myokards einerseits und negativ inotroper Effekt andererseits gegenüberstehen, ist noch unbekannt.
Eine Herzinsuffizienz ist im allgemeinen eine Kontraindikation für die Anwendung der β-Rezeptorenblocker gerade bei auch akutem Myokardinfarkt [263], obwohl auch über die erfolgreiche Behandlung von Infarktpatienten mit manifester Lungenstauung einschließlich einem Lungenödem mit Practolol berichtet wurde [5a].

Bei der intravenösen Gabe von Practolol kam es zu einem negativ chronotropen Effekt, der mit einer mäßigen Herabsetzung des Herzminutenvolumens bei konstantem Schlagvolumen einherging. Die linksventrikuläre Arbeit, die Austreibungszeit, der tension-time-Index, dp/dt der Aorta, der mittlerer Pulmonalarteriendruck und der Gefäßwiderstand des großen und kleinen Kreislaufes waren unverändert. Die Autoren kommen zu der Schlußfolgerung, daß Practolol im Vergleich zu Propranolol größere Vorteile brachte und hoben besonders den antiarrhythmischen Effekt hervor.
Eine einjährige Behandlung nach dem Myokardinfarkt mit β-Rezeptorenblockern (Alprenolol) zeigte folgende Ergebnisse:
Eine Myokardschädigung beurteilt nach röntgenologischer Volumenbestimmung konnte nicht festgestellt werden. Weiterhin wurde ein signifikanter systolischer Druckabfall zwischen 3 Monaten und 1 Jahr nach dem Infarkt festgestellt. Auch bei Belastung war der Blutdruck signifikant niedriger. Meist hatten diese Patienten die Belastung unter Alprenolol-Therapie besser toleriert; ein signifikanter Unterschied in bezug auf die Angina pectoris oder ischämisch bedingte Veränderungen im EKG konnten bei Patienten mit oder ohne Alprenolol nicht beobachtet werden.
Ventilation und Sauerstoffaufnahme in Ruhe sowie nach Belastung waren bei Patienten mit Alprenolol niedriger. In diese Doppel-Blindstudie wurden alle Patienten aufgenommen, die direkt in die koronare Wachstation überwiesen wurden, unter 70 Jahre alt waren und keine nachstehend wiedergegebenen Kontraindikationen aufwiesen:

- AV-Block III. Grades
- Systolischer Blutdruck < 90 mm Hg
- Lungenödem
- Sinusbradykardie weniger als 50 Schläge/min
- Bronchialasthma

Snow [198] berichtete über eine signifikante Reduktion der Sterblichkeit bei akutem Myokardinfarkt, wenn eine Therapie mit Propranolol erfolgte. Norris und Mitarbeiter [152] konnten wiederum bei einem Blindversuch mit 454 Patienten mit akutem Myokardinfarkt mit und ohne Propranolol-Behandlung keine Unterschiede bezüglich Sterblichkeit und klinischem Verlauf nachweisen.
Diese Untersuchungen nehmen nur auf die Zeit des Krankenhausaufenthaltes bezug. Fox und Mitarbeiter [58] haben bei der Aufnahme in eine koronare Wachstation den Verlauf der Patienten, die bereits unter β-Rezeptorenblocktherapie standen, mit denen ohne β-Rezeptorenblocker verglichen. Sie konnten keine Differenz in der Häufigkeit des Auftretens der röntgenologisch diagnostizierten Lungenstauung, der Sinusbradykardie, Hypotonie und Synkopen beobachten.
Die häufigeren Herzinsuffizienzerscheinungen und schwerer Arrhythmien in der Kontrollgruppe stimmte mit der höheren Inzidenz des Myokardinfarktes in dieser Gruppe überein. Sie schlußfolgern daraus, daß die β-Rezeptorenblocker bei manchen Patienten auch einen protektiven Effekt gegenüber dem Eintreten des Myokardinfarktes haben. Die Sterblichkeit war in beiden Gruppen gleich.
In einer anderen Doppel-Blindstudie [63] konnte nachgewiesen werden, daß auch eine Langzeittherapie mit Practolol keinen signifikanten Effekt auf die Konzentration der Plasmalipide bei Patienten mit akutem Myokardinfarkt hatte.
Gold und Mitarbeiter [243], Peter und Mitarbeiter [268] und Mueller und Mitarbeiter [147b] behandelten ihre Patienten 4—12 Stunden nach dem Beginn der akuten

Symptome mit Propranolol in einer Dosierung von 0,1—0,15 mg/kg KG intravenös. Beim Auftreten von Nebenwirkungen wie Herzinsuffizienzsymptomen, AV-Blockierungen oder Bradykardien wurde diese Therapie unterbrochen. Durch die Gabe von Propranolol bei Patienten mit unkompliziertem Myokardinfarkt kann die Infarktgröße reduziert werden [243, 268]. PETER und Mitarbeiter [268], die zur Infarktgrößenbestimmung die CK-Größenbestimmung benutzten, fanden, daß bei intravenöser Gabe von Propranolol später als 4 Stunden nach Infarktbeginn kein Unterschied in der Infarktgröße im Vergleich zur Kontrollgruppe nachweisbar war; sie war jedoch bis zur 4. Stunde signifikant unterschiedlich.
MUELLER und Mitarbeiter [147b] konnten anhand der Analyse des Sinus coronarius-Blutes im Vergleich zum arteriellen Blut eine Verbesserung des Myokardstoffwechsels feststellen. Eine wesentliche Verschlechterung der linksventrikulären Funktion konnte nicht nachgewiesen werden [147b, 243].
Nach bisherigen Erkenntnissen empfehlen wir die β-Rezeptorenblocker nur bei der hyperkinetischen Form der hämodynamischen Reaktion [14a], d. h. es liegt ein erhöhter Herzindex und ein normaler oder erniedrigter Füllungsdruck des linken Ventrikels vor. Ob die β-Rezeptorenblocker bei jedem unkomplizierten Infarkt nützlich sind, können möglicherweise die noch laufenden Studien beantworten [263, 272].
Zusammenfassend werden folgende Effekte bei der Behandlung der Patienten mit akutem Myokardinfarkt mittels β-Rezeptorenblocker erwartet:

1. Durch die Verminderung des Sauerstoffverbrauches kommt es zur Hemmung der Extension des Infarktes besonders in seinem Randgebiet.
2. Verhinderung der Rhythmusstörungen (Erregungsbildungsstörungen).
3. Verminderung der Angina pectoris-Anfälle, die bei einem Teil der Patienten postinfarkt weiterbestehen.
4. Verhinderung und Verzögerung des Reinfarktes durch Ökonomisierung der Herzarbeit.
5. Die exakte hämodynamische Wirksamkeit und endgültige Beurteilung der Indikation der β-Rezeptorenblocker beim akuten Myokardinfarkt im Hinblick auf die negative Inotropie dieser Pharmagruppe bleibt weiteren Forschungsarbeiten vorbehalten.
6. Die allgemeinen Kontraindikationen (s. S. 319) sollen beim Einsatz von β-Rezeptorenblockern in jeder Hinsicht berücksichtigt werden.

Tabelle 106 zeigt die Therapiemöglichkeiten bei verschiedenen Funktionsstörungen des linken Ventrikels.
Abb. 148 zeigt Beispiele der Behandlung anhand hämodynamischer Parameter.

— *Wirkung von Glukose-Insulin-Kalium bei akutem Myokardinfarkt*

Durch die Mitteilungen von SODI-PALLARES und Mitarbeiter [199, 200], MITTRA und Mitarbeiter [145] sowie LAL und Mitarbeiter [104], daß die Anwendung von Glukose-Insulin-Kalium-Lösung beim akuten Myokardinfarkt zu einer Reduktion der Sterblichkeit und der Arrhythmien führt, fand die Anwendung dieser Lösung beim Infarkt Ende der 60er Jahre großen Zuspruch. Diese Befunde konnten jedoch durch andere Studien nicht bestätigt werden [56, 176].
Die Gründe dieser Diskrepanz wurden bereits von MAROKO und Mitarbeiter [126] analysiert. Ihrer Meinung nach sind diese Unterschiede vor allem in methodischen Unzulänglichkeiten zu suchen.

Tab. 106. Differenzierte Therapie des akuten Myokardinfarktes anhand hämodynamischer Parameter

Myokardinfarkt	RR	LVEDP (Torr)	HZV (l/min/m²)	Therapie
mit Herzinsuffizienz	=	24	= (↓)	NG Digitalis Diuretka
mit arterieller Hypertonie	↑	= (↑)	= (↑)	Natriumnitroprussid
mit arterieller Hypotonie	≦100	≦12	≧2,5	Volumenzufuhr vasopressische Substanten
mit kardiogenem Schock	≦80	≧24	≦2,0	Diuretika Digitalis Ballonpumpe Operation
unkompliziert	=	=	=	keine hämodyn. orientierte

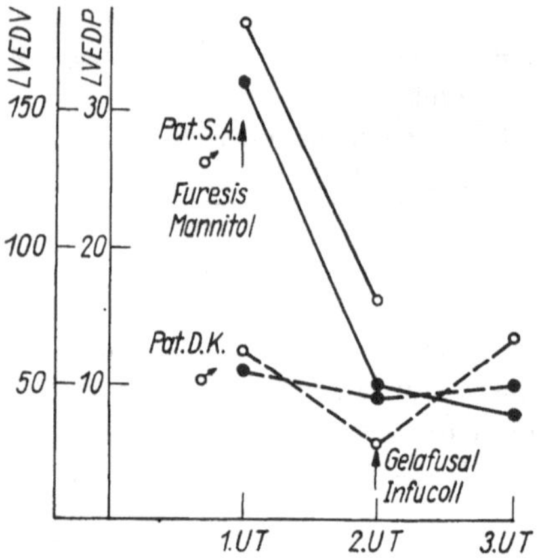

Abb. 148. Beispiele für eine differenzierte effektive Therapie auf der Basis hämodynamischer Parameter. UT Untersuchungstag

In den letzten Jahren hat die erneute Verwendung dieser Lösung unter anderen Gesichtspunkten, wie die Reduktion der Infarktgröße, großes Interesse gefunden [126, 246, 259]. Normalerweise bekommt der Herzmuskel prinzipiell seine Energie durch die Oxydation verschiedener Substrate im Krebs-Zyklus; in der aeroben Phase ist die Glukose weniger bedeutsam. Im Zustand der Hypoxie ist das Myokard in der Lage, bedeutsame Mengen von Energie durch die anaerobe Glykose zu gewinnen [5, 150]. Maroko und Mitarbeiter [126] haben die Wirkung von Glukose-Insulin-Kalium-Infusionen und von hypertoner Glukose allein untersucht. Bei ihren experimentellen Untersuchungen fanden sie, daß Glukose-Insulin-Kalium-Infusionen wesentlich die Größe der Nekrose beeinflußten, was durch die CK-Aktivität und histologische Untersuchung 24 Stunden später quantifiziert wurde.

Gleichfalls konnte diese quantitative Veränderung der Infarktgröße durch ST-Segmentveränderungen im Elektrokardiogramm nachgewiesen werden [141 a].

Histologisch konnte gezeigt werden, daß bei 36% der Biopsien aus Gebieten, bei denen Frühzeichen des Myokardinfarktes 24 Stunden nach dem akuten Verschluß erwartet wurden, normal waren, was für einen protektiven Effekt dieser Lösung spricht. Die günstigen Effekte der hypertonen Glukose allein waren ähnlich, aber etwas schwächer als bei Glukose-Insulin-Kalium [126].

Autoptisch konnte im Gegensatz zu Ein- und Zweigefäß-Erkrankungen keine Verbesserung bei schweren Dreigefäß-Erkrankungen durch eine Glukose-Insulin-Kalium-Lösung in einer Zusammensetzung von 300 g Glukose, 50 IE Insulin und 80 mval Kalium nachgewiesen werden, da das Angebot dieser Lösung an das zerstörte Gewebe begrenzt ist [271a].

Weissler und Mitarbeiter [213] konnten zeigen, daß die elektrische und die mechanische Funktion des anoxischen isolierten Langendorff-Präparates verbessert wurde; die Erholung war beschleunigt, wenn in der Perfusionslösung Glukose enthalten war.

Daneben wurde nachgewiesen, daß der Glukosegehalt der Myokardzelle mit ihrer Anoxiewiderstandsfähigkeit parallel geht [184]. Die Gabe von Glukose-Insulin erhöht die zelluläre Konzentration von Glykogen und steigert die Muskelfunktion bei normalen und anoxischen Herzen [5, 147, 184]. Außerdem wird eine erhöhte Kontratilität durch die hyperosmolare Wirkung der Glukose beschrieben [217]. Der Anteil der zirkulierenden Fettsäuren wird reduziert [171], wodurch ein antiarrhythmischer Effekt erzielt wird. Der intrazelluläre Kaliumgehalt wird wiederhergestellt [200] und eine Stabilisierung der Zellmembran erreicht [139].

Unter der Vorstellung der Infarktgrößenreduktion sollte diese Infusion frühestmöglich nach dem Beginn der akuten Symptomatik, am besten in der ersten Stunde, gegeben werden.

— *Wirkung von Hyaluronidase auf die Infarktgröße*

Die Wirkung der Hyaluronidase auf die Infarktgröße wurde experimentell und klinisch untersucht [128, 224, 256, 259]. Die Größenbestimmung des Infarktes wurde anhand des EKG und der CK-Aktivität vorgenommen. Die Korrelation zur CK-Aktivität war ähnlich wie bei Glukose-Insulin-Kalium-Infusionen. Die Autoren schlußfolgern, daß die Hyaluronidase das ischämische Myokard vor der Entwicklung einer irreversiblen Phase der Läsion und nachfolgender Nekrose schützt [128].

Sie meinen weiterhin, daß die Gabe von Hyaluronidase im Vergleich zu anderen Verfahren zur Reduktion der Infarktgröße folgende potentielle Vorteile besitzt:

- Die Applikation ist einfach und benötigt kein spezielles Instrument, wie z. B. bei der intraaortalen Ballongegenpulsation.
- Eine Verminderung der Kontraktilität des Herzmuskels tritt nicht ein, auch wird keine Hypotonie hervorgerufen, wie z. B. durch β-Rezeptorenblocker.
- Es bedingt an und für sich keine ST-Segment-Veränderungen, wie z. B. Sodi-Pallares-Lösung.
- Nach klinischen Erfahrungen ist die Toxizität der Hyaluronidase extrem niedrig [27, 146].

Allergische Reaktionen sind selten (0,08%), kommen jedoch im allgemeinen nach häufiger Gabe vor und können vollständig durch einen vorherigen Hauttest vermieden werden [188].

Der genaue Wirkungsmechanismus bei der Reduktion der Infarktgröße ist nicht bekannt. Es wird jedoch vermutet [128], daß die Wirkung durch die Depolymerisierung der Hyaluronsäure [76a] sowie durch eine Erhöhung der Kapillarpermeabilität [203] bedingt ist, wodurch es zur Erleichterung des Transportes energiereicher Substanzen aus dem Blutstrom durch das Interstitium in die Herzmuskelzelle kommt [123].
Die Verwendung dieses Enzyms hat noch in erster Linie experimentellen Charakter und bedarf weiterer klinischer Untermauerung.

— *Steroidtherapie beim akuten Myokardinfarkt*

Eine andere Möglichkeit zur Verminderung der Infarktgröße wird in der Gabe von Hydrokortison [116] gesehen.
Bei einer Dosierung von 50 mg/kg Körpergewicht 30 min nach dem Koronarverschluß und 25 mg/kg Körpergewicht 12 Stunden nach der Okklusion der Koronararterie wird die Infarktgröße wesentlich reduziert. Auch der Mechanismus der protektiven Wirkung der Kortikosteroide ist bisher noch nicht geklärt. Möglicherweise spielen u. a. folgende Faktoren eine Rolle:

1. Protektive Rolle der Kortikosteroide für die Lysosomen. Die Lysosomen, die durch Azidose in hypoxischen Zellen zerstört sind, setzen eine Säurenhydrolase frei, die möglicherweise zu einer Frühirreversibilität der Zellschädigung beiträgt.
2. Reduktion der Autolyse [123].

Diese positiven experimentellen Ergebnisse führten dazu, daß manche Autoren die Glukokortikosteroide sogar als Teil der Basistherapie bei akutem Myokardinfarkt empfehlen [75a, 238]. Die Glukokortikosteroidtherapie ist bei akutem Myokardinfarkt jedoch umstritten [7, 30, 189]. Sie kann den Prozeß der Infarktheilung *verzögern und somit einer Aneurysmabildung Vorschub leisten* [*4b*]. Die negative Einstellung zur Therapie mit Kortikosteroiden basiert auf folgenden Beobachtungen:
Im Tierexperiment wurde gezeigt, daß die Verabreichung von Glukokortikoiden den Heilungsprozeß verzögert [86]. Normalerweise heilt ein akuter Myokardinfarkt beim Hund in 21 bis 28 Tagen aus [89], das viel schneller als beim Menschen ist, bei dem kleine Infarkte in 36 und größere Infarkte in 60 Tagen [121] ausheilen.
Bulkley und Mitarbeiter [30] kommen auf Grund der klinischen Beobachtung und des Autopsiebefundes eines Patienten, der 10 Tage nach dem Beginn des akuten Myokardinfarktes über 53 Tage mit Kortikoiden behandelt wurde, zu dem Ergebnis, daß ohne Reinfarkt die Verzögerung der Heilung durch die Glukokortikoidgabe bedingt war.
Die Unterschiede in der Heilung des akuten Myokardinfarktes bei mit Kortoiden behandelten Hunden im Vergleich zu der unbehandelten Gruppe waren eindrucksvoll, wenn die Untersuchung 12 Tage nach dem Beginn [78] und 14 Tage danach [155] vorgenommen wurde.
Erwähnenswert ist, daß nach 60 Tagen Myokardinfarkte bei Hunden unabhängig davon, ob sie Kortikoide erhielten oder nicht, ausgeheilt waren, sich jedoch eine unterschiedliche Wanddicke im Infarktgebiet nachweisen ließ [78]. Daraus ist zu entnehmen, daß dieser gestörte Heilungsprozeß der Aneurysmenbildung Vorschub leistete.
Aneurysmen waren bei Patienten mit Dressler-Syndrom, die mit Kortikoiden behandelt wurden, häufiger zu beobachten [8, 204].
Glukokortikoide wurden ebenfalls nach dem Myokardinfarkt empfohlen, um Rhythmus-

störungen und besonders den AV-Block III. Grades zu behandeln [43, 168]. Außerdem wurde eine Reduktion der Letalität durch diese Therapie beschrieben [6, 7, 43, 62]. Eine auffällige Verbesserung wurde bei Patienten mit Dressler-Syndrom gefunden, und es wird eine 6wöchige Therapie mit Kortikoiden empfohlen, wenn sie auf Salizylsäurepräparate nicht reagieren [47, 48].
Zusammenfassend ist zu erwähnen, daß es noch keine endgültige Aussage zum Wert der Glukokortikoidtherapie beim akuten Myokardinfarkt gibt. Wir selbst verwenden sie nicht.
Die Problematik der Verwendung der Glukokortikoide beim kardiogenen Schock wurde an entsprechender Stelle behandelt (s. S. 638).

— *Andere protektiv wirkende Substanzen*

Unter diesen zur Myokardprotektion zu verwendenden Substanzen sind u. a. folgende zu erwähnen:

• **Aprotinin**

Aprotinin entfaltet seine Wirkung durch Hemmung des Kallikreinsystems, was in experimentellen Studien zu einem Infarktschutz führte [45b]. In einer Doppelblindstudie bei akutem Myokardinfarkt führte die Applikation von Aprotinin weder zur Veränderung des Infarktverlaufes noch traten positive hämodynamische Veränderungen oder eine Minderung der Rhythmusstörungen ein [7a].

• **Mannit**

Eine hyperosmolare Mannitlösung führt zu einer Steigerung der Koronar- und Kollateraldurchblutung [211b, 218, 224, 270], woraus auch eine Verbesserung der Ventrikelfunktion resultiert [288]. Sie ist jedoch nicht nur auf die verbesserte Perfusion zu beziehen, sondern auch auf die positive inotrope Wirkung der hyperosmolaren Mannitlösung zurückzuführen [270].
Experimentell zeigte sich nach Gabe dieser hyperosmolaren Lösung eine Verkleinerung des ischämischen Areals, die durch das ST-Mapping belegt wurde [270].
Durch elektronenmikroskopische Untersuchungen konnte nachgewiesen werden, daß es zur Reduktion der Zellschwellung und der Myokardnekrose kommt [271].

• **Prostazyklin**

In letzter Zeit wurde auch die Bedeutung des Prostazyklins als protektive Substanz bei myokardialer Ischämie herausgestellt [255]. Das Prostazyklin reduziert den Koronargefäßwiderstand und verbessert somit den Koronardurchfluß. Wenn dies im ischämischen Bereich stattfindet, wird das Verhältnis zwischen Sauerstoffangebot und -verbrauch verbessert, wodurch die Größe einer ischämischen Läsion oder eines Infarktes reduziert wird.
Neben dieser hämodynamischen Wirkung stabilisiert PG_{I_2} die lysosomalen Membranen, hemmt die Thrombozytenaggregation und die Produktion von Thrombozytenthromboxan. Diese zellulären Effekte können die Ausdehnung der Ischämie verhindern. Die erwähnten Eigenschaften des Prostaglandins I_2 lassen vermuten, daß diese Substanz als myokardprotektiv wirken kann.

- **Carnitin**

Experimentell wurde der Einfluß von Carnitin auf die Ischämie einerseits mittels epikardialem ST-Mapping und andererseits durch die Bestimmung des ATP-Gehaltes des Gewebes geprüft. Es wird darauf hingewiesen, daß durch Aufrechterhaltung eines freien Carnitin-Spiegels im Myokard die mitochondriale Funktion wiederhergestellt wird [240].

- **Cobra venom-Faktor**

Bei akutem Myokardinfarkt kommt es zur Aktivierung des Komplementsystems C_3, das wiederum zu einer Aktivierung des Leukotoxins führt und möglicherweise für eine Erhöhung der Permeabilität und damit der Entstehung eines interstitiellen Ödems verantwortlich ist. Tierexperimentell [124] konnte nachgewiesen werden, daß auch der Cobra venom-Faktor das C_3 bindet und damit eine weitere Schädigung des ischämischen Myokards verhindert wird.

- **Kalziumantagonisten**

Auch Kalziumantagonisten, wie Verapamil, wurden auf ihre myokardprotektive Wirkung untersucht.
Es ist zu erwarten, daß die Bedeutung dieser Medikamentengruppe in der Zukunft zunimmt [196a, 197a, 213a, 273].

- **Allopurinol**

Allopurinol ist ein Xanthinoxydasehemmer, der den Abbau von Adenosin zu Inosin und Hypoxanthin im Koronararterienendothel verhindert. Adenosin bewirkt eine ausgeprägte Koronardilatation und fördert damit die Blutversorgung des ischämischen Areals [8a].
Tierexperimentell wurde eine größere Toleranz gegenüber einer Ischämie und ein positiv inotroper Effekt unter Hypoxiebedingungen festgestellt. Eine Reduktion der Infarktgröße konnte nicht nachgewiesen werden [280].

Alle bisher erwähnten Substanzen mit myokardprotektiver Wirkung befinden sich noch in einer tierexperimentellen oder klinisch-experimentellen Phase und ihr endgültiger Stellenwert ist noch nicht geklärt.
Inwieweit in der Zukunft die Anwendung dieser Substanzen sowie auch die eventuelle Kombination mit mechanischen Kreislaufhilfen in der Klinik praktiziert werden können, wird offen bleiben.

7.20.2.4. Zusammenfassung

Nach dem derzeitigen Stand der Kenntnisse kann folgendes festgestellt werden:

1. Die Einführung der kardiologischen Wachstationen Anfang der 60ziger Jahre hat durch die Möglichkeit der Überwachung der elektrophysiologischen und hämodynamischen Parameter und einer damit verbundenen differenzierten Therapie bei Patienten mit akutem Myokardinfarkt eine Reduktion der Letalität gebracht.
2. Zur Basistherapie des akuten Myokardinfarktes sind keine entscheidenden neuen Aspekte hinzugekommen. Die Antikoagulantientherapie gewinnt trotz widersprüchlicher Ergebnisse zunehmend an Bedeutung.

3. Eine abgewogene, individuelle Frühmobilisation der Infarktpatienten hat sich durchgesetzt.
4. Über die generelle Anwendung einer Arrhythmie-Prophylaxe auf der koronaren Wachstation besteht ebenfalls keine einheitliche Auffassung; wir verwenden die Antiarrhythmika außer SODI-PALARES-Lösung nur beim Nachweis von Rhythmusstörungen.
5. Bei Patienten über 60 Jahre halten wir Glykoside für indiziert; dabei sollte nur eine 70%ige Sättigung angestrebt werden. Eine schnelle Sättigung ist nicht zu empfehlen.
6. Die klinische Anwendung der myokardprotektiven Substanzen befindet sich im allgemeinen noch in der experimentellen Phase. Wir verwenden nur eine Glukose-Insulin-Kalium-Lösung in der Basistherapie.

7.20.2.5. Literatur

[1] AMERY, A.; ROEBER, G.; VERMUELEN, H. J.; VERSTRAETE, M.: Single-blind randomized trial comparing heparin and streptokinase treatment in recent myocardial infarction. Acta Med. Scand. Suppl. 505 (1969) 1

[1a] ABEL, R. M.; REIS, R. L.; STAROSIEK, R. N.: Coronary vasodilation following diazepam. Brit. J. Pharmacol. **38** (1970) 620

[2] A programme for the physical rehabilitation of patients with acute myocardial infarction. Report of a WHO Working Group, Freiburg im Breisgau, 4—6 March 1968. EURO 5030(1) A vailable on request.

[3] ASCHENBRENNER, R.: Strophanthintodesfalle. Münch. Med. Wschr. **104** (1962) 1578

[4] ASTVAD, K.; FABRICIUS, N.; KJAERULFF, J.; LINDHOLM, J.: Mortality from acute myocardial infarction before and after establishment of a coronary care unit. Brit. Med. J. **1** (1974) 567

[4a] BAILEY, R. R.; ABERNETHY, M. H.; BEAVEN, D. W.: Adrenocortical response to the stress of an acute myocardial infarction Lancet **1** (1967) 970

[4b] BULKLEY, B. H.; ROBERTS, W. C.: Steroid therapy during acute myocardial infarction — A case of delayed healing and the ventricular aneurysm. Amer. J. Med. **56** (1974) 244

[5] BALLINGER, W. F. I.; VOLLENWEIDER, H.: Anaerobic metabolism of the heart. Circ. Res. **11** (1962) 681

[5a] BARBER, J. M.; MC BOYLE, D.; CHATURVEDI, N. C.; SINGH, N.; WALSH, M. J.: Practolol in acute myocardial infarction. Acta med. scand. Suppl. **587** (1975) 219

[6] BAROODY, N. B.; BAROODY, W. G.: Adrenocorticosteroids in acute myocardial infarction. Amer. J. Med. Sci. **250** (1965) 402

[7] BARZILAI, D.; PLAVNICK, J.; HAZANI, A.M.; EINATH, R.; KLEINHANS, N.: Use of hydrocortisone in the treatment of acute myocardial infarction. Summary of a clinical trial in 446 patients. Chest **61** (1972) 488

[7a] BECK, O. A.; VOGT, W.; ZIEM, M.; HOCHREIN, H.: Zur Wirkung des Aprotinins beim akuten Myokardinfarkt. Dtsch. med. Wschr. **100** (1975) 137

[8] BERMAN, D. A.; GRISMER, J. T.: Postmyocardial infarction syndrome. Followed by left ventricular aneurysm with papillary muscle dysfunction. Amer. J. Cardiol. **25** (1970) 349

[8a] BERNE, R. M.; RUBIO, R.: Adenine nucleotide metabolism in the heart. Circ. Res. **39** Suppl. III (1974) 109

[9] BERWING, K.; PARSI, R. A.; HEUBLEIN, B.; PECH, H. J.: X-Nitroglycerin 0,33 mg — eine neue Dosis von Nitrangin-Kapseln. Dt. Ges.wesen. **20** (1975) 913

[10] BETT, J. H. N.; BIGGS, J. C.; CASTALDI, P. A.; CHESTERMAN, C. N.; HALE, G. S.; HIRSH, J.; ISBISTER, J. P.; McDONALD, I. G.; McLEAN, K. H.; MORGAN, J. J.; O'SULLIVAN, R. F.; ROSENBAUM, M.: Australian multicentre trial of streptokinase in acute myocardial infarction. Lancet 13 (1973) 57

[11] BJERKELUND, C.: Antikoagulasjonsbehandlungen ved hjerdinfarkt. En oversikt og vurdering. Nord. Med. **86** (1871) 789

[12] BLEIFELD, W.: Diagnostic methods in intensive cardiological care. Internist **16** (1975) 167

[13] BLEIFELD, W.; WENDE, W.; BUSSMAN, W. D.; MEYER, J.: Influence of nitroglycerin on the size of experimental myocardial infarction. Naunyn Schmiedebergs Arch. Pharmacol. **277** (1973) 387

[14] BLEIFELD, W.: Intensivüberwachung beim Herzinfarkt. Herz/Kreisl. **5** (1973) 53

[14a] BLEIFELD, W.; HANRATH, P.: Die hämodynamische Basis der Therapie des akuten Myokardinfarktes. Dtsch. med. Wschr. **100** (1975) 1345

[15] BLOCH, A.; MAEDER, J.-P.; HAISSLY, J.-P.; FELIX, J.; BLACKBURN, H.: Early mobilization after myocardial infarction. Amer. J. Cardiol. **34** (1974) 152

[16] BLOCH, A.: La readaptation a la phase aigue de l'infartus du myocarde. Schweiz. Med. Wschr. **103** (1973) 64

[17] BLOOMFIELD, S. S.; ROMHILT, D. W.; TE-CHUAN CHOU; FOWLER, N. O.: Quinidine for prophylaxis of arrhythmias in acute myocardial infarction. New Engl. J. Med. **285** (1971) 979

[18] BLOOR, C. M.; WHITE, F. C.: Coronary artery reperfusion: early effects on coronary hemodynamics (abstr.). Amer. J. Cardiol. **31** (1973) 121

[19] BLUMBERGER, K. J.: Die Herzglykoside beim Myokardinfarkt. Verhandl. Dt. Ges. Inn. Med. (1963) 888

[20] BORCHGREVINK, C. F.: Low molecular weight dextran in acute myocardial infarction. Geriatrics **24** (1969) 138

[21] BORER, J. S.; KENT, K. M.; GOLDSTEIN, R. E.; EPSTEIN, S. E.: Nitroglycerin-induced reduction in the incidence of spontaneous ventricular fibrillation during coronary occlusion in dogs. Amer. J. Cardiol. **33** (1974) 517

[21a] BORER, J. S.; REDWOOD, D. R.; LEVITT, B.: Reduction in myocardial ischemia with nitroglycerin or nitroglycerin plus phenylephrine administered during acute myocardial infarction New. Engl. J. Med. **293** (1975) 1008

[22] BOYLE, D. Mc.; BARBER, J. M.; WALSH, M. J.; SHIVALINGAPPA, G.; CHATURVEDI, N. C.: Early mobilization and discharge of patients with acute myocardial infarction. Lancet **I** (1972) 57

[23] BRANWOOD, A. W.; MONTGOMERY, G. L.: Observations on the morbid anatomy of coronary artery disease. Scot. Med. J. **1** (1956) 367

[24] BRAUNWALD, E.; MAROKO, P. R.: The reduction of infarct size — an idea whose time (for testing) has come. Circulation **50** (1974) 206

[25] BRAUNWALD, E.; COVELL, J. W.; MAROKO, P. R.; ROSS, J. jr.: Effects of drugs and of counterpulsation on myocardial oxygen consumption. Circulation **40** (Suppl. **IV**) (1969) IV-220

[26] BREDDIN, K.; EHRLY, A. M.; FECHLER, L.; FRICK, D.; KÖNIG, H.; KRAFT, H.; KRAUSE, H.; KRZYWANEK, H. J.; KUTSCHERA, L.; LÖSCH, H. W.; LUDWIG, O.; MIKAT, B.; RAUSCH, F.; ROSENTHAL, P.; SARTORY, S.; VOIGT, G.; WYLICIL, P.: Die Kurzzeitfibrinolyse beim akuten Myokardinfarkt. Dt. Med. Wschr. **98** (1973) 861

[27] BRITTON, R. C.; HABIF, D. V.: Clinical uses of hyaluronidase; a current review. Surgery **33** (1953) 917

[28] BRUMMER, P.; LINKE, E.; KASANEN, A.: Myocardial infarction treated by early ambulation. Amer. Heart J. **52** (1956) 269

[29] BRUMMER, P.; LINKE, E.; KALLIO, V.: Myocardial infarction treated by early ambulation. Amer. Heart J. **62** (1961) 478

[30] Bulkley, B. H.; Roberts, W. C.: Steroid therapy during acute myocardial infarction. Amer. J. Med. **56** (1974) 244
[31] Burkart, F.; Duckert, F.; Straub, P. W.; Frick, P. G.; Schweizer, W.; Koller, F.: Die fibrinolytische Therapie beim akuten Myokardinfarkt. Schweiz. Med. Wschr. **103** (1973) 1814
[32] Bussmann, W. D.; Löhner, J.; Kaltenbach, M.: Orale Nitroglycerinpräparate in der Behandlung der Linksinsuffizienz beim frischen Herzinfarkt. Z. Kardiol. (Suppl. **I**) (1974) 52
[33] Bussmann, W. D.; Vachalowa, J.; Kaltenbach, M.: Wirkung von Nitroglycerin beim frischen Herzinfarkt. Z. Kardiol. Suppl. **I** (1974) 25
[34] Bygdeman, S.: Thrombotic diseases with reference to use of dextrans. Acta Chir. Scand. (Suppl. **387**) (1968) 1
[35] Chatterjee, K.; Swan, J. H. C.: Vasodilator therapy in acute myocardial infarction. Mod. Conc. Cardiovasc. Dis. **43** (1974) 119
[36] Chatterjee, K.; Parmley, W. W.; Ganz, W.; Forrester, J.; Walinsky, P.; Crexells, C.: Hemodynamic and metabolic responses to vasodilator therapy in acute myocardial infarction. Circulation **48** (1973) 1183
[37] Chatterjee, K.; Mandel, W. J.; Vyden, J. K.; Parmley, W. W.; Forrester, J. S.: Cardiovascular effects of bretylium tosylate in acute myocardial infarction. Jama **223** (1973) 757
[38] Chaturvedi, N. C.; Walsh, M. J.; Evans, A.; Munro, P.; Boyle, D. McC; Barber, J. M.: Selection of patients for early discharge after myocardial infarction. Brit. Heart J. **36** (1974) 533
[39] Christiansen, I.; Iversen, K.; Skouby, A. P.: Benefits obtained by the introduction of a coronary-care unit. Acta Med. Scand. **189** (1971) 285
[40] Cohen, L.: Contributions of serum enzymes and isoenzymes to the diagnosis of myocardial injury. (I) Mod. Conc. Cardiovasc. Dis. **36** (1967) 43
[41] Constant, J.: Digitalis in myocardial infarction. New York J. Med. **70** (1970) 650
[42] Dall, J. L. C.; Peel, A. A. F.: A trial of hydrocortisone in acute myocardial infarction. Lancet **2** (1963) 1097
[43] Dall, J. L. C.; Buchanan, J.: Steroid therapy in heart block following myocardial infarction. Lancet **2** (1962) 8
[44] Davidson, R. M.; Goldman, J.; Whalen, R. E.; Wallace, A. G.: Hemodynamic effects of furosemide in acute myocardial infarction. Circulation **44** (Suppl. **II**) (1971) 156
[45] Day, W. H.: Effectiveness of an intensive coronary care area. Amer. J. Cardiol. **15** (1965) 51
[45a] Dioguardi, N.; Lotto, A.; Levi, G. F.; Rota, M.; Proto, C.; Manucci, P. M.; Rossi, P.; Lomanto, B.; Mattei, G.; Fiorelli, G.: Controlled trail of streptokinase and heparin an acute myocardial infarction, Lancet **2** 1971
[45b] Diaz, P. E.; Maroko, P. R.: The effect of aprotinin on myocardial ischemic injury following experimental coronary artery occlusion. Clin. Res. **23** (1975) 108 A
[46] Dowling, J. T.; Russell, R. O. jr.; Massling, G. K.; Rackley, Ch. E.: Present-day management of acute myocardial infarction: An outline of policy and practice in the Myocardial Infarction Research Unit at the University of Alabama in Birmingham. Southern Med. J. **66** (1973) 5
[47] Dressler, W.: Management of pericarditis secondary to myocardial infarction. Progr. Cardiovasc. Dis. **3** (1960) 134
[48] Dressler, W.: A post-myocardial-infarction syndrome. Preliminary report of a complication resembling idiopathic, recurrent, benign pericarditis. Jama **160** (1956) 1379
[49] Duke, M.: Bed rest in acute myocardial infarction. Amer. Heart J. **82** (1971) 486
[50] Ehrlich, J. C.; Shinohara, Y.: Low incidence of coronary thrombosis in myocardial infarction: A restudy by serial block technique. Arch. Path. (Chicago) **78** (1964) 432
[51] Elkeles, R. S.; Hampton, J. R.; Harrison, M. G.; Mitchell, J. R. A.: Prostaglandin E_1 and human platelets. Lancet **2** (1969) 111

[52] Epois, A.; Rocha, P.; Roudy, G.; Bardet, J.; Bourdarias, J. P.; Mathivat, A.: Haemodynamic effects of selective beta-adrenergic blockade during acute stage of myocardial infarction. Brit. Heart J. **34** (1972) 1295

[53] Evans, C. L.; Matsuoka, Y.: The effect of various mechanical conditions on the gaseous metabolism and efficiency of the mammalian heart. J. Physiol. **49** (1915) 378

[54] Fearnley, G. R.: Clofibrate, fibrinolysis and platelet stickiness. Brit. Med. J. **4** (1970) 114

[55] Fejfar, Z.: Problems and challenges in rehabilitation of patients with acute myocardial infarction. Schweiz. Med. Wschr. **103** (1973) 35

[55a] Flaherty, J. T.; Reid, P. R.; Kelly, D. T.; Taylor, D. R.; Weisfeldt, M. L.; Pitt, B.: Intravenous nitroglycerin in acute myocardial infarction. Circulation **51** (1975) 132

[56] Fletcher, G. F.; Hurst, J. W.; Schlant, R. C.: "Polarizing" solution in patients with acute myocardial infarction: A double blind study with negative results. Amer. Heart J. **75** (1968) 319

[57] Foord, A. G.: Embolism and thrombosis in coronary heart disease. Jama **138** (1948) 1009

[58] Fox, K. M.; Chopra, M. P.; Portal, R. W.; Aber, C. P.: Long-term beta blockade: Possible protection from myocardial infarction. Brit. Med. J. **1** (1975) 117

[58a] Franciosa, J. B.; Guiha, N. M.; Limes, C. J.: Improved left ventricular function during nitroprusside infusion in acute myocardial infarction. Lancet **1** (1972) 650

[58b] Franciosa, J. A.; Mikulicz, E.; Cohn, J. N.; Jose, E.; Fabie, A.: Hemodynamic effects of orally administered isosorbide dinitrate in patients with congestive heart failure. Circulation **50** (1974) 1020

[59] Friedberg, C. K.: Disease of the heart, ed. 3, W. B. Saunders Company Philadelphia, 1966

[60] Friedberg, Ch. K.: Myocardial Infarction 1972. Introduction. Amer. Heart Assoc. Monograph Number 36, 1972

[61] Gent, A. E.; Brook, C. G. D.; Foley, T. H.; Miller, T. N.: Dipyridamole: A controlled trial of its effect in acute myocardial infarction. Brit. Med. J. **4** (1968) 366

[62] Gerisch, R. A.; Compeau, L.: Treatment of acute myocardial infarction in man with cortisone. Amer. J. Cardiol. **1** (1958) 535

[63] Ghosh, P.; Cochrane, A. M. G.; De Bono, D.: Effects of long-term practolol therapy on plasma-lipids after acute myocardial infarction. Lancet **1** (1975)

[64] Gillmann, H.: Zur Frage der Digitalisierung des Altersherzens. Dt. Med. Wschr. **95** (1970) 2242

[65] Ginks, W. R.; Sybers, H. D.; Maroko, P. R.; Covell, J. W.; Sobel, B. E.; Ross, J. jr.: Coronary artery perfusion. II. Reduction of myocardial infarct size at one week after coronary occlusion. J. Clin. Invest. **51** (1972) 2717

[66] Gold, H. K.; Leinbach, R. C.; Sanders, Ch. A.: Use of sublingual nitroglycerin in congestive failure following acute myocardial infarction. Circulation **46** (1972) 839

[67] Golden, L. H.; Schultz, R. W.; Ambrus, C. M.; Dean, D. C.; Lippschutz, E. J.; Sanne, M.; Ambrus, J. L.: Streptokinase and urokinase activated plasmin therapy in myocardial infarction. Thrombolytic Therapy (1971) 217

[68] Goldstein, R. E.; Stinson, E. B.; Epstein, S. E.: Effects of nitroglycerin on coronary collateral function in patients with coronary occlusive disease. (Abstr.) Amer. J. Cardiol. **31** (1973) 135

[68a] Gormsen, J.: Biochemical evaluation of standard treatment with streptokinase in acute myocardial infarction. Acta Med. Scand. **191** (1972) 77

[69] Grace, W. J.: The management of acute myocardial infarction without complications. Geriatrics **27** (1972) 114

[70] Groden, B. M.: Return to work after myocardial infarction. Scot. Med. J. **12** (1967) 297

[71] Gupta, P. R.; Sinha, M. K.; Dash, R. J.; Wahi, P. L.; Rastogi, G. K.: Insulin, free fatty acid and glucose response to intravenous glucagon following myocardial infarction. Circulation **49** (1974) 357

[72] HALHUBER, M. J.; MILZ, H.: Praktische Präventivkardiologie. Urban & Schwarzenberg, München 1972

[73] HALLERMANN, W.: Über die typische Lokalisation der Coronarthrombose bei tödlichem Herzinfarkt. Dt. Z. ges. gerichtl. Med. **52** (1962) 393

[74] HARKER, L. A.; SLICHTER, S. J.: Studies of platelet and fibrinogen kinetics in patients with prosthetic heart valves. New Engl. J. Med. **283** (1970) 1302

[75] HARPUR, J. E.; KELLETT, R. J.; CONNER, W. T.; GALBRAITH, H.-J.; HAMILTON, M.; MURRAY, J. J.: Controlled trial of early mobilisation and discharge from hospital in uncomplicated myocardial infarction. Lancet (1971) 1331

[75a] HAUSS, W. H.; SCHMITT, G.; WINTER, R.; PAPAVASSILIOU, K.: Vorschlag zur Therapie des Herzinfarktes im Initialstadium. Münch. med. Wschr. **116** (1974) 485

[76] HAYES, M. J.; MORRIS, G. K.; HAMPTON, J. R.: Comparison of mobilization after two and nine days in uncomplicated myocardial infarction. Brit. Med. J. **6** (1974) 10

[76a] HECHTER, O.: Mechanisms of spreading factor action. Ann. N. Y. Acad. Sci. **52** (1950) 1028

[77] HEIKINHEIMO, R.; AHRENBERG, P.; HONKAPOHJA, H.; IISALO, E.; KALLIO, V.; KOTTINEN, Y.; LESKINEN, O.; MUSTANIEMI, H.; REINIKAINEN, M.; SIITONEN, L.: Fibrinolytic treatment in acute myocardial infarction. Acta Med. Scand. **189** (1971) 7

[78] HEPPER, N. G. G.: The effect of cortisone on healing of experimentally produced myocardial infarction in dogs. Thesis, Mayo Graduate School of Medicine University of Minnesota, Rochester, 1954

[79] Herzinfarktbekämpfungsprogramm der DDR. Übergeben zum 25. Jahrestag der DDR. Forschungsverband Herz-Kreislauf-Krankheiten, Berlin 1974 (Als Arbeitsmaterial des Forschungsverbandes gedruckt)

[80] HIGGINS, L. E.; POOLER, W. S.: Myocardial infarction and subsequent reemployment in Syracuse, New York. Amer. J. Publ. Hlth. **58** (1968) 312

[80a] HILLESTAD, L.; HANSEN, T.; MELSOM, M.: Diazepam metabolism in normal man. II. Serum consentration and clinical effect after oral administration and cumulation. Clin. Pharmacol. Ther. **16** (1974) 485

[81] HIRSHFELD, J. W. jr.; BOXER, J. S.; GOLDSTEIN, R. E.; BARRETT, M. J.; EPSTEIN, S. E.: Reduction in severity and extent of myocardial infarction when nitroglycerin and methoxamine are administered during coronary occlusion. Circulation **49** (1974) 291

[82] HOFVENDAHL, S.: Influence of treatment in a coronary care unit on prognosis in acute myocardial infarction. A controlled study in 271 cases. Acta Med. Scand. Suppl. **519** (1971) 9

[83] HODGES, M.; HALPERN, B. L.; FRIESINGER, G. C.; DAGENAIS, G. R.: Left ventricular preejection period and ejection time in patients with acute myocardial infarction. Circulation **45** (1972) 933

[83a] HOLLMANN, W.; VENRATH, H.; BOUCHARD, C.; BUDINGER, H.: Über die Eignung der häufigsten Sportarten für präventive und rehabilitative Zwecke auf dem Herz-Kreislaufsektor. I. Physiologische Grundlagen Fortschr. Med. **8** (1964) 243

[83b] IKRAM, H.; RUBON, A. P.; JEWKS, R. F.: Effects of diazepam on myocardial blood flow of patients with and without coronary artery disaese. Brit. Heart J. **35** (1973) 626

[83c] JESCHKE, D.: Aktive Rehabilitation nach Herzinfarkt in der Klinik – Frühmobilisation In: BUCHWALSKY, R.: Herzinfarktprävention und Rehabilitation. 6. Fortbildungsveranstaltung Schüchtermann-Klinik Bad Rothenfelde, 25.–28. April 1975

[83d] JEWITT, D. E.; MERCER, C. J.; REID, D.; VALORI, C.; THOMAS, M.; SHILLINGFORD, J. P.: Free noradrenaline and adrenaline excretion in relation to the developement of cardiac arrhythmias and heart failure in patients with acute myocardial infarction. Lancet **1** (1969) 635

[84] JOHANSEN, K. H.; DE LARIA, G. A.; BERNSTEIN, E.: Effect of external counterpulsation in reduction of myocardial ischemia following coronary artery occlusion. Trans. Amer. Soc. Artif. Intern. Organs. **19** (1973) 419

[85] JOHNER, J.; LABRAM, C.: Le lever precoce dans l'infarctus du myocarde. Sem. Hop. Paris **48** (1972) 1227

[86] JOHNSON, A. S.; SCHEINBERG, S. R.; GERISCH, R. A.; SALTZSTEIN, H. C.: Effect of cortisone on the size of experimentally produced myocardial infarction. Circulation **7** (1953) 224

[87] JONES, D. T.; KOSTUK, W. J.; GUNTON, R. W.: Prophylactic quinidine for the prevention of arrhythmias after acute myocardial infarction. Amer. J. Cardiol. **33** (1974) 655

[88] KAGAN, A.; LIVALE, A. M.; STERNBY, N.; VIHERT, A. M.: Coronary artery thrombosis and the acute attack heart disease. Lancet **2** (1968) 1199

[88a] KAKKAR, V. V.: Venous thrombosis after myocardial infarction (letter). Lancet **1** (1972) 258

[89] KARSNER, H. T.; DWYER, J. E. jr.: IV. Experimental bland infarction of the myocardium, myocardial regeneration and cicatrization. J. Med. Res. **34** (1916) 21

[90] KELLERMANN, J. J.: Rehabilitation of patients with coronary heart disease. Progr. Cardiovasc. Dis. **17** (1975) 303

[91] KELLERMANN, J. J.: Physical conditioning in patients after myocardial infarction. Results of a comparative study and 9 years follow-up. Schweiz. Med. Wschr. **103** (1973) 79

[92] KELLY, D. T.; DELGADO, C. E.; TAYLOR, D. C.; PITT, B.; ROSS, R. S.: Use of phentolamine in acute myocardial infarction associated with hypertension and left ventricular failure. Circulation **47** (1973) 729

[93] KENT, K. M.; SMITH, E. R.; REDWOOD, D. R.; EPSTEIN, S. E.: Beneficial electrophysiologic effects of nitroglycerin during acute myocardial ischemia. Amer. J. Cardiol. **33** (1974) 513

[94] KHEK, H.: Belastbarkeit nach Myokardinfarkt. Wiener Med. Wschr. **25/26** (1974) 409

[95] KILLIP, T.; KIMBALL, J.: Treatment of myocardial infarction in a coronary care unit: A two year experience with 250 patients. Amer. J. Cardiol. **20** (1967) 457

[96] KJEKSHUS, J. K.; MJOS, O. D.: Effect of inhibition of lipolysis on infarct size after experimental coronary artery occlusion. J. Clin. Invest. **52** (1973) 1770

[97] KLAUS, A. P.; SARACHEK, N. S.; GREENBERG, D.; PEKOVER, J.; COOPER, J. K.: Evaluating coronary care units. Amer. Heart J. **79** (1970) 471

[97a] KÖRTGE, P.; PRAETORIUS, F.; SCHEIDER, B.; HECHNER, F.; VAN DE LOO, J.; PETZOLD, F. A.; POLIWODA, H.; SCHMUTZLER, R.; ZEKORN, D.: Zur Thrombolytischen Therapie des frischen Herzinfarktes. III. Zusammenfassende Beurteilung unter Einschluß der Enzymauswertung. Dt. med. Wschr. **92** (1967) 1546

[97b] KÖNIG, K.: Bewegungstherapie und Herzinfarktrehabilitation In: BUCHWALSKY, R.: Herzinfarktprävention und Rehabilitation. 6. Fortbildungsveranstaltung Schüchtermann-Klinik Bad Rothonfelde, 25.—28. April 1975

[98] KOSTUK, W. J.; BEANLANDS, D. S.: Complete heart block associated with acute myocardial infarction. Amer. J. Cardiol. **26** (1970) 381

[99] KÜHN, P.: Frühmobilisation nach akutem Myokardinfarkt. Schweiz. Med. Wschr. **103** (1973) 65

[100] KUMAR, R.; HOOD, W. B.; JOISON, J.; GILMOUR, D. P.; NORMAN, J. C.; ABELMANN, W. H.: Experimental myocardial infarction VI. Effcacy and toxicity of digitalis in the acute and healing phase in intact conscious dogs. J. Clin. Invest. **49** (1970) 358

[101] KURIEN, V. A.; OLIVER, M. F.: Serum free fatty acids after acute myocardial infarction and cerebral vascular occlusion. Lancet **2** (1966) 122

[102] KURIEN, V. A.; OLIVER, M. F.: A metabolic cause for arrhythmias during acute moycardial hypoxia. Lancet **1** (1970) 813

[103] LAL, H. B.; CAROLI, R. K.: A study of myocardial infarction. Indian J. Med. Res. **56** (1968) 1107

[104] LAL, H. B.; CARELL, R. K.: Observations of 400 cases of acute myocardial infarction treated with insulin, potassium and dextrose infusions. Ind. J. Med. Res. **56** (1968) 1120

[105] LAMERS, H. J.; DROST, W. S. J.; KROON, B. J. M.; VAN ES, L. A.; MEILINK-HOEDEMAKER, L. J.: Early mobilization after myocardial infarction: A controlled study. Brit. Med. J. 3 (1973) 257

[106] LANG, T. W.; CORDAY, E.; GOLD, H.; MEERBAUM, S.; RUBINS, S.; CONSTANTINI, C.; HIROSE, S.; OSHER, J.; ROSEN, V.: Consequence of reperfusion after coronary occlusion. Amer. J. Cardiol. **33** (1974) 67

[107] LANGHORNE, W. H.: The coronary care unit. A year's experience in a community hospital Jama **201** (1967) 662

[108] LAWRIE, D. W.; GREENWOOD, T. W.; GOODARD, M.; HARVEY, A. C.; DONALD, K. W.; JULIAN, D. G.; OLIVER, M. F.: A coronary care unit in the routine management of acute myocardial infarction. Lancet **2** (1967) 109

[109] LEAF, A.: Cell swelling: A factor in ischemic tissue injury. Circulation **48** (1973) 455

[110] LEINBACH, R. C.; GOLD, H. K.; BUCKLEY, M. J.; AUSTEN, G. W.; SANDERS, C. A.: Reduction of myocardial injury during acute infarction by early application of intraaortic balloon pumping and propranolol (Abstr.). Circulation **48** (Suppl. **IV**) (1973) IV-100

[111] LEKVEN, J.; KJEKSHUS, J. K.; MJOS, O. D.: Effects of glucagon and isoproterenol on severity of acute myocardial ischemic injury. Scand. J. Clin. Lab. Invest. **30** (1973) 129

[112] LEODOLTER, I.; HEIL, W.; FRANK, H.: Ergebnisse der Antikoagulantien-Behandlung des Herzinfarktes. Retrospektive Studie. Münch. Med. Wschr. **113** (1971) 1169

[113] LEVINE, S. A.: Clinical heart disease, ed. 2, W. B. Saunders Company Philadelphia and London, 1940

[114] LEVINE, I. D.; MAROKO, P. R.; BERNSTEIN, E. F.: Comparison of intraaortic balloon pumping and left ventricular decompression on myocardial ischemic injury after experimental coronary artery occlusion. Surg. Forum **22** (1971) 149

[115] LEWIS, T.: Diseases of the Heart, The Macmillan Company New York, 1937

[116] LIBBY, P.; MAROKO, P. R.; SOBEL, B. E.; BLOOR, C. M.; COVELL, J. W.; BRAUNWALD, E.: Reduction of experimental myocardial infarct size by corticosteroid administration. J. Clin. Invest. **52** (1973) 599

[117] LIBBY, P.; MAROKO, P. R.; COVELL, J. W.; MALLOCH, C. I.; ROSE, J. jr.; BRAUNWALD, E.: The effect of practolol on the extent of myocardial ischemia injury following experimental coronary occlusion and its effects on ventricular function in the normal and ischemic heart. Cardiovasc. Res. **7** (1973) 167

[118] LIBBY, P.; MAROKO, P. R.; BRAUNWALD, E.: Increased myocardial ischemic injury during insulin induced hypoglycemia (Abstr.). Amer. J. Cardiol. **33** (1974) 152

[119] LOWN, B.; KLEIN, M. D.; HERSHBERG, P. L.: Coronary and precoronary care. Amer. J. Med. **46** (1969) 705

[119a] MAC DONALD, H. R.; REES, H. A.; MUIR, A. L.; LAWRIE, D. M.; BURTON, J. L.; DONALD, K. W.: Circulatory effects of heroin in patients with myocardial infarction Lancet **1** (1967) 1070

[120] MACMILLAN, R. L.; BROWN, K. W. G.: Comparison of the effects of treatment of acute myocardial infarction in a coronary unit and on a general medical ward. Canad. Med. Ass. J. **105** (1971) 1037

[121] MALLORY, G. K.; WHITE, P. D.; SALCEDO-SALGAR, J.: The speed of healing of myocardia infarction. A study of the pathologic anatomy in seventy-two cases. Amer. Heart J. **18** (1939) 647

[122] MALMCRONA, R.; SODERHOLM, B.; BJORNTORP, P.; THULESIUS, O.; HEYMANN, F.: Myocardial infarction in the younger age group. II. Follow-up observation with special reference to capacity for work. Acta Med. Scand. **171** (1962) 59

[123] MAROKO, P. R.; BRAUNWALD, E.: Modification of myocardial infarction size after coronary occlusion. Ann. Intern. Med. **79** (1973) 720

[124] MAROKO, P. R.; CARPENTER, C. B.: Reduction in infarct size following acute coronary occlusion by the administration of cobra venom factor (Abstr.). Clin. Res. **22** (1975) 289 A

[125] MAROKO, P. R.; DAVIDSON, D. M.; LIBBY, P.; HAGAN, A. D.; BRAUNWALD, E.: Effect of hyaluronidase on myocardial ischemic injury in patients with acute myocardial infarction (Abstr.). Clin. Res. **21** (1973) 436

[126] MAROKO, P. R.; LIBBY, P.; SOBEL, B. E.; BLOOR, C. M.; SYBERS, H. M.; SHELL, W. E.; COVELL, J. W.; BRAUNWALD, E.: The effect of glucose-insulin-potassium infusion on myocardial infarction following experimental coronary artery occlusion. Circulation **45** (1972) 1160

[127] MAROKO, P. R.; BRAUNWALD, E.; ROSS, J. jr.: Metabolic costs of inotropic agents. In: CORDAY, E.; SWAN, H. J. (Hrsg.) Myocardial Infarction, Williams and Wilkins, Baltimore 1973

[128] MAROKO, P. R.; LIBBY, P.; BLOOR, C. M.; SOBEL, B. E.; BRAUNWALD, E.: Reduction by hyaluronidase of myocardial necrosis following coronary artery occlusion. Circulation **46** (1972) 430

[129] MAROKO, P. R.; BERNSTEIN, E. F.; LIBBY, P.; DALARIA, G. A.; COVELL, J. W.; ROSS, J. jr.; BRAUNWALD, E.: The effects of intraaortic balloon counterpulsation on the severity of myocardial ischemic injury following acute coronary occlusion. Counterpulsation and myocardial injury. Circulation **45** (1972) 1150

[130] MAROKO, P. R.; LIBBY, P.; GINKS, W. R.; BLOOR, C. M.; SHELL, W. E.; SOBEL, B. E.; ROSS, J. jr.: Coronary artery perfusion I. Early effects on local myocardial function and the extent of myocardial necrosis. J. Clin. Invest. **51** (1972) 2710

[131] MAROKO, P. R.; LIBBY, P.; COVELL, J. W.; SOBEL, B. E.; ROSS, J. jr.; BRAUNWALD, E.: Precordial ST segment elevation mapping: An atraumatic method for assessing alterations and extent of myocardial ischemic injury. Amer. J. Cardiol. **29** (1972) 223

[132] MAROKO, P. R.; HALE, S. L.; BRAUNWALD, E.: The influence of oxygen inhalation on the severity of myocardial ischemic injury following experimental coronary occlusion (abstr.) Circulation **48** (Suppl. **IV**) (1973) IV-128

[133] MAROKO, P. R.; KJEKSHUS, J. K.; SOBEL, B. E.; WATANABE, T.; COVELL, J. W.; ROSS, J. jr.; BRAUNWALD, E.: Factors influencing infarct size following coronary artery occlusion. Circulation **43** (1971) 67

[134] MAROKO, P. R.; BRAUNWALD, E.; COVELL, J. W.; ROSS, J. jr.: Factors influencing the severity of myocardial ischemia following experimental coronary occlusion (abstr.) Circulation **40** (Suppl. **III**) (1969) III-130

[135] MASON, D. T.; AMSTERDAM, E.; CHOQUET, Y.; DE MARIA, A.; VISMARA, L. A.; MASSUMI, R. A.; ZELIS, R.: Digitalis in acute myocardial infarction. Effects in isolated hyoxic cardiac muscle and in patients, Fifth Asian-Pacific Congress of Cardiology, Singapore, 1972, Abstract of Papers

[136] MASTER, A. M.; JAFFE, H. L.; TEICH, E. M.; BRINBERG, L.: Survival and rehabilitation after coronary occlusion. Jama **156** (1954) 1552

[137] MCGUIRE, L. B.; KROLL, M. S.: Evaluation of cardiac care units and myocardial infarction. Arch. Intern. Med. **130** (1972) 677

[138] MCKEEVER, W. P.; GREGG, D. E.; CANNEY, P. C.: Oxygen uptake of the nonworking left ventricle. Circ. Res. **6** (1958) 612

[139] MCLEOD, D. P.; DANIEL, E. E.: Influence of glucose on the transmembrane action potential of anoxic papillary muscle. J. Gen. Physiol. **48** (1965) 887

[140] MCNAMARA, J. J.; SOETER, J. R.; SUEHIRO, G. T.: Myocardial viability after transient ischemia (abstr.) Amer. J. Cardiol. **31** (1973) 146

[141] Medical Research Council: Clinical trial of potassium-glucose-insulin (P. G. I.) treatment in myocardial infarction. Lancet **2** (1968) 1355

[141a] MEESTER, W. D.; WENDT, V. E.; VAN HARN, G. L.: Effect of glucose, insulin and potassium infusion following experimental myocardial infarction. Arch. intern. Pharmacodyn. Therap. **212** (1974) 116

[142] MESSIN, R.; HAISSLY, J. C.: Evaluation fonctionelle et prescription d'activite physique dans les cardiopathies ischemiques. Schweiz. Med. Wschr. **103** (1973) 51

[143] MEYER, J.; EFFERT, S.: Die Problematik der Elektrokardiogramm-Auswertung durch Computer. Dt. Med. Wschr. **99** (1974) 1329

[144] MICHAUD, R.; LECLAIR, E.; POHU, A.: Treatment of the acute phase of myocardial infarction under constant monitoring in an intensive care unit. Arch. Mal. Coeur **66** (1973) 1009

[145] MITTRA, B.: Potassium, glucose and insulin in treatment of myocardial infarction. Lancet **2** (1965) 607

[146] MOORE, D. C.: An evaluation of hyaluronidase in local and nerve block analgesia: A review of 159 cases. Anaesthesiol. **11** (1950) 470

[147] MORGAN, H. E.; HENDERSON, J. J.; REGEN, D. M.; PARK, C. R.: Regulation of glucose uptake in muscle. I. The effects of insulin and anoxia on glucose transport and phosphorylation in the isolated perfused heart of normal rats. J. Biol. Chem. **236** (1961) 253

[147a] Myocardial infarction. How to prevent how to rehabilitate Sponsored by the Council on rehabilitation International Society of Cardiology, 1973

[147b] MUELLER, H. S.; AYRES, S. M.; RELIGA, A.; EVANS, R. G.: Propranolol in the treatment of acute myocardial infarction. Circulation **49** (1974) 1078

[148] NAGLE, R.; PICTON-ROBINSON, I.: Rehabilitation after myocardial infarction. Proc. Roy. Soc. Med. **65** (1972) 327

[149] NAUGHTON, J.; BRUHN, J.; LATEGOLA, M. T.; WHITSETT, T.: Rehabilitation following myocardial infarction. Amer. J. Med. **46** (1969) 725

[150] NEIL, W. A.; KRASNOW, N.; LEVINE, H. J.; GORLIN, R.: Myocardial anaerobic metabolism in intact dogs. Amer. J. Physiol. **204** (1963) 427

[151] NEUHOF, H.; GLASER, E.; HEY, D.; WOLF, H.; LASCH, H. G.: Hemodynamic reactions induced by streptokinase therapy in patients with acute myocardial infarction. Europ. J. Intensive Care Med. **1** (1975) 27

[152] NORRIS, R. M.; CAUGHEY, D. E.; SCOTT, P. J.: Trial of propranolol in acute myocardial infarction. Brit. Med. J. **2** (1968) 398

[153] NORRIS, R. M.; BRANDT, P. W. T.; CAUGHEY, D. E.; LEE, A. J.; SCOTT, P. J.: A new coronary prognostic index. Lancet **1** (1969) 274

[154] O'BRIEN, K. P.; TAYLOR, P. M.; CROXSON, R. S.: Prophylactic lignocaine in hospitalized patients with acute myocardial infarction. Med. J. Austr. Special Suppl. **2** (1973) 36

[154a] OLIVER, M. F.; KURIEN, V. A.; GREENWOOD, T.: Relation between serum free fatty acids and arrhythmias and death after myocardial infarction. Lancet **1** (1968) 710

[155] OPDYKE, D. F.; LAMBERT, A.; STOERK, H. C.; ZANETTI, M. E.; KUNA, S.: Failure to reduce the size of experimentally produced myocardial infarcts by cortisone treatment. Circulation **8** (1953) 544

[155a] O'SULLIVAN, E. F.: Australian streptokinase myocardial infarction trial. III. Congr. int. Soc. Thrombosis and Haemostasis, Washington 1972 (Abstracts)

[156] PARMLEY, W. W.; CHATTERJEE, K.; CHARUZI, Y.; SWAN, H. J. C.: Hemodynamic effects of noninvasive systolic unloading (Nitroprusside) and diastolic augmentation (external counterpulsation) in patients with acute myocardial infarction Amer. J. Cardiol. **33** (1974) 819

[157] PARRATT, J. R.; LEDINGHAM, I.; MCARDLE, C. S.: Effect of a coronary vasodilator drug (Carbochromen) on blood flow and oxygen extraction in acute myocardial infarction. Cardiovasc. Res. **7** (1973) 401

[158] PARRISH, H. M.: Epidemiology of ischemic heart disease among white males. J. Chron. Dis. **14** (1961) 339

[159] PARSI, R. A.; NELIUS, D.: Zur Behandlung des akuten Myokardinfarktes. I. Teil. Dt. Ges.-wesen **27** (1972) 1297

[160] PARSI, R. A.; NELIUS, D.: Zur Behandlung des akuten Myokardinfarkts. II. Teil. Dt. Ges.-wesen **29** (1972) 1345

[161] PECH, H. J.; PARSI, R. A.; WITTE, J.; HEUBLEIN, B.: Funktion des linken Ventrikels bei Patienten mit chronisch-ischämischer Herzkrankheit unter Ruhebedingungen. Dt. Ges.wesen **29** (1974) 2196

[162] PEDERSEN: 2. Symposium über Intensivtherapie, Berlin 1972

[163] PELIDES, L. J.; REID, D. W.; THOMAS, M.; SHILLINGFORD, J. P.: Inhibition by beta-blockade of the ST segment elevation after acute myocardial infarction in man. Cardiovasc. Res. **6** (1972) 295

[164] PIERCE, W. S.; CARTER, D. R.; MCGAVRAN, M. H.; WALDHAUSEN, J. A.: Modification of myocardial infarct volume. Arch. Surg. **197** (1973) 682

[165] POLESCHAJEW, L. W.; ACHABADSE, L. W.; MUSLAJEW, N. A.; JAWITSCH, M. P.: Stimulation der Regeneration des Mäuseherzens (russ.) Verlag der Akademie der Wissenschaften, Moskau 1965

[166] POLIWODA, H.: The thrombolytic therapy of acute myocardial infarction. Angiology **17** (1966) 528

[166a] Prevention of fatal postoperative pulmonary embolism by low dosis of heparin: An international multicenter trial. Lancet **2** (1975) 45

[167] PRICE, F. W.: Textbook of the Practice of Medicine, 7th edn., p. 1028. London, Oxford University Press, 1946

[168] PRINZMETAL, M.; KENNAMER, R.: Energency treatment of cardiac arrhythmias. Jama **154** (1954) 1049

[169] QUIRET, J. C.: The effect of post-infarction physical training over physical aptitude and cardio-circulatory adaptation on effort. Arch. Malad. du Coeur **68** (1975) 273

[170] RADVANY, P.; MAROKO, P. R.; HALE, S. L.; BRAUNWALD, E.: Effects of variations in arterial pO_2 on the severity of myocardial ischemic injury following experimental coronary occlusion (Abstr.) Amer. J. Cardiol. **33** (1973) 163

[171] RANDLE, P. J.; GARLAND, P. B.; HALES, C. N.; NEWSHOLME, E. A.: The glucose fatty-acid cycle: it's role in insulin sensitivity and the metabolic disturbance of diabetes mellitus. Lancet **1** (1963) 785

[172] REDWOOD, D. R.; SMITH, E. R.; EPSTEIN, S. E.: Coronary artery occlusion in the conscious dog. Effects of alterations in heart rate and arterial pressure on the degree of myocardial ischemia. Circulation **46** (1972) 323

[173] REID, D.: The design and conduct of clinical trials in myocardial infarction. In AHA Monograph 27, edited by Bondurant, S. New York, American Heart Association, 1969

[174] REID, P.; FLAHERTY, J.; TAYLOR, D.; KELLY, D.; WEISFELDT, M.; PITT, B.: Effect of nitroglycerin on ST segments in acute myocardial infarction (Abstr.). Circulation **48** (Suppl. **IV**) (1973) IV-207

[175] REIMANN, R.; SCHWANDT, P.: Frischer Herzinfarkt und freie Fettsäuren. Dt. Med. Wschr. **96** (1971) 93

[176] Report by the Medical Research Council Working Party on the treatment of myocardial infarction: Potassium, glucose and insulin treatment for acute myocardial infarction. Lancet **2** (1968) 1355

[177] RISSANEN, V. T.: Occurence of coronary occlusion in cases of coronary death and accidental death. Advanc. Cardiol. **4** (1970) 99

[178] ROBINSON, J. S.: Coronary care unit versus hospital mortality in acute myocardial infarction. Israel J. Med. Sci. **5** (1969) 772

[179] ROHDE, E.: Über den Einfluß der mechanischen Bedingungen auf die Tätigkeit und den Sauerstoffverbrauch der Warmblüterherzen. Naunyn Schmiedebergs Arch. Pharmacol. **68** (1912) 401

[180] ROYSTON, G. R.: Short stay hospital treatment and rapid rehabilitation of cases of myocardial infarction in a district hospital. Brit. Heart J. **34** (1972) 526

[181] RUTSTEIN, D. D.; CASTELLI, W. P.; NICKERSON, R. J.: Heparin and human lipid metabolism. Lancet **1** (1969) 1003

[182] SCHENK, K. E.; SCHÜREN, K. P.; BUSCHMANN, H. J.; DEHNERT, J.; MEYER, V.; RAMDOHR, B.; SCHRÖDER, R.: Rhythmusstörungen bei Digitalisbehandlung von Patienten mit akutem Myokardinfarkt. Dt. Med. Wschr. **96** (1971) 663

[183] SCHERLAG, B. J.; LAU, S. H.; HELFANT, R. H.; BERKOWITZ, W. D.; STEIN. E.; DAMATO, A. N.: Catheter technique for recording his bundle avtivity in man. Circulation **39** (1969) 13

[184] SCHEUER, J.; STEZOSKI, S. W.: Protective role of increased myocardial glycogen stores in cardiac anoxia in the rat. Circ. Res. **27** (1970) 835

[185] SCHLEPPER, M.; NEUSS, H.: Die Elektrographie vom menschlichen Reizleitungssystem. Methodik und Ergebnisse. Z. Kreisl.-Forschg. **61** (1972) 865

[185a] SCHMUTZLER, R.; HECKNER, F.; KÖRTGE, P.; VAN DE LOO, J.; PETZOLD, F. A.; POLIWODA, H.; PRAETORIUS, F.; ZEKORN, D.: Zur thrombolytischen Therapie des frischen Herzinfarktes. I. Einführung, Behandlungspläne, allgemeine klinische Ergebnisse. Dt. med. Wschr. **91** (1966) 581

[186] SCHÜREN, K. P.; RAMDOHR, B.; DISSMAN, W.; BUSCHMANN, H. J.; SCHRÖDER, R.: Untersuchungen über den Einfluß von Digitalis auf die Hämodynamik des akuten Myokardinfarktes. II. Der Myokardinfarkt mit akuter schwerer Linksherzinsuffizienz und kardiogenem Schock. Klin. Wschr. **48** (1970) 591

[187] SCHWANITZ, B.: Behandlung des Myokardinfarktes mit und ohne Antikoagulantien unter ökonomischen Gesichtspunkten. Dissertation Berlin 1970

[188] SCHWARTZMAN, J.: Hyluronidase: A review of its therapeutic use in pediatrics. J. Pediat. **38** (1951) 491

[189] Scientific Subcommittee of the Scottish Society of Physicians: Hydrocortisone in the treatment in severe myocardial infarction. Lancet **2** (1964) 785

[189a] SCOTT, M. E.; ORR, R.: Effects of diamorphine, methadone, morphine and pentazocin in patients with suspected myocardial infarction. Lancet **1** (1969) 1065

[190] SELTZER, A.: The use of digitalis in acute myocardial infarction. Progr. Cardiovasc. Dis. **10** (1968) 518

[191] SHARLAND, D. E.: Ability of men to return to work after cardiac infarction. Brit. Med. J. **2** (1964) 718

[192] SHELL, W. E.; EHSANI, A. A.; SOBEL, B. E.: Reduction of infarct size in hypertensive patients with acute myocardial infarction (Abstr.). J. Clin. Invest. **52** (1973) 76a

[193] SHELL, W. E.; SOBEL, B. E.: Deleterious effects of increased heart rate on infarct size in the conscious dog. Amer. J. Cardiol. **31** (1973) 474

[194] SILVERMAN, J. L.; WURZEL, H. A.: The effect of glyceryl guiacolate on platelet function and other coagulation factors in vivo. Amer. J. Clin. Path. **51** (1969) 35

[195] SIMON, T. L.; WARE, J. H.; STENGLE, J. M.: Clinical trials of thrombolytic agents in myocardial infarction. Ann. Intern. Med. **79** (1973) 712

[196] SINAPIUS, D.: Häufigkeit und Morphologie der Coronarthrombose und ihre Beziehungen zur antithrombotischen und fibrinolytischen Behandlung. Klin. Wschr. **43** (1965) 37

[196a] SINGH, B. N.; SMITH, N. J.; NORRIS, R. M.: Reduction in infarct size following experimental coronary occlusion by administration of verapamil.

[197] SMITH, E. R.; REDWOOD, D. R.; MCCARRON, W. E.; EPSTEIN, S. E.: Coronary artery occlusion in the conscious dog. Effects of alterations in arterial pressure produced by nitroglycerin,

hemorrhage, and alphaadrenergic agonists on the degree of myocardial ischemia. Circulation **47** (1973) 51

[197a] SMITH, H. J.; SINGH, B. N.; NISBET, H. D.; NORRIS, R. M.: Effects of verapamil on infarct size following experimental coronary occlusion. Cardiovasc. Res. **9** (1975) 569

[198] SNOW, P. J. D.: Effects of propranolol in myocardial infarction. Lancet **2** (1965) 551

[199] SODI-PALLARES, D.; PONCE DE LEON, J.; BISTENI, A.; MEDRANO, G. A.: Potassium, glucose and insulin in myocardial infarction. Lancet **1** (1969) 1315

[200] SODI-PALLARES, D.; BISTENI, A.; MEDRANO, G. A.; DE MICHELI, A.; DE LEON, J. P.; CALUN, E. F.; SHLEDER, B. L.; TESTELLI, M. R.; MILLER, B. L.: The repolarizing treatment in cardiovascular conditions: Experimental basis and clinical applications, in Bajusz, E. (Hrsg.) Electrolytes and Cardiovascular Disease, Vo.. 2, Williams & Wilkins, 1965, Baltimore

[201] SOMMERS, H. M.; JENNINGS, R. B.: Ventricular fibrillation and myocardial necrosis after transient ischemia. Arch. Intern. Med. **129** (1972) 780

[201a] SPILLER, H.; KREUZER, H.: Schmerzbekämpfung beim Myokardinfarkt. Z. Kardiol. 63 (1974) 1060

[202] STOCKSMEIER, U.: Zwischenergebnisse einer Längsschnittstudie an Herzinfarktpatienten nach erfolgten Rehabilitationsmaßnahmen. Schweiz. Med. Wschr. **103** (1973) 76

[202a] SULLIVAN, J. M.; HARKEN, D. E.; GORLIN, R.: Pharmacologic control of thromboembolic complications of cardiac-valve replacement. New Engl. J. Med. **279** (1968) 576

[203] SUTTON, D. C.; DAVIS, M. D.: Arch. Intern. Med. **48** (1931) 1118 (zitiert bei FRIEDBERG, Ch. K.: Diseases of the heart. 3. Aufl. W. B. Saunders Comp., Philadelphia, London 1966, S. 195)

[203a] SZABO, G.; MAGYAR, S.: Effect of hyaluronidase on capillary permeability, lymph flow and passage of dyelabeled protein from plasma to lymph. Nature (Lond.) **182** (1958) 377

[203b] SYBERS, H. D.; MAROKO, P. R.; ASHRAF, M.; LIBBY, P.; BRAUNWALD, E.: The effect of glucose-insulin-potassium on cardiac ultrastructure following acute experimental coronary occlusion. Amer. J. Path. **70** (1973) 412

[204] TCHETCHIK, M.; MODAI, D.; SHAPIRO, M.: The postmyocardial infarction syndrome and myocardial aneurysm. Harefuah **80** (1971) 62

[204a] THOMPSON, A. J.; HARGIS, J.; MURPHY, M. L.; DOGERTY, J. E.: Tritiated digoxin. XX. Tissue distribution in experimental myocardial infarction. Amer. Heart J. **88** (1974) 319

[204b] THOMAS, M.; MALMCRONA, R.; FILLMORE, S.; SHILLINGFORD, J. P.: Hemodynamic effects of morphine in patients with acute myocardial infarction. Brit. Heart J. **27** (1965) 863

[205] TUCKER, H- H.; CARSON, P. H. M.; BASS, N. M.; SHARRATT, G. P.; STOCK, J. P. P.: Results of early mobilization and discharge after myocardial infarction. Brit. Med. J. **1** (1973) 10

[206] UEBIS, R.; BLEIFELD, W.; MATHEV, D.; HANRATH, P.: Der Effekt von Natrium-Nitroprissid auf die Hämodynamik des linken Ventrikels beim frischen Infarkt. Z. Kardiol. (Suppl. **1**) (1974) 26

[207] VALENTINE, P. A.; FREW, J. L.; MASHFORD, M. L.; SLOMAN, J. G.: A double-blind trial of lidocaine in acute myocardial infarction. Med. Aust. J. Special Suppl. **2** (1973) 43

[208] VATNER, S. F.; HIGGINS, C. B.; FRANKLIN, D.; BRAUNWALD, E.: Effects of a digitalis glycoside on coronary and systemic dynamics in conscious dogs. Circ. Res. **28** (1971) 470

[208a] VERSTRAETE, M.; AMERY, A.; VERMYLEN, J.: Streptokinase in recent myocardial infarction: a controlled multicentre trial. European Working Party. Brit. med. J. **3** (1971) 325

[208b] VETTER, N. J.; STRANGE, R. C.; ADAMS, W.; OLIVER, M. F.: Initial metabolic and hormonal response to acute myocardial infarction. Lancet **1** (1974) 284

[209] VUOPALA, U.: Resumption of work after myocardial infarction in Northern Finland. Acta Med. Scand. Suppl. **530** (1972)

[210] WALINSKY, P.; CHATTERJEE, K.; FORRESTER, J.; PARMLEY, W. W.; SWAN, H. J. C.: Enhanced left ventricular performance with phentolamine in acute myocardial infarction. Amer. J. Cardiol. **33** (1974) 37

[210a] WARLOW, C.; TERRY, G.; KENMURE, A. C. F.: A double-blind trial of low dosis of subcutaneous heparin in the prevention of deep-vein thrombosis after myocardial infarction Lancet **2** (1973) 934

[211] WATANABE, T.; SHINTANI, F.; FU, L.; FUJII, J.; WATANABE, H.; KATO, K.: Influence of inotropic alteration on the severity of myocardial ischemia after experimental coronary occlusion. Jap. Heart J. **13** (1972) 222

[211a] WATANABE, T.; COVELL, J. W.; MAROKO, P. R.; BRAUNWALD, E.; ROSS, J. jr.: The effects of increased arterial pressure and digitalis on the severity of myocardial ischemia in the pharmacologically depressed heart. Ischemia and cardiac depression. Amer. J. Cardiol. **30** (1972) 371

[211b] WATSON, J. T.; WILLERSON, J. T.; FIXLER, D. E.; NALL, B.; Suyg, W. L.: Intraaortic balloon pumping and hypertonic mannitol: combined effect on collateral coronary blood flow in ischemic myocardium. Clin. Res. **22** (1974) 295 A

[212] WEISS, H. J.: Aspirin ingestion compared with bleeding disorders: Search for a useful platelet antiaggresant. Blood **35** (1970) 333

[213] WEISSLER, A. M.; HARRIS, W. S.; SCHOENFELD, C. D.: Systolic time intervals in heart failure in man. Circulation **37** (1968) 149

[213a] WENDE, W.; BLEIFELD, W.; MEYER, J.; STÜBLEN, H. W.: Reduction of the size of acute experimental myocardial infarction by verapamil. Basic Res. Cardiol. **70** (1975) 198

[214] WENGER, N. K.: The early ambulation of patients after myocardial infarction. Cardiology **58** (1973) 1

[215] WESSLER, S.; SHERMAN, L. A.: Antiplatelet aggregant agents and thrombolytic compounds in myocardial infarction. Circulation **45** (1972) 911

[216] WHITE, P. D.: Heart disease, ed. 3, The Macmillan Company New York, 1945

[217] WILDENTHAL, K.; MIERZWIAK, D. S.; MITCHELL, J. H.: Acute effects of increased serum osmolarity on left ventricular performance. Amer. J. Physiol. **216** (1969) 898

[218] WILLERSON, J. T.; POWELL, W. J. jr.; GUINEY, T.; SRARK, J.; SANDERS, C. A.; LEAF, A.: Improvement in myocardial function and coronary blood flow in ischemic myocardium after mannitol. J. Clin. Invest. **51** (1972) 2989

[219] WILLIAMS, D. O.; AMSTERDAM, E. A.; MASON, D. T.: Hemodynamic effects of nitroglycerin in acute myocardial infarction. Decrease in ventricular preload a t the expense of cardiac output. Circulation **51** (1975) 421

[220] WOOD, P.: Diseases of the Heart and Circulation, 2nd edn., Eyre and Spottiswoode, London 1956

[221] WOODWARK, G. M.; GAUTHIER, M. R.: Hospital education program following myocardial infarction. Canad. Med. Assoc. J. **106** (1972) 665

[222] YOSHIKAWA, H.; POWELL, W. J. jr.; BLAND, J. H. I.; LOWENSTEIN, E.: Effect of acute anemia on experimental myocardial ischemia. Amer. J. Cardiol. **32** (1973) 670

[223] ABER, C. P.; BASS, N. M.; BERRY, C. L.; CARSON, P. H. M.; DOBBS, R. J.; FOX, K. M.; HAMBLIN, J. J.; HAYDU, S. P.; HOWITT, G.; MACIVER, J. E.; POSTAL, R. W.; RAFTERY, E. B.; ROUSELL, R. B.; STOCK, J. P. P.: Streptokinase in acute myocardial infarction: a controlled multicentre study in the United Kingdom. Brit. Med. J. **2** (1976) 1100

[224] ARMSTRONG, P. W.: Protection of ischemic myocardium. CMA **117** (1977) 713

[225] ARMSTRONG, P. W.; MATHEW, M. T.; BORROMAND, K.; PARKER, J. O.: Nitroglycerin ointment in acute myocardial infarction. Amer. J. Cardiol. **38** (1976) 474

[226] ARMSTRONG, P. W.; WALKER, D. C.; BURTON, J. R.; PARKER, J. O.: Vasodilator therapy in acute myocardial infarction Circulation 52 (1975) **1118**

[227] AWAN, N. A.; AMSTERDAM, E. A.; VERA, Z.; DE MARIA, A. N.; MILLER, R. R.; MASON, D. T.: Reduction of ischemic injury by sublingual nitroglycerin in patients with acute myocardial infarction. Circulation **54** (1976) 761

[228] AWAN, N. A.; MILLER, R. R.; VERA, Z.; DE MARIA, A. N.; AMSTERDAM, E. A.; MASON, D. T.: Reduction of ST segment evaluation with infusion of nitroprusside in patients with acute myocardial infarction. Amer. J. Cardiol. **38** (1976) 435

[229] BLOOM, B. S.; JOHNSSON, E.; DOLK, M.-L.: Utilization of coronary care units in Sweden. Scand. J. Soc. Med. **5** (1977) 141

[230] BUSSMANN, W.; LOHNER, J.; KALTENBACH, M.: Orally administered isosorbide dinitrate in patients with and without left ventricular failure due to myocardial infarction. Amer. J. Cardiol. **39** (1977) 91

[231] BUSSMANN, W.; SCHÄFER, H.; KALTENBACH, M.: Wirkung von Nitroglycerin beim akuten Myokardinfarkt. Dtsch. med. Wschr. **101** (1976) 642

[232] CHATTERJEE, K.; PARMLEY, W. W.; MASSIE, B.; GREENBERG, B.; WERNER, J.; KLAUSNER, St.; NORMAN, A.: Oral hydralazine therapy for chronic refractory heart failure. Circulation **54** (1976) 879

[233] CHATTERJEE, K.; SWAN, H. J. C.; KAUSHIK, V. S.; JOBIN, G.; MAGNUSSON, P.; FORRESTER, J. S.: Effects of vasodilator therapy for severe pump failure in acute myocardial infarction in short-term and late prognosis. Circulation **53** (1976) 797

[234] CHIARELLO, M.; GOLD, H. K.; LEINBACH, R. C.; DAVIS, M. A.; MAROKO, P. R.: Comparison between the effects of nitroprusside and nitroglycerin on ischemic injury during acute myocardial infarction. Circulation **54** (1976) 766

[235] COME, P. C.; PITT, B.: Nitroglycerin induced severe hypotension and bradycardia in patients with acute myocardial infarction. Circulation **54** (1976) 624

[236] DEBUSK, R.; HOUSTON, N.; MARKIEWICZ, W.: Prognosis of early post-infarction exercise testing (abstr.). Circulation **53/54** Suppl. II (1976) 9

[237] EPSTEIN, S. E.; BORER, J. S.; KENT, K. M.; REDWOOD, D. R.; GOLDSTEIN, R. E.; LEVITT, B.: Protection of ischemic myocardium by nitroglycerin: Experimental and clinical results. Circulation **53** Suppl. I (1976) 191

[238] ERBEL, R.; BELZ, G. G.: Medikamentöse Basistherapie des akuten Myokardinfarktes. Med. Klin. **72** (1977) 1341

[239] FLAHERTY, J. T.; COME, P. C.; BAIRD, M. G.; ROULEAU, J.; TAYLOR, D. R.; WEISFELDT, M. L.; GREENE, H. L.; BECKER, L. C.; PITT, B.: Effects of intravenous nitroglycerin on left ventricular function and ST segment changes in acute myocardial infarction. Brit. Heart J. **38** (1976) 612

[239a] FRISHMAN, W. H.; RIBNER, H. S.: Anticoagulation in myocardial infarction: Modern approach to an old problem Amer. J. Cardiol. **43** (1979) 1207

[240] FOLTS, J. D.; SHUNG, A. L.; KOKE, J. R.; BITTAR, N.: Protection of the ischemic dog myocardium with carnitine. Amer. J. Cardiol. **41** (1978) 1209

[241] FRANCIOSA, J. A.; PIERPONT, G.; COHN, J. N.: Hemodynamic improvement after oral hydralazine in left ventricular failure. Ann. Intern. Med. **86** (1977) 388

[242] GILLEPSIE, T. A.; AMBOS, H. D.; SOBEL, B. E.; ROBERT, R.: Effects of dobutamine in patients with acute myocardial infarction. Amer. J. Cardiol. **39** (1977) 588

[243] GOLD, H. K.; LEINBACH, R. C.; MAROKO, P. R.: Propranolol-induced reduction of signs of ischemic injury during acute myocardial infarction. Amer. J. Cardiol. **38** (1976) 689

[244] GRANATH, A.; SÖDERMARK, T.; WINGE, T.; VOLPE, U.; ZETTERQUIST, S.: Early work load tests for evaluation of long-term prognosis of acute myocardial infarction. Brit. Heart. J. **39** (1977) 758

[245] HEIDRICH-MEISNER, G.; HARMJANZ, D.: Reduktion der myokardialen Ischämie beim akuten Infarkt durch Betablocker (Pindolol). Z. Kardiol. **66** (1977) 211

[246] HENG, M. K.; NORRIS, R. M.; SINGH, B. N.; BARRATT-BOYS, C.: Effects of glucose and glucose-insulin-potassium on hemodynamics and enzymes release after acute myocardial infarction. Brit. Heart J. **39** (1977) 748

[247] HILL, J. D.; HOLDSTOCK, G.; HAMPTON, J. R.: Comparison of mortality of patients with heart attacks admitted to a coronary care unit and an ordinary medical care. Brit. Med. J. **2** (1977) 81
[248] HÜLLEMANN, K.-D. (Hrsg.): Leistungsmedizin — Sportmedizin für Klinik und Praxis. G. Thieme Verlag Stuttgart 1976
[249] HUNT, D.; SLOMAN, G.; CHRISTIE, D.; PENNINGTON, CH.: Changing patterns and mortality of acute myocardial infarction in a coronary care unit. Brit. Med. J. **1** (1977) 795
[250] JELINEK, V. M.; ZIFFER, R. W.; MCDONALD, I. G.; WASIR, H.; HALE, G. S.: Early exercise testing and mobilization after myocardial infarction. Med. J. Aust. **2** (1977) 589
[251] KÖNIG, K.: Veränderungen von Größe, Funktion und Leistung des Herzens nach Herzinfarkt unter dem Einfluß einer 4- bis 6wöchigen Bewegungstherapie in einem Rehabilitationszentrum. Hippokrates **48** (1977) 257
[252] KÖNIG, K.; RUCK, H.; BRUSIS, O.: Der Effekt körperlichen Trainings im Rahmen der Frühmobilisation nach Herzinfarkt. Herz/Kreisl. **9** (1977) 192
[253] KÖTTER, V.; SCHÜREN, K.-P.; SCHRÖDER, R.: Effect of digoxin on coronary blood flow and myocardial oxygen consumption in patients with chronic coronary artery disease. Amer. J. Cardiol. **42** (1978) 563
[254] KUPPER, W.; HANRATH, P.; BLEIFELD, W.; UEBIS, R.; EFFERT, S.: Natrium-Nitroprussid zur Therapie der Linksinsuffizienz beim akuten Herzinfarkt. Dtsch. med. Wschr. **102** (1977) 548
[255] LEFER, A. M.; OGLETREE, M. L.; SILVER, M. J.; NICOLAOU, K. C.; BARNETT, W. E.; GASIC, G. P.: Prostacyclin: A potentially valuable agent for preserving myocardial tissue in acute myocardial infarction. Science **200** (1978) 52
[256] MACLEAN, D.; FISHBEIN, M. C.; MAROKO, P. R.; BRAUNWALD, E.: Hyaluronidase-induced reductions in myocardial infarct size. Science **194** (1976) 199
[257] MANTLE, J. A.; RUSSELL, R. O. jr.; MORASKI, E. E.; RACKLEY, CH. E.: Isosorbide dinitrate for the relief of severe heart failure after myocardial infarction. Amer. J. Cardiol. **37** (1976) 263
[258] MARKIEWICZ, W.; HOUSTON, N.; DEBUSK, R.: Exercise testing soon after myocardial infarction. Circulation **56** (1977) 26
[259] MAROKO, P. R.; BRAUNWALD, E.: Effects of metabolic and pharmacologic interventions in myocardial infarct size following coronary occlusion. Circulation **53** Suppl. **1** (1976) 162
[260] MASSIE, B. M.; CHATTERJEE, K.: Vasodilator therapy of pump failure complicationg acute myocardial infarction. Med. Clin. North Amer. **63** (1979) 25
[261] MASSIE, B.; CHATTERJEE, K.; WERNER, J.: Hemodynamic advantage of combined administration of hydralazine orally and nitrate nonparenterally in the vasodilator therapy of chronic heart failure. Amer. J. Cardiol. **40** (1977) 794
[262] MELSOM, M.; ANDREASSEN, P.; MELSOM, H.; HANSEN, T.; GRENDAHL, H.; HILLESTAD, K. L.: Diazepam in acute myocardial infarction. Clinical effects on catecholamines, free fatty acids, and cortisol. Brit. Heart J. **38** (1976) 804
[263] MERX, W.: Betablocker beim akuten Herzinfarkt. Cardiology **63** Suppl. **1** (1978) 40
[264] MILLER, R.; AWAN, N. A.; JOYE, J. A.; MAXWELL, K. S.; DEMARIA, A. N.; AMSTERDAM, E. A.; MASON, D. T.: Combined dopamine and nitroprusside therapy in congestive heart failure. Circulation **55** (1977) 881
[265] NOELLE, H.; GEISSE, S.: Totale parenterale Ernährung und Stickstoffbilanz bei Myokardinfarkt. Infusionstherapie **5** (1978) 181
[266] OLIVER, M. F.; ROWE, M. J.; LUXTON, M. R.; MILLER, N. E.; NEILSON, J. M.: Effects of reducing circulationg free fatty acids on ventricular arrhythmias during myocardial infarction and on ST segment depression during exercise induced ischemia. Circulation **53** Suppl. **1** (1976) 210
[267] PARSI, R. A.; PECH, H. J.; HEUBLEIN, B.; BERWING, K.; LUDWIG, E.: Nitrangin bei

chronischer und akuter ischämischer Herzkrankheit. IX. Kongreß der GKA der DDR, Karl-Marx-Stadt Mai 1978

[268] PETER, T.; NORRIS, R. M.; CLARKE, E. D.; HENG, M. K.; SINGH, B. N.; WILLIAMS, B.; HOWELL, D. R.; AMBLER, P. K.: Reduction of enzyme levels by propranolol after acute myocardial infarction. Circulation **57** (1978) 1091

[269] PFISTERER, M.; SCHWEIZER, W.; BURKART, F.: Früh-Mobilisation nach Myokardinfarkt — eine prospektive Studie. Z. Kardiol. **66** (1977) 15

[270] POWELL, W.; DIBONA, D. R.; FLORES, J.; FREGA, N.; LEAF, A.: Effects of hyperosmotic mannitol in reducting ischemic cell swelling and minimizing myocardial necrosis. Circulation **53** Suppl. **1** (1976) 45

[271] POWELL, W. J.; DIBONA, D. R.; FLORES, J.; LEAF, A.: The protective effect of hyperosmotic mannitol in myocardial ischemia and necrosis. Circulation **54** (1976) 603

[271a] RACKLEY, CH. E.; RUSSELL, R. O.; ROGERS, W. J.; MANTLE, J. A.; MCDANIEL, H. G.: Glucose-insulin-potassium infusion in acute myocardial infarction. Postgrad. Med. **65** (1979) 93

[272] Reduction in mortality after acute myocardial infarction with long-term beta-adrenoreceptor blockade. Multicentre international study: supplementary report. Brit. Med. J. **2** (1977) 419

[273] REIMER, K.; LOWE, J. E.; JENNINGS, R. B.: Effect of the calcium antagonist verapamil on necrosis following temporary coronary artery occlusion in dogs. Circulation **55** (1977) 501

[274] RESNEKOV, L.: The intermediate coronary care unit. A stage in continued coronary care. Brit. Heart J. **39** (1977) 357

[275] RIBNER, H. S.; FRISHMAN, W. H.: Anticoagulation in myocardial infarction: new approaches to an old problem. Cardiovasc. Med. **2** (1977) 787

[276] RITTER, W. S.; SMITHERMAN, T. C.; CRUMBO, D. S.; SHAPIRO, W.: Prediction of low work capacity and angina following myocardial infarction (abstr.) Clin. Res. **25** (1977) 47

[277] ROSKAMM, H.; SAMEK, L.: Frühmobilisation nach Herzinfarkt — weiterhin kontrovers? Dtsch. med. Wschr. **103** (1978) 535

[278] RUSSELL, R. O.; MANTLE, J. O.; ROGERS, W. J.; RACKLEY, C. E.: Duration of action of isosorbide dinitrate. Chest **75** (1979) 2

[279] SELZER, A.: Use of anticoagulant agents in acute myocardial infarction: Statiscs or clinical judgement? Amer. J. Cardiol. **41** (1978) 1315

[280] SHATNEY, C. H.; MACCARTER, D. L.; LILLIHEI, R. C.: Effects of allopurinol, propranolol, and methylprednisolone on infarct size in experimental myocardial infarction. Amer. J. Cardiol. **37** (1976) 572

[281] SLOMAN, J. G.; PENNINGTON, CH., HUNT, D.; DUFFIELD, A.: Changing results of treatment of infarction in a coronary care unit. Aust. N. Z. J. Med. **6** (1976) 433

[282] SMITH, J. W.; DENNIS, C. A.; GAINES, J.; GASSMAN, A.; MARCUS, F.; STAMAN, M.: Activity evaluation test within three weeks after myocardial infarction (abstr.) Circulation **53/54** Suppl. II (1976) 10

[283] STONER, J. D.; BOLEN, J. L.; HARRISIN, D. G.: Comparison of dobutamine and dopamine in treatment of severe heart failure. Brit. Heart J. **39** (1977) 536

[284] STROSS, J. K.; WILLIS, P. W.; REYNOLDS, E. W.; LEWIS, R. E.; SCHATZ, I. J.; BELLFY, L. C.; COPP, J.: Effectiveness of coronary care units in small community hospitals. Ann. Intern. Med. **85** (1976) 709

[285] TAYLOR, W. R.; FORRESTER, J. S.; MAGNUSSON, P.; TAKANE, T.; CHATTERJEE, K.; SWAN, H. J. C.: Hemodynamic effects of nitroglycerin ointment in congestive heart failure. Amer. J. Cardiol. **38** (1976) 469

[286] VATNER, S. F.; BAIG, H.: Comparison of the effects of oubain and isoproterenol on ischemic myocardium of conscious dogs. Circulation **58** (1978) 654

[287] VOGEL, R.; FRISCHKNECHT, J.; STEELE, P.: Short and long term effects of digitalis on resting and posthandgrip hemodynamics in patients with coronary artery disease. Amer. J. Cardiol. **40** (1977) 171

[288] WILLERSON, J. T.: Protection of ischemic myocardium. Circulation **53** Suppl. **1** (1976) 49

[289] WILLIAM, D. O.; BOMMER, W. J.; MILLER, R. R.; AMSTERDAM, E. A.; MASON, D. T.: Hemodynamic assessment of oral peripheral vasodilator therapy in chronic congestive heart failure: prolonged effectiveness of isosorbide dinitrate. Amer. J. Cardiol. **39** (1977) 84

[290] WRIGHT, I. S.: Anticoagulation for myocardial infarction revisited: three decades of study and clinical experience. Cardiovasc. Med. **2** (1977) 717

[291] WYMAN, M. G.; LALKA, D.; HAMMERSMITH, L.; CANNOM, D. S.; GOLDREYER, B. N.: Multiple bolus technique for lidocaine administration during the first hours of acute myocardial infarction. Amer. J. Cardiol. **41** (1978) 313

7.21. Komplikationen des akuten Myokardinfarktes und ihre Therapie

Nach dem zeitlichen Auftreten von Komplikationen nach dem akuten Ereignis kann man sie in zwei Gruppen einteilen 1. Frühkomplikationen; 2. Spätkomplikationen.

Frühkomplikationen

Jeder Patient kann, auch wenn er zunächst klinisch nicht gefährdet erscheint, innerhalb weniger Stunden schwere Arrhythmien oder einen kardiogenen Schock entwickeln [57a]. Diese Beobachtungen stimmen mit unseren eigenen Erfahrungen überein. Frühkomplikationen sind diejenigen Komplikationen, die während des Aufenthaltes des Patienten auf der Intensivstation (etwa 5 Tage) auftreten.
Diese Frühkomplikationen sind:

- Schwere Arrhythmien und plötzlicher Tod
- Extension des Infarktes mit Angina-pectoris-Syndrom
- Kardiogener Schock
- Linksventrikuläre Insuffizienz
- Ruptur des Infarktgebietes
- seltener: Rechtsherzdekompensation innerhalb der ersten 2 Tage

Spätkomplikationen

Unter Spätkomplikationen sind alle die Komplikationen aufzufassen, die nach der Verlegung des Patienten von der Intensivstation auf die Normalstation (etwa nach 5 Tagen) auftreten.
Diese Spätkomplikationen sind:

- Schwere Arrhythmien und plötzlicher Herztod
- Stauungsherzinsuffizienz besonders bei älteren Patienten und Patienten mit größerem Infarkt
- Aneurysmenbildung
- Myokardruptur
- Infarktrezidiv
- DRESSLER-Syndrom
- Thoraxschmerzen (Angina pectoris, Schulter-Arm-Syndrom)
- Psychische Veränderungen

7.21.1. Rhythmusstörungen beim Myokardinfarkt

Eine der häufigsten Komplikationen des akuten Infarktes sind Rhythmusstörungen. Sie kommen hierbei bis 90% [48, 74] vor.
Die höheren Inzidenzangaben der Rhythmusstörungen in den letzten Jahren im Vergleich zu älteren Daten ist durch die Einführung der verschiedenen Formen der EKG-Dauerüberwachung bedingt.
Das Schema 4 und Tabelle 107 zeigen verschiedene Formen und Häufigkeiten der Rhythmusstörungen beim akuten Myokardinfarkt.

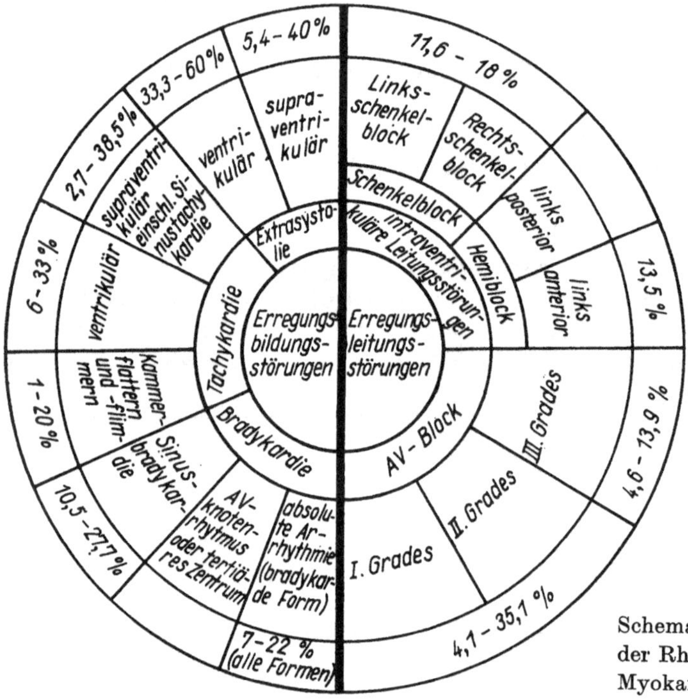

Schema 4. Einteilung und Häufigkeit der Rhythmusstörungen bei akutem Myokardinfarkt

Die verschiedenen Formen der Extrasystolie stehen im Vordergrund der Rhythmusstörungen. Zahlreiche Arbeiten sind dieser Problematik gewidmet [3, 5, 9, 10, 11, 12, 13, 14, 15, 16, 18, 19, 22, 24, 26, 30, 39, 48, 52, 53, 54, 56, 59, 62, 66, 67, 68, 71, 73, 74, 75, 76, 80, 82, 84, 86]. Die Genese dieser Arrhythmien ist nicht vollständig geklärt [39].
In Abhängigkeit vom Entwicklungsstadium des akuten Myokardinfarktes werden jedoch verschiedene Mechanismen der Arrhythmieentstehung diskutiert.
Im akuten Stadium kommt es durch die Ischämie zu einer erhöhten Erregbarkeit des Kammermyokards, zur Katecholaminfreisetzung, zum Anstieg der freien Fettsäuren und zu Störungen im Ionentransport bes. des Kaliums, Kalziums, Natriums und des Magnesiums. Daneben wurde eine erhöhte Aldosteronausschüttung festgestellt [2a, 2b, 100], deren Bedeutung für die Arrhythmieentstehung auch tierexperimentell nachgewiesen wurde [2a, 2b].

Das vorhandene Begleitödem hat Störungen der Erregungsbildung und Erregungsleitung zur Folge.
Eine reflektorische Vagusreizung kann das etwaige Auftreten einer Sinusbradykardie oder einer AV-Blockierung bedingen.
Im weiteren Verlauf können die Ischämie der Randzone, kinetische Störungen, hämodynamische Veränderungen sowie die Pharmakotherapie als Faktoren der Arrhythmieentstehung angesehen werden.
Transmembranöse Veränderungen der Ventrikelmuskulatur und der Purkinje-Fasern, die als Folge der Ischämie entstanden sind, führen zu ventrikulären Arrhythmien.
Je nach dem Zeitpunkt des Auftretens der Arrhythmien nach dem akuten Myokardinfarkt kann man sie in zwei Gruppen einteilen:

1. sogenannte Frühartrhythmien, die binnen Minuten nach Okklusion der Koronararterie entstehen

und

2. sogenannte Spätarrhythmien, die mehrere Stunden nach dem akuten Ereignis auftreten.

Diesen beiden Arrhythmieformen liegen wahrscheinlich unterschiedliche elektrophysiologische Mechanismen zugrunde [101].
Die Frühform der Arrhythmie ist wahrscheinlich durch einen re-entry-Mechanismus als Folge der verlangsamten Erregungsleitung in ischämischen oder infarzierten Zellen bedingt. Diese verlangsamte Erregungsleitung selbst ist die Folge des Kaliumionenverlusts aus den Myokardzellen zu sehen [41], der wiederum eine Verminderung des maximalen diastolischen Ruhepotentials und eine partielle oder komplette Inaktivierung der schnellen Kanäle des Natrium-Einstroms verursacht. Eine erhöhte Kalium-Konzentration im Ischämiegebiet kann die Wahrscheinlichkeit der Erregungsleitungsstörungen erhöhen [78].
Eine lokale Noradrenalinfreisetzung beeinflußt die langsamen Kalzium-Kanäle; daraus resultiert ein niedriges Membranpotential [93, 101]. Die Spätarrhythmien entstehen häufig in den subendokardialen Purkinje-Fasern, die im Infarktgebiet noch lebendig geblieben sind, da sie noch aus dem Ventrikelkavum ernährt werden. Ihre Membraneigenschaften sind jedoch verändert, wodurch es zur spontanen diastolischen Depolarisation mit automatischer Impulsbildung und abnorm verlängertem Aktionspotential kommt, was selbst einen re-entry-Mechanismus begünstigt [101]. Die Auslösung von Spätarrhythmien (3 bis 7 Tage nach Koronarligatur) über einen re-entry-Mechanismus und seine Abhängigkeit vom autonomen Nervensystem konnte von El-Sherif und Mitarbeiter [91, 92] experimentell nachgewiesen werden.
Neben diesen genannten elektrophysiologischen Veränderungen ist die Geometrie des Infarktgebietes für die Entstehung dieser Arrhythmien von großer Bedeutung. Die Größe ischämischen Gebietes ist allein ein kritischer Faktor in der Bestimmung des Types und der Schwere der Arrhythmien bei der Myokardischämie und dem Infarkt.
Die Veränderung des Tonus des autonomen Nervensystems scheint ebenfalls für die elektrische Stabilität eine Rolle zu spielen. Ein erhöhter Vagotonus steigert die elektrische Stabilität und reduziert die Häufigkeit des Vammerflimmerns nach Koronarokklusion. Die Wechselwirkung zwischen dem adrenergen und cholinergen System — und auf die Zellebene übertragen zwischen cAMP und cGMP — während der myokardialen

Tabelle 107

Häufigkeit der verschiedenen Rhythmusstörungen bei akutem Myokardinfarkt

Art der Rhythmusstörung	Skjaeggestad [73] (%)	Lown [47] (%)	Nager und Mitarbeiter [54] (%)	Sloman und Mitarbeiter [74] (%)	Christiansen und Mitarbeiter [9] (%)	Marriot [51] Sammelstatistik (%)	eigenes Krankengut (%)
1. Sinustachykardie	—	38,5	—	—	26	—	—
2. Sinusbradykardie	23,8	27,7	10,5	—	—	—	—
3. Supraventrikuläre Extrasystolie	34,7		12,6	—	40	—	5,4
4. Multiforme oder fokale Extrasystolie	44,2	71,0	—	—	—	—	—
5. Ventrikuläre Extrasystolie	—	—	33,3	—	58	—	60,0
6. Supraventrikuläre Tachykardie	5,4	—	4,2	—	9	4—19	2,7
7. Ventrikuläre Tachykardie	8,1	28,5	10,0	19	6	6—33	—
8. Vorhofflimmern und -flattern	13,5	17,7	15,7	—	22	7—16	10,5
9. Kammerflimmern	6,1	—	12,4	20	7	1—12	5,4
10. Partieller AV-Block	4,1		5,4	—	—	—	35,1
11. Totaler AV-Block	4,8	4,5	13,9	11	—	—	8,1
12. Kompletter Schenkelblock	—	—	11,6	18	—	—	13,5
13. Stillstand	—	—	—	14	—	—	—
14. Linksanteriorer Hemiblock	—	—	—	—	—	—	13,5

Ischämie ist möglicherweise eine der bedeutsamen Determinanten des Überlebens der Patienten mit akutem Myokardinfarkt [95].
Die Herzfrequenz als wichtiger Parameter der Herzfunktion ist einerseits von der Geschwindigkeit der Depolarisation der autonomen Zellen und andererseits von der Größe des Ruhe- und Schwellenpotentials abhängig. Wenn die diastolische Depolarisation schneller wird oder das Ruhepotential abnimmt, wird die Herzfrequenz gesteigert. Die Geschwindigkeit der diastolischen Depolarisation ist in den sinuatrialen Fasern am größten. Daher ist auch die hohe Frequenz des Sinusknotens und somit seine Hegemonie erklärlich. Durch die Reduktion des extrazellulären Kaliums wird die Geschwindigkeit der diastolischen Depolarisation der autonomen Zellen erhöht und deshalb ist die Möglichkeit der Entstehung ektopischer Impulse gestiegen. Hierin kann eine Grundlage für tachykarde Formen der Rhythmusstörungen gesehen werden. Die Heterogenität des Myokards bezogen auf die unterschiedliche Dauer der Refraktärzeit der einzelnen Fasern gibt die Möglichkeit zur Entstehung des re-entry-Phänomens, das als Ursache verschiedener Arrhythmien wie ektopische Rhythmen, Kammerflimmern und Parasystolie angesehen werden kann [20, 28, 29, 83].
In der Periinfarktzone werden durch Verminderung der Sauerstoffspannung, erhöhtem Katecholamingehalt sowie Elektrolytverschiebungen die Polarisationsphasen, die Erregbarkeit und Länge der Refraktärzeit der einzelnen Fasern verändert. In manchen Herzzellen sind die Höhe des Aktionspotentials und die Depolarisationsgeschwindigkeit von Zelle zu Zelle reduziert. Damit wird der Impuls schwächer und ineffektiver. Diese Veränderungen können so weit gehen, daß die Überleitung völlig versagt [28, 29, 83]. Diese Erscheinung wird als "decremental conduction phenomen" zusammengefaßt und erklärt so die Erregungsleitungsstörungen.

7.21.1.1. Die hämodynamische Bedeutung der Rhythmusstörungen beim akuten Myokardinfarkt

Die Reduktion der Sterblichkeit an akutem Myokardinfarkt während der Hospitalphase ist, wie bereits erwähnt, besonders durch die Bekämpfung der Rhythmusstörungen erreicht worden. Das Hauptwirkungsgebiet der koronaren Wachstationen war bis jetzt die Überwachung und Behandlung der Rhythmusstörungen. Die Erhöhung der Überlebenschancen zeigt, welche Bedeutung den Rhythmusstörungen für das Schicksal des Patienten in dieser Phase zukommt (Tab. 108).

Tabelle 108
Inzidenz und Letalität an verschiedenen Rhythmusstörungen
im Vergleich zwischen koronaren Wachstationen und Nicht-Intensivstationen

Arrhythmie	Koronare Wachstationen		Nicht-Intensivstationen		zusammen	
	Inzidenz (%)	Letalität (%)	Inzidenz (%)	Letalität (%)	Inzidenz (%)	Letalität (%)
1. Ventrikuläre Tachykardie	15	53	2	71	6	58
2. Kammerflimmern	23	65	4	70	9	67
3. AV-Block III°	12	47	3	64	6	54
4. Linksschenkelblock	9	50	7	30	7	36
5. Rechtsschenkelblock	9	45	5	19	6	30
Gesamtzahl der Patienten	126		319		445	

Die Arrhythmien können in zwei extremen Formen zum Kreislaufstillstand führen: 1. durch die hpyerdyname Form (Kammerflimmern und -flattern) oder 2. durch die hypodyname Form (Asystolie z. B. bei AV-Block III°). Außer diesen direkt durch die Arrhythmie verursachten Todesfällen können die verschiedenen Rhythmusstörungen die Hämodynamik so ungünstig beeinflussen, daß sie zum kardiogenen Schock oder zur Herzdekompensation führen.
Andererseits kann die Verschlechterung der hämodynamischen Situation selbst zur Ursache von Rhythmusstörungen werden, so daß sich daraus ein Circulus vitiosus ergibt. Die weitreichende hämodynamische Wirksamkeit ist von der Art der Arrhythmie abhängig. Deshalb wird auch von einer Gruppe der Arrhythmien als *maligne Rhythmusstörungen* gesprochen.
Sloman und Mitarbeiter [74] bezeichnen folgende Rhythmusstörungen als maligne:

1. Ventrikuläre Tachykardie
2. Kammerflimmern
3. Asystolie
4. AV-Block III°
5. Linksschenkelblock
6. Rechtsschenkelblock

Die frühzeitige Erkennung dieser Arrhythmien und die bereits in der Prähospitalphase eingeleitete Therapie kann wesentlich zur Reduktion der Sterblichkeit und des Auftretens von Komplikationen beitragen.

7.21.1.2. Erregungsbildungsstörungen

— Sinusbradykardie

Die Herzfrequenz wird als ein Index der myokardialen Funktion betrachtet. Die Abbildung 149 zeigt die Relation zwischen der Herzfrequenz bei Aufnahme und der Krankenhaussterblichkeit.
Sloman und Mitarbeiter [74] konnten zeigen (wie auch aus der Abbildung 149 ersichtlich), daß eine Herzfrequenz von weniger als 60/min eine steigende Letalitätstendenz zeigt. Die Letalität von Patienten mit einer Frequenz von 60—90/min liegt bei etwa 16%. Bei einer Frequenz von über 90/min steigt die Letalität wiederum an.
Eine Sinusbradykardie tritt häufig beim inferioren Infarkt auf, was aus den anatomischen Verhältnissen verständlich ist. Die den Sinusknoten versorgende Arterie entspringt in 54—60% aus der A. coronaria dextr., die beim inferioren Infarkt betroffen ist.
Es wird angenommen, daß die optimale Frequenz bei 90/min liegt und eine Senkung

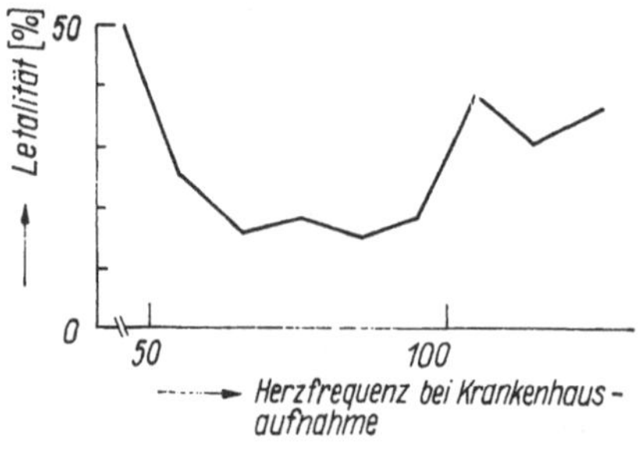

Abb. 149. Verhältnis von Herzfrequenz und Mortalität nach Sloman und Mitarbeiter [76]

unter 60/min mit einer Verminderung des Herzminutenvolumens und des systolischen Blutdruckes verbunden ist. Das führt zu einer Steigerung der Irritabilität des Myokards und zum Auftreten maligner Arrhythmien [74].
In letzter Zeit wird die Hypothese vertreten, daß die Bradykardie bei vielen Patienten ein wichtiger prädisponierender Faktor für die Entwicklung des Kammerflimmerns sei, das bei vielen Patienten innerhalb von Minuten oder Stunden nach dem Beginn des akuten Myokardinfarktes zum Tode führt [33, 44, 58, 87]. Folgende Beobachtungen unterstützen diese Hypothese:

1. Eine Bradykardie ($f \leqq 60$ Schläge/min) tritt bei mehr als 40% der Patienten mit akutem Myokardinfarkt in den ersten Stunden auf [1].
2. Die Häufigkeit der ventrikulären Tachykardie bei stationären Patienten war höher als bei denen mit Bradykardie [48].
3. Die ventrikuläre ektopische Aktivität, die während der Bradykardie vorhanden war, konnte durch eine atropininduzierte Tachykardie beseitigt werden [2, 48].

Die Beseitigung dieser initialen bradykarden Form ist nach bisherigen Erfahrungen durch die Gabe von Atropin erforderlich, obwohl manches über die Wirkung von Atropin beim akuten Infarkt noch unbekannt ist [17].

— Sinustachykardie

Die Sinustachykardie wird von Lown und Mitarbeiter [47] auf die gleiche Stufe mit der Vorhoftachykardie, der AV-Knotentachykardie, dem Vorhofflimmern und -flattern als den Rhythmusstörungen der „Pumpinsuffizienz" gestellt. Er gibt ihre Häufigkeit mit 35% seines Krankengutes an.
Obwohl die Sinustachykardie per se unbedeutsam erscheint, weist sie dennoch sowohl wegen ihres ungünstigen Einflusses auf die Hämodynamik als auch als Begleitzeichen ernsthafter Komplikationen wie kardiogener Schock, Stauungsinsuffizienz, Lungenembolie und evtl. sekundäre Infektionen auf eine schlechtere Prognose hin.
Scheidt und Mitarbeiter [70] beobachteten in 28% ihrer Fälle zu Beginn des kardiogenen Schocks nach Myokardinfarkt eine Sinustachykardie. Jewitt und Mitarbeiter [36] berichteten über eine Sinustachykardierate von 73% in ihrem Patientengut; die Letalität in dieser Gruppe betrug 52%.
Es konnte beobachtet werden, daß Patienten mit einer Sinustachykardie im Gegensatz zu denen mit einer Sinusbradykardie eine signifikant geringere Überlebenschance zeigten. [57]. Diese Tatsache wurde so erklärt, daß eine Tachykardie häufig einer Herzinsuffizienz und die Sinusbradykardie hauptsächlich im Zusammenhang mit kleinen und sonst unkomplizierten inferioren Infarkten auftritt [57]. Weder paroxysmale supraventrikuläre Tachykardien noch ein AV-Block II. Grades waren mit einer erhöhten Sterblichkeitsrate bis zu drei Jahren nach dem Infarkt verbunden [57].
Talano und Mitarbeiter [80] kommen durch die Analyse der systolischen Zeitintervalle zu der Schlußfolgerung, daß eine durch den Myokardinfarkt bedingte passagere Erhöhung der Sinusfrequenz die Herzleistung herabsetzt.
Die Ergebnisse der Untersuchungen von Merx und Mitarbeiter [52] unterstreichen die klinischen Erfahrungen, daß durch die Erhöhung der Sinusfrequenz ventrikuläre ektope Rhythmusstörungen erfolgreich unterdrückt werden können.

— Supraventrikuläre Extrasystolie und Tachykardie

Die Häufigkeit der supraventrikulären Extrasystolie wird mit 12,6% [54] und die der supraventrikulären und AV-Knotentachykardie mit 4—19% angegeben [51, 73]. Eine supraventrikuläre Tachykardie kommt isoliert oder mit anderen Rhythmusstörungen kombiniert bis zu 40% der Infarktfälle vor [9].
Eine schlechtere Prognose konnte bei Patienten mit akutem Myokardinfarkt und nicht paroxysmale AV-Knotentachykardie nicht festgestellt werden [19].

— Vorhofflimmern

Vorhofflimmern konnte bei 15% der Patienten mit akutem Infarkt in den ersten 24 Stunden in der koronaren Wachstation festgestellt werden [27]. Eine ähnliche Häufigkeit des Vorhofflimmerns (15,7%) geben Nager und Mitarbeiter [54] an. Die Hospitalletalität betrug bei diesen Patienten 38% gegenüber 18% bei Patienten ohne Vorhofflimmern. Wiederholtes Vorhofflimmern war mit höherer Sterblichkeit verbunden. Meistens handelte es sich um ältere Patienten und Patienten mit Linksherzinsuffizienz. Die elektrokardiographischen Zeichen eines akuten Myokardinfarktes fehlten oft. Sinusrhythmus war entweder vor der Entlassung oder kurz vor dem Tode zu 67% wieder nachweisbar. Unterschiede in der Häufigkeit des Vorhofflimmerns konnten in bezug auf Vorderwand- und Hinterwandinfarkte nicht festgestellt werden [27, 36, 77]. Während Stannard und Mitarbeiter [77] diese Rhythmusstörungen zu den „benignen" zählen, vermeiden Helmers und Mitarbeiter [27] diesen Terminus.

— Ventrikuläre Arrhythmien

• Ventrikuläre Tachykardie und Extrasystolie

Die Häufigkeit der ventrikulären Tachykardie wird mit 6—33% [51] und die der ventrikulären Extrasystolie von 33% bis mehr als 80% [42, 45, 54, 73, 94, 96] angegeben.
Ventrikuläre Extrasystolien können gefährlich sein, wenn sie in der vulnerablen Phase des Herzzyklus einfallen. Lown und Mitarbeiter [46] haben auf die Bedeutung des Verhältnisses zwischen dem Zeitintervall der Q-Zacke des normalen Komplexes zur R-Zacke der Extrasystolie zum QT-Intervall des Normalschlages hingewiesen (QR'/QT). Die ventrikulären Extrasystolien, die mit einem QR'/QT-Verhältnis von 0,60 bis 0,85 einfallen, haben eine höhere Wahrscheinlichkeit, eine ventrikuläre Tachykardie oder Kammerflimmern hervorzurufen. Das sogenannte R-on-T-Phänomen ist häufiger im Tierexperiment nachgewiesen als in der Klinik beobachtet worden.

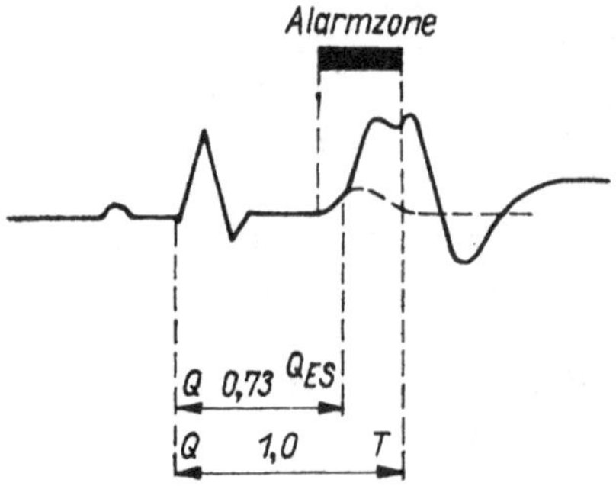

Abb. 150. Vorzeitigkeitsindex

Besondere Vorsicht ist bei ventrikulären Extrasystolen geboten, wenn sie

1. In die T-Welle einfallen
2. Gehäuft vorkommen, d. h. mehr als eine Extrasystole auf 10 Normalschläge bzw. mehr als 6/min registriert werden
3. Polytop sind
4. Ohne fixe Kupplung sind und
5. einen Vorzeitigkeitsindex von kleiner als 1,0 aufweisen [7a]

Manche Autoren messen der Häufigkeit der Extrasystolie, gekoppelten Extrasystolen und beschleunigten idioventrikulären Rhythmen, d. h. drei oder mehr aufeinanderfolgenden ventrikulären Extrasystolen in einem Sinusrhythmus, eine größere Bedeutung als dem R-on-T-Phänomen bei [13]. Einzelne ventrikuläre Extrasystolen haben keine Beziehung zum Kammerflimmern bzw. eine erhöhte Sterblichkeit gezeigt.
Auch seltene Formen von Rhythmusstörungen wie simultane Tachykardien (supraventrikuläre und ventrikuläre gleichzeitig), sind bei akutem Myokardinfarkt beschrieben worden [24].

- **Kammerflimmern**

Das Kammerflimmern wird in eine primäre und eine sekundäre Form eingeteilt. Ein primäres Kammerflimmern kann ohne Herzinsuffizienz als Folge der elektrischen Instabilität entstehen [57b].
Unter sekundärem Kammerflimmern versteht man ein Kammerflimmern, das als Folge oder im Zusammenhang mit einer Herzinsuffizienz auftritt [57b]. Die Kurz- und Langzeitprognose des sekundären Kammerflimmerns ist schlechter als die des primären [44a]. Die Letalität des primären Kammerflimmerns wird mit 25% und des sekundären bis zu 90% angegeben [94]. Kammerflimmern kommt mit 6,1% [73] bis 21,4% [54] vor. Selten treten Episoden von Kammerflimmern bei einem Patienten wiederholt auf [6, 21, 35, 40].
Kubik und Mitarbeiter [40] berichten über einen Patienten mit anteroseptalem Infarkt, der 195 Episoden von Kammerflimmern, die innerhalb von 10 Tagen auftraten, überlebte. In unserem eigenen Krankengut wurde eine Patientin mit anteroseptalem Infarkt achtmal erfolgreich defibrilliert.
Interessanterweise handelt es sich bei den bisher beschriebenen Fällen immer um anteroseptale Myokardinfarkte. Gründe für die bei manchen Patienten so extrem herabgesetzte Flimmerschwelle sind noch nicht näher bekannt.
Die Prognose dieser Patienten ist ungewiß. Deshalb sind weitere exakte Untersuchungen in dieser Hinsicht unbedingt erforderlich. Eine konsequente antiarrhythmische Therapie ist in jedem Fall zu empfehlen.

- **Ventrikuläre Parasystolie**

Eine ventrikuläre Parasystolie wurde mit 4,1% [5] angegeben. Sie wird als benigne betrachtet, weil sich in diesem Krankengut keine durch Parasystolie bedingte Sterblichkeit nachweisen ließ.

7.21.1.3. Erregungsleitungsstörungen

In Übereinstimmung mit Hackel und Mitarbeitern [22] kann man die Meinung vertreten, daß folgende Mechanismen für die Auslösung der Erregungsleitungsstörungen verantwortlich zu machen sein könnten:

1. Ionenverschiebungen im Randgebiet der nekrotischen Zone.
2. Ischämie des spezifischen Erregungsleitungssystems.
3. Infiltration von neutrophilen Leukozyten mit Freisetzung lysomaler Enzyme und sich daraus ergebender Änderung der Membranpermeabilität und des Membranruhepotentials.
4. Auslösung vagaler Reflexe durch den Myokardinfarkt mit Auslösung eines passageren AV-Blocks [61].

— AV-Blockierungen

Der AV-Block III. Grades wird mit einer Häufigkeit von 6—11% angegeben [53, 74, 90, 97, 98]. Einige Autoren beobachteten den AV-Block II. Grades (Mobitz-Typ) zu 33% [18].
Die Krankenhausletalität liegt bei 50% [74]. Für die Patienten mit AV-Block II. Grades wurde eine Letalität von 27% bzw. 10% bei AV-Block I. Grades angegeben [7]. Die Häufigkeit des AV-Blocks I. Grades wird mit 6%, die des II. Grades mit 2,5% und die des III. Grades mit 9% angegeben [14]. In einer anderen Statistik wurde die Letalität bei AV-Block I. Grades mit 18%, bei II. Grades mit 22% und bei III. Grades mit 53% ermittelt.
Mit dem Auftreten eines AV-Blocks III. Grades wird die Prognose, wie bereits erwähnt, verschlechtert. Durch ihn wird die Letalität um das zwei- bis dreifache der Gesamtsterblichkeit beim frischen Myokardinfarkt gesteigert [7a]. Das betrifft Vorderwandinfarkte deutlich mehr. Für Hinterwandinfarkte wird eine Spontanreversibilität bis zu 90% angegeben, was mit unseren eigenen Erfahrungen übereinstimmt.
Ein Zusammenhang zwischen Alter und der Häufigkeit des AV-Blocks konnte festgestellt werden. Diese Aussage trifft jedoch nur für die hospitalisierten Patienten zu. Die Lokalisation des Infarktes spielt für das Auftreten eines AV-Blockes eine große Rolle. Bei septalen und inferioren Infarkten [7, 23, 31] tritt häufiger eine AV-Blockierung auf.
Norris und Mitarbeiter [55] unterscheiden zwischen AV-Blöcken bei inferioren und anterioren Infarkten. Bei inferioren Infarkten gingen meist dem AV-Block III. Grades AV-Blockierungen I. oder II. Grades voraus. Adams-Stokes-Anfälle sind nicht häufig; die QRS-Komplexe sind von normaler Dauer und die Prognose dieses Blockes ist gut.
Bei anterioren Infarkten fand sich hingegen im allgemeinen ein verbreiterter QRS-Komplex; die Prognose war ungünstig.
Die Ursache des Blocks ist meist nicht die Nekrose des AV-Knotens, sondern andere Mechanismen können die Blockierung auslösen [22, 23, 64]. Der AV-Knoten kann ischämisch sein, aber wegen des relativ geringen Sauerstoffbedarfes im Vergleich zum kontraktilen System überleben [72]. Die Freisetzung von Kalium-Ionen im umgebenden ischämischen Gebiet bzw. die Freisetzung lysosomaler Enzyme aus polymorphen Leukozyteninfiltraten können diese Erscheinung bedingen [23].
Es wurde auch über Fälle von tachykardieabhängigen AV-Blockierungen bei akutem Myokardinfarkt berichtet [62].

Ebenfalls trat ein solches Phänomen auf, wenn die sinuatriale Frequenz bei 105 bis 140/min (medikamentös hervorgerufen oder spontan) lag. Die AV-Blockierung war vom Mobitz-Typ II oder ein 2:1 AV-Block. Dies wurde als Konsequenz der tachykardieabhängigen repetitiv verstärkten Überleitung im ischämischen His-Purkinje-System, wahrscheinlich aber hauptsächlich im His-Bündel gesehen [16].
Rosen [63] verwendete die His-Bündel-Elektrokardiographie, um die Blockbilder bei anterioren und inferioren Myokardinfarkten differenzieren zu können. Er kommt zur Schlußfolgerung, daß bei inferioren Infarkten die Blockierung proximal des His-Bündels liegt und für eine Funktionsstörung des AV-Knotens spricht. Bei anterioren Myokardinfarkten liegt der Block distal des His-Bündels und spricht für eine Beteiligung des Septums. Ähnliche Befunde konnten auch von Hunt und Mitarbeitern [30] erhoben werden.

— Intraventrikuläre Erregungsleitungsstörungen

Auf die Bedeutung der intraventrikulären Erregungsleitungsstörungen wurde in verschiedenen Arbeiten hingewiesen [3, 4, 11, 18, 22, 25, 37, 50, 56, 60, 65, 67, 69, 71, 74, 79].
Elektrokardiographische Kriterien für die Diagnose der intraventrikulären Erregungsleitungsstörungen sind in den letzten Jahren durch experimentelle und klinische Arbeiten verifiziert worden [25, 50, 60, 65].
In einer Sammelstatistik von 2567 Patienten wurde eine durchschnittliche Häufigkeit der intraventrikulären Erregungsleitungsstörungen von 23,2% angegeben [98], andere geben 10–24% bei akutem Myokardinfarkt an [4]. Die Patienten mit intraventrikulären Erregungsleitungsstörungen hatten ein höheres Durchschnittsalter als die Gesamtgruppe der Infarktpatienten ($p < 0{,}01$). Das Sterbealter lag jedoch bei diesen Patienten niedriger als bei denen ohne intraventrikuläre Leitungsstörungen ($p < 0{,}01$).

• Linksanteriorer Hemiblock

Die häufigste isolierte Störung ist der linksanteriore Hemiblock; er wird in einer Sammelstatistik von 3042 Patienten mit einer Häufigkeit von 7,0% [98] bis 9,4% [3] angegeben. Weil der links anteriore Faszikel nur von septalen Ästen des R. interventricularis. ant. versorgt wird und eine komplizierte Struktur hat, ist der linke anteriore Faszikel zu Ischämie und Nekrose sehr prädisponiert. Darin ist auch die Begründung für die häufige Beteiligung dieses Faszikels beim akuten Myokardinfarkt zu sehen [50].

• Linksposteriorer Hemiblock

Der linksposteriore Hemiblock wird mit einer Häufigkeit von 0,2% [71] bis 0,62% in einer Sammelstatistik von 3042 Infarktpartienten angegeben [98]. Diese niedrige Inzidenz des links posterioren Hemiblocks im Vergleich zu den anderen intraventrikulären Erregungsleitungsstörungen ist z. T. auch dadurch bedingt, daß der links posteriore Faszikel von Ästen der linken und rechten Koronararterie versorgt wird.
Die zweithäufigste Erregungsleitungsstörung ist ein Rechtsschenkelblock in Kombination mit einem linksanterioren Hemiblock. Das mittlere Segment des rechten Schenkels verläuft innerhalb des muskulären Ventrikelseptums und wird ebenfalls über den R. interventricularis ant. der A. coronaria sin. versorgt [43].
Es wurde gezeigt, daß dieser Teil des rechten Schenkels meist bei der koronaren Herzkrankheit betroffen ist [49]. Das proximale Segment des rechten Schenkels wird von den

Ästen der AV-Knotenarterie versorgt, die in 90% der Fälle beim menschlichen Herzen von der rechten Koronararterie abstammt [34, 43].
Die Verlaufsbeobachtung dieser Erregungsleitungsstörung vom bifaszikulären Typ zeigt, daß der links anteriore Hemiblock dem Rechtsschenkelblock vorangeht [65, 85]. Eine zeitlich umgekehrte Entwicklung wurde jedoch auch berichtet [37, 69]. Die hohe Letalität bei dieser bisfaszikulären Blockform läßt die Vermutung zu, daß dies sich bei einem größeren extensiven Infarkt entwickelt und daß darüber hinaus die Gefahr des Auftretens eines AV-Blocks III. Grades gegeben ist.

- **Rechtsschenkelblock**

Der komplette Rechtsschenkelblock wird mit 2,8% in einer Sammelstatistik mit 6293 Patienten [98] bzw. von 3,3% [11] bis 3,7% [71] angegeben. Die Letalitätsrate des Rechtsschenkelblocks bei akutem Myokardinfarkt war stets höher als bei normaler intraventrikulärer Erregungsleitung [11].

- **Linksschenkelblock**

Der komplette Linksschenkelblock wird mit 5,2% in einer Sammelstatistik von 6293 Patienten [98] bis 8% [71] beobachtet.
Ein kompletter Linksschenkelblock bei akutem Myokardinfarkt ist prognostisch ungünstig, weil er auf die Erkrankung mindestens zweier Gefäße hindeutet. Die plötzliche Entwicklung eines permanenten oder intermittierenden Linksschenkelblocks weist auf die Durchblutungsstörung des linken Tawara-Schenkels hin. Die Durchblutung wird hauptsächlich durch die A. coronaria dextr. und von den Ästen des R. interventricularis ant. realisiert [34]. Die häufige Korrelation zwischen komplettem Linksschenkelblock und Zwei-Gefäß-Beteiligung wurde nachgewiesen [79].
Der proximale kompakte Faserabschnitt des linken Hauptschenkels ist vulnerabler als die distalen Abschnitte [81].

- **Bifaszikuläre Blockierungen**

Ein Rechtsschenkelblock mit linksposteriorem Hemiblock ist ebenfalls selten [50, 69] und liegt bei etwa 1% [71]. Das gemeinsame Auftreten der beiden Blockformen ist von einer hohen Letalität begleitet [11] und zeigt größte Neigung zur Entwicklung eines kompletten AV-Blocks [8, 65] und einer Herzinsuffizienz [98].
In einer Sammelstatistik über 3483 Patienten mit akutem Myokardinfarkt wird die Häufigkeit des AV-Blocks III. Grades, der durch eine Unterbrechung im Bereich beider Tawara-Schenkel bedingt ist, mit 2,6% angegeben [98].
Die Letalität lag bei den Patienten mit dieser Blocklokalisation bei 85%. War die Unterbrechung der Erregungsleitung im AV-Knoten selbst, so lag die Letalität nur bei 35%.

7.21.1.4. Prognostische Bedeutung der Erregungsleitungs- u. -bildungsstörungen bei akutem Myokardinfarkt

Die prognostische Bedeutung dieser Arrhythmien wird durch die Größe des Myokardinfarktes beeinflußt [88]. Zum Beispiel betrug die Letalität bei einem Schenkelblock mit einem kleineren Infarkt 20%. Bei klinisch schweren Infarkten stieg sie auf 52% und beim kardiogenen Schock stieg die Letalität sogar auf 100% [74].

Tabelle 109
Prognose bei verschiedenen Arrhythmien (nach SLOMAN und Mitarbeiter [74])

	Patientenanzahl				
	überlebt	gestorben	gesamt	Überlebensrate (%)	p
1. Gesamtpatienten	216	41	257	84,0	
2. keine Arhythmien	29	2	31	93,5	nicht signifikant
3. Gesamte Vorhofarrhythmien	123	30	153	80,4	,, ,,
4. Sinustachykardie	51	12	63	81,0	,, ,,
5. Sinusbradykardie	46	4	50	92,0	,, ,,
6. Vorhof-Extrasystolie	38	4	42	90,5	,, ,,
7. Knotenrhythmus	16	2	18	88,9	,, ,,
8. Vorhofflimmern	22	7	29	75,9	,, ,,
9. Vorhofflattern	2	5	7	28,5	$p = 0{,}0012$
10. Vorhoftachykardie	17	6	23	73,9	nicht signifikant
11. Gesamte Kammerarrhythmien	178	26	204	87,3	,, ,,
12. ventrikuläre Extrasystolie	84	22	106	79,2	,, ,,
13. ventrikuläre Tachykardie	32	7	39	82,1	,, ,,
14. Kammerflimmern	22	10	32	68,8	$p < 0{,}025$
15. Asystolie	6	1	7	85,7	nicht signifikant
16. Gesamte AV-Blöcke	35	5	40	87,5	,, ,,
17. AV-Block I°	18	2	20	90,0	,, ,,
18. AV-Block II°	16	2	18	88,9	,, ,,
19. AV-Block III°	20	3	23	87,0	,, ,,
20. Gesamte Schenkelblöcke	24	13	37	72,0	$p < 0{,}005$
21. Rechtsschenkelblock	16	5	21	76,2	nicht signifikant
22. Linksschenkelblock	13	5	18	72,2	,, ,,
23. Andere intraventrikuläre Blöcke	6	3	9	66,7	,, ,,

Überlebende von 257 coronary care-Patienten über 12 Monate nach Einweisung mit akutem Myokardinfarkt, bezogen auf verschiedene Arrhythmien, beobachtet während der akuten Phase des Infarktes.

Manche Autoren betrachten die Prognose als gut, wenn die Patienten die akute Phase des Infarktes überstanden haben. WATERS und Mitarbeiter [84] kommen zu der Schlußfolgerung, daß eine prophylaktische temporäre Schrittmachersonde bei inkomplettem bilateralen Schenkelblock eine geringe Bedeutung hat. Diese Schlußfolgerungen wurden auf Grund einer 40 monatigen Überwachungsperiode bei 27 Patienten mit temporären Stimulationen bei durchgemachtem Myokardinfarkt, der durch bilaterale Schenkelblöcke kompliziert wurde, gezogen.

Die Bedeutung der sogenannten „Warnarrhythmien" als Vorboten des Kammerflimmerns wurde durch neuere Arbeiten in Frage gestellt [89, 99], da sowohl Kammerflimmern ohne vorherige „Warnarrhythmien" auftreten kann, bzw. es zu keinem Kammerflimmern trotz dieser Arrythmien kommt. Es wird jedoch angenommen, daß ein „torsade du pointe" (Spitzenumkehr des Summationsvektors des QRS-Komplexes in der Fron-

talebene während der Tachykardie-sog. „tanzen“) oder bevorzugt linksventrikuläre Extrasystolen ein Kammerflimmern auslösen können [94].
(Über die prognostische Bedeutung einzelner Rhythmusstörungen bei akutem Myokardinfarkt s. auch S. 614—620).

7.21.1.5. Therapie der Rhythmusstörungen bei akutem Myokardinfarkt

Im folgenden sollen Therapiemaßnahmen für Rhythmusstörungen bei akutem Myokardinfarkt angegeben werden (s. Tabelle 110).

Tabelle 110

Therapie der Rhythmusstörungen bei akutem Myokardinfarkt

Ventrikuläre Extrasystolie	1. Lidocain 100 mg intravenös; Dauerinfusion von 1—2 mg/min/kg Körpergewicht bis zu 200—400 mg/h über 24 oder mehr Stunden 2. Ajmalin: 50—200 mg intramuskulär, ggf. sehr langsam intravenös als Dauerinfusion 500—1000 mg (ggf. noch mehr) intravenös 3. Diphenylhydantoin: 3 × 100—200 mg oral, 100 mg langsam intravenös 4. Procainamid: 0,5—1,0 g intramuskulär, ggf. sehr (!) langsam intravenös, oral 3 × 0,25—1,0 g 5. Bretylium-tosylate: 15 mg/kg Körpergewicht in 50 ml 5%iger Glukoselösung in 5 min 6. Elektrotherapie
Paroxysmale supraventrikuläre Tachykardie	1. Digitoxin: 0,25—0,5 mg intravenös, alle 4—6 Stunden bis zur Vollsättigung wiederholbar 2. Ajmalin: 50—200 mg intramuskulär ggf. sehr (!) langsam intravenös oder als Dauerinfusion 500—1000 mg/d 3. Procainamid: 0,5—1,0 g intramuskulär, ggf. sehr (!) langsam intravenös oder als Dauerinfusion 4. Verapamil: 120—240 mg oral, ggf. 5—10 mg langsam intravenös 5. Propranolol: 75—120 mg oral, ggf. langsam i. v.
Tachyarrhythmia absoluta	1. Digitoxin: 0,25—0,5 mg, alle 4—6 Stunden bis zur Vollsättigung 2. Chinidin erst nach Beseitigung der Herzinsuffizienz, 0,2—0,4 g alle 4 Stunden bis zu 2,0—3,0 g/d. Erhaltungsdosis 0,8—1,2 g/d
Sinusbradykardie AV-Block I. und II. Grades	1. Atropin: 0,5 mg intramuskulär oder intravenös bis zu 2 mg/d als Dauerinfusion 2—3 mg auf 500 ml 5%ige Glukoselösung 2. Orciprenalin oder Isoprenalin: 20—100 mg oral, 0,5—2 mg intravenös, als Dauerinfusion 5—10 mg auf 500 ml
Totaler AV-Block	1. Orciprenalin oder Isoprenalin: 20—100 mg oral, 0,5—2 mg intravenös, 5—10 mg auf 500 ml als Dauerinfusion 2. Atropin: 0,5 mg intramuskulär oder intravenös mehrmals täglich 2—3 mg auf 500 ml als Dauerinfusion 3. Elektrostimulation: temporär (Sondenschrittmacher) oder permanent (transvenös) 4. Glukokortikoide: 2 mg/kg Körpergewicht täglich in den ersten Tagen

Tabelle 110 (Fortsetzung)

Kammerflimmern	1. externe Herzmassage und Mund-zu-Mund-Beatmung 2. elektrische Defibrillation 3. intrakardial 10 ml Kalziumthiosulfat und 5 mg Orciprenalin, ggf. mehrfach wiederholen 4. Nachbehandlung mit Xylocitin als Dauerinfusion 100—300 mg/h für 2 Tage, mit Procainamid 3 × 0,5—1,0 g täglich für einige Tage 5. Azidoseausgleich (THAM, Natriumbikarbonat)
Asystolie	1. externe Herzmassage und Mund-zu-Mund-Beatmung 2. intrakardiale Gabe von 0,5 mg Orciprenalin bzw. 0,5 ml Adrenalin (1:1000) 3. endokardiale oder transthorakaler Stimulation 4. Azidoseausgleich

(Über neuere Antiarrhythmika s. S. 712)

— Therapie der ventrikulären Extrasystolie

Die ventrikulären Extrasystolen sind in der Regel sehr gut durch Xylocitin beeinflußbar. Es verhält sich hinsichtlich des Herzminuten- und Schlagvolumens sowie des Blutdruckes weitestgehend indifferent. Kontraindikationen stellen bradykarde Rhythmusstörungen und Erregungsleitungsstörungen dar, bei Leberschäden ist ebenfalls Vorsicht geboten.

Antiarrhythmika wie Propranolol, Procainamid und Xylocitin beeinflussen mehr die erhöhte Automatie der Erregungsbildung und weniger den re-entry-Mechanismus. Daneben wurde darauf hingewiesen, daß Xylocitin den ventrikulären re-entry-Mechanismus verstärkt, besonders bei niedrigen Blutkonzentrationen [20].

Neben den genannten Medikamenten bietet sich noch das Phenylhydantoin an, das ebenfalls, so weit bekannt, keine wesentliche kardiodepressive Wirkung besitzt. Zu beachten ist jedoch, daß es zu extremen Bradykardien (totaler AV-Block), Atemstörungen und Agranulozytose kommen kann. Wir verwenden seit Jahren erfolgreich auch in der akuten Phase des Myokardinfarktes bei ventrikulärer Extrasystolie u. a. Ajmalin.

Auch Bretylium tosylate wird mit Erfolg verwendet. Besonders kommt es bei Arrhythmien durch Digitalisintoxikationen, Kammerflimmern sowie auch supraventrikulären Tachykardien zur Anwendung.

In den letzten Jahren wurde auf die antiarrhythmische Wirkung des Nitroglyzerins hingewiesen. In einer Untersuchung von Knoebel und Mitarbeiter [38a] konnte gezeigt werden, daß die Zahl der ventrikulären Extrasystolen 15 Minuten nach Gabe von 0,4 mg Nitroglyzerin sublingual signifikant geringer war. Dieser Effekt hielt während der ersten Stunde nach Nitroglyzerin an. In der zweiten und dritten Stunde nach Applikation stieg die Zahl der Extrasystolen wieder an und am Ende der vierten Stunde war die Zahl der Extrasystolie entsprechend dem Ausgangswert.

Über die antiarrhythmische Wirkung des Nitroglyzerins bei Patienten mit akutem Myokardinfarkt liegen noch keine abschließenden Berichte vor.

— Therapie der paroxysmalen supraventrikulären Tachykardien

Hierbei haben sich Glykoside therapeutisch am besten bewährt, in zweiter Linie kommen Tachmalin und Procainamid bzw. β-Rezeptorenblocker in Frage.

— Therapie der absoluten Arrhythmie bei Vorhofflimmern und -flattern

Das Mittel der Wahl ist wegen seiner besonders ausgeprägten negativ chronotropen Wirkung das Digitoxin. Chinidin darf erst nach Beseitigung der Herzinsuffizienz (es hat eine ausgeprägte negativ inotrope Wirkung!) angewendet werden.

— Therapie der Sinusbradykardie

Die Sinusbradykardie ($f < 60$/min) wird medikamentös mit Parasympatikolytika bzw. Sympatikomimetika behandelt.

— Therapie des Kammerflimmerns und der Asystolie

Bei Kammerflimmern und Asystolie muß eine sofortige externe Herzmassage in Kombination mit einer künstlichen Beatmung einsetzen. Die Defibrillation — Voraussetzung sind deutliche Flimmerwellen im EKG — ist bei der hyperdynamen Form des Kreislaufstillstandes unverzüglich anzuwenden, während bei der hypodynamen Form, der Asystolie, mittels transvenös eingebrachter Schrittmachersonden eine Herzaktion in Gang gebracht werden kann. Auch der Versuch der intrakardialen Alupent- oder Adrenalin-Injektion kann erfolgreich sein.
Nach der Defibrillation muß durch Xylocitin die antiarrhythmische Therapie weitergeführt werden. Entscheidend für den weiteren Behandlungserfolg ist bei beiden Rhythmusstörungen der Azidoseausgleich.

— Therapie der AV-Überleitungsstörungen

Der AV-Block I. und II. Grades wird in erster Linie medikamentös — parasympatikolytisch (Atropin) bzw. sympatikomimetrisch (Iso- oder Orciprenalin) — behandelt; während bei totalem AV-Block die temporäre Elektrostimulation die optimale Behandlungsmethode ist.

7.21.1.6. Literatur

[1] ADGEY, A. A. J.; ALLEN, J. D.; GEDDES, J. S.; JAMES, R. G. G.; WEBB, S. W.; ZAIDA, S. A.; PANTRIDGE, J. F.: Acute phase of myocardial infarction. Lancet **2** (1971) 501

[2] ADGEY, A. A. J.; GEDDES, J. S.; MULHOLLAND, H. C.; KEEGAN, D. A. J.; PANTRIDGE, J. F.: Incidence, significance, and management of early bradyarrhythmia complicating acute myocardial infarction. Lancet **2** (1968) 1097

[2a] ARORA, R. B.; SOMANI, P.: Life Sci. **5** (1962) 215

[2b] ARORA, R. B.: Role of aldosterone in myocardial infarction Ann. N. Y. Acad. Sci. **118** (1965) 537

[3] BASUALDO, C. A. E.; HARAPHONGSE, M.; ROSSALL, R. E.: Intraventricular blocks in acute myocardial infarction. Chest **67** (1975) 75

[4] BAUER, G. E.; JULIAN, D. G.; VALENTINE, P. A.: Bundle branch block in acute myocardial infarction. Brit. Heart J. **27** (1965) 724

[5] BAXTER, R. H.; MCGUINNESS, J. B.: Comparison of ventricular parasystole with other dysrhythmias after acute myocardial infarction. Amer. Heart J. **88** (1974) 443

[6] BLOEM, T. J.: Een patient met een recent hartinfarct en vele complicaties. Nederl. T. Geneesk. **112** (1968) 1590

[7] BROWN, R. W.; HUNT, D.; SLOMAN, J. G.: The natural history of atrioventricular conduction defects in acute myocardial infarction. Amer. Heart J. **78** (1969) 460

[7a] BÜCHNER, M.; EFFERT, S.: Auslösung tachykarder Arrhythmien durch Extrasystolen. Mechanismus und Therapie. Dt. Med. Wschr. **92** (1967) 2097

[8] Castellanos, A. jr.; Maytin, O.; Arcebal, A. G.: Significance of complete right bundle branch block with right axis deviation in absence of right ventricular hypertrophy. Brit. Heart J. **32** (1970) 85

[9] Christiansen, I.; Amtorp, O.; Haghfelt, T.: Incidence of premature beats and ectopic tachyarrhythmias and their possible interrelation in acute myocardial infarction. Acta Med. Scand. **195** (1974) 123

[10] Christiansen, I.; Haghfelt, T.; Amtorp, O.: Complete heart block in acute myocardial infarction: Drug therapy. Amer. Heart J. **85** (1973) 162

[11] Col, J. J.; Weinberg, S. L.: The incidence and mortality of intraventricular conduction defects in acute myocardial infarction. Amer. J. Cardiol. **29** (1972) 344

[12] De Sanctis, R. W.; Block, P.; Hutter, A. M.: Symposium myocardial infarction 1972 (part 3) Tachyarrhythmias in myocardial infarction. Circulation **45** (1972) 681

[13] De Soyza, N.: Ectopic ventricular prematurity and its relationship to ventricular tachycardia in acute myocardial infarction in man. Circulation **50** (1974) 529

[14] Desruelles. J.; Decalf, A.; Delmon, A.; Goethals, S.; Wancampt, J.-J.; Decalf, Y.: Disturbances of myocardial conductive at the initial stage of myocardial infarction Arch. Mal. Coeur **64** (1971) 1473

[15] Donzeau, J. P.; Labatut, A.; Bonhòmme, J. P.; Calazel, P.: Slow ventricular tachycardia at the acute stage on myocardial infarction. Coeur **13** (1974) 89

[16] El-Sherif, N.: The pathophysiology of tachycardia dependent paroxysmal atrioventricular block after acute myocardial infarction. Circulation **50** (1974) 515

[17] Epstein, St. E.; Redwood, D. R.; Smith, E. R.: Atropine and acute myocardial infarction. Circulation **45** (1972) 1273

[18] Fenig, S.; Lichstein, E.: Incomplete bilateral bundle branch block and AV-block complicating acute anterior wall myocardial infarction. Amer. Heart J. **84** (1972) 38

[19] Fishenfeld, J.: Non-paroxysmal A-V junctional tachycardia associated with acute myocardial infarction. Amer. Heart J. **86** (1973) 754

[20] Gamble, O. W.; Cohn, K.: Effect of propranolol, procainamide and lidocaine on ventricular automaticity and reentry in experimental myocardial infarction. Circulation **36** (1972) 498

[21] Geddes, J. S.; Adgey, A. A. J.; Pantridge, J. F.: Prognosis after recovery from ventricular fibrillation complicating ischaemic heart disease. Lancet **2** (1967) 273

[22] Hackel, D. B.; Wagner, G.; Ratliff, N. B.; Cies, A.: Estes, E. H. jr.: Anatomic studies of the cardiac conduction system in acute myocardial infarction. Amer. Heart J. **83** (1972) 77

[23] Hackel, D. B.; Estes, E. H.: Pathologic features of atrioventricular and intraventricular conduction disturbances in acute myocardial infarction. Circulation **42** (1971) 977

[24] Halkin, H.; Kaplinsky, E.: Simultaneous tachycardias associated with acute myocardial infarction. Chest **60** (1971) 394

[25] Harper, J. R.; Harley, A.; Hackel, D. B.; Estes, E. H.: Coronary artery disease and major conduction disturbances. A pathologic study designed to correlate vascular and conduction system abnormalities with elctrocardiogram. Amer. Heart J. **77** (1966) 391

[26] Haywood, L. J.; Johnson, C.: Ventricular conduction abnormalities in acute inferior infarction. Angiology **23** (1972) 656

[27] Helmers, C.; Lundman, T.; Mogensen, L.; Orinius, E.; Sjögren, A.; Wester, P. O.: Atrial fibrillation in acute myocardial infarction. Acta Med. Scand. **193** (1973) 39

[28] Hoffman, B. F.: The genesis of cardiac arrhythmias. Progr. Cardiovasc. Dis. **8** (1968) 4

[29] Hoffman, B. F.; Cranefield, P. F.: Physiological basis of cardiac arrhythmias. Amer. J. Med. **37** (1964) 670

[30] Hunt, D.; Lie, J. T.; Vohru, J.; Sloman, G.: Histopathology of heart block complicating acute myocardial infarction: Correlation with the his bundle electrogram. Circulation **48** (1973) 1252

[31] JAMES, T. N.: Arrhythmias associated with myocardial infarction. The Heart Bull. **15** (1966) 87
[32] JAMES, T. N.: Arrhythmias and conduction disturbances in acute myocardial infarction. Amer. Heart J. **64** (1962) 416
[33] JAMES, T. N.: Pathogenesis of arrhythmias in acute myocardial infrction. Amer. J. Cardiol. **24** (1969) 791
[34] JAMES, T. N.; BURCH, G. E.: Blood supply of the human interventricular septum. Circulation **17** (1958) 391
[35] JESTÄDT, R.; KEUL, W.: Über Mehrfach-Elektrodefibrillationen bei Kammerflimmern bzw. -flattern nach Herzinfarkt. Med. Welt **14** (1968) 863
[36] JEWITT, D. E.; BALCON, R.; RAFTERY, E. B.: Incidence and management of supra-ventricular arrhythmias after acute myocardial infarction. Amer. Heart J. **77** (1969) 290
[37] JULIAN, D. G.; VELLANI, C. W.; GODMAN, M. J.; TERRY, G.: Prolongation of QRS duration in acute myocardial infarction. Progr. Cardiovasc. Dis. **13** (1970) 56
[38] KLASS, M.; HAYWOOD, L. J.: Atrial fibrillation associated with acute myocardial infarction: A study of 3 cases. Amer. Heart. J. **79** (1970) 752
[38a] KNOEBEL, S. B.; RASMUSSEN, S.; NOBLE, R. J.; MIHALICK, M. J.: Nitroglycerin and premature ventricular complexes in myocardial infarction. Brit. Heart J. **37** (1975) 1064
[39] KOZENA, J.; KOLAR, J.: Arytmie u Infarktu Myokardu Nektere nazory na vyxkyt a patogenezi. Cas. Lek. Ces. **110** (1971) 433
[40] KUBIK, M. M.; DAS GUPTA, P. K.: Correspondence. Brit. Med. J. **4** (1969) 432
[41] LANG, T. W.; CORDAY, E.; LOZANO, J. R.; CARRASCO, H.; MEERBAUM, S.: Dynamics of potassium flux in cardiac arrhythmias. Amer. J. Cardiol. **29** (1972) 199
[42] LAWRIE, D. M.; HIGGINS, M. R.; GODMAN, M. J.; OLIVER, M. F.; JULIAN, D. G.; DONALD, K. W.: Ventricular fibrillation complicating acute myocardial infarction. Lancet **2** (1968) 523
[43] LEV, M.: Anatomic basis for atrioventricular block. Amer. J. Med. **37** (1964) 792
[44] LEVINE, H. J.: Pre-hospital management of acute myocardial infarction. Amer. J. Cardiol. **24** (1969) 826
[44a] LIE, K. I.; WELLENS, H. J. J.; DURRER, D.: Kammerfibrilleren bij het acute hartinfarct. Lancet **2** (1969) 1085
[45] LOWN, B.; KLEIN, M. D.; HERSHBERG, P.: Coronary and precoronary care. Amer. J. Med. **46** (1969) 705
[46] LOWN, B.; FAKHRO, A. M.; HOOD, W. B.; THORN, G. W.: The coronary care unit: New perspectives and directions. Jama **199** (1967) 188
[47] LOWN, B.; KOSOWSKY, B. D.; KLEIN, M. D.: Pathogenesis, prevention and treatment of arrhythmias in myocardial infarction. Circulation **39—40** (Suppl. **3**) (1969) 261
[48] LOWN, B.; VASSAUX, C.; HOOD, W. B. jr.; FAKHRO, A. M.: KAPLINSKY, E.; ROBERGE, G.: Unresolved problems in coronary care. Amer. J. Cardiol. **20** (1967) 494
[49] MAHAIM, I.; HATT, P. Y.; RIVIER, J. C.: L'infarctus septal et las lesions du tissues specifique ventriculaire. Arch. Mal. Coeur **47** (1954) 465
[50] MARRIOTT, H. J. L.; HOGAN, P.: Hemiblock in acute myocardial infarction. Chest **58** (1970) 34
[51] MARRIOTT, H. J.: Prevention and treatment of cardiac arrhythmias associated with myocardial infarction. Cardiovasc. Clin. **1** (1969) 192
[52] MERX, W.; HEINRICH, K. W.; BLEIFELD, W.; EFFERT, S.: Relationship between heart rate and ventricular ectopic rhythm in acute myocardial infarction. Klin. Wschr. **51** (1973) 658
[53] NAGER, F.: Der totale AV-Block nach akutem Myokardinfarkt. Schweiz. Med. Wschr. **103** (1973) 351
[54] NAGER, F.: Prophylaxe und Therapie infarktbedingter Rhythmusstörungen. Schweiz. Med. Wschr. **102** (1972) 1836

[55] NORRIS, R. M.; CROXSON, M. B.: Bundle branch block in acute myocardial infarction. Amer. Heart J. **79** (1970) 728

[56] NORRIS, R. M.; MERCER, C. L.; CROXSON, M. S.: Conduction disturbances due to antero-septal myocardial infarction and their treatment by endocardial pacing. Amer. Heart J. **84** (1972) 560

[57] NORRIS, R. M.: Prognosis in myocardial infarction. Heart & Lung **4** (1975) 75

[57a] OLIVER, M. F.; JULIAN, D. G.; BROWN, M. G.: Intensive coronary care. World Health Organization, Geneva 1974

[57b] OLIVER, M. F.; JULIAN, D. G.; DONALD, K. W.: Problems in evaluating coronary care units. Amer. J. Cardiol. **20** (1967) 469

[58] PANTRIDGE, J. F.; ADGEY, A. A. J.: Pre-hospital coronary care. Amer. J. Cardiol. **24** (1969) 666

[59] PARSI, R. A.; NELIUS, D.: Zur Behandlung des akuten Myokardinfarktes. I. Teil. Dt. Ges.-wesen **27** (1972) 25. II. Teil. Dt. Ges.wesen **28** (1972) 1345

[60] PRYOR, R.; BLOUNT, S. G. jr.: The clinical significance of true left axis deviation. Left intraventricular blocks. Amer. Heart J. **72** (1966) 391

[61] RAGAZA, E. P.; RECTRA, E. H.; PARDI, M. T.: Intermittent complete heart block associated with swallowing as a complication of acute myocardial infarction. Amer. Heart J. **79** (1970) 396

[62] RICHMOND, D. R.; BERNSTEIN, L.: Rate related atrioventricular block complicating acute myocardial infarction. Aust. N. Z. J. Med. **1** (1972) 13

[63] ROSEN, K. M.: The contribution of His bundle recordings to the understanding of cardiac conduction in man. Circulation **43** (1971) 961

[64] ROSEN, K. M.; LOEB, H. S.; CHUQUIMIA, R.; SINNO, M. Z.; RAHIMTOOLA, S. H.; GUNNAR R. M.: Site of heart block in acute myocardial infarction. Circulation **42** (1970) 925

[65] ROSENBAUM, M. B.; ELIZARI, M. V.; LAZZARI, J. C.: The hemiblocks. Oldsmar, Florida, Tampa Tracings, 1970

[66] RUBINS, ST.; LOZANOW, J.; CARRASCO, H.; TZU-WANGLANG, CORDAY, E.: Tachyarrhythmias: Differential diagnosis and therapy after myocardial infarction. Geriatrics **27** (1972) 123

[67] RUPP, M.; BLEIFELD, W.; EFFERT, S.; HANRATH, P.: Alternierender Schenkelblock bei Herzinfarkt vor Ausbildung eines totalen Herzblocks. Dt. Med. Wschr. **98** (1973) 1862

[68] SACREZ, A.; TEMPE, J. D.; BRECHENMACHER, CL.: La fibrillation ventriculaire au stade aigu de l'infarctus du myocares. Coeur **12** (1972) 255

[69] SCANLON, P. J.; PRYOR, R.; BLOUNT, S. G.: Right bundle branch block associated with left superior or inferior intraventricular block — associated with acute myocardial infarction. Circulation **42** (1970) 1135

[70] SCHEIDT, D.; ASCHEIM, R.; KILLIP, T.: Shock after acute myocardial infarction. Amer. J. Cardiol. **26** (1970) 556

[71] SCHEINMAN, M.; BRENMAN, B. A.: Clinical and anatomic implications of intraventricular conduction blocks in acute myocardial infarction. Circulation **46** (1972) 753

[72] SCHIEBLER, T. H.; SPARK, M.; CAESAR, R.: Die Stoffwechselsituation des Reizleitungssystems. Klin. Wschr. **34** (1956) 181

[73] SKJÄGGESTAD, Ö.: Arrhythmias in different types of acute coronary heart disease. Acta Med. Scand. **193** (1973) 299

[74] SLOMAN, G.; DOWLING, J.; THOMPSON, P.; HUNT, D.; BROWN, R.; FERGUSON, J.: Prevalence of malignant arrhythmias in acute myocardial infarction. Symposium on Cardiac Arrhythmias, Elsinore, Denmark, April, 1970. Published by AB Astra, Södertälje, Sweden

[75] SLOMAN, G.; PRINEAS, R. J.; STEWART, R. H.: Cardiac arrhythmias in acute myocardial infarction: Relation to one-year survival. Med. J. Aust. **2** (1973) 52

[76] SLOMAN, G.; PRINEAS, R. J.: Major cardiac arrhythmias in acute myocardial infarction: Implications for long term survival. Chest **63** (1973) 513

[77] STANNARD, M.; SLOMAN, J. G.: Atrial fibrillation in acute myocardial infarction. Med. J. Aust. **1** (1967) 1250

[78] SURAWICZ, B.: Role of electrolytes in etiology and management of cardiac arrhythmias. Progr. Cardiovasc. Dis. **8** (1966) 364

[79] SUTTON, R.; DAVIES, M.: The conduction system in acute myocardial infarction complicating by heart block. Circulation **38** (1968) 987

[80] TALANO, J. V.; RONAN, J. A.: The effect of sinus tachycardia on the phases of left ventricular systole during acute myocardial infarction in man. Amer. Heart J. **87** (1974) 428

[81] UNGER, P. N.; GREENBLATT, M.; LEV, M.: The anatomic basis of the electrocardiographic abnormality in incomplete left bundle branch block. Amer. Heart J. **76** (1968) 486

[82] VLESSING, E.; MANEJWALA, B. G.; KNOUSE, A. B.; HIDALGO, H. H.: Multiple episodes of ventricular fibrillation in acute myocardial infarction. Postgrad. Med. **51** (1972) 111

[83] WATANABE, Y.; DREIFUS, L. S.: Newer concepts in genesis of cardiac arrhythmias. Amer. Heart J. **76** (1968) 114

[84] WATERS, D. D.; MIZGALA, H. F.: Long-term prognosis of patients with incomplete bilateral bundle branch block complicating acute myocardial infarction. Amer. J. Cardiol. **34** (1974) 1

[85] WATT, T. B.; PRUITT, R. D.: Character, cause and consequence of combined left axis deviation and right bundle branch block in human elektrocardiogram. Amer. Heart J. **77** (1969) 460

[86] WOLF, R.; BECK, O. A.; HOCHREIN, H.: The effect of heparin on the incidence of arrhythmias after acute myocardial infarction. Dt. Med. Wschr. **99** (1974) 1549

[87] ZIPES, D. P.: The clinical significance of bradycardic rhythms in acute myocardial infarction. Amer. J. Cardiol. **24** (1969) 814

[88] BECKER, A. E.; LIE, K. I.; ANDERSON, R. H.: Bundle-branch block in the setting of acute anteroseptal myocardial infarction. Clinicopathological correlations. Brit. Heart. J. **40** (1978) 773

[89] BREITHARDT, G. L.; SEIPEL, L.; LOOGEN, F.: Prognostische Bedeutung von Arrhythmien bei akuten Myokardinfarkt. Z. Kardiol. **66** (1977) 267

[90] CONLEY, M. J.; MCNEER, J. F.; LIE, K. I.; WAGNER, G. S.; ROSATI, R. A.: Cardiac arrest complicating acute myocardial infarction: predictibility and prognosis. Amer. J. Cardiol. **39** (1977) 7

[91] EL-SHERIF, N.; LAZZARA, R.; HOPE, R. R.; SCHERLAG, B. J.: Re-entrant ventricular arrhythmias in the late myocardial infarction period. 3. Manifest and concealed extrasystolic grouping. Circulation **56** (1977) 225

[92] EL-SHERIF, N.: Re-entrant ventricular arrhythmias in the late myocardial infarction period. 6. Effects of the autonomic system. Circulation **58** (1978) 103

[93] HASIN, Y.; ROGEL, S.: Ventricular arrhytmias in myocardial infarction. Cardiology **61** (1976) 195

[94] HERBIGER, W.: Rhythmusstörungen beim Herzinfarkt. Internist **19** (1978) 225

[95] KENT, K. M.; EPSTEIN, S. E.: Neural basis for the genesis and control of arrhythmias associated with myocardial infarction. Cardiology **61** (1976) 61

[96] LIE, K. I.; WELLENS, H. J. J.; LIEM, K. L.; DURRER, D.: Treatment and preventrion of primary ventricular fibrillation complicating acute myocardial infarction. Acta Cardiol. Suppl. **22** (1977) 107

[97] PELLETIER, G. B.; MARRIOTT, H. J. L.: Atrioventricular block: Incidence in acute myocardial infarction and determinants of its "degree". Heart & Lung **6** (1977) 327

[98] ROOS, J. C.; DUNNING, A. J.: Bundle branch block in acute myocardial infarction. Europ. J. Cardiol. **6/6** (1978) 403

[99] SEIPEL, L.: Warnarrhythmien und Lidocainprophylaxe bei Herzinfarkt. Dt. med. Wschr. **102** (1977) 104

[100] WEDLER, B.; VOSS, W.; OSTEN, B.; KALWEIT, N.-H.: Das Verhalten des Aldosteronserumspiegels in der akuten Phase des Myokardinfarktes. Dt. Ges.wesen **34** (1979) 348
[101] WIT, A. L.; BIGGER, J. T.: Electrophysiology of ventricular arrhytmias accompanying myocardial ischemia and infarction. Postgrad. Med. **55** (Suppl. **1**) (1977) 98

7.21.2. Kardiogener Schock

7.21.2.1. Definition und Bedeutung

Der kardiogene Schock ist eine der schwersten Komplikationen des akuten Myokardinfarktes, und der akute Myokardinfarkt wiederum ist die Hauptursache des kardiogenen Schocks. Zahlreiche Publikationen sind dieser Problematik gewidmet [1, 3, 4, 6, 10, 11, 15, 16, 20, 22, 23, 31, 32, 37, 40, 41, 43, 60, 64, 66, 67, 72].
Nach Schätzungen der statistischen Abteilung der American Heart Association erleiden jährlich etwa 800000 bis 1 Million Menschen in den USA einen Myokardinfarkt. Ein kardiogener Schock tritt bei 10—20% der hospitalisierten Patienten auf [57]. Obwohl neue Möglichkeiten der Überwachung und Therapie eröffnet wurden, ist die Letalität an kardiogenem Schock in der Tat unverändert geblieben [57] und macht 90—100% aus [65]. Die Pumpinsuffizienz des Herzens und ihre extreme Manifestation, der kardiogene Schock, bleibt die wichtigste Ursache der Hospitalsterblichkeit [65].
Der kardiogene Schock ist ein klinisches Syndrom, das nach der Definition der "Myocardial Infarction Units of the National Heart and Lung Institute" [65] folgende Charakteristika aufweist (modifiziert):

1. Systolischer Druck $\leqq$ 90 mm Hg länger als eine $^1/_2$ Stunde oder $\geqq$ 80 mm Hg unter dem Ausgangsdruck bei Hypertonikern.
2. Reduktion der Organdurchblutung, die durch folgende Parameter dokumentiert wird:
   — Urinausscheidung < 20 ml/h mit geringem Natriumgehalt
   — Sensorische Störungen
   — Periphere Vasokonstriktion mit feucht-kalter Haut

Manche Autoren [3] rechnen zu diesem Symptomenkomplex auch eine Tachykardie sowie eine Azidose.
Die Fälle von Hypotonie, die durch Schmerzen, vaso-vagale Reaktionen, schwere Rhythmusstörungen, medikamenten- oder hypovolämiebedingt sind, wurden hier ausgeschlossen. Nur wenn dem Geschehen eine primäre kardiale Dysfunktion zugrunde liegt, kann von kardiogenem Schock gesprochen werden. Ein kardiogener Schock liegt jedoch nicht vor, wenn ein verminderter linksventrikulärer Füllungsdruck besteht [65].
Wenn im allgemeinen auch diese Symptome als Merkmale des kardiogenen Schocks akzeptiert werden, bestehen bei der quantitativen Angabe dieser Merkmale, z. B. Höhe des systolischen Blutdruckes, Unterschiede. So geben manche Arbeitsgruppen diesen mit 80 mm Hg an [3]. Die gleiche Problematik besteht in bezug auf die ausgeschiedene Urinmenge pro Stunde [3]. Es ist zu berücksichtigen, daß bei manchen Patienten z. B. die Urinausscheidung oder das Sensorium keine pathologischen Veränderungen zeigt, obwohl die Klinik sonst eindeutig für einen kardiogenen Schock spricht.
Wird der Blutdruck intraarteriell gemessen, liegt er 10—20 mm Hg höher als mit der Manschette gemessen. Für den unblutig gemessenen Druck gibt BLEIFELD und Mitar-

beiter [3] einen Wert von 90 mm Hg an. Der intraarterielle Druck liegt für Hypertoniker 80 mm Hg unter dem Ausgangsdruck [49].
Weiterhin liegt kein einheitliches hämodynamisches Muster für den kardiogenen Schock vor, obgleich die Herzfunktion und die Schlagarbeit im allgemeinen herabgesetzt sind [4, 50, 65].
Dies alles verursacht die unterschiedlichen statistischen Angaben über die Häufigkeit und andere Probleme, die mit dem kardiogenen Schock bei akutem Myokardinfarkt verbunden sind.

7.21.2.2. Pathophysiologische Grundlagen des kardiogenen Schocks

Im Gegensatz zu anderen Schockformen besteht beim kardiogenen Schock in der Regel eine primäre, akut einsetzende Verminderung des Herzzeitvolumens mit nachfolgender ungenügender Gewebs- und Organperfusion unter Verlust des kardio-vaskulären Zusammenspiels.
Die pathophysiologische Grundlage besteht in einer starken und rapiden Verminderung des Herzminutenvolumens, daher auch der Begriff des "low output syndrome".
Es gibt keine Verlaufsbeobachtungen zu hämodynamischen und metabolischen Veränderungen und deren Beziehungen zur Entwicklung des Schocks hinsichtlich der Überlebenschance.
Diese kritische Verminderung der Förderleistung des Herzens zieht eine Kettenreaktion nach sich, die sich zu einem Circulus vitiosus entwickelt.
Verallgemeinert besteht diese Kette aus 4 Gliedern:

1. Makrohämodynamische Veränderungen (hämodynamische Veränderungen der Herzfunktion und ihre Wirkung auf den Kreislauf)
2. Mikrohämodynamische Veränderungen (Veränderungen der Mikrozirkulation)
3. Veränderungen des Gewebsstoffwechsels (Veränderungen auf Zellebene)
4. Allgemeine Stoffwechselveränderungen (Veränderungen im Kohlenhydrat-, Eiweiß- und Fettstoffwechsel)

Die Intensität und die Wechselbeziehung dieser Faktoren bestimmen die Entwicklung und den Ausgang des kardiogenen Schocks.

— Makrohämodynamische Veränderungen

Als Folge des Myokardinfarktes wird ein Abschnitt der Ventrikelmuskulatur funktionell gestört.
Die kinetischen Veränderungen des infarzierten und ischämischen Gebietes führen zur Störung der globalen Funktion des linken Ventrikels. Je größer das Infarktareal ist, um so größer sind die hämodynamischen Auswirkungen. (Ausführlicher zur Hämodynamik des akuten Myokardinfarktes s. S. 501).
Bei kardiogenem Schock kommt es in zwei Richtungen zur Veränderung der Funktion des Herzens [41b]:

1. Erscheinungen der sog. Rückwärtsinsuffizienz (erhöhter Druck im linken Vorhof als Folge der Erhöhung des LVEDP und Fortsetzung in den Lungenbereich, die zu einer Lungenstauung und Belastung des rechten Ventrikels als Folge der pulmonalen Hypertonie führt),

2. Erscheinungen der sog. Vorwärtsinsuffizienz (Störung der Pumpfunktion mit Abfall des Schlagvolumens, Erniedrigung des systolischen Blutdruckes, Abfall des Herzzeitvolumens, Verlängerung der Kreislaufzeit).

Durch die Senkung des arteriellen Blutdruckes kommt es über die Stimulation der Barorezeptoren im Aortenbogen und Karotissinus zu einer sympathiko-adrenergen Gegenregulation. Die Folge dieser Gegenregulation ist eine Drosselung der Organdurchblutung und eine Tachykardie. Die sympathiko-adrenerge Reaktion ist das Bindeglied zwischen der Störung der Makrohämodynamik und der Mikrozirkulation [78].

— Störungen der Mikrozirkulation

Die Störungen der Mikrozirkulation betreffen folgende Abschnitte des Gefäßbettes:

1. terminale Arteriolen (Sphinktergefäße)
2. Kapillaren
3. Venolen (postkapilläre Widerstandsgefäße)

Die adrenerge Stimulation führt durch Konstriktion der prä- und postkapillären Gefäße zu einer Verminderung der Organdurchblutung. Haut, Nieren und das Splanchnikusgebiet, die reich an α-Rezeptoren sind, werden besonders von dieser Drosselung betroffen. Durch eine Störung des peripheren Widerstandes kommt es bereits in einem Frühstadium des Schocks zu einer Störung der Kapillarperfusion. Es kommt zu hämostatischen Veränderungen, die als Geldrollenbildung der Erythrozyten und Leukozyten und Aggregation der Thrombozyten gekennzeichnet sind.
Eine durch die Hypoxie bedingte Kapillarschädigung führt zum Austritt der Blutflüssigkeit ins Gewebe. Daraus resultiert eine Abnahme des zirkulierenden Blutes und eine Erhöhung der Blutviskosität. Daneben kommt es zu Gerinnungsstörungen, die durch eine kontinuierliche Aktivierung des Hämostasesystems mit verstärkter Neigung zur intravasalen Gerinnung einhergehen.
Auf der Basis dieser Veränderungen kommt es über den Verbrauch von Thrombozyten und Fibrinogen zur Verbrauchskoagulopathie mit herabgesetzter Gerinnbarkeit des Blutes und schweren Blutungen [53].

— Veränderungen im Gewebestoffwechsel

Im Schock kommt es zu folgenden zellulären Veränderungen [77]:

1. allgemeine ultrastrukturelle Zellveränderungen
2. spezifische Störungen und Abnormitäten in den hauptsubzellulären Organellen
3. Veränderungen des Zellstoffwechsels besonders im Hinblick auf die Energietransformation

Eine der wichtigsten Schockfolgen ist die inadäquate Gewebeperfusion, was auch oft als Schockdefinition gebraucht wird. Diese Hypoperfusion führt zu einer generalisierten Gewebsischämie, die von Hypoxie und Azidose begleitet ist.
Eine der Hauptreaktionen auf die Ischämie ist eine Zellschwellung, die vermutlich durch einen gstörten Zellstoffwechsel mit zellulärer Hydratation bedingt ist. Die Mitochondrien sind ebenfalls geschwollen und degenerativ verändert [71a].
Diese Veränderungen laufen in verschiedenen Organzellen ab. Daneben finden sich bedeutsame degenerative Veränderungen in anderen subzellulären Organellen [77], so auch in den Lysosomen.

Diese Veränderungen finden prinzipiell in den Organen statt, die während des Schockzustandes hypoxisch oder ischämisch werden. Dies sind gewöhnlich die Organe des Splanchnikusgebietes. Beim kardiogenen Schock, der durch einen Myokardinfarkt bedingt ist, werden auch direkt die myokardialen Lysosomen einbezogen.
Diese Veränderung der Lysosomen scheinen eine Beziehung zur Permeabilität der lysosomalen Membran zu haben.
Die genauen Mechanismen dieser Veränderungen sind jedoch gegenwärtig noch nicht geklärt [77].
Zusätzlich zum ultrastrukturellen Nachweis der Zerstörung der Mitochondrien im Schock, unterstützen auch physiologische und biochemische Untersuchungen diese Befunde.
Es scheint ein bedeutsamer Grad der Entkopplung der oxydativen Phosphorylierung vorzuliegen, der sich durch die Erniedrigung des mitochondrialen P/O_2-Verhältnisses (Verhältnis zwischen hergestellten energiereichen Phosphatbindungen pro mol verbrauchtem Sauerstoff) (s. [77]) einstellt. Deshalb ist die Produktion energiereicher Phosphate in der Leber, der Niere und der Muskulatur herabgesetzt, die Milchsäureproduktion steigt zunächst im Gewebe und später auch im Blut an, damit liegt eine metabolische Azidose vor.
Im fortschreitenden Schockstadium kommt es zu einer Reduzierung der respiratorischen Sauerstoffaufnahme, die sich aus einer alveolären Perfusionsstörung der Lungen entwickelt (sogenannte Schocklunge) [2a]. Durch die eingetretene Gewebsazidose kommt es zur Rückwirkung auf die Gefäßreaktivität im Sinne der sog. Vasomotion.
Die Vasomotion ist eine Dilatation der präkapillaren Sphinkteren mit Wiedereröffnung des Kapillarbettes, während die postkapillären Sphinkteren infolge persistierender Konstriktion blockiert bleiben. Dadurch kommt es zu einer weiteren Steigerung der Blutviskosität.
Der venöse Rückstrom nimmt ab, das Herzzeitvolumen sinkt weiter, wodurch sich die Hämodynamik noch mehr verschlechtert [77].
Die arterio-venöse Sauerstoffdifferenz des Myokards steigt deutlich an; der Laktatgehalt im Sinus coronarius-Blut ist erhöht. Diese Laktaterhöhung(„Exzeßlaktat“) hat u. a. eine wesentliche prognostische Bedeutung [41a].
Der kardiogene Schock wird andererseits als ein totaler Zusammenbruch der Ventrikelfunktion [9, 68] und myokardialen Energieproduktion [40] angesehen. Unter normalen Bedingungen wie bereits ausführlich besprochen (s. S. 117), ist das Herz ein aerob oxydatives Organ. Wenn die Sauerstoffzufuhr nicht ausreicht, wird reduziertes NADH bei der Umwandlung von Pyruvat zu Laktat wieder oxydiert, wodurch eine kleine Menge anaerob gewonnener Energie zur Verfügung gestellt werden kann. Eine erhöhte zelluläre Laktatkonzentration vermindert die myokardiale Laktatextraktion. Auf dieser biochemische Grundlage basierend sind die Azidose des Herzmuskels und die Herabsetzung seiner Kontraktilität erklärbar.
In den letzten Jahren wurde auf die Bedeutung eines „myocardial depressant factor“ beim kardiogenen Schock des Menschen hingewiesen [12].
Dieser Faktor, der ein Peptid mit einem Molekulargewicht von 500 bis 1000 ist, wird im Kreislaufschock im ischämischen Pankreas wahrscheinlich durch proteolytischen Abbau des intrazellulären Pankreasproteins gebildet. Dieser Abbau kommt möglicherweise durch das kombinierte Einwirken von lysosomalen und zymogenen Proteasen zustande. Der „myocardial depressant factor“, der bereits in kleinsten Konzentrationen (einige ng) stark kardiodepressiv ist, bewirkt eine Herabsetzung der Myokardkontraktilität,

Verengung der Gefäße im Splanchnikusbereich und erhöht damit im Sinne des Circulus vitiosus seine eigene Produktion. Außerdem vermindert er über die Einschränkung retikuloendothelialen Phagozytose seine eigene Elimination aus dem Blut.
Zur Verhinderung der Bildung dieses Faktors werden Glukokortikoide und gewisse Proteasen-Inhibitoren (z. B. Contrykal) als geeignet angesehen [35].

– **Allgemeine Stoffwechselveränderungen**

• Kohlenhydratstoffwechselstörungen

Über eine erhöhte Katecholaminfreisetzung in der Initialphase des Schocks kommt es zur Steigerung der Glykogenolyse und damit zur Hyperglykämie. Parallel mit der Dauer des kardiogenen Schocks geht auch die Steigerung des oxydativen Kohlenhydratabbaus, das mit einer Erhöhung des Laktatgehaltes im Blut verbunden ist.

• Fettstoffwechselstörungen

Durch die Störungen des oxydativen Kohlenhydratstoffwechsels kommt es zur Beeinträchtigung der Verbrennung der Fettsäuren, deren Blutspiegel dadurch steigt.

• Eiweißstoffwechselstörungen

Hier stehen zwei Mechanismen im Vordergrund: durch die gesteigerte Eiweißmobilisierung in der Peripherie kommt es zur Vermehrung der Aminosäuren im Blut; diese Aminosäuren können jedoch nicht in der unterperfundierten Leber verwertet werden.
Durch die vermehrte Substratmobilisation (gesteigerte Glykogenose, Proteolyse und Lipolyse) kommt es bei ungenügendem oxydativem Stoffwechsel zu einer Substratverarmung in der Peripherie mit Anhäufung saurer Metaboliten. Es ist eine metabolische Azidose entstanden.

7.21.2.3. Klinik des kardiogenen Schocks

Swan und Mitarbeiter [65] unterscheiden vom klinischen Standpunkt aus die Patienten mit kardiogenem Schock in zwei Gruppen:

1. Die Patienten, die bereits im kardiogenen Schock im Krankenhaus aufgenommen werden. Sie sterben binnen Minuten oder Stunden nach der Aufnahme. In dieser Gruppe befinden sich meist jüngere Patienten mit erstem Myokardinfarkt.
2. Die Patienten, bei denen sich der Schock während des Krankenhausaufenthaltes entwickelt. Die Ursachen hierfür können in einem Herzstillstand mit nachfolgender Reanimation, in einer Extension des Infarktgebietes, in einer relativ langsamen Verschlechterung mit progredienter Hypotonie, Oligurie und sensorischen Störungen zu suchen sein. Diese Gruppe umfaßt häufig ältere Patienten mit mehreren Infarkten in der Anamnese.

Unseres Erachtens nach ist die Übernahme dieser Einteilung des Auftretens des kardiogenen Schocks, bezogen auf die Zeit der Krankenhausaufnahme, nicht kritiklos möglich. Dieser Zeitpunkt für die Einteilung hat selbst kein konstantes Bezugssystem. Es ist von der sogenannten Medianzeit der Krankenhausaufnahme abhängig, die nach regionalen und organisatorischen Besonderheiten sehr große Schwankungen aufweist.
Nach unserer Auffassung beginnt bei einer Gruppe von Patienten simultan mit dem Aufteten des Schmerzsyndroms der kardiogene Schock. Bei der anderen Gruppe hingegen

tritt die Schocksymptomatik, durch zusätzlich hinzukommende Faktoren ausgelöst, später ein.
Folgende Symptome sind bei akutem Myokardinfarkt besonders zu beachten, da sie *Prodromi eines kardiogenen Schocks* sein können:

1. Zeichen der Vorwärtsinsuffizienz (erniedrigter Blutdruck und Herzindex ($<2-2{,}5$ l/min/m^2)
2. Rasselgeräusche über der Lunge
3. PAEDP bzw. LVEDP über 20 mm Hg
4. kontinuierliche Abnahme der stündlichen Urinausscheidung
5. Hypoxie (Abnahme der pO_2-Werte, Störung der Mikrozirkulation)
6. Tachykardie und Arrhythmie

Mit diesen hämodynamischen Veränderungen geht die Änderung der Peripherie (kalte, feuchte Haut) und des Sensoriums parallel.
Ein ähnliches Bild wird auch von manchen Autoren als „impending cardiogenic shock" bezeichnet [80].
Die Erfassung dieser Phase ist deshalb von praktischer Bedeutung, da hier der Einsatz der intraaortalen Ballonpumpe am erfolgversprechendsten ist.
Der definitive kardiogene Schock zeigt neben den in der Definition erwähnten noch andere hämodynamische und laborchemische Merkmale [78]:

1. das Herzzeitvolumen sinkt unter 2,0 l/min/m^2
2. der LVEDP bzw. der PAEDP beträgt mehr als 20 mm Hg
3. die O_2-Sättigung des arteriellen Blutes ist unter 90%
4. metabolische Azidose mit einem pH $<7{,}2$
5. Blutlaktatspiegel >2 mMol/l
6. Erhöhung der Transminasen
7. Erhöhung der harnpflichtigen Substanzen
8. Erhöhung der Serumelektrolyte (besonders Kalium)
9. Erhöhung der Blutviskosität und des Hämatokrits
10. initiale Hyperglykämie, später normal bzw. erniedrigt

Manche Autoren grenzen die Herzinsuffizienz vom kardiogenen Schock ab [3], was nicht absolut zu sehen ist, da es sich hierbei um eine quantitative und nicht qualitative Unterscheidung handelt. Beide Zustände werden auf der Grundlage der myokardialen Minderleistung verursacht.
Dennoch ist ein Vergleich zwischen dem kardiogenen Schock und der Stauungsherzinsuffizienz anhand klinischer Symptome sinnvoll (s. Tabelle 111).
Die Gruppe, die gleich nach dem Beginn der Hauptsymptome des Infarktes Zeichen des kardiogenen Schocks hat, ist nach den Erfahrungen von Scheidt und Mitarbeitern [57] sowie nach eigenen Ergebnissen nicht so groß. Der verspätete Beginn des Schocks ist gewöhnlich häufiger.
Bei der Gruppe mit sehr frühem Schockbeginn scheint von vornherein ein großer Teil des Ventrikelmyokards (durchschnittlich 51% — (35—68%) — [1]) betroffen zu sein. Das kann durch den proximalen Verschluß einer Koronararterie bedingt sein. Bei Nicht-Schock-Patienten betrug die Muskelnekrose durchschnittlich 23% (14—31%) [1].
Die Menge des Muskelverlustes ist nicht nur an transmurale Infarkte gebunden, sondern

Tabelle 111

Vergleich zwischen kardiogenem Schock und Stauungsherzinsuffizienz anhand klinischer Symptome

Parameter	Kardiogener Schock	Stauungsherzinsuffizienz
Systolischer Blutdruck	≦ 90 mm Hg oder ≧ 80 mm Hg unter dem Ausgangsdruck bei Hypertonikern	unverändert
Organdurchblutung	vermindert	vermindert
Peripherie	blaß-zyanotisch, Vasokonstriktion	Zyanose, keine Vasokonstriktion
Sensorium	getrübt	selten getrübt
Ruhedyspnoe	nicht vorhanden	häufig vorhanden
Urinausscheidung	≦ 30 ml/h	vermindert, aber > 30 ml/h

trifft ebenso für nicht-transmurale (subendokardiale und subepikardiale) Myokardinfarkte zu.

Der später beginnende Schock wird eher durch eine progrediente myokardiale Schädigung als durch einen massiven einmaligen initialen Insult hervorgerufen [65].

Die Extension des Infarktes ist ein wichtiger Mechanismus, der eine weitere Nekrose des Myokards nach dem akuten Infarkt verursacht. Sie spielt in der Pathogenese des kardiogenen Schocks eine wesentliche Rolle [1]. Die Extension ist nicht nur die Folge des kardiogenen Schocks und demzufolge nur bei diesen Patienten vorhanden, wie PAGE und Mitarbeiter [46] vermuteten.

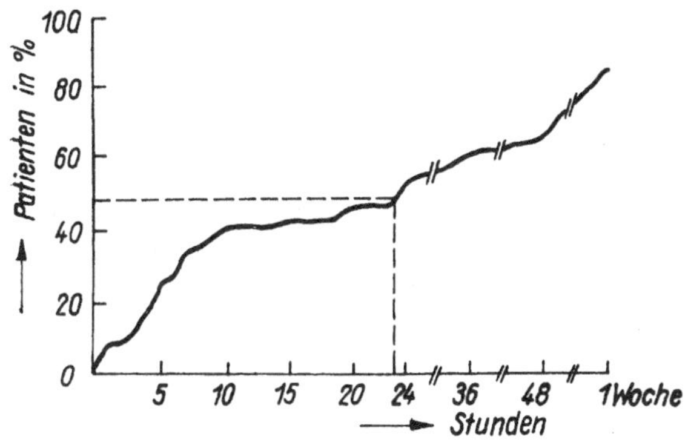

Abb. 151. Zeit bis zum Auftreten des kardiogenen Schocks nach SCHEIDT und Mitarbeiter [57]

Die Lokalisation des Infarktes beeinflußt nicht die Häufigkeit des Schocks. Gleichfalls waren das Alter, die Anamnese und die Verzögerung der Krankenhausaufnahmen keine Indizien für das Eintreten eines Schocks beim einzelnen Patienten [57].

Beim Fortschreiten des Schocks wird die Kreislaufsituation durch weitere Faktoren, die im Sinne einer *positiven Rückkopplung* (*positiver feed-back*) wirken, weiter verschlechtert:

1. Mangeldurchblutung des Gehirns. Hiervon ist besonders das Vasomotoren- und Atemzentrum betroffen, wodurch es zu einer progredienten Abnahme des Gefäßtonus mit einem Abfall des mittleren arteriellen Drucks kommt.

2. Verlangsamte Durchblutung. Diese kann in kleinen Gefäßen zu einer Verklumpung bis zu einer Gerinnung führen [34].
3. Erhöhte Gefäßpermeabilität und Flüssigkeitsaustritt. Hierdurch kommt es zu einer Verminderung des Blutvolumens, die allerdings erst im terminalen Stadium des Schocks eintritt [35].
4. Der wichtigste Faktor der Verschlechterung der Hämodynamik ist die Herabsetzung der Kontraktilität des linken Ventrikels, die eine Verminderung der Koronardurchblutung im kardiogenen Schock bedingt [2, 63].

Die Kardinalfrage, ob sich ein Patient aus dem kardiogenen Schock erholt oder sich ein Circulus vitiosus entwickelt, hängt vom Gesamteffekt der *positiven* und *negativen Rückkopplungsvorgänge* ab [3], die wie folgt zusammengefaßt werden können:

1. Stärke des Pressorrezeptorenreflexes, der den arteriellen Druck wieder anhebt, die Herzfrequenz steigert und die Kontraktilität erhöht — negative Rückkopplung.
2. Verschlechterung der Kontraktilität mit abnehmendem koronaren Perfusionsdruck — positive Rückkopplung.

7.21.2.4. Therapie des kardiogenen Schocks

Die medikamentöse Therapie des kardiogenen Schocks bleibt nach wie vor unbefriedigend und die Letalität beträgt 80—100% [42, 56].
Nach einer Sammelstatistik von Kuhn [33] mit 268 Patienten schwankte die Letalität zwischen 14—100% (durchschnittlich 60%). Veghelyi [70] stellte die Daten von etwa 2000 Patienten zusammen, wobei die Überlebenschance bei den Patienten, die mit Vasodilatantien behandelt wurden, etwa bei 80% lag, während sie bei Patienten, die mit Vasopressoren behandelt wurden, nur 20% ausmachte. Das ist ein weiterer Beweis dafür, daß unterschiedliche Kriterien und unterschiedliches Krankengut voneinander abweichende statistische Ergebnisse zur Folge haben können.
Ziel der therapeutischen Bemühungen ist es, die Gewebshypoxie zu beseitigen, die durch sie eingetretene metabolische Azidose auszugleichen und einen für die lebensnotwendigen Organe ausreichenden Perfusionsdruck zu erhalten, da der Koronardurchfluß im wesentlichen vom Perfusionsdruck abhängt. Es ist deshalb von Bedeutung, den arteriellen Blutdruck auf einem adäquaten Niveau zu halten (100 mm Hg bei Normotonen und 110 mm Hg bei Hypotonikern), wobei auch diese Werte nicht überschritten werden sollten, weil dadurch die Druckbelastung des Herzens zunimmt.

— Therapeutisches Vorgehen

• Vasopressorische Medikamente. Dabei hat sich Dopamin in einer Dosierung von 90 bis 180 μg/min [73], was auch etwa einer Menge von 10—20 μg/kg KG/min [77] entspricht, als optimal für die positiv inotrope (Steigerung des Herzzeitvolumens) und die diuretische Wirkung erwiesen. Höhere Dosierungen haben häufig nachteilige α-adrenerge Wirkungen [73]. Dopamin, Noradrenalin, eine Kombination von Isoproterenol mit Noradrenalin und auch die Verwendung von Noradrenalin in Kombination mit Angiotensin sind angezeigt. Zur Applikation von Angiotensin wurde in letzter Zeit wegen seiner ausgeprägten peripheren Vasokonstriktion Zurückhaltung geäußert [77].
Shubin und Mitarbeiter [58] konnten bei ihrer Untersuchung zeigen, daß bei vasopressorischer Therapie eine Erhöhung des Gefäßwiderstandes im großen Kreislauf sowie

eine Herabsetzung des Herzminutenvolumens nachweisbar war, wenn der arterielle Blutdruck 90 mm Hg überstieg. Diese Erfahrungen wurden auch durch GUNNAR und Mitarbeiter [22] bestätigt.

In letzter Zeit wurde auch ein neues synthetisches Katecholamin, Dobutamin, verwendet [76].

• Volumenausgleich. Bei einem niedrigen Füllungsdruck des linken Ventrikels kleiner als 20 mm Hg und der Hämokonzentrationen (Hb > 20 g/%, Hk > 46%) ist eine Volumensubstitution indiziert. Das betrifft etwa 10—20% der Patienten mit kardiogenem Schock. Dieser Volumenmangel kann durch Erbrechen, starkes Schwitzen und eine forcierte Diurese bedingt sein [78].

Wird der LVEDP nicht direkt gemessen kann als Äquivalent der Pulmonalkapillardruck oder der enddiastolische Druck in der A. pulmonalis verwendet werden. Wenn nur die Möglichkeit der Messung des zentralen Venendrucks besteht, der keinesfalls Repräsentant des Füllungsdruckes des linken Ventrikels ist, soll ein Ansteigen des Druckes über 15 cm Wassersäule bei Infusionstherapie vermieden werden.

Zur Volumensubstitution und zur Verbesserung der Mikrozirkulation eignen sich Blutplasma, Albuminlösungen, Plasmaexpander und Zuckerlösungen. Es ist zu beachten, daß bei Infusion vasopressorischer Substanzen größere Flüssigkeitsmengen verabreicht werden. Eine pauschale Volumensubstitution, wie sie z. T. propagiert wird [44] ist bei kardiogenem Schock abzulehnen. Eine genaue Indikation zur Volumensubstitution oder vasopressorischer Medikation setzt exakte differenzierte hämodynamische Untersuchungen voraus.

• Positiv inotrope Substanzen. Eine Digitalisierung ist beim kardiogenen Schock im allgemeinen angezeigt [73], obwohl das nicht einheitlich akzeptiert wird [77]. Bisher sind nur einige wenige Untersuchungen über den hämodynamischen Effekt der Glykoside beim kardiogenen Schock [18, 21] durchgeführt worden und zwar mit unterschiedlichen Ergebnissen. In Betracht gezogen werden müssen evtl. dadurch ausgelöste Rhythmusstörungen und eine verzögerte Elimination bei Leber- und Nierenschädigungen. Jedoch scheint bei allen Patienten mit kardiogenem Schock, bevor andere eingreifende Methoden der Therapie in Betracht gezogen werden, Digitalis indiziert zu sein [69a].

In letzter Zeit wird auch häufiger Glukagon in Form von intravenösen Injektionen oder Infusionen verwendet. Glukagon hat einen positiven inotropen und antiarrhythmischen Effekt und wird 4—5 mg intravenös als Einzelinjektion oder durch Infusion (4—12 mg/Stunde) verabreicht. Die Wirkung der einzelnen Injektion beginnt fast sofort, erreicht ihr Maximum innerhalb von 10 min und nach 30 min verschwindet der Effekt [102]. Die Hypokalämie die dadurch bedingt ist, soll substituiert werden.

• Sauerstoffapplikation. Durch eine Zufuhr von 2—8 l O_2 über eine Nasensonde kann der Sauerstoffgehalt der Einatemluft auf 40% und der Sauerstoffpartialdruck im Blut auf etwa das Doppelte gesteigert werden [48]. Die Anwendung von reinem Sauerstoff ist ungünstig, weil sie zu einem Abfall des Herzzeitvolumens und zu einer peripheren Vasokonstriktion führt [7].

• Azidoseausgleich. Zur Korrektur der Azidose, die als Folge der Hypoxie entsteht, können Natriumkarbonat, Natriumlaktat und Hydroxiaminomethan (Tris, THAM) eingesetzt werden. Allerdings ist Natriumlaktat ungünstig, weil es zum einen in der Leber metabolisiert werden muß [29] und zum anderen ist es bei Milchsäureazidose, wie sie beim Myokardinfarkt vorliegt, unwirksam.

• Vasodilatatorische Medikamente. Die Anwendung adrenerger Blockersubstanzen in der Behandlung des kardiogenen Schocks ist begrenzt, da der periphere Widerstand nicht zu groß ist [77].
Nitroglyzerin bewirkt in einer Dosierung von 1—1,4 mg/Stunde im Gegensatz zu höheren Dosierungsempfehlungen keine Herabsetzung des arteriellen Blutdruckes, die das Schocksyndrom verschlechtern könnte. Durch die Senkung des linksventrikulären Füllungsdruckes wird eine Ökonomisierung der myokardialen Leistung erreicht und durch die Senkung des PC-Druckes wird der Entstehung des Lungenödems entgegengewirkt [73]. Daneben wurde auch Natrium-Nitroprussid als vasodilatatorisches Medikament beim kardiogenen Schock verwendet [76].
• Glukokortikoide. Glukokortikoide in einer Dosierung, die in einem normalen Therapiebereich (50 bis 100 mg) liegt, haben keine effektive positiv inotrope Wirkung. Das beruht möglicherweise darauf, daß keine adrenale Insuffizienz vorliegt [15, 48]. Der Plasmakortisolspiegel ist vielmehr auf das 13—17fache der Norm erhöht [28].
Glukokortikoide sind auch nicht in der Lage, die Wirkung der vasopressorischen Medikamente zu verstärken [59]. Andererseits meinen Dietzmann und Mitarbeiter [15], daß über eine Reduzierung der Katecholaminsensitivität der Gefäßwand eine Vasodilatation bewirkt wird und empfehlen eine Gabe von 30 mg/kG bei kardiogenem Schock. Wie bereits auf Seite 632 näher dargelegt, ist es möglich, daß im Schock durch eine Vasokonstriktion der Splanchnikusgefäße, lysosomale Enzyme freigesetzt werden, die zur Produktion einer kardiodepressiven Substanz beitragen. Die Gabe hoher Glukokortikoiddosen hemmt durch eine Vasodilatation diesen Prozeß. Den Glukokortikoiden wird auch eine Beschleunigung der AV-Überleitung zugeschrieben [71]. Diese Vorstellungen sind jedoch weiter klinisch zu untermauern, so daß nach bisherigen Erkenntnissen eine Routineverabreichung nicht empfohlen werden kann.
• Andere Medikamente. Neben den hier erwähnten Medikamentengruppen wurde eine Reihe anderer Substanzen zur Therapie des kardiogenen Schocks verwendet (Glukose-Insulin-Lösung — [73], Aprotinin, Atropin u. a. (s. bei [77]). Ihre Bedeutung bei der Behandlung des kardiogenen Schocks ist nicht eindeutig geklärt.
• Mechanische Kreislaufhilfen. Da die medikamentöse Therapie des kardiogenen Schocks, wie bereits erwähnt, nicht sehr erfolgreich ist, hat man technische Verfahren entwickelt, die das Herz während des Schockzustandes entlasten [5, 8, 17, 25, 30, 33, 39, 41, 51, 53, 55, 56, 64, 69]. Die Anwendung dieser Verfahren ist dann indiziert, wenn die Schocksymptomatik durch das Versagen des Herzens — besonders des linken Ventrikels verursacht wird. In diese mechanische Unterstützung des Herzens wurden in den letzten Jahren große Hoffnungen gesetzt. Man schätzte ein, daß mehr als die Hälfte der 600000 jährlichen Todesfälle an ischämischer Herzkrankheit in den USA vermeidbar wären und die Patienten somit wieder. einem produktiven Leben zugeführt werden könnten, wenn im akuten Fall sofort eine temporäre oder permanente Form mechanischer Kreislaufhilfe (mechanical circulatory assistance — MCA [52]) zum Einsatz käme.
Zwei Ziele würden damit erreicht werden:

1. Die Leistung, die das geschädigte Herz nicht mehr aufbringen kann, d. h. die Versorgung der Peripherie mit Blut, wird durch die Pumpe übernommen.
2. Das geschädigte Herz selbst soll durch dieses System besser durchblutet werden und damit in die Lage versetzt werden, seine Funktion nach dem Abschalten des Hilfssystems wieder zu erfüllen.

Der Wirkungsmechanismus dieser Systeme beruht auf folgenden Prinzipien:

1. Reduktion der Vorlast (preload)
2. Herabsetzung der Nachlast (afterload)
3. Direkte Kompression des Herzens

Das erste und zweite Prinzip werden dadurch wirksam, weil dadurch die Wandspannung des linken Ventrikels reduziert und der Sauerstoffverbrauch vermindert wird.
Die Möglichkeiten, die zu diesen Veränderungen führen sind in der Tabelle 112 zusammengestellt.

Tabelle 112
Möglichkeiten einer mechanischen Kreislaufhilfe (nach SANDERS und Mitarbeiter [53])

1.	*Herabsetzung der Vorlast (preload)*
1.1.	Vollständiger kardio-pulmonaler Bypass
1.2.	Linksatrial-arterieller Bypass
1.2.1.	Geschlossene transseptale Kannülierung
1.2.2.	DEBAKEY-Pumpe
1.3.	Linksventrikulär-arterieller Bypass
1.3.1.	Geschlossene transarterielle linksventrikuläre Kanülierung*)
1.3.2.	Linksventrikel-Aorta Bypass-Pumpe
2.	*Herabsetzung der Nachlast (afterload)*
2.1.	Gegenpulsation
2.1.1.	Arterio-arterielle Pumpe*)
2.1.2.	Intraaortale Ballonpumpe*)
2.1.3.	Externe regionale Druckveränderungen*)
2.2.	Körperbeschleunigung synchron mit dem Herzschlag*)
3.	Direkte Herzkompression*)

*) bereits in klinischer Anwendung

Folgende Assist-Systeme sind bis jetzt zur Anwendung gekommen:

1. Extrakorporaler Kreislauf
2. Linksherzbypass
3. Herzkompression
4. Diastolische Augmentation

Während die reinen Bypass-Systeme vollständig die Funktion des Herzens übernehmen, ist die heute am häufigsten verwendete diastolische Augmentation an eine noch vorhandene Tätigkeit der rechten und linken Kammer gebunden [8, 18, 25, 55].
Zusätzlich wird die Speicherkapazität des arteriellen Windkessels benutzt, um herzsynchron oder phasenverschoben das Druckniveau innerhalb des arteriellen Systems zu regeln. Diesbezüglich sind verschiedene nicht-invasive und invasive Verfahren entwickelt worden.
Zu dem ersten gehört die periphere Gefäßkompression, die herzsynchron durch Manschetten um die unteren Extremitäten oder die untere Körperhälfte erzeugt wird [51].

Zu der zweiten Gruppe gehören alle intraaortalen Ballonpumpen, bis zu der extremen Form der diastolischen Augmentation, d. h. die intrathorakale Anbringung eines parallel zur Aorta geschalteten implantierten Hilfsventrikels [24].
Die wirksamste und klinisch sowie experimentell am ausführlichsten untersuchte Methode ist die intraaortale Gegenpulsation oder auch intraaortale Ballongegenpulsation genannt (IABP). Diese Methode ist als Hilfssystem so weit verbreitet, daß im allgemeinen Assist-Systeme und IABP gleichgesetzt werden [5, 8, 17, 30, 45, 69].
Zur Technik der IABP: Ein 15—35 ml fassender langgestreckter Kunststoffballon wird über die A. femoralis oder A. iliaca nach entsprechender Arteriotomie in die Aorta descendens geführt. Phasenverschoben zur Herzaktion wird der Ballon innerhalb kurzer Zeiten (bis 100 ms) zu Beginn der Diastole, nach dem Aortenklappenschluß, mit einem Gas geringer Dichte, meist Helium, jetzt zunehmend Kohlendioxid, um ein Volumen gefüllt, das etwa dem normalen Schlagvolumen entspricht. Mit dem Beginn der Systole, vor Öffnung der Aortenklappe, wird dieser schnell entleert.
Wenn zwei der nachstehend genannten *Kriterien* trotz medikamentöser Therapie unverändert bleiben, sollte die intraaortale Pumpe verwendet werden [5]:

1. Das sogenannte „low output syndrom" besteht klinisch weiter.
2. Der Herzindex liegt $< 2{,}0$ l/min/m^2.
3. Der systolische Blutdruck ist weiter < 80 mm Hg bei Normotonen und < 100 mm Hg bei Hypertonikern.
4. Die Urinausscheidung bleibt < 20 ml/h.

Von manchen Autoren [74] werden daneben noch folgende Parameter als Indikation gesehen:

1. zentral-venöse O_2-Sättigung	$< 60\%$
2. Aortenmitteldruck	< 70 mm Hg
3. zentraler Venendruck	> 15 mm Hg
4. PC-Druck	> 20 mm Hg
5. LVEDP	> 15 mm Hg

Die absoluten Kontraindikationen für die Anwendung der intraaortalen Ballonpumpe sind:

1. Aneurysma der Aorta descendens
2. Schwere Aorteninsuffizienz
3. Herzstillstand

Besondere Aufmerksamkeit ist den Aneurysmen der Aorta abdominalis sowie vorangegangenen peripheren Gefäßoperationen zu schenken.
Die Abbildung 152 zeigt schematisch die hämodynamischen Verhältnisse beim Einsatz der intraaortalen Ballonpumpe während der Diastole und Systole mit der entsprechenden Ventrikel- und Aortendruckkurve.
Folgende hämodynamische Effekte werden erzielt:

1. Die Entfaltung des Ballons während der Diastole verursacht einen Anstieg des diastolischen Aortendruckes mit einer retrograden Volumenverschiebung zur Aortenwurzel, die zu einer besseren Koronardurchblutung führt.

2. Die systolische Entleerung des Ballons in der Austreibungsphase senkt den diastolischen Aortendruck und führt damit zur Druckentlastung des linken Ventrikels.

Der Haupteffekt für die Behandlung besteht in der Phasenverschiebung der Pulswelle aus der Systole in die Diastole, d. h. in der Zeit des geringsten Koronarwiderstandes [56].

Wenn auch der Einsatz der Assist-Systeme bei der Behandlung des Schocks keinen Effekt bringt, kommt ein chirurgischer Eingriff wie die Infarktektomie mit aortokoronarem Bypass in Frage.

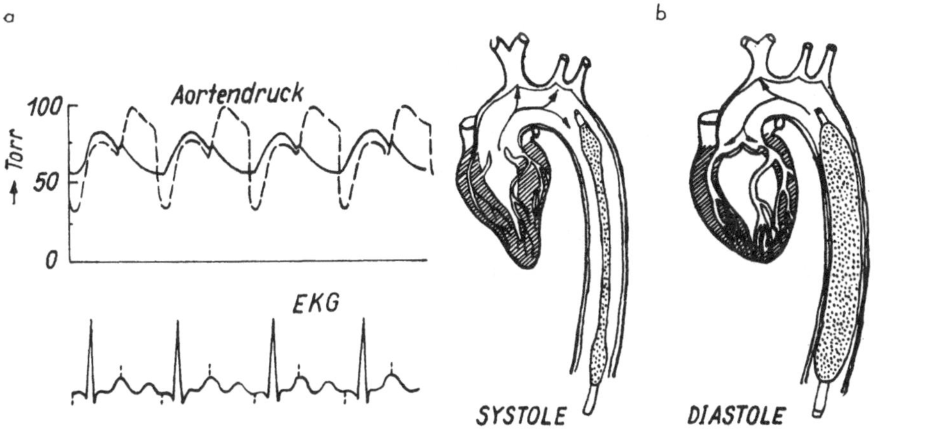

Abb. 152. Hämodynamische Verhältnisse beim Einsatz der intraaortalen Ballonpumpe während der Diastole und Systole mit der entsprechenden Aorten- und Ventrikeldruckkurve.

a — Aortendruck mit und ohne diastolische Druckerhöhung. Das EKG zeigt den Punkt des Aufblähens (gestrichelte Linie über der T-Welle) und der Entblähung des Ballons (Linie zwischen P- und R-Welle). Der Ballon ist zur Zeit der dikroten Welle und gerade vor der nächsten Systole entlüttet (—— Aufblähen, --- Entblähen).

b — Mechanismus der intraaortalen Ballongegenpusation. Der Ballon ist unmittelbar von der Systole entbläht. Dadurch wird eine kompletttere Entleerung des linken Ventrikels erreicht. Während Diastole bei verschlossener Aortenklappe wird durch das Aufblasen des Ballons der Perfusionsdruck der Koronararterien und der Koronardurchfluß erhöht (nach Masters und Mitarbeiter [37a])

Die Operation ist nur dann sinnvoll, wenn die infarzierte Masse des linken Ventrikels nicht die kritische Grenze überschritten hat. Die Patienten, die auf die intraaortale Pumpe eine positive hämodynamische Reaktion zeigten und deren Koronararterie anastomosefähig ist, wurden für diese Operationen ausgewählt [6]. Auch metabolische Studien des Sinus coronarius-Blutes, wie von Wiener [72] durchgeführt, können bei dieser Auswahl behilflich sein. Von 35 Patienten, die im Massachusetts General Hospital operiert wurden [42] überlebten 13 (37%) und in einer Verlaufkontrolle von 1—3 Jahren wurde eine Spätüberlebensrate von 29% festgestellt.

Lillehei [36] ist der Auffassung, daß höchstens 2—4 Stunden eine medikamentöse Therapie versucht werden soll. Danach sollten mechanische Entlastungsmethoden in Anspruch genommen werden. Wenn sich auch hier nach etwa 12 Stunden kein Erfolg zeigt, sollten eine Koronarangiographie und Lävographie durchgeführt werden und in

Abhängigkeit davon die Patienten einer Operation zugeführt werden. Lillehei hatte 26 Fälle operiert, wovon 50% die Operation überlebten.
Von anderen Autoren [75] wird empfohlen, innerhalb von 12 Stunden nach Infarktbeginn bzw. erst nach Einsatz der assistierten Zirkulation über 10 bis 14 Tage eine Operation durchzuführen.
Folgende Kriterien wurden von Mundth und Mitarbeitern [42] für die Auswahl von Patienten mit akutem Myokardinfarkt und kardiogenen Schock zum Zweck der Revaskularisation angegeben:

1. Klinische Kriterien:

1.1. Günstige Beantwortung auf die IABP mit objektiver hämodynamischer Verbesserung — Zeichen für noch gute Myokardfunktionsreserve.

1.2. Hämodynamische Abhängigkeit von der IABP über 24—48 Stunden — Plateau des hämodynamischen Zustandes bei einem Herzindex von $< 2{,}0\,l/min/m^2$, PC-Druck > 20 mm Hg oder mittlerer Aortendruck < 60 mm Hg bei IABP zeitlich begrenzt.

1.3. Relativ kurze Dauer des Schocks ($<$ 12—24 h).

1.4. Relativ kurzes Zeitintervall zwischen dem Beginn des Myokardinfarktes oder der Extension des Myokardinfarktes ($<$ 5 Tage).

2. Angiographische Kriterien

2.1. Gefäßstruktur der hypo- oder akinetischen Bezirke der Wand des linken Ventrikels mit rekonstruktionsfähigen großen Koronarästen, die dieses Gebiet versorgen.

2.2. Anschlußfähigkeit des proximalen Abschnittes der stenosierten Koronararterie.

Die Infarktektomie — d. h. die Exzision von infarziertem und demarkiertem Herzmuskel innerhalb 2 Wochen nach dem akuten Myokardinfarkt — ist zu trennen von der Resektion eines Ventrikelaneurysmas oder dyskinetischen Myokards, Wochen bzw. Monate nach dem Myokardinfarkt [14]. Trotz dieser Erfolgsberichte hat dieses Verfahren noch keine breite Anwendung gefunden (s. S. 643).
In letzter Zeit sind Berichte über die Erfolge solcher Operationen erschienen [13, 14, 26, 38, 54, 62]. Wir meinen aber, daß die Durchführung dieser Operation nur bei einem Teil der Patienten in Frage kommt, die durch eine exakte, komplexe klinische und hämodynamische Untersuchung die Kriterien zur Indikation erfüllen.
Vor dem chirurgischen Eingriff sollen folgende Vorbereitungen getroffen werden:

1. Behandlung von Arrhythmien, Korrektur von Azidose und Anoxie.

2. Korrektur des Füllungsdruckes des linken Ventrikels mit Erreichen einer optimalen Funktionskurve nach Frank-Starling z. B. durch Volumentherapie oder Gabe von Diuretika u. ä.

3. Adäquate kardiotonische Behandlung.

Der günstigste Zeitpunkt im akuten sowie auch subakuten Stadium des Infarktes liegt etwa in der ersten bis Ende der 5. Woche, das wird jedoch noch nicht einheitlich gehandhabt. [61].

Tabelle 113

Behandlungsschema des kardiogenen Schocks

1. *Medikamentös*

1.1. Schmerzbekämpfung

1.2. Vasopressorische Substanzen
Dopamin 800 μg/ml in 5% Glukoselösung. Beginn mit 1—2 μg/kg KG/min
Die Dosierung ist abhängig von der Höhe des Blutdruckes und der Urinmenge. Die mittlere Erhaltungsdosis beträgt etwa 9,1 μg/kg Kg/min
Noradrenalin bzw. Angiotensin 5 mg in 250 ml einer 5% Glukose- oder Dextroselösung. Die Infusionsgeschwindigkeit ist nach Höhe des Blutdruckes zu regulieren. (Bei Normotonen sollen nach Möglichkeit nicht 100 mm Hg und bei Hypertonen nicht 110 mm Hg überschritten werden)

1.3. Volumenausgleich
Infukoll oder Gelafusal 500 ml. Die Infusionsmenge und -geschwindigkeit richten sich nach der Höhe des Füllungsdruckes des linken Ventrikels bzw. dem PC-Druck oder dem diastolischen Druck der A. pulmonalis. Ein Füllungsdruck von 24 mm Hg soll nicht überschritten werden. Wenn nur der zentrale Venendruck gemessen werden kann, sollten 15 cm Wassersäule nicht überschritten werden

1.4. Positiv inotrope Substanzen, Glykoside

1.4.1. Ceglunat oder Strophanthin, wobei eine schnelle Sättigung vermieden werden sollte

1.4.2. Glukagon
Glukagon 5 mg i. v. als Bolus. Wenn nach 2 Minuten ein meßbarer positiv inotroper Effekt nachweisbar ist, Infusion mit 50 μg kg/h beginnen und bei Bedarf bis auf 200 μg/kg/h in 10minütigen Intervallen steigern

1.5. Sauerstoffapplikation
Applikation von 2—8 l/min über eine Nasensonde. Die Verwendung reinen Sauerstoffs soll vermieden werden

1.6. Antithrombotische Therapie

1.7. Azidoseausgleich
Tris- und THAM-Infusionen. Infusionsmenge richtet sich nach dem pH-Wert

2. *Nicht-medikamentös*
Anwendung mechanischer Hilfssysteme z. B. intraaortale Ballonpumpe

3. *Chirurgisch*
Infarktektomie mit aorto-koronarem Venenbypass

7.21.2.5. Prognose des kardiogenen Schocks

Die Prognose ist von der Zeitdauer, von der Wechselwirkung positiver und negativer feed-back-Mechanismen sowie von potenzierenden Faktoren abhängig (Tabelle 114). Scheidt und Mitarbeiter [57] konnten bei einem Teil ihrer Patienten potentielle auslösende Faktoren für die Entstehung des Schocks angeben. Diese potenzierenden oder beschleunigenden Faktoren für den kardiogenen Schock bei akutem Myokardinfarkt, die von den Autoren beobachtet wurden [57], sind in der Tabelle 114 zusammengestellt.
Unter Ausnutzung aller heute möglichen Therapieverfahren (medikamentös, chirurgisch) konnte die Letalität von 90—100% auf 60—70% gesenkt werden [78].
Die Erfolgschancen steigen mit der frühzeitigen Erfassung der Prodromi und dem konsequenten Einsatz aller medikamentösen und chirurgischen Maßnahmen zur Behandlung des kardiogenen Schocks.

Tabelle 114

Potenzierende und/oder beschleunigende Faktoren für den kardiogenen Schock bei akutem Myokardinfarkt nach SCHEIDT und Mitarbeiter [57]

Faktoren	Anzahl der Patienten*)
Keine	24
Fieber > 38 °C	14
Kreislaufstillstand	13
Lungenödem	10
Pneumonie	7
Hypotonie oder periphere Manifestation des Schocks	4
Kammertachykardie ohne Kreislaufstillstand	3
Ventrikelseptumdefekt	2
Koronarangiographie	2
Chirurgischer Eingriff	1
Angeborene Herzmißbildungen	1
Grand mal Anfälle	1

*) Einige Patienten hatten mehr als einen beschleunigenden Faktor.

7.21.2.6. Literatur

[1] ALONSO, D. R.; SCHEIDT, S.; POST, M.; KILLIP, T.: Pathophysiology of cardiogenic shock Quantification of myocardial necrosis clinical, pathologic and electrocardiographic correlations. Circulation **48** (1973) 588

[2] ARNOLD, G.; KOSCHE, F.; MIESSNER, E.; NEITZERT, A.; LOCHNER, W.: The importance of the perfusion pressure in the coronary arterien for the contractility and the oxygen consumption of the heart. Pflügers Arch. ges. Physiol. **299** (1968) 339

[2a] AYRES, S.; MUELLER, H.; GIANNELLI, jr. St.; FLEMING, P.; GRACE, W. J.: The lung in shock, alveolar-capillary gas exchange in the shock syndrome. Amer. J. Cardiol. **26** (1970) 588

[3] BLEIFELD, W.; HANRATH, P.; MERX, W.; HEINRICH, K.-W.; EFFERT, S.: Akuter Myokardinfarkt. I. Hämodynamik des linken Ventrikels. Dtsch. med. Wschr. **97** (1972) 1807

[4] BRADLEY, R. D.; JENKINS, B. S.; BRANTWAITHE, M. A.: The influence of atrial pressure on cardiac performance following myocardial infarction complicated by shock. Circulation **42** (1970) 827

[5] BREGMAN, D.; GOETZ, R. H.: A new concept in circulatory assistance the dual chambered intraaortic ballon. Mt. Sinai J. Med. **39** (1972) 123

[5a] BREGMAN, D.: Management of patients undergoing intra-aortic balloon pumping. Heart & Lung **3** (1974) 916

[6] BROCKMAN, S. K.: Therapeutic approach to cardiogenic shock in acute myocardial infarction from a surgical point of view. Circul. Shock **1** (1974) 241

[7] BUSCHMANN, H. J.; DISSMAN, W.; SIEMON, G.; SONDERKAMP, H.; SCHRÖDER, R.: Die arterielle Hypoxämie bei akutem Myokardinfarkt. Klin. Wschr. **45** (1967) 113

[8] CHRISTOPHERSEN, E. B.: A pilot study of intra-aortic balloon counterpulsation. Scand. J. Clin. Lab. Invest. **29** (Suppl. **120**) (1972) 1

[9] COHN, J. N.; TRISTANI, F. E.; KHATRI, I. M.: Studies in clinical shock and hypotension: VI. Relationship between left and right ventricular function. J. Clin. Invest. **48** (1969) 2008

[10] COHN, J. N.; TRISTANI, F. E.; KHATRI, I. M.: Cardiac and peripheral vascular effects of digitalis in clinical cardiogenic shock. Amer. Heart J. **78** (1969) 318

[11] CORDAY, E. (part 1); LILLEHEI, R. C.: Pressor agents in cardiogenic shock. Amer. J. Cardiol. **23** (1969) 900

[12] CRAMPTON, R. S.; WANGENSTEEN, S. L.; LOVETT, W. L.; MORRIS, J. N.; HARRIS, R. H.; WEITZMANN, R.; GLENN, T. M.; LEFER, A. M.: Production of a myocardial depressant factor in shock following acute myocardial infarction: Preliminary evaluation of treatment with methylprednisolone. Amer. J. Cardiol. **29** (1972) 257

[13] DAGETT, W. M.; BURWELL, L. R.; LAWSON, D. W.; AUSTEN, W. G.: Resection of acute ventricular aneurysm and ruptured interventricular septum after myocardial infarction. New Engl. J. Med. **283** (1970) 1507

[14] DAGGETT, W. M.; BUCKLEY, M. J.; MUNDTH, E. D.; SANDERS, CH. A.; AUSTEN, W. G.: The role of infarctectomy in the surgical treatment of myocardial infarction. Amer. Heart J. **84** (1972) 723

[15] DIETZMANN, R. H.; LILLEHEI, R. C.: The treatment of cardiogenic shock. V. The use of corticosteroide in the treatment of cardiogenic shock. Amer. Heart J. **75** (1968) 274

[16] EICHNA, L. W.: The treatment of cardiogenic shock: III. the use of isoproterenol in cardiogenic shock. Amer. Heart J. **74** (1967) 848

[17] FLEMING, W. E.; AABY, G. V.: A comparative study of arterio-arterial and intra aortic balloon counterpulsation in the therapy of cardiogenic shock. J. Thorac. Cardiovasc. Surg. **60** (1970) 818

[18] GOLDFARB, D.; CONTI, CH. R.; BROWN, B. G.; GOTT, V. L.: Treatment of severe cardiogenic shock by diastolic augmentation after ligation and division of the left circumflex coronary artery in the dogs. J. Thorac. Cardiovasc. Surg. **51** (1966) 783

[19] GORLIN, R.: Modern treatment of coronary occlusion and insufficiency. Med. Clin. N. Amer. **46** (1962) 1243

[20] GUNNAR, R. M.; PEITRAS, R. J.; STAVRAKOS, C.; LOEB, H. S.; TOBIN, J. R.: The physiologic basis for treatment of shock associated with myocardial infarction. Med. Clin. N. Amer. **51** (1967) 69

[21] GUNNAR, R. M.; LOEB, H. S.; PIETRAS, R. J.; TOBIN, J. R. jr.: The hemodynamic effects of myocardial infarction and results of therapy. Med. Clin. N. Amer. **54** (1970) 235

[22] GUNNAR, R. M.; LOEB, H. S.: Use of drugs in cardiogenic shock due to acute myocardial infarction. Circulation **35** (1972) 211

[23] HARNARAYAN, C.; BONNETT, M. A.; PENTECOST, B. L.; BREWER, D. B.: Quantitative study of infarcted myocardium in cardiogenic shock. Brit. Heart J. **32** (1970) 728

[24] HAUSER, R. G.; CARLETON, R. A.: The failing myocardium. II. Assisted circulation. Med. Clin. N. Amer. **57** (1973) 187

[25] IRNICH, W.; BLEIFELD, W.; MEYER-HARTWIG, K.; BISPING, H. J.: Die physiologischen und technischen Grundlagen der Ballonpulsationsmethode. Z.schr. Kreisl-Forschg. **61** (1972) 339

[26] JARID, H.; HUNTER, J. A.; NAJAFI, H.; DYE, W. S.; JULIAN, O. C.: Left ventricular approach for the repair of ventricular septal perforation and infarctectomy. J. Thorac. Cardiovasc. Surg. **63** (1972) 14

[27] KARLINER, J. S.; BRAUNWALD, R.: Presents status of digitalis treatment of acute myocardial infarction. Circulation **45** (1972) 891

[28] KLEIN, A. J.; PALMER, L. A.: Plasma cortisol in myocardial infarction. Amer. J. Cardiol. **11** (1963) 332

[29] KOZENA, J.; KOLAR, J.: Moznosti leceni arytmii u Infarktu Myokarda Farmaky. Cas. lek. cesk. **110** (1971) 437

[30] KRAKAUER, J. S.; ROSENBAUM, A.; FREED, P.; JARON, D.; KANTROWITZ, A.: Clinical, management ancillary to phase-shift balloon pumping in cardiogenic shock: Preliminary comments. Amer. J. Cardiol. **27** (1971) 123

[31] Kuhn, L. A.; Kline, J. H.; Goodman, P.; Johnson, C. D.: Effects of isoproterenol on hemodynamic alterations, myocardial metabolism and coronary flow in experimental acute myocardial infarction with shock. Amer. J. Cardiol **19** (1967) 137

[32] Kuhn, L. H.; Kline, H. J.; Marano, A. J.; Hamby, R. I.; Cesters, J.; Cohn, L. J.; Weinrauch, R.; Berger, M.: Mechanical increase of vascular resistance in experimental myocardial infarction with shock. Circ. Res. **19** (1966) 1086

[33] Kuhn, L. A.; Unger, A. H.; Novick, S. A.; Marano, A. J.; Rosenberg, A. S.: Hemodynamics and cardiac metabolic effects of diastolic intraaortic balloon obstruction combined with distal aortic "booster" occlusion in experimental acute myocardial infarction. Amer. J. Cardiol. **25** (1970) 111

[34] Lasch, H. G.; Riecker, G.: Intensivtherapie beim Schock. Internist **10** (1969) 234

[35] Lefer, A. M.: "Myocardial depressant factor" und Kreislaufschock. Klin. Wschr. **52** (1974) 358

[36] Lillehei, R. C.; Persönliche Mitteilung

[37] Lozano, J. R.; Corday, E.; Varrasco, H. A.; Lang, T. W.; Meerbaum, S.: Pharmocodynamic application of L-dopa in cardiogenic shock. Amer. Heart J. **83** (1972) 351

[37a] Masters, T. N.; Harbold, N. B.; Hall, D. G.; McCall, M. M.; Daugherty, H. K.; Millen, D. C.; Robiscek, F.: Intra-aortic balloon counterpulsation in acute cardiogenic shock. NC Med. J **36** (1975) 158

[38] Matloff, J.: In: Swan. H. J. C. "Myocardial revascularization for acute and chronic coronary heart disease". Ann. Int. Med. **79** (1973) 851

[39] Mueller, H.; Ayres, S. M.; Conklin, E. F.; Giannelli, S. jr.; Mazzara, J. T.; Grace, W. J.; Nealon, T. F.: The effects of intra-aortic counterpulsation on cardiac performance and metabolism in shock associated with acute myocardial infarction. J. Clin. Invest. **50** (1971) 1885

[40] Mueller, H.; Ayres, S. M.; Gregory, J. J.; Giannelli, S. jr.; Grace, W. J.: Hemodynamics, coronary blood flow and myocardial metabolism in coronary shock: Response to l-norepinephrine and isoproteronol. J. Clin. Invest **49** (1970) 1885

[41] Mueller, H.; Ayres, St. M.; Giannelli, St.; Conklin, E. F.: Mazzara, J. T.; Grace, W. J.: Effect of Isoproterenol, l-norepinephrine, and intraaortic counterpulsation on hemodynamics and myocardial metabolism in shock following acute myocardial infarction. Circulation **45** (1972) 335

[41a] Mueller, H.; Ayres, S.: Prognostic implications of varying myocardial fatty acid and carbohydrate metabolism in acute myocardial infarction in man. Circulation **46** Suppl. **II** (1972) II-195

[41b] Mueller, H.; Ayres, S.: In: Gunnar, R. M.; Loeb, H. S.; Rahimtoola, S. H. (Hrsg.): Shock in myocardial infarct. Grune and Stratton, New York 1974

[42] Mundth, E. D.; Buckley, M. J.; Leinbach, R. C.; Gold, H. K.; Daggett, W. M.; Austen, W. G.: Surgical intervention for the complications of acute myocardial infarction. Ann. Surg. **178** (1973) 379

[43] Mundth, E. D.; Buckley, M. J.; De Sanctis, R. W.; Sanders, C. A.; Austin, W. G.: Myocardial revascularization for the treatment of acute myocardial infarction and cardiogenic shock. Surgery **70** (1971) 119

[44] Nixon, P. G. F.; Iskram, H.; Morton, S.: Cardiogenic shock treated with infusion of dextrose solution. Amer. Heart J. **73** (1967) 843

[45] Nyquist, O.: Shock complicating acute myocardial infarction. A clinical hemodynamic and therapeutic study. Acta Med. Scand. Suppl. 536 (1972)

[46] Page, D. L.; Caulfield, J. B.; Kaster, J. A.; De Sanctis, R. W.; Sanders, C. A.: Myocardial changes associated with cardiogenic shock. New Engl. J. Med. **285** (1971) 133

[47] Parmley, W. W.; Sonnenblick, E. H.: Glucagon: A new agent in cardiac therapy. Amer. J. Cardiol. **27** (1971) 298

[48] Pippig, L.: In: Monitoring und Herzinfarkt, Vergiftungen, künstliche Beatmung, gastrointestinale Blutungen Hrsg. A. Dönhardt, D. Haan, K. Müller-Wieland, W. Nachtweg und F. W. Ossenberg, Steinkopf-Verlag Darmstadt 1971

[49] Ratshin, R. A.; Rackley, C. E.; Russell, R. O.: Hemodynamic evaluation of left ventricular function inshock complicating acute myocardial infarction. Circulation **45** (1972) 127

[50] Russel, R. D. jr.; Rackley, C. E.; Pombe, J.; Hunt, D.; Polanin, C.; Dodge, H. T.: Effects of increasing left ventricular filling pressure in patients with acute myocardial infarction. J. Clin. Invest. **49** (1970) 1539

[51] Rutz, U.; Soroff, H. S.; Birtwell, W. C.; Many, U.; Giron, F.; Deterling, R. A.: Assisted circulation by synchronous pulsation of extramural pressure. J. Thorac. Cardiovasc. Surg. **56** (1968) 832

[52] Sanders, H. J.: Artifical organs. Chem. Engl. News Apr. (1971) 34

[53] Sanders, C. A.; Mortimer, J.; Buckley, J.; Leinbach, R. C.; Mundth, E. D.; Austen, W. G.: Mechanical circulatory assistance. Current status and experience with combining circulatory assistance, emergency coronary angiography and acute myocardial revascularization. Circulation **45** (1972) 1292

[54] Scanlon, P. J.; Nemickas, R.; Tobin, J. R.; Anderson, W.; Montoya, A.; Pifarre, R.: Myocardial recascularization during acute phase of myocardial infarction. Jama **218** (1971) 207

[55] Schaefer, J.; Niedermayer, W.; Schwarzkopf, H. J.; Rumohr, J.; Held, J.; Ulmer, F.: Über die Wirksamkeit von Druckstößen in das arterielle System („arterielle Gegenpulsation") auf die Druckarbeit des Herzens. Verh. dt. Ges. Kreisl.-Frschg. **30** (1964) 293

[56] Schaldach, M.; Vogel, I.; Schneider, M.: Klinische Erfahrungen zur Indikation und Effektivität eines intraaortalen Ballonpulsationssystems bei der Behandlung ischämischer Herzkrankheiten. Zeitschr. ges. Inn. Med. **27** (1972) 1017

[57] Scheidt, St.; Ascheim, R.; Killip, Th.: Shock after acute myocardial infarction. A clinical and hemodynamic profile. Amer. J. Cardiol. **26** (1970) 556

[58] Shubin. H.; Weil, M. H.: The hemodynamic effects of vasopresser agents in shock due to myocardial infarction. Amer. J. Cardiol. **15** (1965) 147

[59] Shubin, H.; Weil, M. H.: Failure of corticosteroid to potentiale sympathicomimetic pressor response during shock. JAMA **197** (1966) 808

[60] Smith, H. J.; Oriol, A.; Morch, J.; McGregor, M.: Hemodynamic studies in cardiogenic shock. Treatment with isoproterenol and metaramenol. Circulation **35** (1967) 1084

[61] Spillner, G.; Eschenbruch, E.; Schlosser, V.; Herkel, L.; Papst, K.: Zur Indikation der Infarktresektion im subakuten Stadium des Herzinfarktes. Thoraxchirurgie **22** (1974) 606

[62] Stinson, E. B.; Becker, J.; Shumway, N. E.: Successful repair of postinfarction ventricular septal defect and biventricular aneurysm. J. Thorac. Cardiovasc. Surg. **58** (1969) 20

[63] Sugimoto, T.; Sagawa, K.; Guyton, A. C.: Quantitative effect of low coronary pressure on left ventricular performance. Jap. Heart J. **9** (1968) 46

[64] Summers, D. N.; Norris, J.; Arieff, A. I.; Nacht, R. I.; Wechsler, B. M.; Sawyer, P. N.; Kaplitt, M. J.; Rubin, R.; Dennis, C.: Hemodynamic, metabolic and angiographic studies during circulatory assist in cardiogenic shock. Amer. J. Cardiol. **25** (1970) 131

[65] Swan, H. J. C.; Forrester, J. S.; Danzig, R.; Allen, H. N.: Power failure in acute myocardial infarction. Progr. Cardiovasc. Dis. **12** (1970) 568

[66] Swan, H. J. C.; Forrester, J. S.; Diamond, G.; Chatterjee, K.; Parmley, W. W.: Symposium Myocardial Infarction 1972 (part 5) Hemodynamic sectrum of myocardial infarction and cardiogenic shock. A conceptual model. Circulation **45** (1972) 1097

[67] Takkunen, J.; Oilinki, O.; Huhti, E.; Vuopala, U.; Koivisto, O.: Medical treatment and mortality in cardiogenic shock. Acta Med. Scand. **192** (1972) 165

[68] Udhoji, V. N.; Weil. M. H.: Circulatory effects of angiotensin, levarterenol, and metaraminol in the treatment of shock. New Engl. Med. J. **270** (1964) 501

[69] URSCHEL, C. W.; EBER, L.; FORRESTER, J.; MATLOFF, J.; CARPENTER, R.; SONNENBLICK, E. H.: Alteration of mechanical performance of the ventricle by intra-aortic balloon counterpulsation. Amer. J. Cardiol. **25** (1970) 546

[70] VEGHELY, P. V.: Therapy of shock. VI. World Congress of Cardiology, Cocurrent Round Session, London 1970

[71] WEIL, M. H.; SHUBIN, H.: Shock following acute myocardial infarction; current understanding of hemodynamic mechanism. Progr. Cardiovasc. Dis. **11** (1968) 1

[71a] WHITE, R. R.; MELA, L.; BACALZO, L. V. jr.; OLOFSON, K.; MÜLLER, L.: Hepatic ultrastructure in endotoxemia hemorrhage and hypoxia: Emphasis on mitochondrial changes. Surgery **73** (1973) 525

[72] WIENER, B.; KASPARIAN, H.; BREST, A.; TEMPLETON, J.: Surgical management of acute evolving myocardial infarction. A metabolic and angiographic profile. Amer. J. Cardiol. **29** (1973) 296

[73] BOLTE, H. D.; ARNIM, v. TH.: Neue Aspekte in der Behandlung des kardiogenen Schocks. In: KAINDL, F.; PACHINGER, P.; PROBST, O.: Verlag Witzstrock, G.; Baden-Baden—Köln—New York, 1977

[74] DE VIVIE, E. R.: Intraaortale Ballongegenpulsation. Experimentelle Untersuchungen zur Frage des Wirkungsspektrums und der klinischen Indikation. Springer Verlag, Berlin—Heidelberg—New York, 1976

[75] JOHNSON, S. A.; SCANLON, P. J.; LOEB, H. S.; MORAN, J. M.; PIFARRE, R.; GUNNAR, R. M.: Treatment of cardiogenic shock in myocardial infarction by intraaortic balloon counterpulsation and surgery. Amer. J. Med. **62** (1977) 687

[76] KUHN, L. A.: Management of shock following acute myocardial infarction. Part I: Drug therapy. Amer. Heart. J. **95** (1978) 529

[77] LEFER, A. M.; SPATH, J. A.: Pharmacologic basis of the treatment of circulatory shock. Cardiovasc. Pharmacol. 377 (1977)

[78] LUTHER, M.: Kardiogener Schock nach akutem Myokardinfarkt. Pathophysiologie und Klinik. Münch. Med. Wschr. **120** (1978) 1675

[79] MASSIE, B. M.; CHATTERJEE, K.: Vasodilatory therapy of pump failure complicating acute myocardial infarction. Med. Clin. North Amer. **63** (1979) 25

[80] WOLNER, E.; MOHL, W.; ENENKEL, W.; FITSCHA, P.: IABP in pump during acute myocardial infarction. In: KAINDL, F.; PACHINGER, P.; PROBST, O.: The first 24 hours in myocardial infarction. Verlag Witzstrock, G.; Baden-Baden—Köln—New York, 1977

7.21.3. Herzinsuffizienz bei akutem Myokardinfarkt und neuere Auffassung zur Therapie

Die Herzinsuffizienz ist eine häufige Erscheinung nach dem Myokardinfarkt. Eine leichte oder mäßige linksventrikuläre Insuffizienz, festgestellt durch physikalische Untersuchungen, wurde durchschnittlich in 48% der Fälle (23—71%) bei 1800 hospitalisierten Patienten, die vor der Einführung der CCU aufgenommen wurden, nachgewiesen [1, 16, 20, 21, 22].
Fast dieselbe Inzidenzrate von durchschnittlich 46% (20—68%) wurde bei 2300 Patienten der Studien ab 1967 beobachtet [7, 9, 10, 11, 13, 19, 23, 25, 26, 29, 30].
Das ist ein Beweis dafür, daß die Einführung der Intensivbetreuung prähospital und in der Hospitalphase die Sterblichkeit durch Rhythmusstörungen reduziert hat, jedoch der Anteil der Herzinsuffizienz und ihrer Folgen bisher noch unbeeinflußt blieb. Schwere Herzinsuffizienz oder Lungenödem kommen dagegen relativ weniger vor und machen etwa 12% der Patienten mit akutem Myokardinfarkt aus [7, 13, 14, 19, 25, 29, 30]. Die Mehrheit der Patienten mit Myokardinfarkt hat gewisse klinische oder röntgeno-

logische Zeichen der linksventrikulären Insuffizienz [15, 29]. SCHWEISER [24] gibt die Häufigkeit der Herzinsuffizienz mit 95,8% an. Die verschiedenen statistischen Angaben sind durch erfassungsmethodische Differenzen bedingt. Die Zahlen jedoch sprechen deutlich dafür, daß etwa die Hälfte bis $^2/_3$ der Patienten Erscheinungen der linksventrikulären Funktionsstörung nach dem Myokardinfarkt zeigen. Von 50% der Angehörigen der Gruppe mit Herzinsuffizienz als Folge des akuten Myokardinfarktes hatten manche bereits einen Infarkt in der Anamnese [31].

Während man früher nur nicht-invasive Techniken zur Erfassung der Herzinsuffizienz bei akutem Myokardinfarkt verwendete [6, 8, 12, 15, 29], werden in den letzten Jahren zunehmend invasive Methoden zur Bestimmung der Hämodynamik beim akuten Myokardinfarkt angewandt [7, 18].

Es wurde in Übereinstimmung mit unseren eigenen Ergebnissen festgestellt, daß Diskrepanzen zwischen hämodynamischen Daten und klinischem Bild bestehen. Während über die Behandlung der manifesten Herzinsuffizienz z. B. mit dem klassischen Bild des Lungenödems bzw. der Rechtsherzdekompensation eine einheitliche Meinung besteht, gibt es jedoch bei den leichteren und klinisch nicht manifesten Formen unterschiedliche Auffassungen.

Die Therapie wird bei diesen Patienten nach hämodynamischen Daten differenziert vorgenommen. Es erfolgt entweder eine Volumensubstitution (erniedrigter LVFD und niedriges HMV), oder die Gabe von Diuretika [5, 17, 24, 28] (erhöhter linksventrikulärer Füllungsdruck). Über den hämodynamischen Effekt von Diuretika, besonders Furosemid, wurden in letzter Zeit mehrere Untersuchungen durchgeführt [5, 17, 27].

Es wurde festgestellt, daß:

1. Furosemid eine starke Diurese hervorruft, die maximal innerhalb der ersten 2 Stunden wirkt, die Flüssigkeitsausscheidung hält aber 24 Stunden an. Die größte Diurese war bei den Patienten mit dem höchsten Schlagvolumenindex nachweisbar,
2. alle Patienten einen Abfall des Druckes in der A. pulmonalis nach der Verabreichung von Furosemid zeigten. Bei Patienten mit einer nachweislich schlechten linksventrikulären Funktion (niedriger Schlagvolumenindex, hoher Druck in der A. pulmonalis) war dieser Druckabfall in der A. pulmonalis mit einer geringeren Veränderung des Schlagvolumenindex verbunden. Bei Patienten mit leichteren Ventrikelfunktionsstörungen war ein initialer Abfall des Schlagvolumenindex in den ersten 2 Stunden nachweisbar,
3. sechs Stunden nach Verabreichung von Furosemid eine Senkung des Blutdruckes im kleinen und großen Kreislauf nachweisbar war, wobei der arterielle Druckabfall im großen Kreislauf mit dem Volumen der Diurese korrelierte [27].

Es besteht jedoch auch die Auffassung, daß schnell wirkende Diuretika zu einem exzessiven Plasmawasserverlust, Hypotonie und Schock führen [31], was besonders nach dem akuten Myokardinfarkt gefährlich werden kann. Außerdem besteht nach dieser Therapie ein starker Kalium-Verlust. Trotz dieser ungünstigen Wirkungen wird Furosemid intravenös als Routinemedikation nach dem Infarkt ungeachtet einer ventrikulären Funktionsstörung appliziert [26].

Auf Grund ihrer Untersuchungen empfehlen MOND und Mitarbeiter [17] Zurückhaltung bei der Anwendung stark wirksamer parenteraler Diuretika, wenn keine sichere linksventrikuläre Funktionsstörung vorliegt. Zum Wirkungsmechanismus des Furosemids bei der Behebung der kardialen Insuffizienzerscheinungen bestehen noch unterschiedliche Auffassungen. Ein extrarenaler Mechanismus geht nach Meinung mancher Autoren der diuretischen Wirkung voraus. Biagi und Mitarbeiter [3] berichten, daß nach Gabe von Furosemid der Rückgang des Lungenödems der Diurese einige Stunden voranging. Bhatia und Mitarbeiter [2] haben bei ihren Studien des Lungenödems in größeren Höhen außerdem zeigen können, daß eine schnelle Verminderung des pulmonalen Blutvolumens bei der Gabe von Furosemid auftrat und weisen darauf hin, daß diese Veränderungen nicht nur dem renalen Mechanismus allein zuzuschreiben sind.

Hämodynamisch gesehen ist der Pulmonalkapillardruck eine direkte Determinante der pulmonalen Stauung und des Lungenödems. Deshalb sind die Medikamente, die schnell und effektiv diesen Druck herabsetzen, bei der Behandlung der akuten Lungenstauung besonders günstig. Bei akutem Myokardinfarkt hat Furosemid möglicherweise andere günstige Wirkungen auf den myokardialen Sauerstoffverbrauch. Verglichen mit Digitalis zeigte Furosemid keinen direkten positiv inotropen Effekt [4]. Eine reflektorische Erhöhung der Kontraktilität kann jedoch nicht ausgeschlossen werden. Diese geringe Beeinflussung der Kontraktilität spricht dafür, daß der Sauerstoffverbrauch dadurch wenig gesteigert wird. Durch eine sich aus der Diurese ergebende Blutvolumenreduktion kann die Herzgröße vermindert und dadurch der Sauerstoffverbrauch reduziert werden. Weil der hämodynamische Effekt dieses Medikaments schneller als der der Digitalis-Präparate ist, schlußfolgern manche Untersucher [5], daß bei der Behandlung der pulmonalen Stauung und des Lungenödems als Folge des Myokardinfarktes eine Gabe von Furosemid wahrscheinlich der Gabe positiv inotroper Substanzen zu bevorzugen ist. Es wird angenommen, daß die Wirkung von Furosemid bei Patienten mit akutem Myokardinfarkt mindestens biphasisch ist [5]. Der Initialeffekt dieses Medikamentes ist wahrscheinlich primär vaskulär und führt zu einer Steigerung des niedrigenPlasmadurchflusses und zu einer Steigerung des venösen pooling sowie möglicherweise zu Veränderungen der anderen Gefäße. Nach etwa 15 Minuten beginnt eine signifikante Diurese, die zu einer weiteren Verminderung des Plasmavolumens führt, so daß zwischen 30 und 60 Minuten eine weitere Reduktion des Füllungsdruckes des linken Ventrikels erreicht wird.

Beide Mechanismen führen zu einer Verminderung des Sauerstoffbedarfs und, so gesehen, betrachten Dickshit und Mitarbeiter [5] Frusemid oder ähnliche Diuretika als Pharmaka der Wahl bei der Behandlung der Lungenvenenstauung bei ischämischer Herzkrankheit.

Wir verabreichen Furosemid bei Stauungsinsuffizienz (klinisch-hämodynamisch gesichert) und verwenden Diuretika und besonders Furosemid nicht pauschal bei allen Patienten.

7.21.3.1. Literatur

[1] Ball, C. O. T.; Billings, F. T.; Furman, R. H.; Brothers, G. B.; Thomas, J.; Meneely, G. R.: The functional circulatory consequences of myocardial infarction: A biostatistical analysis following Wigger's Schema. Circulation **11** (1955) 749

[2] Bhatia, M. L.; Singh, I.; Manchanda, S. C.; Khanna, P. K.; Roy, S. B.: Effect of frusemide on pulmonary blood volume. Brit. Med. J. **2** (1969) 551

[3] Biagi, R. W.; Bapat, B. N.: Frusemide in acute pulmonary oedema. Lancet **1** (1967) 849

[4] Chapelle, P. M.; Genaim, R.; Meyrier, R.: Traitement des oedemes aigus pulmonaires graves par des doses elevees de furosemide. Coeur **11** (1972) 135

[5] DIKSHIT, K.; VYDEN, J. K.; FORRESTER, J. S.; CHATTERJEE, K.; PRAKASH, R.; SWAN, H. J. C.: Renal and extrarenal hemodynamic effects of furosemide in congestive heart failure after acute myocardial infarction. New Engl. J. Med. **288** (1973) 1087

[6] DOWLING, J. T.; SLOMAN, G.; URQUHART, C.: Systolic time intervals fluctuations produced by acute myocardial infarction. Brit. Heart J. **33** (1971) 765

[7] FLUCK, D. C.; VALENTINE, P. A.; TREISTER, B.; HIGGS, B.; REID, D. N.; STEINER, R. E.; MOUNSEY, J. P. D.: Right heart pressures in acute myocardial infarction. Brit. Heart J. **29** (1967) 748

[8] FOWLER, N. O.: Physical signs in acute myocardial infarction and its complications. Progr. Cardiovasc. Dis. **10** (1968) 287

[9] HARRIS, R.; PIRACHA, A. R.: Acute myocardial infarction in the aged. Prognosis and management. J. Amer. Geriat. Soc. **18** (1970) 893

[10] HAYWOOD, L. J.: Management of congestive heart failure in acute myocardial infarction. J. Nat. Med. Ass. **61** (1969) 303

[11] HEIKKILÄ, J.: Mitral incompetence complicating myocardial infarction. Brit. Heart J. **29** (1967) 162

[12] KARLINER, J. S.; ROSS, J. jr.: Left ventricular performance after acute myocardial infarction. Progr. Cardiovasc. Dis. **13** (1971) 374

[13] LOWN, B.; HOOD, W. B.; THORN, G. W.: New perspectives and directives. Jama **199** (1967) 188

[14] MASTER, A. M.; DACK, S.; JAFFE, H. L.: Coronary thrombosis: An investigation of heart failure and other factors in its course and prognosis. Amer. Heart J. **13** (1937) 330

[15] MCNICOL, M. W.; KIRBY, B. J.; BHOOLA, K. D.; EVEREST, M. E.; PRICE, H. V.; FREEDMAN, S.: Pulmonary function in acute myocardial infarction. Brit. Med. J. **2** (1965) 1270

[16] MINTZ, S. S.; KATZ, L. N.: Recent myocardial infarction: An analysis of five hundred and seventy-two cases. Arch. Intern. Med. (Chicago) **80** (1947) 205

[17] MOND, M.; MUNT, D.; SLOMAN, G.: Haemodynamic effects of frusemide in patients suspected of having acute myocardial infarction. Brit. Heart J. **36** (1974) 44

[18] RACKLEY, C. E.; RUSSELL, R. O.: Left ventricular function in acute myocardial infarction and its clinical significance. Circulation **45** (1972) 231

[19] RAMO, B. W.; MYERS, N.; WALLACE, A. G.; STARNER, F.; CLARK, D. O.; WHALEN, R. E.: Hemodynamics findings in 123 patients with acute myocardial infarction on admission. Circulation **42** (1970) 567

[20] RATHE, H. W.: Myocardial infarction: Clinical features and prognosis. Jama **120** (1942) 99

[21] ROSENBAUM, F. F.; LEVINE, S.: Prognostic value of various clinical and electrocardiographic features of acute myocardial infarction. Ibid **68** (1941) 913

[22] SAMPSON, J. J.; KALMANSOHN, R. B.; KLINGHOFFER, K. A.; FRIEDMAN, M.; TOCH, P.: Sodium and chloride retention following myocardial infarction (Myocardial infarction as a stress phenomenon). Proc. I World Cong. Cardiol. **2** (1950) 448

[23] SCHEINMAN, M. M.: Retrograde ventriculoatriale conduction in patients with acute myocardial infarction. Chest **59** (1971) 165

[24] SCHWEISER, W.: Traitement medical de l'insuffisance cardiaque au cours de la periode initiale de l'infarctus du myocarde. Arch. Mal. Coeur **66** (1973) 409

[25] SJÖGREN, A.: Left heart failure in acute myocardial infarction. A clinical haemodynamic and therapeutic study. Acta Med. Scand. Suppl. **510** (1970)

[26] STOCK, E.: Frusemide after recent myocardial infarction. Med. J. Austr. **1** (1970) 480

[27] TATTERSFIELD, A. E.; MCNICOL, M. W.: Diuretics in acute myocardial infarction. Clin. Sci. **38** (1970) 32

[28] TATTERSFIELD, A. E.; MCNICOL, M. W.; SILLETT, R. E.: Hemodynamic effects of intravenous frusemide in patients with myocardial infarction and left ventricular failure. Clin. Sci. and Molecul. Med. **46** (1974) 253

[29] TATTERSFIELD, A. E.; MCNICOL, M. W.; SHAWDON, H.; ROLFE, D.: Chest X-ray film in acute myocardial infarction. Brit. Med. J. **3** (1969) 332

[30] THOMAS, M.; JEWITT, D. E.; SHILLINGFORD, J. P.: Analysis of 150 patients with acute myocardial infarction admittet to an intensive care and study unit. Brit. Med. J. **1** (1968) 787

[31] WOLK, M. J.; SCHEIDT, S.; KILLIP, T.: Heart failure complicating acute myocardial infarction. Circulation **45** (1972) 1125

7.21.4. Schmerzsyndrom nach akutem Myokardinfarkt

In der Regel treten nach abgeschlossener Infarzierung die Schmerzen nicht erneut auf. Es wird angenommen, daß durch das Absterben des ischämischen Gebietes die Fähigkeit zur Schmerzempfindung verlorengeht.
Dennoch können nach dem Infarkt durch drei Hauptgruppen von Komplikationen Schmerzen hervorgerufen werden:

— Weiteres Fortschreiten der koronaren Herzkrankheit
— Beteiligung des Perikards
— Extrakardiale Ursachen, z. B. Schulter-Arm-Syndrom

7.21.4.1. Koronarogen bedingte Schmerzen

Sie können in den ersten Tagen nach dem akuten Ereignis wieder auftreten oder sich in der Rekonvaleszenzzeit bemerkbar machen.
Nach dem Abklingen der dramatischen Schmerzen des Myokardinfarktes können diese Schmerzen in den nächsten 24 Stunden erneut auftreten und sich in den darauffolgenden Tagen wiederholen [17]. Die Schmerzen sind in der Mehrzahl der Fälle benigne und reagieren auf Nitrate. Manchmal sind sie Folge einer Extension oder eines Infarktrezidivs, das elektrokardiographisch und/oder enzymatisch nachweisbar ist. Die Extension des Infarktes ist häufiger als sie diagnostiziert wird, wie auch aus den anatomisch-pathologischen Studien ersichtlich ist [1].
HUTCHINS und Mitarbeiter [20] unterscheiden eine Expansion (akute Erweiterung und Verdünnung des Infarktgebietes ohne zusätzliche Myokardnekrosen) und eine Extension (histologisch frischere Nekrosen in den Kontraktionsstreifen um den Infarkt herum) des Myokardinfarktes.
Die *Expansion* kommt bei großen transmuralen Infarkten vor und entwickelt sich innerhalb von 5 bis 7 Tagen nach dem Myokardinfarkt. Sie kann auch sekundär als Folge der intramuralen Ruptur nekrotischer Muskelfasern auftreten. Daraus entsteht eine akute Dilatation des linken Ventrikels mit hämodynamischen Folgen.
Die *Extension*, die weniger häufig ist, geht mit einem instabilen klinischen Zustand einher. Sie kann einige Zeit nach dem Infarkt auftreten; sie tritt sekundär nach einer vorübergehenden Hypoperfusion, die der häufigste Grund für eine Expansion ist, auf.
Möglicherweise ist die Extension ohne hämodynamische Bedeutung, da kleine Herdnekrosen an den Infarkt angrenzen, was jedoch nicht kritiklos betrachtet werden kann.
In letzter Zeit wurde versucht, den Umfang des Infarktes durch die elektrokardiographischen Veränderungen (Summation der ST-Elevation in den Präkordialableitungen) zu bestimmen [13].
Bei Verwendung dieser elektrokardiographischen Methode beim Menschen konnte man bei 57% der anterioren transmuralen Infarkte eine Extension um den 5.—7. Tag nach

dem Infarkt feststellen [16], was auch mit einem parallelen Anstieg der Aminotransferasen verbunden war. In den meisten Fällen traten wieder Thoraxschmerzen auf. Diese Entwicklung stimmt auch mit anatomisch-pathologischen Ergebnissen überein. Die Gewebestörung ist nicht einheitlich, und in der Mitte der nekrotischen Zone sind Inseln ischämischer, aber lebender Zellen vorhanden [6]. Der Infarkt ist gleichfalls von einer ischämischen Zone umgeben [1, 6].

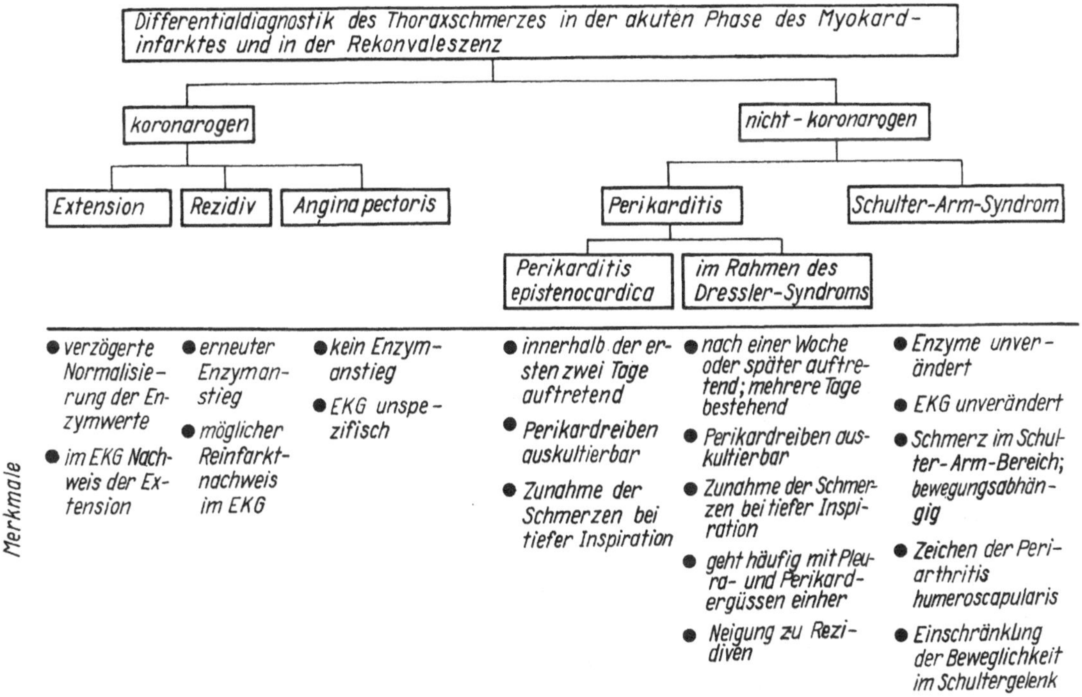

Abb. 153. Differentialdiagnostik des Thoraxschmerzes in der akuten Phase des Myokardinfarktes und in der Rekonvaleszenz

— Angina pectoris nach dem Myokardinfarkt

Wie bereits erwähnt, kommt es nach einer Periode starker Schmerzen während des Myokardinfarktes durch Absterben der Gewebe zu einer Verminderung der Schmerzen bzw. zur Schmerzlosigkeit. Bei einem großen Teil der Fälle bleibt jedoch das Angina-pectoris-Syndrom weiterbestehen.

Durch einen Fragebogen der Framingham-Studie [10] wurde festgestellt, daß etwa die Hälfte der Patienten nach dem Myokardinfarkt (49%) Angina pectoris hatte. Bei 31% traten die Angina-pectoris-Anfälle erstmalig nach dem Infarkt auf. 18% der Patienten hatten die auch vor dem Myokardinfarkt bestehenden Angina-pectoris-Anfälle weiterhin.

Andere Untersucher unterstreichen, daß die Angina-pectoris-Anfälle länger und intensiver als vor dem Infarkt sind und daß dadurch eine stärkere Einschränkung der Aktivität eines Drittels der Fälle resultiert [4].

Das Fortbestehen der Angina pectoris nach dem Myokardinfarkt ist prognostisch ungünstig. Diese Patienten sind zum Infarktrezidiv und zu höherer Letalität prädisponiert.

Bland und Mitarbeiter [4] konnten zeigen, daß die 10-Jahres-Überlebensrate nach dem Myokardinfarkt ohne nachfolgende Angina pectoris 56% und bei vorhandener Angina pectoris 33% betrug. Reeves und Mitarbeiter [15] stellten fest, daß Patienten mit überstandenem Myokardinfarkt und fortdauernder Angina pectoris in 70% der Fälle zwei oder drei Gefäßstenosen mit mehr als 50% Lumeneinengung hatten. Dieser Prozentsatz lag bei Patienten ohne Infarkt bei 31%.
Manche Autoren betrachten das Fortbestehen der Angina pectoris nach dem Myokardinfarkt als eine Indikation zur Koronarangiographie mit dem Ziel der Revaskularisation [2].

7.21.4.2. Schmerzen durch die Beteiligung des Perikards

Die Beteiligung des Perikards nach dem Infarkt kann in zwei Formen vorkommen: eine frühzeitige — die sogenannte Perikarditis epistenocardica und eine spätere im Rahmen des Dressler-Syndroms.
Die Perikarditis epistenocardica verursacht Thoraxschmerzen, die bei tiefer Inspiration im Gegensatz zur Angina pectoris zunehmen. Dabei ist ein Perikardreiben auskultatorisch nachweisbar. Die elektrokardiographischen Erscheinungen ähneln denen des Myokardinfarktes. Der Nachweis dieser Perikarditisform spricht für einen transmuralen Infarkt mit Beteiligung der subepikardialen Schicht.
Besteht das Perikardreiben über drei Tage hinaus, verschlechtert sich dadurch die Prognose und die Letalität wird erhöht [14].

— Postmyokardinfarkt-Syndrom

Das Postmyokardinfarkt-Syndrom, das zum ersten Male 1956 von Dressler [8] beschrieben und später auch durch andere bestätigt wurde [3, 11], ist eine relativ seltene Komplikation.
Die Häufigkeit wird mit 1—3% angegeben.[3, 19]. Nach einer Latenzzeit von etwa 2 Wochen kommt es zu Fieber und zu einer Polyserositis [7, 8].
Eine Pleuroperikarditis mit Erguß wird nicht als eine Frühkomplikation angesehen; ihr Auftreten eine oder mehrere Wochen nach dem Infarkt ist charakteristisch für das Dressler-Syndrom [7]. Dieses Syndrom wird auf der Basis einer Autoimmunreaktion erklärt, und es wurden sowohl im Experiment als auch beim Menschen Herzantikörper gefunden.
Im Gegensatz zur Perikarditis epistenocardica dauert die Perikarditis im Rahmen des Dressler-Syndroms länger an und neigt zu Rezidiven. Daß diesem Syndrom immunologische Prozesse zugrunde liegen, wird auch dadurch gestützt, daß durch Kortikoide [7] und Immunosuppressiva [3] eine effektive Behandlung erzielt werden kann. Gelegentlich ist auch eine atypische Pneumonie als Teil des Syndroms nachweisbar.
In seltenen anatomisch-pathologischen Studien wurde gezeigt. daß es sich hierbei um eine hämorrhagische Pneumonie mit eosinophilen Infiltraten handelt [3].
Das Fieber ist konstant und seine Höhe wird durch das Hinzutreten neuer Komplikationen verändert. Die Laborbefunde gleichen denen bei Entzündungen — erhöhte Blutsenkung, Leukozytose über 20000, in 20% der Fälle Eosinophilie. Die Enzyme bleiben jedoch unverändert. Manche Patienten neigen zu Rezidiven.
Auch bei schweren Verlaufsformen ist die Prognose günstig. Das Syndrom heilt ohne Folgen ab.

Im Gegensatz zur Perikarditis epistenocardica, bei der eine Unterbrechung der Antikoagulantien-Therapie nicht erforderlich ist [18], sind Antikoagulantien beim Dressler-Syndrom kontraindiziert, da die Gefahr der Entwicklung eines Hämoperikards mit Tamponade besteht [3]. Diese Tamponade wurde jedoch auch ohne Antikoagulantien beschrieben [12].

7.21.4.3. Extrathorakal bedingte Schmerzen

Schmerzzustände nach dem akuten Myokardinfarkt können auch extrakardiale Ursachen haben und deshalb sollten alle differentialdiagnostischen Möglichkeiten (s. auch S. 189, 190) berücksichtigt werden (s. Tab. 26).
Es ist verständlich, daß dies nicht eine spezifische Komplikation des Myokardinfarktes ist, sondern bei anderen Zuständen, wie Schultertrauma, neurologischen und toxischen Erscheinungen, die den Plexus brachialis in Mitleidenschaft ziehen, auftreten kann.
Längere Bettlägerigkeit unterstützt die Entwicklung dieses Syndroms; sie kann jedoch nicht ursächlich dafür verantwortlich gemacht werden.
Die Pathogenese dieses Krankheitsbildes wird durch die Sympathikus-Theorie von Lerich, für die mehrere Argumente sprechen, im allgemeinen erklärt [3].
Da es sich um einen Sympathikus-Reflex handelt, kann durch Stellatum-Blockade die Schmerzfreiheit erreicht werden. 10% aller Infarkte werden durch das Schulter-Arm-Syndrom kompliziert [5].
Die Häufigkeit dieses Syndroms wird durch die Frühmobilisation des Patienten reduziert [3].
Das Schulter-Arm-Syndrom kann mit einer Periarthritis humeroscapularis verbunden sein und zu einer trophischen Störung und zu vasomotorischen Erscheinungen an der Hand führen. Erste Zeichen dieses Syndroms sind Schulterschmerzen, die Wochen oder Monate nach dem Infarkt auftreten und meist als Angina pectoris fehlgedeutet werden. Vasomotorische Erscheinungen treten sekundär auf.
Um die Erscheinungen des Schulter-Arm-Syndroms zu verhindern, soll eine Frühmobilisation besonders im Schulterbereich erfolgen. Wenn das Krankheitsbild manifest ist, kann Schmerzfreiheit durch Stellatum-Blockade und Quaddelung erreicht werden. Daneben ist auch eine Bewegungstherapie und ggf. eine Kortikoidgabe vorzunehmen.

7.21.4.4. Therapie der schmerzhaften Komplikationen

- Angina pectoris: Nitrate
- Perikarditis epistenocardica: keine spezifische Therapie erforderlich
- Dressler-Syndrom: Kortikoide bzw. Immunosuppressiva
- Schulter-Arm-Syndrom: Frühmobilisation, lokale Quaddelung mit Xylocitin

7.21.4.5. Literatur

[1] Alonso, D. R.; Scheidt, S.; Post, M.; Killip, T.: Pathophysiology of cardiogenic shock. Quantification of myocardial necrosis clinical, pathologic and electrocardiographic correlations. Circulation **48** (1973) 588

[2] Baltaxe, H. A.; Levin, D. C.: Coronary angiography: Its role in the management of the patient with angina pectoris. Circulation **46** (1972) 1161

[3] BARDET, J.-P.; BOURDARIAS, J.-P.: Pain as a factor in the complications of myocardial infarction. La Revue du Praticien **24** (1974) 5115
[4] BLAND, E. F.; WHITE, P. D.: Coronary thrombosis (with myocardial infarction) ten years later. Jama **117** (1941) 1171
[5] CAMUS, J.-P.; CROUZET, J.: Les syndromes algomyodystrophiques. Rev. Prat. **23** (1973) 53
[6] COX, J. L.; MCLAUGHIN, V. W.; FLOWERS, N. C.; HORAN, L. G.: The ischemic zone surrounding acute myocardial infarction. Its morphology as detected by dehydrogenase staining. Amer. Heart J. **76** (1968) 650
[7] DRESSLER, W.: The post myocardial infarction syndrome. A report on 45 cases. Arch. Intern. Med. **103** (1959) 28
[8] DRESSLER, W.: A post myocardial infarction syndrome. Preliminary report of a complication resembling idiopathic recurrent benign pericarditis. Jama **160** (1956) 1379
[8a] DRESSLER, W.: The post myocardial infarction syndrome: a report of 44 cases. Arch. Intern. Med. **103** (1959) 28
[9] GOLD, H. K.; LEINBACH, R. C.; SANDERS, C. A.; BUCKLEY, M. J.; MUNDTH, E. D.; AUSTEN, W. G.: Intraaortic balloon pumping for control of recurrent myocardial ichemia. Circulation **48** (1973) 1197
[10] KANNEL, W. B.; FEINLEIB, M.: Natural history of angina pectoris in the Framingham Study. Amer. J. Cardiol. **29** (1972) 154
[11] KOSSOWSKY, W. A.; EPSTEIN, P. J.; LEVINE, R. S.: Post myocardial infarction syndrome an early complication of acute myocardial infarction. Chest **63** (1973) 35
[12] LAWRENCE, M. S. T. A.; WRIGHT, R.: Tamponade in Dressler's Syndrom with immunological studies. Brit. Med. J. **1** (1972) 665
[13] MAROKO, P. R.; KJEKSHUS, J. K.; SOBEL, B. E.; WATANABE, T.; LOVELL, J. W.; ROSS, J.; BRAUNWALD, E.: Factors influencing infarct size following experimental coronary artery occlusion. Circulation **43** (1971) 67
[14] NIARCHOS, A. P.; MCKENDRICK, C. S.: Prognosis of pericarditis after acute myocardial infarction. Brit. Heart J. **35** (1973) 49
[15] REEVES, T. J.; OBERMAN, A.; JONES, W. B.; SHEFFIELD, L. T.: Natural history of angina pectoris. Amer. J. Cardiol. **33** (1974) 423
[16] REID, P. R.; TAYLOR, D. R.; KELLY, D. T.; WEIFELD, M. L.; HUMPHRIES, J. O.; ROSS, R. S.; PITT, B.: Myocardial infarction detected by pericardial ST segment mapping. New J. Med. **290** (1974) 123
[17] SAMPSON, J. J.; HYATT, K. H.: Management of the patient with severe angina pectoris. Circulation **46** (1972) 1185
[18] BECK, O. A.; SCHUNDER, J.; HOCHREIN, H.: Perikarditis nach akutem Myokardinfarkt. Hämoperikardrisiko und Antikoagulantientherapie. Dt. Med. Wschr. **102** (1977) 559
[19] BERNADET, P.; DONZEAU, J. P.; FAUVEL, J. M.; LE ROCHELLE, G.: BONHOURE, J. P.; CALAZEL, P.: Pericarditis et atteinte coronarienne. Coeur **16** (1977) 9
[20] HUTCHINS, G. M.; BULKLEY, B. H.: Infarct expansion vesus extension: Two different complications of acute myocardial infarction. Amer. J. Cardiol. **41** (1978) 1127

7.21.5. Kinetische Störungen des linken Ventrikels nach dem Myokardinfarkt

Während bislang die morphologischen Veränderungen des Herzens das Interesse der Pathologen und Kliniker fanden, sind in den letzten Jahren die funktionellen Veränderungen des Herzens durch strukturelle Alterationen bedingt in den Vordergrund des Interesses gerückt [43].

Die Erkenntnis, daß die globale Funktion des Herzens durch die infarzierten Gebiete beeinträchtigt wird, ist nicht neu. Daß aber die infarzierten Gebiete eine funktionelle

Last für den Rest des Myokards darstellen, ist eine neue Erkenntnis. Mit anderen Worten ist das gesunde Myokard durch die segmentale Funktionsstörung der anderen Gebiete einer größeren Arbeit ausgesetzt. Andererseits steht die Grundkrankheit, die Koronaratherosklerose, mit ihrer Folge, der Koronarinsuffizienz, in Wechselbeziehung zu den kinetischen Störungen; ein Prozeß, der im Sinne eines Circulus vitiosus wirkt.

7.21.5.1. Kinetische Störungen und ihre Folgen

Ischämie und Nekrose des Myokards führen zu tiefgreifenden Veränderungen auf der Zellebene und zu kinetischen Störungen des Myokards, die die Hämodynamik des Herzens entscheidend beeinflussen. Pathomorphologische Veränderungen nach dem Myokardinfarkt sind schon seit längerem bekannt.

John Hunter [24] beschrieb authentisch im Jahre 1757 ein Ventrikelaneurysma. Er schrieb damals:

"At the apex it was forming itself into a kind of aneurysm, becoming there very thin: that part was lined with a thrombus just the shape of the pouch in which it lay".

Sternberg [52] sowie Parkinson und Mitarbeiter [37] stellten einen kausalen Zusammenhang zwischen der Häufigkeit des Ventrikelaneurysmas und des Koronarverschlusses fest. Sie beschrieben ebenfalls klinische, elektrokardiographische sowie radiologische Aspekte.

Bereits im Jahre 1940 wurde von Master und Mitarbeitern [31] mittels Röntgen-Durchleuchtung vermutet, daß die myokardiale Kontraktion beim Menschen nach einem Koronarverschluß verändert ist.

Erwähnenswert ist, daß mit Hilfe der Röntgen-Durchleuchtungen, der Kymographie und der Kinetokardiographie Dack [12] und später Stapleton und Mitarbeiter [51] paradoxe Pulsationen bei Patienten mit Myokardinfarkt und auch mit Angina pectoris feststellten.

Die Anwendung der Kinelävoventrikulographie brachte einen weiteren entscheidenden Beitrag zur Darstellung der kinetischen Veränderungen. Harrison [20] vermutete, daß die desorganisierte Form der Kontraktion, die häufig bei Patienten mit koronarer Herzkrankheit gesehen wird, eine uneffektive Herzarbeit repräsentiert und die Herzfunktion ernsthaft stören kann. Er verwendete den Terminus „Asynergie" für diese Form der unkoordinierten Kontraktion.

Tabelle 115

Die Ursachen der kinetischen Störungen des Myokards

1. Ischämische Herzkrankheit
2. Kardiomyopathien
3. Kongenital
4. Tuberkulose
5. Rheumatismus
6. Mykosen
7. Lues
8. Traumen
9. Unklare Genese

Diese Konzeption wurde später von GORLIN und Mitarbeitern erweitert und detailierter beschrieben [18, 23, 26].
Sie teilten die Asynergie oder Dyssynergie in folgende Kategorien ein [18]:

1.	Akinesie	Lokalisierter Bewegungsverlust eines Myokardgebietes
2.	Dyskinesie	Lokalisierte paradoxe systolische Expansion
3.	Asyneresis	Ungleichheit der Ventrikelwandbewegungen; ein wenig beweglicher Teil des Myokards wird durch eine hyperdyname Kompensationsbewegung des Nachbargebietes ausgeglichen
4.	Asynchronie	Chaotischer zeitlicher Verlauf der Kontraktion (regional oder global)
5.	Hypokinesie	Allgemein oder lokal verminderte Kontraktion

— Definition und Einteilung der Aneurysmen

EDWARDS [15] definierte ein Ventrikelaneurysma als eine lokalisierte Vorwölbung des linken Ventrikels, die mit einer simultanen Auswölbung des Kavums an dieser Stelle verbunden ist.
Diese Definition schließt alle Patienten mit ausgeheiltem Myokardinfarkt aus, deren Narbe zu einer Verdünnung der Ventrikelwand geführt hat. Sie schließt weiterhin lokalisierte Ausbuchtungen des linken Ventrikels in einer Narbe ohne Änderungen des äußeren Profils des linken Ventrikels aus.
Nach der Definition von RENÉ MARIE (1896) wird als Wandaneurysma des linken Ventrikels ein „abnormer Divertikel" bezeichnet, der durch das Myokard entsteht und Verbindung zum Inneren des Herzens [27].
Je nachdem, woraus die Wand des Aneurysmas besteht, wird zwischen einem falschen (Pseudoaneurysma) oder echten Aneurysma unterschieden.

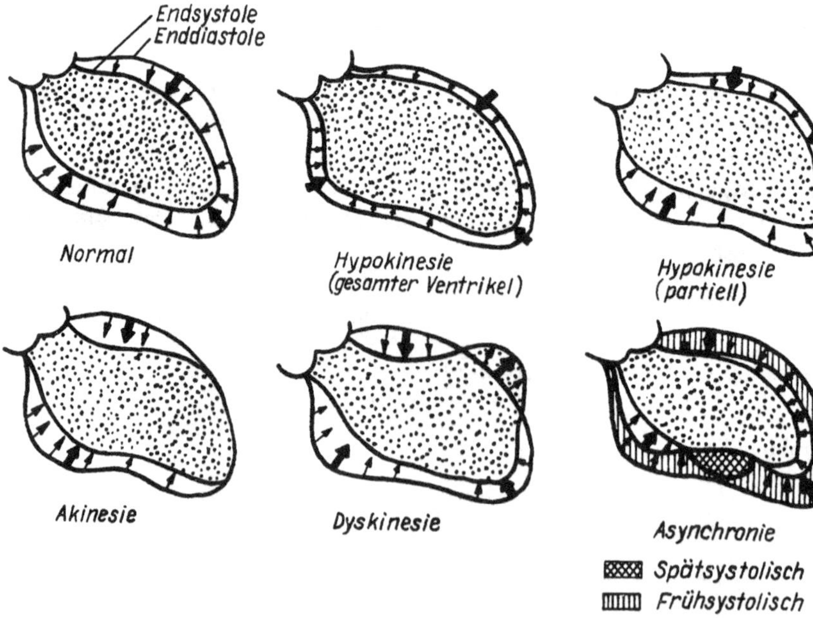

Abb. 154. Schematische Darstellung der Kontraktionsstörungen des linken Ventrikels nach GORLIN und Mitarbeiter [18]

Von einem *echten Aneurysma* wird gesprochen, wenn
seine Wand aus dem Myokard besteht und seine intrakavitäre Basis einen größeren Durchmesser als die Spitze hat.
Von einem *falschen Aneurysma* ist die Rede, wenn
die Wand von fibrotischem Gewebe und u. a. Kalkablagerungen besteht. Myokardzellen sowie Koronararterienäste fehlen [27, 45].
Diese Definition stimmt überein mit den sogenannten „major aneurysms" nach MOURDJINIS [35]. Die Differenzierung kann in vivo nur mit Hilfe der Angiokardiographie vorgenommen werden.
Weil die Abgrenzung zwischen Aneurysma und akinetischen Gebieten nicht immer genau möglich ist, verwenden manche Autoren [32] folgende Definitionen:

Aneurysma	echte Ektasie und Ausbuchtung einer mehr oder weniger großen Zone der Ventrikelwand
Akinetische Plaques	nicht kontraktile Zone ohne „divertikelartige" Ausbuchtung des Kavums

Ein Aneurysma im Sinne von EDWARDS zeichnet sich durch eine persistente Ansammlung von Kontrastmittel während der Systole und Diastole in einem Ventrikelabschnitt aus und zeigt häufig eine systolische Expansion. Wenn eine Narbe (partielles oder sogenanntes „minor aneurysm") oder ein ischämisches Gebiet vorhanden ist, zeigt es sich nur als systolische Ausbuchtung und besitzt in der Diastole eine normale Konfiguration. Diese Form der kinetischen Störung wird als Dyskinesie bezeichnet. Hingegen wird ein Teil der Ventrikelwand, der unbeweglich ist und während der Systole keine Kontraktion zeigt, aber auch keine systolische Expansion durchmacht, als akinetisch bezeichnet. In unserem Arbeitskreis sehen wir eine kinetische Störung als Aneurysma an, wenn folgende Kriterien erfüllt sind:

1. akinetischer oder dyskinetischer Kontraktionsablauf,
2. Rarefizierung oder aufgehobene Trabekelzeichnung,
3. Verdünnung der Ventrikelwand,
4. Ausbuchtung der Ventrikelwand in der Systole,
5. evtl. Nachweis eines wandständigen Thrombus.

— Häufigkeit und Lokalisation

Die Häufigkeit der kinetischen Störungen ist vor allem aus methodischen Gründen schwer bestimmbar.
Man findet sie am häufigsten bei Patienten mit koronarer Herzkrankheit [2, 23, 29], nach Traumen [10, 48], und mit unklarer Genese [4a, 39a] (s. Tab. 115, S. 657).
MASTER und Mitarbeiter [31] stellten solche Veränderungen bei 73% der Patienten mit Myokardinfarkt, die von ihnen röntgenologisch untersucht wurden, fest. BAXLEY und Mitarbeiter [2] konnten regionale Abnormitäten der Ventrikelkontraktion bei 76% von 50 Patienten mit Myokardinfarkt mittels quantitativer biplaner Angiokardiographie nachweisen. Ähnliche Häufigkeiten wurden bei Patienten mit koronarer Herzkrankheit und Angina pectoris, aber ohne Infarkt, von anderen Untersuchern beschrieben [4].
Das Aneurysma kommt, wie bereits erwähnt, hauptsächlich als Aneurysma des linken Ventrikels vor; Aneurysmen des rechten Ventrikels sind relativ selten — 1—2% [44]. Das ist auch ein indirekter Beweis für den Zusammenhang zwischen Aneurysmabildung

Tabelle 116

Topographie des Aneurysmas und betroffene Koronararterien

Lokalisation des Aneurysmas	Betroffene Koronararterien
1. Anteriore oder apikale Aneurysmen	Verschluß des R. interventricularis ant. oder seine diagonalen Äste
2. Diaphragmale Aneurysmen	R. circumflexus der A. coronaria sin. und A. coronaria dextr.
3. Rechtsventrikuläre Aneurysmen	A. coronaria dextr.
4. Basal-septale Aneurysmen	Äste der A. coronaria sin. oder der A. coronaria dextr.

und Myokardinfarkt. Ein partielles Fehlen der rechtsventrikulären Muskulatur, als UHLsche Anomalie bezeichnet, kommt isoliert oder in Kombination mit anderen Kardiopathien vor, wird auch als Aneurysma bezeichnet [40]. Streng genommen kann jedoch bei einem vollständigen Fehlen der Muskulatur nicht von Aneurysma gesprochen werden.

Jeder Teil des linken Ventrikels kann betroffen sein, besonders häufig zeigen aber die anterioren, anterolateralen, apikalen, septalen, posterioren und diaphragmalen Flächen des linken Ventrikels diese Veränderungen [2, 23, 44].

Das linksventrikuläre Aneurysma nach dem Myokardinfarkt wird mit einer Häufigkeit von 3–38% angegeben [44]. Die Aneurysmen im anterioren, apikalen und anterolateralen Bereich machen 85–90% der Aneurysmen aus. Diaphragmale kommen mit 5 bis 10% und septale mit weniger als 5% vor [44].

Die posterioren linksventrikulären Wandaneurysmen sind weniger beim Lebenden diagnostiziert worden. Ein Grund dafür ist, daß nicht überall die Lävokardiographie in Biplantechnik durchgeführt wird. Fast in der Hälfte der Fälle wurde klinisch kein Verdacht geäußert. Bei 400 Aneurysmektomien fanden sich jedoch nur 11 große posteriore Ventrikelneurysmen [30].

Ein großer posteriorer Infarkt, der in der Lage ist, ein Aneurysma zu erzeugen, kann die Durchblutung des posterioren Papillarmuskels stören und mit dem zusätzlichen Auftreten einer infarktbedingten Mitralinsuffizienz zu einem fatalen Ende führen. Die Überlebenschance bei einem größeren Myokardinfarkt ist von der Beteiligung des Mitralklappenapparates abhängig.

Im Vordergrund der klinischen Symptomatik steht eine Stauungsherzinsuffizienz. Die Topographie des Aneurysmas hat, wie auch der akute Myokardinfarkt, eine gute Beziehung zur betroffenen Koronararterie.

– Determinanten der Aneurysmaentstehung

Multiple Faktoren sind für die Entstehung eines Aneurysmas aus einer flachen Narbe verantwortlich.

1. Hoher intraventrikulärer Druck, Verdünnung und erhöhte Dehnbarkeit der Herzmuskelwand im infarzierten Gebiet während der Vernarbungsphase.

2. Verhinderung der Ruptur der verdünnten Ventrikelwand durch das adhärente Perikard.
3. Da nicht-transmurale Infarkte im Gegensatz zu transmuralen weniger zur Ruptur neigen, bildet sich aus ihnen im Laufe der Zeit eher ein Aneurysma.
4. Starke körperliche Belastung während der Vernarbung kann dazu beitragen. Inwieweit das bei der Aneurysmaentstehung eine entscheidende Rolle spielt, ist jedoch noch nicht geklärt.

— Histologische Befunde

Ungeachtet dieser Faktoren scheint die chronische myokardiale Ischämie einen günstigsten Boden für die Entstehung des Aneurysmas zu bilden. Zwischen dem devitalisierten und dem gesunden Gebiet des Myokards besteht eine Demarkationslinie, die jedoch keine scharfe Grenze darstellt.
Die Wand des Aneurysmas besteht vor allem aus Kollagenschichten, Hyalin und Bindegewebe, aber immer gemischt mit unterschiedlichen Anteilen lebender und rudimentärer Myofibrillensträngen. Wenn ein subendokardialer Infarkt abgelaufen ist, ist die Menge an Muskelzellen größer als bei transmuralen Infarkten. Außerdem können im Aneurysmagebiet eisenbeladene Makrophagen, Lymphozyten und Inseln von Kalk oder Knochen vorhanden sein.

— Pathophysiologie und Hämodynamik des Aneurysmas

Die Hauptfolge des Ventrikelwandaneurysmas ist die Störung der Ventrikelfunktion und schließlich die Herzinsuffizienz.
Als Faustregel kann gelten:
Wenn sich eine langwierige Herzinsuffizienz nach dem Myokardinfarkt entwickelt hat, ist an das Vorliegen eines Aneurysmas zu denken.
Durch die zentrifugale Expansion des Aneurysmas in der Systole und Diastole wird ein Teil des Blutes im aneurysmatischen Raum zurückgehalten und damit das Schlagvolumen und das Herzminutenvolumen reduziert. Die Vorstellung, daß das Aneurysma sich während der Diastole entleert, wurde durch angiokardiographische Untersuchungen widerlegt. Liegt das Aneurysma im Septumbereich, ist nicht nur das Schlagvolumen des linken Ventrikels reduziert, sondern ähnlich dem Bernheim-Syndrom durch die Verengung des Kavums des rechten Ventrikels eine Verminderung seiner Füllung bedingt.
Im Falle der Thrombosierung oder Kalzifizierung des Aneurysmas und der damit verbundenen Verkleinerung des aneurysmatischen Beutels ist die Reduktion des Schlagvolumens weniger ausgeprägt.
Die Außenschicht des Aneurysmas ist immer von viszeralem und parietalem Perikard bedeckt, das einen Schutz vor der Ruptur darstellt. Die innere Fläche ist belegt von thrombotischen Schichten unterschiedlichen Alters. Alte Thromben können auch verkalkt sein.
Liegt ein massiver organisierter Thrombus oder eine Verkalkung vor, wird die Dyskinesie durch Bewegungslosigkeit ersetzt. Das ist auch der Fall, wenn eine starke Kalzifizierung des auf dem Aneurysma liegenden Perikards vorliegt. Diese Thrombosierung und Verkalkung, die zur Steigerung der Rigidität der Ventrikelwand führen, stellt gewissermaßen einen Selbstschutz oder eine Selbstbehandlung („self-cure") dar. Sie trägt damit zur Verlängerung des Lebens bei.

Die Überlebenschance des Patienten verringert sich, wenn der Klappenapparat mit in diese Veränderungen einbezogen ist. Der Mitralklappen- ist im Vergleich zum Aortenklappenapparat, der durch eine fibrotische Barriere geschützt ist, mehr betroffen. Neben der Beeinflussung des Schlagvolumens über den bereits erwähnten Mechanismus kommt es zu weiteren Störungen der Ventrikelkinetik, deren Folge eine weitere Durchblutungsstörung des gesunden Myokards ist.

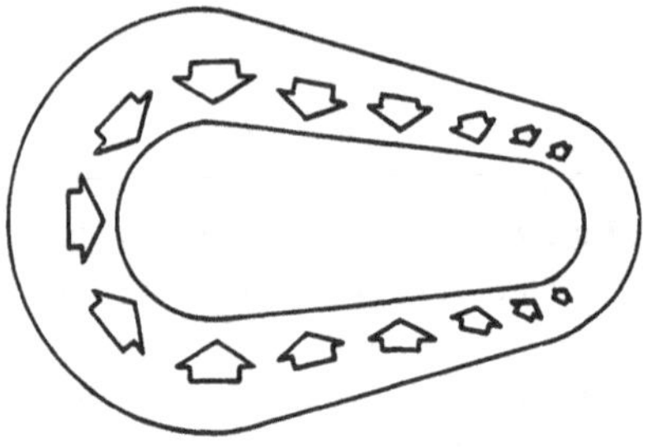

Abb. 155. Schematische Darstellung eines wahren Aneurysmas nach SCHECHTER [59]

Ein bedeutsamer Anteil der durch den gesunden Herzmuskel erzeugten Energie wird durch das Tragen dieser „aneurysmatischen Last“ verbraucht. Die hämodynamischen Parameter des linken Ventrikels sind dadurch folgendermaßen beeinflußt:

- Erhöhung der linksventrikulären Arbeit
- Erhöhung des linksventrikulären enddiastolischen Druckes
- Reduktion der Auswurffraktion
- Reduktion der Geschwindigkeit der Faserverkürzung
- Erhöhung des myokardialen Sauerstoffverbrauches

KLEIN und Mitarbeiter [26] schätzten, daß, wenn 20—25% der Ventrikelfläche akinetisch werden, sich eine Ventrikeldilatation ergeben muß, wenn die Grenzen der Faserverkürzung des gesunden Muskels nicht überschritten werden sollen. Demnach ist eine wichtige Determinante der Herzinsuffizienz neben der Größe der akinetischen Zone der Zustand des umgebenden Myokards.

SOLOFF [49] hat die Bedeutung der diffusen myokardialen Fibrose für die Entstehung der Herzinsuffizienz unterstrichen. Kommt es zu einer ventrikulären Dilatation als Folge akinetischer Störungen, so zieht das durch physikalische Gesetze erklärbare Konsequenzen nach sich.

LAPLACE glaubte, daß der Druckunterschied innerhalb einer Membran und ihrer Wandspannung über eine Gleichung, die die Form der Membran berücksichtigt, in Beziehung tritt.

$$P = T\left(\frac{1}{R_1} + \frac{1}{R_2}\right)$$

P = Druck
T = Spannung
R_1 = Hauptradius$_1$ der Kurvatur
R_2 = Hauptradius$_2$ der Kurvatur

Wenn man die Annahme zugrunde legt, daß der linke Ventrikel eine Kugelform hat, so ist $R_1 = R_2$.

Somit lautet die Gleichung:

$$P = \frac{2T}{R}$$

Unter Berücksichtigung dieser Regel benötigt ein doppelt so großer Ventrikel das vierfache der Wandspannung, um den gleichen Druck zu behalten [8]. Diese erhöhte Wandspannung konnte auch bei unseren Untersuchungen festgestellt werden [38].

– Das klinische Bild des Aneurysmas

Eine spezifische Symptomatik des Herzwandaneurysmas gibt es nicht.
Echte Aneurysmen wurden 2 Tage bis 19 Jahre nach dem akuten Myokardinfarkt festgestellt. Die durchschnittliche Zeit der Entdeckung beträgt 3 Monate [44].
Häufig wird das Aneurysma zufällig bei der Röntgen-Untersuchung oder heute zunehmend bei der Angiokardiographie diagnostiziert.
Meist weisen Komplikationen auf ein Aneurysma hin. Diese Komplikationen sind:

1. Therapieresistente Herzdekompensation
2. Persistierende Angina pectoris nach dem Myokardinfarkt
3. Rhythmusstörungen (bes. ventrikuläre Extrasystolie und Tachykardie)
4. Thrombembolische Komplikationen
5. Rezidivierender Perikarderguß
6. Septische Endokarditis
7. Dressler-Syndrom
8. Ruptur des Aneurysmas

Allerdings können diese Komplikationen auch bei einem Myokardinfarkt ohne Aneurysma vorkommen. Wenn sich aus einem Myokardinfarkt ein Herzwandaneurysma entwickelt, ist die Überlebensdauer geringer als bei Infarkten ohne Aneurysma [44]. Früher starben 75% der Patienten innerhalb von 3 Jahren, 80–90% innerhalb von 5 Jahren. Jedoch wurden auch große Aneurysmen mit einer zehnjährigen Beobachtungszeit beschrieben [34].
Todesursachen bei Aneurysma waren [44]:

Herzinsuffizienz	15–70%
plötzlicher Tod	10–15%
ventrikuläre Tachykardie	10–15%
Reinfarkt	10–50%
Thrombembolie	4–20%
Ruptur	1–2%

Eine Angina pectoris nach dem Infarkt ist bei Patienten mit Aneurysma etwa doppelt so häufig wie bei Nicht-Aneurysma-Trägern. Das wird durch den erhöhten Sauerstoffbedarf bei gesteigerter Herzarbeit der Aneurysma-Patienten erklärt. In 79–75% der nach der Aneurysmabildung auftretenden Infarkte finden sich diese im Randgebiet des Aneurysmas, in dem eine erhöhte Wandspannung herrscht.
Eine weitere wichtige Komplikation des Aneurysmas ist die Stauungsinsuffizienz, die etwa bei 75% der Patienten nachweisbar ist. Hierbei steht die Linksherzinsuffizienz im Vordergrund. Diese ist schlecht therapiezugänglich und beim Hinzutreten von Rhythmusstörungen zusätzlich erschwert.

Bei 40—70% der Patienten mit ventrikulären Aneurysmen sind Rhythmusstörungen besonders in späteren Phasen der Entwicklung nachweisbar.
Welcher Mechanismus für die Auslösung dieser Rhythmusstörungen verantwortlich ist, ist nicht vollständig geklärt. Es ist allerdings gesichert, daß Rhythmusstörungen nach Infarkten mit Aneurysmen häufiger auftreten als bei Infarkten ohne diese Veränderung. Man nimmt an, daß die verstärkte Irritabilität des Myokards besonders im Randgebiet des Aneurysmas dafür verantwortlich zu machen ist [44].
Diese Arrhythmien können ventrikulären oder supraventrikulären Entstehungsortes sein. Die Häufigkeit der ventrikulären Tachykardien wird mit 20% angegeben. Fast $^2/_3$ der Patienten mit ventrikulärer Tachykardie sterben binnen 6 Monaten.
Die Aneurysmektomie bringt in den meisten Fällen eine rasche Beseitigung dieser paroxysmellen Tachykardien, die medikamentös schwer beeinflußbar sind [17, 29, 41, 53, 54, 72].

Folgendes Beispiel demonstriert die Problematik des operativen Eingriffs:

Patient I. W., geb. 1922 (Krbl. Nr.: 1/75)

Seit 1972 gelegentlich Herzjagen mit einer Frequenz bis 260/min, das anfangs durch Vagusreizung beherrscht werden konnte. Diese Anfälle wurden besonders durch das Einatmen kalter Luft ausgelöst. Bis Anfang 1974 waren diese Rhythmusstörungen durch eine antiarrhythmische Therapie beherrschbar.
Seit 1974 kam es etwa in 14tägigen Abständen zu ventrikulären Tachykardien, die nur in den wenigsten Fällen medikamentös zu beseitigen waren, so daß Elektrokardioversionen durchgeführt wurden.
Ende 1974 erfolgte die Überweisung in unsere Einrichtung zur speziellen kardiologischen Diagnostik.
Die durchgeführte Koronarangiographie und Lävographie zeigte eine deutlich abgesetzte dyskinetische Kontraktionsstörung der Hinterwand, Hypokinesie der Vorderwand des linken Ventrikels sowie degenerative Veränderungen des Koronararteriensystems mit subtotalem Verschluß der rechten Koronararterie im mittleren Drittel; stenosierende Plaques fanden sich in der Peripherie, röhrenförmige Enge des zentralen R. interventricularis ant. und filiforme Stenosen am Übergang vom proximalen zum mittleren Drittel. Eine kräftige Links-Rechts-Kollateralzirkulation war über epikardialen Arterien feststellbar.
Die bei geringster körperlicher Belastung auftretenden ventrikulären Tachykardien waren trotz fehlender Angina-pectoris-Symptomatik aus klinischer Sicht eine Indikation zur Anlage eines aorto-koronaren Venenbypasses zum R. interventricularis ant. sowie die Exzision eines etwa 5-Markstück-großen narbig veränderten Bezirks der Hinterwand des linken Ventrikels.
Bei der Rekoronarangiographie, die 2 Monate nach der Operation durchgeführt wurde, stellte sich ein durchgängiger und effektiver aorto-koronarer Venenbypass zum mittleren Drittel des R. interventricularis ant. dar. Degenerative Veränderungen an den Koronararterien waren nicht progredient. Unveränderter Befund eines etwa walnußgroßen Hinterwandaneurysmas sowie einer hypokinetischen Vorderwandkontraktionsstörung.
Die postoperativ durchgeführte Langzeit-EKG-Speicherung war zunächst unauffällig.
Wegen 4 Monate nach der Operation erneut auftretender Tachykardieanfälle erfolgte die Einweisung ins zuständige Krankenhaus und von dort eine Verlegung in unsere Klinik. Im Langzeit-EKG zeigten sich kurzzeitige Episoden von SA- und AV-Blockierungen und Extrasystolen die der wahrscheinliche Auslösemechanismus der Tachykardien sind. Deshalb erfolgte die Implantation eines Ventrikel-demand-pacemakers, der eine regelrechte Funktion zeigte. Jedoch auch nach der Implantation des Pacemakers und entsprechender medikamentöser Therapie kam es erneut zum Auftreten von Kammertachykardien mit einer Frequenz bis zu 200/min.

Durch die Umschaltung des Ventrikel-demand-pacemakers auf die Starrfrequenz mit Hilfe einer Magnetspule konnten ventrikuläre Tachykardien beseitigt werden, was der Patient auch selbst durchführen kann.

Die thrombembolischen Komplikationen betreffen etwa 50% der Patienten. Wenn eine Embolie 3 Wochen nach dem Myokardinfarkt festgestellt wird, muß der Verdacht auf Aneurysmabildung ernsthaft in Erwägung gezogen werden. Bei diesen Patienten ist eine Antikoagulantientherapie angezeigt, obwohl auch sie keine sichere Verhinderung dieser Komplikation ist. Man schätzt, daß etwa die Hälfte dieser Embolien multiple sind. Die Bifurkation der Aorta und die unteren Extremitäten werden etwa zu 50% betroffen; 15% beträgt der Anteil der oberen Extremitäten, während der Rest mit 35% abdominale und viszerale Arterien betrifft. Gelegentlich kann auch eine zum Tode führende Koronarembolie vorkommen [44].

Obgleich die bakterielle Endokarditis dabei sehr selten vorkommt, ist sie mit einer ungünstigen Prognose verbunden, die durch eine adäquate Therapie verbessert wird (eigene Beobachtung).

Eine exsudative Perikarditis allein oder im Zusammenhang mit dem Dressler-Syndrom wurde beschrieben [6]. Etwa 1—2% der Aneurysmen rupturieren, und meist tritt dieses Ereignis in den Anfangsstadien auf, wenn Fibrosierung und Kalzifizierung als Schutzmechanismen noch nicht ausgebildet sind.

— Diagnose des Aneurysmas

Bei bestimmten klinischen Erscheinungen (s. S. 663) nach einem Myokardinfarkt muß an das Vorliegen eines Aneurysmas gedacht werden.

Mehrere physikalische Symptome sind für das Aneurysma beschrieben, die aber weder pathognomonisch noch immer nachweisbar sind:

1. Kräftige Pulsationen der vorderen Thoraxwand außerhalb des Herzspitzenstosses zwischen dem 3. und 5. ICR parasternal bis zur MCL
2. Die kaudale Bewegung der unteren Rippen zeigt sich mit jedem Herzschlag in Form eines gespaltenen Schlages
3. Palpable präkordiale Vibrationen
4. Starke Klopfschallverkürzung links präkordial
5. Persistenter präsystolischer und protodiastolischer Galopp
6. Leise Herztöne
7. Evtl. betonter I. Herzton
8. Lautes systolisches Geräusch über der Spitze ohne besondere Ausstrahlung, das auch musikalischen Charakter haben kann

Große Bedeutung wird dem präsystolischen Galopp beigemessen.

— EKG-Veränderungen bei Postinfarktzuständen und kinetischen Störungen

Wie unsere bisherigen Erfahrungen zeigen, lassen sich etwa 84,3% aller Postinfarktzustände im korrigierten orthogonalen EKG nachweisen (demgegenüber 79,9% im konventionellen EKG), wobei vektorielle und skalare Parameter berücksichtigt worden sind [71].

In den letzten Jahren wurden größere Untersuchungen zum Vergleich zwischen dem

EKG und den kinetischen Störungen des linken Ventrikels vorgenommen [3, 5, 33, 58, 68], die jedoch nicht immer übereinstimmende Ergebnisse brachten. Diese Unterschiede sind z. T. auch durch unterschiedliche Bewertungen des Lävokardiogramms als Bezugssystem bedingt. Die Spezifität für die Q-Zacke wird bei Personen mit normalem Koronararteriensystem und normalem Ventrikulogramm mit 100% angegeben, bei Patienten

Tabelle 117

Diagnostik von Postinfarktzuständen mit dem konventionellen EKG (12 Ableitungen) und dem korrigierten orthogonalen EKG nach FRANK (bei 177 Patienten)

Ableitungssystem	nur skalare Parameter	skalare und vektorielle Parameter
konventionelles EKG	79,3%	79,9%
korrigiertes orthogonales EKG nach FRANK	78,0%	84,3%

mit IHK und normalem Ventrikulogramm reduziert sich die Spezifität auf 80%. Die Sensitivität bei Patienten mit IHK und kinetischen Störungen liegt für die Q-Zacke bei 75%. Bei gleichzeitig vorhandener Q-Zacke und einer ST-Elevation von 2 mm wird eine Sensitivität von 38% angegeben. Die Spezifität dieser Kombination liegt bei 85% [68].
Die ST-Elevation bei kinetischen Störungen in Ruhe kann bei der Belastung zunehmen oder im Gebiet des durchgemachten Myokardinfarktes erneut auftreten [73].
Obwohl es kein spezifisches elektrokardiographisches Bild für das Aneurysma gibt und die Differenzierung zum akuten Myokardinfarkt nicht immer möglich ist, muß beim Fortbestehen der ST-Elevation mehr als 3 Wochen nach dem akuten Ereignis an ein Aneurysma gedacht werden. Folgende elektrokardiographische Zeichen sind hinweisend:

- **Elektrokardiographische Zeichen des Vorderwandaneurysmas**

1. Persistente ST-Elevation und negatives T in I und aVL sowie in einer oder mehreren Brustwandableitungen ohne spiegelbildliche ST-Senkung in den gegenüberstehenden Ableitungen
2. Verbreiterung des QRS-Komplexes über 0,08 s
3. Positiver QRS-Komplex in aVR — sogenanntes GOLDBERGER-SCHWARZ-Zeichen
4. Kleines r_I und tiefes S_{II} und S_{III} in den Standardableitungen
5. Der Haupt-QRS-Vektor ist in allen drei Ableitungen nach unten gerichtet
6. Tiefe S-Zacke in aVF und QS in aVL sowie in einer oder mehreren Brustwandableitungen
7. Große R-Zacke in aVR

- **Elektrokardiographische Zeichen des inferioren Aneurysmas**

1. Persistente ST-Elevation in II, III und aVF sowie tiefe und breite Q-Zacke in diesen Ableitungen
2. Intraventrikuläre Leitungsstörungen
3. QRS-Komplex in aVR

Die Abbildung 156 zeigt unsere Ergebnisse der Korrelation von elektrokardiographischen Befunden zu kinetischen Störungen.

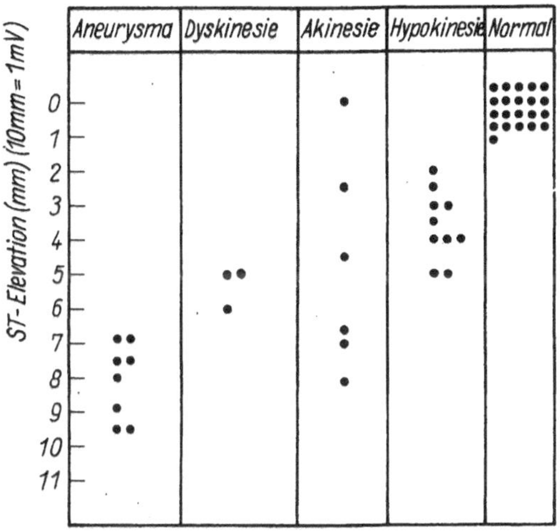

Abb. 156. Eigene Ergebnisse der Korrelation von elektrokardiographischen Parametern zu kinetischen Störungen. Einzelverteilung der Summe der ST-Elevationen in den Gruppen. Keine Überlappung zwischen Aneurysma und Hyperkinesie

Die ST-Elevation ist selten länger als 21 Tage nachweisbar [46, 47, 67]. Bleibt sie darüber hinaus bestehen, kann ein chronisches Herzwandaneurysma angenommen werden. Aber auch Patienten, die einen Herzinfarkt überstanden haben und einen durch die Lävographie gesicherten dys-, hypo-, oder akinetischen Kontraktionsablauf zeigen, haben im allgemeinen eine persistente ST-Elevation. Wegen der relativ geringen Patientenzahl läßt sich nicht mit Sicherheit sagen, ob sich diese verschiedenen Funktionszustände des Myokards mit Hilfe der Elektrokardiogramms in Ruhe sowie nach der Belastung differenzieren lassen.

Tabelle 118

Die Summe der ST-Elevationen in den BWA in den 5 Gruppen. In der rechten Spalte sind die QRS-Achsen eingetragen

	ST-Elevation in den BWA (mm) (10 mm = 1 mV)	QRS-Achse (Grad)
Aneurysma	$\bar{x} = 8{,}0 \pm 0{,}87$ $S = 1{,}07$	$\bar{x} = 22{,}0 \pm 48$ $S = 62{,}7$
Dyskinesie	$\bar{x} = 5{,}3 \pm 0{,}4$ $S = 0{,}47$	$\bar{x} = 33{,}0 \pm 19$ $S = 25{,}5$
Akinesie	$\bar{x} = 5{,}6 \pm 2{,}8$ $S = 3{,}5$	$\bar{x} = 29{,}0 \pm 23$ $S = 36{,}8$
Hypokinesie	$\bar{x} = 3{,}6 \pm 0{,}8$ $S = 0{,}99$	$\bar{x} = 26{,}0 \pm 32$ $S = 40{,}0$
Normal	$\bar{x} = 0$ $S = 0$	$\bar{x} = 42{,}0 \pm 18$ $S = 24{,}2$

$\bar{x}$ = arithmetisches Mittel; S = Standardabweichung; BWA = Brustwandableitung.

Tabelle 119

Vergleich der kinetischen Störungen in bezug auf die Q-Dauer (Nachweis durch Lävographie)

	Summe der Q-Dauer in den Brustwandableitungen
Aneurysma	$\bar{x} = 264 \pm 80{,}3$ $S = 98$
Dyskinesie	$\bar{x} = 143 \pm 96{,}0$ $S = 140$
Akinesie	$\bar{x} = 170 \pm 60{,}0$ $S = 84$
Hypokinesie	$\bar{x} = 183 \pm 87{,}0$ $S = 110$
Normal	$\bar{x} = 0$ $S = 0$

$\bar{x}$ = arithmetisches Mittel; S = Standardabweichung.

Ein statistisch signifikanter Unterschied ($p < 0{,}01$) konnte nur zwischen Aneurysmen (Summe der ST-Elevationen in den Brustwandableitungen im Mittel $8{,}0 \pm 0{,}87$ mm) und hypokinetischem Kontraktionsablauf im Bereich der Vorderwand des linken Ventrikels (Summe der ST-Elevationen in den Brustwandableitungen im Mittel $3{,}6 \mp 0{,}8$ mm) festgestellt werden.

Auch die Summe der Q-Dauer (s. Tabelle 119) ist bei Aneurysmen am größten (264 $\pm$ 80,3 ms). Die Standardabweichungen sind allerdings zu groß, sie lassen keine signifikanten Unterschiede zwischen den einzelnen Gruppen erkennen [3].

— Radiologische Diagnostik des Aneurysmas

• Röntgen-Aufnahme

Im dv-Bild kann das Herzwandaneurysma mit einer „stufenweisen" Ausbuchtung (Buckel) des linken Herzrandes sichtbar sein. Liegt diese Ausbuchtung apikal, ist die normale Kontur des Diaphragmas auf dieser Seite deformiert. Der kardiophreniche Winkel wird kleiner. Wenn das Aneurysma klein oder diffus ist bzw. strikt posterior oder diaphragmal liegt, werden die diagnostischen Schwierigkeiten noch größer. Liegt eine allgemeine Herzdilatation vor, wird die Differenzierung noch weiter erschwert. Große Aneurysmen in Form von sogenannten ,,buckligen Herzen" werden bei weniger als 10% der Aneurysmen beobachtet. Der Nachweis von Kalk im Randgebiet des Herzens kann nicht a priori als Zeichen des Aneurysmas angesehen werden und muß von Perikardverkalkungen differenziert werden.

• Durchleuchtung

Die Röntgen-Durchleuchtung kann weitere Hinweise für die Lokalisation des Aneurysmas bringen.

Aneurysmen der anterolateralen Wand sind am besten in rechts-anteriorer Schräglage und in seitlicher Position zu sehen. Posterobasale Aneurysmen dagegen sind am deutlichsten in links-anteriorer Schräglage wahrzunehmen.

- **Tomographie**

Die Tomographie kann gleichfalls zur Verifizierung des Herzwandaneurysmas beitragen. Wenngleich auch noch keine umfangreichen tomographischen Untersuchungen dazu vorliegen.

- **Röntgenkymographie** (Flächenkymographie, Elektrokymographie)

Bei Anwendung der Bildverstärker und Fernsehdurchleuchtung allein oder mit Röntgenkymographie beschreiben verschiedene Autoren die Möglichkeit der Diagnostik kinetischer Störungen des Ventrikels bei 70—95% der Fälle und bei paradoxen systolischen Pulsationen zu 15—50% [13, 44].
Die charakteristischen röntgen-kymographischen Zeichen sind paradoxe Pulsationen im Bereich der „stummen" Zone. Bei den Untersuchungen von PETROWSKI und Mitarbeiter [39] wurden bei 36 von 62 Patienten, also bei mehr als 50%, diese paradoxen Pulsationen festgestellt.
Die Elektrokymographie bringt eine weitere Ergänzung in der Diagnostik der Aneurysmen.
Bei 54 Patienten derselben Autoren wurde eine vollständige paradoxe Pulsation festgestellt, während bei einem Teil eine partielle paradoxe Pulsation beobachtet wurde.

Tabelle 120
Röntgenologische Zeichen des Herzwandaneurysmas (nach PETROWSKI und Mitarbeiter [39])

Röntgenologische Zeichen des Herzwandaneurysmas	Anzahl der Patienten
Lokalisierte Vorwölbung des Herzens	50
Pathologische Pulsationen	57
Abgeschwächte oder aufgehobene Pulsationen	38
Gradwinklige Markierung der linken Herzkontur	18
Symptom der Kerben und Aushöhlungen	11
Kalkablagerungen in der Aneurysmawand	2
Perikardadhäsionen	14

Es wird ein sogenanntes „cardiac blur sign" von SANDERS und Mitarbeiter [41a] beschrieben, unter dem eine unscharfe Markierung des linken Randes oder eines Teils dieses Randes verstanden wird. Das ist nur im Zusammenhang mit der Klinik zu betrachten, weil bei folgenden pathologischen Veränderungen das gleiche vorkommen kann:

1. Pleuroperikardiale Verschwartungen, entzündlich oder chirurgisch bedingt.
2. Pneumonitis der Lingula oder des vorderen Segmentes des linken Oberlappens.
3. Fettpolster im kardiophrenischen Winkel.
4. Arrhythmie.

- **Angiokardiographie**

Diese ist, wie bereits beschrieben, die sicherste und zuverlässigste Methode zur Erfassung und Differenzierung der verschiedenen kinetischen Störungen des linken Ventrikels.

Durch die Füllung des linken Ventrikels mit Kontrastmittel und kinematographischen Aufnahmen kann man nicht nur über die Kinetik der linksventrikulären Wand Informationen erhalten, sondern auch über das Vorhandensein von Thromben im Bereich des Aneurysmas, das sich als Kontrastmitteldefekt darstellt.
Mittels Lävographie sind auch beim Aneurysma die linksventrikulären Funktionsparameter bestimmbar, die jedoch wegen der stark variierenden Geometrie des Ventrikels nicht unkritisch bewertet werden dürfen. Deshalb wurden verschiedene Verfahren zur Bestimmung der linksventrikulären Volumina entwickelt, um den Gegebenheiten des Aneurysmas besser gerecht zu werden [1, 7, 25, 42, 55, 60, 72].

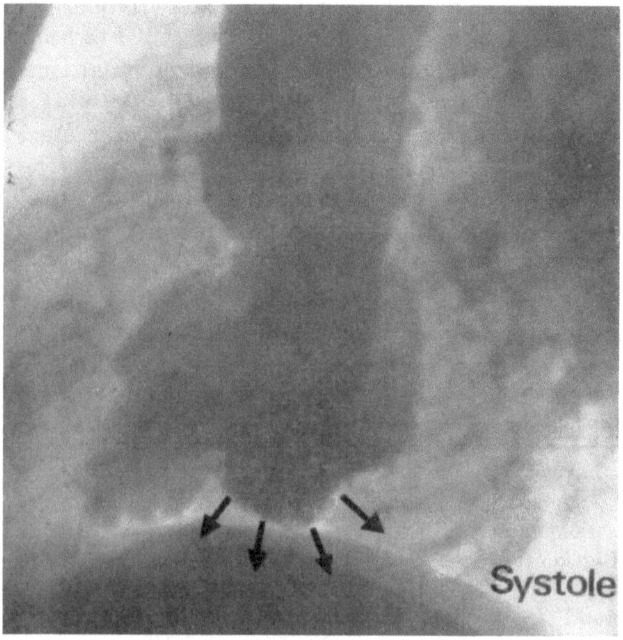

Abb. 157. Angiokardiographische Darstellung eines Aneurysmas im inferior-diaphragmalen Bereich des linken Ventrikels mit paradoxer Bewegung während der Systole

Die Monoplantechnik zur Volumenbestimmung des linken Ventrikels wird nicht empfohlen, da z. B. die Auswurffraktion mehr als 50% unter dem durch Biplantechnik ermittelten Wert liegen kann [66]. Andere Autoren hingegen fanden eine gute Übereinstimmung zwischen der Mono- und Biplantechnik [72].
Für die volumetrischen Messungen beim Aneurysma ist das Scheibenverfahren, basierend auf der Technik von Sandler und Mitarbeiter [42], oder die Konturographie mit Computertechnik [7] geeignet.
Zur genaueren Beurteilung der linksventrikulären Funktion insbesondere im Hinblick auf die Operationsindikation wurde versucht, die Ventrikelabschnitte in gesunde, ischämische und aneurysmatische zu trennen und dementsprechend eine regionale EF zu bestimmen [60, 72]. Dadurch sind Informationen über die Förderleistung des Restmyokards zu gewinnen [55]. Neben der regionalen Auswurffraktion wird bei der Beurteilung der Funktion des Restmyokards dem linksventrikulären enddiastolischen Volumen eine

große Bedeutung beigemessen [1]. Manche Autoren verwenden beide Parameter gemeinsam [60]. Liegt der LVEDVI des Restmyokards unter 80 ml/m² wird keine Indikation zur Aneurysmektomie gestellt.
Zur besseren Differenzierung des kontraktilen und nicht-kontraktilen Teils wurden neben den Untersuchungen in Ruhe verschiedene Provokationstests (artefizielle Vorhofstimulation, provozierte Extrasystolie, körperliche Belastung, pharmakologische Tests — besonders Nitroglyzerin) verwendet [14, 22, 62, 69].

• Andere diagnostische Methoden

In den letzten Jahren fanden auch die Myokardszintigraphie [59, 74] und die Echokardiographie [9, 57] Eingang in die Diagnostik der kinetischen Störungen des linken Ventrikels.

— Therapie des Herzwandaneurysmas

Beim Auftreten von:

1. therapieresistenten kardialen Dekompensationen mit und ohne Angina pectoris,
2. Rhythmusstörungen (bes. ventrikuläre Extrasystolie und Tachykardie),
3. häufigen, nicht beeinflußbaren thrombembolischen Komplikationen,
4. bakterieller Endokarditis (vom Aneurysmabereich ausgehend)

ist eine chirurgische Therapie indiziert.
Bei Rhythmusstörungen — Kammerflimmern und -tachykardie — die zu etwa 20% beobachtet werden [75], ist der Erfolg der Aneurysmektomie wie unsere und Erfahrungen anderer Autoren zeigen, nicht so überzeugend [63, 64, 70].
Durch die Aneurysmektomie wird das Ventrikelvolumen verkleinert (es wurde über Resektionen des Aneurysmas bis zu einer Größe von 80 cm² berichtet — [75]) und das funktionstüchtige Myokard weniger überdehnt. Damit wird im Sinne des FRANK-STARLING-Mechanismus eine bessere Kompensation erreicht [19].
Eine Reihe von Berichten [16, 21, 28, 70, 75] weisen daraufhin, daß eine Verbesserung der klinischen, elektrokardiographischen und hämodynamischen Parameter nach der Operation erreicht wurde, was jedoch nicht immer bestätigt werden konnte. So kommen SESTO und Mitarbeiter [72] zu der Schlußfolgerung, daß eine Resektion eines Vorderwandaneurysmas bei einer isolierten Stenose des R. interventricularis ant. nicht die linksventrikuläre Funktion verbessert. Nach Meinung dieser Autoren ist die zu erwartende Verbesserung der linksventrikulären Funktion über die Verkleinerung des Ventrikelvolumens durch die Zerstörung der kontraktilen Elemente der Übergangszone aufgehoben.
Da die Patienten mit einem Ventrikelwandaneurysma im allgemeinen nur eine 3-Jahres-Überlebenschance nach Diagnosestellung von 25% haben [36], (obwohl auch bei Einzelnen eine längere Überlebenszeit beobachtet wurde), ist die Aneurysmektomie eine alternative Therapie, wenn auch noch keine randomisierte Studie zum Vergleich der medikamentösen und chirurgischen Therapie bei linksventrikulärem Aneurysma mit klinischen Symptomen vorliegen.
Das Operationsrisiko ist höher und die Überlebenschance ist schlechter bei Patienten mit Aneurysmen, bei denen außer der Arterie des Aneurysmagebietes, weitere pathologisch verändert sind [75].
Nach Aneurysmektomie ist die 5-Jahres-Überlebenschance höher als ohne chirurgische Therapie [11, 50, 56, 61, 65].

7.21.5.2. Falsches Herzwandaneurysma (Pseudoaneurysma)

Erst in den letzten Jahren ist die Bedeutung des Pseudoaneurysmas als sogenannte „zweite Generation" der Komplikationen des akuten Myokardinfarktes herausgestellt worden [45].
Die Voraussetzung für die Bildung des Pseudoaneurysmas oder einer Zwischenstufe zwischen Pseudoaneurysma und Infarkt ist die Ruptur. Diese Aneurysmen sind von echten Aneurysmen pathogenetisch, morphologisch, symptomatologisch sowie prognostisch zu unterscheiden.

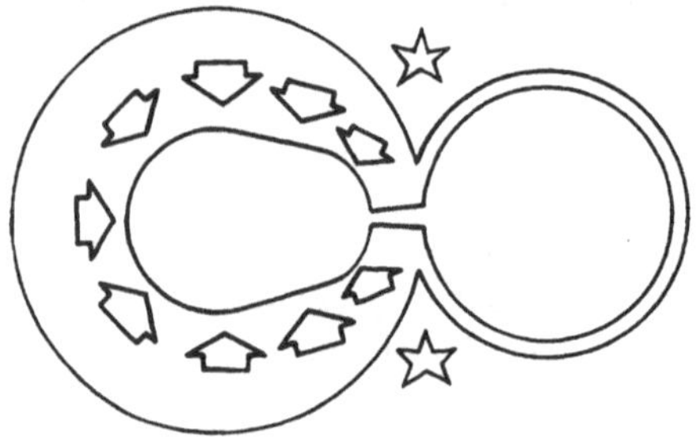

Abb. 158. Schematische Darstellung eines falschen Aneurysmas nach SCHECHTER [45]

Sie haben in dieser Hinsicht Ähnlichkeit mit den traumatisch bedingten Pseudoaneurysmen des Herzens, wobei diese meist jüngere Menschen betreffen.
Da das falsche Aneurysma sehr selten ist, und das durch die Ruptur bedingte Hämoperikard in der Regel zum Tode führt [76], sind die Kenntnisse über die natürliche Entwicklung (natural history) und die hämodynamischen Konsequenzen nur gering [45].
Hämodynamisch handelt es sich um eine Volumenbelastung des linken Ventrikels, wie bei Mitralinsuffizienz, da ein Teil des Schlagvolumens während der Systole in den pseudoaneurysmatischen Sack fließt. Dadurch kommt es zur Reduktion des Herzminutenvolumens, was häufig zu einer therapieresistenten Herzinsuffizienz oder zum kardiogenen Schock führt [76].

— Pathogenese

Das falsche Aneurysma entsteht als Folge der parietalen Perforation des Herzens nach dem Myokardinfarkt mit Blutansammlung im Perikardraum, das allerdings nicht zur Tamponade und damit zum Tode führt, sondern in einem fibrotischen Mantel abgekapselt wird.
Die Lokalisation ist nicht identisch mit jener der echten Aneurysmen. Sie kommen am häufigsten posterobasal und diaphragmal vor. Das posttraumatische Aneurysma hingegen kann im Prinzip an jeder Stelle entstehen, die von einem Trauma getroffen wurde.
Eine Kombination eines echten mit einem falschen Aneurysma ist möglich.
Die theoretische Erklärung für die Entstehung eines Pseudoaneurysmas besteht darin, daß der erosive Prozeß durch die Ventrikelwand langsam fortschreitet. Der Ausgang des Kanals im Perikard ist von außerordentlich geringem Durchmesser, so daß das Blut in den perikardialen Raum sickert und eine lokale perikarditische Reaktion auslöst.

Durch die spätere Verdickung und Fibrosierung dieser Stelle kommt es zur Abkapselung dieser Vorgänge.
Der Kanal, der etwa 5 mm lang ist, hat einen keilförmigen Querschnitt, wobei die Spitze des Keils in den Ventrikel zeigt [44]. Im Gegensatz dazu ist der Kanal des echten Aneurysmas etwa zylindrisch und der Querschnitt zum Cavum ist größer als der nach außen. Der Boden des Aneurysmas ist mit einem gelatineartigen Gerinnsel belegt, das wenig organisiert ist.

– Klinisches Bild

Die Feststellung des Pseudoaneurysmas erfolgte frühestens zehn Tage und spätestens sechs Jahre nach dem Myokardinfarkt (durchschnittlich zwei Monate) [45].
Es treten Angina pectoris-Anfälle, Rhythmusstörungen, Stauungsherzinsuffizienz, thrombembolische Komplikationen auf, wie bei einem echten Aneurysma [76].

– Therapie

Beim Auftreten der genannten Komplikationen ist eine chirurgische Therapie indiziert [76].

7.21.5.3. Literatur

[1] Baxley, W. A.; Reeves, J. J.: Anomalies localisees de la fonction myocardique dans la maladie des arteres coronaires. Acquis. nouv. Path. Cardio-vasc. **13** (1971) 443

[2] Baxley, W. A.; Reeves, T. J.: Abnormal regional myocardial performance in coronary artery disease. Progr. Cardiovasc. Dis. **13** (1971) 405

[3] Berwing, K.; Parsi, R. A.; Pech, H. J.; Heublein, B.: Das Elektrokardiogramm bei kinetischen Störungen des linken Ventrikels nach Myokardinfarkt. Dt. Ges.wesen **29** (1974) 2427

[4] Björk, V. O.; Björk, L.: Intramural coronary artery aneurysm. A coronary artery steal syndrome. J. Thorac. Cardiovasc. Surg. **54** (1967) 50

[4a] Blum, J.; Fradin, G.; Gallet, M.; Barnay, Ch.; Peyrachon, J.: An acute left ventricular aneurysm of undetermined etiology. Lyon, Med. **228** (1972) 123

[5] Bodenheimer, M. M.; Banka, V. S.; Helfant, R. H.: Q waves and ventricular asynergy: Predictive value and hemodynamic significance of anatomic localization. Amer. J. Cardiol. **35** (1975) 615

[6] Bounhoure, J. P.; Bernadet, P.; Rumeau, M.; Donzeau, J. P.; Baixas, J.; Calazel, P.: Anevrysmes ventriculaires et syndrome de Dressler. Arch. Malad. Coeur **66** (1973) 1509

[7] Brower, R. W.; Meester, G. T.; Hugenholtz, P. G.: Quantification of ventricular performance: A computerbased system for the analysis of angiographic data. Catheter cardiovasc. Diagn. **1** (1975) 133

[8] Burton, A. C.: The importance of the shape and size of the heart. Amer. Heart J. **54** (1957) 801

[9] Chapelle, M.: Une technique nouvelle: l'atude par echographie de la fonction contractile du myocarde. Arch. Malad. Coeur **67** (1974) 721

[10] Cheng, T. O.; Adkins, P. C.: Traumatic aneurysm of left anterior descending coronary artery with fistulous opening into left ventricle and left ventricular aneurysm after stab wound of chest. Amer. J. Cardiol. **31** (1973) 384

[11] Cokkinos, D. V.; Hallmann, G. L.; Cooley, D. A.; Zamalloa, O.; Beachman, R. D.: Left ventricular aneurysm: Analysis of electrocardiographie features and post-resection changes. Amer. Heart J. **82** (1971) 149

[12] Dack, S.: The ventricular pulsations in myocardial infarction: A fluoroscopic and kymographic study. Dis. Chest **27** (1955) 282

[13] Dembski, J.; Zeitler, E.: Sicherheit der Flächenkymographie nach Myokardinfarkt unter besonderer Berücksichtigung der Herzwandaneurysmen. **123** (1975) 30

[14] Dyke, S. H.; Cohn, P. F.; Gorlin, R.; Sonnenblick, E. H.: Detection of residual myocardial function in coronary artery disease using post-extrasystolic potentiation. Circulation **50** (1974) 694

[15] Edwards, J. E.: An atlas of acquired diseases of the heart and great vessels. Philadelphia: Saunders **1961**, Vol. II, S. 615

[16] Fisher, V. J.; Alvarez, A. J.; Shah, A.; Dolgin, M.; Tice, D. A.: Left ventricular scars: Clinical and hemodynamic results of excision. Brit. Heart J. **36** (1974) 132

[17] Fukukei, I.; Teramoto, T.; Tamoto, K.; Nagata, Y.: A case of intractable ventricular fibrillation successfully treated by infarctectomy at the time of operation for the valve. J. Cardiovasc. Surg. **15** (1974) 249

[18] Gorlin, R.; Klein, M. D.; Sullivan, J. M.: Prospective correlative study of ventricular aneurysm. Mechanistic concept and clinical recognition. Amer. J. Med. **42** (1967) 512

[19] Halter, J.; Gattiker, K.; Mocetti, T.; Lichtlen, P.: Zur Hämodynamik des Vorderwandaneurysmas. Schweiz. Med. Wschr. **103** (1973) 320

[20] Harrison, T. R.: Some unanswered questions concerning enlargement and failure of the heart. Amer. Heart J. **69** (1965) 100

[21] Hazan, E.; Bloch, G.; Rioux, C.; Louville, Y.; Cirotteau, Y.; Mathey, J.: Surgical treatment of aneurysm and segmental dyskinesia of the left ventricular wall after myocardial infarction. Amer. J. Cardiol. **31** (1973) 708

[22] Helfant, R. H.; Pive, R.; Meister, S. G.; Feldman, M. S.; Trout, R. G.; Bank, V. S.: Nitroglycerin to unmask reversible asynergy. Correlation with post coronary bypass ventriculography. Circulation **50** (1974) 108

[23] Herman, M. V.; Heinle, R. A.; Klein, M. D.; Gorlin, R.: Localized disorders in myocardial contraction. Asynergy and its role in congestive heart failure. New Engl. J. Med. **277** (1967) 222

[24] Hunter, J.: An account of the dissection of morbid bodys. Manuscript copy in Library of Royal College of Surgeons, No. 32, 1757, p. 30—32

[25] Kitamura, S.; Kay, J.; Krohn, B. G.; Magidson, O.; Dunne, E. F.: Geometric and functional abnormalities of the left ventricle with a chronic localized noncontractile area. Amer. J. Cardiol. **31** (1973) 701

[26] Klein, M. D.; Herman, M. V.; Gorlin, R.: A hemodynamic study of left ventricular aneurysm. Circulation **35** (1967) 614

[27] Laboux, L.; Michaud, J. L.; Hervouet, D.; Cornet, E.: Saccular aneurysm of the left ventricle. Arch. Malad. Coeur. Vaiss. **65** (1972) 1365

[28] Lefemine, A. A.; Moon, H. S.; Flessas, A.; Ryan, T. J.; Ramaswamy, K.: Myocardial resection and coronary artery bypass for the left ventricular failure following myocardial infarction. Ann. Thor. Surg. **17** (1974) 1

[29] Loop, F. D.: Ventricular aneurysmectomy. Surg. Clin. North Amer. **51** (1971) 1071

[30] Loop, F. D.; Effler, D. B.; Webster, J. S.; Groves, L. K.: Posterior ventricular aneurysm. Etiologic factors and surgical treatment. New Engl. J. Med. **288** (1973) 237

[31] Master, A. M.; Gubner, R.; Dack, S.: The diagnosis of coronary occlusion and myocardial infarction by fluororoscopic examination. Amer. Heart J. **20** (1950) 475

[32] Michaud, P.: Treatment of post-infarction septal rupture specially when associated with left ventricular aneurysm. J. Cardiovasc. Surg. **15** (1974) 82

[33] Miller, R. R.; Amsterdam, E. A.; Bogren, H. G.; Massumi, R. A.; Zelis, R.; Mason, D. T.: Electrocardiographic and cineangiographic correlations in assessment of the location,

nature and extent of abnormal left ventricular segmental contraction in coronary artery disease. Circulation **49** (1974) 447

[34] MORGAN, J. R.: Ventricular aneurysm, including ten-year follow up of Huge aneurysm. Military Med. **138** (1973) 146

[35] MOURDJINIS, A.; OLSEN, E.; RAPHAEL, M. J.; MOUNSEY, J. P. D.: Clinical diagnosis and prognosis of ventricular aneurysm. Brit. Heart J. **30** (1968) 497

[36] NAGLE, R. E.; WILLIAMS, D. O.: Natural history of ventricular aneurysm without surgical treatment (Abstr.). Brit. Heart J. **36** (1974) 1037

[37] PARKINSON, J.; BEDFORD, D. E.; THOMSON, W. A. R.: Cardiac aneurysm. Q. J. Med. **7** (1938) 455

[38] PECH, H. J.; PARSI, R. A.; WITTE, J.; HEUBLEIN, B.: Funktion des linken Ventrikels bei Patienten mit chronisch-ischämischer Herzkrankheit unter Ruhebedingungen. Dt. Ges.wesen **29** (1974) 2196

[39] PETROWSKII, B. W.; KOSLOW, I. S.: Aneurysma des Herzens. Verlag „Medizin", Moskau 1965, 263 S.

[39a] POLTERA, A. A.; JONES, A. W.: Subvalvular left ventricular aneurysms. A report of 5 Ugandan cases. Brit. Heart J. **35** (1973) 1085

[40] RUSER, H. R.; WALLER, H.: Rechtsventrikuläres Aneurysma mit fokaler Fibrose. Z. Kreislauf.-forschg. **60/10** (1971) 937

[41] SANANES, R.; CABROL, A.; GUIRAUDON, G.; GANDJBAKHCK, L.; LUCIANI, L.; MATTEI, S.; AKROUT, J.: Resections ventriculaires gauches pour anevrysmes et plaques fibreuses. Gazette Med. de France **81** (1974) 1185

[41a] SANDERS, I.; WOESNER, M. E.: The cardiac blur sign of the post infarction myocardial scar. Amer. J. Roentgenol. **63** (1971) 703

[42] SANDLER, H.; DODGE, H. T.: The use of single plane angiocardiogram for the calculation of left ventricular volume in man. Amer. Heart J. **75** (1968) 325

[43] SCHECHTER, D. CH.: Cardiac structural and functional changes after myocardial infarction. I. Dyssynergy. New York State J. Med. **74** (1974) 666

[44] SCHECHTER, D. CH.: Cardiac structural and functional changes after myocardial infarction. II. True parietal aneurysm. New York State J. Med. **74** (1974) 840

[45] SCHECHTER, D. CH.: Cardiac structural and functional changes after myocardial infarction. III. Parietal rupture and pseudoaneurysm. New York State J. Med. **74** (1974) 1011

[46] SEMMLER, H.; LEMKE, L.: Die EKG-Veränderungen bei Herzwandaneurysmen. Z. Innere Med. **24** (1969) 176

[47] SEMMLER, H.; LEMKE, L.: Das chronische Herzwandaneurysma. Med. Klinik **64** (1969) 1559

[48] SILVER, G. M.; SPAMPINATO, N.; FAVALORO, R. G.; GROVES, L. K.: Ventricular aneurysm and blunt chest trauma. Chest **63** (1973) 628

[49] SOLOFF, L. A.: Coronary artery disease and the concept of cardiac failure. Amer. J. Cardiol. **22** (1968) 43

[50] SOLOFF, L. A.; RUTENBERG, H. L.: On the electrocardiogram and clinical improvement after myocardial aneurysmectomy. Amer. Heart J. **83** (1972) 237

[51] STAPLETON, J. F.; GROVES, B. M.; BERTRON, M.: Precordial palpation. Amer. Heart J. **81** (1971) 409

[52] STERNBERG, M.: Das chronische partielle Herzaneurysma. Wien und Leipzig: Franz Deuticke, 1914

[53] WARDEKAR, A.; SON, B.; GOSAYNIE, C. D.; BERCU, B.: Recurrent ventricular tachycardia successfully treated by excision of ventricular aneurysm. Chest **62** (1972) 505

[54] WAREMBOURG, H.; DUCLOX, G.; PAUCHANT, M.; DELBECQUE, H.; BERTRAND, M.; VERMEERSCH, M.: Les anevrysmes ventriculaires postinfarctus. I. Indications chirurgicales et bilan pre-operatoire. Coeur Med. Interne **12** (1973) 385

[55] WATSON, L. E.; DICKHAUS, D. W.; MARTIN, R. H.: Left ventricular aneurysm. Preoperative hemodynamics, chamber volume and results of aneurysmectomy. Circulation **52** (1975) 868

[56] BJÖRK, V. O.; HENZE, A.; JONASSON, R.; NORDHUS, O.: Survival and cardiac performance after left ventricular aneurysmectomy. Scand. J. Thor. Cardiovasc. **12** (1978) 37

[57] CHERRIER, F.: Anevrysmes et dyskinesies ventriculaires gauches. Ann. Cardiol. Angeiol. **27** (1978) 345

[58] COHN, K.; DYMNICKA, S.; FORLINI, F. J.: Use of the electrocardiograms as an aid in screening for left ventricular aneurysm. J. Electrocardiol. **9** (1976) 53

[59] EICHSTÄDT, H.; SCHUMACHER, H.; FEINE, U.; KOCHSIEK, K.: Rechnergestützte 201 Tl-Myokardszintigraphie in der Routinediagnostik der koronaren Herzerkrankung. Nucl. Med. **17** (1978) 233

[60] ETHEVENOT, G.; BEISSEL, J.; NEIMENN, J. L.; CHERRIER, F.: Tentative d'appreciation de la valeur contractile du myocarde dans les anevrysmes ventriculaires gauches. Arch. Lalad. Coeur **70** (1977) 819

[61] GOTO, T.; HAROLD, J.; MENDEZ, M.; ZUBIATE, P.; VANSTROM, N.; YOKOYAMA, T.: Resection of postinfarction left ventricular aneurysm with and without revascularization. Arch. Surg. **113** (1978) 817

[62] HERMAN, M. V.: Is revesibility of ventricular function disorders predictable (post extrasystolic, epinephrine and post nitroglycerin ventriculography). In: Roskamm, H.; Hahn, Ch.: Ventricular function at rest and during exercise. Springer Verlag, Berlin 1976

[63] KLEIN, H.; LICHTLEN, P.; BORST, M. G.: Does aneurysmectomy reduce life-threatening ventricular arrhythmias. In: Coronary heart surgery. Symposium Bad Krozingen 1978

[64] LISTER, J. W.: Arrhythmias and cardiac surgery. In: Coronary heart surgery. Symposium Bad Krozingen 1978

[65] MATHIEU, P.; GEORGI, CL.; LIPP, B.: Traitement chirogical des anevrysmes ventriculaires gauches. Ann. Cardiol. Angeiol. **27** (1978) 383

[66] NEUHAUS, K. L.; BORNIHOEL, K.; SCHRAGE, F. J.: Functional analysis of the ventricle with postinfarction aneurysm. In: Coronary heart surgery. Symposium Bad Krozingen 1978

[67] PARSI, R. A.; SEMMLER, H.: Die ischämische Herzkrankheit im EKG unter besonderer Berücksichtigung der Belastungselektrokardiographie. VEB Gustav Fischer Verlag, Jena 1977

[68] RASKOFF, W.; SMITH, G. L.; DYMNICKA, S. K.; GOLDSCHLAGER, N.: Sensitivity and specificity of electrocardiographic diagnosis of ventricular motion disorders. Chest **69** (1976) 148

[69] RENTROP, P.; PETERSON, J.; ROSKAMM, H.: Ventricular function in relation to the severity of coronary artery disease. In: Roskamm, H.; Hahn, Ch.: Ventricular function at rest and during exercise. Springer Verlag, Berlin 1976

[70] ROGERS, W. J.; OBERMAN, A.; KOUCHOUKOS, N. T.: Left ventricular aneurysmectomy in patients with single vs. multivessel coronary artery disease. Circulation **58** Suppl. I (1978) 50

[71] SEMMLER, H.: Die klinische Wertigkeit des korrigierten orthogonalen Ruhe-EKG nach Frank im Vergleich zur konventionellen Elektrokardiographie (Einthoven I, II, III; Goldberger AVR, AVL und Wilson V_1 bis V_6) in Ruhe für die Erfassung der Koronaratherosklerose. Promotion B, Humboldt-Universität, Berlin 1979

[72] SESTO, M.; SCHWARZ, F.; THIEDEMANN, K.-U.; FLAMENG, W.; SCHLEPPER, M.: Failure of aneurysmectomy to improve left ventricular function. Brit. Heart J. **41** (1979) 79

[73] SOURIS, D.; VIEL, J.; GOENRIOT, M. C.: L'epreuve d'effort dans le diagnostic des dyskinesis ventriculaires gauches. Ann. Cardiol. Angeiol. **27** (1978) 361

[74] STRAUSS, H.-W.; PITT, B.: Evaluation of cardiac function and structure with radioactive traces techniques. Circulation **57** (1978) 645

[75] SWAN, H. J. C.; MAGNUSSON, P. T.; BUCHBINDER, N. A.; MATLOFF, J. M.; GRAY, R. J.: Aneurysm of the cardiac ventricle — Its management by medical and surgical interventions. Interdepartmental clinical conference UCLA School of Medicine. West J. Med. **129** (1978) 26

[76] YAKIEREVITCH, V.; VIDNE, B.; MALAMED, R.; LEVY, M. J.: False aneurysm of the left ventricle. J. Thor. Cardiovasc. Surg. **76** (1978) 556

7.21.6. Psychische Veränderungen nach dem Myokardinfarkt

Psychische Veränderungen nach dem Myokardinfarkt können gelegentlich schwerwiegend sein [3, 4].
Bei einer Großzahl von Patienten findet man Depressionen, Anhänglichkeit an die Familie oder den Arzt, mangelnde Krankheitseinsicht oder Hypochondrie.
Die Lebensauffassung und die Persönlichkeit ändert sich bei den meisten Patienten bedeutsam. Diese Veränderungen scheinen nach dem akuten Myokardinfarkt häufiger und schwerer zu sein als bei anderen schwerwiegenden Erkrankungen, wie z. B. dem Krebs [4].
Auf diesen Aspekt der Infarktpatienten wurde bisher wenig geachtet. Diesem Problem muß in der psychischen Rehabilitation (s. auch S. 572) größere Aufmerksamkeit geschenkt werden [1, 2, 3, 4] und erfordert eine interdisziplinäre Zusammenarbeit mit Soziologen, Psychologen u. a.

7.21.6.1. Literatur

[1] Höck, K.; Hess, H.: Zur psychischen Rehabilitation Herzinfarktkranker. Teil I. Z. ärztl. Fortbild. **71** (1977) 649
[2] Höck, K.; Hess, H.: Zur psychischen Rehabilitation Herzinfarktkranker. Teil II. Z. ärztl. Fortbild. **71** (1977) 692
[3] König, K.; Denolin, H.: Psychological problems in cardiac rehabilitation. Council on Rehabilitation of the International Society of Cardiology, Zürich 1976
[4] Schoenfeld, M. R.: "Coronary madness!" Depression, denial, and depencende complicating myocardial infarction. Cardiovasc. Med. **2** (1977) 899

7.21.7. Mechanische „chirurgische" Komplikationen des akuten Myokardinfarkts

7.21.7.1. Herzwandruptur

— Häufigkeit

Die Inzidenz der Herzwandruptur nach Myokardinfarkt wird mit 2—24% (durchschnittlich 10%) geschätzt [2, 20, 27, 32, 37, 42, 46]. Sie wird für den letalen Ausgang bei 4 bis 20% (durchschnittlich 10%) der Patienten verantwortlich gemacht. In ihr ist neben dem kardiogenen Schock und den Arrhythmien eine weitere Ursache des plötzlichen Todes zu sehen [46].

Tabelle 121

Topographische Verteilung der Herzwandrupturen (nach Schechter [46])

Lokalisation	Häufigkeit (%)	Lokalisation	Häufigkeit (%)
Linker Ventrikel	87,5—93,0	Rechter Ventrikel	2,5—12,5
anterior	45—55,0	Vorhof	5,0
diaphragmal	26,0		
anterolateral	12—23,0		

Die parietale Ruptur ist etwa bei der Hälfte aller Formen der Kardiorhexis nachweisbar, und sie kommt etwa doppelt so häufig vor wie die Ruptur des Papillarmuskels oder des Ventrikelseptums.
Die tatsächliche Häufigkeit ist wahrscheinlich noch größer, weil hier nicht die Angaben über die sogenannten „inkompletten" Rupturen enthalten sind, die zur Ausbildung von Pseudoaneurysmen führen.
Die geläufige Vorstellung, daß von der Herzruptur mehr Frauen als Männer betroffen sind, ist nicht aus einer statistisch gesicherten größeren Population abgeleitet. Ältere Patienten sind einem höheren Rupturrisiko ausgesetzt als jüngere mit vergleichbarem Myokardinfarkt.
Die Tabelle 121 aus der Zusammenstellung der Literatur zeigt die topographische Verteilung der Herzwandrupturen [46].

— Pathogenese

Wie aus der Tabelle 122 hervorgeht, finden sich die meisten Aneurysmen im Versorgungsbereich des R. interventricularis ant. Das obere Drittel der Vorderwand des linken Ventrikels ist bei 25% der Fälle betroffen, das mittlere Drittel zu 35% und das untere Drittel zu 25%.
Die relativ seltene Ruptur der „echten" Herzspitze ist erstaunlich, weil gerade hier der dünnste Teil der Ventrikelwand ist und ähnlich dem größten Teil der Vorderwand nur aus bulbo- und sinospiralen Muskeln gebildet wird [46].
Wie aus der Tabelle 121 weiter hervorgeht, kommt es relativ selten zur Ruptur der Vorhöfe und des rechten Ventrikels, was durch die niedrigen Druckverhältnisse in diesem Bereich erklärbar wäre.
Normalerweise treten Rupturen des Vorhofes und des rechten Ventrikels als Folge der Extension septaler oder linksventrikulärer Infarkte auf.
Ein hoher Prozentsatz von Rupturen der anterioren oder posterioren Wand hat Beziehung zum Septum oder ist in der Nähe des Papillarmuskels lokalisiert. Das Septum ist bei 6—10% der Fälle der parietalen Ruptur in Mitleidenschaft gezogen, obwohl die Einbeziehung des Septums in den Infarkt doppelt so hoch ist.
Man nimmt an, daß die Infarkte des Vorhofes etwa 15—20% der gesamten Infarkte ausmachen. Die atriale Ruptur kommt jedoch nur zu 5% vor. Der rechte Vorhof ist sowohl von Infarkten als auch von der Ruptur mehr betroffen als der linke. Das ist möglicherweise durch den niedrigeren Sauerstoffgehalt im rechten Herzen und die Thrombosierung der rechten Koronararterie meist in ihrem proximalen Abschnitt zu erklären, da hier die Äste zur Versorgung des rechten Vorhofes abgehen.

— Determinanten der Herzwandruptur

Ein zur Ruptur führender Infarkt ist fast immer transmural. Warum jedoch ein Ventrikel rupturiert und ein anderer nicht, ist noch nicht völlig geklärt. Folgende Faktoren wurden in diesem Zusammenhang erwähnt:

arterielle Hypertonie, Diabetes mellitus, Antikoagulantientherapie, Digitalistherapie, psychische Belastungen, physische Überlastungen, Stauungsherzinsuffizienz und vasopressorische Medikamente

Ob diese Gründe als ernsthafte Ursachen für die Ruptur betrachtet werden sollten, wird heute bezweifelt, da die Ruptur auch ohne diese Faktoren vorkommt. Trotzdem

betrachtet man die arterielle Hypertonie als den wichtigsten pathogenetischen Faktor, obwohl nur etwa ein Drittel der Personen, die vor dem Infarkt als Hypertoniepatienten bekannt waren, nach dem Infarkt und vor der Ruptur einen höheren Blutdruck aufwies. Es ist denkbar, daß eine höhere Wandspannung eine wichtige Rolle bei der Ruptur spielt.
Folgende lokale Faktoren wurden bei der Entstehung der Ruptur als beeinflussend angesehen [46]:

1. Kompletter Verschluß des Koronarastes des betroffenen Gebietes.
2. Intensive Ischämie ohne adäquate Kollateralbildung, die zu einem transmuralen Infarkt führt.
3. Disproportionierte Konzentration von polymorphkernigen Leukozyten, minimale Einlagerungen von Granulationsgewebe oder Kollagen, das zu einem weichen Infarkt führt.
4. Kontraktile Inaktivität der verdünnten Myokardwand auf Grund einer Desintegration ihrer Myofibrillen durch Infiltration von roten und weißen Blutkörperchen und Dissoziation der Myofibrillen durch proteolytische Enzyme.
5. Differente Wirkung vektorieller Kräfte gegenüber dem nekrotischen Gebiet durch den benachbarten, evtl. auch hypertrophierten Ventrikel.
6. Die bewegende Kraft einer Dissektion bei einem Blutwirbel, der entweder von einer intramuralen Blutung oder von intrakavitärem Blut entsteht und ohne großen Widerstand durch vernichtetes Myokard und breiiges Perikardfett durchgeht.
7. Bruch der arterioluminalen und arteriosinusidalen Gefäße, deren Muskelmantel entfernt ist und die einer hohen intrakavitären vorwärtstreibenden Kraft ausgesetzt sind.

Prospektive Studien mögen die Bedeutung dieser einzelnen Faktoren noch deutlicher darstellen.
Weil nur ein Viertel der rupturierten Herzen Narben aufweist, besteht wahrscheinlich zu Recht die Vorstellung, daß die Myokardfibrose einen protektiven Effekt gegen die Ruptur hat. Die Ein- und Ausgangsstelle der Ruptur müssen nicht immer symmetrisch sein. Häufig liegen sie nicht auf einer Ebene. Der Öffnungsdurchmesser beträgt 0,5 bis 4 cm; die endokardiale Öffnung ist viel kleiner als die epikardiale und manchmal schwer auffindbar.
Gelegentlich wird von einer „impending ruptur“ gesprochen, wenn die histologischen Kriterien einer Herzwandruptur bis zum Epikard gegeben sind, es selbst jedoch nicht mit einbeziehen.

— Pathophysiologie

Der Tod als Folge der Ruptur findet unter dem Zeichen einer Herztamponade statt. Je schneller und massiver diese Blutung ist, um so schneller tritt der Tod ein. Aber auch eine geringere Blutmenge als Folge einer kleineren Perforation kann den Tod herbeiführen.
Der Eintritt des Todes ist bei atrialer Ruptur im Vergleich zur Ruptur des Ventrikels langsamer, wenn die Rupturstellen annähernd gleich groß sind.
Bei einer geringen Zahl von Patienten und besonders bei denen mit Postinfarktzuständen kann sich ein Hämoperikard zu einem Pseudoaneurysma entwickeln (s. auch S. 672).

— Klinik

Wie bereits erwähnt, führt die parietale Ruptur ohne Vorwarnung zum plötzlichen Herztod.
Die Zeit zwischen dem Infarktereignis und der Ruptur wird mit einem Tag und weniger in 20—33% der Fälle, bis zu drei Tagen in 50%, bis vierten Tag in 60%, bis eine Woche in 75—84% und bis 2 Wochen in 90% der Fälle angegeben [46].
Die Mehrzahl der Autoren stimmt darin überein, daß die Ruptur selten nach der dritten Woche nach dem Infarkt vorkommt. Tritt jedoch zu dieser Zeit eine Herzwandruptur ein, so wird sie als Zeichen eines Reinfarktes angesehen [52]. JETTER und Mitarbeiter [23] beschreiben mit 73% die größte Häufigkeit der Ruptur bei psychiatrischen Patienten. LONDON und Mitarbeiter [32] stellten bei 1000 Fällen von tödlichem Myokardinfarkt fest, daß 50% der Rupturen binnen drei Tagen und 89% binnen 14 Tagen nach Infarktbeginn stattfanden.
Die häufigsten Zeichen einer Herzwandruptur sind starke präkordiale Schmerzen, eine Bradykardie und Schock [25, 46]. Gleichzeitig steigt der venöse Druck, was durch gestaute Halsvenen sichtbar wird. Der Patient ist blaß oder zyanotisch. Bei der Perkussion ist eine Vergrößerung des Herzens feststellbar. Die Auskultation ergibt abgeschwächte Herztöne. Der Puls ist schwach palpabel und paradox. Gelegentlich ist ein Perikardreiben hörbar. In etwa 25% der Fälle sind vor dem Eintritt des Todes geringe oder keine Beschwerden vorhanden. Meist sterben die Patienten, bevor elektrokardiographische Veränderungen nachweisbar sind.
Mehrere Autoren [18, 41] konnten feststellen, daß:

1. Die Ruptur, wie bereits erwähnt, in der ersten Woche am häufigsten ist.
2. Bei einem Viertel der Patienten der Tod plötzlich ohne Prodromi eintritt.
3. Die Anamnese des Patienten
   — keine Angina pectoris,
   — keine Herzdekompensation,
   — keine gefährlichen Rhythmusstörungen,
   — keinen kardiogenen Schock

aufweist.

— EKG

Über verschiedene elektrokardiographische Zeichen bei Herzruptur als Folge des akuten Myokardinfarktes wurde wiederholt berichtet [17, 34, 35, 46]; es wurden jedoch auch Rupturen ohne EKG-Veränderungen beschrieben [33].
Dabei auftretende EKG-Veränderungen sind:

1. Niedervoltage,
2. ST-Elevation und T-Negativierung als Zeichen des eintretenden Infarkts,
3. Sinusbradykardie, reflektorisch durch die Dehnung des Perikards bedingt,
4. M-förmiger Komplex bei größeren Rupturen (monophasischer qRST-Komplex mit positivem T),
5. Bei atrialer Ruptur: supraventrikuläre Arrhythmien, Zeichen des Vorhofinfarktes (PT_a-Segmentsenkung in II und III bei anterolateralem Infarkt und Elevation des PT_a-Segments bei Hinterwandinfarkten, abnorm kurzes PR-Intervall mit positiver P-Welle kann auch als Zeichen des Vorhofinfarktes gedeutet werden).

— Therapie

Bedauerlicherweise kommt eine chirurgische Therapie immer zu spät.
In der Literatur sind nur 12 Fälle bekannt, bei denen eine Ruptur erfolgreich korrigiert wurde [6, 7, 13, 15, 25, 29, 31, 36, 39].
Obwohl die Operation nach der Ruptur unpraktikabel erscheint, könnte dennoch ein gut eingespieltes Operationsteam in einigen Fällen lebensrettend sein. Für den Erfolg solcher Eingriffe sind folgende Voraussetzungen erforderlich:

1. Frühdiagnose.
2. Perikardiozentese mittels eines Katheters, um der tödlichen Herztamponade vorzubeugen.
3. Vorhandensein eines Bereitschaftsteams von Chirurgen, Anästhesisten und Kardiologen, sowie die Möglichkeit zur assistierten Zirkulation und Beatmung.
4. Möglichkeit der intraoperativen Koronarangiographie.

7.21.7.2. Ventrikelseptumruptur (Ventrikelseptumdefekt)

Dieser Komplikation des akuten Myokardinfarktes wurde in letzter Zeit größere Aufmerksamkeit geschenkt, da in zunehmendem Maße die chirurgische Therapie möglich wird.
Die septale Perforation kommt bei 1—5,5% aller Infarkte vor. Sie allein ist für 1—2% der Letalität nach dem Infarkt verantwortlich [47, 49].
Im Gegensatz zum kongenitalen Ventrikelseptumdefekt, der hauptsächlich den membranösen Teil des Ventrikelseptums betrifft, befindet sich der Ventrikelseptumdefekt nach dem Infarkt immer im muskulären Abschnitt. SWITHINBANK [50] fand bei der Durchsicht von 113 Fällen bei 66% das inferiore und bei 17% das posteriore Septum betroffen. Der mediale Teil wird zu 13% und der superiore Anteil zu 4% befallen.
Eine Beteiligung des Septums wird bei 70% aller Infarkte angegeben. Bei 50% der anterioren Myokardinfarkte ist der anteriore Septumabschnitt und bei 25% der posterioren Myokardinfarkte der posteriore Septumablauf einbezogen [49].
Bei unter 50jährigen ist eine infarktbedingte Ruptur des Ventrikelseptums selten [49].
Die Rupturen des Ventrikelseptums machen 12% der Herzrupturen als Komplikation des akuten Myokardinfarktes aus [28].

— Klinik

Die meisten Rupturen treten zwischen dem 3. und 14. Tag nach dem akuten Myokardinfarkt auf, am häufigsten innerhalb der ersten 7 Tage [49].
Die Sterblichkeit durch diese Komplikation ist extrem hoch. 24% der Patienten versterben innerhalb von 24 Stunden, 50—65% innerhalb der ersten Wochen, 87% binnen zwei Monaten und über 90% nach einem Jahr [28, 40, 43, 51]. Unser Patient überlebte 6 Jahre. Über die längste Beobachtungszeit mit 13 Jahren wurde von LANDALE und Mitarbeitern [26] berichtet.
Klinisch zeigt sich der Ventrikelseptumdefekt in einer plötzlichen Verschlechterung des Allgemeinzustandes des Patienten. Im Vordergrund steht die plötzlich einsetzende Ruhedyspnoe; Zyanose oder Blässe sind nur in der agonalen Phase vorhanden.
Der eingesetzte Links-Rechts-Shunt verschlechtert den Funktionszustand des bereits vorgeschädigten Herzens; ein kardiogener Schock kann in diesem Zusammenhang auftreten.

Ein systolisches Regurgitationsgeräusch über 4/5 L 2 evtl. mit einem Schwirren (40 bis 65% [61]) bestätigt die Diagnose, wobei die Differentialdiagnose zur Ruptur des Papillarmuskels und akuter Mitralinsuffizienz Schwierigkeiten bereiten kann [1, 20]. Diese Schwierigkeit ist dadurch bedingt, daß die Lokalisation des p. m. dieses Geräusches im Vergleich zum kongenitalen Ventrikelseptumdefekt etwas tiefer liegt, da der muskulöse Abschnitt betroffen ist.

Neben einer Abdrehung des QRS-Vektors in der Frontalebene nach rechts und atrioventrikulären Erregungsleitungsstörungen, die mindestens in 36–54% der Fälle in Form von AV-Blöcken oder Schenkelblöcken vorkommen, ist kein spezifisches elektrokardiographisches Bild vorhanden, jedoch folgende elektrokardiographische Zeichen können den Verdacht auf eine Ventrikelseptumruptur erwecken [46, 51]:

– EKG

1. QR- oder qrR-Komplexe in rechts präkordialen Ableitungen.
2. QS-Komplex in den rechts präkordialen Ableitungen mit einer der folgenden Erscheinungen:

2.1. ST-Segment-Veränderungen in den rechts präkordialen Ableitungen.
2.2. Normale R-Zacken weiter rechts präkordial.
2.3. Abnormale Q-Zacken weiter links präkordial.
2.4. Q_{V_3}–T_{V_3} – Form mit rechts präkordialen Veränderungen typisch für den akuten Myokardinfarkt.

– Therapie

Die von verschiedenen Autoren durchgeführten Operationen des Ventrikelseptumsdefekts, der als Komplikation des akuten Myokardinfarktes entstand [8, 9, 10, 12, 14, 21, 24, 38], weisen nach, daß eine erfolgreiche Korrektur möglich ist. Die Erfolgschancen sind von der Größe des Defekts und den myokardialen Leistungsreserven abhängig.

Eigene Beobachtung

Patient H., H. ♂ geb. 1920 (Krankenblatt Nr. 730/73)

Seit 1969 war dem Patienten ein Hochdruck mit maximalen systolischen RR-Werten um 220 mm Hg bekannt. 1971 erlitt der Patient einen Anteroseptalinfarkt. Seit dieser Zeit besteht eine diskrete typische Angina pectoris-Symptomatik sowie Belastungsdyspnoe. Intermittierend kam es zu einer Links-Rechtsdekompensation, die jedoch immer gut rekompensierbar war.

Wegen des Verdachts eines erworbenen Ventrikelseptumdefektes erfolgte die Überweisung zur speziellen kardiologischen Diagnostik. Klinische Untersuchung: hebender und verbreiterter Herzspitzenstoß, systolisches Schwirren mit p.m. über 4 L 3, an gleicher Stelle ist ein 5/6 holosystolisches Geräusch und ein diastolischer Extraton wahrnehmbar. Das EKG zeigte einen abgelaufenen Anteroseptalinfarkt mit Verdacht auf Aneurysmabildung, kompletter Rechtsschenkelblock, P sinistroatriale, eine Linksherzhypertrophie und einen AV-Block I. Grades.

Es fanden sich im Koronarangiogramm diffuse koronaratherosklerotische Veränderungen mit Stenosierung des R. interventricularis ant. im proximalen Drittel und des R. circumflexus nach Abgang des marginalen Astes und ektatisch deformierte rechte Koronararterie mit einer etwa 40%igen Stenose am Übergang vom proximalen zum mittleren Drittel. Weiterhin wurden hypo- bis aktinetische Kontraktionsstörung der verdickten Wand des linken Ventrikels im antero-apikalen Bereich, Perforation des Ventrikelseptums in der Pars muscularis mit Links-Rechts-Shunt von etwa 50% des Pulmonalzeitvolumens festgestellt. Der Patient verstarb 1976 am plötzlichen Herztod.

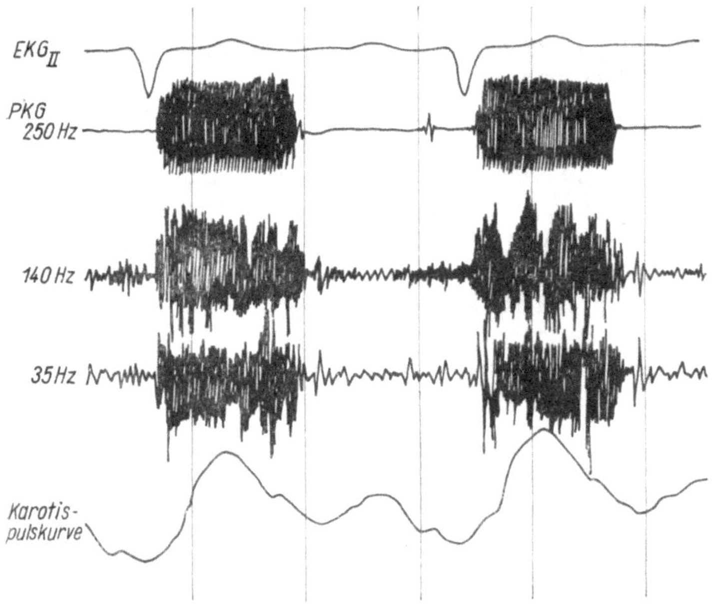

Patient H. H., 53 J. ♂, Krbl.-Nr. 730/73

Abb. 159. Phonokardiogramm bei Ventrikelseptumdefekt nach akuten Myokardinfarkt. Im Phonokardiogramm Darstellung eines hochfrequenten bandenförmigen systolischen Geräusches.

7.21.7.3. Papillarmuskeldysfunktion

— Definition und Entstehungsmechanismen

Während die Dysfunktion und Ruptur des rechten Papillarmuskels, die eine Trikuspidalinsuffizienz verursacht, beim Myokardinfarkt sehr selten vorkommt, ist die Dysfunktion und Ruptur des linken Papillarmuskels mit sich daraus ergebender Mitralinsuffizienz des öfteren in der Literatur beschrieben worden [3, 11, 16, 30, 48].
Der Begriff „Papillarmuskeldysfunktion" wird verwendet, wenn sich durch die Funktionsstörung des Papillarmuskels eine Mitralinsuffizienz manifestiert.
Die Mechanismen, die zu einer solchen Funktionsstörung führen, wurden von Burch und Mitarbeiter [4, 5] wie folgt zusammengefaßt:

1. Abnorme räumliche Anordnung des Papillarmuskels.
2. Abnorme Kontraktion des Papillarmuskels.
3. Abnormer Zeitablauf der Kontraktion des Papillarmuskels.

Einer oder mehrere dieser Mechanismen können beim Myokardinfarkt auftreten.
Der anterolaterale Teil des Papillarmuskels wird vom R. interventricularis ant. oder den Ästen des R. circumflexus versorgt. Der posteromediale Teil ist weniger durchblutet und wird hauptsächlich vom R. interventricularis post. der A. coronaria dextr. und einigen Ästen des R. circumflexus ernährt.
In der Versorgung durch unterschiedliche Äste ist die Ursache für eine nicht immer erfolgende Infarzierung des Papillarmuskels bei Verschluß eines Koronarastes zu suchen.

— Klinik

Es kommt zu einer rapiden Verschlechterung des Allgemeinzustandes, das Auftreten eines Lungenödems bzw. einer Rechtsherzdekompensation ist möglich.
Ein systolisches Geräusch über der Spitze mit Ausstrahlung in die Axilla, das vorher nicht bestand, ist nachweisbar. Ein systolisches Schwirren ist selten palpabel. Außerdem ist ein mesosystolischer Klick auskultierbar, der durch die Vibration der Cordae tendinae bedingt ist. Dieser Klick ist jedoch nicht pathognomonisch für das Vorliegen einer Papillarmuskeldysfunktion. Der III. und IV. Herzton sind ebenfalls wahrnehmbar. Das systolische Geräusch beginnt mit kurzem Abstand nach einem lauten I. Herzton. Der auskultatorische Befund kann durch die Phonokardiographie dokumentiert und bestätigt werden.
Es wird von einer auskultatorischen Triade gesprochen, die aus folgenden Komponenten besteht:

1. Galopprhythmus
2. Früh- oder mesosystolisches Geräusch
3. Paukender I. Herzton

Das Geräusch ist auskultatorisch nicht immer vom Geräusch einer relativen Mitralinsuffizienz zu trennen.

— EKG

Ohne daß ein pathognomonisch verändertes EKG vorliegt, können folgende Zeichen als Hinweise dienen:

- Geringe Senkung des J-Punktes mit konkaver Erhöhung des ST-Segmentes.
- Geringe Senkung des J-Punktes mit konvexer ST-Erhöhung mit negativ terminalem T.
- Starke Senkung des J-Punktes mit einer konvexen oder konkaven Erhöhung des ST-T-Segmentes.

Diese Zeichen können jedoch auch bei Hypertrophie, Ischämie oder Infarkt vorhanden sein.

7.21.7.4. Papillarmuskelruptur

Der partielle oder komplette Abriß eines oder mehrerer Papillarmuskeln ist in 0,5 bis 2% bei alten und 3—3,5% aller frischen Infarkte gegeben. Das macht 20—25% aller Rupturen des Herzens aus [48].
Bisherige Untersuchungen zeigen [11, 44, 51], daß der anterolaterale Papillarmuskel weniger häufig als der posteromediale rupturiert. Vlodaver und Mitarbeiter [51] fanden dabei ein Verhältnis von 1:4. Dieser Unterschied wird durch die bessere Durchblutung des anterolateralen Papillarmuskels erklärt [11, 44].
In den ersten Wochen nach dem akuten Myokardinfarkt tritt die Ruptur des Papillarmuskels am häufigsten auf [51].
Sanders und Mitarbeiter [44] fanden bei einer Literaturanalyse, daß 70% der Patienten mit Papillarmuskelruptur binnen 24 Stunden nach dem Beginn der Ruptur verstarben; nur 15% lebten 2 Monate nach diesem Ereignis noch.
Ähnliche Befunde wurden von Vlodaver und Mitarbeiter [51] berichtet. Nur 5 Patienten lebten 4 Wochen und länger; bei ihnen lag jedoch nur eine partielle Ruptur vor.

Der Papillarmuskelinfarkt ist häufiger als bislang angenommen wurde. Die Nekrose und Fibrose des Papillarmuskels (einer oder mehrere) wurde zu 25—80% im allgemeinen Sektionsgut gefunden [48].
Die Nekrose eines oder beider linker Papillarmuskeln wurde bei 30—50% der tödlich verlaufenden Myokardinfarkte festgestellt. Sie machte jedoch nur 15% in einem gemischten Sektionsgut von alten und frischen Infarkten aus [48].
Subendokardiale Infarkte zeigen häufiger eine Beteiligung des Papillarmuskels als transmurale, was anatomisch verständlich ist, da der Papillarmuskel zum Endokard gehört.
Gelegentlich folgen Papillarmuskelinfarkte septalen oder anterioren Infarkten, was durch eine Hypoxie oder Extension bedingt ist.

— Klinik

Die Papillarmuskelruptur führt schnell zu einer Linksherz-Dekompensation mit Lungenödem. Das Geräusch der Mitralinsuffizienz ist der wichtigste auskultatorische Befund, das im Gegensatz zum Geräusch der Dysfunktion des Muskels holosystolisch gelegen ist und sofort mit dem abgeschwächten I. Herzton beginnt und evtl. auch den II. Ton mit einschließt. Ein III. und IV. Herzton sind hier nachweisbar. Auch ein systolischer Klick und ein spätsystolisches Geräuschsyndrom wurde beschrieben [19].

— EKG

Es besteht auch hier kein besonderes pathognomisches EKG-Bild. Ein P-sinistroatriale als Zeichen der Belastung des linken Vorhofes kann beobachtet werden.
Als indirekte Hinweise auf die Lokalisation der betroffenen Muskelgruppen können die Zeichen eines posterioren, diaphragmalen u. a. Infarktes im Elektrokardiogramm sein.

— Therapie

Es wurde eine chirurgische Behandlung der Papillarmuskelruptur von verschiedenen Arbeitsgruppen vorgenommen [1, 26, 51].

7.21.7.5. Literatur

[1] Austen, W. G.; Sokol, D. M.; DeSanctis, R. W.; Sanders, C. A.: Surgical treatment of papillary muscle rupture complicating myocardial infarction. New Engl. J. Med. **278** (1968) 1137

[2] Bates, R. J.; Beutler, S.; Resnekov, L.; Anagnostopoulos, C. E.: Cardiac rupture. Challenge in diagnosis and management. Amer. J. Cardiol. **40** (1977) 429

[3] Becker, A. E.; Anderson, R. H.: Mitral insufficiency complicating acute myocardial infarction. Europ. J. Cardiol. **2** (1975) 351

[4] Burch, G. E.; dePasquale, N. P.; Phillips, J. H.: Clinical manifestations of papillary muscle dysfunction. Arch. Intern. Med. **112** (1963) 112

[5] Burch, G. E.; dePasquale, N. P.; Phillips, J. H.: The syndrome of papillary muscle dysfunction. Amer. Heart J. **75** (1968) 399

[6] Calick, A.; Kerth, W.; Barbow, D.; Cohn, K.: Successful surgical therapy of ruptured myocardium. Chest **16** (1974) 188

[7] Cobbs, B. W. jr.; Hatcher, C. R.; Robinson, H. R.: Cardiac rupture. Three operations with two longterm survivals. JAMA **223** (1973) 532

[8] COOLEY, D. A.; BELMONTE, B. A.; ZEIS, L. B.; SCHNUR, S.; HOUSTON, M. D.: Surgical repair of ruptured interventricular septum following acute myocardial infarction. Surgery **41** (1957) 930

[9] CROSBY, I. K.; PUGH, D.; REED, W. A.: Early resection of massive infarct and replacement of interventricular septum. J. Thorac. Cardiovasc. Surg. **64** (1972) 629

[10] DAVIS, Z.; BORMAN, J. B.; FREUND, U.; STERN, S.: Closure of postinfarction ventricular septal defect, left ventricular aneurysmectomy and coronary artery bypass graft. Thorax **28** (1973) 650

[11] DE BUSK, R. F.; HARRISON, D. C.: The clinical spectrum of papillary muscle diesease. New Engl. J. Med. **28** (1969) 458

[12] DE WEESE, J. A.; MOSS, A. J.; YU, P. N.: Infarctectomy and closure of ventricular septal rupture following myocardial infarction. Circulation **35** Suppl. I (1972) 97

[13] EISENMANN, B.; BAREISS, P.; PACIFICO, A. D.; JEANBLANC, B.; KRETZ, J. G.; BAEHREL, G.; WARTER, J.; KIENY, R.: Anatomic, clinical and therapeutic features of acute cardiac rupture. J. Thor. Cardiovasc. Surg. **76** (1978) 78

[14] EMONET, P.; LAURENCET, H.-L.; FAIDUTTI, B.; MORET, P.: Surgical treatment of myocardial infarction with interventricular septal rupture. Ann. Cardiol. Angeiol. **22** (1973) 109

[15] FITZGIBBON, G. M.; HOOPER, G. D.; HEGGTWEIT, H. A.: Successful surgical treatment of postinfarction external cardiac rupture. J. Thor. Cardiovasc. Surg. **63** (1972) 622

[16] FRIEDBERG, C. K.: Dieseases of the heart. Ed. 3. Philadelphia, W. B. Saunders Co., 1969

[17] FRIEDMAN, H. S.; JUHN, L. A.; KATZ, A. M.: Clinical and electrocardiographic features of cardiac rupture following acute myocardial infarction. Amer. J. Med. **50** (1971) 709

[18] GJOL, N.: Cardiac rupture and acute myocardial infarction. Geriatrics **27** (1972) 126

[19] GOODMAN, D.; KIMBIRIS, D.; LINHART, J. W.: Chordae tendineae rupture complicating the systolic click-late systolic murmur syndrome. Amer. J. Cardiol. **33** (1974) 681

[20] GRIFFITH, G. C.; HEDGE, B.; OBLATH, R. W.: Factors in myocardial rupture: an analysis of two hundred and four cases at Los Angeles Country hospital between 1924 and 1959. Amer. J. Cardiol. **8** (1961) 792

[21] HEIMBECKER, R. O.; LEMIRE, G.; CHEN, C.: Surgery for massive myocardial infarction: An experimental study of emergency infarctectomy with a preliminary report on the clinical application. Circulation **37** Suppl. II (1968) II-3

[22] HERMAN, M. V.; GORLIN, R.: Implications of left ventricular asynergy. Amer. J. Cardiol. **23** (1969) 538

[23] JETTER, W. W.; WHITE, P. D.: Rupture of the heart in patients in mental institutions. Ann. Intern. Med. **21** (1944) 783

[24] KAHN, J. CL.; RIGAND, M.; GANDJBAKCH, I.; BARDET, J.; BENSAID, J.; BOURDARIAS, J.-P.: Posterior rupture of the interventricular septum after acute myocardial infarction: successful early surgical repair. Ann. Thor. Surg. **23** (1977) 483

[25] KENDALL, R. W.; DE WOOD, M. K.: Postinfarction cardiac rupture. Surgical success and review of the literature. Ann. Thor. Surg. **25** (1978) 311

[26] LANDALE, D. G.; SCHLAPPI, J. C.; Thirteen-year survival with aquired interventricular septal defect after myocardial infarction. Amer. Heart J. **64** (1962) 33

[27] LAUTSEN, E. V.; LANKS, K. W.: Pathogenesis of cardiac rupture. Arch. Pathol. **84** (1967) 264

[28] LEE, W.-Y.; CARDON, L.; SLODKI, S. J.: Perforation of infarcted interventricular septum: Report of a case with prolonged survival, diagnosed ante mortem by cardiac catheterization and review of the literature. Arch. Intern. Med. **109** (1962) 731

[29] LILLEHEI, C. W.; LANDE, A. J.; RASSMAN, W. R.; TANAKA, S.; BLOCH, J. H.: Surgical management of myocardial infarction. Some promising concepts utilizing revascularization, mechanical circulatory assistance, operative treatment of severe complications and cardiac replacement. Circulation **40** Suppl. **IV.** (1969) IV-315

[30] Lipp, H.; Gambetta, M.; Schwartz, J.; de la Fuente, D.: Intermittent Pansystolic murmur and presumed mitral regurgitation after acute myocardial infarction. Amer. J. Cardiol. **30** (1972) 690
[31] Löfström, B.; Mogensen, L.; Nyquist, O.; Orinius, E.; Sjögren, A.; Werner, B.: Studies in myocardial rupture with cardiac tamponade in acute myocardial infarction. III. Attempts at emergency surgical treatment. Chest **61** (1972) 10
[32] London, R. E.; London, S. B.: Rupture of the heart. A critical analysis of 47 consecutive autopsy cases. Circulation **31** (1965) 202
[33] Loughlead, M. G.: Cardiac rupture complicating acute myocardial infarction in the presence of normal electrocardiogram. Chest **63** (1975) 391
[34] Meurs, A. H.; Vos, A. K.; Verhey, J. B.; Gerbrandy, J.: Electrocardiogram during cardiac rupture by myocardial infarction. Brit. Heart J. **32** (1970) 232
[35] Mogensen, L.; Nyquist, O.; Orinius, E.: Studies in myocardial rupture with cardiac tamponade in acute myocardial infarction. II. Electrocardiographic changes. Chest **61** (1972) 6
[36] Montegut, F. J.: Left ventricular rupture secondary to myocardial infarction. Report of survival with surgical repair. Ann. Thor. Surg. **14** (1972) 75
[37] Mundth, E. D.: Rupture of the heart complicating myocardial infarction. Circulation **46** (1972) 427
[38] Mundth, E. D.; Mortimer, J. B.; Daggett, W. M.; Sanders, Ch. A.; Austen, W. G.: Symposium: Myocardial infarction 1972 (part 6). Surgery for complications of acute myocardial infarction. Circulation **45** (1972) 1279
[39] O'Rourke, M. F.: Subacute heart rupture following myocardial infarction. Clinical features of a correctable condition. Lancet **2** (1973) 124
[40] Oyamada, A.; Queen, F. B.: Spontaneous rupture of the interventricular system following acute myocardial infarction with some clinicopathological observations on survival in five cases. Pan Pacific Pathology Congress, Triple US Army Hospital, Honolulu, 12 Okt. 1961
[41] Renggli, I.: Ist die klinische Diagnose der Kammerruptur beim akuten Myokardinfarkt möglich? Schweiz. Med. Wschr. **103** (1973) 354
[42] Sahebjami, H.: Myocardial infarction and cardiac rupture: Analysis of 37 cases and a brief review of the literature. South Med. J. **62** (1969) 1058
[43] Sanders, R. J.; Kern, W. H.; Blount, S. G.: Perforation of the interventricular septum complicating myocardial infarction. Amer. Heart J. **51** (1956) 736
[44] Sanders, R. J.; Neubuerger, K. T.; Ravin, A.: Rupture of papillary muscles: Occurence of rupture of the posterior muscle in posterior myocardial infarction. Dis. Chest **31** (1957) 316
[45] Schechter, D. Ch.: Surgical management of sequels of myocardial infarction. Part I and II. Med. Counterpoint **6** No. **7,8** (1974) 27
[46] Schechter, D. Ch.: Cardiac structural and functional changes after myocardial infarction III. Parietal rupture and pseudoaneurysm. New York State J. Med. **74** (1974) 1011
[47] Schechter, D. Ch.: Cardiac structural and functional changes after myocardial infarction. IV. Ventricular septal dysfunction and rupture. New York State J. Med. **74** (1974) 1439
[48] Schechter, D. Ch.: Cardiac structural and functional changes after myocardial infarction. V. Papillary muscle dysfunction and rupture. New York State J. Med. **74** (1974) 1615
[49] Sochocky, S.: Ventricular septal defect due to myocardial infarction. afp. Okt. (1978) 153
[50] Swithinbank, J. M.: Perforation of the interventricular septum in myocardial infarction. Brit. Heart J. **21** (1959) 562
[51] Vlodaver, Z.; Edwards, J. E.: Rupture of ventricular septum or papillary muscle complicating myocardial infarction. Circulation **55** (1977) 815
[52] Wessler, S.; Zoll, P. M.; Schlesinger, M. J.: The pathogenesis of spontaneous cardiac rupture. Circulation **6** (1952) 334

7.21.8. Thrombembolische Komplikationen bei akutem Myokardinfarkt

Im Rahmen des akuten Myokardinfarktes nehmen die thrombembolischen Komplikationen einen wichtigen Platz ein. Über diese Problematik wurde u. a. in einer Übersichtsarbeit von Frishman und Mitarbeiter [1] berichtet.
Ihre Häufigkeit wird mit etwa 25% angegeben, wobei der kardiogene Schock, Arrhythmien, Herzinsuffizienz und Aneurysmen, Alter des Patienten, Adipositas und ein schlechter Allgemeinzustand diese Komplikationen verstärken [3]. Die Häufigkeit der Embolien wird nach klinischen Diagnosen mit etwa 20% und nach anatomisch-pathologischen mit etwa 45% angegeben [2].
Die Quellen dieser Embolien können extra- bzw. intrakardial liegen. Die klinische Diagnose intrakardialer Thromben ist schwer, und meist weisen erst Embolien in verschiedenen Organen darauf hin. Selten pfropfen sich auf diese intrakardialen Thromben eine subakute Endokarditis (eigene Beobachtung) oder Abszesse auf.
Periphere Embolien können sich in allen Organen manifestieren. Besonders häufig sind die unteren Extremitäten und das Gehirn betroffen. Deshalb ist es erklärlich, daß zerebrale Erscheinungen bei einigen Patienten mit akutem Myokardinfarkt im Vordergrund stehen (s. S. 526). Daher ist die Forderung berechtigt, bei allen zerebralen Erscheinungen ein 12-Ableitungs-EKG zu schreiben, um den sogenannten „zerebralen Typ" des Myokardinfarktes nicht zu übersehen.
Die Lungenembolie ist ebenfalls eine nicht seltene Komplikation des akuten Myokardinfarktes, wobei sich hier die Thrombosierungen meist in den unteren Extremitäten befinden. Ausgangsort sind meist tiefe Thrombophlebitiden der unteren Extremitäten, die mittels des ^{131}J-Fibrinogen-Tests mit einer Häufigkeit von 22–37% nachgewiesen werden konnten (s. bei [1]). Selten können Embolisierungen der Extremitäten zu gangränösen Veränderungen der Zehen bzw. Finger führen.

7.21.8.1. Literatur

[1] Frishman, W. H.; Ribner, H. S.: Anticoagulation in myocardial infarction: Modern approach to an old problem. Amer. J. Cardiol. **48** (1979) 1207

[2] Wood, P.: Diseases of the heart and circulation. IInd. ed., Philadelphia 1958

[3] Wright, I. S.; Marple, C. D.; Beck, D. F.: Myocardial infarction, its clinical manifestations and treatment with anticoagulants. Grune & Stratton New York 1954

7.22. Prognose des akuten Myokardinfarktes

Die Prognose des Myokardinfarktes kann man in eine Kurz- und eine Langzeitprognose unterteilen. Die Kurzzeitprognose umfaßt im wesentlichen die Dauer des Krankenhausaufenthaltes einschließlich 6 Monate nach dem Myokardinfarkt. Die Langzeitprognose erstreckt sich über Jahre nach dem Infarkt.

7.22.1. Entwicklungsformen des Myokardinfarktes und Determinanten der Prognose

Es bestehen zwei Entwicklungsformen eines Infarktes:

1. sogenannte klinisch stabile Infarkte ohne wesentliche Störung der Myokardfunktion.
2. sogenannten klinisch instabile Infarkte.

Verschiedene Faktoren können diese Verläufe beeinflussen:

1. *Faktoren, die in der Regel zur Entwicklung eines sogenannten klinisch stabilen Infarktes führen.*

- Die infarzierte Herzmuskelmasse liegt unter der kritischen Grenze (weniger als 40% der Muskelmasse des linken Ventrikels).
- Die Infarzierung betraf nicht funktionell bedeutsame Abschnitte (z. B. posteromedialer Papillarmuskel).
- Die adaptiven und Kompensationsmechanismen sind ausreichend, um den Ausfall des Infarktgebietes auszugleichen.

2. *Faktoren, die in der Regel zur Entwicklung eines sogenannten klinisch instabilen Infarktes* mit dem Auftreten von Komplikationen, wie kardiogener Schock, Rhythmusstörungen, thrombembolisches Geschehen, Stauungsherzinsuffizienz, Angina pectoris, Reinfarkt oder Endokarditis führen.

- Das betroffene Muskelsegment des linken Ventrikels erreicht oder übersteigt die kritische Grenze.
- Der Infarkt liegt in funktionell bedeutsamen Abschnitten.
- Die adaptiven und Kompensationsmechanismen reichen nicht aus, um den Ausfall des Infarktgebietes auszugleichen.
- Die kardiale und koronare Reserve reicht nicht aus und wird durch den Infarkt weiter reduziert.
- Segmentale Ausfälle nehmen allmählich zu (Extension).

Folgende Faktoren wurden in bezug auf die Prognose der Patienten mit einem Myokardinfarkt diskutiert:

1. Größe des Myokardinfarktes
2. Kontraktilitätszustand des Restmyokards
3. Anzahl der stenosierten und verschlossenen Gefäße
4. Kollateralentwicklung
5. Lokalisation des Myokardinfarktes in bezug auf funktionell bedeutsame Abschnitte, wie z. B. Papillarmuskel, Septum
6. Hypertrophie des Herzmuskels
7. Angina pectoris und Anzahl der bisherigen Myokardinfarkte
8. Alter des Patienten
9. Geschlecht

Daneben haben folgende Merkmale einen negativen Einfluß:

- Hypotonie bei Krankenhausaufnahme
- Herzvergrößerung im Röntgenbild
- Linksventrikuläre Insuffizienz
- Angina pectoris und Infarkt in der Anamnese
- Rhythmusstörungen (besonders ventrikuläre Extrasystolie und Tachykardie haben eine prognostische Bedeutung).

Die Lebensgefahr ist für Patienten mit akutem Myokardinfarkt in den ersten Stunden nach dem akuten Ereignis am größten. Wie bereits erwähnt, ereignen sich 50% aller

Todesfälle an akutem Myokardinfarkt in den ersten zwei Stunden nach dem Beginn der akuten Symptome und 65% innerhalb der ersten zwölf Stunden [2, 11, 12, 14, 15].
Die Todesrate aus kardialer Ursache wird mit 6—15% in den ersten 6 Monaten [25, 31] und mit 8—19% im ersten Jahr [13, 23a, 25, 37, 40] angegeben.
KALININA [9] fand bei 412 Patienten, die ihren ersten Myokardinfarkt überstanden hatten, eine 5-Jahreüberlebensrate von 66% und eine 7-Jahresüberlebensrate von 62%.
In der letzten Zeit beschäftigen sich verschiedene Arbeitsgruppen mit der prognostischen Aussage der unterschiedlichen klinischen, biochemischen, elektrophysiologischen und hämodynamischen Parameter, die mit Hilfe der Mono- oder Multivarianzanalyse ausgewertet wurden [25, 26, 27, 28, 31, 33, 34, 35, 36, 38, 39].

7.22.1.1. Hämodynamische Parameter

Im Zentrum des Interesses stehen die Parameter, die zur Beurteilung der Funktion des linken Ventrikels verwendet werden. Zieht man in Betracht, daß neben Rhythmusstörungen, die heute durch die Einführung der koronaren Wachstationen und die konsequente antiarrhythmische Therapie beherrscht werden, das Versagen der Pumpfunktion des linken Ventrikels die häufigste Todesursache darstellt, so ist es gerechtfertigt, das Hauptaugenmerk auf die Veränderung dieser hämodynamischen Parameter zu legen.
Die Tabelle 122, die als Beispiel betrachtet werden soll, zeigt die Häufigkeit der verschiedenen Todesursachen, wodurch die Relation verdeutlicht werden soll.

Tabelle 122
Häufigkeit der verschiedenen Todesursachen bei akutem Myokardinfarkt (nach POLI und Mitarbeiter [17])

Gesamtzahl der Patienten	471
Todesfälle	94
durch Rhythmusstörungen	10 (10,7%)
durch Herzinsuffizienz oder Schock	76 (80,8%)
durch andere Ursachen	8 (8,5%)

Moss und Mitarbeiter [30] haben mit Hilfe einer Multivarianzanalyse der prognostischen Schichtung (prognostic stratification) eine 19%ige Letalitätsrate innerhalb von 4 Monaten nach dem Myokardinfarkt bei den Patienten gefunden, die 2 oder 3 der folgenden Merkmale aufwiesen:

1. 20 oder mehr ventrikuläre Extrasystolen pro Stunde
2. Angina pectoris in Ruhe bzw. bei geringer körperlicher Belastung
3. Hypotonie oder Herzinsuffizienz oder beides auf der koronaren Wachstation.

Patienten, die kein oder nur ein Merkmal aufwiesen, hatten eine Letalitätsrate im gleichen Zeitraum von 2%.
BIGGER und Mitarbeiter [25] konnten unter Verwendung derselben Variablen und statistischen Methoden diese Ergebnisse jedoch nicht bestätigen.
SCHEIDT und Mitarbeiter [21] weisen darauf hin, daß die äußere Arbeit des linken Ventrikels größer als 1,75 kgm/min/m^2 bei 22 von 29 Überlebenden war. Bei 27 von 29 Verstorbenen war dieser Wert kleiner. Bei zwei Patienten, die trotz eines niedrigen Schlag-

arbeitsindex' überlebten, war wahrscheinlich der Einsatz der assistierenden Zirkulation maßgeblich. Die Wertigkeit der Voraussage betrug 90%. Von dieser Arbeitsgruppe wurde auch für andere hämodynamische Parameter die (s. Tabelle 123) Wertigkeit der Voraussage zusammengestellt.

Tabelle 123
Hämodynamische Parameter für die Prognose
(nach SCHEIDT und Mitarbeiter [21])

Parameter	Grenzwert	Voraussagewert (%)
Auswurfarbeit des linken Ventrikels	30 gm/s	86
Schlagarbeitsindex	20 gm/m^2	88
Schlagvolumenindex	20 ml/m^2	85
Herzindex	1,5 l/min/m^2	73
LVEDP	12 mm Hg	70
	23 mm Hg	70
Peripherer Gefäßwiderstand	1250 dyn · s · cm^{-5}	56
Herzfrequenz	80/min	67

RACKLEY und Mitarbeiter [18] haben die Wertigkeit des Schlagarbeitsindex' für die Bestimmung der Hospitalletalität und für das erste Jahr nach dem Myokardinfarkt überprüft.
Die hämodynamischen Untersuchungen wurden zwischen 4 und 110 Stunden (durchschnittlich 26 Stunden) durchgeführt.
Sie kommen zu folgenden Schlußfolgerungen:

1. Die Sterblichkeit war erhöht, wenn der Schlagarbeitsindex unter 20 gm/m^2 lag. Sie betrug in der Hospitalphase dabei 86% und im ersten Jahr 67%.
2. Die Sterblichkeit war niedrig, wenn der Schlagarbeitsindex größer als 40 gm/m^2 war. Sie betrug dann in der Hospitalphase 14% und im ersten Jahr 17%.

Die Ergebnisse unserer eigenen Untersuchungen zeigen, daß sich der Schlagarbeitsindex und LVEDP bei Überlebenden und Verstorbenen unterscheiden (s. Abb. 140, S. 512, Abb. 160, S. 692, Abb. 161, S. 693).
LORENTE und Mitarbeiter [10] haben eine Diskriminanzanalyse der verschiedenen Faktoren bei der Gruppe der Verstorbenen und der der Überlebenden berechnet.
Folgende Variable wie:

- Herzfrequenz
- peripherer arterieller Widerstand
- totaler Lungenwiderstand
- Füllungsdruck des rechten und linken Ventrikels

waren bei den Verstorbenen signifikant höher. Der Schlagvolumenindex und die linksventrikuläre Arbeit waren bei den überlebenden Patienten größer.
Der Aortenmitteldruck lag bei den Überlebenden nicht signifikant höher. TRIGANO [23] verglich gleichfalls verschiedene hämodynamische Parameter zwischen Überlebenden und Verstorbenen.

Folgende Parameter zeigten einen signifikanten Unterschied:

1. Systolischer, diastolischer und Mitteldruck in der A. pulmonalis
2. Diastolischer und enddiastolischer Druck des linken Ventrikels
3. Pulmonaler und peripherer Widerstand
4. Herzminutenvolumen, Herzindex, Schlagvolumenindex, Herzfrequenz
5. Systolische äußere Arbeit des linken Ventrikels
6. Kraft des linken Ventrikels
7. REEVES-Index $\frac{dp/dt_{max}}{LVEDP \cdot s^{-1}}$
8. Druck-Volumen-Beziehung.

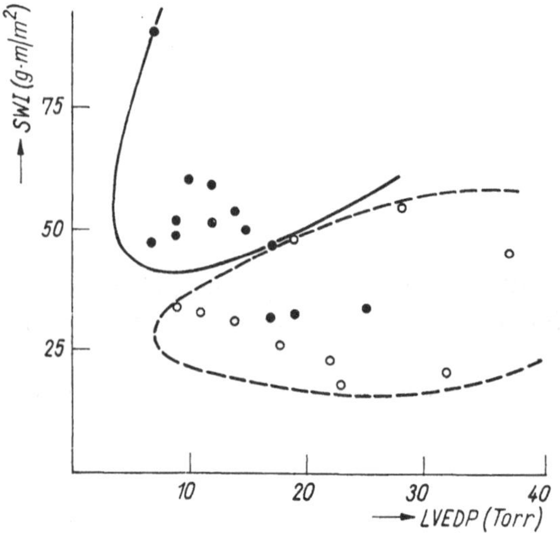

Abb. 160. Prognoseindex aus SWI und LVEDP. ○ Verstorbene; • Überlebende

Der Aortendruck, der Druck im rechten Ventrikel und rechten Vorhof sowie die Arbeit und Kraft des rechten Ventrikels brachten keinen trennenden Unterschied.

Nach Anwendung der genannten Parameter kommt TRIGANO [23] zu der in der Tabelle 124 wiedergegebenen Aussage.

BLEIFELD und Mitarbeiter [4] kommen anhand der Untersuchung von 50 Patienten mit akutem Myokardinfarkt zu der Schlußfolgerung, daß die Prognose mit Hilfe des Schockindex' abgeschätzt werden kann.

Folgende Formel wird dazu verwendet:

$$\frac{(SAP - PAEDP) \cdot CI}{PAEDP \cdot avD_{O_2}}$$

SAP — systolischer arterieller Druck
PAEDP — enddiastolischer Pulmonalarteriendruck
CI — Herzindex
avD_{O_2} — Arterio-venöse Sauerstoffdifferenz

Mit einem Indexwert von 0,3 konnte man die Überlebenden von den Verstorbenen signifikant trennen ($p < 0,05$).

Tabelle 124
Vergleichende hämodynamische Parameter zwischen Überlebenden und Verstorbenen (nach TRIGANO [23])

Anzahl der Patienten	Parameter	Grenzwert	Falsch positiv	Falsch negativ	Gesamtanzahl der Fehler	Fehler (%)
78	LVEDP (mm Hg)	20,0	11/23	2/23	13/78	14,1
67	LVMDP (mm Hg)	15,0	8/23	4/23	12/67	18,0
78	LVSWI/LVEDP (gm/m^2 mm Hg)	1,0	6/16	4/16	10/78	12,8
78	REEVES-Index	50,0	5/11	8/11	13/78	14,1
64	dp/dV (mm Hg/ml)	0,3	5/13	2/13	7/64	11,0

Unabhängig von der sofortigen Entwicklung eines Schockzustandes starben von 31 Patienten 24 mit einem Index unter 0,3. Hingegen hatten nur 7 von 47 Überlebenden einen Index unter 0,3.

Obwohl die Sterblichkeit an kardiogenem Schock 80% betrug, konnten bei initialen Messungen des Füllungsdruckes des linken Ventrikels und des Herzindex' Subgruppen abgetrennt werden. Patienten, die einen PAEDP und LVEDP größer als 29 mm Hg hatten, überlebten in keinem Falle. Bei den Patienten mit einem linksventrikulären Füllungsdruck größer als 15 mm Hg und einem Herzindex kleiner als 2,0 $l/min/m^2$ lag die Sterblichkeit bei 92%. In der dritten Subgruppe war der initiale Füllungsdruck des linken Ventrikels kleiner als 15 mm Hg, der Herzindex kleiner als 2,0 $l/min/m^2$. Hier betrug die Sterblichkeit 63%.

Die vierte Gruppe zeigte einen linksventrikulären Füllungsdruck von mehr als 29 mmHg, aber der Herzindex war größer als 2,0 $l/min/m^2$. Die Sterblichkeit betrug hier nur 13%.

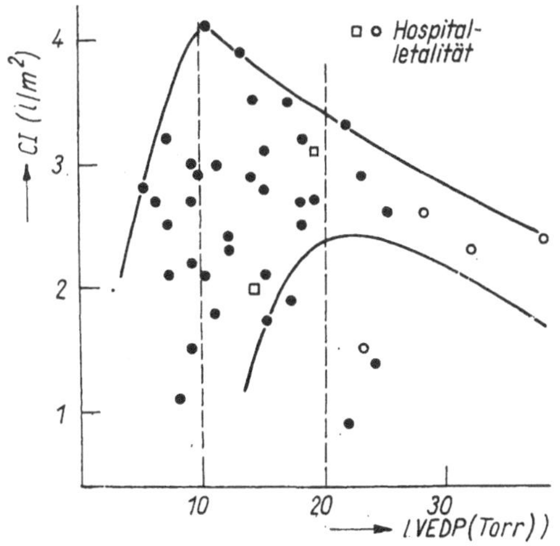

Abb. 161. Verhältnis zwischen Herzindex und LVEDP (die Hospitalletalität betreffend im eigenen Krankengut).
○ □ Hospitalletalität; • Überlebende

Anhand dieser Ergebnisse vertreten die Autoren die Auffassung, daß bei Patienten mit akutem Myokardinfarkt und kardiogenem Schock die Prognose durch die Messung der hämodynamischen Parameter in der initialen Phase für die verschiedenen Subgruppen vorausgesehen werden kann, die, wie bereits erwähnt, eine Letalität von 100%, 92%, 63% und 13% hatten.

AFIFI und Mitarbeiter [1] haben die verschiedenen hämodynamischen, metabolischen, respiratorischen und renalen Parameter bei 29 Patienten mit akutem Myokardinfarkt und Schock überprüft. Der Laktatgehalt im arteriellen Blut war allein die zuverlässigste individuelle Variable und in Kombination mit anderen Parametern. Die individuelle Blutdurchflußmessung war zuverlässiger als die Blutdruckmessung. Prognostische Indizes wurden mit Hilfe der Diskriminanzanalyse herausgearbeitet. Folgende Parameter, die in der Tabelle 125 zusammengefaßt sind, wurden als Initial- und Endwerte in bezug auf ihre Aussage über die Prognose für Überlebende angegeben.

Anhand dieser ausführlichen Analyse kommen die Autoren zu der Meinung, daß eine linear-additive Kombination von Laktat im arteriellen Blut entweder mit dem pCO_2

Tabelle 125

Referenzwerte und Zuverlässigkeitsrate der einzelnen Parameter bei der Voraussage der Überlebenschance nach AFIFI und Mitarbeiter [1]

Variable	Initialwerte		Endwerte	
	Referenzwert	Zuverlässigkeit %	Referenzwert	Zuverlässigkeit %
Systolischer Druck (mm Hg)	> 89	60	> 91	68
Mittlerer arterieller Druck (mm Hg)	> 67	69	> 66	71
Diastolischer Druck (mm Hg)	> 55	68	> 53	71
Herzfrequenz (Schläge/min)	> 93	50	< 90	55
Rektaltemperatur (°C)	> 37,3	57	> 37,7	59
Mittlerer zentraler Venendruck (mm Hg)	< 8,9	63	< 9,4	54
Herzindex (l/min/m²)	> 1,4	50	> 1,8	70
Schlagvolumenindex (ml/m²)	> 16	51	> 25	73
Erscheinungszeit (s)	< 13	53	< 12	72
Mittlere Kreislaufzeit (s)	< 31,8	61	< 26,8	71
Urinausscheidung (ml/h)	> 60	59	> 56	78
Plasmavolumenindex (ml/kg)	> 41	51	> 48	70
Erythrozytenindex (ml/kg)	> 24	52	< 21	53
Hb (g/100 ml)	> 14,3	69	> 12,1	51
Arterieller Hämatokrit (%)	> 44	75	< 35	57
Arterieller pH	> 7,38	64	> 7,4	64
Arterieller pO_2 (mm Hg)	< 120	52	< 134	50
Arterielle O_2-Sättigung (%)	< 94	53	> 97	57
Arterieller pCO_2 (mm Hg)	> 41	71	> 41	62
Arterielles Blutlaktat (mmol)	< 3,41	77	< 2,99	85
Peripherer Gefäßwiderstand ($dyn \cdot s \cdot m^{-5}$)	> 2140	61	< 1522	58
Herzarbeit (g·m)	> 2345	58	> 3123	77
Zentrales Blutvolumen (l)	> 1,36	56	> 1,54	56
Schlagarbeit (g·m)	> 26	58	> 41	82

oder mit dem Schlagvolumenindex oder dem mittleren zentralen Venendruck die größte Zuverlässigkeit bei der Aussge über die Überlebenschance bei Patienten mit akutem Myokardinfarkt und kardiogenem Schock hat.
Dieselbe Arbeitsgruppe [22] stellte den Schlagvolumenindex und den intraarteriell gemessenen diastolischen Druck als beste Kombination von hämodynamischen Parametern zur prognostischen Einschätzung der Überlebenschance heraus.
RABKIN und Mitarbeiter [34] fanden eine positive Beziehung zwischen der Höhe des Blutdruckes vor dem akuten Myokardinfarkt und dem Ausmaß seiner Veränderungen während des akuten Ereignisses.
Die Patienten, die einen systolischen Blutdruck von 140 oder mehr bzw. einen diastolischen Blutdruck von mehr als 90 mm Hg hatten, hatten eine signifikant niedrigere Überlebenschance bis 10 Jahre postinfarkt ($p < 0{,}05$).
Ein größerer Anstieg oder Abfall (20 mm Hg und mehr) des systolischen Blutdruckes ging mit einer höheren Letalitätsrate innerhalb von 3 Monaten nach dem akuten Myokardinfarkt einher. Nach diesem Zeitraum bestand diese Beziehung nicht mehr [34].
WEBER und Mitarbeiter [41] konnten durch die Verwendung des Herzindex und des PC-Druck als Äquivalent des linksventrikulären Füllungsdruckes oder durch die dreidimensionale Betrachtung des SWI, HI und des Füllungsdruckes die verschiedenen Schweregrade der linksventrikulären Funktionsstörung und ihre Beziehung zur Letalität bestimmen.
Sie fanden folgende Letalitätsraten:

HI $< 2{,}0$ l/min/m^2 und LVFP < 15 mm Hg	55% Letalität
HI $> 2{,}0$ l/min/m^2 und LVFP < 15 mm Hg	33% Letalität
HI $> 2{,}0$ l/min/m^2 und LVFP > 15 mm Hg	58% Letalität

Bei dreidimensionaler Betrachtung fanden die Autoren [41] eine richtige Voraussage des Todesereignisses bei 83% für den kardiogenen Schock. Bei Patienten mit Herzinsuffizienz reduzierte sich diese richtige Voraussage auf 72%.
NORRIS und Mitarbeiter [13a] und BEARD und Mitarbeiter [2a] stellten fest, daß eine linksventrikuläre Insuffizienz die Frühletalitätsrate (1—2 Monate nach dem Myokardinfarkt) oder die Spätletalitätsrate (3—5 Jahre nach dem Myokardinfarkt) beeinflußte.
Ebenfalls fanden WEINBLATT und Mitarbeiter [24a], daß eine Linksherzinsuffizienz während des akuten Myokardinfarktes einen frühen Tod binnen eines Monates vorhersagen konnte; dies war jedoch nicht für die Spätprognose (bis $4^1/_2$ Jahre) gültig.
Auch BIGGER und Mitarbeiter [25] bestätigen, daß die linksventrikuläre Insuffizienz auf der koronaren Wachstation und die Vergrößerung des Herzens im Röntgenbild gute Merkmale für die Voraussage der frühposthospitalen Letalität waren.
LURIA und Mitarbeiter [29] sowie VISMARA [23a] schlußfolgerten, daß die linksventrikuläre Insuffizienz kein entscheidender Risikofaktor im Hinblick auf die Prognose ist.
Diese widersprüchlichen Aussagen sind sowohl methodisch als auch durch die Heterogenität des Patientengutes bedingt.
Den Vergleich der hämodynamischen Parameter zwischen Verstorbenen und Überlebenden bei akutem Myokardinfarkt in unserem eigenen hämodynamisch untersuchten Krankengut [32a] zeigte die Abbildung 140, S. 512.
Der erhöhte LVEDP und der Schlagarbeitsindex hatten bei der Trennung von Überlebenden und Verstorbenen eine statistisch signifikante Bedeutung ($p < 0{,}01$).

7.22.1.2. Klinische und paraklinische Parameter

Verschiedene klinische und paraklinische Faktoren, die die Prognose des Infarktes beeinflussen, sind ausführlich untersucht worden [9].
Diese die Prognose beeinflussenden Faktoren sind z. B. die Hypertoniekrankheit, das Auftreten von Angina-pectoris-Anfällen nach dem Myokardinfarkt, die Entwicklung eines Herzwandaneurysmas sowie Erregungsbildungs- und Erregungsleitungsstörungen.
Es besteht keine einheitliche Meinung über die mögliche Beziehung zwischen Rhythmusstörungen, die während des Aufenthaltes auf der koronaren Wachstation auftreten, und dem Herztod in der Posthospitalphase des akuten Myokardinfarktes [2a, 5a, 21a, 23a, 25, 27, 29, 30, 31, 33, 35, 36, 37, 39, 40].
Neuere Arbeiten zeigen jedoch [21a, 23a, 25, 30, 35, 37], daß ventrikuläre Arrhythmien, besonders ventrikuläre Extrasystolen, die in der Hospitalphase des Myokardinfarktes auftreten, die Posthospitalletalität beeinflussen. Dies ist besonders dann bedeut-

Tabelle 126
Parameter, die kurz- und langfristig die Prognose beeinflussen
(nach SHUBIN und Mitarbeiter [22])

Parameter	Prognose	
	günstig	ungünstig
Alter		+
Geschlecht		
weiblich		+
männlich	+	
Blutdruck		
Hypotonie	+	
Hypertonie		+
Angina pectoris		+
Rhythmusstörungen		+
Manifeste Erscheinungen der Herzinsuffizienz		+
Schlagarbeitsindex	40 gm/s/m²	20 gm/s/m².
Herzindex		2 l/min/m²
Erhöhter linksventrikulärer enddiastolischer Druck		+
Schock-Index	> 0,3	< 0,3
Größe des Myokardinfarktes		
40% des linken Ventrikels	+	
40% des linken Ventrikels		+
Lokalisation		
funktionell bedeutsame Abschnitte		+
anterior		+
inferior	+	
Anzahl der verschlossenen oder stenosierten Gefäße		+
Kollateralentwicklung	+	
Linksventrikuläre Hypertrophie		+

sam, wenn diese Arrhythmien mit einer linksventrikulären Insuffizienz vergesellschaftet sind [21a, 25, 37].

In der Tabelle 126 sind Parameter zusammengestellt, die sowohl die kurzfristige als auch die langzeitige Prognose beeinflussen.

Bigger und Mitarbeiter [25] und Vismara und Mitarbeiter [23a] fanden, daß das Alter kein gutes Merkmal für die Voraussage des frühen posthospitalen Todes [25] bzw. des Todes innerhalb des ersten Jahres [23a] ist.

Moss und Mitarbeiter [32] stellten einen Zusammenhang zwischen dem Alter und der Todesrate $1^1/_2$—2 Jahre nach dem akuten Myokardinfarkt, aber nicht innerhalb der ersten 4 Posthospitalmonate fest. Über den Zusammenhang zwischen einer Angina pectoris oder einen durchgemachten Myokardinfarkt und den plötzlichen Tod in der Posthospitalphase liegen unterschiedliche Angaben vor. Während manche Autoren [7a, 7b, 23a, 25] keine Korrelation zwischen beiden Ergebnissen fanden, konnten andere hingegen einen signifikanten Zusammenhang zwischen der Angina pectoris und der Posthospitalletalität für einen Zeitraum von 2 Monaten bis 3 Jahren feststellen [2a, 6a, 30]. Es konnte keine signifikante Aussage zwischen den Risikofaktoren Hypertonie, Diabetes mellitus, Hypercholesterinämie, Adipositas sowie Rauchen und dem Eintritt des Herztodes binnen 6 Monaten nach dem Myokardinfarkt [13, 23a, 25], festgestellt werden. Die Infarktgröße, gemessen an der Höhe der Kreatinphosphokinase, zeigte eine positive Beziehung zur Hospitalletalität [9b, 11a, 21b, 22a, 28]. Bei Kombination eines erhöhten Harnstoff-Serumwertes zwei Wochen nach dem akuten Myokardinfarkt, einer linksventrikulären Insuffizienz während des Aufenthaltes auf der koronaren Wachstation starben 55% der Patienten im Vergleich zu nur 5% ohne diese Merkmale [25].

Peel und Mitarbeiter [16] versuchten auf der Basis eines Punktsystems unter Berücksichtigung paraklinischer und klinischer Parameter über die Kurz- und Langzeitprognose sowie über den Therapieerfolg eine Aussage zu machen.

Norris erarbeitete aus sechs Variablen (Alter, Herzgröße, Lungenveränderungen, frühere Ischämieepisoden und Infarkte, Höhe des systolischen Blutdruckes bei Aufnahme, Lokalisation des Infarktes) mit Hilfe der Diskriminanzanalyse einen prognostischen Index. Es wurde eine Bewichtung von 0—1 (X-Werte) vorgenommen. Jeder X-Wert wurde mit einer diskriminanzanalytisch ermittelten Zahl multipliziert (Y-Wert). Dieser Y-Wert bringt die Bedeutung dieser Variablen im Vergleich zu anderen Variablen zum Ausdruck.

Somit ergibt sich der koronarprognostische Index als Summe $X_1Y_1 + \cdots + X_nY_n$ (mit $n = 6$).

Die Tabelle 128 zeigt den koronarprognostischen Index nach Norris [13].

Die Abbildung 162 gibt die nach diesem Index berechnete Sterberate während der Hospitalphase wieder.

Über die prognostische Bedeutung der Infarktlokalisation besteht ebenfalls keine einheitliche Meinung [9, 20]. Anteriore Infarkte haben mit 42,1% eine höhere Letalität als inferiore mit 32,1% [9]. Einige Autoren fanden einen fast gleichen Anteil an Myokardinfarkten im anterioren und inferioren Bereich [6, 7, 20]. Kalinina [9] fand jedoch bei 361 Patienten mit akutem Myokardinfarkt zu 60% die Lokalisation im Bereich der Vorderwand und nur zu 40% im Bereich der Hinterwand, das auch etwa mit der Verteilung im eigenen Krankengut übereinstimmt. Nach den meisten Autoren hat der anteriore Myokardinfarkt eine schlechtere Prognose als der inferiore [3].

Tabelle 127

Prognostischer Koronarindex (nach PEEL [16])

Name: Aufnahme-Nr.
Alter: Datum des Infarkteintritts: Abt.:
Datum der Aufnahme:

	Punkte		Punkte	Patient
Geschlecht und Alter				
Männer: 54 oder weniger	0	Frauen: 64 oder weniger	2	
55 bis 59	1	über 65	3	
60 bis 64	2			
über 65	3			
Vorgeschichte:				
Herzinfarkt in der Anamnese			6	
Andere kardiovaskuläre Erkrankungen oder leichte Dyspnoe			3	
Angina pectoris			1	
Keine kardiovakuläre Erkrankungen			0	
Schock				
Nicht nachweisbar			0	
Leicht, vorübergehend beim Anfall			1	
Mittelschwer noch bei Aufnahme, abklingend nach Ruhe und Sedierung			5	
Schwer, persistierend trotz Ruhe und Sedierung			7	
Herzinsuffizienz				
Nicht nachweisbar			0	
Einzelne basale Rasselgeräusche			1	
Nachweis von: Atemnot; Lungenödem; Orthopnoe oder Dyspnoe; Galopprhythmus; Lebervergrößerung; Ödemen und Halsveneneinflußstauung			4	
EKG				
Norm. QRS-, S-T-Segment ohne T-Wellen-Veränderungen			1	
QR-Komplexe			3	
QS-Komplexe ohne Schenkelblock			4	
Rhythmus				
Sinus			0	
Nachweis von: Vorhofflimmern, -flattern, paroxysmaler Tachykardie, anhaltender Tachykardie über 110/min, gehäuften ES, Knotenrhythmus, Block			4	

Gestorben innerhalb von 28 Tagen: Resultat:
Überleben nach 28 Tagen:

Bewertung:

1 bis 8 Punkte	Letalität etwa 3%
9 bis 12 Punkte	Letalität etwa 12%
13 bis 16 Punkte	Letalität etwa 24%
17 bis 20 Punkte	Letalität etwa 54%
über 20 Punkte	Letalität etwa 88%

Tabelle 128

Koronarprognostischer Index (nach Norris [13])

	Kurzzeitindex		Langzeitindex	
	X	Y	X	Y
Alter (Jahre)				
50	0,2		0,2	
50–59	0,4		0,4	
60–60	0,6	3,9	0,6	4,9
70–79	0,8		0,8	
80–89	1,0		1,0	
Herzgröße				
Normal	0		0	
Zweifelhaft verbreitert	0,5	1,5	1,0	1,7
Sicher verbreitert	1,0		1,0	
Lungenfelder				
Normal	0		0	
Venenstauung	0,3		0,3	
Interstitielles Ödem	0,6	3,3	1,0	5,1
Lungenödem	1,0		1,0	
Frühere Ischämie				
Keine Ischämie	0		0	
Frühere Angina pectoris	1,0	0,4	0	3,5
Früherer Infarkt	1,0		1,0	
Systolischer Blutdruck bei Aufnahme (mm Hg)				
55	1,0			
55–64	0,7			
65–74	0,6			
75–84	0,5			
85–94	0,4	10,0		
95–104	0,3			
105–114	0,2			
115–124	0,1			
125	0			
Infarktlokalisation				
Anterior transmural	1,0			
Linksschenkelblock	1,0	2,8		
Inferior transmural	0,7			
Subendokardial	0,3			

X-Werte = Schweregrad jedes klinischen Faktors mit einer Bewichtung zwischen 0 und 1;
Y-Werte = Produkt aus X-Wert und durch die Diskriminanzanalyse ermittelten Faktor.

Das Überleben der akuten Phase des Infarktes ist wesentlich vom Alter abhängig. Eine Zunahme der absoluten Letalität mit dem Lebensalter ist allgemein akzeptiert [9, 9a]. Die Überlebensrate schwankt zwischen 87% bei 50jährigen und 27% bei 70jährigen und älteren Patienten [9]. Eine Geschlechtsabhängigkeit des Überlebens konnte ebenfalls nachgewiesen werden (Männer 70%; Frauen 61%) [9]. KÜHNS [9a] fand sowohl in bezug auf die geschlechts- als auch altersabhängige Überlebensrate entgegengesetzte Ergebnisse.

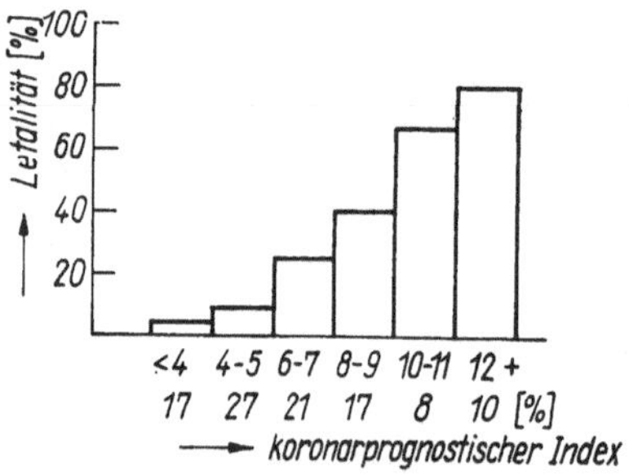

Abb. 162. Koronarprognostischer Index für die Kurzzeit-(Hospital)-Überlebenschance. Eine schrittweise Erhöhung der Sterblichkeitsrate von 3% (koronarprognostischer Index < 4) bis 78% (koronarprognostischer Index ≧ 12) (Die in Klammern gegebenen Prozentzahlen beziehen sich auf die Patientenzahl mit dem betreffenden Index). Nach NORRIS [13]

JOINASCH und Mitarbeiter [8] fanden einen Diabetes mellitus in 5—28% der akuten Myokardinfarkte. Einige Autoren [5, 19] zeigten einen Zusammenhang zwischen einem schweren klinischen Verlauf des akuten Myokardinfarktes und der höheren Letalität bei Patienten mit Diabetes mellitus.

Einen wesentlichen Einfluß auf die Sterblichkeit hat auch der Grad der Herzhypertrophie.

Nach Untersuchungen von SAJKIEWICZ und Mitarbeitern [19a] an 76 Patienten mit Myokardinfarkt, wobei die nachstehende Gruppeneinteilung nach dem Herzgewicht

Tabelle 129

Frühletalität (6 Wochen) beim Herzinfarkt in Abhängigkeit von Geschlecht und Alter (nach KÜHNS [9a])

Alter	Frühletalität			
	Männer		Frauen	
	Patienten-anzahl (n)	Letalität (%)	Patienten-anzahl (n)	Letalität (%)
Unter 40 Jahren	4	—	—	—
40—49 Jahre	11	—	—	—
50—59 Jahre	25	12,0	5	20,0
60—69 Jahre	28	46,4	7	28,6
über 70 Jahre	6	50,0	5	60,0
Gesamt	74		17	
Durchschnitt		25,7		35,3

Tabelle 130

Spätletalität (3 Jahre nach Überleben der ersten 6 Wochen) beim Herzinfarkt in Abhängigkeit von Geschlecht und Alter (nach Kühns [9a])

Alter	Spätletalität			
	Männer		Frauen	
	Patienten-anzahl (n)	Letalität (%)	Patienten-anzahl (n)	Letalität (%)
Unter 40 Jahren	6	—	—	—
40—49 Jahre	21	9,5	—	—
50—59 Jahre	49	14,3	9	22,2
60—69 Jahre	64	12,5	14	28,6
über 70 Jahre	23	30,4	14	50,0
Gesamt	163		37	
Durchschnitt		14,7		35,1

Tabelle 131

Häufigkeit der tödlichen Herzinfarkte in Abhängigkeit von der Herzmasse [19b]

Herzgewicht (g)	I bis 400 g	II 400—500 g	III 500 g	Gesamtanzahl
Pathologisch-anatomisch	4	27	45	76
in %	4,8	37,1	58,1	100

vorgenommen wurde, konnte festgestellt werden, daß eine direkte Beziehung zwischen der Herzmasse und der Häufigkeit tödlicher Infarkte besteht.

Gruppe I: Ohne oder nur geringe Herzhypertrophie mit einer Herzmasse unter 400 g.
Gruppe II: Mittlere Hypertrophie mit einer Herzmasse zwischen 400—500 g.
Gruppe III: Ausgeprägte Herzhypertrophie mit einer Herzmasse über 500 g.

Zusammenfassend kann aus den bisherigen Ergebnissen festgestellt werden, daß im Hinblick auf die vielfältigen die Prognose beeinflussenden Faktoren eine individuelle Voraussage nur bedingt möglich ist. Unter Berücksichtigung einer multivariaten Betrachtung klinischer, paraklinischer und hämodynamischer Parameter ist jedoch eine für klinische Zwecke ausreichende prognostische Aussage möglich.

7.22.2. Literatur

[1] Afifi, A. A.; Chang, P. C.; Liu, V. Y.; da Luz, P. L.; Weil, M. H.; Shubin, H.: Prognostic indices in acute myocardial infarction complicated by shock. Amer. J. Cardiol. **33** (1974) 826

[2] Baumann, P. C.: Die Vorspitalphase des akuten Myokardinfarktes. Schweiz. Med. Wschr. **102** (1972) 1810

[2a] Beard, O. W.; Hipp, H. R.; Robins, M.; Taylor, J. S.; Ebert, R. V.; Beran, L. G.: Initial myocardial infarction among 503 veterans. Amer. J. Med. **28** (1960) 871

[3] Berinskaja, A. N.; Kalinina, N. W.; Meerson, T. I.: Ischodi i prognos infarkta miokarda Medicin, 1958, S. 271

[4] Bleifeld, W.; Mathey, D.; Hanrath, P.; Effert, S.: Akuter Myokardinfarkt. VII. Prognostische Bedeutung eines Schockindex. Dr. Med. Wschr. **98** (1973) 1355

[5] BORNEMANN, K.: Prognose und Rehabilitation nach Myokardinfarkt. Med. Klinik **31** (1957) 1321
[5a] Coronary Drug Project Research Group: Report of the prognostic importance of premature beats following myocardial infarction; Experience in the Coronary Drug Project. JAMA **223** (1973) 1116
[6] CRECELIUS, W.; STRAUZENBERG, S. E.; POKLEKOWSKI, I.: Klinischer Beitrag zur Epidemiologie des Herzinfarkts. Dt. Ges.wesen **21** (1966) 2069
[6a] FLEISS, J. L.: Statistical methods for rates and proportions. John Wiley, New York 1973
[7] FRIEDMANN, M.; STEIM, H.; EMMRICH, J.; REINDELL, H.: Der Herzinfarkt in ätiologischer und katamnestischer Sicht. Dt. Arch. klin. Med. **211** (1965) 261
[7a] GARES, P. C.; KITCHELL, J. R.; MELTZER, L. E.; Death rate among 795 patients in the first year after myocardial infarction. JAMA **1975** (1966) 906
[7b] HONEY, G. E.; TRUELOVE, S. C.: Prognostic factors in myocardial infarction. Lancet **1** (1957) 1155
[8] IONASCH, B.; KOSAK, P.: Sacharnju diabet i atheroskleros o zerdetschnom infarkta u diabetikow. Kardiologija **3** (1966) 16
[9] KALININA, N. W.: Otdaljennije ischodui infarkta miokarda. Verlag Medizin, Moskau 1971
[9a] KÜHNS, K.: Der Einfluß des Alters auf die Prognose der Hypertonie und des Herzinfarktes. Z. f. Gerontologie **2/3** (1969) 168
[9b] KLUG, W. F.: Prognostic value of serum creatinine phosphokinase levels in myocardial infarction. Northwest Med. **68** (1969) 847
[10] LORENTE, P.; DELABRE, M.; GOURGON, R.; MASQUET, C.; BOUVRAIN, Y.: Application of multidimensional statistical methods to the prognosis of cardiac failure in the course of acute myocardial infarction. Arch. Mal. Coeur **66** (1973) 381
[11] LOWN, B.; KLEIN, M. D.; HERSHBERG, P. I.: Coronary and precoronary care. Amer. J. Med. **46** (1969) 705
[11a] MATHEY, D.; BLEIFELD, W.; HANRATH, P.; EFFERT, S.: Attempt to quantitative relation between cardiac function and infarct size in acute myocardial infarction. Brit. Heart J. **36** (1974) 271
[12] MCNEILLY, R. N.; PEMBERTON, J.: Duration of last attack in 998 fatal cases of coronary artery and its relation to possible cardiac resuscitation. Brit. Med. J. **3** (1968) 139
[13] NORRIS, R. M.: Prognosis in myocardial infarction. Heart & Lung **4** (1975) 75
[13a] NORRIS, R. M.; CAUGHEY, D. E.; MERCER, C. J.; DEEMING, W.: Coronary prognostic index for predicting survival after recovery from acute myocardial infarction. Lancet **2** (1970) 485
[14] PANTRIDGE, J. F.; ADGEY, A. A. J.: Pre-hospital coronary care. The mobile coronary care unit. Amer. J. Cardiol. **24** (1969) 666
[15] PANTRIDGE, J. F.: Mobile coronary care. Chest **58** (1970) 229
[16] PEEL, A. A. F.; SEMPLE, T.; WANG, I.; LANCASTER, W. M.; DALL, J. L. G.: A coronary prognostic index for grading the severity of infarction. Brit. Heart J. **24** (1962) 745
[17] POLI, S.; ENRICO, J.-F.; PERRET, J.-D.: Causes de mort dans l'infarctus du myocarde. Schweiz. Med. Wschr. **102** (1972) 419
[18] RACKLEY, C. E.; RUSSEL, R. O.: Left ventricular function in acute myocardial infarction and its clinical significance. Circulation **45** (1972) 231
[19] ROBINSON, J.: Coronary thrombosis in diabetes mellitus. An analysis of 54 cases. New Engl. J. Med. **246** (1952) 332
[19a] SAJKIEWICZ, K.; VOLLMER, F.; BAUSDORF, B.: Kombination morphologischer Untersuchungsmethoden des Herzens. II. Mitteilung: Die Untersuchung des Myokards. Beitr. Path. **144** (1971) 299
[19b] SAJKIEWICZ, K.: Ergebnisse aus dem Herzinfarktregister Berlin-Lichtenberg 1970/71. 5. Tag. Ges. Pathol. DDR 29—31. 8. 1974 Dresden
[20] SCHEIDLER, K.: Die wachsende Bedeutung des Herzinfarktes als Gesundheitspolitisches Problem. Z. ärztl. Fortbild. **57, 20** (1963) 1099

[21] SCHEIDT, S.; WILNER, G.; FILLMORE, S.; SHAPIRO, M.; KILLIP, T.: Objective haemodynamic assessment after acute myocardial infarction. Brit. Heart J. **35,9** (1973) 908

[21a] SCHULZE, R. A.; ROULEAU, J.; RIGO, P.; BOWERS, S.; STRAUSS, H. W.; PITT, B.: Ventricular arrhythmias in the late hospital phase of acute myocardial infarction. Circulation **52** (1975) 1006

[21b] SHELL, W. E.; SOBEL, B. E.: Infarct size index: An effective predictur of prognosis after myocardial infarction (abstr.). Circulation **48** Suppl. **IV** (1973) 39

[22] SHUBIN, H.; AFIFI, A. A.; RAND, W. M :·WEIL, M. H.: Objective index of haemodynamic status for quantitation of severity and prognosis of shock complicating myocardial infarction. Cardiovasc. Res. **2** (1968) 329

[22a] SOBEL, B. E.; BRESNAHAN, G. F.; SHELL, W. E.; YODER, R. D.: Estimation of infarct size in man and its relation to prognosis. Circulation **46** (1972) 640

[23] TRIGANO, J. A.: Infarctus du myocarde hemodynamique ventriculaire gauche en phase aigue. Monographie, 147 S., 1974

[23a] VISMARA, L. A.; AMSTERDAM, E. A.; MASON, D. T.: Relation of ventricular arrhythmias in the late hospital phase of acute myocardial infarction to sudden death after hospital discharge. Amer. J. Med. **59** (1975) 6

[24] VOLLMER, F.; K. SAJKIEWICZ: Kombination morphologischer Untersuchungsmethoden des Herzens. I. Mitteilung: Die Koronarangiographie. Beitr. Path. **143** (1971) 316

[24a] WEINBLATT, E.; SHAPIRO, S.; FRANK, C. W.: Prognosis of men after first myocardial infarction: Mortality and first recurrence in relation to selected parameters. Amer. J. Publ. Health **58** (1968) 1329

[25] BIGGER, J. T.; HELLER, C. A.; WENGER, TH. L.; WELD, F. M.: Risk stratification after acute myocardial infarction. Amer. J. Cardiol. **42** (1978) 202

[26] CANE, R. D.; BUCHANAN, N.: Length of survival after cardiac resuscitation in an intensive care unit. S. A. Med. J. **53** (1978) 594

[27] DURAIRAJ, S. K.; VENKATARAMAN, K.; DE GUZMAN, M.; HAYWOOD, L. J.: Prognostic features of ventricular tachycardia complicating acute myocardial infarction. J. Electrocardiol. **10** (1977) 305

[28] KAHN, J. C.; GUERET, P.; MENIER, R.; GIRAUDET, P.; BEN FARHAT, M.; BOURDARIAS, J. P.: Prognostic value of enzymatic (CPK) estimation of infarct size. J. Molecul. Med. **2** (1977) 223

[29] LURIA, M. A.; KNOKE, J. D.; MARGOLIS, R. M.: Acute myocardial infarction: Prognosis after recovery. Ann. Intern. Med. **85** (1976) 561

[30] MOSS, A. J.; DE CAMILLA, J.; DAVIS, H.; BAYER, L.: The early posthospital phase of myocardial infarction: Prognostic stratification. Circulation **54** (1976) 58

[31] MOSS, A. J.; DE CAMILLA, J.; DAVIS, H.: Cardiac death in the first 6 month after myocardial infarction: Potential for mortality reduction in the early posthospital period. Amer. J. Cardiol. **39** (1977) 816

[32] MOSS, A. J.; DE CAMILLA, J.; DAVIS, H.; ENGSTROM, F.: The post hospital phase of myocardial infarction: identification of patients with increased mortality risk. Circulation **49** (1979) 460

[32a] PARSI, R. A.; HEUBLEIN, B.; PECH, H.-J.; LUDWIG, E.; BERWING, K.; BÖHM, M.: Bewertung der Herzfunktion. 4. Mitteilung: Hämodynamische Veränderungen bei akutem Myokardinfarkt Dt. Ges.wesen **32** (1977) 581

[33] POLE, D. J.; THOMPSON, P. L.; WOODINGS, T. L.; MC CALL, M. G.; READER, R.: Acute myocardial infarction: One year follow-up of 1138 cases from the Perth Community Coronary Register. Aust. N. Z. J. Med. **6** (1976) 437

[34] RABKIN, S. W.; MATHESON, F. A. L.; TATE, R. B.: Prognosis after acute myocardial infarction: Relation to blood pressure values before infarction in a prospective cardiovascular study. Amer. J. Cardiol. **40** (1977) 604

[35] Rehnquist, N.; Lundman, T.; Sjögren, A.: Prognostic implications of ventricular arrhythmias registered before discharge and one year after acute myocardial infarction. Acta med. Scand. **204** (1978) 203
[36] Rupp, M.; Bleifeld, W.; Steyns, H.; Effert, S.: Kurz- und Langzeitprognose des Kreislaufstillstandes bei akutem Myokardinfarkt. Dt. Med. Wschr. **102** (1977) 922
[37] Schulze, R. A. jr.; Strauss, H. W.; Pitt, B.: Sudden death in the year following myocardial infarction: Relation to ventricular premature contractions in the late hospital phase and left ventricular ejection fraction. Amer. J. Med. **62** (1977) 192
[38] Schwartz, P. J.; Wolf, S.: QT interval prolongation as predictor of sudden death in patients with myocardial infarction. Circulation **57** (1978) 1074
[39] Tabatznik, B.: Ambulatory monitoring in the late post-myocardial infarction period. Postgrad. Med. J. **52** (1976) 56
[40] van Durme, J. P.; Pannier, R. H.: Prognostic significance of ventricular dysrhythmias 1 year after myocardial infarction (abstr.). Amer. J. Cardiol. **37** (1976) 178
[41] Weber, K. T.; Janicki, J. S.; Russell, R. O.; Rackley, Ch. E.: Identification of high risk subsets of acute myocardial infarction. Amer. J. Cardiol. **41** (1978) 197

7.23. Posthospitalphase

Folgende Schwerpunkte sind in dieser Phase zu beachten:

- Beseitigung der Risikofaktoren und Regelung der Lebensweise (s. S. 134), Fortsetzung der medikamentösen Therapie (s. S. 564, 570), sowie der physischen und psychischen Rehabilitation (s. S. 571).

Zur Dauer der Antikoagulantientherapie in der Posthospitalphase besteht keine einheitliche Auffassung. Sie wird von 2 bis 6 Monaten (Rekonvaleszenzphase) [2] bis 3 Jahre (Langzeitprophylaxe), [2, 3] angegeben. Eine Reihe prospektiver, randomisierter Studien zur Langzeitbehandlung wurden durchgeführt (s. bei [5]). Ist aus medizinischen oder organisatorischen Gründen diese Therapie nicht möglich, sollte auf Thrombozytenaggregationshemmer zurückgegriffen werden [5]. Die Digitalisierung führen wir in der Regel besonders dann durch, wenn die Patienten β-Rezeptorenblocker erhalten.

Die Gabe von β-Rezeptorenblockern kann die Häufigkeit des plötzlichen Todes reduzieren, was vor allem der antiarrhythmischen Wirkung zugeschrieben wird. Deshalb empfiehlt man besonders bei anterioren Infarkten unter Beachtung der Kontraindikationen die β-Rezeptorenblockergabe [4]. Der endgültige Stellenwert dieser Therapie ist jedoch noch offen. Zur Langzeittherapie mit anderen Antiarrhythmika — achte auf Nebenwirkungen! — siehe Seite 324; Therapie mit Langzeitnitrokörpern siehe Seite 314.

7.23.1. Literatur

[1] Ebert, R. V.: Use of anticoagulants in acute myocardial infarction Circulation **45** (1972) 181
[2] Frick, P.: Kardiologische Indikationen für die Antikoagulantientherapie Schweiz. med. Wschr. **109** (1979) 334
[3] Frishman, W. H.; Ribner, H. S.: Anticoagulation in myocardial infarction: Modern approach to an old problem Amer. J. Cardiol. **43** (1979) 1207
[4] Green, K. G.; Chamberlain, D. A.; Fulton, R. M.; Hamer, N. A. J.; Oliver, M. F.; Pentecost, B. L.: Improvement in prognosis of myocardial infarction by long-term beta-adrenoceptor blockade Amer. Heart. J. **92** (1976) 537
[5] Theiss, W.; Blömer, H.: Aggregationshemmer und Antikoagulantien zur Sekundärprophylaxe des Herzinfarktes Herz **4** (1979) 419

8. Rhythmusstörungen und plötzlicher Tod

8.1. Rhythmusstörungen

Die Rhythmusstörungen können als Erstmanifestation der IHK in Form von Erregungsbildungs- und -leitungsstörungen in Erscheinung treten.
Auf die Bedeutung der Rhythmusstörungen bei der chronischen IHK und beim akuten Myokardinfarkt wiesen verschiedene Autoren hin [11, 17, 28, 28a, 33, 36, 37b, 40, 41, 51, 63a, 68, 69, 70, 78].
Dies trifft vor allem für die ventrikulären Arrhythmien und ihre besondere Beziehung zum plötzlichen Tod zu.
Die Untersuchungen von Hinkle und Mitarbeiter [28a] zeigen, daß die Häufigkeit der ventrikulären Ektopien mit dem Alter zunimmt. Diese Zunahme betraf besonders die Grade I und II nach Lown [43a].

Tabelle 132
Einteilung der ventrikulären Extrasystolie nach Lown [43a]

Grad	Merkmal
0	keine ventrikuläre Extrasystolie
I	gelegentlich isolierte ventrikuläre Extrasystolen
II	häufige ventrikuläre Extrasystolie (> 1/min oder 30/Stunde)
III	multiforme ventrikuläre Extrasystolen
IV	wiederholte ventrikuläre Extrasystolen a) gekoppelt (gepaart) b) Salven
V	frühzeitige ventrikuläre Extrasystolen (R on T-Phänomen)

Verschiedene Untersucher wiesen auf die Bedeutung kinetischer Störungen der Wand des linken Ventrikels für die Letalität dieser Patienten hin (5a, 37a, 37d].
Bethge und Mitarbeiter [69] fanden häufig ventrikuläre Extrasystolen bei Patienten mit ausgedehnten Akinesien und schlußfolgerten daraus, daß die höhere Sterblichkeit bei Patienten mit angiographisch gesicherten Akinesien eher auf der Arrhythmieanfälligkeit als auf einem Pumpversagen beruht. Sie empfehlen deshalb, daß mittels Langzeit-EKG nach ventrikulären Extrasystolen gesucht werden soll. Von 908 koronarangiographierten Patienten des eigenen Krankengutes hatten 38% Erregungsbildungs-

und -leitungsstörungen. Ein Zusammenhang zwischen diesen Rhythmusstörungen und dem Alter konnte nicht festgestellt werden. Obgleich eine hämodynamisch wirksame Koronaratherosklerose bei Patienten mit Erregungsbildungs- und -leitungsstörungen nicht selten beobachtet wird, sind sie nach unseren Ergebnissen kein Indikator der Koronaratherosklerose [68], was auch von Bethge und Mitarbeiter [69] bestätigt wurde.

Tabelle 133

Angina pectoris und Rhythmusstörungen
bei koronarangiographierten Patienten des eigenen Krankengutes

	Angina pectoris		Gesamt
	typisch	atypisch	
Rhythmusstörungen n = 350	250 = 71,4%	44 = 12,6%	294 = 84%
Ohne Rhythmusstörungen n = 125	86 = 68,8%	16 = 12,8%	102 = 71,6%

Tabelle 134

Beziehungen zwischen dem Schweregrad der Koronaratherosklerose
und der Häufigkeit der Rhythmusstörungen

	Schweregrad I	Schweregrad II
Rhythmusstörungen n = 350	52 = 14,9%	196 = 56,2%
Ohne Rhythmusstörungen n = 125	12 = 9,7%	96 = 77,4%

8.2. Plötzlicher Tod

Der plötzliche Herztod hat als eine Erscheinungsform der ischämischen Herzkrankheit in den letzten Jahren zunehmende Beachtung gefunden [3, 4, 5, 9, 12, 14, 15, 16, 17, 19, 20, 21, 24, 26, 27, 28, 32, 38, 44, 45, 46, 47].

8.2.1. Definition

Die Definition des „plötzlichen Herztodes“ ist nicht einheitlich, so daß der Zeitraum beachtliche Schwankungen von einigen Minuten [52] bis 24 Stunden [45] zeigt.
Die WHO definiert den Tod als plötzlich, der innerhalb von 24 Stunden nach Beginn der Symptome eintritt.
Jedoch annähernd die Hälfte der berichteten Fälle trat momentan — während Sekunden oder Minuten — auf [17a]. Es wäre wahrscheinlich sinnvoller, den Zeitraum von 15 Minuten bis 1 Stunde anzusetzen und nicht auf 24 Stunden auszuweiten, wenn daraus praktische Konsequenzen der Bekämpfung folgen sollen.
Hershberg und Mitarbeiter [27] setzen die Zeit des sogenannten plötzlichen Todes binnen 5 Minuten bis 1 Stunde nach Beginn der akuten Symptomatik an. Der Tod

innerhalb von 24 Stunden schließt eine Reihe von Fällen ein, bei denen der Tod nicht plötzlich, aber „unverhofft" eintritt [3]. Wir bezeichnen als plötzlichen Tod den bezeugten Tod innerhalb einer Stunde nach dem Beginn der Symptomatik.

8.2.2. Häufigkeit und Bedeutung

In den USA sterben jährlich ca. 300000 Menschen am plötzlichen Tod als Folge der koronaren Herzkrankheit [20a]. Stamler [57a] gibt an, daß 20% aller Todesfälle bei Patienten ohne Nachweis einer IHK plötzlich vorkamen. In der Framingham-Studie wurde der plötzliche Tod als Erstmanifestation bei 11% der Männer nachgewiesen [32a]. Durch Querschnitts- und retrospektive Studien konnte gezeigt werden, daß etwa 60% der Todesfälle durch die atherosklerotische Herzkrankheit bedingte, plötzliche Tode sind und etwa $^2/_3$ der gesamten nicht-traumatischen Todesfälle ausmachen [27].
Prospektive Studien zeigten, daß der plötzliche Tod 20—25% aller neuen Koronarereignisse umfaßt [27]. Die Gesamtinzidenzrate des plötzlichen Todes durch die koronare Herzkrankheit wurde mit 1,55% angegeben. Diese Inzidenzrate betrug für den Myokardinfarkt 3,42%. Das Verhältnis der Inzidenzrate bei Männern und Frauen wurde für eine weiße Population für den Myokardinfarkt mit 3:1 und für eine schwarze Population mit 2:1 angegeben.
Ähnliche Verhältnisse der Häufigkeitsraten bei Männern und Frauen für den plötzlichen Herztod wurden bei der schwarzen und weißen Rasse gefunden. Allerdings hatten schwarze Männer und Frauen eine höhere Rate des plötzlichen Todes im Vergleich zu den weißen. In einer anderen Studie [51b], die die Inzidenzrate des plötzlichen Todes für Männer und Frauen altersbezogen analysierte, ergab, daß in einem Alter zwischen 40 und 49 Jahren Männer 11,5mal häufiger am plötzlichen Tod starben als Frauen. Diese Relation reduzierte sich bis zu den 80jährigen und älter auf 2,8:1. Die Häufigkeit des plötzlichen Todes bei Frauen erreicht die Häufigkeit dieses Ereignisses bei Männern erst 15 bis 20 Jahre später. Diese unterschiedlichen Inzidenzraten für Männer und Frauen entsprechen auch denen der IHK.
Die Ergebnisse der Albany- und Framingham-Studie zeigen, daß die Häufigkeit des plötzlichen Todes bis zum 65. Lebensjahr ansteigt und danach eine fallende Tendenz zeigt [72].
Über die Hälfte aller plötzlichen Todesfälle trat binnen 2 Stunden nach dem Beginn der Symptomatik ein. 52% der Personen waren vor dem Erreichen des Krankenhauses tot; 31% starben zu Hause und 6% in öffentlichen Gebäuden. Nur 4% hatten keinen Kontakt zu einer medizinischen Einrichtung oder keine Krankheitsanamnese vor dem plötzlichen Tod. Aus den Ergebnissen der Studie von Nashville, Tennesee, kam man zu der Schlußfolgerung, daß es in weiteren Untersuchungen möglich erscheint, die im Hinblick auf den plötzlichen Tod hoch gefährdeten Personen herauszufinden [19].
Spain und Mitarbeiter [57] untersuchten die Ursachen des plötzlichen Todes und fanden, daß bezeugte Episoden mit fatalem Ausgang, die weniger als eine Stunde dauerten, in 90% der Fälle durch die koronare Herzkrankheit bedingt waren.
In den Industriestaaten wurde bei der Autopsie in 90% der Fälle von „medizinisch unbeaufsichtigten Todesfällen" der plötzliche Tod nach Symptomen einer Herzattacke verantwortlich gemacht [50].
Shapiro und Mitarbeiter [53] untersuchten Todesfälle durch die Koronarerkrankung bei

110000 Kranken, die Mitglieder des "Health Insurance Plan in New York" waren, und stellten fest, daß alle bezeugten Todesfälle von Myokardinfarkt binnen der ersten halben Stunde nach dem Beginn der Symptome eintrat. Diese Feststellung stimmt mit den Beobachtungen anderer Autoren überein [1, 40].

Aus den Erkenntnissen der Framingham-Studie [59] und anderer prospektiven Studien [6] scheinen für den plötzlichen Herztod dieselben Risikofaktoren bedeutsam zu sein wie für den Myokardinfarkt.

Eine klinisch-epidemiologische und pathologische Studie über den plötzlichen Tod in einem bestimmten Gebiet von Baltimore zeigte, daß etwa $^2/_3$ der Todesfälle durch atherosklerotische Herzkrankheit bedingt waren und nur 26% der Patienten im Krankenhaus verstarben [28]. Die Patienten, die den plötzlichen Tod fanden, waren dadurch gekennzeichnet, daß sie häufig früher eine Herzkrankheit, Hypertonie sowie einen Diabetes mellitus hatten, sich in letzter Zeit in medizinischer Betreuung befanden und viele prodromale Symptome aufwiesen.

Postmortale Studien zeigten, daß fast alle diese plötzlichen Todesfälle durch die koronare Herzkrankheit mit einer starken Verengung der Koronararterien bedingt waren. Das bedeutet, daß 49 von 64 plötzlichen Todesfällen an ischämischer Herzkrankheit eine Verengung von mindestens 90% einer Koronararterie hatten, während das nur 4 von 51 Patienten mit plötzlichem Tod anderer Ursachen betraf [28].

58% der Patienten mit plötzlichen Todesfällen an ischämischer Herzkrankheit zeigten eine Herzhypertrophie. Die Koronaratherosklerose war diffus und betraf drei oder vier Arterien. Es ist bedeutungsvoll zu unterscheiden, ob die Symptome vor dem Tode von jemandem gesehen (bezeugt) wurden oder medizinisch unbeaufsichtigt auftraten. Viele Mitteilungen über den plötzlichen Tod unterscheiden diese beiden Gruppen nicht; somit ist eine echte Differenzierung erschwert. Eine einheitliche Definition und präzise Betrachtungsweise für weitere Forschungen auf diesem Gebiet ist deshalb erforderlich.

8.2.3. Pathomorphologische Veränderungen bei plötzlichem Tod

8.2.3.1. Veränderungen der Koronararterien

Griffith und Mitarbeiter [76] untersuchten den Einfluß verschiedener Stenoselokalisationen am R. interventricularis ant. und fanden, daß von 20 Patienten, die eine 70% oder größere Stenosierung proximal des ersten Septumastes des R. interventricularis ant. hatten, 13 plötzlich verstarben. Lag diese Stenosierung im distalen Teil des R. interventricularis ant. starben von 9 nur 2 Patienten, obwohl die Schwere der Stenose gleich war.

Bei einem Drittel der am plötzlichen Tod Verstorbenen wurde eine akute Koronarthrombose nachgewiesen [37b, 52a]; ein Fünftel bis ein Viertel dieser Thromben war nicht obstruktiv [10a, 51a].

Frink und Mitarbeiter [74] untersuchten die Herzen von 6 plötzlich verstorbenen Männern und fanden bei jedem nicht-obstruktive murale Koronarthromben, 4 davon im R. interventricularis ant.

Andererseits wurde jedoch keine Beziehung zwischen dem Alter und der Schwere der obstruktiven Veränderungen bzw. der Häufigkeit eines durchgemachten Myokardinfarktes und dem plötzlichen Tod festgestellt [81].

Neben den morphologischen Veränderungen wurde auch der Koronararterienspasmus als Ursache des plötzlichen Todes diskutiert. Ob er Ursache oder Folge der Ischämie ist, ist jedoch schwierig zu entscheiden. Bei einigen plötzlich Verstorbenen findet man pathologische Veränderungen im Erregungsleitungssystem, ähnlich denen, die durch einen Koronarverschluß verursacht werden, ohne daß eine Okklusion nachgewiesen werden konnte [37e]. Diese Läsionen schließen Blutungen ins Erregungsleitungssystem, eine Infarzierung und obliterative Zerstörung der den Sinusknoten, den AV-Knoten oder die TAWARA-Schenkel versorgenden Gefäße ein.

Diese Befunde weisen auf die mögliche Rolle der Zerstörung des Erregungsleitungssystems für den plötzlichen Tod hin, die hypothetisch durch eine transitorische Form des Arterienverschlusses oder einen Spasmus bedingt sein kann [73].

8.2.3.2. Veränderungen auf myokardialer Ebene

Die Ursache des plötzlichen Todes ist in der Mehrheit der Fälle keine Koronarthrombose oder ein akuter Myokardinfarkt sondern eine akute funktionelle Störung im Myokard, die zum Kammerflimmern führt [77]. Auf der Zellebene findet sich eine Reduktion des Kaliumgehaltes im linken Ventrikel und im Septum interventriculare auf 56%. Im rechten Ventrikel und im Skelettmuskel ist der Kalium-Gehalt nicht so stark erniedrigt (86% bzw. 91%). Diese Heterogenität des Kaliumgehaltes im Herzen ist nach Angaben der Autoren ein Merkmal bei plötzlichem Tod [79].

8.2.4. Beziehungen zum Myokardinfarkt

Der plötzliche Tod ist nicht immer die Manifestationsform eines akuten Myokardinfarktes; er repräsentiert jedoch möglicherweise ein kurzes ischämisches Ereignis. In vielen Fällen, die reanimiert wurden, konnte der Nachweis eines transmuralen Infarktes nicht erbracht werden [6]. Andererseits wurde eingeschätzt, daß 49—75% [15, 27, 48] aller durch Myokardinfarkt bedingten Todesfälle plötzlich sind.

Nach ELIOT und Mitarbeitern [13, 14, 73] ist es möglich, daß in der Frühphase einer fast nicht entdeckten subendokardialen Nekrose ein isoliertes Gebiet im Sinne des re-entry-Phänomens wirksam und dadurch eine ventrikuläre Tachykardie, Kammerflimmern und der Tod verursacht wird.

Gleichfalls ist bekannt, daß die Frühphase eines akuten Myokardinfarktes mit einer Bradyarrhythmie einhergehen kann. In diesem Sinne können besonders häufig schwer erfaßbare subendokardiale Infarkte die Grundlage einer Arrhythmie und elektrischer Instabilität sein, deren Folge der plötzliche Tod sein kann. Diese Feststellung unterstützt die Meinung der Autoren, die den plötzlichen „unerwarteten" Herztod als Folge einer myokardialen elektrischen Störung sehen [10, 24]. Die Wechselwirkung zwischen elektrischer und mechanisch-hämodynamischer Stabilität kann nicht außer acht gelassen werden. Die subendokardialen Infarkte sind als Todesursache besonders bei den Fällen zu berücksichtigen, bei denen die großen Koronararterien keine Obstruktionen zeigen. Die Bedeutung der subendokardialen Infarkte wird auch noch dadurch hervorgehoben, daß sie etwa 60% der gesamten Infarktfälle darstellen, während die transmuralen 40% ausmachen.

Bei 90% der transmuralen Infarkte ist fast immer eine Obstruktion der Koronararterien

nachweisbar. Die subendokardialen Infarkte zeigen gewöhnlich auch krankhafte Veränderungen an den Koronararterien; sie sind jedoch nicht verschlossen [4].
In manchen Fällen von plötzlichem Tod ohne große Veränderung der epikardialen Koronararterien spielt die Behinderung des myokardialen Kreislaufes durch die Thrombozytenaggregation eine Rolle [18].
HOLSINGER und Mitarbeiter [30] sind der Auffassung, daß der Myokardinfarkt mit einer Koagulationsnekrose im Subendokardium unabhängig vom akuten Verschluß beginnen kann. Ob sich der subendokardiale Infarkt zu einem transmuralen entwickelt oder nicht, hängt davon ab, ob der Verschluß einer Koronararterie hinzukommt. Die Verminderung oder Unterbrechung des Blutflusses subendokardial mit mikrozirkulatorischem Kollaps ist eine potentielle Voraussetzung für die sekundäre arterielle Obstruktion [23]. Daraus abgeleitet, wird die viel diskutierte Rolle des Thrombus ein sekundäres Phänomen [13].

8.2.5. Beziehungen zu Rhythmusstörungen

Eine prospektive Studie über 11 Jahre [17] an weißen Fabrikarbeitern im Alter zwischen 35 und 69 Jahren, die im Routine-EKG ventrikuläre Extrasystolen hatten, zeigte, daß das relative Risiko des plötzlichen Todes binnen einer Stunde nicht erhöht war und die Gefahr des plötzlichen Todes innerhalb 24 Stunden nur minimal erhöht war. Damit steht diese Beobachtung im Gegensatz zu den Ergebnissen der Tecumseh-Studie. Deshalb kommen die Autoren zu der Überzeugung, daß andere prognostische Faktoren als die ventrikuläre Extrasystolie zur Bekämpfung des plötzlichen Herztodes gesucht werden sollten.
Daneben zeigen die prospektiven Untersuchungen von KOTLER und Mitarbeitern [33] an 160 Überlebenden nach dem Myokardinfarkt, die alle jünger als 65 Jahre und nach der funktionellen Einteilung der New York Heart Association (NYHA) im Stadium I oder II waren, daß ventrikuläre Extrasystolen mit einem höheren Risiko des plötzlichen Herztodes verbunden waren. Das traf für die Parasystolie allerdings nicht zu. Bei dieser Untersuchung wurden 12stündige EKG-Überwachungen durch EKG-Speicher-Gerät in Intervallen durchgeführt. 80% zeigten ventrikuläre Extrasystolien mindestens in einer Bandregistrierung. In einer Kontrollperiode zwischen 20 und 54 Monaten waren 12 von 87 Patienten (13,4%) mit signifikanter ventrikulärer Extrasystolie (das bedeutet häufig unifokale, multifokale, gekuppelte Extrasystolie und ventrikuläre Tachykardie plötzlich verstorben. Von 66 Patienten ohne ventrikuläre Extrasystolie verstarben am plötzlichen Herztod nur 2 (3%). Dieser Unterschied war statistisch signifikant ($p < 0{,}02$).
Die Autoren kommen trotz der kritischen Einschätzung der methodischen Mängel zu der Schlußfolgerung, daß, wenn ventrikuläre Extrasystolen Vorläufer des Kammerflimmerns bei Postinfarktpatienten sein können, die Möglichkeit besteht, gefährdeten Personen durch Routine-EKG-Untersuchungen herausfinden zu können. Eine kontinuierliche EKG-Überwachung macht sich nicht unbedingt erforderlich. Diese Meinung findet auch in den Berichten von „Coronary Drug Project Research Group“ [9, 10] Unterstützung, in denen ventrikuläre Extrasystolen im Standard-Elektrokardiogramm in 11,5% der 2030 placebobehandelten Patienten zu Beginn des Projekts festgestellt wurden. Trotz der niedrigen Sensitivität des Standard-EKG für die Entdeckung der ven-

trikulären ektopischen Schläge im Standard-EKG war die Letalität doppelt so hoch als bei den Männern ohne diese (21,7% gegenüber 11,4%; $p < 0,01$).
Ebenfalls konnte gezeigt werden, daß Kammerflimmern häufig als Folge der ventrikulären Extrasystolie auftritt [30, 33, 35], obwohl auch bei vielen Patienten das Kammerflimmern ohne Vorboten abrupt einsetzen kann [19, 30]. Über die Charakteristika dieser ventrikulären Extrasystolie (s. S. 616).
Es wurde festgestellt, daß ein 12-Ableitungsstandard-EKG einer Minute kontinuierlicher EKG-Beobachtung äquivalent ist. Es erfaßt ventrikuläre Extrasystolen nur bei 8% der Patienten mit koronarer Herzkrankheit. Wird die EKG-Überwachung auf 12 Stunden verlängert, können 62% der Patienten erfaßt werden [53].
Daß die Erfassung der ventrikulären Extrasystolie von der Beobachtungsdauer abhängig ist, wird im allgemeinen bestätigt. Auch sind Belastungstests zur Diagnostik der ventrikulären Extrasystolie von Bedeutung, die unter Ruhebedingungen nicht nachweisbar sind [35, 36]. Einige einfache Tests wie isometrische Belastung (handgrip) wurden empfohlen [53]. In letzter Zeit werden zur automatischen Erfassung der ventrikulären Extrasystolie analoge Extrasystolendetektoren und digitale Computer verwendet [13, 51].
Die Rolle des sympathischen Nervensystems für den plötzlichen Tod ist akzeptiert [71]. In diesem Zusammenhang ist interessant, daß transplantierte Herzen einen Myokardinfarkt bzw. Abstoßungsphänomen zeigen; jedoch treten nur selten ventrikuläre Ektopien auf [78]. Deshalb hat die Anwendung der β-Rezeptorenblocker vor allem bei Postinfarktpatienten zur Verhütung des plötzlichen Todes eine besondere Aufmerksamkeit gefunden [71].

8.2.6. Beziehungen zu Risikofaktoren

Eine Reihe von Arbeiten beschäftigen sich mit dem Einfluß von Risikofaktoren auf den plötzlichen Tod [57a, 75, 80, 82].
Bei einer Gruppe von 376 männlichen Patienten, die verschiedene Risikofaktoren aufwiesen, wurde eine Gesamtinzidenzrate von 53,2% des plötzlichen Todes festgestellt.
Bei differenzierter Betrachtung der Inzidenz je nach Risikofaktor ergibt sich, daß der plötzliche Tod bei Adipositas zu 63%, bei Hypertonie zu 59,3%, bei starken Rauchern zu 59,1%, bei koronarer Herzkrankheit zu 52,3%, bei sitzender Tätigkeit zu 54,2%, bei inaktiver Freizeitgestaltung zu 52,9%, bei akutem Myokardinfarkt zu 46,3% und bei Diabetes mellitus zu 43,6% auftritt [80].
In einer Studie wurden von Talbott und Mitarbeiter [82] die biologischen und psychosozialen Faktoren bei 64 plötzlich verstorbenen Frauen retrospektiv im Vergleich zu 64 Frauen ihrer Nachbarschaft als Kontrollgruppe untersucht.
Die Frauen, die plötzlich verstarben, waren häufiger unverheiratet oder zeigten einen größeren Bildungsunterschied zu ihren Ehemännern und hatten weniger Kinder als die Frauen der Kontrollgruppe. 12 der 64 plötzlich Verstorbenen waren in psychiatrischer Behandlung, keine dagegen aus der Kontrollgruppe. Einen weiteren Unterschied zeigte auch der Zigaretten- und Alkoholverbrauch, der bei den Überlebenden deutlich geringer war. Die endgültige Bedeutung der Risikofaktoren für den plötzlichen Tod ist noch nicht geklärt.

8.2.7. *Möglichkeiten der Prävention des plötzlichen Todes unter besonderer Berücksichtigung der Arrhythmiebehandlung*

Eine antiarrhythmische Langzeitbehandlung der Patienten, bei denen häufig ventrikuläre Extrasystolen nachgewiesen wurden, ist durchzuführen. Hier finden z. B. Tachmalin, Procainamid und Propranolol Anwendung, wobei festzustellen ist, daß ein ideales Antiarrhythmikum, das mit geringer Dosis effektiv ist und keine Nebenwirkungen aufweist, noch nicht vorhanden ist. Weitere pharmakologische Forschungen auf diesem Gebiet sind dringend erforderlich [53].
In den letzten Jahren wurden verschiedene neue Antiarrhythmika entwickelt. Diese Substanzen sind:

1. Aprindin

Aprindin, das bei supraventrikulärer und ventrikulärer Extrasystolie und Tachykardie, digitalisinduzierten Arrhythmien, sowie bei Tachykardien bei WPW-Syndrom wirksam ist, hat jedoch Nebenwirkungen, die besonders das ZNS (Ataxie, Schwindel, Tremor, Sehstörungen, Krampfanfälle), den Magen-Darm-Kanal sowie das hämatopoetische System betreffen (Agranulozytose!).

2. Disopyramid

Disopyramid, das zur Behandlung der supraventrikulären und ventrikulären Extrasystolie, des Vorhofflimmerns und -flatterns sowie zur Rezidivprophylaxe nach Kardioversion eingesetzt werden kann, hat als Nebenwirkungen besonders anticholinerge Effekte (Mundtrockenheit, Akkomodationsstörungen, Blasenentleerungsstörungen) sowie gastrointestinale Wirkungen (Erbrechen, Diarrhoe bzw. Obstipation). Daneben treten Schwäche- und Schwindelgefühle, Sedierung sowie allergische Hautreaktionen auf.

3. Lidoflazin

Lidoflazin wird vor allem für die Therapie des Vorhofflimmerns und -flatterns sowie seiner Rezidivprophylaxe eingesetzt. Seine Nebenwirkungen bestehen in Kopfschmerzen, Schwindelgefühl, Ohrensausen, sowie gastrointestinalen Beschwerden.

4. Mexiletin

Mexiletin ist bei ventrikulärer Extrasystolie und Tachykardie sowie digitalisindizierten ventrikulären Ektopien indiziert. Auch hier stehen in Analogie zum Aprindin die Nebenwirkungen von seiten des ZNS im Vordergrund, wie Schläfrigkeit, Verwirrtheit, Schwindel, Artikulationsstörungen, Doppeltsehen, Nystagmus, Ataxie, Parästhesien und Benommenheit. Daneben kann es zur Hypotonie und gastrointestinalen Beschwerden kommen.

5. Propafenon

Propafenon, dessen Indikation ebenfalls supraventrikuläre und ventrikuläre Extrasystolen und Tachykardien, Vorhofflimmern und -flattern sowie die Tachykardie bei WPW-Syndrom sind, hat Nebenwirkungen wie Schwindel, Sehstörungen, Mundtrockenheit, orthostatische und gastrointestinale Beschwerden.

Die antiarrhythmische Langzeitbehandlung sollte besonders bei den Patienten, die in der akuten Phase des Myokardinfarktes Kammerflimmern hatten, durchgeführt werden Diese Gruppe von Patienten hat eine größere Rezidivhäufigkeit an Kammerflimmern.

und ernsthaften ventrikulären Arrhythmien als Patienten mit Infarkt, aber ohne Kammerflimmern [53, eigene Beobachtung]. Es wurden deshalb in letzter Zeit Geräte entwickelt, die bei dem Patienten implantiert werden können und im Falle des Kammerflimmerns ihn automatisch defibrillieren [37, 38].

Zusammenfassend sind folgende Präventivmaßnahmen bei Patienten mit hoher Gefährdung durch plötzlichen Herztod einzuleiten:

- Wiederholte elektrokardiographische Kontrollen
- Antiarrhythmische Langzeitbehandlung
- Frühbeginn der antiarrhythmischen Therapie bei Patienten mit sicherem oder möglichen akuten Infarkt
- Beseitigung und Behandlung der Risikofaktoren der koronaren Herzkrankheit
- Implantation eines automatischen Defibrillators bei Patienten mit wiederholtem Kammerflimmern trotz eingeleiteter Therapie

8.2.8. Forschungsprobleme des plötzlichen Todes

Trotz dieser Ergebnisse und Vorstellungen sind der genaue Mechanismus des plötzlichen Herztodes und die diesen beeinflussenden Faktoren nicht eindeutig geklärt. Deshalb werden in Anlehnung an den „Annual Report of the Program Office of the Myocardial Infarction Research Units (MIRU) of the National Heart and Lung Institute“ (1969 bis 1970) folgende Richtungen für die Forschung auf diesem Gebiet angegeben [53]:

1. Untersuchung der beschleunigenden Faktoren für das Auftreten des Myokardinfarktes und des plötzlichen Todes.
2. Physiologische und Umweltbedingungen, bei denen diese Zustände nachweisbar sind.
3. Pathophysiologische Ereignisse, die dem Myokardinfarkt und plötzlichen Herztod vorangehen.
4. Frühzeitige physiologische Konsequenzen der akuten Krankheit.
5. Pathologische Veränderungen und ihre Korrelation mit anamnestischen und funktionellen Parametern.
6. Epidemiologie der Risikofaktoren.
7. Erforschung der Infarktprodromi.
8. Prophylaktische und Frühtherapie des Myokardinfarktes und des plötzlichen Todes.

Das bedeutet im einzelnen:

1. Entwicklung von Techniken und Methoden für die Frühdiagnose des akuten Myokardinfarktes, bevor symptomatische Erscheinungen eintreten.
2. Suche nach durch den plötzlichen Tod gefährdeten Personenkreisen mit Hilfe verschiedener prähospitaler Betreuungsmodelle, wie z. B. von Sidel und Mitarbeitern [54].

Folgende Personenkreise sind besonders gefährdet:

— Patienten, die bereits früher einen Myokardinfarkt durchgemacht haben.
In einer Sammelstatistik konnte gezeigt werden, daß von 2300 Personen, die innerhalb 24 Stunden nach dem Beginn der Symptome starben, 53—65% eine Koronaranamnese und etwa 30% einen Myokardinfarkt hatten [15]. Diese Feststellung stimmt auch mit der anderer Autoren überein [48].

- Die Inzidenz des plötzlichen Todes von Patienten mit instabiler Angina pectoris ist höher als bei denen mit einer stabilen [31].
- Patienten, bei denen angiokardiographisch multiple Stenosen nachgewiesen wurden.
- Patienten, die multiple Risikofaktoren haben — besonders major-riskfactors — wie Hypertonie, Zigarettenrauchen, Diabetes mellitus und elektrokardiographische Zeichen der linksventrikulären Hypertrophie [34, 32, 32a, 55, 63a][1]). Ob Veränderungender körperlichen Aktivität, psychosoziale Streßfaktoren oder Umweltfaktoren, die in den letzten Wochen vor dem plötzlichen Tod auftraten, bedeutungsvoll sind, bleibt zu klären [53].

Patienten mit koronarer Herzkrankheit, die Erregungsleitungs- oder Erregungsbildungsstörungen zeigen, sind gleichfalls gefährdet [7, 11, 28, 42, 49]. Den ventrikulären Extrasystolien wird eine große Bedeutung im Zusammenhang mit dem plötzlichen Herztod zugeschrieben, was jedoch nicht unwidersprochen bleibt. CHIANG und Mitarbeiter [7] berichten über die Beziehung zwischen der koronaren Herzkrankheit und dem plötzlichen Tod in der Tecumseh-Studie, nach der die Erfassung der ventrikulären Extrasystolie im Routine-Elektrokardiogramm mit einem sechsfach höheren Risiko des plötzlichen Todes bei den Patienten mit manifester oder latenter koronarer Herzkrankheit einherging.

8.2.9. Zusammenfassung

1. Der plötzliche Herztod und Rhythmusstörungen sind zwei wichtige und häufige Erscheinungsformen der IHK.
2. Eine ursächliche Beziehung zwischen ventrikulären Rhythmusstörungen (Extrasystolie und Tachykardie) und plötzlichem Tod scheint trotz einer Reihe offener Fragen sicher zu sein.
3. Das Kammerflimmern ist die häufigste Ursache des plötzlichen Todes außerhalb des Krankenhauses; Bradyarrhythmien und Asystolie sind seltener.
4. Trotz vieler Untersuchungen konnte bisher kein einheitliches pathomorphologisches Substrat für den plötzlichen Tod gefunden werden.
5. Risiko- und begünstigende Faktoren ähneln denen der IHK.
6. Unter Beachtung der Rolle des Sympathikus bei der Entstehung ventrikulärer Arrhythmien und plötzlichem Tod ist die Anwendung der β-Rezeptorenblocker als prophylaktische Maßnahme bei prädisponierten Patienten zu empfehlen.
7. Obwohl die Kenntnisse über den plötzlichen Tod zunehmen, bleibt eine Reihe von Problemen noch offen.

8.3. Literatur

[1] ARMSTRONG, A.: Edinburgh community study of acute coronary disease. In: JULIAN, D. G.; OLIVER, M. F. (Hrsg.). Acute Myocardial Infarction. E & S. Livingstone, Edinburgh 1968

[2] AVTANDILOV, G.; KOLENOVA, V. I.; PONOMARENKO, O. V.: Tobacco smoking and the degree of arteriosclerotic lesions of the coronary arteries and aorta. Kardiologija **5** (1965) 30

[3] BAINTON, C. R.; PETERSON, D. R.: Deaths from coronary heart disease in persons fifty years of age and younger. New Engl. J. Med. **268** (1963) 569

---

[1]) Zum Tode führende Attacken durch koronare Herzkrankheit wurden bei Rauchern viermal häufiger gefunden als bei Nichtrauchern [47].

[4] BAROLDI, G.: Functional morphology of the anastomotic circulation in human cardiac pathology. In: BAJUSZ, E.; JASMIN, G. (eds.), Meth Achievm Exp. Path. Basel, Karger, **5** (1971) 438

[5] BIÖRK, G.; WIKLAND, B.: Sudden death — What are we talking about? Circulation **45** (1972) 256

[5a] BRUSCHKE, A. V. G.; PROUDFIT, W. L.; SONES, F. M.: Progress study of 590 consecutive nonsurgical cases of coronary disease followed 5—9 years. II. Ventriculographic and other correlations. Circulation **47** (1973) 1154

[6] CHIANG, B. N.; PERLMAN, L. V.; FULTON, M.; OSTRANDER, L. O. jr.; EPSTEIN, F. H.: Predisposing factors in sudden cardiac death in Tecumseh, Michigan: A prospective study. Circulation **41** (1970) 31

[7] CHIANG, B. N.; PERLMAN, L. V.; OSTRANDER, L. D.; EPSTEIN, F. H.: Relationship of premature systoles to coronary heart disease and sudden death in the Tecumseh epidemiologic study. Ann. Intern. Med. **70** (1969) 1159

[8] COBB, L. A.; CONN, R. D.; SAMSON, W. E.: Pre-hospital coronary care: The role of a rapid response mobile intensive/coronary care system. Circulation **44** (Suppl. **II**) (1971) 45

[9] Coronary Drug Project Research Group, Report of the: The prognostic importance of the electrocardiogram following myocardial infarction: Experience in the Coronary Drug Project. Ann. Intern. Med. **77** (1972) 677

[10] Coronary Drug Project Research Group, Report of the: The prognostic importance of premature beats following myocardial infarction: Experience in the Coronary Drug Project. Jama **223** (1973) 1116

[10a] CRAWFORD, T.; DEXTER, D.; TEARE, R. D.: Coronary artery pathology in sudden death from myocardial ischemia. Lancet **1** (1961) 181

[11] DENBOROUGH, M. A.; LOVELL, R. R. H.; NESTEL, P. J.; GOBLE, A. J.: Arrhythmias and late sudden death after myocardial infarction. Lancet **1** (1968) 386

[12] EDWARDS, J. E.: The value and limitations of necropsy studies in coronary arterial disease. Progr. Cardiovsc. Dis. **13** (1971) 309

[13] ELIOT, R. S.: A unified concept of the pathophysiology of myocardial infarction and sudden death. Chest **62** (1972) 469

[14] ELIOT, R. S.: Mysteries of sudden death and myocardial infarction. Chest **62** (1972) 657

[15] FAVOLORO, R. G.; EFFLER, D. B.; CHEANVECHI, C.: Acute coronary insufficiency (Impending myocardial infarction and myocardial infarction). Surgical treatment by the saphenous vein graft technique. Amer. J. Cardiol. **28** (1971) 598

[16] FELDMAN, C. L.; AMAZEEN, P. T.; KLEIN, M. D.; LOWN, B.: Computer detection of ventricular ectopic beats. Comp. Biomed. Res. **3** (1971) 666

[17] FISHER, D.; TYROLER, H. A.: Relationship between ventricular premature contractions on routine electrocardiography and subsequent sudden death from coronary heart disease. Circulation **47** (1973) 712

[17a] FRIEDMAN, M.; MANWARING, J. H.; ROSENMAN, R. H.: Instantaneous and sudden death: Clinical and pathological differentiation in coronary artery disease. JAMA **225** (1973) 1319

[18] FULTON, M.; JULIAN, D. G.; OLIVER, M. F.: Sudden death and myocardial infarction. Circulation **40** (Suppl. **4**) (1969) 182

[19] GOLDSTEIN, S.; MOSS, A. J.; GREENE, W.: Sudden death in acute myocardial infarction. Arch. Intern. Med. **129** (1972) 720

[20] GOLDSTEIN, S.; MOSS, A. J.: Sudden death and pre-hospital phase of acute myocardial infarction. Chest **16** (1972) 600

[20a] GOLDSTEIN, S.: Sudden death and coronary heart disease. Futura Publishing Company. Mt. Kisco, New York 1974

[21] GRACE, W. J.: The mobile coronary care unit and the intermediate coronary care unit in the total systems approach to coronary care. Chest **58** (1970) 363

[22] Haerem, J. W.: Platelet aggregates in intramyocardial vessels of patients duing suddenly and unexpectedly of coronary artery disease. Atherosclerosis **15** (1972) 199

[23] Hagstrom, R. M.; Federspiel, Ch. F.; Ho, Y. C.: Indicence of myocardial infarction and sudden death from coronary disease in Nashville, Tennessee. Circulation **44** (1971) 884

[24] Hagstrom, R.; Billings, F. T. jr.; Ball Cot, Meneely, G. R.: The risk of sudden death following myocardial infarction. Arch. Environ. Health (Chicago) **15** (1967) 450

[25] Hastor, J. A.; Spear, J. F.; Moore, E. N.: Localization of ventricular irritability by epicardial mapping: origin of digitalis induced ventricular techacardia from left ventricular purkinje tissue. Circulation **45** (1972) 952

[26] Hershberg, P. I.; Alexander, S.: Prevention and treatment of sudden cardiac death. Med. Clin. N. Amer. **56** (1972) 625

[27] Hershberg, P. I.: First aid therapy: A new concept in the treatment of myocardial infarction. Med. Times **96** (1968) 575

[28] Hinkle, L. E.; Carver, S. T.; Stevens, M.: The frequency of asymptomatic disturbances of cardiac rhythm and conduction in middle-aged men. Amer. J. Cardiol. **24** (1969) 629

[28a] Hinkle, L. E.; Carver, S. T.; Argyros, D. C.: The prognostic significance of ventricular premature contractions in healthy people and in people with coronary heart disease. Acta Cardiol. Suppl. 18 (1974) 5

[29] Hochberg, H. M.: Characteristics and significance of prodromes of coronary care unit patients. Chest **59** (1971) 10

[30] Holsinger, J. W.; Eliot, R. S.: The potential role of the subendocardium in the pathogenesis of myocardial infarction. Heart & Lung **1** (1972) 356

[31] James, Th. N.: Sudden death related to myocardial infarction. Circulation **35** (1972) 205

[32] Kannel, W. B.; Gordon, T.; Castella, W. P.: Electrocardiographic left ventricular hypertrophy and risk of coronary artery disease: The Framingham Study. Ann. Intern. Med. **72** (1970) 813

[32a] Kannel, W. B.; Doyle, J. T.; Mc Namara, P. M.; Quickenton, P.; Gordon, T.: Precursors of sudden coronary death — Factors related to the incidence of sudden death. Circulation **51** (1975) 606

[33] Kotler, M. N.; Tabatznik, B.; Mower, M. M.; Tominaga, S.: Prognostic significance of ventricular ectopic beats with respect to sudden death in the late postinfarction period. Circulation **47** (1973) 959

[34] Kuller, L.: Sudden death in arteriosclerotic heart disease: The case for preventive medicine. Amer. J. Cardiol. **24** (1969) 617

[35] Kuller, L.; Cooper, M.; Perper, J.: Epidemiology of sudden death. Arch. Intern. Med. **129** (1972) 714

[36] Lawrie, D. M.: Ventricular fibrillation in acute myocardial infarction. Amer. Heart J. **78** (1969) 424

[37] Lawrie, D.: Ventricular fibrillation. In: Julian, D. G.; Oliver, M. F.: Acute Myocardial Infarction. E & S. Livingstone, Edinburgh 1968

[37a] Levy, H.: The natural history of changing patterns of angina pectoris. Ann. Intern Med. **44** (1956) 1123

[37b] Liberthson, R. R.; Nagel, E. L.; Hirschmann, I. C.; Nussenfeld, S. R.; Blackbourne, B. D.; Davis, J. H.: Pathophysiologic observations in prehospital ventricular fibrillation and sudden cardiac death. Circulation **49** (1974) 790

[37c] Lichtlen, P.; Mocetti, T.: Prognostic aspects of coronary angiography. Circulation **44** Suppl. **II** (1972) 7

[37d] Lichtlen, P.: Prognosis and progression in coronary disease based on coronarography. Ann. Cardiol. Angeiol. **22** (1973) 393

[37e] Lie, J. T.; Titus, J. L.: Pathology of the myocardium and the conduction system in sudden coronary death. Circulation **52** Suppl. **3** (1975) 41

[38] LOVELL, R. R. H.: Collaborative Group: Phenytoin after recovery from myocardial infarction: Controlled trial in 568 patients. Lancet **11** (1971) 1055

[39] LOWN, B.; WOLF, M.: Approaches to sudden death from coronary heart disease. Circulation **44** (1971) 130

[40] LOWN, B.; KOSOWSKY, B.; WHITING, R.: Exposure of electrical instability in coronary artery disease by exercise and stress (Abstr.). Circulation **40** (Suppl. **III**) (1969) III-136

[41] LOWN, B.; KOSOWSKY, B. D.; KLEIN, M. D.: Pathogenesis, prevention and treatment of arrhythmias in myocardial infarction. Circulation **40** (Suppl. **IV**) (1969) IV-261

[42] LOWN, B.; KLEIN, M. D.; HERSHBERG, P. I.: Coronary and precoronary care. Amer. J. Med. **46** (1969) 705

[43] LOWN, B.; RUBERMAN, W.: The concept of precoronary care. Mod. Conc. Cardiovasc. Dis. **39** (1970) 97

[43a] LOWN, B.; CALVERT, A. F.; ARMIGTON, RYAN, M.: Monitoring for serious arrhythmias and high risk of sudden death. In: Symposium on sudden coronary death outside hospital. (Ref.1). Circulation **52** Suppl. **3** (1975) 189

[44] MATTHEWS, O. A.; ATKINS, J. M.; HOUSTON, J. D.; BLOMQUIST, G.; MULLINS, C. B.: Arrhythmias induced by isometric exercise (handgrip) (Abstr.). Clin. Res. **18** (1971) 23

[45] MCNEILLY, R. H.; PEMPERTON, J.: Duration of last attack in 998 fatal cases of coronary artery disease and its relation to possible cardiac resuscitation. Brit. Med. J. **3** (1968) 139

[46] MIROWSKI, M.; MOWER, M. M.; STAEWEN, W. S.; DENNISTON, R. H.; TABATZNIK, B.; MENDELOFF, A. I.: Ventricular defibrillation through a single intravascular catheter electrode system (Abstr.). Clin. Res. **19** (1971) 328

[47] MIROWSKI, M.; MOWER, M. M.; STAEWEN, W. S.; TABATZNIK, B.; MENDELOFF, A. I.: Standby automatic defibrillator: An approach to prevention of sudden coronary death. Arch. Intern. Med. (Chicago) **126** (1970) 158

[48] MULES, J.; HENDERSON, M.; KULLER, L. et al.: A population survey of symptoms suggestive of transient ischemic attacks. Stroke **2** (1971) 114

[49] OXMAN, H. A.; TITUS, J. L.; NOBREGA, F. T.; CONNOLLY, D. C.: Prognostic effect of electrocardiograhic abnormalities at the time of initial diagnosis of angina pectoris (Abstr.). Amer. J. Cardiol. **26** (1970) 653

[50] PANTRIDGE, J. F.; GEDDES, J. S.: A mobile intensive-care unit in the management of myocardial infarction. Lancet **2** (1967) 271

[51] RITTER, E. R.: Intractable ventricular tachycardia due to ventricular aneurysm with surgical care. Ann. Int. Med. **71** (1969) 1155

[51a] ROBERTS, W. C.; RUJA, L. M.: The frequency and significance of coronary arterial thrombi and other observations in fatal acute myocardial infarction. Amer. J. Med. **52** (1972) 425

[51b] ROMO, M.: Factor related to sudden death in acute ischemic heart disease. Acta med. Scand. Suppl. **547** (1973)

[52] SACKETT, D. L.; WINKELSTEIN, W.: The relationship between cigarette usage and aortic atherosclerosis. Amer, J. Epidem. **86** (1967) 264

[52a] SCHWARTZ, C. J.; GERRITY, R. G.: Anatomical pathology of sudden unexpected cardiac death. Circulation **52** Suppl. **3** (1975) 18

[53] SHAPIRO, S.; WEINBLATT, E.; FRANK, C. W.: The H.I.P. study of incidence and prognosis of coronary heart disease, preliminary findings on incidence of myocardial infarction and angina. J. Chron. Dis. **18** (1965) 527

[54] SIDEL, V. W.; ACTON, J.; LOWN, B.: Models for the evaluation of prehospital coronary care. Amer. J. Cardiol. **24** (1969) 66

[55] SMIRK, F. H.; PALMER, D. G.: A myocardial syndrome: With particular reference to the occurence of sudden death and of premature systoles interrupting antecedent T waves. Amer. J. Cardiol. **6** (1960) 620

[56] Smoking and its effects on health: Report of a WHO Expert Committee Technical Report Series, 568, WHO, Geneva 1975
[57] Spain, D. M.; Bradess, V. A.; Mohr, C.: Coronary atherosclerosis as a cause of unexpected and unexplained death. An autopsy study from 1949—1959. Jama **174** (1960) 384
[57a] Stamler, J.: Primary prevention of sudden coronary death. Circulation **51/52** Suppl. **III** (1975) 258
[58] Sudden Unexpected Death: Suggestions for classification adopted by the International Society of Cardiology, Geneva, 1969
[59] The Framingham Heart Study: An Epidemiological Investigation of Cardiovascular Disease. Public Health Service monograph, section 26. US Department of Health Education, and Welfare, 1970
[60] Truex, R. C.; Symthe, M. Q.: Recent observations on the human cardiac conduction system with special considerations of the atrioventricular node and hundle, Electrophysiology of the Hearth. Milan, Pergamon, 1964
[61] US Department of Health, Education, and Welfare (1967): The health consequences of smoking. A Public Health Service review: 1967, Washington, DC (Public Health Service Publication No. 1696); (a: p. 99—101; b: p. 106; c: p. 107; d: p. 104; e: p. 65; f: p. 60—64; g: p. 62; h: p. 66—69; j: p. 185)
[62] US National Heart Institute (1966): The Framingham Heart Study. Habits and coronary heart disease, Bethesda, Md. (Public Health Service Publication No. 1515)
[63] Weinblatt, E.; Shapiro, S.; Frank, C. W.: Prognosis of men after first myocardial infarction: Mortality and first recurrence in relation to selected parameters. Amer. J. Public. Health **58** (1968) 1329
[63a] Weiss, A. N.; Jobe, Cl.; Gordon, T.; Lange, P. H.; Frommer, P. L.: Relationship of premature ventricular contractions and left ventricular hypertrophy to sudden cardiac death (Abstr.). Circulation **39** (Suppl. **III**) (1969) III-213
[64] Wikland, B.: Medically unattended fatal cases of ischaemic heart disease in a defined population. Acta Med. Scand. (Suppl. **524**) (1971)
[65] Wolf, M.; Hamdi, E.; Lown, B.: VPB detection by an analog computer in a CCU (in preparation)
[66] Working Group on Ischaemic Heart Disease Registers: Report (part I). Copenhagen, World Health Organization, Regional Office for Europe, 1969
[67] Yu, P. N.: Prehospital care of acute myocardial infarction. Circulation **35** (1972) 189
[68] Bali, M.; Parsi, R. A.: Problematik der Reizbildungs- und -leitungsstörungen des Herzens bei chronisch-ischämischer Herzkrankheit. I. Mitteilung: Häufigkeit der Reizbildungs- und leitungsstörungen des Herzens bei koronarangiographierten Patienten mit chronisch-ischämischer Herzkrankheit. Dt. Ges.wesen **31** (1976) 1009
II. Mitteilung: Die Koronaratherosklerose und die Reizbildungs- und -leitungsstörungen. Dt. Ges.wesen **31** (1976) 1297
[69] Bethge, K. P.; Bethge, H. C.; Graf, A.; van den Berg, E.; Lichtlen, P.: Kammer-Arrhythmien bei chronisch koronarer Herzkrankheit. Z. Kardiol. **66** (1977) 1
[70] Bigger, J. T.; Dresdale, R. J.; Heissenbuttel, R. H.; Weld, F. M.; Wit, A. L.: Ventricular arrhythmias in ischemic heart disease: Mechanism, Prevalence, significance and management. Progr. Cardiovasc. Dis. **19** (1977) 255
[71] Chamberlain, D. A.: Beta adrenergic blocking agents in prevention of sudden death. Acta Cardiol. **25** (1978) 196
[72] Doyle, J. T.; Kannel, W. B.; Mc Namara, P. M.; Quinckenton, P.; Gordon, T.: Factors related to suddeness of death from coronary disease: Combined Albany-Framingham studies. Amer. J. Cardiol. **37** (1976) 1073
[73] Eliot, R. S.; Shalhany, E. A.: Sudden death and acute myocardial infarction. Postgrad. Med. **64** (1978) 52

[74] Frink, R. J.; Trowbridge, J. O.; Rooney, P. A.: Nonobstructive coronary thrombosis in sudden cardiac death. Amer. J. Cardiol. **42** (1978) 48

[75] Greten, H.: Risikofaktor Hyperlipämie — Möglichkeiten der Beeinflussung. In: Schettler, G.; Horsch, A.; Mörl, H.; Orth, H.; Weizel, A.: Der Herzinfarkt. Fk. Schattauer Verlag, Stuttgart—New York 1977

[76] Griffith, L. S. C.; Platia, E. V.; Angell, Ch. S.; Grunwald, L.: Coronary arteriographic and electrocardiographic correlats of sudden cardiac death. Acta Med. Scand. Suppl. **615** (1977) 43

[76a] Kannel, W. B.: Coronary risk factors I. Recent highlights from the Framingham study. Aust. NZ. J. Med. **6** (1976) 373

[77] Lovegrove, T.: Sudden death from ischemic heart disease. Med. J. Amer. **1** (1977) 128

[78] Medical Staff Conference, University of California, San Francisco. The significance and treatment of long term ventricular arrhythmias. West. J. Med. **126** (1977) 209

[79] Raiskina, M. E.; Opaljeva-Stegantseva, V. A.; Ratovskaja, V. I.; Ostapova, V. N.; Veber, O. P.: Postmortem diagnosis of ventricular fibrillation by K and Na distribution in the myocardium and skeletal muscle in out — of — hospital sudden death from acute ischemic heart disease. Amer. Heart J. **94** (1977) 154

[80] Ramo, M.; Rousteenoja, R.: Sudden coronary death: Incidence and common risk factors. Acta Cardiol. **25** (1978) 1

[81] Reichenbach, D. D.; Moss, N. S.; Meyer, E.: Pathology of the heart in sudden cardiac death. Amer. J. Cardiol. **39** (1977) 865

[82] Talbott, E.; Kuller, L. H.; Perper, J.: Biologic and psychosocial risk factors of sudden death from coronary disease in white women. Amer. J. Cardiol. **39** (1977) 858

9. Herzinsuffizienz als primäre Manifestationsform der Ischämischen Herzkrankheit

Es gibt eine Reihe von Patienten, die keine Schmerzsymptomatik in der Anamnese haben und lediglich wegen der zunehmenden Erscheinungen der Links- bzw. Rechtsherzdekompensation den Arzt konsultieren.
In dieser Gruppe befinden sich u. a. auch Patienten mit stummen Infarkten sowie mit disseminierten Herzmuskelnekrosen, die als Ischämiefolge entstehen. Hierunter fallen auch die Patienten mit EKG-Veränderungen ohne klinische Symptomatik (s. S. 171).
Die Hauptsymptomatik dieser Form der ischämischen Herzkrankheit besteht in zunehmender Dyspnoe, die auch nachts auftreten kann (Asthma cardiale, Orthopnoe). Später treten die Zeichen der Rechtsherzdekompensation (Halsveneneinflußstauung, Hepatomegalie, Ödeme der unteren Extremitäten, Aszites, Anasarka) hinzu. Nicht selten stehen zunächst die Erscheinungen der Vorwärtsinsuffizienz im Vordergrund, so daß auch hier eine zerebrale Symptomatik, wie Konzentrationsschwäche, Verwirrtsein u. ä., auffällt. Meist sind auch Rhythmusstörungen mit dieser Form vergesellschaftet.
Bei der physikalischen Untersuchung kann eine Vergrößerung des Herzens festgestellt werden. Eine besondere Bedeutung gewinnt die Auskultation.
Folgende Befunde sind zu erheben:

1. Die Herztöne sind leise.
2. Bei Hypertonie ist die aortale Komponente des II. Herztones betont.
3. Diastolische Extratöne (III. und IV. Herzton), die mit dem I. und II. Herzton einen Galopprhythmus hervorrufen.
4. Ein systolisches Regurgitationsgeräusch über der Spitze kann als Ausdruck einer relativen Mitralinsuffizienz nachweisbar sein. Hier ist auch an die Papillarmuskeldysfunktion als Ursache des Geräusches zu denken.
5. Bei der Auskultation der Lunge können Rasselgeräusche als Ausdruck einer Lungenstauung wahrnehmbar sein.

Das EKG kann Veränderungen von Ischämie bis Infarktresiduen sowie Rhythmusstörungen zeigen.
Die Röntgen-Untersuchung zeigt eine Vergrößerung des Herzens und Veränderungen der Lungengefäßzeichnung. Somit ist die Röntgen-Untersuchung des Herzens und der Lunge u. a. eine wichtige Methode zur Erfassung und Verlaufskontrolle dieser Form der ischämischen Herzkrankheit. Hierbei können bereits vorhandene Schirmbilder als Vergleich dienen.
Bei unseren eigenen Untersuchungen [3] an 944 Patienten, die nach dem Schirmbild

als „kardiovaskuläre Befundträger" klassifiziert wurden, konnten Symptome der Rechtsherzinsuffizienz (Hepatomegalie und Beinödeme) an 230 Personen festgestellt werden. Hingegen wurde nur bei 41 Personen, die als Nicht-Befundträger eingeordnet wurden (Gesamtzahl 458), diese Symptomenkombination festgestellt (P = 1%).
Die Zahl der Personen, die beide Symptome aufwiesen, nahm mit dem Alter zu (P = 5%).
Frauen wiesen häufiger diese Merkmalskombination auf. Über 40% der Personen wurden zum Zeitpunkt der Erfassung nicht mit Glykosiden behandelt.

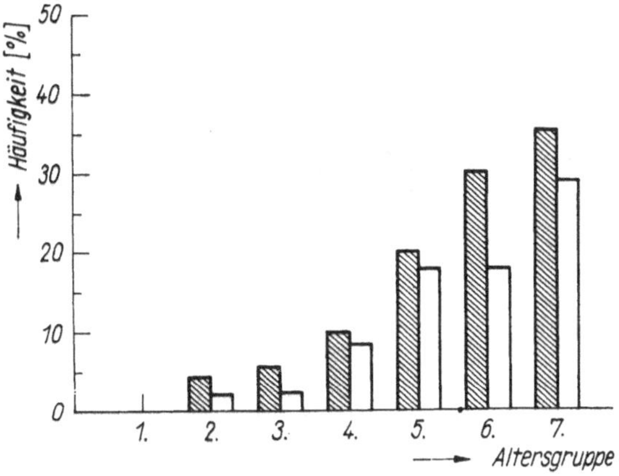

Abb. 163. Prozentuale Anteile der Personen mit Hepatosplenomegalie und beidseitigen präbitialen Ödemen je Altersgruppe bei röntgenologisch kardiovaskulär Befundverdächtigen (schraffierte Säulen) im Vergleich zu den röntgenologisch kardiovaskulär nicht Befundverdächtigen (weiße Säulen) bei eigenen Untersuchungen

Die Abbildung 163 zeigt den prozentualen Anteil der Personen mit Hepatomegalie und beidseitigen prätibialen Ödemen je Altersgruppe bei den röntgenologisch kardiovaskulär Befundverdächtigen (schraffierte Säulen) im Vergleich zu den Nicht-Befundverdächtigen.
Nach der Häufigkeit der ischämischen Herzkrankheit ist mit Sicherheit anzunehmen, daß die Herzinsuffizienz als Folge der chronisch-ischämischen Herzkrankheit und Hypertonie den Hauptanteil darstellt [1].
Die Stauungsherzinsuffizienz ist mit einer Letalität von 50% in 5 Jahren verbunden

Tabelle 135

Anzahl der Glykosidbehandelten unter den Personen, die die Symptomenkombination Hepatomegalie und beidseitige prätibiale Ödeme aufwiesen; aufgeschlüsselt nach röntgenologisch-kardiovaskulär Befund- und Nicht-Befundverdächtigen

Untersuchte röntgenologisch-kardiovaskulär Befundverdächtige	944	davon Personen mit Hepatomegalie und beidseitigen prätibialen Ödemen	230	davon mit Glykosiden behandelt	134
Untersuchte röntgenologisch-kardiovaskulär Nicht-Befundverdächtige	458	davon Personen mit Hepatomegalie und beidseitigen prätibialen Ödemen	41	davon mit Glykosiden behandelt	21

Tabelle 136

Aufschlüsselung der Personen mit Heptomegalie und beidseitigen prätibialen Ödemen nach beiden Geschlechtern für die Gruppe der röntgenologisch kardiovaskulär Befundverdächtigen und für die Gruppe der röntgenologisch-kardiovaskulär Nicht-Befundverdächtigen

	Untersuchte kardiovaskulär befundverdächtige Personen	davon Personen mit Hepatomegalie und beidseitigen prätibialen Ödemen
Männer	379	55
Frauen	565	175
Gesamt	944	230

	untersuchte kardiovaskulär nicht-befundverdächtige Personen	davon Personen mit Hepatomegalie und beidseitigen prätibialen Ödemen
Männer	211	9
Frauen	247	32
Gesamt	458	41

[2]. Deshalb ist die Suche nach Frühsymptomen und die Anwendung aller Erfassungsmöglichkeiten zur Verifizierung und adäquater Behandlung dieser Patienten von großer Bedeutung [1].
Die Therapie dieser Form der Herzinsuffizienz unterscheidet sich nicht von der Therapie der Herzinsuffizienz im allgemeinen (Kardiotonika, Diuretika, Kalium-Gabe, natriumarme Diät usw.).

9.1. Literatur

[1] Kannel, W. B.: Coronary risk factors, I. Recent highlights from the Framingham study Aust. N. Z. J. Med. **6** (1976) 373

[2] McKee, P. A.; Castelli, W. P.; Mc Namara, P. M.: The natural history of congestive heart failure. The Framingham-study New Engl. J. Med. **285** (1971) 178

[3] Pocher, K.; Heublein, B.; Parsi, R. A.: Zur Häufigkeit der Symptomenkombination — Hepatomegalie und beidseitige prätibilae Ödeme — als Hinweis für manifeste kardiale Dekompensation bei röntgenologisch kardiovaskulär Befundverdächtigen im Vergleich zu röntgenologisch kardiovaskulär nicht Befundverdächtigen. Dtsch. Ges.wesen **26** (1971) 1203

10. Modell eines Stufenprogramms zur Erfassung und Betreuung der Patienten mit ischämischer Herzkrankheit

10.1. Grundsätze

Bei der Konzipierung und Realisierung eines solchen Programms müssen folgende Gesichtspunkte berücksichtigt werden:

1. Die Hauptursache der ischämischen Herzkrankheit sind atherosklerotische Veränderungen des Koronararteriensystems. Die Häufigkeit des Auftretens der verschiedenen bereits genannten Manifestationsformen steht in enger Beziehung zu diesen anatomisch-pathologischen Veränderungen.
2. Allerdings ist es nicht obligat, daß alle Individuen mit koronaratherosklerotischen Veränderungen klinische Erscheinungen zeigen.
3. Bei dieser Erkrankung besteht eine komplexe Wechselwirkung zwischen der Funktion des Koronarkreislaufes und der Herzmuskelfunktion, daher auch der Begriff der „ischämischen Kardiomyopathie", die von manchen Autoren [9] verwendet wird.
4. Die komplexen Erfassungsmethoden müssen, um eine adäquate Therapie erzielen zu können, beide Komponenten erfassen.
5. Unter Berücksichtigung der Häufigkeit der atherosklerotischen Herzkrankheit muß die Erfassung der betroffenen Population durch ein Stufenprogramm realisiert werden, um eine praktisch durchführbare Betreuung zu schaffen.
6. Das bedeutet, daß ein System der qualitativen und quantitativen Diagnostik geschaffen werden muß, das lückenlos ineinander übergeht.
7. Dafür stehen vor allem einfache und überall anwendbare Erfassungsmethoden im Vordergrund.
8. In bezug auf die Erfassung und Auswertung sind einige halbautomatische und automatische Verfahren erforderlich, wobei zu diesem Zweck vorbereitete Dokumentationen die Voraussetzung sind.
9. Es muß die Möglichkeit gegeben sein, die betroffenen Personenkreise weiter zu betreuen, das bedeutet, ein großes Netz von Dispensaires zu schaffen, das ohne Beteiligung aller im Gesundheitswesen tätigen Personen und anderer gesellschaftlicher Einrichtungen nicht realisierbar ist.

Die Erfassung und Bekämpfung der ischämischen Herzkrankheit ist als ein vordringliches Problem im WHO-Programm verankert und eine Reihe von Aktivitäten wurden und werden in bezug auf die Erfassung, Behandlung und Prävention dieser Erkrankung durchgeführt [5, 12, 18, 20, 21, 32, 45, 46, 57, 60, 61, 65, 66, 67, 72, 78, 79, 80, 81]. Auch in der DDR ist die Erfassung und Bekämpfung der IHK eine Hauptaufgabe des Gesundheitswesens [32a].

Die stragetischen Angriffspunkte zur Bekämpfung der Herz-Kreislaufkrankheiten liegen in der primären und sekundären Prävention [20, 21, 32, 72, 79, 80, 81].
Im Rahmen der sekundären Prävention ist die Erfassung gefährdeter und erkrankter Personen die Voraussetzung für weitere Maßnahmen, insbesondere bei jüngeren Jahrgängen, zumal die Diagnose Angina pectoris 3,5mal häufiger verzögert bei Patienten unter 35 Jahren als bei Patienten über 55 Jahren gestellt wird.
Die Medianzeit vom Beginn der Symptome bis zur Diagnosestellung war bei den Patienten unter 35 Jahren 20mal länger als bei denen über 45 Jahren. Auch die Diagnose ,,Angina pectoris“ wurde dreimal später gestellt als die Diagnose „akuter Myokardinfarkt“ [10].
Für die sekundäre und primäre Prävention ist besonders die Bekämpfung der Risikofaktoren (s. auch S. 134) von großer Bedeutung. An der Spitze dieser Maßnahmen steht die Bekämpfung der Hyperlipidämie.
Für die praktischen Zwecke verwendet man eine Faustregel:

Cholesterin = 200 + Lebensalter in Jahren
Triglyzeride = 100 + Lebensalter in Jahren

Für Frauen unter 40 Jahren liegen diese Werte um 10% niedriger [43]. Grenzbereiche für verdächtige und erhöhte Werte nach SCHETTLER und Mitarbeiter [68] sind in der Tabelle 137 zusammengestellt.
Im Rahmen dieser Bekämpfung wurde durch sechs verschiedene Arbeitsgruppen in den USA, Schweden und Norwegen bei etwa 1500 Infarktpatienten über einen Zeitraum von 5—8 Jahren die Wirksamkeit diätetischer Maßnahmen überprüft [33]. Es wurde gezeigt, daß in den Gruppen, die mit polyensäure-reicher Diät ernährt wurden, sowohl eine Senkung des Serum-Cholesterinspiegels als auch eine niedrigere Rezidivquote von 10% gegenüber 40—50% Reinfarkten in der nicht diätetisch behandelten Gruppe erreicht werden kann [43].
Die Bestimmung der Lipide und die entsprechende Therapie muß in jüngeren Jahren, am besten im Kindesalter, begonnen werden. In jedem Falle jedoch vor dem 50. Lebensjahr und am günstigsten vor dem 30. Lebensjahr. Von manchen Untersuchern wird empfohlen, daß bei „normalen“ Werten diese Bestimmungen mindestens 5jährlich bis zum 50. oder 55. Lebensjahr wiederholt werden. Von Personen mit dem Typ IIa sollten Geschwister und Kinder untersucht werden [64].
Für das initiale Screening in dieser Studie wurden folgende Fragen untersucht:

1. Alter
2. Rasse
3. Geschlecht
4. Größe
5. Nahrung
6. Medikamente (Antihypertensiva, Antilipämika, Antikonzeptiva)
7. Familienanamnese (1. und 2. Grades) für folgende Fragen:
   - Myokardinfarkt
   - Angina pectoris vor dem 60. Lebensjahr
8. Blutdruck (systolisch, diastolisch)
9. Angina pectoris oder Myokardinfarkt in der Anamnese
10. Rauchen
11. Serumcholesterol

12. Triglyzeride nach 12stündigem Fasten
13. Menopausealter
14. Gewicht
15. Diabetes mellitus

Diese Studie wurde in einem Betrieb an 5571 Mitarbeitern für 6 Jahre getestet. Die Werte wurden in regelmäßigen Abständen kontrolliert.
SCHETTLER und Mitarbeiter [68] empfehlen im Rahmen diagnostischer Maßnahmen zur Prävention der Atherosklerose eine Konzentration auf die Früherkennung der Risikofaktoren Rauchen, Übergewicht, Hypertonie, Diabetes mellitus, Cholesterin, Triglyzeride und Harnsäure.

Tabelle 137
Grenzbereiche für „verdächtige" und „erhöhte" Meßwerte bei der Früherkennung von Risikofaktoren (nach SCHETTLER und Mitarbeiter [68])

Risikofaktoren		Grenzwerte	
		verdächtig	erhöht
1. Übergewicht			
Überschreiten des BROCA-Index		< 10%	≧ 10%
2. Blutdruck			
bei unter 50jährigen	systolisch	ab 140 mm Hg	ab 160 mm Hg
	diastolisch	90 mm Hg	95 mm Hg
bei über 50jährigen	systolisch	ab 150 mm Hg	ab 170 mm Hg
	diastolisch	90 mm Hg	95 mm Hg
3. Cholesterin		ab 220 mg %	ab 260 mg %
4. Triglyzeride		ab 150 mg %	ab 220 mg %
5. Harnsäure			
bei Männern		ab 7,0 mg %	ab 8,0 mg %
bei Frauen		ab 6,5 mg %	ab 7,5 mg %
6. Glukose			
Urin-Zucker (2 h nach Hauptmahlzeiten)			positiv
Nüchtern-Blutzucker			ab 110 mg %

10.2. Die Möglichkeiten der Erfassung der ischämischen Herzkrankheit

Die Möglichkeit der Erfassung steht wiederum in enger Beziehung zu den Gegebenheiten der Diagnostik. Die Abbildung 164 zeigt die Möglichkeiten und das Vorgehen bei der Durchführung der sekundären Prävention der ischämischen Herzkrankheit auf.
In den letzten Jahren sind große Fortschritte im Bereich der Diagnostik zu verzeichnen. Unter diesen Errungenschaften ist besonders die Entwicklung der Koronarangiographie hervorzuheben, die die Möglichkeit bietet, intra vitam über die Morphologie des Koronarsystems Aussagen zu machen. Ebenfalls ist durch die Kontrastdarstellung des linken Ventrikels eine Beurteilung der Kinetik und Funktion des Herzens möglich geworden [32, 65] (s. S. 361). Parallel dazu sind verschiedene Belastungsmethoden entwickelt worden, die auch zur Beurteilung der Herzfunktion herangezogen werden (über die Methodik vgl. [60, 61] sowie s. S. 252). Die Anwendung dieser Methoden ist nicht nur von akademischer, sondern im Hinblick auf die chirurgische Möglichkeit der Revas-

kularisation des Myokards [1, 19, 52, 77] von größter praktischer Bedeutung. Die Aufwendigkeit der Methoden einerseits und die möglichen Komplikationen andererseits schränken jedoch ihre Anwendung auf breitester Basis stark ein. Daraus resultiert eine Diskrepanz zwischen der potentiellen diagnostischen Möglichkeit und der derzeit geübten Praxis.

Unter Berücksichtigung der genannten Tatsachen muß ein diagnostisches System mit Hilfe in der Praxis durchführbarer einfacher Methoden zur Erkennung der Koronar-

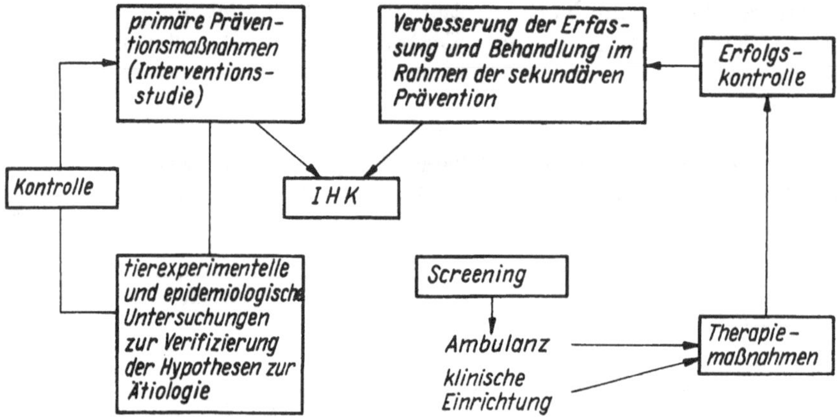

Abb. 164. Schematische Darstellung der Erfassung und Behandlung der ischämischen Herzkrankheit im Rahmen der sekundären Prävention und Beeinflussung durch Maßnahmen der primären Prävention

atherosklerose aufgebaut werden. Wir sind davon ausgegangen, daß eine multifaktoriell bedingte Erkrankung nicht nur durch eine Methode oder einen Parameter zu verifizieren ist. Deshalb wurden in Kombination verschiedene Methoden und Parameter herangezogen. Die Ergebnisse vieler monovarianter Analysen und deren Korrelation zur IHK unterstützen unsere Auffassung, wobei größtes Gewicht auf die Erfassung der Risikofaktoren gelegt wurde [1, 2, 3, 7, 8, 11, 13, 14, 15, 18, 21, 22, 23, 24, 25, 27, 28, 29, 30, 34, 37, 38, 39, 40, 41, 49, 50, 51, 53, 54, 56, 69, 70, 71, 73, 74, 75]. Für die Erarbeitung eines Modells zur Differenzierung der Patienten mit bedeutsamen und nicht bedeutsamen koronaratherosklerotischen Veränderungen haben wir verschiedene Untersuchungsmethoden (s. Tab. 138) verwendet, wobei in die erste Auswertung 120 Parameter ein-

Tabelle 138

Untersuchungsprogramm für Patienten zur Abklärung von pektanginösen Beschwerden (sogenanntes „Koronarprogramm")

1. Anamnese modifiziert nach dem WHO-Fragebogen [66, 67]	Thoraxschmerz psychologische und soziologische Fragen zur Erfassung des Risikofaktors „Streß", „Körperliche Inaktivität" und „positive Familienanamnese"
2. Physikalische Untersuchung	Arcus senilis, Xanthelasmen bzw. Xanthome Broca-Index Auskultation und Palpation der Pulse der oberen und unteren Extremitäten Auskultation des Herzens, (Extratöne, Geräusche)

Tabelle 138 (Fortsetzung)

3. Blutdruckmessung	nach WHO-Empfehlungen [78a]
4. Ruhe-EKG	I, II, III aVR, aVL, aVF $V_1 - V_6$ D, A, I
5. Belastungs-EKG (fahrradergometrische Belastung)	Ableitungen I, II, III, V_2, V_4, V_6 (V_5)
6. Mechanokardiographie	(Apexkardiogramm, Phonokardiogramm — bei einem Teil der untersuchten Patienten)
7. Röntgenuntersuchungen	Thorax (dv.-Übersicht, Kymogramm) Wirbelsäule
8. Lungenfunktionsprüfungen (mit dem Lode-Spirographen)	Bestimmung des Atemminutenvolumens Bestimmung des Atemgrenzwertes Bestimmung des Atemstoßtests Bestimmung der Vitalkapazität Bestimmung des Residualvolumens
9. Oszillogramm	der unteren Extremitäten mit Belastung durch Lagerungsprobe oder Wipptest
10. Spiegelung des Augenhintergrundes	zur Erfassung atherosklerotischer Veränderungen
11. Fettfraktionen	Gesamtcholesterin (nach Rappoport-Einhorn mit Essigsäureanhydrid bzw. nach Zak und Slakis — Verwendung des arithmetischen Mittels dreier Untersuchungen) Lipoproteide (Sudan-Schwarz-Färbung nach Swan auf Papier) Fettsäuren (nach Duncombe) Triglyceride und Neutralfette (SPV-Reaktion) Phospholipide (nach Martin und Zoty) Cholesterin, Cholesterin-Ester, Gesamtlipide (Dünnschichtchromatografie)
12. Erfassung einer diabetischen Stoffwechsellage	Glukosetoleranztest
13. Harnsäurebestimmung	im Serum
14. Hämatokrit	
15. Gerinnungsstatus [55a]	Rekalzifizierungszeit (nach Howell) Thromboplastinzeit (nach Quick) Fibrinogen (nach Schulz) Fibrinolyse Faktor II (nach Koller) Faktor V (nach Owren) Faktor VII (nach Koller) Faktor X (nach Bachmann modifiziert nach Jürgens) Serumantithrombin (nach Jürgens) Thrombelastogramm (nach Hartert) Heparinantithrombin (nach Quick)
16. Herzkatheter	Koronarangiographie Lävographie Druckmessungen

bezogen wurden, die zusätzlich verschiedene Skalenbereiche hatten. Als Bezugssystem für die klinischen und paraklinischen Parameter wurden die koronarangiographischen Befunde verwendet.
218 männliche Patienten wurden in diese Untersuchung einbezogen.
Das Alter der Patienten betrug zwischen 21 und 68 Jahre (Durchschnitt 41 Jahre). Alle diese Patienten suchten wegen typischer bzw. atypischer Angina pectoris [57] unsere Koronarsprechstunde auf oder befanden sich in stationärer Behandlung. Sie wurden nach einem prospektiv vorbereiteten Programm durchuntersucht. Patienten mit einem definitiven Myokardinfarkt [36] in der Anamnese wurden in die Auswertung nicht mit einbezogen. Die geringe Anzahl der im Untersuchungszeitraum diagnostizierten weiblichen Patienten haben wir aus statistischen Gründen nicht berücksichtigt.
Die im Untersuchungsprogramm erhobenen Daten wurden in einem Erfassungsbogen qualitativ oder quantitativ kodiert [58].

Tabelle 139

Aufteilung der 56 in der Diskriminanzanalyse berücksichtigen Merkmale in qualitative und quantitative Daten

Qualitative Daten	Quantitative Daten
Typische Angina pectoris	Alter
Atypische Angina pectoris	BROCA-Index
Arcus senilis	systolischer Blutdruck
Xanthelasmen	diastolischer Blutdruck
Streß	Herzvolumenbestimmung
Körperliche Inaktivität	dorso-ventrale Thoraxübersicht
Positive Familienanamnese	Kymogramm
Raucher bis zu 10 Zigaretten/d	Hämatokrit
Raucher bis zu 20 Zigaretten/d	Harnsäure
Raucher mehr als 20 Zigaretten/d	Gesamtcholesterin
Pfeifen- oder Zigarrenraucher	beta-Lipoproteide in rel-%
Exraucher*)	Fettsäuren
normales Ruhe-Oszillogramm	Triglyzeride
Normaler Wipptest	Phospholipide
Normale Lagerungsprobe	Cholesterin
Atemminutenvolumen	Cholesterin-Ester
Atemgrenzwert	Gesamtlipide
Residualluft	Neutralfette
Degenerative Augenhintergrundveränderungen	normaler STAUB-TRAUGOTTscher Belastungsversuch
Herzminutenvolumen	
Hypoxie im Ruhe-EKG	Nüchternblutzucker
Linksherzhypertrophie im Ruhe-EKG	normale einfache Glukosetoleranz
Rechtsherzhypertrophie im Ruhe-EKG	Thromboplastinzeit
AV-Block II. oder III. Grades im Ruhe-EKG	Fibrinogen
Ischämiezeichen im Belastungs-EKG	Fibronolyse
Linksherzhypertrophie im Belastungs-EKG	r-Zeit im Thrombelastogramm
Rechtsherzhypertrophie im Belastungs-EKG	K-Zeit im Thrombelastogramm
AV-Block II. oder III. Grades im Belastungs-EKG	Elastizitätsmodul im Thrombelastogramm

*) Nieraucher werden unter Exraucher mit dem Skalenwert —1 kodiert.

In der Tabelle 139 werden die Daten dargestellt, die bei der Diskriminanzanalyse Berücksichtigung fanden.
Das Material wurde mit Hilfe der Diskriminanzanalyse und Multivarianzanalyse über Computer ausgewertet [35, 72].
Der Diskriminanzwert „Z" errechnete sich aus der Summe des mit dem entsprechenden Eigenvektor multiplizierten Skalenwertes des einzelnen Merkmals

$$z = m_1 \cdot EV + m_2 \cdot EV + m_3 \cdot EV + \cdots + m_n \cdot EV.$$

$m_1 \ldots m_n$ = Merkmal EV = Eigenvektor des Merkmals

Im Prozeß der Merkmalsanalyse wurde eine kontinuierliche Reduktion der Merkmale mit der Zielsetzung vorgenommen, eine kleine Gruppe von Merkmalen zu finden, die eine

Tabelle 140
„misses-table" (Treffertafel) der einzelnen Merkmalskombinationen
Tatsächliche Gruppe (Stadium der Koronaratherosklerose)

Zuordnung	0I	II	0I	II	0I	II	0I	II	0I	II	0I	II	0I	II	0I	II	0I	II
0I	114	11	112	14	107	14	101	16	102	15	97	21	92	24	115	48	101	44
II	13	80	15	77	20	77	26	75	25	76	30	70	35	67	12	43	26	47
Merkmals-kombination	56		54		19		17		9		8*)		8**)		7*)**)		„Risiko-faktoren"	

*) ohne das Merkmal typische Angina pectoris.
**) ohne das Merkmal Ischämie im Belastungs-EKG.

Tabelle 141
Übersicht über die richtige, falsch positive, falsch negative Einordnung in das jeweilige Koronaratherosklerosestadium bei 218 männlichen Patienten

Merkmals-kombination	Falsch positiv (%)	Falsch negativ (%)	Richtig eingeordnet (%)
56	6	5	89
54*)	7	6	87
19	9	7	84
17*)	12	8	80
9	11	8	81
8*)	14	9	77
8**)	16	11	73
7*)**)	5	22	73
„Risiko-faktoren"	12	21	67

*) ohne das Merkmal Angina pectoris.
**) ohne das Merkmal Ischämie im Belastungs-EKG.

hohe prozentuale Zuordnung in das entsprechende Koronaratherosklerosestadium ermöglicht. Die Reduktion der Merkmale wurde auf Grund der Trennschärfe, der Eigenvektoren, klinischer und ökonomischer Gesichtspunkte (Reproduzierbarkeit, Einfachheit der Untersuchung, Möglichkeit der Einführung in die tägliche Praxis, Kostenaufwand) vorgenommen.

Nach klinisch logischen Gesichtspunkten erfolgte eine Verminderung der Merkmale zunächst auf 56, die in der Tabelle 139 zusammengefaßt sind.

Mit den 56 Merkmalen konnten 89% der Patienten richtig dem entsprechenden Koronaratherosklerosestadium zugeordnet werden, 6% wurden falsch positiv, 5% falsch negativ zugeordnet. Bei Reduktion dieser Merkmalskombination um die Merkmale typische und atypische Angina pectoris (insgesamt 54 Merkmale) werden 87% der Patienten dem entsprechenden Koronaratherosklerosestadium richtig zugeordnet, 7% falsch positiv, 6% falsch negativ (s. Tab. 139, 140 und 141).

Die Kombination von 19 Merkmalen (s. Abb. 165 und Tab. 141) ermöglichte, daß 84% der Patienten richtig, 9% falsch positiv, 7% falsch negativ dem entsprechenden Koronaratherosklerosestadium zugeordnet wurden. Die Abbildungen 166—171 zeigen die einzelnen Merkmalskombinationen mit der prozentualen Zuordnung in das jeweilige Koronaratherosklerosestadium. Die sogenannten "misses tables" (Trefferzahl, d. h. die Zahl der richtig zugeordneten, falsch positiven und falsch negativen Fälle) der einzelnen

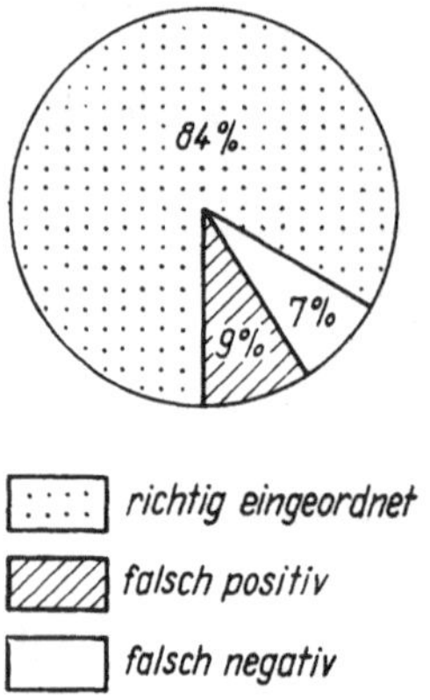

Abb. 165. Kombination von 19 Merkmalen, 218 Patienten, Trennung zwischen dem Koronaratherosklerosestadium 01 und 2.
Typische Angina pectoris, atypische Angina pectoris, Alter, Broca-Index, Xanthelasmen, diastolischer RR, Streß, Raucher, bis zu 10 Zigaretten/d, Raucher bis zu 20 Zigaretten/d, Raucher mehr als 20 Zigaretten/d, Pfeifen- oder Zigarrenraucher, Exraucher, dv-Thoraxübersicht, Atemgrenzwert, Gesamtcholreterin, Totallipide, Nüchternblutzucker, Ischämiezeichen im Ruhe-EKG, Ischämiezeichen im Belastungs-EKG

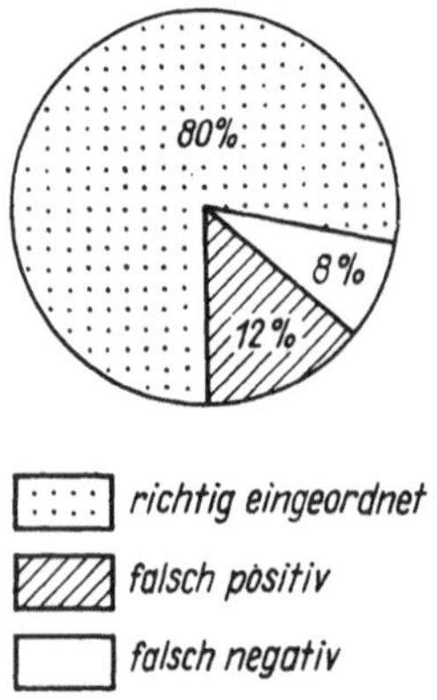

Abb. 166. Kombination von 17 Merkmalen, 218 Patienten, Trennung zwischen dem Koronaratherosklerosestadium 01 und 2.
Alter, Broca-Index, Xanthelasmen, diastolischer RR, Streß, Raucher bis zu 10 Zigaretten/d, Raucher bis zu 20 Zigaretten/d, Raucher mehr als 20 Zigaretten/d, Pfeifen; und Zigarrenraucher, Exraucher, dv-Thoraxübersicht, Atemgrenzwert, Gesamtcholesterin, Totallipide, Nüchtern-Blutzucker, Ischämiezeichen im Ruhe-EKG, Ischämiezeichen im Belastungs-EKG

Merkmalskombinationen sind der Tabelle 140, eine Zusammenstellung der Ergebnisse der Tabelle 141 zu entnehmen.
Die Erkennung des Schweregrades der Koronaratherosklerose ist bei den Patienten mit IHK von großer Bedeutung, weil sie, wie schon an anderen Stellen erwähnt, die Hauptursache aller Manifestationsformen der ischämischen Herzkrankheit darstellt [81]. Obwohl die Erkennung der Veränderungen am Koronararteriensystem durch die Koronar-

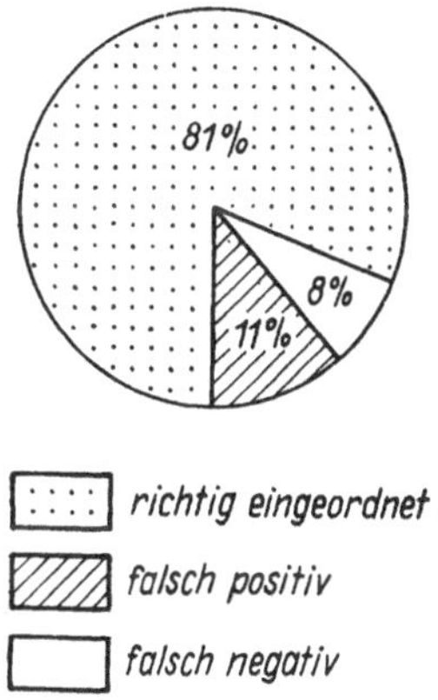

Abb. 167. Kombination von 9 Merkmalen, 218 Patienten, Trennung zwischen dem Koronaratherosklerosestadium 01 und 2.
Typische Angina pectoris, Alter, Xanthelasmen, diastolischer RR, Raucher mehr als 20 Zigaretten/d, dv-Thoraxübersicht, Gesamtcholesterin, Ischämiezeichen im Ruhe-EKG, Ischämiezeichen im Belastungs-EKG

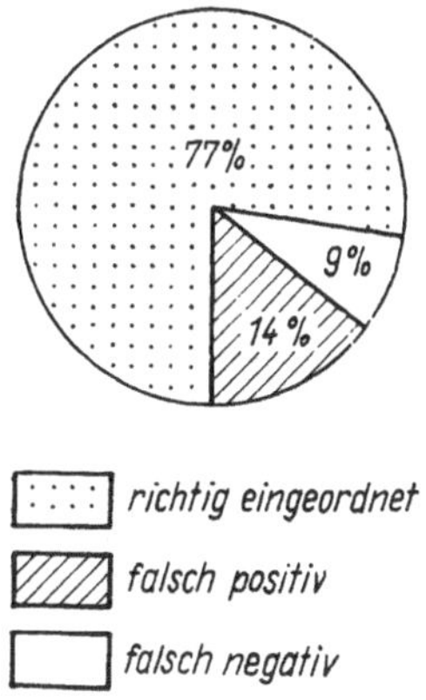

Abb. 168. Kombination von 8 Merkmalen, 218 Patienten, Trennung zwischen dem Koronaratherosklerosestadium 01 und 2.
Alter, Xanthelasmen, diastolischer RR, Raucher mehr als 20 Zigaretten/d, dv-Thoraxübersicht, Gesamtcholesterin, Ischämiezeichen im Ruhe-EKG, Ischämiezeichen im Belastungs-EKG

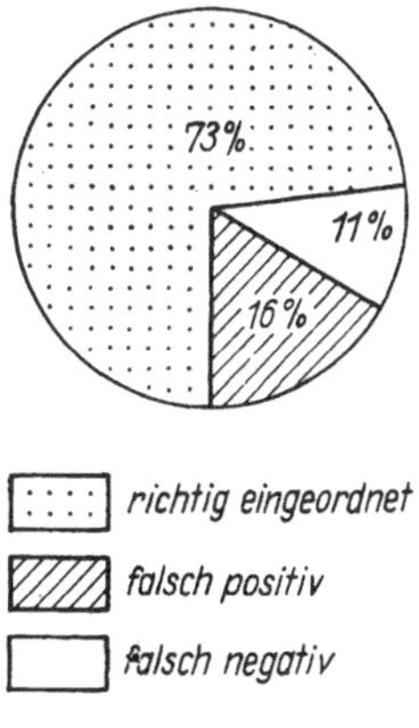

Abb. 169. Kombination von 8 Merkmalen, 218 Patienten, Trennung zwischen dem Koronaratherosklerosestadium 01 und 2.
Typische Angina pectoris, Alter, Xanthelasmen, diastolischer RR, Raucher mehr als 20 Zigaretten/d, dv-Thoraxübersicht, Gesamtcholesterin, Ischämiezeichen im Ruhe-EKG

angiographie intra vitam möglich ist, gibt es jedoch bislang keine Möglichkeit, die Veränderungen durch einfache unblutige Methoden einzuschätzen. Das ist aber dennoch von großer praktischer Bedeutung für die weitere Differenzierung, Führung und Behandlung der Patienten. Gerade die Differenzierung ist die tägliche Aufgabe des praktizierenden Arztes, die z. B. unter Berücksichtigung der verschiedenen Ursachen des Thoraxschmerzes [57] in Betracht kommt (s. Tab. 26, S. 190). Es wurden viele Versuche

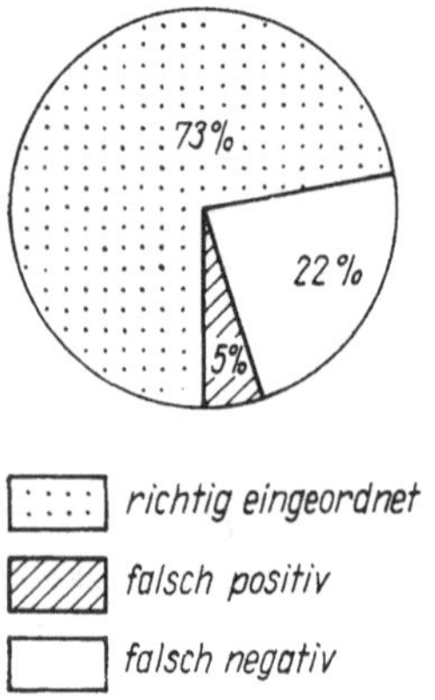

Abb. 170. Kombination von 7 Merkmalen, 218 Patienten, Trennung zwischen dem Koronaratherosklerosestadium 01 und 2.
Alter, Xanthelasmen, distolischer Blutdruck, Raucher mehr als 20 Zigaretten/d, dv-Thoraxübersicht, Gesamtcholesterin, Ischämiezeichen im Ruhe-EKG

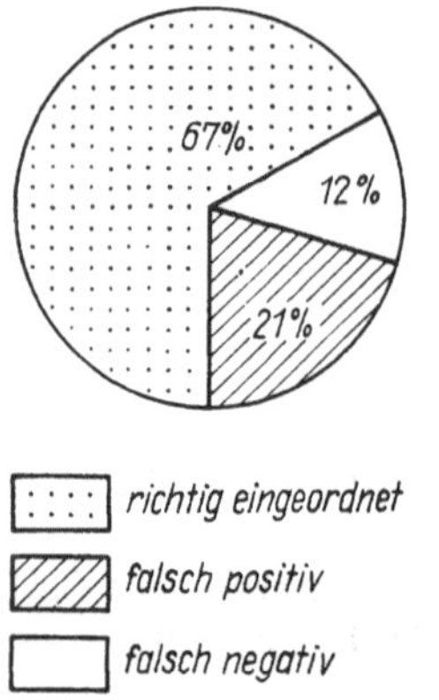

Abb. 171. Kombination der sogenannten Risikofaktoren, 218 Patienten, Trennung zwischen dem Koronaratherosklerosestadium 01 und 2.
Hypertonus, positive Familienanamnese, Streß, Nikotingenuß, Hyperlipämie, Hypercholestrinämie, Diabetes mellitus, Hyperurikämie, körperliche Inaktivität, Adipositas

unternommen, durch monovariante Korrelation einzelner Risikofaktoren eine Aussage über die morphologischen Veränderungen des Koronararteriensystems zu machen. Die Ergebnisse sind jedoch nicht befriedigend. Die nicht positiven Resultate sind auch verständlich, wenn man bedenkt, daß es sich hierbei um eine multifaktoriell bedingte Krankheit handelt und deshalb nur die Prüfung von Faktorenkombinationen sinnvoll sein kann. Dazu bieten sich die mathematisch-statistischen Verfahren der Diskriminanzanalyse und Multivarianzanalyse an [6, 12, 17, 26, 35, 44, 45, 46, 55, 63, 69, 76, 78], die zunehmend Eingang in die Medizin gefunden haben. Unsere Erfahrungen mit dieser Methodik haben wir bereits in früheren Arbeiten niedergelegt [35, 48, 59, 62]. Wir konnten zeigen, daß es durchaus möglich ist, mit einem entsprechenden diagnostischen Aufwand bei männlichen Patienten mit nichtinvasiven Untersuchungsmethoden die Koronaratherosklerose mit bis zu 90%iger Wahrscheinlichkeit zu sichern. Die weitere Reduktion der Merkmale über 56, 54, 19 auf 9 Merkmale zeigt gleichfalls eine Möglichkeit zur Differenzierung zwischen bedeutsamen und nicht bedeutsamen koronarathero-sklerotischen Veränderungen bis zu 81% [58].

Vergleichbare Untersuchungen liegen unseres Wissens nicht vor. Das Verfahren der Diskriminanzanalyse findet auch im Bereich der ischämischen Herzkrankheit zunehmendes Interesse, z. B. konnte Böckel [6] mit 17 Variablen aus einem Fragebogen 94% von Herzneurotikern und 89% von Infarktpatienten richtig zuordnen. Obermann und Mitarbeiter [55] untersuchten die klinischen und paraklinischen Daten von 210 Patienten, die vor der Ära der Koronarchirurgie koronarangiographiert worden waren und analysierten mit Hilfe der Diskriminanzanalyse sieben Faktoren, die für die Absterbequote in ihrem Patientengut die höchste Bedeutung hatten.

Eine besondere Bedeutung in der Diagnostik der Koronaratherosklerose werden den sogenannten Risikofaktoren zugebilligt, wobei Hypertonie Hyperlipämie, bzw. -cholesterinämie und Zigarettenrauchen als „major risk-factors" herausgestellt werden. Eine multivariate Analyse der vorliegenden Risikofaktoren bei klinisch manifester Koronaratherosklerose führten Cotton und Mitarbeiter, Keys und Mitarbeiter Kleinbaum und Mitarbeiter sowie Wilhelmsen und Mitarbeiter [12, 44, 45, 78] durch. Mit der von uns berechneten Risikofaktorenkombination (s. Tab. 140, 141 und Abb. 171) ist es bei 67% der Patienten möglich, sie dem entsprechenden Koronaratherosklerosestadium richtig zuzuordnen, 21% der Patienten werden falsch negativ und 12% der Patienten falsch positiv zugeordnet.

Diese Differenzierung hat besondere Bedeutung, weil sie die Möglichkeit bietet, gefährdete Personen, d. h. Personen mit krankhaften morphologischen Veränderungen des Koronarsystems noch ohne klinische Symptome, von Gesunden zu unterscheiden, um durch geeignete Maßnahmen das Fortschreiten der Koronaratherosklerose durch Bekämpfung der Risikofaktoren zu verzögern [20, 21, 32]. Im strengen Sinne ist die Anwendung dieses Modells mit Risikofaktoren für die primäre Prävention von praktischer Bedeutung.

Bei der Reduktion der einzelnen Merkmale wurden, wie bereits dargelegt, diejenigen berücksichtigt, die die größere Trennschärfe zwischen den beiden Gruppen (hämodynamisch bedeutsame und nicht bedeutsame Koronaratherosklerose) zeigten. Dabei erwiesen sich das Alter, die typische Angina pectoris-Symptomatik und das Belastungs-EKG als die relevantesten Merkmale.

Anhand vorliegender Ergebnisse ist bei männlichen Patienten die Möglichkeit gegeben, die mit bedeutsamer von denen mit unbedeutsamer Koronaratherosklerose zu differenzieren. Das ist in bezug auf die Erfassung Gefährdeter, die an erster Stelle betreuungsbedürftig sind, von Bedeutung und gilt erstens angesichts der konservativen Therapie (medikamentöse, Beseitigung der Risikofaktoren, Bewegungstherapie und Konditionierung), zweitens im Hinblick auf die Vorfelddiagnostik für die zur Koronarchirurgie geeigneten Patienten bis zur Koronarangiographie.

Nach diesem Prinzip werden auch die Patienten in unserer Koronarsprechstunde vordiagnostiziert. Es ist anzunehmen, daß die gleiche Möglichkeit der Differenzierung auch bei weiblichen Patienten gegeben ist, weil ähnliche Risikofaktoren und klinische Manifestationsformen nachgewiesen wurden [4]. Wegen der geringen Anzahl haben wir die weiblichen Patienten in unseren Statistiken nicht berücksichtigt. Bei unserem Modell wurde als Bezugssystem der Schweregrad der koronaratherosklerotischen Veränderungen verwendet. Trotz aller Einschränkungen dieses Systems, das sich nur auf die Morphologie der Koronararterien stützt, ist eine Unterscheidung in „hämodynamisch bedeutsame" und „hämodynamisch unbedeutsame" Koronararterienveränderungen für eine differenzierte Therapie im Rahmen eines Stufenprogramms einschließlich der Koronarchirurgie von praktischer Bedeutung. Durch die Entwicklung weiterer Bezugssysteme, z. B. Funktion des linken Ventrikels und seiner Kombination mit dem Bezugssystem Koronarartherosklerose, kann eine weitere Präzisierung in der quantitativen Erfassung der IHK erreicht werden.

Epidemiologische Studien, wie z. B. die Framingham-Studie unter Dawber [14], die Studie von Tecumseh unter Epstein [18], die von Los Angeles unter Chapmann [11], die Albany-New-York-Studie unter Doyle [16] und die finnische Studie unter Karvonen [42] sind für die Erfassung der IHK richtungsweisend, da die Bedeutung der sogenannten Risikofaktoren bei einer großen Anzahl von Untersuchten in prospektiven Studien überprüft wurden. Gertler [25] hat z. B. aus einem Kollektiv von 600 gesunden Probanden auf Grund von acht verschiedenen Daten (Serumcholesterin, Phospholipide, Harnsäure, Blutdruckwerte, Körpergröße, Konstitution, Alter, Todesursache von Eltern und Geschwistern) 39 als Kandidaten einer koronaren Herzkrankheit bezeichnet, von denen 38 innerhalb von 5 Jahren manifest erkrankten und 6 verstarben. Bei den übrigen 561 Untersuchten trat keine koronare Herzkrankheit auf. Ähnliche Untersuchungen mit Risikofaktorenkombination zur Beurteilung der Prognose der ischämischen Herzkrankheit wurden durchgeführt [12, 45, 46, 47, 78].

Das klinische Spektrum der koronaren Herzkrankheit umfaßt als wichtigste Bilder u. a. die Angina pectoris und den Herzinfarkt. Bei Vorliegen des klassischen Beschwerdekomplexes der Angina pectoris [57] ist schon durch die genaue und gezielte Anamneseerhebung der Verdacht auf eine koronare Herzkrankheit zu äußern.

Herman [31] gibt an, daß allein durch die Anamnese bei 80% der Patienten die Diagnose einer koronaren Herzkrankheit zu stellen sei. Ein großer Teil der Patienten zeigt jedoch nicht die typischen Angina pectoris-Beschwerden, sondern gibt unklare Thoraxschmerzen an, die einer differentialdiagnostischen Abklärung bedürfen [57]. Für die Erfassung der Patienten mit einer koronaren Herzkrankheit stehen den einzelnen Ebenen des Gesundheitswesens unterschiedliche technische Möglichkeiten zur Verfügung. Angepaßt an diesen technischen Ausrüstungsstand ist es erforderlich, Untersuchungsprogramme zusammenzustellen, die die Diagnose der Koronarartherosklerose, der häufigsten Ursache der ischämischen Herzkrankheit, mit großer Wahrscheinlichkeit

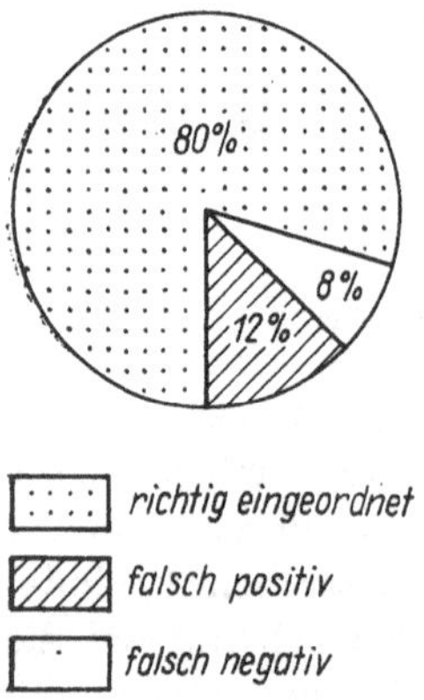

Abb. 172. Ergebnis der prospektiven Studie 1973 (50 männliche Patienten) 9 Merkmale — Trennung zwischen Koronarsklerosestadium 01 und 2. Typische Angina pectoris, Alter, Xanthelasmen, diastolischer RR, Raucher mehr als 20 Zigaretten/d, dv-Thoraxübersicht, Gesamtcholesterin, Ischämie im Ruhe-EKG, Ischämie im Belastungs-EKG

sichern oder ausschließen. Diese Untersuchungsprogramme sollten einfach durchführbare Untersuchungsmethoden umfassen, die immer wieder reproduzierbar und in ihrem zeitlichen und ökonomischen Aufwand gering sind.
Bei unserer prospektiven Untersuchung zeigte sich, daß durch die Kombination der folgenden Merkmale das obengenannte Ziel, die Trennung der sogenannten hämodynamisch bedeutsamen und nicht-bedeutsamen Koronaratherosklerose bei einzelnen Patienten, mit hoher Wahrscheinlichkeit möglich ist. Untersucht wurden 50 männliche Patienten mit einem Durchschnittsalter von 46,2 Jahren (der jüngste war 28, der älteste 63 Jahre alt), die zur Abklärung von Thoraxschmerzen in unsere Koronarsprechstunde überwiesen wurden. Ein definitives Myokardinfarkt [36] lag bei keinem der Patienten vor. Zur Bestimmung des Diskriminanzwertes „Z", der die Zuordnung in das jeweilige Koronarartherosklerosestadium (Stadium 0/I-hämodynamisch unbedeutsam, Stadium

Tabelle 142
Skalierung der einzelnen Merkmale und die bei der Kombination von 9 Merkmalen errechneten Eigenvektoren

Merkmal	Skalierung	Eigenvektor
Typische Angina pectoris	0 = nein	0,0000
	1 = ja	0,0832
Alter des Patienten	0 = 20–29 Jahre	0,0000
	1 = 30–39 ,,	0,0163
	2 = 40–49 ,,	0,0326
	3 = 50–59 ,,	0,0489
	4 = 60–69 ,,	0,0652
	5 = 70 Jahre und älter	0,0815
Xanthelasmen	0 = nein	0,0000
	1 = ja	0,0902
Diastolischer Wert des Blutdruckes	0 = 90–94 mm Hg	0,0000
	1 = 95 und mehr mm Hg	0,0152
Raucher mehr als 20 Zigaretten/d	0 = nein	0,0000
	1 = ja	0,0057
Dorso-ventrale Thoraxübersicht	0 = Typ 0	0,0000
	1 = Typ I	0,0363
	2 = Typ II	0,0726
	3 = Typ III	0,1089
	4 = Typ IV	0,1452
Gesamtcholesterin	0 = bis 249 mg%	0,0000
	1 = bis 299 mg%	0,0165
	2 = 300 und mehr mg%	0,0330
Ischämiezeichen im Ruhe-EKG	0 = nein	0,0000
	1 = ja	0,0445
Ischämiezeichen im Belastungs-EKG	0 = nein	0,0000
	1 = ja	0,0997

II-hämodynamisch bedeutsam) ermöglicht [58], wurde die in der Abbildung 172 enthaltene Merkmalskombination verwendet.
Die verwendete Skalierung der einzelnen Merkmale und die durch die Diskriminanzfunktion bekannten Eigenvektoren sind der Tabelle 142 zu entnehmen.

10.3. Literatur

[1] Allard, S.; Ruseito, O.; Goulet, C.: Preoperative serum lipid profile in surgically treated patients with coronary arteriosclerosis. Surgery **133** (1971) 807

[2] Aronow, W. S.: Smoking carbon monoxide and coronary heart disease. Circulation **48** (1973) 1169

[3] Auerbach, O.; Hammond, E. C.; Garfinkel, S.: Smoking in relation to atherosclerosis of the coronary arteries. New Engl. J. Med. **273** (1965) 775

[4] Bengtsson, C.: Ischaemic heart disease in women. Acta Med. Scand. Suppl. **549** (1973)

[5] Böck, G.; Richter, K.: Über methodische Grundlagen zur Erfassung kardiovaskulärer Erkrankungen bei Schirmbildreihenuntersuchungen. Dt. Ges.wesen **27** (1972) 2324

[6] Böckel, J.: Herzneurotiker und Herzinfarktpatienten in testpsychologischen Vergleich. Diss. Gießen 1968, zitiert nach D. Beckmann „Psychologische Determinanten in der Arzt-Patient-Beziehung". Münch. Med. Wschr. **114** (1972) 133

[7] Böttiger, I. E.; Carlsen, L. A.: Hemoglobin, plasma lipids and coronary heart disease. Amer. Heart J. **86** (1973) 842

[8] Brummer, P.: Coronary heart disease and the living standard. Acta Med. Scand. **182** (1967) 523

[9] Burch, G. E.; McDonald, C. D.: Prolonged bed rest in the treatment of ischemic cardiomyopathy. Chest **60** (1971) 424

[10] Burton, J. R.; Fitzgibbon, G. M.: Delayed diagnosis of symptomatic coronary artery disease in young men. C.M.A.Journal **106** (1972) 23

[11] Chapman, J. M.; Massey, F. J.: The interrelationship of serum cholesterol, hypertension, body weight and risk of coronary heart disease. Results of the first 10 years follow-up in the Los Angeles Study. J. Chron. Dis. **17** (1964) 933

[12] Cotton, S. G.; Nixon, J. M.; Carpenter, R. G.; Evans, D. W.: Factors discriminating men with coronary heart disease from healthy controls. Brit. Heart J. **34** (1972) 458

[13] Cramer, K.; Paulin, S.; Werkö, L.: Coronary angiographic findings in correlation with age, body weight, blood pressure, serum lipids and smoking habits. Circulation **33** (1966) 888

[14] Dawber, T. R.; Kannel, W. B.: The Framingham Study — an epidemiological approach to coronary heart disease. Circulation **34** (1966) 553

[15] Dörken, H.: Die Rauchgewohnheiten bei jüngeren Herzinfarktpatienten. Münch. Med. Wschr. **109** (1967) 187

[16] Doyle, J. T.; Dawber, T. R.; Kannel, W. B.; Heslin, A. S.; Kahn, H. A.: Cigarette smoking and coronary heart disease. New Engl. J. Med. **266** (1962) 796 Albany-New York-Studies

[17] Engelke, K.: Statistische Betrachtungen über die Bedeutung von Laborbefunden für die dermatologische Diagnostik (Diskriminanz- und Faktoranalyse). Diss., Kiel, 1969, zit. nach Victor

[18] Epstein, F.: Multiple risk factors and the prediction of coronary heart disease. Bull. N. Y. Acad. Med. **44** (1968) 916

[19] Favaloro, R.; Effler, D.; Groves, L.; Sheldon, W.; Sones, F.: Direct myocardial revascularization by saphenous vein graft. Ann. Thorac. Surg. **10** (1970) 97

[20] Fejfar, Z.: Prevention and control of the epidemics of ischemic heart disease — an international problem. Arch. Klin. Med. **216** (1969) 184

[21] FEJFAR, Z.: Risk factors in ischaemic heart disease. Acta Cardiol. (Suppl. **15**) (1972) 7
[22] FRANK, CH. W.; WEINBLATT, E.; SHAPIRO, S.; SAGER, R. V.: Myocardial infarction in men. Role of physical activity and smoking in incidence and mortality. JAMA **198** (1966) 1241
[23] FRANK, CH. F.: Physical inactivity as a lethal factors in myocardial infarction among men. Circulation **34** (1967) 1022
[24] FRIEDMANN, E. H.: Personality types and coronary artery disease. Jama **219/3** (1972) 385
[25] GERTLER, M. M.; LEETMA, H. E.; SALUSTE, E.; ROSENBERGER, J. L.; GUTHRIE, R. G.: Ischemic heart disease — insulin, carbohydrate and lipid interrelationships. Circulation **46** (1972) 103
[26] GILBERT, E. S.: On discrimination using qualitative variables. J. Amer. Statist. Ass. Zit. nach VICTOR **63** (1968) 1399
[27] GOLDSTEIN, J. L.; HAZZARD, W. R.; SCHROFF, H. G.; MOUTALSKY, A. G.: Hyperlipidemia in coronary heart disease. J. Clinic. Invest. **52** (1973) 1533
[28] GORDON, T.; KANNEL, W. B.: The effects of overweight on cardiovascular diseases. Geriatrics **28** (1973) 80
[29] HALPERN, M. J.; MIGUEL, M. S. P.: Uric acid and coronary heart disease. J. Amer. Geriatrics Soc. **22** (1974) 86
[30] HAMMOND, E. C.; HORN, D.: Smoking and death rates — report on forty-four months of follow-up of 187.783 men. II. Death rates by cause. Jama **166** (1958) 1294
[31] HERMAN, M. V.; ELLIOTT, W. C.; GORLIN, R.: An electrocardiographic, anatomic and metabolic study of zonal myocardial ischemia in coronary heart disease. Circulation **35** (1967) 834
[32] HEUBLEIN, B.; PARSI, R. A.; WITTE, J.; PECH, H. J.: Funktion des linken Ventrikels bei Patienten mit chronisch ischämischer Herzkrankheit unter Belastung. Dt. Ges.wesen **29** (1974) 2201
[32a] Herzinfarktbekämpfungsprogramm der DDR. Übergeben zum 25. Jahrestag der DDR, Forschungsverband Herzkreislaufkrankheiten, Berlin 1974
[33] HEYDEN, S.: Ernährung und Herzinfarkt in: Fettstoffwechselstörungen, ihre Erkennung und Behandlung. Hrsg. v. SCHETTLER, G., Thieme, Stuttgart 1971
[34] HEYDEN-STUCKY, C.: Myokardinfarkt und psychischer Stress. Schweiz. Med. Wschr. **95** (1965) 1045
[35] HOFER, E.: Angewandte Statistik. VEB Verlag Volk und Gesundheit, Berlin 1974
[36] Ischaemic Heart Disease Registers: Report of a Working Group. EURO Meeting, Copenhagen, 1968, 1969 (Docs. EURO 5010,2)
[37] JACOBS, D.: Hyperuricaemia and myocardial infarction. S. A. Med. J. **46** (1972) 367
[38] JIPP, P.: Glucosetolerance und Arteriosklerose. Med. Klinik **50** (1971) 1738
[39] KAHN, H. A.; MEDALIE, J. H.; NEUFELD, H. N.; RISS, E.; GOLDBOURT, U.: The incidence of hypertension and associated factors: The Israel ischemic heart disease study. Amer. Heart J. **84** (1972) 171
[40] KANNEL, W. B.; DAWBER, T. R.; FRIEMAN, G. D.; GELNNON, W. E.; MCNAMARA, D. M.: Risk factors in coronary heart disease — an evaluation of several. serum lipid as predictors of coronary heart disease — The Framingham Study. Ann. Intern. Med. **61** (1964) 788
[41] KANNEL, M. B.; KAGAN, A.; DAWBER, T. R.; REVOTSKIE, N.: The epidemiology of coronary heart disease. Geriatrics **17** (1962) 675
[42] KARVONEN, M. J.: Epidemiologie der Kreislaufkrankheiten in Finnland. Verhandl. Dt. Ges. Kreisl.-forschg. **32** (1966) 90
[43] KATTERMANN, R.: Lipidanalytik in der Präventivmedizin. Diagnostik **6** (1973) 124
[44] KEYS, A.; ARAVANIS, C.; BLACKBURN, H.; VAN BUCHEM, F. S. P.; BUZINA, R.; DJORDJEVIC, B. S.; FIDANZA, F.; KARVONEN, M. J.; MENOTH, A.; PUDDU, V.; TAYLOR, H. L.: Probability of middle-aged men developing coronary heart disease in five years. Circulation **45** (1972) 815

[45] Kleinbaum, D. G.: Multivariate analysis of risk of coronary heart disease in Evans Country, Georgia. Arch. Int. Med. **128** (1971) 943

[46] Klensch, H.: Die diagnostische Valenz von Kombinationen von Risikofaktoren-Tests zur Früherkennung koronarer Erkrankungen. Z. Kardiologie **62** (1973) 141

[47] Klensch, H.: Die diagnostische Valenz einiger Risikofaktoren. Tests zur Früherkennung koronarer Erkrankungen. Z. Kreislaufforschg. **61** (1972) 995

[48] Ludwig, E.: Einfluß auf den QRS-Komplex der Wilson-Ableitungen bei Flächen- und Umfangsmessungen. Diplomarbeit, Berlin 1973

[49] Mitchell, S. E.: Risk factors of coronary heart disease. Amer. J. Cardiol. **31** (1973) 588

[50] Morris, J. N.; Heady, J. A.; Raffle, F. A.; Roberts, E. G.; Parks, J. W.: Coronary heart disease and physical activity of work. Lancet **2** (1953) 1053, 1111 (Zit. nach Friedberg. Londoner Buspersonal)

[51] Mulcahy, R.; Hickey, N.: Cigarette smoking habits of patients with coronary heart disease. Brit. Heart J. **28** (1966) 404

[52] Mundth, E.; Harthorne, J.; Buckley, D. M.; Daggett, W.: Direct coronary artery surgery for coronary occlusive disease. Amer. J. Surg. **121** (1971) 478

[53] Mundy, G. R.; Cutforth, R. H.: The relationship between serum lipid abnormalities and other major risk factors in myocardial infarction. Aust. N. Z. J. Med. **1** (1972) 8

[54] Nitter-Hauge, S.; Page, I.: Relation between blood lipid levels and angiographically evaluated obstructions in coronary arteries. Brit. Heart J. **35** (1973) 791

[55] Oberman, A.; Jones, W. B.; Riley, Ch. P.; Reeves, T. J.; Sheffield, L. Th.; Turner, M. B.: Natural history of coronary artery disease. Bull. N. Y. Acad. Med. **48** (1972) 1109

[55a] Nelius, D.; Parsi, R. A.; Stürmer, U. unter Mitarbeit von Dittberner, V.; Pfannschmidt, L.: Verhalten der plasmatischen Gerinnungsfaktoren in verschiedenen Stadien der Koronarsklerose, gesichert durch Koronarographie. Gefäßwand und Blutplasma **4** (1972) 269

[56] O'Neal, R. M.; Lee, K. T.: Serum cholesterol in ambulatory patients. New York State J. Med. **74** No. 1 (1974) 79

[57] Parsi, R. A.: Angina pectoris. Pathophysiologie-Klinik-Therapie. Dt. Ges.wesen **29** (1974) 2161

[58] Parsi, R. A.; Stürmer, U.; Seidel, R.; Wolff, B.: Ein Modell zur Einschätzung des Schweregrades der Koronarsklerose mittels unblutiger Untersuchungsmethoden unter Anwendung der Diskriminanzanalyse. Dt. Ges.wesen **29** (1974) 2413

[59] Parsi, R. A.: Quantitative Elektrokardiographie. VEB Gustav Fischer Verlag, Jena 1971

[60] Parsi, R. A.; Semmler, H.: Zur Methodik, Indikation und Kontraindikation der Belastungselektrokardiographie. Dt. Ges.wesen **29** (1974) 926

[61] Parsi, R. A.; Semmler, H.; Sima, J.: Ergebnisse der Belastungselektrokardiographie. Ein Vergleich mit koronarographischen Befunden. Dt. Ges.wesen **29** (1974) 2181

[62] Pech, H. J.; Parsi, R. A.; Hofer, E.: Zur quantitativen Bestimmung des linken Vorhofs bei Mitralstenosen mit Hilfe des Elektrokardiogramms. Z. Kreislaufforschg. **58** (1969) 421

[63] Pipberger, H. V.: Computer evaluation of statistical properties of clinical information in the differential diagnosis in chest pain. Meth. Inform. Med. **7** (1968) 79

[64] Riess, W.; Lohse, U.; Sauer, I.: Beitrag zur Untersuchung von koronaren Risikofaktoren. Z. Innere Med. **25** (1970) 677

[65] Romaniuk, P.; Schröder, G.; Jenssen, S.; Gaal, T.: Angiographische und kardiographische Untersuchungen bei Patienten mit Koronarsklerose. Dt. Ges.wesen **29** (1974) 2176

[66] Rose, G. A.: Chest pain questionnaire. Milbank Mem. Fund. **43** (1965) 32

[67] Rose, G. A.: The diagnosis of ischaemic heart pain and intermittent claudication in field surveys. Bull. Wld. Hlth. Org. **27** (1962) 645

[68] Schettler, G.; Nüssel, E.: Maßnahmen zur Prävention der Arteriosklerose. Arbeitsmed. Sozialmed. Präventivmed. **10** (1975) 25

[69] SCHWEIZER, W.; BURKHART, G.; CREUX, L. K.; WIDMER, F.: Über die Häufigkeit der arteriellen Hypertonie und der coronaren Herzkrankheit bei Berufstätigen (Basler Studie). Schweiz. Med. Wschr. **98** (1968) 869

[70] SCHWEIZER, W.: Physische Aktivität und koronare Herzkrankheit. Münch. Med. Wschr. **108** (1966) 1220

[71] SLABY, A.; REISENAUER, R.; REINIS, Z.: Arterial blood pressure and the manifestation of atherosclerosis in a rural population of North Bohemia. Atherosclerosis **14** (1971) 79

[72] TAYERT, G.; BRUMBY, J.: Zu einigen Problemen der Erfassung von Herz-Kreislauf-Gefährdeten (Screening). Wiss. Z. HU-Berlin, Math. Nat. R. **23** (1974) 63

[73] TAYLOR, H. L.; KLEPETAR, P.; KEYS, A.; PARLIN, W.; BLACKBURN, H.; PUCHNER, T.: Death rates among physically active and sedentary employces of the railroad industry. Amer. J. Publ. Hlth. **52** (1962) 1697

[74] U. S. Surgeon General's Advisory Committee on Smoking and Health. Report Government Printing Office, Washington 1964

[75] VALENTINE, P. A.; HARE, W. E. E.; SLOMAN, J. G.: Relationship of risk factors and angiographic findings in young patients with cardiac function. Med. J. Aust. Special Suppl. **2** (1973) 18

[76] VICTOR, N.; PIRKTION, R.: Einsatz von Diskriminanzanalysen in der medizinischen Diagnostik beim Vorliegen qualitativer Daten. Meth. Inform. Med. **11** (1972) 248

[77] WARNKE, H.; BOHM, J.; HÜBNER, R.; DRESSLER, L.: Der aorto-koronare Venenbypass. Dt. Ges.wesen **29** (1974) 2423

[78] WILHELMSEN, L.; TIBBLIN, H.: Multivariate analysis of risk factors for coronary heart disease. Circulation **48** (1973) 950

[78a] WHO-Chronicle Vol. 17 (1963) 55

[79] WHO-Expert Committee on arterial hypertension and ischaemic heart disease. Reports of an Expert Committee Geneva, s. 19 (Wld. Hlth. Org. techn. Rep. Ser. No. 231)

[80] WHO-Regional Office for Europe, Copenhagen EURO 179 (1965)

[81] WHO-Prevention of ischaemic heart disease metabolic aspects. WHO/CVD/73,3/page 2

[82] WITTE, J.; BERWING, K.; PARSI, R. A.; HEUBLEIN, B.; PECH, H. J.: Mechanokardiographie bei chronisch ischämischer Herzkrankheit. Dt. Ges.wesen **29** (1974) 2189

11. Prävention der ischämischen Herzkrankheit

Da die ischämische Herzkrankheit, wie bereits erwähnt, die höchste Morbidität, Letalität und Invalidität in den industrialisierten Ländern hervorruft, sind präventive und kurative Maßnahmen zur Bekämpfung dieser Krankheitsgruppe von größter gesellschaftlicher und volkswirtschaftlicher Bedeutung.

In Finnland allein starben bei einer Gesamtbevölkerung von 4,6 Millionen im Jahre 1970 10800 Männer und 4700 Frauen im arbeitsfähigen Alter; davon starben etwa 3400 Männer und 800 Frauen an koronarer Herzkrankheit [5]. Die Prävention wird um so dringlicher, wenn man berücksichtigt, daß die Herz-Kreislaufkrankheiten nach der Beherrschung der Infektions- und parasitären Erkrankungen auch in den Entwicklungsländern die gleiche steigende Tendenz zeigen [12].

Wenn auch die Hauptursache der ischämischen Herzkrankheit, die Atherosklerose, nicht vollständig geklärt ist, so vertritt Wynder [26] die berechtigte Meinung, daß eine Krankheit verhindert werden kann, ohne daß ihre Ursachen und Entwicklungsmechanismen vollständig bekannt sind. Eine historische Analogie bietet dazu z. B. die Bekämpfung der Cholera und der Pocken, obwohl erst viel später der eigentliche Erreger entdeckt wurde.

Die multifaktoriell bedingte ischämische Herzkrankheit verlangt umfangreiche kombinierte Maßnahmen im Rahmen der primären und sekundären Prävention, deren Erfolg optimistisch betrachtet werden kann [15].

Unter *primärer Prävention* versteht man die Verhinderung oder Verzögerung einer initialen Attacke oder Manifestation einer Krankheit. Unter *sekundärer Prävention* wird die Verhinderung oder Verzögerung eines Wiederauftretens von Attacken, der Progredienz und des Todes an einer Krankheit verstanden, die bereits klinisch manifest ist [4].

Das Realisierungsprogramm solcher Prävention kann in drei Schritte unterteilt werden:

1. Aufbau eines Stufenprogramms zur Erfassung der Risikofaktorenträger.
2. Erfassung und Behandlung der bereits Symptome der manifesten ischämischen Herzkrankheit zeigenden Population.
3. Vermeidung und Bekämpfung der Risikofaktoren vom Kindesalter an.

Verschiedene Versuche sind bereits in einigen Ländern in bezug auf diese genannten Aspekte unternommen worden (s. Tab. 143).

Eine prospektive Studie wurde in Columbus und Dayton (USA) an je 500 Männern im Alter von 40 bis 59 Jahren in jeder Stadt mit Hypercholesterinämie und arterieller

Hypertonie als Risikofaktor angelegt [6]. Die Probanden einer Stadt wurden einer Diät und einem körperlichen Training unterzogen, sowie der Versuch unternommen, ihnen das Rauchen abzugewöhnen. Die Probanden der anderen Stadt dienten als Kontrollgruppe.
Nach einem Jahr prophylaktischer Maßnahmen konnten die Autoren eine Verminderung des Cholesterinspiegels um durchschnittlich 17,8% feststellen. 29,3% der Probanden gewöhnten sich das Rauchen ab. Der systolische Blutdruck wurde bei 77% und der diastolische bei 86% der Personen gesenkt.
Im Beobachtungszeitraum schieden 9,2% der Probanden aus (sogenannte drop out group); nur 62% der Freiwilligen nahmen am körperlichen Training teil.
Dieses Beispiel zeigt gleichzeitig die Schwierigkeiten auf, die bei der Durchführung eines solchen Programms auftreten, obwohl manche Autoren die primäre Prävention als real durchführbar betrachten [5]. Trotz dieser Schwierigkeiten wird durch allgemeine Aufklärung und Mobilisierung aller Gesellschaftschichten diese Frage künftig lösbar sein [25].
Neben theoretisch noch ungeklärten Problemen der primären Prävention, z. B. echte Klärung der Ursachen der ischämischen Herzkrankheit und der Bekämpfung der Risikofaktoren [3], sind umfangreiche organisatorisch-technische Maßnahmen zur Durchführung der primären Prävention notwendig.
„Die entscheidende Studie, ob und in welchem Ausmaß durch eine systematische Ernährungsumstellung gesunder Personen nicht nur eine Reduktion des Gewichts, des Cholesterinspiegels sondern auch der Häufigkeit der koronaren Herzkrankheit erreicht werden kann, hat bisher noch nirgends auf der Welt realisiert werden können“ [7].
Obwohl die bis heute bekannten Erfolge der Letalitätssenkung durch die Bekämpfung der Risikofaktoren (s. S. 4) ermutigend sind, bleibt die Hauptdomäne der Aktivitäten die *sekundäre Prävention*, um die Letalität und Invalidität als Folge dieser Krankheitsgruppe mittels geeigneter Therapiemaßnahmen zu reduzieren.
Das dritte Glied dieser Kette ist die *tertiäre Prävention*, die eine Verschlechterung bzw. Rezidive der bestehenden Krankheit verhindern soll.
Die Abbildung 173 zeigt die Wechselbeziehungen der verschiedenen Faktoren bei der Entstehung der ischämischen Herzkrankheit und daraus resultierende prophylaktische Maßnahmen [14].
Sowjetische Autoren [15] kommen auf Grund ihrer Erfahrungen zu der Schlußfolgerung, daß eine Dispensaire-Betreuung die effektivste Methode der Prophylaxe der Infarktrezidive und der Koronarinsuffizienz ist. Dabei ist zu vermerken, daß die endgültige Bedeutung einer medikamentösen Therapie mit Antikoagulantien, Digitalis u. a. noch nicht geklärt ist.
Große Bemühungen sind im Weltmaßstab für die breite Anwendung der sekundären und primären Präventionsmaßnahmen eingeleitet worden, um dadurch eine Reduktion dieser Krankheitsgruppe zu erreichen.
In einer kritischen Übersicht der Präventionsversuche [24] sind folgende Aspekte herausgestellt worden:

11.1. Primäre Präventionsversuche

Es gibt in bezug auf die Erfassung und Kontrolle der Risikofaktoren zwei Typen primärer Präventionsversuche:

1. Versuche, die auf die Erfassung und Kontrolle eines Risikofaktors gerichtet sind.

2. Versuche, die gleichzeitig mehrere Risikofaktoren erfassen und kontrollieren.

Bei der Betrachtung der Struktur dieser primären Präventionsversuche sind folgende Faktoren zu beachten:

- Die Zielsetzung und Anlage solcher Versuche sollte so gestaltet werden, daß objektiv die Inzidenz der IHK mindestens um 25% reduziert wird.
- Es soll beachtet werden, welche Inzidenz in der Kontrollgruppe vorhanden ist.
- Die Charakteristika der Population in bezug auf die Homogenität und den Grad der Kooperation beeinflußten auch die Auswahl und Größe der Versuchsgruppe.
- Dar Problem der falsch positiven und falsch negativen Ergebnisse sowie die Möglichkeit der statistischen Sicherung soll bei der Auswahl der Gruppe von vornherein berücksichtigt werden (Versuchsplanung).
- Die Bezugspunkte einer solchen Studie sind entscheidend und müssen so gewählt sein, daß sie eine objektive Beurteilung erlauben. Zwei harte Bezugspunkte, wie plötzlicher Tod und akuter Myokardinfarkt, wurden besonders gefordert.

Die Tabelle 143 zeigt bereits abgeschlossene primäre Präventionsversuche.
Die Tabelle 144 zeigt noch nicht abgeschlossene Untersuchungen.
Nach einer kritischen Analyse bisheriger primärer Präventionsversuche kommt man zu der Schlußfolgerung, daß für einen erfolgreichen primären Präventionsversuch eine sehr große Population erforderlich ist, die eine komplexe, inhaltlich und methodisch exakte Versuchsplanung voraussetzt. Bisherige Versuche konnten in dieser Hinsicht keine vollständig akzeptablen Schlußfolgerungen bringen, obwohl ein „guter“ Trend in den meisten dieser Versuche festgestellt wurde [24].

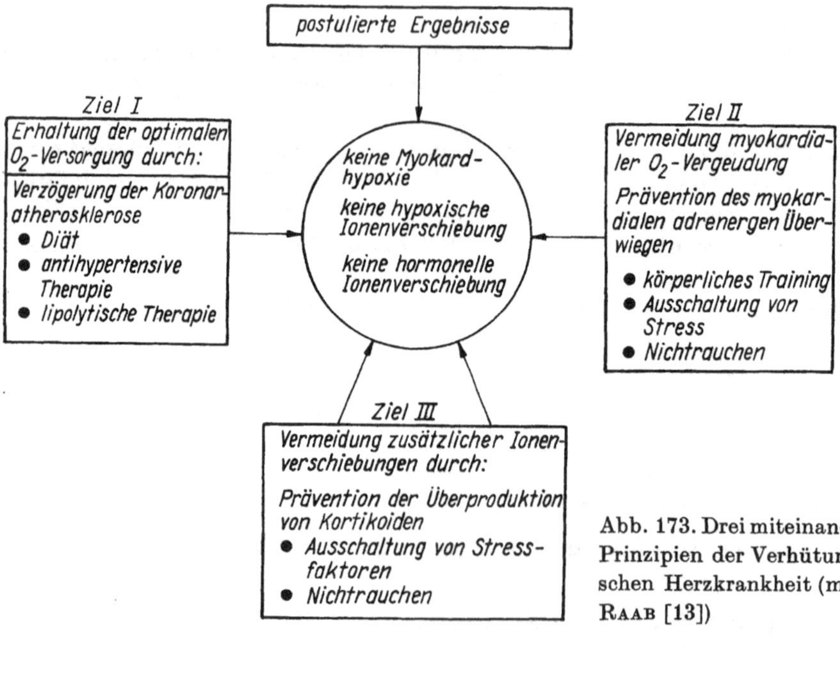

Abb. 173. Drei miteinander verbundene Prinzipien der Verhütung der ischämischen Herzkrankheit (modifiziert nach Raab [13])

Tabelle 143

Komplette primäre Präventionsversuche (nach FEJFAR und Mitarbeitern [24])

Studie	Personen	Zahlen						
		behandelt	Kontrollgruppe	randomisiert	Doppelblindversuch	Behandlung	Dauer	Bezugspunkte
Anti-coronary-Club [14a]	Probanden Männer (40—59)	941	941	nein	nein	ungesättigte Fettsäure und niederkalorische Diät	7 Jahre	Angina und Myokardinfarkt keine Todesfälle
Veterans' Administration trial [1a]	Veterans' Inst. teilweise sekundäre Prävention 50—89 Jahre (Frauen 65 Jahre)	424	422	ja	ja	ungesättigte Fettsäure-Diät	8 Jahre	alle kardiovaskuläre Erscheinungen
WHO-Clofibrat-Versuch Edinburgh/Prag/Budapest	gesunde Männer mit Hypercholesterinämie 30—59 Jahre	5200	5200 +5200	ja	ja	Clofibrat	im Mittel $3^1/_2$ Jahre	akuter Myokardinfarkt, Tod 2

Tabelle 144

Laufende primäre Präventionsversuche (nach Fejfar und Mitarbeiter [24])

Studie	Personen	Zahlen						
		behandelt	Kontroll-gruppe	randomisiert	Doppel-blind-versuch	Behandlung	Dauer	Bezugspunkte
Psychiatrische Kliniken Helsinki	stationäre Patienten	208*) 274**)	213 260	nein	nein	ungesättigte Fettsäuren und niedrige Cholesterol Diät	6 Jahre	EKG, akuter Myokardinfarkt, Tod 1
United Airlines San Francisco	Luftfahrt personal Männer 30—60 Jahre	1600	1600	ja	nein	Clofibrat	39 Monate	Myokardinfarkt, Tod 1
Göteborg-Versuch	gesunde randomisierte Männer 45—55 Jahre	20000	10000	ja	nein	multifaktoriell	im Mittel 3 Jahre	akuter Myokardinfarkt, Tod 2
WHO kooperative Studien in Fabriken London/Brüssel/Warschau	gesunde Fabrikarbeiter Männer 40—59 Jahre	9000	9000	ja	nein	multifaktoriell	im Mittel 1 Jahr	akuter Myokardinfarkt, Tod
Rumänischer Versuch	gesunde randomisierte Männer 40—69 Jahre	5000	5000	ja		multifaktoriell	5 Jahre	akuter Myokardinfarkt, Tod
Londoner Hygiene Schule-Versuch	Zivilbedienstete mit hohem Risiko Männer 40—64 Jahre	(1) 750 (2) 500	750 500	ja	ja	nur Nichtraucher	$2^1/_2$ Jahre	akuter Myokardinfarkt, Tod

Tabelle 144 (Fortsetzung)

Studie	Personen	Zahlen						
		behandelt	Kontrollgruppe	randomisiert	Doppelblindversuch	Behandlung	Dauer	Bezugspunkte
Irische Herzstiftung	hohes Risiko Männer 25–74 Jahre	2500	1000	nein	nein	multifaktoriell	6 Jahre	Verminderung der Risikofaktoren
Belgische Postarbeiter	hohes Risiko beide Geschlechter	1000	ohne Kontrolle	nein	nein	multifaktoriell	2 Jahre	alle kardiovaskulären Erscheinungen
N. I. H.-Versuch	Hyperlipoproteinämie Typ II beide Geschlechter 21–55 Jahre	125	125	nein	nein	Medikamente und Diät	1 Jahr	Koronarangiographie
Helsinki-Versuch	hohes Risiko Männer 35–59 Jahre	89	89	nein	nein	körperliches Trainingsprogramm	4 Jahre und 2jährige Kontrolle	akuter Myokardinfarkt, Tod
Israel-Versuch	gesunde Kibbutz-Population	500	500			körperliches Trainingsprogramm		

*) Teils veröffentlicht.
**) Entwurf veröffentlicht.

11.2. Sekundäre Präventionsversuche

Folgende vier Aspekte sind bei den Patienten, die für sekundäre Präventationsversuche ausgewählt wurden, zu berücksichtigen

1. Diese Patienten haben bereits eine manifeste Form der IHK mit Einschränkung der myokardialen Funktion.
2. Es besteht eine größere Neigung zu Thrombosierungen.
3. Es ist meist ein selektiertes Krankengut, das wiederum einer Selbstselektion ausgesetzt ist (sekundäre Prävention bei Patienten mit akutem Myokardinfarkt ist nur z. T. möglich, da ein Teil von ihnen bereits vorher verstirbt).
4. Es existieren keine gesicherten Informationen darüber, ob dieselben Risikofaktoren, die zum Myokardinfarkt mit letalem Ausgang geführt haben, mit gleicher Quantität und Qualität auch bei den Infarktüberlebenden vorhanden sind. Es konnte gezeigt werden, daß keine Beziehung zwischen dem Serumcholesterolspiegel und der Prognose der Patienten nach dem Myokardinfarkt besteht [2].

Diese Gesichtspunkte sind bei der primären Prävention unwirksam.
Im Rahmen der sekundären Prävention wurden folgende Versuche durchgeführt:

1. Diätversuche

Vier Diätversuche wurden von der WHO analysiert. Zwei davon sind die Studie von Leren [8] und der Medical Research Council (MRC)-Versuch in Großbritannien [9]. Bei diesen beiden Studien wurden Diäten mit ungesättigten Fettsäuren verwendet.
In der Studie von Leren wurde eine signifikante Reduktion der sogenannten „weichen" Bezugspunkte, wie z. B. Angina pectoris, erreicht; für die „harten" Bezugspunkte, wie plötzlicher Tod und tödlicher Infarkt, konnte das nicht erreicht werden. Die Studie in Großbritannien brachte in keinem Bezugspunkt eine signifikante Änderung. Die Leren-Studie wird nicht als völlig blind betrachtet; in der Interpretation mancher Ergebnisse wird ihr Subjektivismus zugeschrieben [24]. Der MRC-Versuch war vollständig randomisiert und als Doppelblindversuch durchgeführt.

2. Medikamentöse Versuche

Der größte kontrollierte medikamentöse Versuch ist das Coronary Drug Project (CDP) in den USA, der mit Clofibrat, Nikotinsäure und niedrigen Dosen von Premarin durchgeführt wurde.
Im Rahmen dieser Studie wurden 53 klinische Zentren der USA einbezogen. Diese CDP-Studie begann 1966 und umfaßte etwa 8300 Patienten, die für fünf Behandlungsschemata randomisiert wurden: Clofibrat 1,8 g/d [21], Nikotinsäure 3,0 g/d [21], Dextrothyroxin 6 mg/d [19], konjugiertes Östrogen 2,5 mg/d und 5 mg/d [18, 20] und eine Laktose-Placebo-Gruppe, die ungefähr zweimal so groß war wie die der Behandlungsgruppen.
Die Auswertung dieser Studie zeigt [21], daß die 5-Jahresmortalität der Patienten, die mit Clofibrat behandelt wurden, 20% und die der entsprechenden Placebo-Gruppe 20,9% betrug. Ein signifikanter Überschuß gesicherter oder vermuteter tödlicher oder nicht tödlicher Lungenembolien oder Thrombophlebitiden wurde im Vergleich zur Placebogruppe (3,3%) in der Clofibratgruppe (5,2%) beobachtet. Dieses Ergebnis kam unerwartet, da Clofibrat das Plasmafibrinogen und die Plättchenadhäsivität herab-

setzt und die Fibrinolyse fördert. Signifikant häufiger traten Arrhythmien, neue sich entwickelnde Gehbehinderungen und Angina-pectoris-Anfälle in der Clofibrat-Gruppe auf. Hier waren auch signifikant mehr Gallensteine vorhanden.

Für die Nikotinsäure-Gruppe betrug die 5-Jahresmortalität 21,2% im Vergleich zu 20,9% der entsprechenden Placebo-Gruppe. Die Behandlung mit Nikotinsäure führte zu einer Verminderung der nicht-tödlichen Myokardinfarkte (8,9%) im Vergleich zu 12,2% in der Placebo-Gruppe. Nikotinsäure wie Clofibrat führten zu einer geringen Senkung des Cholesterols im Durchschnitt um etwa 10%.

Für Dextrothyroxin und konjugierte Östrogene konnte keine Aussage getroffen werden, da die Behandlung mit diesen Medikamenten wegen Nebenwirkungen frühzeitig abgebrochen wurde.

Weitere Untersuchungen über die Bedeutung eines niedrigen Cholesterinwertes bei der Verhütung des ersten Herzinfarktes werden derzeit in den USA durchgeführt [1a, 10].

Die Versuche mit Clofibrat in Großbritannien weisen darauf hin, daß es zu einer signifikanten Reduktion der Sterberate insbesondere durch plötzlichen Tod und alle anderen Ereignisse bei Patienten mit Angina pectoris kam, jedoch nicht bei denen, deren erste Erscheinungsform der IHK der Myokardinfarkt war [14, 22]. Es ist allerdings auch zu bemerken, daß diese Gruppen nicht vollständig randomisiert waren. Auf der Basis dieser Analyse kommt man [24] zu der Erkenntnis, daß ein neuer Versuch bei Patienten mit Angina pectoris, die nach verschiedenen Risikofaktoren eingeordnet sind, begonnen werden sollte.

Trotz dieser nicht ermutigenden Befunde ist der Zusammenhang zwischen Risikofaktor und Infarkteintritt als erwiesen anzusehen. Von 735 Männern mit Erstinfarkt waren z. B. nur 3% frei von folgenden Risikofaktoren: Hypertonie, Diabetes mellitus, Übergewicht und Zigarettenkonsum [16].

In der an neun Kliniken der BRD durchgeführten multizentrischen Herzinfarktstudie [17] waren es nur 4% von 804 Männern mit erstem Herzinfarkt, die die genannten Risikofaktoren nicht aufwiesen.

Mit Recht wird in der Publikation der WHO [23] die Reduktion einer hohen Kalorienaufnahme (besonders von Fett) und eine Einschränkung des Ziagrettenkonsums als wichtigste Präventivmaßnahme betrachtet.

Durch die Behandlung des Risikofaktors „Hypertonie", die allein nicht zur Reduktion der IHK führt, konnte jedoch gezeigt werden, daß die mit der Hypertonie verbundene linksventrikuläre Hypertrophie stark das Todesrisiko an IHK erhöht. Damit ist die Hypertoniebehandlung eine logische Maßnahme der Prävention der IHK.

Neben den erwähnten Studien laufen andere unter Anleitung der WHO in verschiedenen Ländern, die sich mit Aspekten der Prävention und Wertigkeit der Beeinflussung mancher Faktoren wie Spurenelemente Härte des Wassers usw. beschäftigen.

Wenn die bereits vorhandenen Erkenntnisse in der primären, sekundären und tertiären Prävention konsequent durchgesetzt werden, kann eine Abnahme der Letalität, Morbidität und Invalidität erreicht werden, wie auch die Tendenzen in einigen Ländern zeigen (s. S. 4). Die Voraussetzung dafür ist eine aktive Beteiligung der Patienten und der Betreuerkollektive, um den angestrebten Erfolg zu garantieren.

11.3. Literatur

[1] DAYTON, S.: Diet and ischaemic heart disease; Progress in secondary prevention trials. In: JONES, R. J. (Edit.), Atherosclerosis, Springer-Verlag, Berlin—Heidelberg—New York 1970, S. 577

[1a] DAYTON, S.; PEARCE, M. L.; HASHIMOTO, S.; DIXON, W.; TOIYASU, U.: A controlled clinical trial of a diet high in unsaturated fat in preventing complications of atherosclerosis. Circulation **40** (Suppl. 2) (1969)

[2] FRANK, C. W.; WEINBLATT, E.; SHAPIRO, S.: In: JONES, R. J. (Edit.), Atherosclerosis, Springer-Verlag Berlin—Heidelberg—New York 1970

[3] HEYDEN, S.; GLATZEL, H.: Sinn in der Diätetik der ischämischen Herzkrankheiten. Med. Welt **26** (1975) 717

[4] How to prevent, how to rehabilitate: Sponsored by the Council on Rehabilitation, International Society of Cardiology 1973

[5] KARVONEN, M. J.: Primary prevention of coronary heart disease. Acta Cardiol. (Suppl. **20**) (1974) 159

[6] KELLER, A.: 1970, zit. in Schwazabaja, I. K., Itschemischeskaja boljean zerdza, Moskau 1975, Monographie

[7] KOLLER, S.: In Ernährungsbericht 1972, 14. Deutsche Gesellschaft für Ernährung, Frankfurt/M. 1973

[8] LEREN, P.: The effect of plasma-cholesterol-lowering diet in male survivors of myocardial infarction. Acta Med. Scand. Suppl. 466 (1966)

[9] Medical Research Council: Report of a Research Committee to the controlled trial of soya-bean-oil in myocardial infarction. Lancet **2** (1968) 693

[10] MIETTINEN, M.; TURPEINEN, O.; KARVONEN, M. J.; ELOSUO, R.; PAAVILAINEN, E.: Effect of cholesterol lowering diet on mortality from coronary heart disease and other causes. A twelwe-year clinical trial in men an women. Lancet **2** (1972) 835

[11] OLIVER, M.: Control of hyperlipidemia: The use of drugs in the primary prevention of ischemic heart disease. — In: R. J. JONES (Hrsg.), Atherosclerosis Proceedings of the Second International Symposium. Springer Verlag Berlin—Heidelberg—New York, 1970, S. 582

[12] PARSI, R. A.: Einiges über den Verlauf und die Entwicklung der cardiovasculären Krankheiten im Weltmaßstab. Dt. Ges.wesen **19** (1964) 1434

[13] RAAB, W.: Emotional and sensory stress factors in myocardial pathology. Amer. Heart J. **72** (1966) 538

[14] Report by Research Committee of the Scottish Society of Physicians. Brit. Med. J. **2** (1971) 775

[14a] RINZLER, S. H.: Primary prevention of coronary heart disease by diet. Bull. N. Y. Acad. Med. **44** (1968) 936

[15] SCHWAZABAJA, I. K.: Itschemischeskaja boljesn zerdza. Akad. d. Med. Wissenschaft der UdSSR, Moskau, Medizina 1975. Monographie, 399 S.

[16] SCHETTLER, G.; NÜSSEL, E.: Neuere Resultate aus der epidemiologischen Herzinfarktforschung in Heidelberg. Dt. Med. Wschr. **99** (1974) 2003

[17] SCHETTLER, G.: Risikofaktoren beim Herzinfarkt. Dt. Med. Wschr. **97** (1972) 533

[18] The Coronary Drug Project: Initial findings leading to modifications of its research protocol. Jama **214** (1970) 1303

[19] The Coronary Drug Project: Findings leading to further modifications of its protocol with respect to dextrothyroxine. Jama **220** (1972) 996

[20] The Coronary Drug Project: Findings leading to discontinuation of the 2,5 — mg/day estrogen Group. Jama **226** (1974) 652

[21] The Coronary Drug Project: Clofibrate and niacin in coronary heart disease. Jama **231** (1975) 360
[22] Trial of Clofibrate in the treatment of ischemic heart disease. Brit. Med. J. **2** (1971) 767
[23] World Health Organization, Geneva 1973
[24] World Health Organization: Prevention of ischeamic heart disease metabolic aspects Report of a WHO Symposium held in cooperation with the Council on Atherosclerosis and Ischaemic Heart Disease of the International Society of Cardiology and with the Medical Tribune International, Madrid 1972, WHO/CVD/73,3
[25] WRIGHT, I. S.: Problems which inhibit the prevention of cardiovascular diseases. Bull. New York Acad. Med. **51** (1975) 104
[26] WYNDER, E. L.: Modern aspects of preventive medicine. "Med. Prisma", Bd. 4 (1972)

12. Umrechnungstabelle in Einheiten des Internationalen Einheitensystems (Blutdruck)

Umrechnung: 1 mm Hg = 1 Torr = 0,1333 kPa (= 25 kPa)

Blutdruck (Umrechnung von mm Hg in kPa)

mm Hg	kPa	mm Hg	kPa	mm Hg	kPa
0	0	105	14,0	210	28,0
5	0,7	110	14,7	215	28,7
10	1,3	115	15,3	220	29,3
15	2,0	120	16,0	225	30,0
20	2,7	125	16,7	230	30,7
25	3,3	130	17,3	235	31,3
30	4,0	135	18,0	240	32,0
35	4,7	140	18,7	245	32,7
40	5,3	145	19,3	250	33,3
45	6,0	150	20,0	255	34,0
50	6,7	155	20,7	260	34,7
55	7,3	160	21,3	265	35,3
60	8,0	165	22,0	270	36,0
65	8,7	170	22,7	275	36,7
70	9,3	175	23,3	280	37,3
75	10,0	180	24,0	285	38,0
80	10,7	185	24,7	290	38,7
85	11,3	190	25,3	295	39,3
90	12,0	195	26,0	300	40,0
95	12,7	200	26,7		
100	13,3	205	27,3		

13. Sachregister

Die halbfett gedruckten Seitenzahlen verweisen auf ausführlichere Textstellen, kursive auf Tabellen und Abbildungen

F

I, J

P

Q

R

T

U

V

W

X

Z

Berichtigung

Die auf den Druckseiten 33 und 35 wiedergegebenen Abbildungen 6 und 7b wurden miteinander vertauscht. Die Legenden beider Abbildungen stehen dagegen richtig.

6053 Parsi, Die ischämische Herzkrankheit

FSC
www.fsc.org
MIX
Papier | Fördert gute Waldnutzung
FSC® C083411

Kolibri 360 GmbH
Ferdinand-Jühlke-Straße 7
99095 Erfurt, Deutschland
produktsicherheit@kolibri360.de